7·9급 공무원 보건직 시험대비

박문각 공무원

기출문제

브랜드만족 1위 박문각

최신판

신희원 공중보건

신희원 편저

보건직 만점 기출문제!

단원별 주요 기출문제 완벽 총정리

명쾌한 해설과 깔끔한 오답 분석

단원별 기출문제집

동영상 강의 www.pmg.co.kr

박문각

이 책의 머리말
PREFACE

네 시작은 미약하였으나 네 나중은 심히 창대하리라 [욥기 8:7]

지금은 어려움이 있을지라도 오늘 굳건히 나아가면 분명히 내가 원하는 바를 달성할 수 있을 것입니다.

보건직 시험을 앞둔 우리도 당당히 이러한 확신을 가져야 할 것입니다.

갈수록 광범해지는 보건직 준비를 위해 어떻게 방향을 잡아야 할까, 어떤 식으로 1년 동안 준비를 해야 하나 가이드가 필요한 시점입니다.
우선 자신의 기본적 실력을 쌓아야 합니다.

시작이 반이다!
어쩌면 그것이 전부일 수 있습니다.

간절함이 답이다!
엄청나게 많은 노하우는 저변에 깔려 있을 것입니다. 그러나 노하우만 쫓아다니다가 두려움과 불안만 증가시킬 수 있습니다. 간절함을 키워 봅시다. 간절함은 떨림을 가져오고 신중해지기 위해 지금 여기서 내가 해야 할 일에 집중시켜 줍니다. 꼭 해야 할 것들을 하나씩 하나씩 채워나간다면 꼭 앞서 나아갈 수 있습니다.

노하우?
있습니다. 그러나 그 노하우는 공개되어진 전략입니다.
자신만의 노하우를 키워 나아가면서 자신의 약점을 채워 나가 봅시다.

신희원 보건 길라잡이는 그 방향을 제시해드릴 겁니다.
먼저, 기출 방향의 핵심내용을 빠르게 습득할 수 있도록 '최신의 기출분석'부터 시작합니다. 단원별로 정리된 기출문제로 학습이해도를 점검하고 단원에서의 중요도 및 우선순위를 파악합니다. 그것을 자신의 것으로 충전합니다.

둘째, 기본이론의 핵심을 다시 살펴보도록 해드립니다.
문제를 통하여 부족한 부분을 채우고, 해설을 통해 핵심내용(키워드)을 리마인드 시켜 드리며 암기할 수 있도록 합니다.

셋째, 매년 환경의 변화에 따르는 시사점을 파악해 드립니다. 국가 보건의료 건강정책의 방향전환을 파악하여 올해의 기출 가능성을 분석해 드리겠습니다.
동시에 출제자가 추구하는 방향을 파악해 드립니다.

끝으로 현장 보건문제 해결입니다. 기본적인 공중보건에 초점을 두어 근본적 실력을 거뜬히 쌓아가도록 돕겠습니다.

방대한 내용을 단기간이지만 최대한 효율적으로 정리한다면 내가 나아가고자 하는 방향과 일치시켜 나갈 수 있는 전략이 될 것입니다.
그 전략에 힘을 실어드리고자 집필하였으니 함께 설계해 나아갑시다.

2024년 12월
저자 신희원

보건직 · 간호직 공무원 시험

[1] 학력 자격증 제한

시험명	직급	직렬	직류	응시 자격	지역
공개경쟁 임용시험	9급	간호	보건	만 18세 학력 제한 없음(간호사, 임상병리사, 치위생사, 물리치료사, 방사선사, 의무기록사, 위생사 등 면허증 소지자 가산점 5점)	시험공고일 현재 응시하고자 하는 지역에 주민등록이 되어 있는 자(서울은 전국 지원 가능) 거주지 합산 3년 이상
	8급	간호	간호	간호사, 조산사	시험공고일 현재 응시하고자 하는 지역에 주민등록이 되어 있는 자(서울은 전국 지원 가능) 거주지 합산 3년 이상

[2] 시험과목

구 분	공통과목	전공과목	출제유형
보건직	국어, 영어, 한국사	보건행정, 공중보건	100% 객관식 4지선다 (각 20문항) 100분(10:00~11:40)
간호직	국어, 영어, 한국사	지역사회간호학, 간호관리학	100% 객관식 4지선다 (각 20문항) 100분(10:00~11:40)
1차 필기시험	시험 장소, 합격자 발표 등 시험 시행과 관련된 사항은 지방자치단체 인터넷원서 접수센터 및 서울특별시 홈페이지 인재개발원 홈페이지 등에 공고하며, 시험 운영상 시험 일정 등은 변경될 수 있음 필기시험 성적은 지방자치단체 인터넷 원서접수센터(local.gosi.go.kr)에서 본인에 한하여 확인할 수 있음		
2차 면접시험	필기시험 합격자를 대상으로 면접시험일 전에 인성검사를 실시하며, 인성검사 응시 불참석 시 면접시험에 응하지 못함 면접시험 시행 방법은 필기시험 합격자 발표 시 별도 공고함		

기출분석

ANALYSIS

✦ 공중보건 기출분석

영역	2019		2020		2021		2022		2023		2024	
	문항	비율	문항	비율	문항	비율	문항	비율	문항	비율	문항	비율
공중보건 총론	2	10%	3	15%	4	20%	3	15%	3	15%	2	10%
역학 보건통계	4	20%	4	20%	5	25%	3	15%	5	25%	3	15%
질병관리	3	15%	0	0%	1	5%	4	20%	1	5%	3	15%
환경보건	3	15%	2	10%	3	15%	4	20%	4	20%	2	10%
산업보건	1	5%	2	10%	1	5%	1	5%	1	5%	2	10%
식품 영양	2	10%	3	15%	1	5%	0	0%	1	5%	2	10%
인구 모자보건	0	0%	2	10%	2	10%	1	5%	0	0%	1	5%
학교 보건교육	1	5%	2	10%	0	0%	1	5%	1	5%	0	0%
노인 정신보건	1	5%	0	0%	2	5%	1	5%	1	5%	1	5%
행정 사회보장	3	15%	2	10%	2	10%	2	10%	3	15%	3	15%

2024 기출분석

[파트 01] 공중보건 총론

단원	세부내용	2024 기출	문항
1. 공중보건학의 이해	제1절 공중보건학의 개념	알마아타 선언에서 제시한 일차보건의료의 필수내용	2
	제2절 보건사업기획		
	제3절 지역사회보건사업의 평가		
	제4절 공중보건학의 역사		
	제5절 보건의료	WHO 6개 지역사무소, 서태평양 지역사무소	
	제6절 국제보건관련기구		
2. 건강 및 질병	제1절 건강의 개념		
	제2절 건강과 질병		
	제3절 질병의 자연사 및 예방		
	제4절 건강증진		
	제5절 우리나라의 건강증진사업		

[파트 02] 역학과 보건통계

단원	세부내용	2024 기출	문항
1. 역학	제1절 역학의 이해		3
	제2절 질병발생 모형		
	제3절 원인적 연관성		
	제4절 타당도와 신뢰도		
	제5절 바이어스(Bias)		
	제6절 역학연구방법론 – 기술역학		
	제7절 역학연구방법론 – 분석역학		
	제8절 기타연구방법		
	제9절 감염병의 유행과 유행조사	특정 지역에서 단기간 내에 빠른 속도로 전파되는 감염병의 역학유형–유행성(epidemic)	
2. 보건의료자원	제1절 보건통계의 이해		
	제2절 보건통계의 조사방법	층화무작위추출법	
	제3절 보건통계의 자료		
	제4절 통계분석		
	제5절 보건통계 자료원		
	제6절 역학지표	유병률, 발생률, 2차발병률	
	제7절 병원 운영에 필요한 통계		

[파트 03] 질병관리(감염병과 만성병)

단원	세부내용	2024 기출	문항
1. 감염성 질환관리	제1절 감염성의 역학적 특징	치명률[%]	3
	제2절 감염성 생성과 전파		
	제3절 감염성 질환관리	'검역감염병', 감염병병원체 확인기관	
	제4절 법정 감염성		
	제5절 공중보건감시		
	제6절 소화기계 감염병		
	제7절 호흡기계 감염병		
	제8절 절지동물 매개 감염병	신증후군출혈열	
	제9절 인수공통 감염병		
	제10절 만성감염병		
	제11절 성 접촉 매개 감염병		
	제12절 신종 및 재출현 감염병		
2. 만성 질환 관리	제1절 만성질환의 이해		
	제2절 만성질환 종류		
	제3절 만성질환 관리		
3. 기생충질환 관리	제1절 기생충		
	제2절 기생충 질환		

기출분석
ANALYSIS

[파트 04] 환경관리

단원	세부내용	2024 기출	문항
1. 환경위생	제1절 환경위생의 개념		2
	제2절 기후	불쾌지수 측정에 필요한 온열요소	
	제3절 태양광선		
	제4절 공기	공기의 조성성분–질소	
	제5절 상수		
	제6절 수영장 및 공중목욕탕		
	제7절 하수		
	제8절 폐기물 분뇨		
	제9절 주택 및 의복위생		
	제10절 위생해충관리		
	제11절 소독		
2.환경보건	제1절 환경오염		
	제2절 내분비계 교란물질		
	제3절 대기오염		
	제4절 실내공기오염		
	제5절 대기오염과 기상		
	제6절 월경성 환경오염		
	제7절 대기 환경기준		
	제8절 수질오염		

[파트 05] 산업보건

단원	세부내용	2024 기출	문항
1. 산업보건	제1절 산업보건의 개념		2
	제2절 건강과 근로작업		
	제3절 근로자 건강진단		
	제4절 작업환경 유해요인 및 관리		
	제5절 산업재해	산업재해보상보험의 원칙 장해보상일시금의 등급	
2. 직업성 질환	제1절 직업성 질환의 이해		
	제2절 물리적 유해요인에 의한 직업병		
	제3절 분진에 의한 직업병		
	제4절 화학적 유해요인에 의한 직업병		

[파트 06] 식품위생과 보건영양

단원	세부내용	2024 기출	문항
1. 식품위생	제1절 식품위생의 개요		2
	제2절 식품의 보존	식품의 물리적보존방법–방사선 처리법	
	제3절 식중독	장염비브리오 식중독	
	제4절 식품첨가물		
2. 보건영양	제1절 보건영양의 개요		
	제2절 영양과 영양소		
	제3절 에너지대사 및 영양 상태 판정		

[파트 07] 인구보건과 모자보건

단원	세부내용	2024기출	문항
1. 인구보건	제1절 인구의 이해		1
	제2절 인구의 구성 및 통계		
	제3절 인구문제 및 인구정책		
	제4절 보건지표	보건지표 산출공식-조출생률/ 영아사망률, 비례사망지수, α-index	
2. 모자보건과 가족계획	제1절 모자보건의 개념		
	제2절 모자보건사업		
	제3절 모자보건지표		
	제4절 가족계획		

[파트 08] 학교보건과 보건교육

단원	세부내용	2024기출	문항
1. 학교보건	제1절 학교보건의 이해		
	제2절 학교보건사업		
2. 보건교육	제1절 보건교육의 개념		
	제2절 보건교육 기법		
	제3절 건강행동 변화이론		

[파트 09] 노인 정신보건

단원	세부내용	2024기출	문항
1. 노인보건	제1절 노인보건의 이해		1
	제2절 노인보건사업		
2. 정신보건	제1절 정신보건의 이해		
	제2절 정신건강 및 질환	정신건강전문요원	

[파트 10] 보건의료 사회보장

단원	세부내용	2024기출	문항
1. 보건행정	제1절 보건의료서비스		
	제2절 보건행정		
	제3절 보건행정조직	진료기록부 등의 보존기간	
2. 사회보장	제1절 사회보장의 이해		
	제2절 사회보장의 종류		
	제3절 의료보장	국민건강보험법령상 요양급여 대상	
	제4절 우리나라 의료보장제도	우리나라 국민건강보험의 특징 -균등한 급여수준	
	제5절 보건의료체계		

이 책의 차례
CONTENTS

Part 01 공중보건 총론

Part 02 역학과 보건통계

Part 03 질병관리

Part 04 환경관리

신희원 공중보건

단원별 기출문제집

Part

01

공중보건 총론

CHAPTER

01 공중보건학의 이해

파트1 공중보건 총론

제1절 공중보건학의 개념

01 **WHO에서 제시한 공중보건의 3대 핵심 원칙에 해당하지 않는 것은?** 18 경남

① 협동 ② 형평
③ 조정 ④ 참여

PLUS

공중보건의 3대 핵심원칙(WHO)

참여 (Participation)	공중보건사업을 기획하고 실시할 때 다양한 집단의 사람들을 참여시켜야 한다.
형평 (평등, Equity)	사회·경제적 불평등을 극복하는 즉, 형평성을 제고하는 공중보건 정책을 수립·시행하여야 한다.
협동 (Collaboration)	공유된 프로젝트에 대해 다른 사람들과 함께 일하고 파트너십을 구축하는 것으로, 가령 정부 간행물을 발간할 때 지방 기관들은 해당 지역 주민의 의견을 물어볼 필요가 있고, 건강증진을 위해 다양한 단체와 협력하여야 한다

02 **공중보건의 대상과 목적에 관한 설명으로 옳은 것은?** 18 군무원

① 개인을 위한 질병치료
② 개인을 위한 질병예방
③ 지역사회 주민을 위한 질병치료
④ 지역사회 주민을 위한 질병예방

03 **윈슬로우의 정의에서 조직적인 지역사회의 노력이 아닌 것은?** 19 경북

① 예방접종약의 개발 ② 환경위생 관리
③ 전염병 관리 ④ 간호 서비스 조직

PLUS

정의	공중보건학이란 조직적인 지역사회의 노력을 통하여 질병을 예방하고 수명을 연장시키며 신체적·정신적 효율을 증진시키는 기술이자 과학
조직적인 지역사회의 노력	① 환경위생 관리 ② 전염병 관리 ③ 개인위생에 관한 보건교육 ④ 질병의 조기발견과 예방적 치료를 할 수 있는 의료 및 간호 서비스의 조직화 ⑤ 자신의 건강을 유지하는 데 적합한 생활 수준을 보장 받을 수 있는 사회제도의 발전

해설

02
공중보건의 대상은 지역사회 주민이고 목적은 질병예방, 수명연장, 신체적·정신적 효율 증진이다.

정답 01 ③ 02 ④ 03 ①

04 **신공중보건에서 중요하게 생각하는 요인에 해당하지 않는 것은?** 19 전북

① 개인행태 ② 생활습관 관리
③ 지역사회 참여 ④ 의사의 전문적 역할

05 **C. E. A. Winslow 공중보건 개념에서 제시된 공중보건의 목적으로 옳은 것은?** 19 경남

ㄱ. 질병 예방	ㄷ. 신체적 효율 증진
ㄴ. 생명 연장	ㄹ. 정신적 효율 증진

① ㄱ, ㄴ ② ㄴ, ㄷ
③ ㄱ, ㄴ, ㄷ ④ ㄱ, ㄴ, ㄷ, ㄹ

06 **윈슬로는 공중보건학이란 "조직적인 지역사회의 노력을 통하여 질병을 예방하고 수명을 연장시키며, 신체적 · 정신적 효율을 증진시키는 기술이자 과학이다."라고 정의하였다. 정의에 따른 지역사회의 노력으로 옳은 것은?** 19 대구

① 만성병 관리 ② 개인위생을 위한 보건교육
③ 수명연장 ④ 질병치료

07 **세계보건기구(WHO)에 제시한 공중보건의 3대 원칙이 아닌 것은?** 18 인천

① 형평성 ② 효율성
③ 참여성 ④ 협동성

08 **C. E. A. Winslow의 정의에 따른 공중 보건학의 목적으로 가장 옳지 않은 것은?** 19 서울

① 질병 예방 ② 수명 연장
③ 지역사회의 조직화 ④ 신체 · 정신 건강 및 효율의 증진

해설

04
신공중보건 위생적 · 환경적 · 건강증진적, 개인적 및 지역 사회 중심의 예방서비스 간의 균형에 기반을 두고 조기 치료, 재활, 장기요양서비스와의 폭넓은 조화를 통해 개인 및 사회의 건강상태를 보호하고 증진하려는 포괄적인 노력이다. 의사의 전문적 역할은 신공중보건의 중요 요인으로 볼 수 없다.

05

공중보건의 목적 3가지
조직적인 지역사회의 노력을 통하여 질병을 예방하고 수명을 연장시키며 신체적 · 정신적 효율을 증진시키는 기술이자 과학

06

공중보건의 조직적인 지역사회의 노력
① 환경위생 관리 ② 전염병 관리 ③ 개인위생에 관한 보건교육 ④ 질병의 조기발견과 예방적 치료를 할 수 있는 의료 및 간호 서비스의 조직화 ⑤ 자신의 건강을 유지하는 데 적합한 생활 수준을 보장 받을 수 있는 사회제도의 발전

정답 04 ④ 05 ④ 06 ② 07 ② 08 ③

PART 01

09 **미국 예일대학의 윈슬로우(Winslow)교수는 1920년 공중보건에 대한 정의를 하였고 지금까지 널리 통용되고 있다. 윈슬로우의 정의에서 공중보건의 목적에 해당하지 않는 것은?** 19 강원의료기술

① 질병예방 ② 수명연장
③ 삶의 질 제고 ④ 정신적 효율 증진

10 **다음 중 공중보건사업에 대한 설명으로 옳은 것은?** 20 경기의료기술

① 지역사회건강조사와 보건통계자료를 토대로 한다.
② 예방서비스보다 질병치료를 중점으로 한다.
③ 공중보건은 3차 예방이 중요하다
④ 공중보건의 대상은 개인과 가족이다.

11 **다음 중 C. E. A Winslow의 공중보건 정의에서 제시된 세 가지 목적으로 옳은 것은?** 20 경북

① 질병치료, 질병예방, 건강증진
② 질병예방, 질병치료, 수명연장
③ 수명연장, 질병치료, 건강증진
④ 질병예방, 수명연장, 건강증진

12 **공중보건학의 분야에서 보건관리에 해당하는 것은?** 20 전남의료기술

① 학교보건 ② 역학
③ 감염병 ④ 만성질환 관리

13 **윈슬로우(Winslow)가 주장하는 공중보건의 접근방법에 해당하지 않는 것은?** 20 서울

① 환경위생 관리
② 감염병 관리
③ 희귀 질병에 대한 보건교육
④ 질병의 조기발견과 예방을 위한 의료 및 간호 서비스의 조직화

PLUS

정의	공중보건학이란 조직적인 지역사회의 노력을 통하여 질병을 예방하고 수명을 연장시키며 신체적 · 정신적 효율을 증진시키는 기술이자 과학
조직적인 지역사회의 노력	① 환경위생 관리 ② 전염병 관리 ③ 개인위생에 관한 보건교육 ④ 질병의 조기발견과 예방적 치료를 할 수 있는 의료 및 간호 서비스의 조직화 ⑤ 자신의 건강을 유지하는 데 적합한 생활 수준을 보장 받을 수 있는 사회제도의 발전

해설

09
윈슬로의 공중보건학 정의: 공중보건학이란 조직적인 지역사회의 노력을 통하여 질병을 예방하고 수명을 연장시키며 신체적 · 정신적 효율을 증진시키는 기술이자 과학이다.

10
② 치료보다 예방중심
③ 1차 예방이 중요
④ 공중보건의 대상은 인구집단, 지역사회이다.

12
공중보건학의 범위
(1) 환경보건 분야: 환경위생, 식품위생, 환경오염, 산업보건 등
(2) 보건관리 분야: 보건행정, 인구보건, 모자보건, 가족계획, 보건영양, 보건교육, 학교보건, 보건통계 등
(3) 질병관리 분야: 전염 및 비전염성 질환관리, 역학, 기생충 질병관리 등

정답 09 ③ 10 ① 11 ④ 12 ① 13 ③

14 **조직적인 지역사회의 노력을 통하여 질병을 예방하고 수명을 연장하며 신체적 · 정신적 효율을 증진하는 활동인 공중보건의 분야와 그 내용을 옳게 짝지은 것은?** 20 서울

① 환경 보건 분야 – 보건 영양
② 질병 관리 분야 – 감염병 관리
③ 보건 관리 분야 – 산업 보건
④ 의료보장 제도 분야 – 보건 통계

15 **공중보건학의 특성에 대한 설명으로 가장 옳지 않은 것은?** 21 서울

① 지역사회의 주민 전체를 그 대상으로 한다.
② 건강증진을 위해 질병 치료에 중점을 둔다.
③ 지역사회의 보건 통계 자료를 이용하여 건강 상태를 진단한다.
④ 보건교육 환경위생 등의 보건 환경 관리와 서비스를 통하여 지역사회의 보건 문제를 해결한다.

16 **윈슬로우 정의로 조직적인 지역사회의 공동노력에 해당하는 것은?** 22 경북

㉠ 전염병 관리
㉠ 환경위생 관리
㉢ 개인위생에 대한 보건교육
㉣ 질병의 조기발견과 예방적 치료를 위한 의료 및 간호서비스의 조직화

① ㄱ, ㄴ, ㄷ
② ㄱ, ㄴ
③ ㄱ, ㄴ, ㄷ, ㄹ
④ ㄱ, ㄷ, ㄹ

PLUS

정의	공중보건학이란 조직적인 지역사회의 노력을 통하여 질병을 예방하고 수명을 연장시키며 신체적 · 정신적 효율을 증진시키는 기술이자 과학
조직적인 지역사회의 노력	① 환경위생 관리 ② 전염병 관리 ③ 개인위생에 관한 보건교육 ④ 질병의 조기발견과 예방적 치료를 할 수 있는 의료 및 간호 서비스의 조직화 ⑤ 자신의 건강을 유지하는 데 적합한 생활 수준을 보장 받을 수 있는 사회제도의 발전

해설

15
공중보건은 치료보다는 예방에 중점을 둔다.

정답 14 ② 15 ② 16 ③

PART 01

17 **다음 중 WHO Europ에서 2012년에 발표한 10가지 공중보건 필수서비스에 해당하지 않는 것은?** 22 광주의료기술

① 감염병 관리
② 대중들의 건강 및 안녕 감시
③ 질병의 조기발견을 포함한 질병예방
④ 건강과 안녕을 위한 거버넌스 보장

PLUS

The 10 Essential Public Health Operations(10가지 필수 공중보건 운영체계, EPHOS) 2012

1. Surveillance of population health and well-being(인구 건강 및 웰빙의 감시)
2. Monitoring and response to health hazards and emergencies (건강 위험 및 비상사태에 대한 모니터링 및 대응)
3. Health protection, including environmental, occupational, food safety and others (환경, 직업, 식품 안전 등을 포함한 건강 보호)
4. Health promotion, including action to address social determinants and health inequity (사회적 결정 요인 및 건강 불평등을 해결하기 위한 조치를 포함한 건강 증진)
5. Disease prevention, Including early detection of illness (질병의 조기 발견을 포함한 질병 예방)
6. Assuring governance for health and well-being(건강과 웰빙을 위한 거버넌스 보장)
7. Assuring a sufficient and competent public health workforce (충분하고 유능한 공중 보건 인력 확보)
8. Assuring sustainable organizational structures and financing (지속 가능한 조직 구조 및 자금 조달 보장)
9. Advocacy, communication and social mobilization for health (건강을 위한 옹호 의사소통 및 사회적 동원)
10. Advancing public health research to inform policy and practice (정책 및 관행을 알리기 위한 공중 보건 연구의 발전)

18 **다음 중 공중보건 사업 대상의 최소 단위는?** 22 충북의료기술

① 개인 ② 가족
③ 지역사회 ④ 만성질환자

19 **Winslow에 의해 강조되었던 지역사회의 노력으로 옳지 않은 것은?** 22 인천

① 환경위생 관리 ② 개인위생에 관한 보건교육
③ 전염병 관리 ④ 고혈압 치료

20 **공중보건에 대한 설명으로 가장 옳지 않은 것은?** 22 서울

① 공중보건의 대상과 공중보건사업의 최소단위는 개인이다.
② 공중보건의 목적은 질병의 예방, 인간의 수명연장, 신체적·정신적 건강 및 효율의 증진에 있다.
③ 공중보건은 감염성 질병뿐만 아니라 비감염성 질병의 관리도 포함한다.
④ 환경보건, 질병관리, 보건관리는 공중보건학의 분야에 포함된다.

해설

18
공중보건사업은 지역사회(지역사회 주민)를 대상으로 한다.

20
공중보건의 대상은 지역사회(지역사회 주민)이다.

정답 17 ① 18 ③ 19 ④ 20 ①

제2절 보건사업기획

01 BPRS 우선순위 결정방법에 대한 설명으로 옳지 않은 것은? 18 경남

① 문제의 크기, 심각도, 사업의 효과를 근거로 우선순위를 결정한다.
② 문제의 크기는 만성질환의 경우 유병률 급성 질환은 발생이 해당된다.
③ 각 항목에 0~10점까지 부여한 뒤 제시된 계산식에 따라 점수를 산정한다.
④ 세 가지 항목 중 가장 영향력이 큰 것은 문제의 크기이다.

02 보건사업의 목표가 갖추어야 할 SMART 기준에 해당하지 않는 것은? 18 충남

① 구체성 ② 측정가능성
③ 합리성 ④ 효율성

03 다음에서 설명하는 보건사업의 우선순위 결정방법은 무엇인가? 18 울산

- 보건지표의 상대적 크기와 변화의 경향을 이용하여 우선순위를 결정하는 방식이다.
- 지자체별 건강지표의 확보가 가능하고 과거의 추세를 알고 있다면 쉽게 우선순위를 정할 수 있다.
- 사업을 하려는 지자체의 보건지표와 국가 전체의 보건지표를 비교한다.

① Bryant 우선순위 결정이론 ② BPRS 우선순위 결정이론
③ PEARL 우선순위 결정이론 ④ Golden diamond 방식

PLUS

Golden diamond 방식
(1) 미국의 메릴랜드 주에서 보건지표 상대적 크기와 변화의 경향을 이용하여 우선순위를 결정한 방식이다.
(2) 우선순위를 결정할 주요 건강문제를 선정한 뒤 이들 건강 문제의 이환율과 사망률 그리고 변화의 경향을 미국 전체와 비교하여 "주가 좋음", "같음", "주가 나쁨"으로 구분하고 이를 "황금다이아몬드" 상자에 표시한다.
(3) 1순위 사업은 미국 전체에 비해 주의 지표가 좋지 않고, 변화 추세도 나쁜 경우이다.
(4) 이 방법은 자치단체별 건강지표가 확보 가능하고, 과거의 추세를 알 수만 있다면 쉽게 우선순위를 정할 수 있으며, 형평성을 추구하는 데 매우 적합한 방법이다.

해설

01
BPRS는 할론(Hanlon)과 피켓(Picket)이 제시한 우선순위 결정기법으로 보건사업의 우선순위결정에서 가장 널리 활용되고 있는 방법이다. A, B, C 세 가지 근거 중 우선순위에 미치는 영향이 가장 큰 것은 사업의 효과이다.

BPR(Basic Priority Ratina) = (A+28)C/3
- A: 문제의 크기
  만성질환은 유병률, 급성 질환은 발생률을 사용하여 0~10점까지 부여
- B: 문제의 심각도
  문제의 긴급성, 중증도, 경제적 및 사회적 손실을 고려하여 0~10점까지 부여
- C: 사업의 효과
  과학적 근거를 바탕으로 문제의 해결가능성을 0~10점까지 부여

02
목표가 갖추어야 할 기준: SMART
- Specific: 구체적인(명확하고 간결함)
- Measurable: 측정가능(평가에 활용 가능함)
- Appropriate: 적절한(사업의 목적에 부합됨)
- Reasonable: 합리적인(실현가능함)
- Timed: 기한을 지닌(목표달성을 위한 일정 제공)

정답 01 ④ 02 ④ 03 ④

PART 01

04 **생태학적 보건사업 접근방법 중 행동을 제약하거나 조장하는 규칙, 규제, 시책, 비공식적인 구조를 활용하는 수준은?** 18 서울

① 개인수준 ② 개인 간 수준
③ 조직수준 ④ 지역사회 수준

PLUS

보건사업기회의 전략: 사회생태학적 모형에 따른 건강에 영향을 미치는 요인

단계	정의
개인적 요인	지식, 태도, 행동, 자아 인식, 기술과 같은 개인의 특성, 개인의 발달사를 포함한다.
개인 간 관계 및 일차 집단	가족, 직장동료, 친구 등을 포함하는 공식적, 비공식적 사회적 관계망과 지지 시스템
조직 요인	조직적 특성을 지닌 사회적 기관들, 공식적, 비공식적 규칙과 규제
지역사회 요인	일정한 경계 안에서 이루어지는 조직, 기관, 비공식 네트워크 사이의 관계
정책 요인	각급 정부의 정책과 법

05 **개인수준, 개인 간 수준, 지역사회수준, 정책수준 등이 모두 합쳐진 모형은 무엇인가?** 19 전북

① 프로시드모형 ② 생태학적모형
③ 건강신념모형 ④ 범이론적모형

06 **미국 메릴랜드 주의 '골든 다이아몬드(golden diamond)' 방식은 보건사업 기획의 어느 단계에 사용되는가?** 19 서울

① 현황분석 ② 우선순위 결정
③ 목적과 목표 설정 ④ 전략과 세부사업 결정

PLUS

황금 다이아몬드(Golden diamond) 방식
보건지표 상대적 크기와 변화의 경향을 이용하여 우선순위를 결정한 방식이다. 우선순위를 결정할 주요 건강문제를 선정한 뒤 이들 건강문제의 이환율과 사망률 그리고 변화의 경향을 미국 전체와 비교하여 "주가 좋음", "같음", "주가 나쁨"으로 구분하고 이를 "황금다이아몬드" 상자에 표시한다. 1순위 사업은 미국 전체에 비해 주의 지표가 좋지 않고, 변화 추세도 나쁜 경우이다. 이 방법은 자치단체별 건강지표가 확보가 능하고, 과거의 추세를 알 수만 있다면 쉽게 우선순위를 정할 수 있으며, 형평성을 추구하는 데 매우 적합한 방법이다.

해설

05
건강신념모형, 범이론적 모형은 개인 수준의 모형이고 프로시드모형은 지역사회수준의 모형이다. 지역사회 보건사업 기획모형인 생태학적모형은 인간의 행동에는 다차원적인 요인들이 영향을 미친다. 사회생태학은 인간과 환경 사이의 동적이고 적극적인 상호작용과 인간생활의 사회적, 역사적, 문화적, 제도적 맥락을 이해하고자 하는 학문이다. 따라서 개인과 환경, 건강 사이의 상호관계를 이해하기 위해서는 사회생태학의 틀을 이용하는 것이 좋다. 사회생태학적 모형에 의하면 개인 또는 집단의 행태는 개인적 요인 개인 간 관계 및 일차 집단, 조직 요인, 지역사회 요인, 정책요인의 상호작용에 영향을 받는다. 따라서 보건사업의 성공을 위해서는 이들 각 수준(개인 수준, 개인 간 수준, 조직, 지역사회, 정책수준)에 영향을 미치는 전략을 다양하게 사용하는 것이 바람직하다.

정답 04 ③ 05 ② 06 ②

07 **지역사회 보건사업 기획 시 우선순위 결정을 위해 사용하는 BPRS의 구성요소에 해당하지 않는 것은?** 19 경남

① 문제의 크기 ② 문제의 심각성
③ 주민의 관심도 ④ 사업의 효과성

08 **지역사회 간호 과정의 순서로 가장 옳은 것은?** 19 서울

① 사정 – 계획 – 진단 – 수행 – 평가
② 사정 – 진단 – 계획 – 수행 – 평가
③ 진단 – 계획 – 사정 – 수행 – 평가
④ 진단 – 사정 – 계획 – 수행 – 평가

09 **다음 중 보건사업의 목표가 갖추어야 할 조건에 해당하지 않는 것은?** 19 인천의료기술

① 목표는 구체적으로 기술되어야 한다.
② 목표는 실현가능해야 한다.
③ 목표달성의 기한을 정해야 한다.
④ 목표는 일반적이고 다차원적이어야 한다.

10 **지역사회 보건사업기획 과정 중 가장 먼저 시행해야 하는 것으로 옳은 것은?** 20 경기

① 우선순위 결정 ② 요구사정
③ 목표 기술 ④ 계획 작성

11 **지역사회 간호사업 수행 시 가정방문의 우선순위에 대한 설명으로 가장 옳지 않은 것은?** 20 서울(고졸)

① 개인과 집단이 대상일 때는 개인을 우선으로 한다.
② 신환자와 구환자 간에는 신환자를 우선으로 한다.
③ 급성 질환과 만성질환 간에는 급성 질환을 우선으로 한다.
④ 건강상 문제가 있는 대상자는 건강한 대상자보다 우선으로 한다.

해설

07
기본적 우선순위 결정기법(BPR) 구성요소
(1) 문제의 크기: 만성질환은 유병률, 급성 질환은 발생률을 사용하여 0~10점까지 부여
(2) 문제의 심각성: 문제의 긴급성 중증도 경제적 및 사회적 손실을 고려하여 0~10점까지 부여
(3) 사업의 효과성: 과학적 근거를 바탕으로 문제의 해결 가능성을 0~10까지 부여

08
간호과정은 대상자의 상태를 확인하기 위한 사정 후 사정된 자료를 통해 진단을 내리고 진단에서 정해진 문제를 해결하기 위한 계획을 수립한 뒤 수행하고 평가하는 과정으로 진행된다.

09
목표가 갖추어야 할 기준: SMART
• Specific: 구체적인(명확하고 간결함)
• Measurable: 측정가능(평가에 활용 가능함)
• Appropriate: 적절한(사업의 목적에 부합됨)
• Reasonable: 합리적인(실현가능함)
• Timed: 기한을 지닌(목표달성을 위한 일정 제공)

10
지역사회 보건사업기획의 과정
지역사회의 현황 분석(요구사정) – 주요 건강 문제의 결정(우선순위의 결정) – 목적과 목표의 설정 – 전략과 세부사업 계획의 작성 – 실행 – 평가

11
개인과 집단이 대상일 때는 집단을 우선으로 한다.

정답 07 ③ 08 ② 09 ④ 10 ② 11 ①

PART 01

12 지역사회 보건사업에서 활용되는 개인 간 수준의 전략유형에 해당하는 것은?

20 대구보건연구사

① 정책개발 ② 사회마케팅
③ 후원자 활용 ④ 행태개선 훈련

PLUS

지역사회보건사업에서 활용되는 전략의 유형

단계		전략의 유형
개인적 수준		교육, 행태개선 훈련, 직접 서비스 제공(예방접종, 검진, 진료, 재활, 방문보건 등), 유인 제공
개인 간 수준		기존 네트워크의 활용, 새로운 네트워크의 개발(후원자 활용, 동료 활용, 자조집단 형성), 자생집단(비공식적) 지도자 활용
지역사회 수준	조직 요인	조직개발 이론과 조직관계이론의 적용
	지역사회 요인	이벤트, 매체 홍보, 사회마케팅, 지역사회 역량 강화
	정책 요인	옹호, 정책 개발

13 다음 설명에서 지역사회 보건사업 우선순위 결정기법은 무엇인가?

20 인천보건연구사

> 특정 지역의 질병 이환율은 전국 평균 기준으로 좋음, 비슷함, 나쁨 3가지 척도로 상대적으로 비교하였으며, 5년간의 변화 경향도 좋음, 비슷함, 나쁨 3가지 척도로 비교하여 우선순위를 결정하였다.

① 황금다이아몬드 모델 ② BPRS
③ Bryant ④ PEARL

14 지역사회에서 보건사업을 기획하는 과정에서 현황조사 결과에 BPR기법을 적용하였을 때 우선순위가 가장 높은 건강문제는 무엇인가? 21 경남

		문제의 크기	문제의 심각도	사업의 효과
①	고혈압	8	2	7
②	당뇨병	6	7	6
③	결핵	2	4	10
④	폐암	2	8	4

해설

13
황금다이아몬드 방식: 우선순위를 결정할 주요 건강문제를 선정한 뒤 이들 건강문제의 이환율과 사망률 그리고 변화의 경향을 전국 지표와 비교하여 "지역이 좋음", "같음", "지역이 나쁨"으로 구분하고 이를 "황금 다이아몬드" 상자에 표시한다. 이 방법은 자치단체별 건강지표가 확보가능하고 과거의 추세를 알 수만 있다면 쉽게 우선순위를 정할 수 있으며, 형평성을 추구하는 데 매우 적합한 방법이다.

14
BPPS = (A+2B)C/3
① 고혈압 = (8+4)7/3 = 28
② 당뇨병 = (6+14)6/3 = 40
③ 결핵 = (2+8)10/3 = 33.3
④ 폐암 = (2+16)4/3 = 24

정답 12 ③ 13 ① 14 ②

15 **지역사회보건사업의 우선순위를 선정할 때 활용하는 BPR(Basic Priority Rating)의 결정기준에 해당하지 않는 것은?** 21 서울보건연구사

① 질환의 유병률　② 문제의 긴급성
③ 사업의 추정효과　④ 주민의 관심도

PLUS

BPR 우선순위결정 기법
보건사업의 우선순위 결정에서 가장 널리 활용되고 있는 방법으로 다음의 공식을 통해 건강문제의 우선순위를 평가한다.

BPR(Basic Priority Ratina) = (A+28)C/3
- A : 문제의 크기
  만성질환은 유병률, 급성 질환은 발생률을 사용하여 0~10점까지 부여
- B : 문제의 심각도
  문제의 긴급성, 중증도, 경제적 및 사회적 손실을 고려하여 0~10점까지 부여
- C : 사업의 효과
  과학적 근거를 바탕으로 문제의 해결가능성을 0~10점까지 부여

16 **Bryant가 제시한 건강문제의 우선순위 결정기준이 아닌 것은?** 21 경기보건연구사

① 건강문제의 심각도　② 주민의 관심도
③ 경제적 타당성　④ 건강문제의 기술적 해결가능성

17 **다음의 내용과 관련된 보건사업의 전략모형은 무엇인가?** 21 전북

- 교육 및 행태개선 훈련
- 멘토 활용
- 지역사회 역량 강화
- 정책개발
- 지지적 구조 형성

① 사회생태학적 모형　② 건강신념모형
③ 계획된 행위이론　④ PRECEDE-PROCEED 모형

PLUS

사회생태학적 모형에 따른 전략의 유형

단계		전략의 유형
개인적 수준		교육, 행태개선 훈련, 직접 서비스 제공(예방접종, 검진, 진료, 재활, 방문보건 등), 유인 제공
개인 간 수준		기존 네트워크의 활용, 새로운 네트워크의 개발(후원자 활용, 동료 활용, 자조집단 형성), 자생집단(비공식적) 지도자 활용
지역사회 수준	조직 요인	조직개발 이론과 조직관계이론의 적용
	지역사회 요인	이벤트, 매체 홍보, 사회마케팅, 지역사회 역량 강화
	정책 요인	옹호, 정책 개발

해설

16
브라이언트(J. Bryant)의 우선순위 결정 기준
(1) 문제의 크기(유병도)
(2) 문제의 심각성(심각도)
(3) 사업의 기술적 해결 가능성(난이도)
(4) 주민의 관심도(관심도)

17
지역사회 보건사업의 전략 : 사회생태학적 모형
(1) 인간의 행동에는 다차원적인 요인들이 영향을 미친다. 사회생태학은 인간과 환경 사이의 동적이고 적극적인 상호 작용과 인간생활의 사회적, 역사적, 문화적, 제도적 맥락을 이해하고자 하는 학문이다.
(2) 따라서 개인과 환경, 건강 사이의 상호관계를 이해하기 위해서는 사회생태학의 틀을 이용하는 것이 좋다.
(3) 사회생태학적 모형에 의하면 개인 또는 집단의 형태는 개인적 요인 개인간 관계 및 일차집단, 조직 요인, 지역사회 요인, 정책요인의 상호작용에 영향을 받는다.
(4) 따라서 보건사업의 성공을 위해서는 이들 각 수준에 영향을 미치는 전략을 다양하게 사용하는 것이 바람직하다.

정답 15 ④ 16 ③ 17 ①

18 **인천시에서 보건사업을 기획하는 과정에서 지역사회 현황조사 결과 고혈압과 당뇨병의 유병률이 높게 관찰되었다. 다음에 해야 할 것은 무엇인가?**

21 인천보건연구사

① 우선순위결정　② 현황분석
③ 목표설정　④ 사업계획

19 **보건정책을 수립할 때 고려해야 할 사항으로 적절하지 않은 것은?**

21 경남보건연구사

① 인구의 구성 및 동태　② 지역주민의 주된 가치관
③ 경제개발수준 및 단계　④ 지역주민의 정치적 신념

PLUS

보건정책 수립 시 고려사항
보건정책은 한 국가의 근본적이고 필수적인 정책이다. 국민들이 사회학적 및 경제학적으로 생산적인 활동을 하기 위해서 국가는 국민보건향상을 위한 전략수립이 필요하다.
(1) 인구의 성장 구성 및 동태
(2) 경제개발수준 및 단계
(3) 지배적인 가치관
(4) 보건의료제도
(5) 국민의 건강상태(감염성 질환과 영양상태, 만성 퇴행성 질환, 사고, 환경오염, 스트레스, 정신질환, 노인건강 등)
(6) 사회구조와 생활패턴

20 **보건사업기획 과정에서 SMART 기법은 어떤 단계에 적용되는가?**

21 충남보건연구사

① 우선순위　② 목표설정
③ 전략수립　④ 평가

해설

18
지역사회 보건사업 기획과정
- 1단계: 기획팀의 조직
- 2단계: 지역사회현황 분석(지역사회진단, 지역사회 요구도 사정)
- 3단계: 주요건강문제 결정(우선순위결정)
- 4단계: 목적과 목표의 설정
- 5단계: 전략과 세부사업계획의 작성
- 6단계: 실행
- 7단계: 평가

제시된 지문에서 지역사회 현황조사 결과를 확인했으므로 확인된 건강문제 중 우선순위를 결정하여야 한다.

20
목표가 갖추어야 할 기준: SMART
- Specific: 구체적인(명확하고 간결함)
- Measurable: 측정가능(평가에 활용 가능함)
- Appropriate: 적절한(사업의 목적에 부합됨)
- Reasonable: 합리적인(실현가능함)
- Timed: 기한을 지닌(목표달성을 위한 일정 제공)

정답 18 ① 19 ④ 20 ②

21 지역사회보건사업을 기획할 때 우선순위를 결정하기 위한 브라이언트의 기준에 해당하지 않는 것은? 21 전남보건연구사

① 주민의 관심도 ② 사업의 해결가능성
③ 문제의 심각성 ④ 문제의 인지도

PLUS

브라이언트(J. Bryant)의 우선순위 결정 기준
(1) 문제의 크기(유병도)
(2) 문제의 심각성(심각도)
(3) 사업의 기술적 해결 가능성(난이도)
(4) 주민의 관심도(관심도)

해설

21
브라이언트는 건강문제의 우선순위 결정기준을 처음으로 체계화하여 제시하였다.

제3절 지역사회보건사업의 평가

01 지역사회보건사업을 투입 산출 모형에 따라 평가할 때 구조평가에 해당하는 것은? 21 전북보건연구사

① 백신효과율 ② 백신확보율
③ 예방접종건수 ④ 예방접종에 대한 부작용

PLUS

보건사업 평가의 투입 - 산출 모형

구조 평가 (input evaluation, structural evaluation)	어떤 특정 보건사업을 수행하기 위해 투입된 인력 및 조직구조 시설과 장비 및 재정 등이 적합한지를 판정하는 것
과정 평가 (process evaluation)	보건사업의 집행이 보건사업계획과 일치하는지를 판단하고, 보건사업이 잘 수행되고 있는지를 평가하는 것
결과 평가 (outcome evaluation, impact evaluation)	① 보건사업의 산출물(output), 효과(effect), 영향(impact)을 평가하여 보건사업에 의한 변화 또는 차이를 측정하는, 즉 수행한 프로그램에 대한 사업결과를 평가하는 것이다. ② 산출물은 서비스 제공건수로서 서비스 제공인원, 보건 교육 인원수 등이 된다. ③ 효과는 단시일 내에 나타날 수 있는 대상 주민의 지식 등의 변화를 의미하며, 건강생활 실천율의 향상이 그 예가 될 수 있다. ④ 영향은 장기적인 효과로서 건강상태와 사회·경제적 상태의 변화를 의미하며, 영아사망률의 감소 등이 그 예이다.

01
① 백신효과율 – 결과평가
② 백신확보율 – 구조평가
③ 예방접종건수 – 결과평가
④ 예방접종에 대한 부작용 – 결과평가

02 지역사회보건사업평가 중 특정 보건사업을 수행하기 위해 투입된 인력, 조직, 시설, 장비, 재정 등이 적합한지를 판단하는 것은? 22 지방직

① 과정평가 ② 구조평가
③ 결과평가 ④ 영향평가

정답 21 ④ / 01 ② 02 ②

03 서치만(Suchman)의 보건사업 평가 항목 중 다음 사례에 해당하는 것은?

23 보건직

- 금연사업을 통한 흡연율 감소
- 결핵관리사업을 통한 결핵 환자 발견 건수 증가

① 성과 ② 과정
③ 노력 ④ 효율성

PLUS

업무량/노력평가	사업활동량 및 질을 포함하는 투입에너지와 투입량을 의미 예 결핵환자 발견사업에 방사선 관찰을 얼마나 했는가?(몇 명)
성과평가	투입된 노력의 결과로 나타나는 측정된 효과 예 결핵환자 발견 수
성과의 충족량 평가	효과 있는 사업활동이 얼마나 수요를 충족했는가를 보는 것 실제기대 또는 요구되는 목표량에 대한 실적량의 비율이 클수록 충족량은 높다고 평가 예 결핵발견 방사선 관찰대상자 중 실제관찰을 한 대상자의 비율은 지역사회결핵 발생률을 감소시키기에 충분한가.
효율성평가	투입된 비용, 인력, 시간 측면에서 각 대안을 비교 검토 한 사람이 결핵환자 발생을 예방하는데 비용이 얼마나 들었으며 나이에 비해 비용을 쓸 만한 가치가 있는지를 가늠하는 것. 예 결핵예방에 든 비용이 결핵완치에 드는 비용보다 더 들었다면 이 결핵발견사업은 그만두어야 함.
업무진행과정평가	사업의 업무진행과정을 분석함으로써 그 사업의 성패요인을 파악하는 것

제4절 공중보건학의 역사

01 다음 사건들을 시대순으로 바르게 나열한 것은? 18 경남

가. 라마치니(B. Ramazzini)는 직업병에 관한 집대성인 「De Morbis Artificum Diatriba」를 발간하였다.
나. 미국에서 세계 최초로 사회보장법을 제정하였다.
다. 독일의 세균학자 코흐(R. Koch)는 결핵균의 분리, 배양에 성공하였다.
라. 영국의 에드윈 채드윅(E. Chadwick)은 런던을 중심으로 유행한 열병을 조사하여 「영국 노동자 위생 상태 보고서」를 발표하였다.

① 가 → 라 → 나 → 다 ② 가 → 라 → 다 → 나
③ 라 → 가 → 나 → 다 ④ 라 → 가 → 다 → 나

해설

03
서치만의 평가기준
- 업무량(Effort) 평가
- 성과(Performance) 평가
- 성과의 충족량(Adequacy of Performance) 평가
- 효율성(Efficiency) 평가
- 업무진행과정(Process) 평가

미국공중보건협회 평가항목
- 사업의 적합성 (Program Appropriateness)
- 사업량의 충족성 (Program Adequacy)
- 사업의 효과성 (Program Effectiveness)
- 사업의 효율성 (Program Efficiency)
- 사업에 의한 부수적 효과 (Program Side-effects)

01
가. 라마치니의 「노동자 질병론」 – 1700년
라. 에드윈 채드윅의 「영국 노동자 위생상태 보고서」 – 1842년
다. 코흐의 결핵균 발견 – 1882년
나. 미국의 사회보장법 제정 – 1935년

정답 03 ① / 01 ②

02 공중보건의 역사에서 여명기에 해당하는 공중보건학적 사건은? 18 충남

① Hippocrates의 장기설
② Jenner의 우두종두법
③ J. Snow의 콜레라 역학조사
④ M. Pettenkofer의 실험위생학

03 장기설의 허구성을 밝히는 데 결정적 역할을 한 학자는? 18 경북

① 레벤후크 ② 페텐코퍼
③ 프랭크 ④ 스노우

04 산업의학의 근대적인 학문에 기초를 마련하고 직업병에 대한 과학적인 체계를 수립하여 '일하는 사람들의 질병'이라는 책을 출판한 학자는? 18 경기

① 히포크라테스 ② 비스마르크
③ 해밀턴 ④ 라마치니

05 다음은 공중보건학의 발달사이다. 시대 순으로 옳게 나열한 것은? 18 서울

> ㄱ. 히포크라테스(Hippocrates) 학파의 체액설
> ㄴ. 최초로 검역소 설치
> ㄷ. 최초로 공중보건법 제정
> ㄹ. 우두종두법을 제너가 발견
> ㅁ. 최초로 사회보장제도 실시

① ㄱ – ㄴ – ㄷ – ㄹ – ㅁ ② ㄱ – ㄴ – ㄷ – ㅁ – ㄹ
③ ㄱ – ㄴ – ㄹ – ㄷ – ㅁ ④ ㄱ – ㄴ – ㄹ – ㅁ – ㄷ

해설

02
① Hippocrates의 장기설 – 고대기
③ J. Snow의 콜레라 역학조사 – 확립기
④ M. Pettenkoter의 실험위생학 – 확립기

03
존 스노우(John Snow, 영국, 1813~1858)는 저서 「콜레라 발생의 전파양식에 대하여(1855)」를 통해 콜레라 역학 조사로 전염병 감염설을 입증함으로써 장기설의 허구성을 밝혔다.

04
라마치니(Ramazzini, 이탈리아, 1663~1714) : 이탈리아 의사로 직업병에 관해 집대성한 「De Morbis Artifiicum Diatriba(직업인의 질병, 노동자 질병론)」를 발간하여 산업보건에 이바지하였다.

05
ㄱ. 히포크라테스(Hippocrates) 학파의 체액설 – 고대기
ㄴ. 최초로 감역소 설치 – 중세기
ㄹ. 우두종두법을 제너가 발견 – 여명기, 1798년
ㄷ. 최초로 공중보건법 제정 – 여명기, 1848년
ㅁ. 최초로 사회보장제도 실시 – 확립기, 1883년

정답 02 ② 03 ④ 04 ④ 05 ③

06 **1842년 「영국 노동 인구의 위생상태에 관한 보고서(Report on the sanitary condition of the labouring population of Great Britain)」를 작성하여 공중보건 활동과 보건행정조직의 중요성을 알린 사람은?** 19 서울

① 레벤후크(Leeuwenhoek) ② 존 그랜트(John Graunt)
③ 채드윅(Edwin Chadwick) ④ 존 스노우(John Snow)

PLUS

에드윈 채드윅(Edwin Chadwick, 영국, 1800~1890)

(1) 1837~1838년에 런던을 중심으로 크게 유행한 열의 참상을 조사하여 'Fever Report'를 정부에 제출하였다.
(2) 열병보고서가 계기가 되어 1842년 공중위생감독 및 각종 위생조사를 위한 보건정책 조사위원회가 설치되어 Chadwick을 중심으로 '노동자계층의 위생상태보고서(The Sanitary Condition of the Labouring Population, 1842)'라는 보고서가 작성되었다.
(3) 보고서에 제시된 위생개혁의 긴요성, 지역 공중보건 활동의 중요성, 이를 위한 중앙·지방을 일괄하는 보건행정의 기구 확립의 중요성 등 제시된 개선책의 기본적인 개념은 오늘날에도 공중보건과 보건행정의 원칙으로 준용되는 불멸의 가치가 있는 것이다.
(4) 영국에서 채드윅의 보고 결과로서 1848년에 세계에서 최초의 공중보건법(Public Health Act)을 제정하였다. 이 법에 근거하여 세계 최초로 중앙정보부에 공중보건국과 지방보건국이 설치되었다.

07 **공중보건의 역사적 사건들 중 시기적으로 가장 빠른 것은?** 19 서울

① 최초의 사회보험제도 실시 ② 최초의 보건학 저서 발간
③ 최초의 검역소 설치 ④ 최초의 공중보건법 제정

PLUS

① 최초의 사회보험제도 실시 – 확립기, 1883년 독일 비스마르크에 의해 실시된 노동자 질병보호법
② 최초의 보건학 저서 발간 – 여명기, 프랭크(J. P. Frank, 독일, 1745~1821) : 「전의사 경찰체계」라는 의사(위성) 행정에 관한 12권의 저서를 발표(1779)
③ 최초의 검역소 설치 – 중세기, 1383년 프랑스 마르세유에 최초의 검역소 설치
④ 최초의 공중보건법 제정 – 여명기, 1848년 영국에서 최초의 공중보건법 제정

08 **공중보건의 역사적 사건을 순서대로 바르게 나열한 것은?** 19 경남

ㄱ. Jenner의 우두종두법 개발	ㄴ. 프랑스의 검역소 설치
ㄷ. Pettenkofer의 위생학 강좌 개설	ㄹ. WHO 발족

① ㄱ – ㄴ – ㄷ – ㄹ ② ㄴ – ㄷ – ㄱ – ㄹ
③ ㄷ – ㄴ – ㄱ – ㄹ ④ ㄴ – ㄱ – ㄷ – ㄹ

해설

08
ㄱ. Jenner의 우두종두법 개발 – 1798년 여명기
ㄴ. 프랑스의 검역소 설치 – 1383년 중세기
ㄷ. Pettenkofer의 위생학 강좌 개설 – 1866년 확립기
ㄹ. WHO 발족 – 1948년 발전기

정답 06 ③ 07 ③ 08 ④

09 **조직적인 지역사회의 노력을 통하여 질병예방, 수명연장, 신체적 · 정신적 효율을 증진시키는 기술이며 과학인 공중보건과 관련한 역사적 사건으로 옳은 것은?** 19 호남

① 고대기에 방역의사가 활동하였다.
② 중세기에 최초의 검역소를 설치했다.
③ 미생물병인론은 여명기의 주요 이론이었다.
④ 라마찌니가 직업인의 질병을 발표한 시기는 확립기이다.

10 **공중보건의 역사상 중세기 검역이 시작된 계기가 된 질병은 무엇인가?** 19 제주

① 콜레라 ② 페스트
③ 결핵 ④ 한센병

PLUS

중세시대 14세기 칭기즈칸의 유럽정벌 이후 유럽 전역에 페스트의 대유행이 있었으며 페스트에 대한 대책으로 환자의 색출, 격리소의 설치, 환자의 의복과 침상의 소각, 항구의 폐쇄, 검역기간 규정 등 이론적으로는 오늘날의 대책과 별 차이가 없는 조치를 강구하였다. 1377년 이탈리아 라구사에서 페스트 유행 지역에서 온 여행자는 항구 밖 일정 장소에서 질병이 없어질 때까지 머물다가 입항 허락하였으며 이는 검역(Quarantine, 40일 의미)의 유래가 되었다. 1383년 프랑스 마르세유(Marseilles) 최초의 검역법이 통과되어 검역소를 설치 운영하였다. 페스트를 옮기는 쥐와 벼룩의 역할을 알 수 없는 상황에서 검역의 효과는 크지 않았으나 전염병 관리 측면에서 중요한 업적이라 할 수 있다.

11 **세계 최초로 공중보건법이 제정된 나라는?** 19 제주

① 독일 ② 미국
③ 프랑스 ④ 영국

12 **공중보건의 역사상 1750-1900년에 있었던 사건이 아닌 것은?** 19 대구

① 질병에 대한 환경의 영향이 처음 주장되었다.
② 영국에서 최초의 공중보건법이 제정되었다.
③ 제너가 우두종두법을 시행하였다.
④ 비스마르크가 질병보호법을 제정하였다.

해설

09
① 방역의사가 활동한 시기는 중세기이다.
③ 미생물병인론은 확립기의 주요 이론이었다.
④ 라마찌니가 직업인의 질병을 발표한 시기는 여명기이다.

11
영국에서 채드윅의 보고 결과로서 1848년에 세계에서 최초의 공중보건법(Public Health Act)을 제정하였다. 이 법에 근거하여 세계 최초로 중앙정부에 공중보건국과 지방보건국이 설치되었다.

12
질병에 있어서 환경의 영향은 고대기 히포크라테스에 의해 주장되었다.

정답 09 ② 10 ② 11 ④ 12 ①

13 **다음 중 공중보건학적 역사의 발달과정에 대한 설명으로 옳지 않은 것은?** 19 경기

① 채드윅(Edwin Chadwick)의 위생개혁운동의 결과로 영국에서는 세계 최초의 공중보건법이 제정되었다.
② 코흐는 「콜레라에 관한 역학조사 보고서」를 통해서 장기설의 허구성을 입증하였다.
③ 비스마르크는(Bismark)는 1883년 세계 최초의 근로자질병보호법을 제정하여 사회보장제도의 기틀을 마련하는 데 기여하였다.
④ 중세기에는 기독교 중심의 사상이 지배적이었으며 대부분의 보건문제는 교회나 수도원에 의해 치유되어야 하는 것으로 여겼다.

14 **공중보건 역사상 세계 최초로 시행된 내용으로 옳지 않은 것은?** 19 경북보건연구사

① 1749 스웨덴 국세조사 ② 1848 영국 보건부설립
③ 1888 독일 근로자질병보호법 ④ 1935 미국 사회보장법

15 **공중보건의 발전사에서 고대기의 역사로 옳지 않은 것은?** 19 전북

① 환경과 질병이 관련이 있다고 생각했다.
② 청결한 개인위생에 대한 기록이 레위기에 나타나있다.
③ 질병발생에 관해 한 사람으로부터 다른 사람으로 전염할 수 있다고 믿는 접촉 전염설이 주장되었다.
④ 위생적인 상수도 공급, 도시의 하수도 등이 발전하였다.

16 **다음의 내용에서 괄호 안에 해당하는 내용으로 옳은 것은?** 19 전북보건연구사

> 오염된 공기가 사람의 몸에 들어가면 질병이 발생한다고 (㉠)가 주장 하였고, 갈레누스가 계승한 이론은 (㉡)이다.

	㉠	㉡
①	Hippocrates	장기설
②	Herodotus	장기설
③	Hippocrates	4체액설
④	Herodotus	4체액설

해설

13
존 스노우(J. Snow)는 「콜레라에 관한 역학조사 보고서」를 통해서 장기의 허구성을 입증하였다. 코흐(R. Koch)는 탄저균(1877), 파상풍균(1878), 결핵균(1882), 콜레라균(1883) 등을 발견하고 1905년 노벨 생리 · 의학상을 수상하였다.

14
- 1848년 영국에서는 최초의 공중보건법이 제정되었으며 공중보건국과 지방보건국이 설립되었다.
- 1919년 영국 보건부 설립

15
③ 질병발생에 관해 한 사람으로부터 다른 사람으로 전염할 수 있다고 믿는 접촉 전염설이 주장된 것은 중세기에 해당한다.

16
고대기, 히포크라테스(Hippocrates) 장기설에 대한 설명이다.

정답 13 ② 14 ② 15 ③ 16 ①

17 **다음 공중보건학 학자들과 그들의 저서가 바르게 연결된 것은?** 19 광주보건연구사

① 코흐 –「콜레라 발생의 전파양식에 대하여」
② 페텐코퍼 –「직업인의 질병, 노동자 질병론」
③ 존 그랜트 –「전의사경찰체계」
④ 채드윅 –「영국 노동자집단의 위생상태 보고서」

18 **공중보건의 역사상 인물과 업적의 연결이 옳지 않은 것은?** 20 경북

① 존 스노우(J. Snow) – 콜레라역학 조사
② 섀턱(Lemuel Shattuck) – "Fever report" 발표
③ 비스마르크(Bismarck) – 세계 최초의 근로자 질병보호법
④ 페텐코퍼(Rettenkofer) – 위생학 강좌 개설

19 **공중보건의 역사적 사건 중 여명기에 해당하는 것은?** 20 대전

① 라마치니의 노동자 질병론 ② 코흐 결핵균 발견
③ 최초의 사회보장제도 시행 ④ 최초의 검역소 설치

20 **공중보건의 역사적 사건 중 여명기에 일어난 일이 아닌 것은?** 20 부산

① 라만찌니의 작업병 저서 ② 제너의 우두종두법
③ 파스퇴르의 백신개발 ④ 프랭크의 전의사경찰체계

21 **다음 중 공중보건의 역사적 사건이 순서대로 바르게 나열된 것은?** 20 부산

① 검역소 – 장기설 – 존스노우 콜레라 역학조사 – 라마찌니의「노동자질병론」발간
② 장기설 – 검역소 – 라마찌니의 「노동자질병론」 발간 – 존스노우 콜레라 역학조사
③ 검역소 – 장기설 – 라마찌니의 「노동자질병론」 발간 – 존스노우 콜레라 역학조사
④ 장기설 – 검역소 – 존스노우 콜레라 역학조사 – 라마찌니의「노동자질병론」발간

해설

17
① 존 스노우 –「콜레라 발생의 전파양식에 대하여」
② 라마찌니 –「직업인의 질병, 노동자 질병론」
③ 프랭크 –「의사경찰체계」

18
- 레뮤얼 섀턱(Lemuel Shattuck, 미국, 1793~1859) : 1842년 보건 분야 지침서인 매사추세츠 위생위원회 보고서를 발표하였다.
- 에드윈 채드윅(Edwin Chadwick) : 1837~1838년에 런던을 중심으로 크게 유행한 열병의 참상을 조사하여 'Fever Report'를 정부에 제출하였다.

19
② 코흐 결핵균 발견 – 확립기
③ 최초의 사회보장제도 시행 – 확립기
④ 최초의 검역소 설치 – 중세기

20
파스퇴르의 백신 개발은 확립기의 사건이다.

21
- 장기설 – 고대기
- 검역소 설치 – 중세기
- 라마찌니의「노동자질병론」발간 – 1700년 여명기
- 존스노우 콜레라 역학조사 – 1855년 확립기

정답 17 ④ 18 ② 19 ① 20 ③ 21 ②

22 **공중보건의 역사적 사건 중 가장 먼저 발생한 사건은?** 20 서울

① 제너(E. Jenner)가 우두 종두법을 개발하였다.
② 로버트 코흐(R. Koch)가 결핵균을 발견하였다.
③ 베니스에서는 페스트 유행지역에서 온 여행자를 격리하였다.
④ 독일의 비스마르크(Bismarck)에 의하여 세계 최초로 「질병보험법」이 제정되었다.

23 **영국 런던에 유행한 콜레라의 원인을 규명하는 과정에서 오염된 물을 통하여 콜레라가 전파된다는 가설을 세우고, 점지도(spot map)를 작성하여 가설을 입증한 사람은?** 20 충남

① 골드버거
② 레벤후크
③ 파르
④ 존 스노우

24 **다음 공중보건 역사에 대한 설명으로 옳지 않은 것은?** 20 충북

① 1383년 마르세유에서 최초의 검역소를 설치하였다.
② 1798년 제너가 우두접종법을 개발하였다.
③ 1848년 최초로 공중보건법이 제정되었다.
④ 1884년 파스퇴르가 탄저균, 콜레라균을 발견하였다.

25 **공중보건의 역사 중 확립기에 해당하는 것은?** 20 인천

① Koch – 결핵균 발견
② Jenner – 우두종두법 개발
③ Shattuck – 메사추세츠 위생위원회 보고서
④ Chadwick – 열병보고서

26 **공중보건의 역사상 다음의 사건들이 있었던 시기는?** 20 대구보건연구사

- 수두, 성홍열, 매독, 두창, 페스트 등의 감염병이 유행하였다.
- 유행병발생의 자연사를 기록하였다.
- 노동자질병론을 통해 직업병에 대해 정의하였다.

① 고대기
② 중세기
③ 여명기
④ 확립기

해설

22
① 제너(E. Jenner)가 '우두 종두법'을 개발하였다.
– 여명기(1798년)
② 로버트 코흐(R. Koch)가 결핵균을 발견하였다.
– 확립기(1882년)
③ 베니스에서는 페스트 유행지역에서 온 여행자를 격리하였다.
– 중세기
④ 독일의 비스마르크(Bismarck)에 의하여 세계 최초로 「질병보험법」이 제정되었다.
– 확립기(1883년)

23
스노우(John Snow)는 1855년 런던에 유행한 콜레라의 원인을 규명하였으며, 이는 역학이 과학이라는 학문 체계를 갖추고 출발한 계기가 되었다. 콜레라 병원체를 발견하기 전에 오염된 물을 통하여 콜레라가 전파된다는 가설을 세우고 지도(Spot Map)를 작성하여 오염된 물이 콜레라를 전파하는 것이라는 가설을 입증하였다.

24
코흐(Koch)가 탄저균(1877), 결핵균(1882)을 발견하였다. 파스퇴르(Pasteur)는 닭콜레라균 백신(1880), 돼지단독 백신(1883), 광견병 백신(1884) 등을 개발하였다.

25
확립기 1850~1900년
① Koch : 결핵균 발견 – 1882년
② Jenner : 우두종두법 개발 – 1798년 여명기
③ Shattuck : 메사추세츠 위생위원회 보고서 – 1842년 여명기
④ Chadwick : 열병보고서 – 1838년 여명기

정답 22 ③ 23 ④ 24 ④ 25 ① 26 ③

PLUS

- 여명기(1500~1850년)에는 한센병(나병) 등이 점차 사라지고 16~17세기에 걸친 발진티푸스, 괴혈병, 수두, 성홍열, 매독, 두창, 페스트가 유행하였다. 이 시기에 가장 무서운 질병은 매독이었는데 매독이 성교에 의하여 전염된다는 사실을 밝혀내고 이 병의 감염원을 없애기 위해 창녀들에 대한 규제와 환자 및 용의자의 격리 등의 조치가 시행되었다.
- 시드넘(시덴함, Sydenham, 영국, 1624~1689)은 임상 소견에 따른 질병 분류를 시도하였고 개개 질병의 경과를 상세히 관찰하여 유행병 발생의 자연사를 기록하였다. 유행병의 원인에 대하여는 여전히 히포크라테스로부터 계승된 대기의 장기설을 믿었다.
- 라마치니는 이탈리아 의사로 직업병에 관해 집대성한 「De Morbis Artificum Diatriba(직업인의 질병, 노동자 질병론)」를 발간(1700년)하여 산업보건에 이바지하였다. 책에서 도금공, 인쇄공, 광산노동자, 제분공 등 54종의 근로자에 관련된 산업재해에 대해 기술하고 있다.

27 다음 중 역사적 인물과 그 인물의 업적 연결이 옳지 않은 것은? 20 부산보건연구사

① 리스터 – 페놀살균 발명
② 에드윈 채드윅 – 국민의 건강을 확보하는 것이 국가의 책임이라고 주장
③ 페텐코퍼 – 위생학 강좌 개설
④ 코흐- 결핵균 발견

28 런던을 중심으로 크게 유행한 열병에 대한 조사와 노동자계층의 위생상태에 대한 보고를 통해 위생개혁, 지역공중보건 활동, 보건행정 기구 확립 등의 필요성을 제시한 사람은? 20 서울보건연구사

① 레벤 후크(Leeuwen Hoek)
② 존 스노우(John Snow)
③ 에드윈 채드윅(Edwin Chadwick)
④ 로버트 코흐(Robert Koch)

PLUS

에드윈 채드윅(Edwin Chadwick, 영국, 1800~1890)

(1) 1837~1838년에 런던을 중심으로 크게 유행한 열의 참상을 조사하여 'Fever Report'를 정부에 제출하였다.
(2) 열병보고서가 계기가 되어 1842년 공중위생감독 및 각종 위생조사를 위한 보건정책 조사위원회가 설치되어 Chadwick을 중심으로 '노동자계층의 위생상태보고서(The Sanitary Condition of the Labouring Population, 1842)'라는 보고서가 작성되었다.
(3) 보고서에 제시된 위생개혁의 긴요성, 지역 공중보건 활동의 중요성, 이를 위한 중앙·지방을 일괄하는 보건행정의 기구 확립의 중요성 등 제시된 개선책의 기본적인 개념은 오늘날에도 공중보건과 보건행정의 원칙으로 준용되는 불멸의 가치가 있는 것이다.
(4) 영국에서 채드윅의 보고 결과로서 1848년에 세계에서 최초의 공중보건법(Public Health Act)을 제정하였다. 이 법에 근거하여 세계 최초로 중앙정보부에 공중보건국과 지방보건국이 설치되었다.

해설

27

(1) 프랭크(J. P. Frank, 독일, 1745~1821) : 「전의사경찰체계」라는 의사(위생) 행정에 관한 12권의 저서를 발표하였다. 신체위생, 개인위생, 정신위생, 국민보건에 관한 모든 문제를 망라하고 있으며 내용이 충실한 점에서 최초의 공중보건학 저서라고 알려져 있다. "국민의 건강을 확보하는 것은 국가의 책임이다."라고 주장하였다.
(2) 에드윈 채드윅(Edwin Chadwick, 영국, 1800~1890) : 1837~1838년에 런던을 중심으로 크게 유행한 열병의 참상을 조사하여 'Fever Report'를 정부에 제출하였다. 열병보고서가 계기가 되어 1842년 공중위생감독 및 각종 위생 조사를 위한 보건정책 조사위원회가 설치되어 Chadwick을 중심으로 '노동자계층의 위생상태보고서(The Sanitary Condition of the Labouring Population, 1842)'라는 보고서가 작성되었다.

정답 27 ② 28 ③

29 **다음 중 공중보건의 역사상 확립기의 사건으로 옳은 것은?** 20 세종

① 페스트 유행으로 인한 검역소 설치
② 제너의 우두종두법
③ 알마아타 회의
④ 파스퇴르의 광견병 백신 개발

30 **공중보건의 역사상 여명기의 사건에 해당하지 않는 것은?** 21 경남

① Chadwick의 노동자 위생상태보고서
② Graunt의 인구사망통계
③ Snow의 콜레라 역학조사
④ Jenner 우두접종법

31 **공중보건학의 발전사를 고대기, 중세기, 여명기, 확립기, 발전기의 5단계로 구분할 때 중세기에 대한 업적으로 가장 옳은 것은?** 21 서울

① 세계 최초의 국제조사가 스웨덴에서 이루어졌다.
② 프랑스 마르세유(Marseille)에 최초의 검역소가 설치되었다.
③ 영국 런던에서 콜레라의 발생 원인에 대한 역학조사가 이루어졌다.
④ 질병의 원인으로 장기설(miasma theory)과 4체액설이 처음 제기되었다.

PLUS

① 세계 최초의 국제조사가 스웨덴에서 이루어졌다. – 1749년, 여명기
② 프랑스 마르세유(Marseille)에 최초의 검역소가 설치되었다. – 1383년, 중세기
③ 영국 런던에서 콜레라의 발생 원인에 대한 역학조사가 이루어졌다. – 1855년, 확립기
④ 질병의 원인으로 장기설(miasma theory)과 4체액설이 처음 제기되었다. – 고대기

32 **공중보건의 역사적 인물을 시기순으로 바르게 나열한 것은?** 21 충남

ㄱ. 존 그란트(John Graunt)의 사망통계
ㄴ. 존 스노우(John Snow)의 최초의 기술역학
ㄷ. 제너(Jenner)의 우두접종법
ㄹ. 페텐코퍼(Pettenkofer)의 위생학 강좌 개설

① ㄱ – ㄴ – ㄷ – ㄹ
② ㄱ – ㄷ – ㄴ – ㄹ
③ ㄴ – ㄱ – ㄷ – ㄹ
④ ㄷ – ㄱ – ㄴ – ㄹ

해설

29
① 페스트 유행으로 인한 검역소 설치 – 중세기(1383)
② 제너의 우두종두법 – 여명기(1798년)
③ 알마아타 회의 – 발전기(1978년)
④ 파스퇴르의 광견병 백신 개발 – 확립기(1884년)

30
① Chadwick의 노동자 위생상태 보고서 – 1842년, 여명기
② Graunt의 인구사망통계 – 1662년, 여명기
③ Snow의 콜레라 역학조사 – 1855년, 확립기
④ Jenner의 우두접종법 – 1798년, 여명기

32
ㄱ. 존 그란트(John Graunt): 「사망표에 관한 자연적, 정치적 제 관찰」이라는 사망통계에 관한 책을 저술하였다(1662년)
ㄷ. 제너(Jenner): 우두접종법을 개발(1798)하였고, 19세기 초반부터 전 유럽에서 두창 예방법이 보급되었다.
ㄴ. 존 스노우(John Snow): 저서 「콜레라 발생의 전파양식에 대하여(1855)」를 통해 콜레라 역학 조사로 전염병 감염설을 입증함으로써 장기설의 허구성을 밝혔다.
ㄹ. 페텐코퍼(Pettenkofer): 1866년 뮌헨대학에 최초로 위생학 강좌 개설하여 영양, 의복, 환기, 난방, 상하수 등 위생학 전 분야를 실험실에서 연구하는 실험위생학의 기초를 확립하였다.

정답 29 ④ 30 ③ 31 ② 32 ②

33 역사적으로 최초의 검역이 시작된 계기가 된 감염병은 무엇인가? 21 경기7급

① 천연두
② 콜레라
③ 한센병
④ 페스트

PLUS

14세기 유럽에서 페스트의 대유행에 대한 대책으로 환자의 색출, 격리소의 설치, 환자의 의복과 침상의 소각, 항구의 폐쇄, 검역기간 규정 등 오늘날의 대책과 별 차이가 없는 조치를 강구하였다. 1377년 이탈리아 라구사에서 페스트 유행 지역에서 온 여행자는 항구 밖 일정 장소에서 질병이 없어질 때까지 머물다가 입항 허락하였으며 이는 검역(Quarantine, 40일 의미)의 유래가 되었다. 1383년 프랑스 마르세유(Marseilles) 최초의 검역법이 통과되어 검역소를 설치 운영하였다. 페스트를 옮기는 쥐와 벼룩의 역할을 알 수 없는 상황에서 검역의 효과는 크지 않았으나 전염병 관리 측면에서 중요한 업적이라 할 수 있다.

34 다음 중 세계 최초의 국세조사를 실시한 국가는? 21 복지부

① 독일
② 노르웨이
③ 스웨덴
④ 영국
⑤ 미국

35 다음의 내용에 해당하는 공중보건의 역사적 시기는 언제인가? 21 경기

- Bismark에 의해 세계 최초로 근로자 질병보호법이 제정되었다.
- 영국 리버풀시에서 최초로 방문간호사업이 시작되어 오늘날 보건소제도의 효시가 되었다.
- 세균학 및 면역학 분야가 발달하여 예방의학적 사상이 시작되었다.

① 중세기
② 여명기
③ 확립기
④ 발전기

36 다음 중 공중보건의 역사적 사건의 시기 순서가 바르게 나열된 것은? 21 세종

ㄱ. 광혜원 설립
ㄴ. 세계보건의 날 지정
ㄷ. 라론드보고서에 의한 건강결정요인 제시
ㄹ. 존 스노우의 콜레라 역학조사

① ㄱ－ㄴ－ㄷ－ㄹ
② ㄱ－ㄹ－ㄷ－ㄴ
③ ㄹ－ㄱ－ㄷ－ㄴ
④ ㄹ－ㄱ－ㄴ－ㄷ

해설

34
스웨덴에서 1749년 세계에서 처음으로 국세조사를 실시하였다.

35
확립기는 1850~1900년으로 세균학 및 면역학 분야에서 업적 예방의학적 사상이 싹트기 시작하고 공중보건학이 제도적으로나 내용적으로 확립되기 시작한 시기이다.
- Bismark에 의해 세계 최초로 근로자 질병보호법이 제정되었다.
- 1883년 영국 리버풀시에서 최초로 방문간호사업이 시작되어 오늘날 보건소제도의 효시가 되었다. – 1859년

36
ㄱ. 광혜원 설립 – 1894년
ㄴ. 세계보건의 날 지정 – 1948년
ㄷ. 라론드 보고서에 의한 건강결정요인 제시 – 1974년
ㄹ. 존스노우의 콜레라 역학조사 – 1855년

정답 33 ④ 34 ③ 35 ③ 36 ④

37 **공중보건의 역사적 사건을 연도순으로 바르게 나열한 것은?** 21 대구보건연구사

ㄱ. 최초의 검역법 제정
ㄴ. 얀센의 현미경 발견
ㄷ. 최초의 공중보건법 제정
ㄹ. 코흐의 결핵균 발견
ㅁ. 근로자 질병보호법

① ㄱ－ㄴ－ㄷ－ㄹ－ㅁ ② ㄴ－ㄱ－ㄹ－ㅁ－ㄷ
③ ㄱ－ㄴ－ㄷ－ㅁ－ㄹ ④ ㄴ－ㄷ－ㄹ－ㅁ－ㄱ

38 **공중보건의 역사상 예방의학적 사상이 싹튼 시기의 업적에 해당하지 않는 것은?** 21 대구

① 비스마르크의 노동자 질병보호법 제정
② 파스퇴르의 닭콜레라 백신 개발
③ 영국에서 최초의 방문간호사업 조직
④ 제너의 우두종두법 시행

39 **다음의 설명에 해당하는 인물은 누구인가?** 21 강원보건연구사

• 1700년 "직업인의 질병"을 발간하였다.
• 산업보건에 이바지하였다.

① 히포크라테스 ② 라마찌니
③ 채드윅 ④ 제너

PLUS

라마치니(Ramazzini, 이탈리아, 1663~1714)
(1) 이탈리아 의사로 직업병에 관해 집대성한 「De Morbis Artificum Diatriba(직업인의 질병, 노동자 질병론)」를 발간(1700년)하여 산업보건에 이바지하였다.
(2) 저서의 서두에서 "노동자들의 건강을 지키고 사회복지를 기여하는 것이 의학자의 의무이다."라고 기술하여 임상의학적 접근법에 의한 공중보건학의 선구적인 저작이 되었다(산업의학의 아버지).
(3) 책에서 도금공, 인쇄공, 광산노동자, 제분공 등 54종의 근로자에 관련된 산업재해에 대해 기술하고 있다.

해설

37
ㄱ. 최초의 검역법 제정 – 1383년
ㄴ. 얀센의 현미경 발견 – 1595년
ㄷ. 최초의 공중보건법 제정 – 1848년
ㄹ. 코흐의 결핵균 발견 – 1882년
ㅁ. 최초의 근로자 질병보호법 – 1883년

38
예방의학적 사상이 싹튼 시기는 확립기(1850~1900년)이다.
① 비스마르크의 노동자 질병보호법 제정 – 1883년
② 파스퇴르의 닭콜레라 백신 개발 – 1880년
③ 영국에서 최초의 방문간호사업 시작 – 1859년
④ 제너의 우두종두법 시행 – 1798년 여명기에 해당

정답 37 ① 38 ④ 39 ②

40 보건학의 역사상 여명기의 학자에 대한 설명으로 옳은 것은? 21 부산보건연구사

① 라마찌니(Ramazzini)는 산업보건에 관한 책을 저술하였다.
② 존 스노우(Join Snow)는 콜레라 역학조사로 전염병 감염설을 입증하였다.
③ 페텐코퍼(Pettenkofer)는 실험위생학의 기초를 확립하였다.
④ 코흐(R. Koch)는 콜레라균을 발견하였다.

PLUS

여명기는 1500~1850년의 시기이다.
① 라마찌니(Ramazzini)는 산업보건에 관한 책을 저술하였다. – 1700년
② 존 스노우(John Snow)는 콜레라 역학조사로 전염병 감염설을 입증하였다. – 1855년 확립기
③ 페텐코퍼(Pettenkofer)는 실험위생학의 기초를 확립하였다. – 1866년 확립기
④ 코흐(R. Koch)는 콜레라균을 발견하였다. – 1883년 확립기

41 공중보건학의 발전사 중 시기적으로 가장 늦은 것은? 22 서울

① L. Pasteur의 광견병 백신 개발
② John Snow의 「콜레라에 관한 역학조사 보고서」
③ R. Koch의 결핵균 발견
④ Bismark에 의해 세계 최초의 근로자 질병보호법 제정

42 공중보건의 역사적 사건을 과거부터 순서대로 바르게 나열한 것은? 22 경기

ㄱ. 파스퇴르 광견병백신 개발	ㄴ. 장기설
ㄷ. 제너 우두종두법	ㄹ. 검역법

① ㄱ – ㄷ – ㄴ – ㄹ
② ㄴ – ㄹ – ㄱ – ㄷ
③ ㄴ – ㄹ – ㄷ – ㄱ
④ ㄴ – ㄹ – ㄱ – ㄷ

PLUS

ㄱ. 파스퇴르 광견병백신 개발 – 1884년, 확립기
ㄴ. 장기설 – 고대기
ㄷ. 제너 우두종두법 – 1798년, 여명기
ㄹ. 검역법 – 1383년, 중세기

43 다음 중 John Snow에 대한 설명으로 옳지 않은 것은? 22 광주의료기술

① 콜레라의 전파양식을 조사하였다.
② 장기설의 허구성을 입증하였다.
③ 콜레라균이 배설물을 통해 전파된다는 것을 확인하였다.
④ 점지도를 그려 역학조사를 실시하였다.

해설

41
① L. Pasteur의 광견병 백신 개발 – 1884년
② John Snow의 「콜레라에 관한 역학조사 보고서」 – 1855년
③ R. Koch의 결핵균 발견 – 1882년
④ Bismark에 의해 세계 최초의 근로자 질병보호법 제정 – 1883년

43
- 스노우(John Snow)는 1855년 런던에 유행한 콜레라의 원인을 규명하였으며 이는 역학이 과학이라는 학문 체계를 갖추고 출발한 계기가 되었다 콜레라 병원체를 발견하기 전에 오염된 물을 통하여 콜레라가 전파된다는 가설을 세우고 지도(Spot Map)를 작성하여 오염된 물이 콜레라를 전파하는 것이라는 가설을 입증하였다.
- 콜레라균은 존스노우의 역학조사 이후인 1883년 코흐에 의해 발견되었으며 존스노우의 역학조사 당시 물을 통해 감염되는 것을 입증하였을 뿐 균이 배설물을 통해 배출된다는 것은 알지 못했다.

정답 40 ① 41 ① 42 ③ 43 ③

PART 01

44 **영국의 통계학자로 런던 사망표를 연구하여 "사망에 관한 자연적 내지 정치적 제관찰"을 저술한 학자로 인구학의 시조로 불리는 사람은 누구인가?**

22 대전

① 존 스노우(John Snow)
② 페텐코퍼(Pettenkofer)
③ 존 그란트(J. Graunt)
④ 채드윅(E, Chadwick)

45 **공중보건의 역사적 사건 중 시기가 가장 빠른 것은?** 22 울산의료기술

① 시드넘의 유행병 발생 자연사 기록
② 필립피넬의 정신병환자 처우 개선
③ 채드윅의 열병보고서
④ 영국에서 공중보건법 제정

PLUS

① 시드넘(시덴함, Sydenham, 영국, 1624~1689) : 임상 소견에 따른 질병 분류를 시도하였고 개개 질병의 경과를 상세히 관찰하여 유행병 발생의 자연사를 기록하였다.
② 필립 피넬(Philippe Pinel, 프랑스 1745~1826) : 1789년 정신병원에 수용된 53명의 정신병 환자를 해방시키고 정신병 환자의 처우 개선에 힘쓴 의사로서 정신의학 창시자이다.
③ 에드윈 채드윅(Edwin Chadwick 영국, 1800-1890) : 1837~1838년에 런던을 중심으로 크게 유행한 열병의 참상을 조사하여 'Fever Report'를 정부에 제출하였다.
④ 영국에서 채드윅의 보고 결과로서 1848년에 세계에서 최초의 공중보건법(Public Health Act)을 제정하였다. 이 법에 근거하여 세계 최초로 중앙정보부에 공중보건국과 지방보건국이 설치되었다.

46 **1850~1900년 사이의 공중보건 확립기에 대한 설명으로 가장 옳은 것은?**

22 서울

① WHO가 발족되었다.
② 존 스노(John Snow)가 콜레라에 관한 역학 조사 보고서를 발표하여 역학 조사의 좋은 사례가 되었다.
③ 세계 최초로 공중보건법이 제정되었다.
④ 페스트가 유행할 때 환자를 격리하였고 최초의 검역법이 통과되어 검역소를 운영하였다.

해설

44
① 존 스노우(John Snow) : 저서 「콜레라 발생의 전파양식에 대하여(1855)」를 통해 콜레라 역학조사로 전염병 감염설을 입증함으로써 장기설의 허구성을 밝혔다.
② 페턴코퍼(Pettenkofer) : 1866년 뮌헨대학에 최초로 위생학 강좌 개설하여 영양, 의복, 환기, 난방, 상하수 등 위생학 전 분야를 실험실에서 연구하는 실험위생학의 기초를 확립하였다.
③ 존 그란트(J. Graunt) : 인구학의 시조로 1662년에 「Made upon the Bills of Mortality」라는 인구학과 보건통계학 최초의 논문을 발표하였다. 런던 시민의 사망표와 교회 세례 기록을 관찰하여 출생과 사망에 대한 인구통계학적인 수량적 분석을 실시함과 동시에 인구 성장 및 인구 변화와 관련된 인구 현상을 실증적 자료를 이용하여 분석하였다.
④ 채드윅(E. Chadwick) : 「Fever Report」를 통해 영국에서 공중위생감독 및 위생조사를 위한 보건정책조사위원회를 설치하고 영국 노동자 위생상태 보고서(1842)를 발표하여 1848년 영국에서 최초의 공중보건법이 제정되는 데 기여하였다.

46
확립기는 1850년~1900년이다.
① WHO가 발족되었다.
– 1948년, 발전기
② 존 스노(John Snow)가 콜레라에 관한 역학 조사 보고서를 발표하여 역학 조사의 좋은 사례가 되었다. – 1855년, 확립기
③ 세계 최초로 공중보건법이 제정되었다. – 1848년, 여명기
④ 페스트가 유행할 때 환자를 격리하였고 최초의 검역법이 통과되어 검역소를 운영하였다.
– 1383년, 중세기

정답 44 ③ 45 ① 46 ②

제5절 보건의료

01 보건의료에 관한 국민의 권리 · 의무와 국가 및 지방자치단체의 책임을 정하고 보건의료의 수요와 공급에 관한 기본적인 사항을 규정하는 법은?

19 경북의료기술

① 보건의료기본법 ② 국민건강증진법
③ 의료법 ④ 공공보건의료에 관한 법률

PLUS

보건의료기본법 제1조 목적	이 법은 보건의료에 관한 국민의 권리 · 의무와 국가 및 지방 자치단체의 책임을 정하고 보건의료의 수요와 공급에 관한 기본적인 사항을 규정함으로써 보건의료의 발전과 국민의 보건 및 복지의 증진에 이바지하는 것을 목적으로 한다.	
접근용이성 (accessibility)	• 재정적 · 지리적 · 사회문화적 측면에서 필요한 보건의료서비스를 쉽게 이용할 수 있어야 함 • 언제 어디라도 필요시 포괄적인 의료서비스를 받을 수 있어야 한다(시간과 공간적인 접근의 용이성). • 개인의 접근성, 포괄적 서비스, 양적인 적합성을 말함 • 보건의료를 필요로 할 때 쉽게 접근해 적절한 보건의료를 이용할 수 있어야 함 • 질병의 치료는 물론 질병의 예방을 포함한 총괄적인 의료서비스가 제공되어야 함을 말한다.	
	사례	• 보건진료소 설치 • 국민건강보험 도입 • 원격의료제도 도입
질(quality)적 적절성	• 전문적인 능력을 가진 의료공급자가 양질의 의료를 제공할 수 있어야 함 • 항상 최신의 지식과 기술뿐만 아니라 윤리적인 면에서도 부족함이 없어야 함을 말한다. • 보건의료의 의학적 적정성과 사회적 적정성을 동시에 달성할 수 있어야 함 • 전문적인 자격, 개인적 수용성, 양질의 의료서비스 즉 질적 적합성을 말함	
	사례	의료기관인증제 도입
지속성 (continuity)	• 육체적인 치료와 더불어 정신적인 안도감을 갖게 하는 전인적 의료(Person-Centered Care)가 지속적으로 이루어져야 함 – 예방, 치료, 사회로의 복귀가 연결 – 육체적인 치료뿐 아니라 정신적인 안녕까지도 성취되어야 함 • 각 의료기관 간의 연계성과 체계성이 확보되어 진료체계와 후송체계가 보장되어야 한다. • 한 병원에서 진료를 받다가 다른 상급병원으로 이송될 경우 중복된 서비스를 배제하고 신속히 다음 단계의 서비스가 진행될 수 있도록 의료기관 간에 긴밀한 협조가 이루어져야 하는 특성 – 보건의료서비스 간의 상호 조정을 통한 서비스 중복과 과잉투자가 조정되어야 진료의 지속성(연속성)을 확보할 수 있다. • 지역사회 수준에서는 의료기관들이 유기적인 관계를 가지고 협동하여 보건의료서비스의 기능을 수행해야 한다. • 개인중심의 진료, 중점적인 의료제공, 서비스의 조정을 말함	
효율성 (efficiency)	• 보건의료서비스의 제공에 있어서 자원이 불필요하게 소모되지 않는 정도를 의미 • 불필요한 입원, 과잉진료 등을 제거함은 물론 조기진단과 치료를 강조하여 최소의 비용으로 최대의 효과를 얻을 수 있도록 함 – 합리적인 재정 지원, 타당한 보상, 능률적 관리 등의 효율성이 보장되어야 함 • 평등한 재정, 의사에 대한 적정한 보상, 효율적인 관리 • 효율적인 자원 관리 • 조기진단을 강조하여 최소의 비용으로 최대의 효과를 얻을 수 있도록 한다.	

해설

01
② 「국민건강증진법」 목적: 이 법은 국민에게 건강에 대한 가치와 책임의식을 함양하도록 건강에 관한 바른 지식을 보급하고 스스로 건강생활을 실천할 수 있는 여건을 조성함으로써 국민의 건강을 증진함을 목적으로 한다.
③ 「의료법」 목적: 이 법은 모든 국민이 수준 높은 의료 혜택을 받을 수 있도록 국민의료에 필요한 사항을 규정함으로써 국민의 건강을 보호하고 증진하는 데에 목적이 있다.
④ 「공공보건의료에 관한 법률」 목적: 이 법은 공공보건의료의 기본적인 사항을 정하여 국민에게 양질의 공공보건 의료를 효과적으로 제공함으로써 국민보건의 향상에 이바지함을 목적으로 한다.

정답 01 ①

02 **Myers(1969)는 지역사회 또는 사회적 수준에서 요구되는 바람직한 보건의료의 조건으로 4가지를 제시하였는데, 이 중 치료과정에서 최소의 자원을 투입하여 건강을 빨리 회복시키는 것을 의미하는 것은?** 21 서울

① 형평성 ② 접근성
③ 효과성 ④ 효율성

PLUS

마이어스(Myers)의 양질의 의료 요건

접근성 (Accessibility)	① 환자가 보건의료를 필요로 할 때 쉽사리 서비스를 이용할 수 있어야 함을 의미 ② 의료기관을 찾았을 때 질병의 예방을 포함한 총괄적인 의료서비스를 받아야 함 ③ 지리적 접근성: 지역 주민들이 거주하는 지역 내에 의료기관이나 의료인이 있어야 함(공중보건의 제도나 보건진료원 제도) ④ 경제적 접근성: 보건의료서비스를 필요로 하는데 돈이 없어서 이용하지 못하는 경우가 적어야 함(건강보험제도) ⑤ 시간적 접근성: 질병을 가진 환자가 바빠서 의료이용에 장애가 있어서는 안 됨(노동자, 농번기 농민)
질적 적정성 (Quality)	① 지식과 기술에 대한 의료 제공자의 전문적 능력을 의미 ② 의료서비스는 인간을 대상으로 하므로 전문적인 능력 충분한 지식과 기술, 윤리, 도덕적 측면의 적절성이 필요 ③ 일정 수준의 질을 보장하기 위해서 사회적 통제기전이 마련되어야 할 뿐만 아니라 보건의료 제공자의 자발적인 노력이 출발점이 되어야 함
지속성 (연속성, 계속성, Continuity)	① 의료이용자에게 공급되는 보건의료서비스의 제공이 예방, 진단 및 치료 재활에 이르기까지 포괄적으로 이루어지는 것을 의미 ② 개인적 차원에서는 건강문제를 종합적으로 다룸으로써 육체적인 치료와 더불어 정신적인 안도감을 갖게 하는 전인적 의료(Person-centered Care)가 지속적으로 이루어져야 함 ③ 지역사회 수준에서는 의료기관들이 유기적인 관계를 가지고 협동하여 보건의료서비스 기능을 수행해야 함 ④ 환자의 입장에서 보건의료서비스의 지속성은 의사나 의료기관 간에 긴밀한 협조를 하여 일관된 서비스를 환자에게 제공하는 것(한 병원에서 진료를 받다가 다른 상급병원으로 이송될 경우 중복된 서비스를 배제하고 신속히 다음 단계의 서비스가 진행될 수 있도록 함)
효율성 (경제적 합리성, Efficiency)	① 경제적 합리성으로 한정된 자원을 얼마나 효율적으로 활용할 수 있는가 하는 것 ② 의사에 대한 적절한 보상도 포함 ③ 효율적인 관리운영 요망: 기존 자원을 최대한 효율적으로 활용하여 관리하는 일

03 **의료의 질을 평가하는 것과 관련성이 높은 양질의 보건의료요건은 무엇인가?** 18 울산

① 접근성 ② 질적 적정성
③ 지속성 ④ 효과성

해설

03
양질의 보건의료에서 질적 적정성은 지식과 기술에 대한 의료 제공자의 전문적 능력을 의미한다. 뿐만 아니라 의료서비스는 인간을 대상으로 하므로 전문적인 능력, 충분한 지식과 기술, 윤리·도덕적 측면의 적절성이 필요하다. 의료서비스에서 일정 수준의 질을 보장하기 위해서 사회적 통제기전이 마련되어야 할 뿐만 아니라 보건의료 제공자의 자발적인 노력이 출발점이 되어야 한다. 그러므로 의료의 질을 평가하는 것은 질적 적정성과 관련이 높은 특성으로 볼 수 있다.

정답 02 ④ 03 ②

04 **마이어스(Myers)의 양질의 보건의료요건 4가지의 내용에 해당하는 요소의 연결이 옳은 것은?** 21 충북

> ㉠ 의료이용자에게 예방 진단 및 치료 재활에 이르기까지 포괄적으로 이루어지는 것
> ㉡ 시간적, 지리적으로 의료서비스 이용의 가능성
> ㉢ 의사에 대한 적절한 보상
> ㉣ 지식과 기술에 대한 의료제공자의 전문적인 능력

	㉠	㉡	㉢	㉣
①	접근성	효율성	질적 적정성	지속성
②	지속성	접근성	효율성	질적 적정성
③	효율성	지속성	접근성	질적 적정성
④	질적 적정성	접근성	효율성	지속성

05 **미국한의학원(IOM)의 바람직한 보건의료의 특성 중 급성관상동맥질환과 뇌졸중과 같은 질환에서 특히 중요한 특성은 무엇인가?** 21 부산

① 효과성　　② 안전성
③ 적시성　　④ 환자중심성

PLUS

바람직한 의료의 질 구성요소(미국의학한림원, IOM)

효과 (effectiveness)	예방 서비스, 진단적 검사 또는 치료와 같은 어떠한 개입 조치가 다른 대안들에 비하여 더 나은 결과를 가져올 것인지의 여부에 대하여 체계적으로 수집한 근거를 바탕으로 의료를 제공하는 것을 의미한다.
안전 (safety)	보건의료는 효과가 있어야 할 뿐만 아니라 이용자를 위험하게 하거나 손상을 일으키지 않아야 한다.
환자중심성 (patient-centeredness)	환자 개개인의 선호 필요 및 가치를 존중하고 그에 반응하는 방식으로 보건의료가 제공되고, 환자의 가치에 따라 모든 임상적 결정이 이루어지도록 하는 것을 말한다.
적시성 (timeliness)	대기시간 단축, 제공자와 이용자 모두 불필요한 보건의료제공 지연 감소시켜야 한다. 급성심근경색증, 뇌졸중 등과 같이 적시에 적절한 개입 조치를 취하지 않으면 생명에 심각한 위협이 되는 질환들에서는 이러한 적시성이 특히 더 중요하다.
효율 (efficiency)	보건의료제공에 사용되는 자원 시간의 단위당 산출, 효용 또는 효과(보건의료 제공량, 건강수준의 개선 등)를 뜻한다.
형평 (equity)	형평성은 통상적으로 공정성 또는 정의와 같은 뜻으로 사용되고 있으며, 형평성을 벗어난 상태를 불형평(inequity) 또는 격차(disparity)라고 한다.

해설

정답 04 ② 05 ③

06 일차보건의료에 대한 설명으로 옳지 않은 것은? 18 울산

① 필수적인 보건의료서비스를 지역사회안에서 해결할 수 있어야 한다.
② 건강에 영향을 미치는 외부요인에 중점을 둔다.
③ 과학적 방법으로 지역사회가 수용할 수 있어야 한다.
④ 질병의 치료나 예방활동, 신체적 · 정신적 건강 증진과 사회적 안녕 및 생활의 질적 향상을 실현할 수 있어야 한다.

PLUS

일차보건의료는 필수적인 보건의료 지역사회와 각 개인과 가족이 받아들일 수 있고 비용 지불이 가능한 방법으로 그들의 참여하에 골고루 활용할 수 있도록 하는 실제적인 접근 방법이다.

알마아타 (Alma-Ata) 회의 (1978년)	• WHO와 UNICEF가 세계 인구 건강상의 불평등에 대처하기 위하여 1978년 구 소련 카자흐스탄 수도 알마아타에서 개최한 국제회의이다. 알마아타선언을 통해 일차보건의료에 대한 중요성을 강조하고 접근법을 제시하였다. 알마티 회의의 의제는 “Health for All by the Year 2000(HFA 2000)”이다. • 일차보건의료는 예방, 치료, 재활 등의 서비스가 통합된 기능을 하며 예방에 중점을 둔 접근법을 강조한다.
알마아타 선언의 내용	• 일차보건의료는 과학적 방법으로 지역사회가 수용할 수 있어야 한다. • 주민의 적극적인 참여 속에 개개인이나 가족 단위의 모든 주민이 쉽게 이용할 수 있어야 한다. • 국가나 지역사회가 재정적으로 부담이 가능한 방법이어야 한다. • 국가의 보건의료체계상 핵심으로써 지역사회 개발 정책의 일환으로 유지되어야 한다. • 일차보건의료는 질병의 치료나 예방 활동, 신체적 · 정신적 건강 증진과 사회적 안녕 및 생활의 질적 향상을 실현할 수 있어야 한다.

07 1978년 알마아타 회의를 통해 일차보건의료가 강조되고 접근방법이 모색되었다. 알마아타 회의에 대한 내용으로 옳지 않은 것은? 17 부산

① 과학의 발전에 의한 의료기술의 혜택이 가난한 사람에겐 도움을 주지 못하는 상태에서 해결책이 필요하다고 느꼈다.
② 개발도상국 등 많은 국가들이 국민 보건에 대한 재인식을 하였고 이에 의해 새로운 보건의료체계가 필요하다고 생각한 것이 배경이 되었다.
③ 외상과 질병 치료 중심적 접근법을 강조하였다.
④ “서기 2000년까지 모든 인류에게 건강”을 기치로 한 알마아타 선언을 천명하였다.

08 일차보건의료의 중요성을 강조한 선언이 이루어진 회의는? 18 전남 · 전북

① 자카르타 회의 ② 스톡홀름 회의
③ 알마아타 회의 ④ 오타와 회의

해설

정답 06 ② 07 ③ 08 ③

09 다음의 설명에 해당하는 것은? 18 서울

- 1978년에 세계보건기구(WHO)와 유니세프(UNICEF)가 공동으로 개최한 국제회의에서 채택되었다.
- "서기 2000년까지 모든 인류에게 건강을(Health for All by the Year 2000)"을 슬로건으로 한다.
- 건강을 인간의 기본권으로 규정하고, 건강수준 향상을 위해 일차보건의료 접근법을 제창하였다.

① 라론드(Lalonde) 보고서
② 알마아타 선언(Alma-Ata Declaration)
③ 오타와 헌장(Ottawa Charter)
④ 새천년개발목표(Millennium Development Goals, MDGs)

10 다음 중 일차보건의료에 대한 설명으로 옳지 않은 것은? 22 강원의료기술

① Alma-Ana회의에서 모든 인류에게 건강을 달성하기 위하여 강조되었다.
② 일차보건의료는 과학적인 방법으로 지역사회가 수용할 수 있어야 한다.
③ 국가의 적극적인 참여가 중요하다.
④ 지역사회가 재정적으로 부담가능한 방법이어야 한다.

PLUS

알마아타회의	WHO와 UNICEF가 세계 인구 건강상의 불평등에 대처하기 위하여 1978년 구 소련 카자흐스탄 수도 알마아타에서 개최한 국제회의
의제	Health for All by the Year 2000(HFA 2000)
알마아타 선언의 내용	① 일차보건의료는 과학적 방법으로 지역사회가 수용할 수 있어야 한다. ② 주민의 적극적인 참여 속에 개개인이나 가족 단위의 모든 주민이 쉽게 이용할 수 있어야 한다. ③ 국가나 지역사회가 재정적으로 부담이 가능한 방법이어야 한다. ④ 국가의 보건의료체계상 핵심으로써 지역사회 개발 정책의 일환으로 유지되어야 한다. ⑤ 일차보건의료는 질병의 치료나 예방 활동, 신체적·정신적 건강 증진과 사회적 안녕 및 생활의 질적 향상을 실현할 수 있어야 한다.

11 알마아타선언 일차보건의료에 해당하지 않는 것은? 18 충북

① 필수의약품제공
② 안전한 식수의 공급과 영양증진
③ 가족계획 및 모자보건사업
④ 취약집단 보건사업

해설

정답 09 ② 10 ③ 11 ④

PART 01

12 **다음 중 일차보건의료의 내용으로 가장 가깝지 않은 것은?** 18 전남 · 전북

① 안전한 식수공급　　② 풍토병관리
③ 영유아 보건교육　　④ 영양공급

13 **알마아타선언에서 제시된 일차보건의료의 필수요소에 해당하지 않는 것은?** 19 경남

① 가족계획을 포함한 모자보건사업
② 심신장애자의 재활
③ 중증질환에 대한 치료
④ 필수의약품 제공

14 **다음 중 일차보건의료의 주요 내용으로 옳은 것은?** 18 부산

① 필수의료서비스 제공　　② 경제적 지원
③ 소득재분배 기능　　④ 보건의료관리

15 **다음 중 WHO의 일차보건의료 필수사업에 해당하지 않는 것은?** 20 대전보건연구사

① 필수의약품의 제공　　② 모자보건
③ 안전한 식수 공급　　④ 신종감염병 대응체계

16 **WHO에서 제시한 일차보건의료 필수요소로 바르게 연결된 것은?** 20 인천보건연구사

① 보건교육, 비만관리, 안전한 식수공급, 필수의약품 제공
② 안전한 식수공급, 질병의 전문적 치료, 환경위생, 비만관리
③ 보건교육, 비만관리, 모자보건, 풍토병 관리
④ 보건교육, 안전한 식수공급, 주요 감염병의 면역강화, 모자보건

해설

14
일차보건의료 : 필수적인 보건의료를 지역사회와 각 개인과 가족이 받아들일 수 있고 비용 지불이 가능한 방법으로 그들의 참여하에 골고루 활용할 수 있도록 하는 실제적인 접근 방법이다.

15

일차보건의료 필수사업
• 주요 보건문제의 예방 및 관리 방법에 대한 교육 → 보건교육 • 식량공급의 촉진과 적절한 영양의 증진 • 안전한 식수의 공급과 기본적 위생 → 식수위생 • 가족계획을 포함한 모자보건 사업 • 주요 감염병에 대한 예방접종 → 예방접종 • 지방풍토병의 예방과 관리 • 흔한 질병과 외상의 적절한 치료 • 필수 의약품의 공급 • 심신장애자의 사회의학적 재활(추가 내용) → 정신보건

정답 12 ③　13 ③　14 ①　15 ④　16 ④

17 **다음 중 WHO에서 제시한 일차보건의료의 필수요소로 옳지 않은 것은?** 21 경북의료기술

① 흔한 질병과 외상의 적절한 치료
② 적절한 영양증진
③ 만성질환의 예방 및 관리
④ 주요 보건문제에 대한 교육

18 **알마아타 선언에서 제시한 일차보건의료(primary health care)의 필수적인 사업 내용에 해당하는 것은?** 21 서울

① 전문 의약품의 공급
② 직업병 예방을 위한 산업보건
③ 안전한 식수공급과 기본적 위생
④ 희귀질병과 외상의 적절한 치료

19 **1978년 알마아타선언에서 제시된 일차보건의료의 필수요소로 옳지 않은 것은?** 21 부산보건연구사

① 영양과 식량공급
② 모자보건
③ 노인보건과 장기요양
④ 안전한 식수공급

20 **다음 중 알마아타 선언에서 제시된 일차보건의료의 필수요소에 해당하지 않는 것은?** 22 충남의료기술

① 필수의약품 제공
② 청소년 보건
③ 가족계획을 포함한 모자보건
④ 식량공급과 적절한 영양증진

해설

18
일차보건의료 필수사업 :
- 주요 보건문제의 예방 및 관리 방법에 대한 교육(보건교육)
- 식량공급의 촉진과 적절한 영양의 증진
- 안전한 식수의 공급과 기본적 위생(식수위생)
- 가족계획을 포함한 모자보건사업
- 주요 감염병에 대한 예방접종(예방접종)
- 지방풍토병의 예방과 관리
- 흔한 질병과 외상의 적절한 치료
- 필수 의약품의 공급
- 심신장애자의 사회의학적 재활(추가 내용) → 정신보건

정답 17 ③ 18 ③ 19 ③ 20 ②

21 **다음 중 1차보건의료서비스에 해당하는 것은?** 19 강원보건연구사

ㄱ. 질병의 예방에 필요한 예방접종
ㄴ. 의원급 의료기관이 제공하는 외래 진료
ㄷ. 100병상 이상의 병원에서 입원 치료
ㄹ. 대학병원에서의 수술

① ㄱ, ㄴ
② ㄴ, ㄷ
③ ㄷ, ㄹ
④ ㄱ, ㄹ

PLUS

의료기술의 복잡성에 따른 분류(인구집단을 대상으로 하는 보건의료)

1차보건의료 (Primary Health Care)	알마아타 선언에서 강조된 일차보건의료 ① 대부분의 건강문제는 비교적 간단한 의료조치에 의해서 해결될 수 있는데 이러한 조치를 서비스의 주 내용으로 하는 보건의료를 1차 보건의료서비스라 한다. ② 1차 보건의료서비스는 오랜 기간 동안 전문훈련을 거치지 않은 일반적 숙련의사들이 제공할 수 있는 영역으로 간주되며, 질병 치료에 필요한 시설이나 장비도 간단하며 적은 수의 진료보조인력을 요구하는 영역으로 볼 수 있다. ③ 이 영역에서 다루는 질병의 발생빈도는 매우 높으며, 1차 보건의료서비스의 공급으로 90%의 의료요구를 해결할 수 있다는 보고도 있다. 예방접종, 보건교육, 건강증진서비스, 감기, 설사, 단순한 외상치료, 정상분만 등이 여기 포함된다. ④ 우리나라에서는 대부분의 의원급 개원의들이 1차 보건의료서비스를 담당하고 있다.
2차 보건의료 (Secondary Health Care)	주로 응급처치를 요하는 질병이나 사고로 인한 응급환자관리, 급성질환자의 관리사업과 병의원에 입원치료를 받아야 하는 환자관리사업 등 ① 1차 보건의료서비스의 수준에서 해결하기 어려운 환자 중에서 지역사회 단위에 설립될 수 있는 수준의 의료기관, 즉 우리나라의 경우 전문화된 단과전문 의원과 병원급 의료기관에서 감당할 수 있는 서비스를 말한다. ② 1차 보건의료서비스에 비해 전문적인 인력과 보조인력이 필요하며 입원시설이나 복잡한 장비가 필요하다. 예를 들면, 급성충수돌기염의 수술, 제왕절개 분만술 등이 이에 해당된다.
3차 보건의료 (Tertiary Health Care)	회복기 환자의 재가치료사업이나 재활을 요하는 환자 및 노인간호 등 장기요양이나 만성질환자의 관리사업 등 ① 2차 보건의료서비스로도 해결할 수 없는 질병들은 3차 보건의료서비스의 대상이 된다. 이 서비스는 특정 의료영역에 대해 보다 전문적인 훈련을 받은 분과 전문의를 중심으로 여러 전문인력이 팀을 이루어 제공되며 특수한 시설과 장비가 필요하다. ② 3차 보건의료서비스를 필요로 하는 대상자는 적지만 서비스를 생산하기 위한 인적자원과 물적자원에 투자 비용이 많이 들어가고, 단위서비스의 생산에 역시 많은 비용이 들어가기 때문에 보건의료서비스에서 차지하는 비중이 크다. ③ 우리나라의 경우 의과대학 부속병원들이 대부분이 서비스를 생산 · 제공하고 있다.

해설

정답 21 ①

22 **일차보건의료(PHC)에 대한 설명으로 옳지 않은 것은?** 19 대전

① 전문적인 치료를 위해 기술개발이 필요하다.
② 지역사회의 특성에 맞는 보건사업을 추진한다.
③ 개인, 가족 및 지역사회가 받아들일 수 있고 비용 지불이 가능한 방법이여야 한다.
④ 대부분의 건강문제는 1차보건의료로 해결가능하며, 효율적이고 경제적인 방법이다.

23 **다음 중 일차보건의료에 대한 설명으로 옳지 않은 것은?** 21 인천

① 예방에 중점을 둔다.
② 지역의 1차진료의사의 역할이 중요하다.
③ 지역사회의 적극적인 참여가 이루어져야 한다.
④ 지역사회 특성에 맞는 보건사업을 추진한다.

24 **1978년 알마아타선언을 통해 WHO에서 강조한 일치보건의료의 접근방법으로 옳은 것은?** 20 세종

ㄱ. 지역주민 모두가 쉽게 이용 가능해야 한다.
ㄴ. 필요한 사람에게만 서비스를 제공한다.
ㄷ. 지역사회의 지불능력에 맞는 보건의료수가로 사업이 제공되어야 한다.
ㄹ. 전문보건인력에 의한 적극적인 의료서비스가 이루어져야 한다.

① ㄱ, ㄴ　② ㄱ, ㄷ
③ ㄴ, ㄷ　④ ㄴ, ㄹ

25 **1978년 카자흐스탄에서 열린 일차보건의료에 대한 국제회의에서 채택된 「알마아타 선언(Declaration of Alma-Ata)」에서 정의한 일차보건의료(Primary health care)에 대한 설명으로 가장 옳지 않은 것은?** 22 서울

① 국가와 지역사회의 경제적, 사회문화적 정치적 특성을 반영한다.
② 지역사회 건강문제, 건강증진, 질병 예방, 치료, 재활서비스를 다룬다.
③ 농업, 축산, 식품, 산업, 교육, 주택, 공공사업 등 지역 및 국가개발과 관련된 다양한 분야가 고려된다.
④ 지역사회의 필요에 대응하고자 전문의를 중심으로 한 수준 높은 의료서비스 제공을 강조한다.

해설

22

일차보건의료의 접근 방법
(1) 예방에 중점을 둔다. (2) 적절한 기술과 인력을 사용한다. (3) 쉽게 이용 가능해야 한다. (4) 원인 추구적 접근방법을 사용한다. (5) 지역사회가 쉽게 받아들일 수 있는 방법으로 사업이 제공되어야 한다. (6) 지역사회의 적극적인 참여가 이루어져야 한다. (7) 건강을 위해 관련 분야의 상호협력이 이루어져야 한다. (8) 지역사회의 지불 능력에 맞는 보건의료수가로 사업이 제공되어야 한다. (9) 자조 · 자립정신을 바탕으로 한다. (10) 지역사회 특성에 맞는 보건사업을 추진한다.

정답 22 ① 23 ② 24 ② 25 ④

26 일차보건의료에 대한 설명으로 옳은 것은? 21 충남

① 보건의료의 전달체계를 확립하는 것이다.
② 우리나라는 알마아타선언의 후속조치로 공중보건의사가 배치되었다.
③ 국가정책에 따른 일관된 보건사업을 추진하여야 한다.
④ 지역 의료인의 적극적인 참여가 중요하다.

27 다음 중 일차보건의료 특성이 아닌 것은? 20 인천의료기술

① 효율성 ② 접근성
③ 수용성 ④ 지역사회 재정조달

PLUS

WHO가 제시한 일차보건의료의 특성 (접근 원칙)	접근성 (Accessibility)	지리적·경제적·사회적으로 지역주민이 쉽게 이용할 수 있어야 한다.
	수용가능성 (Acceptability)	지역사회가 쉽게 받아들일 수 있는 과학적 방법의 사업을 제공해야 한다.
	주민참여 (Active, Participation)	지역사회의 주민이 적극적으로 참여하여 사업요구의 파악, 계획, 수행, 평가가 이루어져야 한다.
	지불부담능력 (Affordable)	지역사회의 지불능력에 맞는 보건 의료수가로 사업이 제공되어야 한다.
	포괄성 (Comprehensiveness)	기본적인 건강관리서비스는 모든 사람에게 필요한 서비스를 제공해야 한다.
	유용성 (Availability)	지역 주민들에게 꼭 필요하고 유용한 서비스여야 한다.
	지속성 (Continuity)	기본적인 건강 상태를 유지하기 위해 필요한 서비스를 지속적으로 제공할 수 있어야 한다.
	상호협조성 (Coordination)	관련 부서가 서로 협조하여 의료 체계를 구축하여야 한다.
	균등성 (Equality)	누구나 어떤 여건이든지 필요한 만큼의 서비스를 똑같이 받을 수 있어야 한다.

28 일차보건의료에 대한 설명으로 옳은 것은? 19 부산보건연구사

① 일차보건의료에서 가장 중요한 것은 전문의의 노력이다.
② 4A에 포함되는 항목은 접근성, 수용가능성, 주민참여, 지속성이다.
③ 1986년 오타와 헌장을 통해 대두되었다.
④ 필수요소에는 정신보건에 관한 내용을 포함한다.

29 1978년 알마아타 선언에서 강조된 일차보건의료의 특성으로 옳지 않은 것은? 22 전북의료기술

① 적절한 서비스 제공 ② 수용가능한 사업
③ 국가의 관심과 적극적 참여 ④ 지역주민의 지불부담능력

해설

26
후속조치
(1) 1980년 농어촌 등 보건의료를 위한 특별조치법 제정(보건진료원, 보건진료소 설치, 공중보건의 배치)
(2) 학교보건사업, 산업보건사업, 건강한 도시 가꾸기 사업 등에 일차보건의료사업 접근법이 사용되었다.

28
① 일차보건의료에서 전문보다 지역사회의 다양한 보건의료인력의 역할과 주민참여를 강조한다.
② 4A에 포함되는 항목은 접근성 수용가능성, 주민참여 지불부담능력이다.
③ 1978년 알마아타선언을 통해 대두되었다.

정답 26 ② 27 ① 28 ④ 29 ③

30 **일차보건의료의 접근원칙 중 모든 사람에게 필요한 기본적인 건강관리서비스가 모두 제공되어야 함을 의미하는 것은?** 22 전남

① 지속성
② 유용성
③ 균등성
④ 포괄성

PLUS

WHO가 제시한 일차보건의료의 특성

접근성(Accessibility)	지리적 · 경제적 · 사회적으로 지역주민이 쉽게 이용할 수 있어야 한다.
수용가능성(Acceptability)	지역사회가 쉽게 받아들일 수 있는 과학적 방법의 사업을 제공해야 한다.
주민참여 (Active, Participation)	지역사회의 주민이 적극적으로 참여하여 사업요구의 파악, 계획, 수행, 평가가 이루어져야 한다.
지불부담능력(Affordable)	지역사회의 지불능력에 맞는 보건 의료수가로 사업이 제공되어야 한다.
포괄성 (Comprehensiveness)	기본적인 건강관리서비스는 모든 사람에게 필요한 서비스를 제공해야 한다.
유용성(Availability)	지역 주민들에게 꼭 필요하고 유용한 서비스여야 한다.
지속성(Continuity)	기본적인 건강 상태를 유지하기 위해 필요한 서비스를 지속적으로 제공할 수 있어야 한다.
상호협조성(Coordination)	관련 부서가 서로 협조하여 의료 체계를 구축하여야 한다.
균등성(Equality)	누구나 어떤 여건이든지 필요한 만큼의 서비스를 똑같이 받을 수 있어야 한다.

일차보건의료의 주요 접근전략(4A)

접근성(Accessibility)	지리적 · 경제적 · 사회적으로 지역주민이 쉽게 이용할 수 있어야 한다.
수용가능성(Acceptability)	지역사회가 쉽게 받아들일 수 있는 과학적 방법의 사업을 제공해야 한다.
주민의 참여 (Active, Participation)	지역사회의 주민이 적극적으로 참여하여 사업요구의 파악, 계획, 수행, 평가가 이루어져야 한다.
지불부담능력(Affordable)	지역사회의 지불능력에 맞는 보건 의료수가로 사업이 제공되어야 한다.

31 **다음 중 일차보건의료에 대한 설명으로 옳은 것은?** 19 경북

① 모든 주민이 무료로 이용할 수 있어야 한다.
② 지역사회 주민이 쉽게 이용할 수 있어야 한다.
③ 의료인의 역할이 중요하다.
④ 보건의료사업은 단기적으로 진행되어야 한다.

해설

31
① 일차보건의료는 지불부담능력에 맞는 적절한 수가로 제공되어야한다.
③ 일차보건의료에서는 지역사회의 적절한 기술과 인력, 즉 다양한 보건의료요원의 활동이 필요하다.
④ 일차보건의료는 지역사회의 상황에 맞는 사업이 지속적으로 진행되어야 한다.

정답 30 ④ 31 ②

32 일차보건의료의 내용으로 옳지 않은 것은? 19 울산

① 일차진료 및 간호를 의미하는 의학적 치료이다.
② 지역사회 지불능력에 맞는 보건의료수가로 사업이 제공되어야 한다.
③ 지역사회가 쉽게 받아들일 수 있는 방법으로 사업이 제공되어야 한다.
④ 건강을 위해 관련분야의 사업이 이루어져야 한다.

33 알마아타 선언에서 제시한 일차보건의료의 필수내용이 아닌 것은? 24 보건직

① 예방접종 ② 안전한 식수의 공급
③ 치료기술의 개발 ④ 모자보건사업

제6절 국제보건관련기구

01 세계 보건의 날은 언제인가? 18 경북

① 4월 7일 ② 5월 31일
③ 7월 11일 ④ 10월 10일

PLUS

세계보건기구(WHO)
1946년 뉴욕에서 국제보건회의 의결에 의하여 WHO 헌장을 제정한 후 1948년 4월 7일 WHO가 정식 발족하였으며 4월 7일을 세계 보건의 날로 정하고 있다.
- 5월 31일 – 세계 금연의 날
- 7월 11일 – 세계 인구의 날
- 10월 10일 – 임산부의 날

02 유엔의 환경 관련 정책을 수립하고 환경 관련 국제 협력 및 조정을 담당하는 기구는? 18 경북

① UNEP ② UNICEF
③ WHO ④ UNDP

PLUS

국제연합환경계획(UNEP; United Nations Environmental Program)	(1) 1972년 스웨덴 스톡홀름에서 개최된 최초의 유엔인간환경회의 권고에 따라 1973년 2월 1일 UNEP가 출범하였다. (2) 6월 5일을 '세계환경의 날'로 지정하였다. (3) 1992년 리우 선언 : 브라질 리우에서 열린 지구환경 정상회담에서 채택 (4) 역할 ① 유엔의 환경 관련 정책 수립 ② 지구환경의 감시 ③ 환경 관련 국제 협력 및 조정 ④ 환경 관련 지식 발전 등을 목적으로 하는 활동

해설

32
일차보건의료는 필수적인 보건의료 지역사회와 각 개인과 가족이 받아들일 수 있고 비용 지불이 가능한 방법으로 그들의 참여하에 골고루 활용할 수 있도록 하는 실제적인 접근 방법이다. 단순한 일차진료·간호만을 의미하는 것이 아니라 개인 가족 및 지역사회를 위한 건강증진 예방, 치료 및 재활 등의 서비스가 통합된 기능으로 제도적으로는 주민들이 보건의료체계에 처음으로 접하는 관문이 되며, 기술적으로는 예방과 치료가 통합된 포괄적 보건의료를 의미한다.

33

사업 내용 – 필수요소
① 지역사회가 가지고 있는 건강문제와 이 문제를 규명하고 관리하는 방법을 교육 ② 가족계획을 포함한 모자보건 ③ 식량 공급 및 영양증진 ④ 안전한 물의 공급 및 기본 환경 위생관리 ⑤ 그 지역의 풍토병 예방 및 관리 ⑥ 그 지역사회의 주된 감염병의 예방접종 ⑦ 통상질환과 상해에 대한 적절한 치료 ⑧ 기초 의약품 제공 ⑨ 정신보건 증진(심신장애자의 사회 의학적 재활)

02
② UNICEF : 유엔아동기금
③ WHO : 세계보건기구
④ UNDP : 유엔개발계획

정답 32 ① 33 ③ / 01 ① 02 ①

03 우리나라와 북한의 WHO 가입시기와 가입차수의 연결이 옳은 것은?

18 전남 · 전북

① 우리나라 – 1949년, 65번째 가입
② 북한 – 1949년, 138번째 가입
③ 우리나라 – 1967년, 138번째 가입
④ 북한 – 1973년 150번째 가입

04 WHO 지역사무소의 위치 연결이 옳은 것은? 19 경남

① 동남아시아지역 – 필리핀 마닐라
② 서태평양지역 – 인도 뉴델리
③ 범미주지역 – 미국 뉴욕
④ 유럽지역 – 덴마크 코펜하겐

05 WHO의 주요 기능으로 옳지 않은 것은? 19 울산

① 회원국에 의료인력 통제
② 보건 문제에 대한 협의 및 규제
③ 국제보건사업의 지휘와 조정
④ 회원국 간의 기술원조

PLUS

WHO의 목적 및 기능

WHO 직무	① 국제 보건사업의 지도와 조정 ② 회원국 간의 기술원조 장려
세계보건기구 헌장 제2조에 의한 기능	① 국제 검역 대책 ② 각종 보건 문제에 대한 협의 규제 및 권고안 제정 ③ 식품, 약물 및 생물학적 제재에 대한 국제적 표준화 ④ 과학자 및 전문가들의 협력에 의한 과학의 발전 사업 ⑤ 보건통계 자료수집 및 의학적 조사연구사업 ⑥ 공중보건과 의료 및 사회보장향상사업 ⑦ 회원국의 요청이 있을 경우 의료봉사 ⑧ 모자보건의 향상 ⑨ 전염병 관리 ⑩ 진단검사 기준의 확립 ⑪ 환경위생 및 산업보건 개선사업 ⑫ 재해 예방 ⑬ 정신보건 향상 ⑭ 보건요원의 훈련 및 기술협력사업

해설

03
우리나라는 1949년 8월 17일 65번째 회원국으로 정식 가입하였으며 서태평양 지역사무소에 속해 있다. 북한은 1973년 5월 19일 138번째 회원국으로 정식 가입되어 있으며 대한민국이 속해있는 서태평양 지역사무소를 피해 동남아시아 지역사무소에 속해 있다.

04

WHO 6개 지역사무소	
동지중해 지역	이집트 카이로
동남아시아	인도의 뉴델리 1973년 북한 138번째 가입
서태평양 지역	필리핀의 마닐라 1949년 우리나라 65번째 가입
범미주 지역	미국의 워싱턴 D.C
유럽 지역	덴마크의 코펜하겐
아프리카 지역	콩고의 브라자빌

정답 03 ① 04 ④ 05 ①

06 **북한이 WHO에 가입한 연도와 지역사무소로 옳은 것은?** 19 경남보건연구사

① 1973년 동남아시아　② 1973년 동아시아
③ 1949년 서태평양　④ 1949년 태평양

07 **다음 중 WHO에서 제시한 주요 보건사업에 해당하지 않는 것은?** 21 경남보건연구사

① 학교보건사업　② 모자보건사업
③ 보건교육사업　④ 환경위생사업

08 **보건복지와 관련된 국제기구의 역할에 대한 설명으로 옳지 않은 것은?** 22 충남의료기술

① UNICEF 생식보건사업
② UNAIDS AIDS에 대한 국제적 대응
③ UNDP 개발도상국 경제·사회개발 지원
④ FAO 기아 및 식량 문제 해결

PLUS

UNICEF 국제연합아동기금	① 1946년 전후 유럽 아동의 굶주림과 질병 퇴치사업 실시를 위해 설치된 임시신탁기금으로 출발하였으며, 1953년 국제연합 총회에서 그 임무를 항구적인 것으로 확장하였다. ② 설립목적: 아동의 보건 및 복지 향상 ③ 주요 업무영역: 아동의 생존과 발달, 기초교육과 양성 평등, 소아 AIDS 문제, 아동보호 등
UNAIDS 유엔에이즈계획	AIDS에 대한 효과적인 국제적 대응을 위한 활동을 위해 다음의 5가지 주요 활동을 수행하고 있다. ① AIDS 유행에 효과적으로 대처하기 위해 국제적 리더십과 옹호 촉진 ② AIDS의 세계적 대응 노력을 안내하기 위한 전략적 정보와 정책 제공 ③ 유행의 추적, 모니터링과 평가: AIDS 관련 역학(조사)자료와 분석을 위해 세계의 핵심자원 동원 ④ 국제시민사회의 참여와 파트너십 개발 ⑤ 효과적 대응을 지원하기 위한 재정적·인적 및 기술적 자원 발굴
UNDP 유엔개발계획	① 설립목적: 개발도상국의 경제·사회개발 지원 ② 주요활동: 개발도상국의 경제적·사회적 개발을 촉진하기 위한 기술원조 제공
FAO 유엔식량농업기구	① 설립목적: 인류의 영양 상태 및 생활 수준의 향상, 식량(농수산물)의 생산 및 분배 능률 증진 ② 주요활동: 인류의 식량 문제 해결, 영양상태 개선, 농촌지역 빈곤해소

해설

06
- 우리나라: 1949년 65번째로 가입 – 서태평양 지역(필리핀 마닐라)
- 북한: 1973년 138번째로 가입 – 동남아시아 지역(인도 뉴델리)

07

WHO 주요사업
• 결핵관리사업 • 모자보건사업 • 영양개선사업 • 환경위생사업 • 보건교육사업 • 성병 에이즈사업 • 말라리아사업

정답 06 ① 07 ① 08 ①

09 세계보건기구(WHO)에 대한 설명으로 옳지 않은 것은? 24 지방

① 1948년에 발족하였다.
② 5개의 지역사무소를 두고 있다.
③ 우리나라는 서태평양 지역사무소 소속이다.
④ 우리나라는 65번째로 가입하였다.

PLUS

세계보건기구(WHO)

WHO 주요내용	• 1948년 4월 7일 발족 • UN보건전문기관 • 본부: 스위스 제네바 • 사무총장 임기 5년, 연임가능 • 예산: 회원국의 법정분담금과 자발적 기여금, 2년 단위로 편성 • 194개국 가입	
WHO 6개 지역사무소	동지중해지역	이집트 카이로
	동남아시아	인도의 뉴델리 1973 북한 138번째 가입
	서태평양지역	필리핀의 마닐라 1949년 우리나라 65번째 가입
	범미주 지역	미국의 워싱턴 D.C
	유럽지역	덴마크의 코펜하겐
	아프리카지역	콩고의 브라자빌

해설

정답 09 ②

CHAPTER

02 건강 및 질병

제1절 건강의 개념

01 건강을 바라보는 개념으로서 사회적 모델에 대한 설명으로 옳은 것은? 18 경기

① 건강은 질병이 없는 것이다.
② 보건의료서비스는 질병자와 장애자를 치료하는 것이다.
③ 전문의료서비스가 중요한 대처이다.
④ 스스로의 건강통제를 위해 의료 종사자의 도움이 중요하다.

PLUS

건강의 사회적 모형
(1) 건강과 질병의 원인은 개인이나 집단이 살고 있는 사회적 맥락 속에 존재한다.
(2) 건강관리의 책임은 개인에게 있는 것이 아니라 사회에 있으며, 효과적인 건강관리는 개인에 대한 의학적 치료가 아니라 사회 환경과 제도의 개선을 통해 가능하다.
(3) 건강을 사회적 현상으로 보는 세 가지 관점
 ① 건강과 질병은 사회적으로 생산되고 분포한다.
 ② 건강과 질환은 사회적 구성물이다.
 ③ 보건의료는 사회적으로 조직된다.

02 WHO에서 제시하는 건강의 개념에서 궁극적으로 추구하는 건강은 무엇인가? 18 충북

① 신체개념 ② 정신개념
③ 생활적 건강 ④ 치료적 건강

03 다음 중 현대적인 건강개념으로 적절한 것을 모두 고른 것은? 18 부산

가. 임상증상보다는 상대적인 상태가 더 중요하다.
나. 주어진 사회적 역할을 수행할 수 있어야 한다.
다. 최적의 건강을 목표로 한다.
라. 해부학적 건강을 의미한다.

① 가, 나, 다 ② 나, 다, 라
③ 가, 다, 라 ④ 가, 나, 다, 라

해설

02
WHO 헌장 건강의 정의: "건강은 질병이 없거나 허약하지 않을 뿐만 아니라 육체적, 정신적, 사회적 안녕이 완전한 상태이다." WHO의 건강의 정의에서는 사회적 안녕을 강조하며 사회적 안녕이란 생활의 개념으로 설명할 수 있다.

03
해부학적 건강은 신체적 개념의 건강으로 볼 수 있다.

정답 01 ④ 02 ③ 03 ①

04 **건강이란 외부 환경의 변화에 대하여 내부 환경의 항상성이 유지된 상태라고 정의한 학자는?** 19 대전

① 버나드(C. Bernard) ② 파슨스(T. Parsons)
③ 뉴먼(Newman) ④ 와일리(wylie)

PLUS

베르나르	건강이란 외부 환경의 변화에 대하여 내부 환경의 항상성(Homeostasis)이 유지된 상태
파슨스	건강이란 각 개인이 사회적인 역할과 임무를 효과적으로 수행할 수 있는 최적의 상태
뉴먼	단순히 질병이 없다는 것만으로 건강이라 할 수 없고 모든 자질, 기능, 능력이 신체적으로나 정신적으로 또는 도덕적인 면에서도 최고로 발달하고 완전히 조화된 인간만이 진실한 건강자다.
와일리	건강이란 유기체가 외부 환경 조건에 부단히 잘 적응해 나가는 것

05 **WHO는 인간의 건강에 '사회적 안녕'의 개념을 추가하여 규정하였으며, 많은 학자는 신체적 · 정신적 건강보다도 사회적 안녕 개념의 건강을 강조하고 있다. 사회적 안녕의 의미로 적절한 것은?** 19 인천

① 사회구성원으로서 자신의 역할과 기능을 충실히 수행하는 것이다.
② 사회보장제도가 잘 마련되어 있는 곳에서 생활한다는 것이다.
③ 법과 규칙을 충실히 지키는 준법의식이 강하다는 의미이다.
④ 신체와 정신을 분리하는 심신이원론의 입장으로 건강을 바라보는 것이다.

06 **WHO에서 정의하는 건강의 정의로 옳은 것은?** 19 강원보건연구사

① 건강은 질병이 없거나 허약하지 않을 뿐만 아니라 육체적, 정신적, 사회적 안녕이 완전한 상태이다.
② 건강이란 각 개인이 사회적인 역할과 임무를 효과적으로 수행할 수 있는 최적의 상태이다.
③ 건강이란 외부환경의 변화에 대하여 내부환경의 항상성이 유지된 상태이다.
④ 건강은 질병이 없거나 허약하지 않을 뿐만 아니라 육체적, 정신적, 사회적 및 영적 안녕이 역동적이며 완전한 상태이다.

해설

05

WHO 사회적 안녕
인간의 건강에 '사회적 안녕'의 개념을 추가하여 규정하였으며, 많은 학자는 신체적, 정신적 건강보다도 사회적 안녕 개념의 건강을 강조하고 있다. 그 이유는 다음과 같다. (1) 인간이 사회 구성원으로서 각자의 역할과 소임을 충실히 할 수 있을 때 진정 건강한 상태이다. (2) 인간과 동물의 건강 개념을 차별화하는 척도이다. (3) 삶의 가치와 보람을 창출하는 핵심 개념이다.

06

② 각 개인이 사회적인 역할과 임무를 효과적으로 수행할 수 있는 최적의 상태 → 파슨스
③ 건강이란 외부환경의 변화에 대하여 내부환경의 항상성이 유지된 상태이다. → 베르나르
④ 건강은 질병이 없거나 허약하지 않을 뿐만 아니라 육체적, 정신적, 사회적 및 영적 안녕이 역동적이며 완전한 상태이다.

1998년 5월 제네바
"건강은 단순히 질병이 없거나 허약하지 않은 상태만을 의미하는 것이 아니라 신체적, 정신적, 사회적 그리고 영적으로 완전한 역동적 상태를 말한다."

정답 04 ① 05 ① 06 ①

07 **현대적인 건강의 정의에서는 사회적 건강을 강조하고 있다. 사회적 안녕이란 무엇을 의미하는가?** 19 인천보건연구사

① 진정한 건강은 사회구성원으로서 자신의 역할과 기능을 충실히 하는 것이다.
② 사회복지제도가 잘 되어 있는 곳에 산다는 것이다
③ 생활수단 및 삶의 질 개념으로 보는 견해이다.
④ 국가가 국민들의 건강에 관한 사회적 책임을 지는 것이다.

08 **건강개념에 대한 설명으로 옳은 것은?** 20 대구

① 생활개념에서 심신개념으로 변화
② 동적인 개념에서 정적인 개념으로 변화
③ 심신개념에서 신개념으로 변화
④ 불연속성 개념에서 연속성개념으로 변화

09 **건강의 개념과 이를 주장한 학자의 연결이 옳은 것은?** 20 울산보건연구사

① 스미스(Smith)는 건강의 개념을 임상개념, 역할수행개념, 적응건강개념, 행복론적 개념으로 분류하였다.
② 베르나르(Bernard)는 신체적 조건을 무관하게 취급한 건강관을 제시하였다.
③ 캐논(Canon)은 개인이 사회적인 역할과 임무를 효과적으로 수행할 수 있는 최적의 상태가 건강이라고 정의하였다.
④ 윌슨(wilson)은 유기체가 외부환경 조건에 부단히 잘 적응해 나가는 것이 건강이라고 정의하였다.

PLUS

• 윌슨(wilson) : 신체적 조건을 무관하게 취급한 건강관을 제시(건강이란 행복하고 성공된 생활을 조성하는 인체상태로서 신체장애가 있다 해도 건강하다고 할 수 있는 경우가 있다)

스미스(Smith)는 건강을 4개의 개념으로 분류하였다.

구분	건강의 의미	질병의 의미
행복모형	풍족한 안녕과 자아실현	무기력
적응모형	환경에 지속적인 적응	환경으로부터 유기체 소외
역할수행모형	사회적 역할의 수행	역할수행의 실패
임상적 모형	불구, 증상, 증후의 부재	불구, 질병 증상, 증후 있음

해설

07
사회적 건강은 인간이 사회 구성원으로서 각자의 역할과 소임을 충실히 할 수 있을 때 진정 건강한 상태이다.

08
건강개념은 신체개념 – 심신개념 – 생활개념으로 변화하였으며 정적인 개념에서 동적인 개념으로, 불연속성에서 연속성 개념으로 변화하였다.

09
③ 개인이 사회적인 역할과 임무를 효과적으로 수행할 수 있는 최적의 상태가 건강 → 파슨스
④ 유기체가 외부환경 조건에 부단히 잘 적응해 나가는 것이 건강 → 와일리

정답 07 ① 08 ④ 09 ①

10 **건강에 대한 개념은 시대적 상황에 따라 변화하여 왔다. 다음 중 학자별 건강의 개념에 대한 정의가 바르게 연결된 것은?** 21 부산

① 와일리(wylie) – 건강이란 외부 환경의 변화에 대하여 내부 환경의 항상성(Homeostasis)이 유지된 상태이다.
② 윌슨(Wilson) – 건강이란 유기체가 외부 환경 조건에 부단히 잘 적응해 나가는 것이다.
③ 뉴먼(Newman) – 건강이란 각 개인이 사회적인 역할과 임무를 효과적으로 수행할 수 있는 최적의 상태이다.
④ 던(Dunn) – 건강과 질병은 연속선상에서 유동적으로 변화하고 있는 상태에 있다.

PLUS

뉴먼 (Newman)	단순히 질병이 없다는 것만으로 건강이라 할 수 없고 모든 자질, 기능, 능력이 신체적으로나 정신적으로 또는 도덕적인 면에서도 최고로 발달하고 완전히 조화된 인간이 진실한 건강자
윌슨 (Wilson)	건강이란 행복하고 성공된 생활을 조성하는 인체의 상태로서 신체장애가 있다 해도 건강하다고 할 수 있는 경우가 있다

11 **WHO 헌장에 명시된 건강이념에 대한 설명으로 옳지 않은 것은?** 21 인천

① 건강을 긍정적으로 표현하였다
② 건강에 대한 이념적 목표설정에 도움을 준다.
③ 건강의 측정방법을 제시했다.
④ 건강을 정적인 개념으로 정의하였다.

PLUS

WHO 헌장 건강의 정의(1948년)
(1) "건강은 질병이 없거나 허약하지 않을 뿐만 아니라 육체적 정신적, 사회적 안녕이 완전한 상태이다."
(2) 사회적 안녕이란 사회 속에서 각자에게 부여된 기능과 역할을 충실히 수행하면서 사회생활을 영위할 수 있는 상태를 말한다.
(3) WHO 정의의 특징
① 건강의 사회적 측면 강조 → 보건 부문의 사업범위를 확대하는 데 개략적 지침이 된다.
② 건강을 당위적인 측면에서 규정한 선언으로서 의미 → 보건의료부문의 이념적 목표설정에 도움을 준다.
③ 실제 적용을 위하여 구체적이고 측정 가능한 요소로 구성된 개념으로 발전시켜야 함 → 내용이 모호하여 건강에 관한 실정적 분석에는 활용도가 적다.
④ 보편적인 인간의 가치가 모두 포함되어 있다.
(4) 비판
① 정의가 너무 비현실적이며 이상적이다.
② 건강의 정의를 보는 관점이 정적(static)이다.

해설

10
① 건강이란 외부 환경의 변화에 대하여 내부 환경의 항상성(Homeostasis)이 유지된 상태 → 베르나르
② 건강이란 유기체가 외부 환경 조건에 부단히 잘 적응해 나가는 것 → 와일리(wylie)
③ 건강이란 각 개인이 사회적인 역할과 임무를 효과적으로 수행할 수 있는 최적의 상태 → 파슨스

정답 10 ④ 11 ③

12 **건강이란 "각 개인이 사회적인 역할과 임무를 효과적으로 수행할 수 있는 최적의 상태"라고 하여 개인의 사회적 기능 측면에서 건강을 정의한 학자는 누구인가?** 21 경남보건연구사

① 뉴만 ② 버나드
③ 와일리 ④ 파슨스

PLUS

뉴먼 (Newman)	단순히 질병이 없다는 것만으로 건강이라 할 수 없고 모든 자질, 기능, 능력이 신체적으로나 정신적으로 또는 도덕적인 면에서도 최고로 발달하고 완전히 조화된 인간만이 진실한 건강자다.
버나드 (Claude Bernard)	건강이란 외부 환경의 변화에 대하여 내부 환경의 항상성(Homeostasis)이 유지된 상태
와일리 (Wylie)	건강이란 유기체가 외부 환경 조건에 부단히 잘 적응해 나가는 것 환경과의 관계를 언급

제2절 건강과 질병

01 **1974년 캐나다 보건성장관이었던 Marc Lalonde에 의해 쓰인 라론드 보고서에서 제시된 건강영향요인에 대한 설명으로 옳지 않은 것은?** 18 부산

① 질병과 사망의 원인을 인간생물학적 요인, 환경요인, 생활양식, 보건의료 체계로 나누어 살펴보았다.
② 보건의료조직은 보건의료서비스 제공 인력과 자원의 양, 질, 배치 그리고 관계 등을 의미한다.
③ 환경은 개인이 통제력을 가지고 있으면서 건강에 영향을 미치는 의사결정들의 집합이다.
④ 생물학적 요인은 신체내부에서 발생하는 신체적, 정신적 건강과 관련된 모든 측면을 의미한다.

PLUS

환경	• 개인이 통제력을 미치지 못하거나 거의 못 미치는 자연적, 사회적 외부 요인들 • 인간주변의 생활환경, 물리적, 사회적, 심리적환경
생활양식 (life style)	• 개인이 통제력을 가지고 있으면서 건강에 영향을 미치는 의사결정들의 집합 • 여가 활동, 소비 패턴, 식생활 습관 등은 개인의 건강에 지대한 영향을 끼치고 있다.
생물학적 특성 (인체 생리)	• 신체 내부에서 발생하는 신체적, 정신적 건강과 관련된 모든 측면을 의미 • 유전적 소인 등과 같은 개인의 생물학적 요인은 질병 발생에 영향
보건의료체계 (보건의료조직)	• 보건의료서비스 제공 인력과 자원의 양, 질, 배치 그리고 관계 등을 의미 • 전인적 모형의 특징, 예방적요소, 치료적요소, 재활적요소 등 포함

해설

12
파슨스(Talcott Parsons)
• 건강이란 각 개인이 사회적인 역할과 임무를 효과적으로 수행할 수 있는 최적의 상태이다.
• 건강을 개인의 사회적 기능 측면에서 그 기능의 역할 및 임무 수행 여부와 연결시켜 정의하였다.

01
③ 환경은 개인이 통제력을 미치지 못하는 자연적, 사회적 외부 요인들

정답 12 ④ / 01 ③

02 건강모형 중 사회생태학적 모형의 주요 구성요소에 해당하지 않는 것은? 18 부산

① 숙주　② 개인행태
③ 외부환경　④ 내부환경

PLUS

사회생태학적 모형

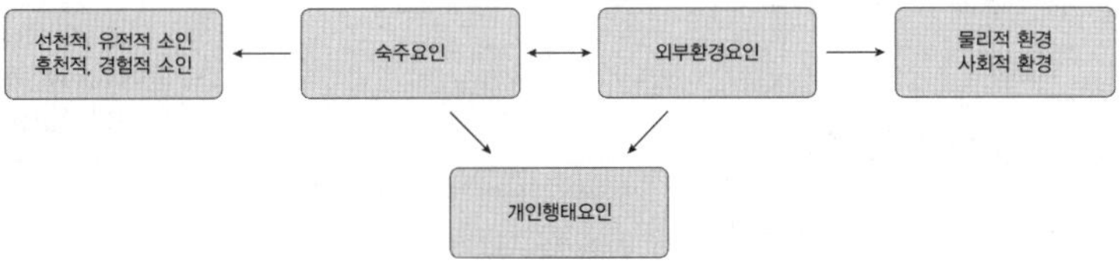

03 프리든(Frieden)의 건강영향 피라미드에서 개인에게 미치는 영향은 적지만 인구집단의 건강수준에 미치는 영향이 가장 큰 것은? 18 제주

① 임상적 개입　② 교육 및 상담
③ 지속적인 예방대책　④ 환경 조성

PLUS

1단계	• 사회경제적 요인 • 국민의 전반적인 건강 수준에 미치는 영향이 가장 큰 것
2단계	건강한 선택을 할 수 있는 환경조성
3단계	장기간 지속할 수 있는 예방대책
4단계	임상적 개입
5단계	상담과 교육

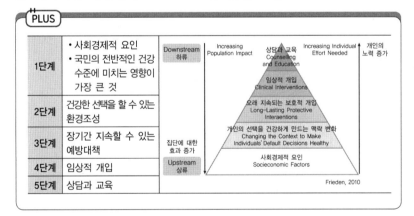

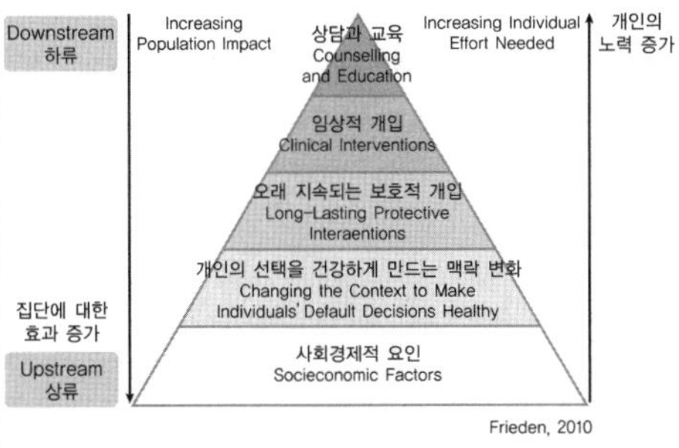

04 건강모형 중 전인적 모형의 구성요소로 바르게 짝지어진 것은? 19 경남

① 환경, 생물학적 요인, 생활습관, 보건의료체계
② 숙주, 생물학적 요인, 생활습관, 보건의료체계
③ 숙주, 환경, 병인, 생활습관
④ 환경, 생활습관, 병원체, 사회보장제도

해설

03
프리든(Dr. Frieden) 건강영향 피라미드: 건강영향 피라미드는 모두 5층으로 이루어져 있는데, 아래쪽으로 갈수록 인구집단에 미치는 영향이 크고, 위쪽으로 갈수록 개인의 노력이 요구된다.

04
전인적 모형에 따르면 인간은 그를 둘러싼 가정과 지역사회 등의 사회체계의 구성원이며 각 개인의 정신과 육체는 그들 간에 또는 외부환경과 다양한 상호작용을 이루고 있다. 따라서 건강의 개념도 인간 건강의 균형적인 발전을 위한 모든 요인들의 관계에서 설명된다. 전인적 모형의 구성요소는 환경, 생활습관, 생물학적 특성, 보건의료체계이다.

정답 02 ④　03 ④　04 ①

05 **병인, 환경, 숙주를 구분하여 건강 및 질병을 설명하는 모형은?** 19 호남권

① 전인적 모형　　② 생의학적 모형
③ 사회생태학적 모형　　④ 생태학적 모형

06 **다음 중 전인적 모형의 구성요소로 옳은 것은?** 19 부산

① 병인, 숙주, 환경
② 숙주요인, 외부환경요인, 개인행태요인
③ 환경, 생활습관, 생물학적 특성, 보건의료체계
④ 환경, 생활습관 사회제도, 보건의료체계

07 **2010년 미국의 프리든(Frieden TR)이 제안한 5단-건강영향 피라미드(5-tier health impact pyramid)에서 인구집단의 건강 수준에 가장 큰 영향을 미치는 단(tier)은?** 19 서울

① 상담과 교육
② 임상적 개입
③ 건강한 선택을 할 수 있는 환경 조성
④ 사회경제적 요인

PLUS

1단계	• 사회경제적 요인 • 국민의 전반적인 건강 수준에 미치는 영향이 가장 큰 것
2단계	건강한 선택을 할 수 있는 환경조성
3단계	장기간 지속할 수 있는 예방대책
4단계	임상적 개입
5단계	상담과 교육

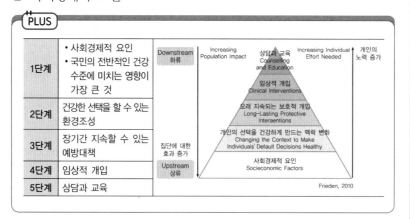

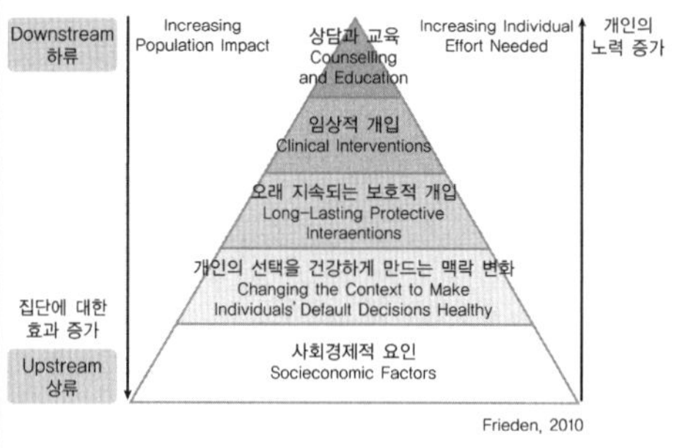

Frieden, 2010

08 **질병발생을 설명하는 생태학적 모형 중 바이러스의 변이로 인해 질병이 유행하는 경우에 해당하는 것은?** 19 충북보건연구사

① 병원체 요인 변화　　② 숙주의 면역약화
③ 숙주의 감수성 증가　　④ 환경의 변화

해설

05
생태학적 모형에서 질병은 인간을 포함하는 생태계 각 구성 요소들 간의 상호작용의 결과가 인간에게 나타난 것이라는 개념으로 병인(Agent), 숙주 요인(Host Factors), 환경 요인(Environmental Factors)으로 구성된다. 숙주, 병인 환경이 평형을 이룰 때는 건강을 유지하게 되고 균형이 깨질 때는 불건강해지는데, 가장 중요한 요인은 환경적 요인이다.

07
프리든의 건강영향 피라미드: 건강영향 피라미드는 모두 5층으로 이루어져 있는데, 아래쪽으로 갈수록 인구집단에 미치는 영향이 크고, 위쪽으로 갈수록 개인의 노력이 요구된다.

08
생태학적 모형은 병인, 숙주, 환경의 상호작용으로 질병을 설명하는 모형이다. 병원체의 생존 및 증식 능력 침입 및 감염 능력, 질병을 일으키는 능력은 모두 병인의 특성이며 바이러스 변이로 인한 질병 유행은 병원체 요인의 변화에 해당한다.

정답 05 ④　06 ③　07 ④　08 ①

09 **라론드 보고서에서 가장 중요시한 건강결정요인은 무엇인가?** 20 경북의료기술

① 예방접종 ② 보건의료체계
③ 생물학적요인 ④ 생활습관

10 **고든의 지렛대이론에서 감수성이 낮은 인구가 사망과 전출로 줄어들고, 감수성이 높은 인구의 출생과 전입으로 숙주의 감수성이 높아졌을 때, 이를 해결하기 위해 강화해야 하는 요인은?** 20 전남

① 병원체 ② 숙주
③ 환경에 의한 병원체 ④ 환경에 의한 숙주

11 **라론드 보고서에서 강조된 주요 건강결정요인에 해당하지 않는 것은?** 20 울산의료기술

① 생활습관 ② 보건의료체계
③ 환경요인 ④ 병원체요인

12 **라론드(M. Lalonde)가 제시하는 건강에 영향을 미치는 요인 중 가장 영향력이 큰 것은?** 20 서울(고졸)

① 생활습관 ② 환경
③ 유전 ④ 보건의료 서비스

13 **다음의 설명에 해당하는 건강모형은?** 20 경기의료기술

다른 모형에 비해 이 모형의 가장 큰 특징은 개인의 행태적 측면을 강조하고 있는 점이며, 질병 발생을 예방하고 건강을 증진시키기 위해서는 건강한 생활습관을 형성하는 것이 무엇보다 중요하다고 본다.

① 생의학적 모형 ② 생태학적 모형
③ 사회생태학적 모형 ④ 전인적 모형

해설

09
라론드 보고서에서 강조된 건강결정요인은 생활습관, 생물학적요인, 환경요인, 보건의료체계이며 이 중 가장 강조된 것은 생활습관이다.

10
감수성 낮은 인구가 줄고 감수성 높은 인구가 증가한 것은 숙주요인이 변화되어 질병발생 위험이 높아진 상태로 숙주의 건강을 관리하여 감수성을 낮추는 대책이 필요하다.

12
라론드(Laonde M, 1929~)는 생물학적 요인, 환경요인 생활습관 및 보건의료체계의 네 가지 건강결정요인 중 생활습관 요인이 건강에 가장 많은 영향을 미친다고 하였다.

13
사회생태학적 모형은 개인의 사회적, 심리학적, 행태적 요인을 중시하는 모형으로 숙주 요인, 외부환경 요인, 개인행태 요인의 세 가지 요인으로 구성되어 있다. 특히 다른 모형에 비해 이 모형의 가장 큰 특징은 개인의 행태적 측면을 강조하고 있는 점이며, 질병발생을 예방하고 건강을 증진시키기 위해서는 건강한 생활습관을 형성하는 것이 무엇보다 중요하다고 본다.

정답 09 ④ 10 ② 11 ④ 12 ① 13 ③

14 **건강과 질병은 병인, 숙주, 환경 3가지 요소의 상호작용에 의해 결정되며, 이들 간에 평형이 깨지면 질병 발생이 증가 혹은 감소한다고 설명하는 생태학적 모형에 해당하는 것은?** 20 광주보건연구사

① 역학적 삼각형 모형　② 사회생태학적 모형
③ 생의학적 모형　④ 전인적 모형

PLUS

역학적 삼각형(Epidemiology Triangle)

(1) 질병 발생의 생태학적 모형 중 현재까지 가장 널리 사용되어 온 모형이다.
(2) 질병 발생을 병인, 숙주, 환경의 3요소 간의 상호관계로 설명한다.
(3) 3가지 요소 중 하나라도 변화가 있어 3요소 간의 평형 상태가 깨어질 때 질병 발생이 증가 혹은 감소한다고 본다.

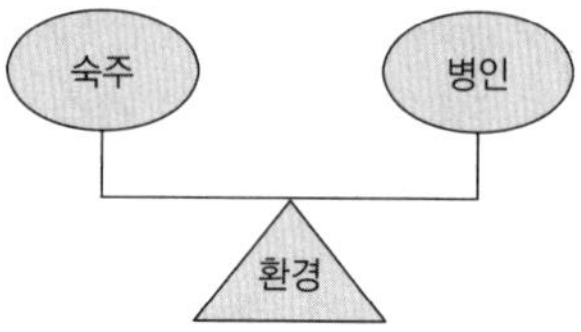

(4) 질병 발생의 원인이 되는 병원체를 명확하게 알고 있는 감염병을 설명하는 데는 적합하지만 특정 병인이 불분명한 비감염성 질환의 발생을 설명하기에는 적절하지 않다.

15 **다음 중 건강수준을 결정하는 요인 중 사회경제요인에 해당하는 것은?** 21 경기

① 관습　② 교육수준
③ 신체활동　④ 사회보험

16 **건강영향피라미드상 2단계인 건강한 선택을 할 수 있는 환경을 조성하기 위한 대책으로 적절한 것은?** 21 광주 · 전남 · 전북

① 예방접종
② 대장내시경 검사를 통한 폴립 제거
③ 담뱃값 인상
④ 금연치료

PLUS

1단계	• 사회경제적 요인 • 국민의 전반적인 건강 수준에 미치는 영향이 가장 큰 것
2단계	건강한 선택을 할 수 있는 환경조성
3단계	장기간 지속할 수 있는 예방대책
4단계	임상적 개입
5단계	상담과 교육

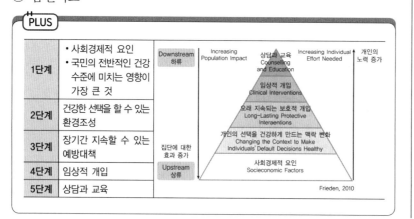

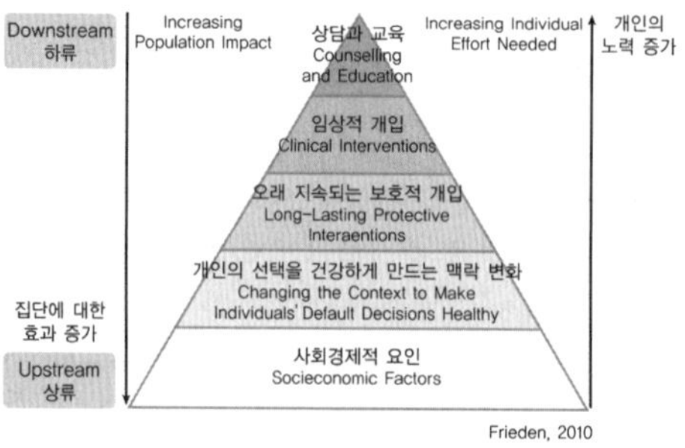

해설

15

① 관습 – 사회적 환경(문화적 요인과도 관련)
③ 신체활동 – 생활습관 및 건강행태 요인
④ 사회보험 – 사회적 환경(정치, 사회제도적 요인과도 관련)

16

• 건강영향 피라미드(미국 질병예방관리본부(CDC)의 책임자인 프리든(Frieden TR)이 제시한 모형): 건강영향 피라미드는 국민건강을 위해 예방의학과 공중보건학적 적용을 할 때 국가보건의료체계의 수준 및 적용 대상에 따라 인구집단에 미치는 영향과 개인의 노력에 대한 요구도가 다르다는 것을 보여준다. 건강영향 피라미드는 모두 5층으로 이루어져 있는데, 아래쪽으로 갈수록 인구집단에 미치는 영향이 크고, 위쪽으로 갈수록 개인의 노력이 요구된다.
프리든의 건강영향 피라미드는 국민의 건강을 향상하기 위해서는 개별적인 접근보다는 인구집단을 대상으로 한 정책적인 접근이 더 효율적이라는 것을 보여주는 것으로서 예방의학과 공중보건학의 중요성을 알 수 있다.

정답 14 ① 15 ② 16 ③

17 **라론드 보고서에서 가장 강조된 건강결정요인은 무엇인가?** 21 충남

① 생활습관 ② 보건의료체계
③ 환경요인 ④ 생물학적요인

18 **다음의 설명에 해당하는 건강모형은 무엇인가?** 21 경기7급

- 건강이란 사회 및 내부 상태가 역동적인 균형 상대를 이루고 있는 것을 의미한다.
- 주요구성요소는 환경, 생활습관, 생물학적 특성, 보건의료체계이다.

① 생의학적모형 ② 사회생태학적모형
③ 전인적모형 ④ 안녕/건강모형(wellness model)

PLUS

구성요인	환경	• 개인이 통제력을 미치지 못하거나 거의 못 미치는 자연적, 사회적 외부 요인들 • 인간주변의 생활환경, 물리적, 사회적, 심리적환경
	생활양식(life style)	• 개인이 통제력을 가지고 있으면서 건강에 영향을 미치는 의사결정들의 집합 • 여가 활동, 소비 패턴, 식생활 습관 등은 개인의 건강에 지대한 영향을 끼치고 있다.
	생물학적 특성(인체 생리)	• 생물학적 기능의 결과로 신체 내부에서 발생하는 신체적, 정신적 건강과 관련된 모든 측면을 의미 • 유전적 소인 등과 같은 개인의 생물학적 요인은 질병 발생에 영향
	보건의료체계(보건의료조직)	• 보건의료서비스 제공 인력과 자원의 양, 질, 배치 그리고 관계 등을 의미 • 전인적 모형의 특징, 예방적요소, 치료적요소, 재활적요소 등 포함

19 **클라크와 고든(Clark & Gordon)은 역학의 견지에서 병인(병원체), 숙주, 환경 세 요인의 상호작용으로 질병이 발생한다고 하였다. 질병 발생의 결정인자 중 숙주 요인에 해당하지 않는 것은?** 21 서울

① 성격 ② 생활 습관
③ 경제 상태 ④ 유전 요인

PLUS

클라크(Clark), 고든(Gordon) 등이 제시한 생태학적 모형은 질병발생을 병인, 숙주, 환경의 상호작용으로 설명한다.

병인	병원체의 생존 및 증식 능력, 숙주로의 침입 및 감염 능력, 질병을 일으키는 능력
숙주	생물학적 요인(연령, 성, 종족), 행태요인(개인위생 직업, 생활습관), 체질적 요인(선천적·후천적 저항력, 건강 상태, 영양 상태)
환경	생물학적 환경, 물리적 환경, 사회·경제적 환경

해설

17
라론드 보고서에서 강조된 건강결정요인은 생활습관, 생물학적요인, 환경요인, 보건의료체계이며 이 중 가장 강조된 것은 생활습관이다.

18
전인적모형: 건강과 질병은 단순히 이분법적인 것이 아니라 그 정도에 따라 연속선상에 있으며, 질병은 다양한 복합 요인에 의해 발생되는 것이다.

정답 17 ① 18 ③ 19 ③

20 **질병 발생 모형의 구성요소인 병인, 숙주, 환경 중 병인에 해당하는 것은?** 21 복지부

① 전염력 ② 인종
③ 연령 ④ 사회풍습
⑤ 직업

21 **라론드 보고서에서 제시한 건강결정요인에 해당하지 않는 것은?** 21 경기경력경쟁

① 환경요인 ② 생활습관요인
③ 병원체요인 ④ 보건의료체계

PLUS

라론드 보고서 건강결정요인: 환경요인, 생활습관요인, 생물학적요인(유전), 보건의료체계

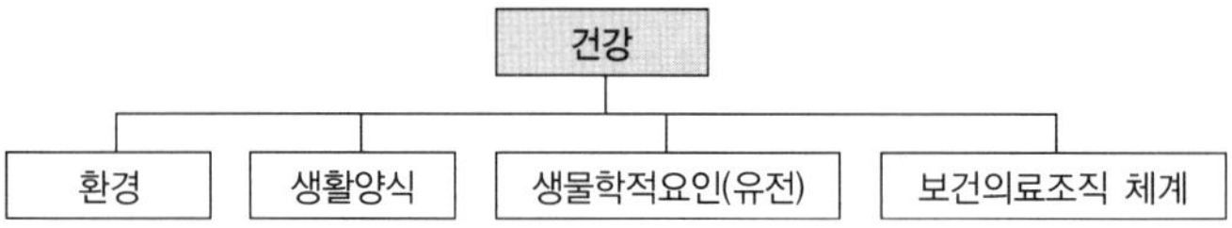

22 **인간은 그를 둘러싼 가정과 지역사회 등의 사회 체계의 구성원이며 각 개인의 정신과 육체는 그들 간에 또는 외부환경과 다양한 상호작용을 이루고 있기 때문에 건강의 개념도 인간 건강의 균형적인 발전을 위한 모든 요인들의 관계에서 설명하는 모형으로 보건의료체계, 생활습관, 생물학적 특성, 환경을 구성요소로 건강을 설명하는 모형은 무엇인가?** 21 충북

① 생의학적 모형 ② 전인적 모형
③ 사회생태학적 모형 ④ 웰니스 모형

23 **인간의 정신과 육체는 그들 간에 또는 외부환경과 다양한 상호작용을 이루고 있으며 건강의 개념도 인간 건강의 균형적인 발전을 위한 모든 요인들의 관계에서 설명하는 모형으로서 환경, 생활습관, 생물학적 특성, 보건의료체계를 구성요소로 하는 건강모형은?** 21 광주보건연구사

① 생의학적 모형 ② 생태학적 모형
③ 사회생태학적 모형 ④ 전인적 모형

해설

20
① 전염력 – 병인
② 인종 – 숙주
③ 연령 – 숙주
④ 사회풍습 – 환경
⑤ 직업– 숙주

22
전인적 모형(총체적 모형, Holistic Model)
- 인간은 그를 둘러싼 가정과 지역사회 등의 사회 체계의 구성원이며 각 개인의 정신과 육체는 그들 간에 또는 외부환경과 다양한 상호작용을 이루고 있다. 따라서 건강의 개념도 인간 건강의 균형적인 발전을 위한 모든 요인들의 관계에서 설명된다.
- 건강이란 사회 및 내부상태가 역동적인 균형 상태를 이루고 있는 것을 의미하며, 질병은 개인의 적응력이 감퇴하거나 조화가 깨질 때 발생한다.
- 건강과 질병을 단순히 이분법인 것이 아니라 그 정도에 따라 연속선상에 있으며 질병은 다양한 복합요인에 의해 생긴다. 주요 구성요인은 환경, 생활습관, 생물학적 특성 보건의료체계이다.

정답 20 ① 21 ③ 22 ② 23 ④

24 다음의 설명에 해당하는 건강모형과 관련된 요인으로 바르게 연결된 것은? 21 경남보건연구사

> 개인의 행태적 요인의 중요성이 강조되는 모형으로, 개인의 행태는 심리적 및 사회적 요인과 밀접히 연관된다는 배경에서 사회학자나 심리학자의 입장을 대변하는 모형이다.

① 병인, 숙주, 환경
② 병인, 개인행태, 환경
③ 숙주, 환경, 개인행태
④ 생활습관, 유전, 환경, 보건의료체계

PLUS

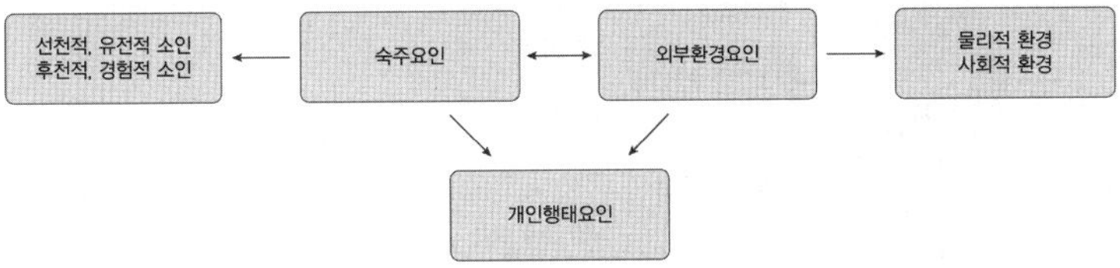

25 프리드의 건강영향 피라미드에서 인구집단에 미치는 영향이 커서 가장 아랫단에 위치해 있는 요인은 무엇인가? 21 충남

① 사회경제적 요인　② 상담
③ 임상적 개입　④ 예방대책

PLUS

1단계	사회경제적 요인 국민의 전반적인 건강 수준에 미치는 영향이 가장 큰 것
2단계	건강한 선택을 할 수 있는 환경조성
3단계	장기간 지속할 수 있는 예방대책
4단계	임상적 개입
5단계	상담과 교육

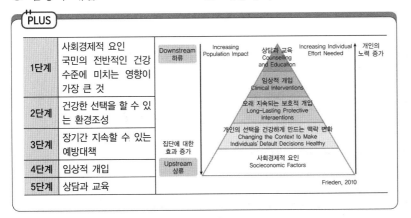

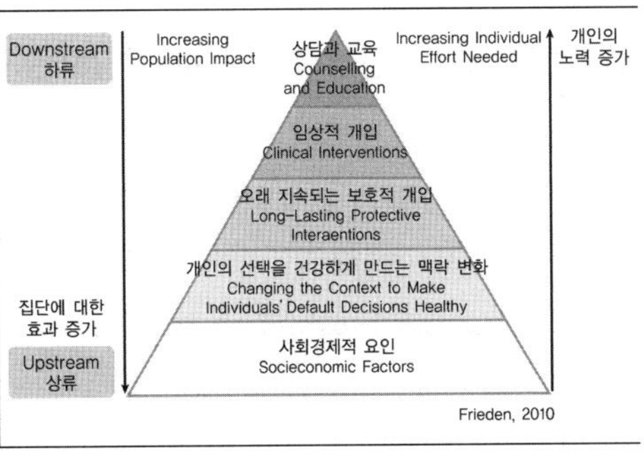

26 다음 중 생태학적 모형의 한 이론인 지렛대 이론(Lever Theory)을 제시한 학자는 누구인가? 21 전남보건연구사

① Gorden　② Clark
③ Dunn H. L　④ Winslow

해설

24
사회생태학적 모형은 개인의 행태적 요인의 중요성이 강조되는 모형으로 개인의 행태는 심리적 및 사회적 요인과 밀접히 연관된다는 배경에서 사회학자나 심리학자의 입장을 대변하는 모형이다. 개인의 사회적, 심리학적, 행태적 요인을 중시하는 모형으로 숙주 요인, 외부환경 요인, 개인행태 요인의 세 가지 요인으로 구성되어 있다. 다른 모형에 비해 이 모형의 가장 큰 특징은 개인의 행태적 측면을 강조하고 있는 점이며, 질병 발생을 예방하고 건강을 증진시키기 위해서는 건강한 생활습관을 형성하는 것이 무엇보다 중요하다고 본다.

25
프리든(Frieden TR)의 건강영향 피라미드 :
건강영향 피라미드는 국민건강을 위해 예방의학과 공중보건학적 적용을 할 때 국가보건의료체계의 수준 및 적용 대상에 따라 인구집단에 미치는 영향과 개인의 노력에 대한 요구도가 다르다는 것을 보여준다.
건강영향 피라미드는 모두 5층으로 이루어져 있는데, 아래쪽으로 갈수록 인구집단에 미치는 영향이 크고, 위쪽으로 갈수록 개인의 노력이 요구된다.
프리든의 건강영향 피라미드는 국민의 건강을 향상하기 위해서는 개별적인 접근보다는 인구집단을 대상으로 한 정책적인 접근이 더 효율적이라는 것을 보여주는 것으로서 예방의학과 공중보건학의 중요성을 알 수 있다.

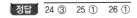

정답 24 ③ 25 ① 26 ①

27 **다음 중 라론드보고서에서 제시한 건강의 주요 결정요인에 해당하지 않는 것은?** 22 경기의료기술

① 환경　② 생활습관
③ 의료서비스　④ 보건의료체계

PLUS

「라론드 보고서」에서 건강결정 주요요인으로 생활습관, 환경, 유전, 보건의료체계를 제시하였으며, 그중 가장 중요한 요인은 생활습관이라고 하였다.

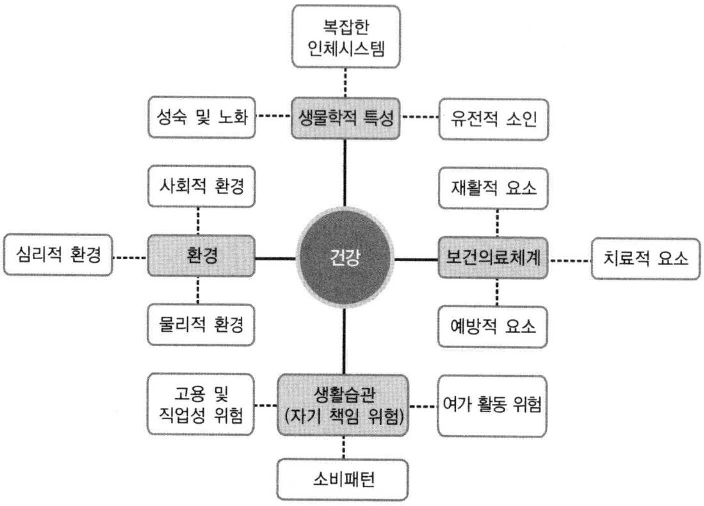

28 **생태학적 모형의 구성요소인 병인, 숙주, 환경 중 병인에 해당하는 것은?** 22 경기의료기술

① 전파의 난이도　② 물리적 환경
③ 환경위생　④ 영양

PLUS

생태학적 모형
질병은 인간을 포함하는 생태계 각 구성 요소들 간의 상호작용의 결과가 인간에게 나타난 것이라는 개념으로 병인(Agent), 숙주 요인(Host Factors), 환경 요인(Environmental Factors)으로 구성된다. 숙주, 병인, 환경이 평형을 이룰 때는 건강을 유지하게 되고 균형이 깨질 때는 불건강해지는데, 가장 중요한 요인은 환경적 요인이다.

병인	병원체의 생존 및 증식 능력, 숙주로의 침입 및 감염 능력, 질병을 일으키는 능력
숙주	생물학적 요인(연령, 성, 종족), 행태요인(개인위생 직업, 생활습관), 체질적 요인(선천적·후천적 저항력, 건강 상태, 영양 상태)
환경	생물학적 환경, 물리적 환경, 사회·경제적 환경

해설

정답 27 ③ 28 ①

29 다음에서 설명하는 건강모형은 무엇인가? 22 전북

> 개인의 생활환경 내에서 각각의 가능한 잠재력을 극대화하는 통합된 기능을 강조하는 모형으로 개인을 둘러싼 환경과 개인의 건강의 균형을 중요시한다.

① 역학적 모형　　② 생태학적 모형
③ 웰니스 모형　　④ 생의학적 모형

PLUS

환경축과 건강축의 웰니스 사분면

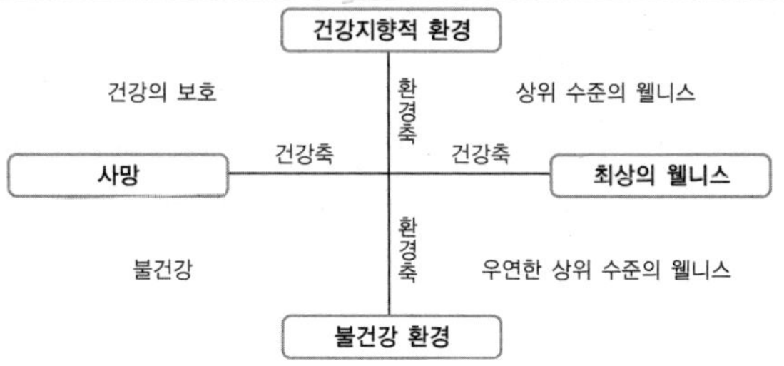

30 인구집단의 건강을 결정하는 요인 중 사회적 결정요인에 해당하지 않는 것은? 22 지방직

① 노동과 고용조건　　② 불건강한 생활습관
③ 소득불평등　　④ 성과 인종차별

PLUS

- 건강을 결정하는 사회적 결정요인은 사회경제적 수준이나 사회적 환경요인으로 볼 수 있다.
- 개인의 사회경제적 수준으로는 직업 유무 및 종류, 주거/작업 환경, 교육수준, 재산 보유 정도 가족상태 등이 있으며 사회적 환경요인으로 고용 및 실직 입시제도 및 교육제도 범죄율 및 사회 안정성, 개인의 사회적지지 정도 지역 주민의 사회참여 정도와 의사결정에 관여할 수 있는 권한, 새로운 보건 지식을 받아들이는 주민들의 태도, 사회적 관습, 정보교환이나 의사소통의 기전과 유용성 대중매체 등이 포함된다.

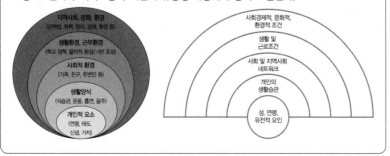

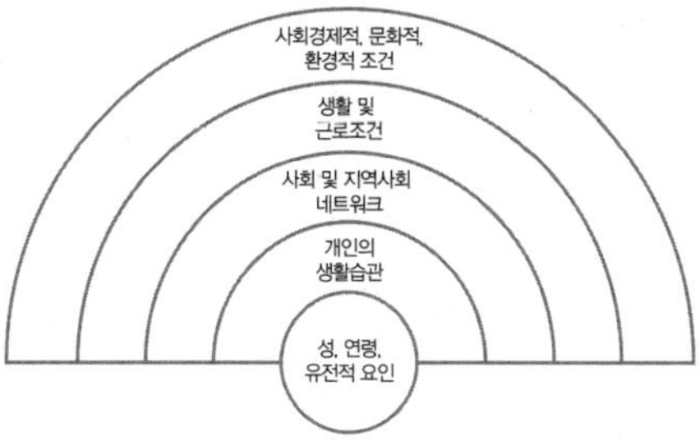

해설

29
던 Dunn의 웰니스 모형(Wellness Model), 1959
- '개인의 생활환경 내에서 각자의 가능한 잠재력을 극대화하는 통합된 기능 수단'
  가로축은 건강 축, 세로축은 환경축으로 구분하는 웰니스의 사분면을 제시하였다.
  상위수준의 웰니스는 개인이 고차원적인 기능을 하고, 미래와 개인의 잠재력에 대하여 긍정적인 시각을 가지며, 개인적 기능에 있어서 신체적, 정신적, 영적인 영역에서 전인적인 통합을 포함하는 개념이다.

30
② 불건강한 생활습관은 사회적 요인이 아니고 개인의 특성이다.
④ 성과 인종은 개인의 생물학적 요인이지만 '차별'은 사회문화적 요인으로 볼 수 있다.

정답 29 ③　30 ②

PART 01

31 다음 중 건강모형에 대한 설명으로 옳지 않은 것은? 22 울산의료기술

① 생의학적 모형은 질병발생의 단일요인설에 해당한다.
② 사회생태학적 모형에서 개인의 행태요인은 유전적 특성을 의미한다.
③ 생태학적 모형은 병인이 명확한 감염병의 설명에 유리하다.
④ 전인적 모형은 건강과 질병을 연속적인 개념으로 설명한다.

PLUS

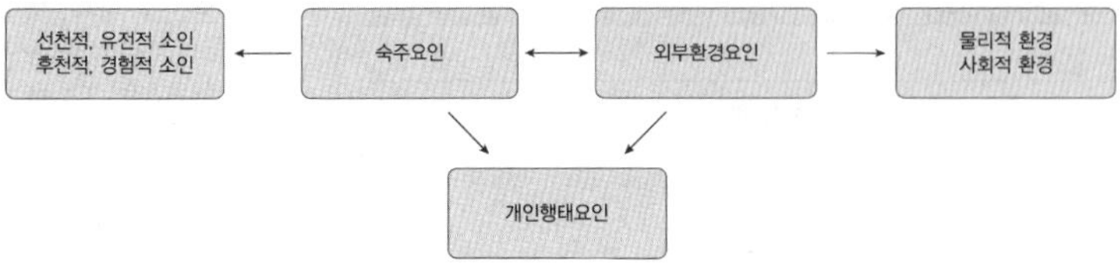

32 다음 중 건강모형에 대한 설명으로 옳지 않은 것은? 22 인천

① 생의학적 모형은 단일원인이 아닌 여러 복합적인 원인으로 질병발생을 설명한다.
② 생태학적 모형은 병인, 숙주, 환경의 상호작용으로 질병발생을 설명한다.
③ 사회적 생태학적 모형은 개인의 행태적 요인을 중시하는 모형이다.
④ 총체적 모형의 대표적 학자로는 라론드가 있다.

제3절 질병의 자연사 및 예방

01 질병의 자연사에 따른 예방단계에서 1차 예방에 해당되지 않는 것은? 18 경북

① 건강검진 ② 예방접종
③ 환경위생 ④ 금연교육

PLUS

질병의 예방단계
(1) 1차 예방 : 질병발생 억제단계, 건강증진, 환경개선, 보건 교육, 예방접종, 사고방지 대책 등
(2) 2차 예방 : 조기발견과 조기치료 단계, 조기검진, 선별검사, 집단검진, 조기발견, 조기치료
(3) 3차 예방 : 재활 및 사회복귀 단계

해설

31
사회생태학적 모형 :
개인의 사회적 · 심리학적 · 행태적 요인을 중시한 모델
다른 모험에 비해 이 모형의 가장 큰 특징은 개인의 행태적 측면을 강조하고 있는 점이며, 질병 발생을 예방하고 건강을 증진시키기 위해서는 건강한 생활습관을 형성하는 것이 무엇보다 중요하다고 본다.
개인의 행태는 심리적 사회적요인과 밀접히 연관된다는 배경에서 사회학자나 심리학자의 입장을 대변하는 모형이다.

32
① 생의학적 모형은 질병발생의 단일요인설에 해당한다. 질병의 원인은 병원체요인 하나로 설명한다.
② 생태학적 모형은 병인, 숙주, 환경의 상호작용으로 질병 발생을 설명하는 모형으로 세 가지 구성요소의 균형이 깨질 때 질병 발생을 설명한다.
③ 사회적 생태학적 모형은 개인의 행태적 요인을 중시하는 모형으로 주요 구성요소는 숙주요인 외부환경요인, 개인의 형태요인이다.
④ 총체적 모형의 구성요소는 생활습관, 환경, 생물학적요인, 보건의료체계로 라론드의 건강결정요인 4가지와 일치한다.

정답 31 ② 32 ① / 01 ①

02 질병의 예방단계 중 2차 예방에 해당하는 것은? 18 충남

① 선별검사 ② 재활치료
③ 산업장 안전사고 예방 ④ 예방접종

03 다음 중 가장 적극적인 예방은? 18 경북의료기술

① 예방접종 ② 건강검진
③ 조기치료 ④ 건강증진

04 Leavell과 Clark의 질병자연사 단계에 따른 2차 예방에 해당하는 것은? 18 경기

① 조기검진, 조기발견 ② 환경위생, 건강증진
③ 예방접종, 영양관리 ④ 무능력의 예방, 재활

05 레벨과 클라크의 질병의 자연사 5단계와 예방활동의 연결이 옳지 않은 것은? 18 울산

① 비병원성기 － 예방접종 ② 불현성 질병기 － 조기검사
③ 현성 질병기 － 악화방지 ④ 회복기 － 재활치료

PLUS

질병의 자연사단계와 예방활동

1단계 비병원성기	숙주의 저항력이나 환경 요인이 숙주에게 유리하게 작용하여 건강이 유지되고 있는 기간	건강증진, 환경위생, 보건교육 등 (적극적 예방, 비특이적 예방)
2단계 초기 병원성기	• 병인의 자극이 시작되는 질병 전기 • 숙주의 면역 강화	예방접종, 특이적 예방
3단계 불현성 질병기	• 병인의 자극에 대한 숙주의 반응이 시작 • 조기의 병적인 변화기	건강검진, 집단검진, 선별검사, 조기발견, 초기치료
4단계 현성 질병기	• 임상적인 증상이 나타나는 시기 • 적절한 치료를 요하는 시기	악화방지 장애방지를 위한 치료
5단계 회복기	• 재활의 단계 • 후유증(불구)을 최소화, 잔여 기능을 최대한 재생	재활, 사회생활 복귀

해설

02
재활치료는 3차 예방, 산업장 안전사고 예방과 예방접종은 1차 예방에 해당한다.

03
가장 적극적인 예방은 1차 예방 중에서도 비병원성기에 건강한 사람이 계속 건강을 유지하고 더 건강해질 수 있도록 하는 예방활동이다.

04
• 환경위생, 건강증진, 예방접종, 영양관리 － 1차 예방
• 무능력의 예방, 재활 － 3차 예방

정답 02 ① 03 ④ 04 ① 05 ①

PART 01

06 **레벨과 클라크(Leavell & Clark)의 질병 자연사 5단계 중 3단계인 불현성 감염기에 시행하는 예방활동으로 적절한 것은?** 18 대구

① 건강증진 ② 예방접종
③ 건강검진 ④ 재활치료

07 **질병의 자연사 단계에 따른 질병예방 방법 중 2차 예방에 해당하는 것은?** 19 세종

① 선별검사 ② 예방접종
③ 보건교육 ④ 식습관개선

08 **질병의 예방단계 중 일차 예방에 해당하는 것은?** 19 경북의료기술

① 선별검사 ② 재활
③ 보건교육 ④ 조기치료

09 **질병의 자연사와 예방의 단계에서 조기진단 및 조기치료가 행해지는 단계는?** 19 경기

① 비병원성기 ② 초기 병원성기
③ 불현성 감염기 ④ 발현성 감염기

10 **질병예방 단계 중 1차 예방으로 올바른 것은?** 19 전북의료기술

① 조기발견, 조기치료 ② 건강검진
③ 재활 및 사회복귀 ④ 운동

11 **질병의 자연사 단계에 따른 예방의 단계에서 2차 예방에 해당하는 것은?** 19 대구

① 조기진단 ② 예방접종
③ 금연교육 ④ 환경개선

해설

06
① 건강증진 – 1단계, 비병원성기
② 예방접종 – 2단계, 초기 병원성기
③ 건강검진 – 3단계, 불현성 질병기
④ 재활치료 – 5단계, 회복기

07
질병의 예방단계
(1) 1차 예방: 질병발생 억제단계, 건강증진, 환경개선, 보건 교육, 예방접종, 사고방지 대책 등
(2) 2차 예방: 조기발견과 조기치료 단계, 조기검진, 선별검사, 집단검진, 조기발견, 조기치료
(3) 3차 예방: 재활 및 사회복귀 단계

09
조기진단 조기치료는 질병의 자연사 단계 중 3단계인 불현성 감염기의 예방활동이다.

10
① 조기발견, 조기치료,
② 건강검진 – 2차 예방
③ 재활 및 사회복귀 – 3차 예방

11
예방접종, 금연교육, 환경개선은 1차 예방에 해당한다.

정답 06 ③ 07 ① 08 ③ 09 ③ 10 ④ 11 ①

12 **레벨과 클락(Leavell & Clark)의 질병의 자연사에 대한 설명으로 옳지 않은 것은?** 19 대전

① 비병원성기에 건강증진을 위해 적극적으로 예방을 해야 한다.
② 초기 병원성기에 예방접종을 통해 적극적인 예방을 수행하여야 한다.
③ 불현성 질병기에 질병을 조기에 발견하여 치료하여야 한다.
④ 현성 질병기에 발견한 질병의 악화를 방지하기 위해 치료하여야 한다.

13 **Leavell & Clark의 예방개념에 대한 설명으로 옳지 않은 것은?** 19 인천

① 근로자들의 작업환경을 개선하여 직업병발생을 예방하는 것은 1차 예방이다.
② 당뇨환자의 퇴원 후 당뇨식단 및 혈당조절에 대한 교육을 하는 것은 3차예방이다.
③ 직장에서 근로자들에게 저염식을 제공하는 것은 1차 예방이다.
④ 뇌경색 환자의 마비된 신체기능 및 사회적 복귀를 위한 재활치료는 2차 예방이다.

14 **리벨과 클라크(Leavell & Clark)는 질병을 종합적이고 포괄적으로 관리하기 위해 세 가지 차원의 예방 수준을 설명하였다. 다음에서 옳은 것을 모두 고른 것은?** 19 서울7급

ㄱ. 1차 예방은 맨 처음 의료인력과 접촉할 때 제공되는 기본적인 활동이다.
ㄴ. 1차 예방은 건강한 개인에게 적용되는 건강증진 활동이다.
ㄷ. 2차 예방은 질병에 걸렸을 경우 병이 중증으로 되는 것을 예방한다.
ㄹ. 3차 예방은 진단과 치료를 중심으로 하는 임상의학이다.

① ㄱ, ㄴ ② ㄱ, ㄷ
③ ㄴ, ㄷ ④ ㄴ, ㄹ

15 **레벨과 클락(Leavell & Clark)의 질병 자연사 단계 중 3차 예방에 해당하는 것을 모두 고른 것은?** 19 강원의료기술

가. 비병원성기 나. 초기 병원성기
다. 현성 질병기 라. 불현성 감염기
마. 회복기

① 가, 나 ② 다, 라
③ 라, 마 ④ 마

해설

12
초기병원기에 특정 병인을 예방하기 위하여 시행되는 예방접종과 같은 예방활동은 소극적 예방이다.

• 질병의 자연사와 예방수준

1차 예방	비병원성기, 초기병원성기–질병발생억제단계	
	적극적 예방	환경위생, 건강증진, 생활환경 개선
	소극적 예방	특수예방, 예방접종
2차 예방	불현성질환기, 발현성질환기–조기발견과 조기치료	
3차 예방	회복기–재활 및 사회복귀단계, 잔여기능의 최대화	

13
뇌경색 환자의 신체기능 재활치료는 3차 예방이다.

14
• 1차 예방은 개인이 질병에 걸리기 전에 질병에 걸리지 않을 수 있도록 하기 위한 예방활동으로 건강증진, 예방접종 등이 이에 해당한다.
• 2차 예방은 질병에 걸린 사람이 증상이 나타나기 전에 조기발견하여 조기치료를 시행하는 것이다.
ㄱ. 맨 처음 의료인력과 접촉할 때 제공되는 기본적인 활동은 주로 2차 예방활동인 검진 및 조기치료활동이다.
ㄹ. 진단과 치료를 중심으로 하는 임상의학은 주로 2차 예방에 해당하고 3차 예방은 재활을 중심으로 한다.

15
• 1차 예방 : 비병원성기, 초기 병원성기
• 2차 예방 : 불현성 질병기, 현성 질병기(예방의학, 최신 공중보건에서는 3차 예방으로 분류함)
• 3차 예방 : 회복기

정답 12 ② 13 ④ 14 ③ 15 ④

PART 01

16 **레벨과 클락(Leavell & Crark)의 질병예방 단계에서 2차 예방과 3차 예방의 연결이 옳은 것은?** 19 인천의료기술

	2차 예방	3차 예방
①	환경위생	예방접종
②	예방접종	재활치료
③	조기검진	재활치료
④	조기치료	건강증진

17 **질병의 자연사 단계에 따른 예방 방법으로 옳은 것은?** 19 전북보건연구사

① 후유증 최소화를 위한 치료는 회복기에 시행하는 3차 예방이다.
② 예방접종은 불현성 질병기에 시행하는 2차 예방이다.
③ 건강증진 활동은 초기병원성기에 시행하는 1차 예방이다.
④ 조기검진 및 조기발견을 통한 조기치료는 현성 질병기에 시행하는 2차 예방이다.

18 **건강검진을 통해서 질병을 조기에 발견할 수 있다. 이것은 질병 발생 과정의 5단계 중 어느 단계의 예방활동에 해당하는가?** 19 강원보건연구사

① 초기 병원성기　② 불현성 질병기
③ 비병원성기　④ 현성 질병기

PLUS

질병의 자연사단계와 예방활동

1단계 비병원성기	숙주의 저항력이나 환경 요인이 숙주에게 유리하게 작용하여 건강이 유지되고 있는 기간	건강증진, 환경위생, 보건교육 등 (적극적 예방, 비특이적 예방)
2단계 초기 병원성기	• 병인의 자극이 시작되는 질병 전기 • 숙주의 면역 강화	예방접종, 특이적 예방
3단계 불현성 질병기	• 병인의 자극에 대한 숙주의 반응이 시작 • 조기의 병적인 변화기	건강검진, 집단검진, 선별검사, 조기발견, 조기치료
4단계 현성 질병기	• 임상적인 증상이 나타나는 시기 • 적절한 치료를 요하는 시기	악화방지 장애방지를 위한 치료
5단계 회복기	• 재활의 단계 • 후유증(불구)을 최소화, 잔여 기능을 최대한 재생	재활, 사회생활 복귀

19 **질병의 예방단계 중 1차 예방에 해당하는 활동은?** 20 제주의료기술

① 재활　② 예방접종
③ 집단검진　④ 조기발견

해설

16
• 환경위생, 예방접종, 건강증진 – 1차 예방
• 조기검진, 조기치료 – 2차 예방
• 재활치료 – 3차 예방

17
② 예방접종은 초기 병원성기에 시행하는 1차 예방이다.
③ 건강증진 활동은 비병원성기에 시행하는 1차 예방이다.
④ 조기검진 및 조기발견을 통한 조기치료는 불현성 질병기에 시행하는 2차 예방이다.

19
질병의 예방단계
(1) 1차 예방: 질병발생 억제단계, 건강증진, 환경개선, 보건 교육, 예방접종, 사고방지 대책 등
(2) 2차 예방: 조기발견과 조기치료 단계, 조기검진, 선별검사, 집단검진, 조기발견, 조기치료
(3) 3차 예방: 재활 및 사회복귀 단계

정답 16 ③　17 ①　18 ②　19 ②

20 **질병의 예방활동 중 환경위생과 건강증진을 통한 예방이 해당되는 질병의 자연사 단계는?** 20 대전

① 비병원성기　　② 불현성감염기
③ 현성감염기　　④ 회복기

PLUS

질병의 자연사단계와 예방활동

1단계 비병원성기	숙주의 저항력이나 환경 요인이 숙주에게 유리하게 작용하여 건강이 유지되고 있는 기간	건강증진, 환경위생, 보건교육 등 (적극적 예방, 비특이적 예방)
2단계 초기 병원성기	• 병인의 자극이 시작되는 질병 전기 • 숙주의 면역 강화	예방접종, 특이적 예방
3단계 불현성 질병기	• 병인의 자극에 대한 숙주의 반응이 시작 • 조기의 병적인 변화기	건강검진, 집단검진, 선별검사, 조기발견, 조기치료
4단계 현성 질병기	• 임상적인 증상이 나타나는 시기 • 적절한 치료를 요하는 시기	악화방지 장애방지를 위한 치료
5단계 회복기	• 재활의 단계 • 후유증(불구)을 최소화, 잔여 기능을 최대한 재생	재활, 사회생활 복귀

21 **레벨과 클라크(Leavell & Clark)의 질병의 자연사에서 불현성 감염기에 취해야 할 예방조치로 가장 옳은 것은?** 20 서울

① 재활 및 사회복귀
② 조기진단과 조기치료
③ 악화방지를 위한 적극적 치료
④ 지역사회 전체에 대한 예방접종

22 **레벨과 클라크의 질병의 자연사 5단계 중 악화방지, 장애방지를 위한 치료가 예방조치로 적용될 수 있는 단계는?** 20 충남

① 비병원성기　　② 불현성 질병기
③ 현성 질병기　　④ 회복기

23 **다음 중 질병의 잠복기 상태로 증상이 나타나지 않을 때 적절한 예방활동은?** 20 충북

① 감염예방　　② 조기진단, 조기치료
③ 악화방지 치료　　④ 보건교육

해설

23
질병의 잠복기 상태는 불현성감염기로 이 시기의 예방활동은 조기진단, 조기치료이다.

정답 20 ① 21 ② 22 ③ 23 ②

PART 01

24 **병인의 자극이 시작되는 질병전기로, 숙주의 면역강화를 통해 질병에 대한 저항력이 요구되는 기간은?** 20 전남

① 1단계 – 비병원성기　　② 2단계 – 초기 병원성기
③ 3단계 – 불현성 감염기　　④ 4단계 – 현성 감염기

PLUS

질병의 자연사단계와 예방활동

1단계 비병원성기	숙주의 저항력이나 환경 요인이 숙주에게 유리하게 작용하여 건강이 유지되고 있는 기간	건강증진, 환경위생, 보건교육 등 (적극적 예방, 비특이적 예방)
2단계 초기 병원성기	• 병인의 자극이 시작되는 질병 전기 • 숙주의 면역 강화	예방접종, 특이적 예방
3단계 불현성 질병기	• 병인의 자극에 대한 숙주의 반응이 시작 • 조기의 병적인 변화기	건강검진, 집단검진, 선별검사, 조기발견, 초기치료
4단계 현성 질병기	• 임상적인 증상이 나타나는 시기 • 적절한 치료를 요하는 시기	악화방지 장애방지를 위한 치료
5단계 회복기	• 재활의 단계 • 후유증(불구)을 최소화, 잔여 기능을 최대한 재생	재활, 사회생활 복귀

25 **특수예방, 예방접종이 이루어지는 질병의 자연사 단계는?** 20 인천의료기술

① 초기 병원성기　　② 불현성기
③ 현성기　　④ 비병원성기

26 **레벨과 클라크(Leavell & Clark)가 제시한 질병의 자연사의 단계와 예방조치를 옳게 짝지은 것은?** 20 서울

① 비병원성기(1단계) – 재활 및 사회복귀
② 초기 병원성기(2단계) – 건강증진, 위생 개선
③ 불현성 감염기(3단계) – 조기진단 및 검진
④ 발현성 감염기(4단계) – 예방접종, 영양관리

PLUS

① 비병원성기(1단계) – 건강증진, 위생 개선
② 초기 병원성기(2단계) – 예방접종, 영양관리(1단계 혹은 2단계)
④ 발현성 감염기(4단계) – 악화방지 치료

27 **레벨과 클락의 질병의 자연사 과정 중 비병원성기에 할 수 있는 예방활동은?** 20 경기의료기술

① 예방접종　　② 질병치료
③ 재활　　④ 주방청소

해설

25
특수예방, 예방접종은 질병의 자연사 5단계 중 2단계인 초기 병원성기의 예방활동에 해당한다.
① 초기 병원성기 – 특수예방, 예방접종
② 불현성기 – 조기검진, 조기치료
③ 현성기 – 질병치료, 악화방지
④ 비병원성기 – 건강증진

27
비병원성기는 병인, 숙주 및 환경 간의 상호작용에 있어서 숙주의 저항력이나 환경 요인이 숙주에게 유리하게 작용하여 병인의 숙주에 대한 자극을 억제 또는 극복할 수 있는 상태로서 건강이 유지되고 있는 기간이다. 이 시기에는 가정, 직장, 학교의 좋은 생활환경, 적절한 영양섭취, 쾌적한 의복, 오락·운동·휴식시설 등이 확보되어야 한다.

정답 24 ② 25 ① 26 ③ 27 ④

28 **회사근로시간과 관련하여 젊은 세대의 우울증이 증가하고 있다. 우울증의 이차예방법으로 옳은 것은?** 20 경기

① 우울증 환자를 가려내는 선별검사
② 직무 복귀 후 직무적합성 평가
③ 탄력근무제 도입
④ 우울증 재활프로그램

29 **질병의 자연사에 따른 각 단계별 예방대책에 대한 설명으로 가장 옳지 않은 것은?** 20 서울

① 일차 예방은 건강한 상태에 있는 개인 또는 인구집단의 건강을 보호 또는 증진하고, 질병 발생을 예방하는 것이다.
② 일차 예방의 방법으로는 선별검사, 건강진단 등이 대표적이다.
③ 이차 예방은 무증상기의 개인 또는 인구집단의 불건강상태를 조기에 발견하여 합병증 또는 후유증을 막아 장애기간을 줄이거나 전염병의 확산을 막는 등 효과적인 대응을 하는 것이다.
④ 삼차 예방은 증상기 또는 회복기 환자의 기능장애 또는 사망을 방지하고, 재활훈련을 통해 기능장애를 복구하거나 직장으로의 복귀를 돕는 것이다.

30 **다음에 해당하는 질병의 예방수준은?** 21 전북의료기술

건강검진, 조기진단, 조기치료

① 1차 예방 ② 2차 예방
③ 3차 예방 ④ 4차 예방

31 **질병의 예방단계 중 3차 예방에 해당하는 것은?** 21 제주

① 의학적 재활 ② 선별검사
③ 예방접종 ④ 금연교육

32 **정신보건영역에서 정신질환자를 조기에 발견하고 조기치료하는 활동은 몇 차 예방에 해당하는가?** 21 경기

① 1차 예방 ② 2차 예방
③ 3차 예방 ④ 4차 예방

해설

28
② 직무 복귀 후 직무적합성 평가 – 건강문제로 휴식 후 복귀한 뒤 직무의 적합성을 평가하는 것은 사회복귀를 돕기 위한 것으로 삼차 예방으로 볼 수 있다.
③ 탄력근무제 도입 – 일차 예방
④ 우울증 재활프로그램 – 삼차 예방
이차 예방은 질병 초기에 건강진단을 실시하여 질병을 조기 발견하고 조기치료하는 것이다. 그러므로 선별검사는 이차 예방에 해당한다.

29
선별검사, 건강진단은 이차 예방이다.

30
질병의 예방단계
(1) 1차 예방: 질병발생, 억제단계, 건강증진, 환경개선, 보건 교육, 예방접종, 사고방지 대책 등
(2) 2차 예방: 조기발견과 조기치료 단계 조기검진, 선별검사, 집단검진, 조기발견, 조기치료
(3) 3차 예방: 재활 및 사회복귀 단계

정답 28 ① 29 ② 30 ② 31 ① 32 ②

33 질병의 자연사 단계에 따른 예방활동이 바르게 연결된 것은? 21 경남

① 초기 병원성기 – 건강증진활동
② 비병원성기 – 예방접종
③ 불현성 질병기 – 건강검진
④ 현성 질병기 – 재활치료

34 질병의 자연사 단계 중 병인의 자극이 형성되는 단계에 적절한 예방활동은 무엇인가? 21 대구

① 예방접종　② 건강증진
③ 선별검사　④ 재활치료

PLUS

질병의 자연사단계와 예방활동

1단계 비병원성기	숙주의 저항력이나 환경 요인이 숙주에게 유리하게 작용하여 건강이 유지되고 있는 기간	건강증진, 환경위생, 보건교육 등 (적극적 예방, 비특이적 예방)
2단계 초기 병원성기	• 병인의 자극이 시작되는 질병 전기 • 숙주의 면역 강화	예방접종, 특이적 예방
3단계 불현성 질병기	• 병인의 자극에 대한 숙주의 반응이 시작 • 조기의 병적인 변화기	건강검진, 집단검진, 선별검사, 조기발견, 초기치료
4단계 현성 질병기	• 임상적인 증상이 나타나는 시기 • 적절한 치료를 요하는 시기	악화방지 장애방지를 위한 치료
5단계 회복기	• 재활의 단계 • 후유증(불구)을 최소화, 잔여 기능을 최대한 재생	재활, 사회생활 복귀

35 질병예방적 관점에 따른 보건의료의 분류로 가장 옳은 것은? 21 서울

① 재활치료는 이차 예방에 해당한다.
② 금주사업은 일차 예방에 해당한다.
③ 예방접종은 이차 예방에 해당한다.
④ 폐암 조기진단은 일차 예방에 해당한다.

36 레벨과 클락의 자연사 단계에 따른 예방활동 중 1차 예방에 해당하지 않는 것은? 21 충북

① 조기진단을 위한 종합검진
② 예방접종
③ 만성질환예방을 위한 프로그램 참여
④ 건강증진 행위

해설

33
질병의 자연사단계에 따른 예방활동
(1) 1단계 비병원성기 – 건강증진, 환경위생, 보건교육 등(적극적 예방, 비특이적 예방)
(2) 2단계 초기 병원성기 – 예방접종, 특이적 예방
(3) 3단계 불현성 질병기 – 건강검진, 집단검진, 선별검사, 조기발견, 초기치료
(4) 4단계 현성 질병기 – 악화방지 장애방지를 위한 치료
(5) 5단계 회복기 – 재활, 사회생활 복귀

35
① 재활치료는 삼차 예방에 해당한다.
③ 예방접종은 일차 예방에 해당한다.
④ 폐암 조기진단은 이차 예방에 해당한다.

36
조기진단을 위한 종합검진은 2차 예방활동이다.

정답 33 ③　34 ①　35 ②　36 ①

37 **레벨과 클락의 감염병 자연사 과정에 따른 예방활동 중 질병예방, 예방접종, 건강증진 등의 활동에 해당하는 것은?** 21 전남

① 1차 예방 ② 2차 예방
③ 3차 예방 ④ 4차 예방

PLUS

질병의 예방단계
(1) 1차 예방 : 질병발생, 억제단계, 건강증진, 환경개선, 보건 교육, 예방접종, 사고방지 대책 등
(2) 2차 예방 : 조기발견과 조기치료 단계 조기검진, 선별검사, 집단검진, 조기발견, 조기치료
(3) 3차 예방 : 재활 및 사회복귀 단계

38 **다음 중 3차 예방에 해당하는 것은?** 21 경기

① 금연과 절주에 대한 보건교육을 실시하였다.
② HIV 항체검사로 감염자를 찾아내서 AIDS로 진행을 막았다.
③ 신생아를 대상으로 선천선 갑상샘기능저하증 조기발견을 위한 검사를 시행하였다.
④ 퇴행성 관절염 환자를 지속적으로 관리하여 관절이 굳어지는 것을 방지하였다.

39 **공중보건 사업의 질병 예방 차원에서 2차 예방 활동에 해당하는 것은?** 21 서울

① 예방 접종 ② 사회 복귀 훈련
③ 개인 청결 유지 ④ 집단 선별 검사

40 **레벨과 클락의 질병의 자연사와 예방단계 중 예방접종을 강조하는 단계는?** 21 복지부

① 비병원성기 ② 초기 병원성기
③ 불현성 감염기 ④ 현성 질환기
⑤ 회복기

해설

38
① 금연과 절주에 대한 보건교육을 실시하였다. − 1차 예방
② HIV 항체검사로 감염자를 찾아내서 AIDS로 진행을 막았다. − 2차 예방
③ 신생아를 대상으로 선천성 갑상샘기능저하증 조기발견을 위한 검사를 시행하였다. − 2차 예방
④ 퇴행성 관절염 환자를 지속적으로 관리하여 관절이 굳어지는 것을 방지하였다. − 3차 예방

39
① 예방 접종 − 1차 예방
② 사회 복귀 훈련 − 3차 예방
③ 개인 청결 유지 − 1차 예방
④ 집단 선별 검사 − 2차 예방

40
① 비병원성기 − 건강증진 보건 교육, 환경위생 등
② 초기 병원성기 − 특이적 예방, 예방접종
③ 불현성 감염기 − 조기검진, 조기진단, 조기치료
④ 현성 질환기 − 악화방지, 장애방지를 위한 치료
⑤ 회복기 − 후유증 완화, 의학적 재활, 사회적 재활

정답 37 ① 38 ④ 39 ④ 40 ②

41 **다음 중 질병의 자연사 단계에 따른 예방활동의 수준 연결이 옳지 않은 것은?** 21 울산의료기술

① 비병원성기(1단계) – 환경위생 개선 적극적 예방
② 초기병원성기(2단계) – 특수예방 및 예방접종, 소극적 예방
③ 불현성(3단계) – 조기진단 및 조기치료, 집단검진
④ 회복기(5단계) – 악화방지를 위한 치료

PLUS

질병의 자연사단계에 따른 예방활동
(1) 1단계 비병원성기 – 건강증진, 환경위생, 보건교육 등(적극적 예방, 비특이적 예방)
(2) 2단계 초기 병원성기 – 예방접종, 특이적 예방
(3) 3단계 불현성 질병기 – 건강검진, 집단검진, 선별검사, 조기발견, 초기치료
(4) 4단계 현성 질병기 – 악화방지 장애방지를 위한 치료
(5) 5단계 회복기 – 재활, 사회생활 복귀

42 **질병의 예방활동 중 2차 예방에 해당하는 것은?** 21 인천의료기술

① 건강검진 ② 건강증진
③ 예방접종 ④ 재활치료

PLUS

질병의 예방단계
(1) 1차 예방 : 질병발생, 억제단계, 건강증진, 환경개선, 보건 교육, 예방접종, 사고방지 대책 등
(2) 2차 예방 : 조기발견과 조기치료 단계 조기검진, 선별검사, 집단검진, 조기발견, 조기치료
(3) 3차 예방 : 재활 및 사회복귀 단계

43 **질병의 자연사단계 중 2차 예방에 해당하는 것은?** 21 경기

① 비병원성기 ② 초기 병원성기
③ 발현성 질병기 ④ 회복기

44 **질병의 자연사 단계 중 환경위생, 영양관리, 건강증진 등의 활동을 통한 예방활동이 이루어지는 단계는?** 21 세종보건연구사

① 비병원성기 ② 초기 병원성기
③ 불현성 질병기 ④ 현성 질병기

해설

43
- 비병원성기와 초기 병원성기 – 1차 예방
- 불현성 질병기와 발현성 질병기 – 2차 예방
- 회복기 – 3차 예방

44
① 비병원성기 – 건강증진, 환경위생, 영양관리, 보건교육 등
② 초기 병원성기 – 예방접종, 특수예방
③ 불현성 질병기 – 조기검진, 조기발견, 조기치료
④ 현성 질병기 – 악화방지를 위한 치료

정답 41 ④ 42 ① 43 ③ 44 ①

45 다음 중 2차 예방을 위한 사업이 성공적일 때 증가할 수 있는 것은? 21 울산보건연구사

① 초기 위암환자 수 ② 금연성공자 수
③ 말기 암환자 수 ④ 고도비만 환자 수

46 국가 암검진 사업은 암의 조기발견, 조기치료를 위해 실시한다. 이러한 활동은 몇 차 예방에 해당하는가? 21 전북보건연구사

① 일차 예방 ② 이차 예방
③ 삼차 예방 ④ 사차 예방

PLUS

질병의 예방단계
(1) 1차 예방 : 질병발생, 억제단계, 건강증진, 환경개선, 보건 교육, 예방접종, 사고방지 대책 등
(2) 2차 예방 : 조기발견과 조기치료 단계 조기검진, 선별검사, 집단검진, 조기발견, 조기치료
(3) 3차 예방 : 재활 및 사회복귀 단계

47 다음 중 성격이 다른 예방활동은? 21 광주보건연구사

① 보건교육을 통하여 적절한 영양섭취와 적절한 운동을 하게 한다.
② 팝도말검사(pap smear)로 자궁목암을 조기에 발견한다.
③ 직장 점심식사에서 저지방식을 제공한다.
④ 쾌적한 생활환경 및 작업환경의 조성한다.

48 질병의 예방활동 중 2차 예방에 해당하는 것은? 21 전남보건연구사

① 비타민이나 철분과 같은 특수 영양소 보충
② 혼전상담을 통한 유전질환 예방
③ 시신경유두검사로 녹내장 조기발견
④ 알레르기 항원으로부터 보호

해설

45
2차 예방 활동은 질병의 조기발견을 통한 조기치료이다. 조기발견을 위한 검사가 활발해지면 초기에 진단을 받는 사람의 수가 증가하므로 초기 위암환자 수가 증가할 수 있다.
① 초기 위암환자 수 – 2차 예방 성공
② 금연성공자 수 – 1차 예방 성공
③ 말기 암환자 수 – 3차 예방 성공
④ 고도비만 환자 수 – 1차 예방 실패

47
① 보건교육을 통하여 적절한 영양섭취와 적절한 운동을 하게 한다. – 1차 예방
② 팝도말검사(pap smear)로 자궁목암을 조기에 발견한다. – 2차 예방
③ 직장 점심식사에서 저지방식을 제공한다. – 1차 예방
④ 쾌적한 생활환경 및 작업환경의 조성한다. – 1차 예방

48
① 비타민이나 철분과 같은 특수 영양소 보충 – 1차 예방
② 혼전상담을 통한 유전질환 예방 – 1차 예방
③ 시신경유두검사로 녹내장 조기발견 – 2차 예방
④ 알레르기 항원으로부터 보호 – 1차 예방

정답 45 ① 46 ② 47 ② 48 ③

49 **레벨 & 클락의 질병의 자연사 단계 중 다음의 설명에 해당하는 단계에 시행해야 하는 예방활동으로 적절한 것은?** 22 경북

> 병원체에 감염은 되었으나 질병의 증상은 나타나지 않은 상태이다.

① 건강증진, 환경위생
② 특수예방, 예방접종
③ 재활기
④ 조기검진과 조기치료

50 **다음의 예방활동 중 불현성 감염기에 적용할 수 있는 것은?** 22 광주

> ㄱ. 예방접종
> ㄴ. 건강증진활동
> ㄷ. 악화방지
> ㄹ. 조기검진
> ㅁ. 집단검진
> ㅂ. 조기치료

① ㄱ, ㄴ, ㄷ
② ㄴ, ㄹ, ㅂ
③ ㄷ, ㄹ, ㅁ
④ ㄹ, ㅁ, ㅂ

PLUS

질병의 자연사단계와 예방활동

1단계 비병원성기	숙주의 저항력이나 환경 요인이 숙주에게 유리하게 작용하여 건강이 유지되고 있는 기간	건강증진, 환경위생, 보건교육 등 (적극적 예방, 비특이적 예방)
2단계 초기 병원성기	• 병인의 자극이 시작되는 질병 전기 • 숙주의 면역 강화	예방접종, 특이적 예방
3단계 불현성 질병기	• 병인의 자극에 대한 숙주의 반응이 시작 • 조기의 병적인 변화기	건강검진, 집단검진, 선별검사, 조기발견, 초기치료
4단계 현성 질병기	• 임상적인 증상이 나타나는 시기 • 적절한 치료를 요하는 시기	악화방지 장애방지를 위한 치료
5단계 회복기	• 재활의 단계 • 후유증(불구)을 최소화, 잔여 기능을 최대한 재생	재활, 사회생활 복귀

51 **다음 중 예방활동에 대한 단계의 연결이 옳지 않은 것은?** 22 대전의료기술

① 예방접종 – 1차 예방
② 건강검진 – 2차 예방
③ 조기진단 – 1차 예방
④ 재활치료 – 3차 예방

PLUS

질병의 예방단계

(1) 1차 예방 : 질병발생, 억제단계, 건강증진, 환경개선, 보건 교육, 예방접종, 사고방지 대책 등
(2) 2차 예방 : 조기발견과 조기치료 단계 조기검진, 선별검사, 집단검진, 조기발견, 조기치료
(3) 3차 예방 : 재활 및 사회복귀 단계

해설

정답 49 ④ 50 ④ 51 ③

52 질병의 자연사단계 중 잠복기에 해당하며 질병에 걸렸지만 증상을 나타내지 않는 단계는? 22 대전의료기술

① 비병원성기 ② 초기 병원성기
③ 현성 질병기 ④ 불현성 질병기

PLUS

질병의 자연사단계와 예방활동

1단계 비병원성기	숙주의 저항력이나 환경 요인이 숙주에게 유리하게 작용하여 건강이 유지되고 있는 기간	건강증진, 환경위생, 보건교육 등 (적극적 예방, 비특이적 예방)
2단계 초기 병원성기	• 병인의 자극이 시작되는 질병 전기 • 숙주의 면역 강화	예방접종, 특이적 예방
3단계 불현성 질병기	• 병인의 자극에 대한 숙주의 반응이 시작 • 조기의 병적인 변화기	건강검진, 집단검진, 선별검사, 조기발견, 조기치료
4단계 현성 질병기	• 임상적인 증상이 나타나는 시기 • 적절한 치료를 요하는 시기	악화방지 장애방지를 위한 치료
5단계 회복기	• 재활의 단계 • 후유증(불구)을 최소화, 잔여 기능을 최대한 재생	재활, 사회생활 복귀

53 질병의 발생단계에 따른 예방 수준을 1, 2, 3차로 구분할 때, 코로나19와 같은 호흡기계 감염병에 대한 2차 예방활동에 해당하는 것은? 22 지방직

① 예방접종
② 올바른 손씻기와 마스크 착용
③ 접촉자 추적을 통한 질병의 조기검진
④ 방역수칙 준수 등에 대한 홍보 및 보건교육

PLUS

질병의 예방단계
(1) 1차 예방: 질병발생, 억제단계, 건강증진, 환경개선, 보건 교육, 예방접종, 사고방지 대책 등
(2) 2차 예방: 조기발견과 조기치료 단계 조기검진, 선별검사, 집단검진, 조기발견, 조기치료
(3) 3차 예방: 재활 및 사회복귀 단계

54 질병의 예방활동 중 1차 예방에 해당하는 것은? 22 충북

① 고위험군 교육 ② 건강한 사람 교육
③ 선별검사 ④ 재활치료

해설

53
① 예방접종 – 1차 예방
② 올바른 손씻기와 마스크 착용 – 1차 예방
③ 접촉자 추적을 통한 질병의 조기검진 – 2차 예방
④ 방역수칙 준수 등에 대한 홍보 및 보건교육 – 1차 예방

54
질병의 예방단계
(1) 1차 예방: 질병발생, 억제단계, 건강증진, 환경개선, 보건 교육, 예방접종, 사고방지 대책 등
(2) 2차 예방: 조기발견과 조기치료 단계, 조기검진, 선별검사, 집단검진, 조기발견, 조기치료
(3) 3차 예방: 재활 및 사회복귀 단계

정답 52 ④ 53 ③ 54 ②

55 **적극적인 방법의 1차 예방 활동이 적용되는 질병의 자연사 단계는?** 22 충북의료기술

① 비병원성기 ② 초기 병원성기
③ 불현성 질병기 ④ 현성 질병기

56 **레벨과 클라크(Leavell & Clark)의 질병 자연사 단계 중 건강증진, 환경개선, 생활습관 개선 등의 예방활동이 필요한 단계는?** 22 전남

① 비병원성기 ② 초기 병원성기
③ 불현성 질병기 ④ 현성 질병기

PLUS

질병의 자연사단계에 따른 예방활동
(1) 1단계 비병원성기 – 건강증진, 환경위생, 보건교육 등(적극적 예방, 비특이적 예방)
(2) 2단계 초기 병원성기 – 예방접종, 특이적 예방
(3) 3단계 불현성 질병기 – 건강검진, 집단검진, 선별검사, 조기발견, 초기치료
(4) 4단계 현성 질병기 – 악화방지 장애방지를 위한 치료
(5) 5단계 회복기 – 재활, 사회생활 복귀

57 **다음 중 2차 예방에 해당하는 것은?** 22 강원

① 건강증진 ② 예방접종
③ 건강검진 ④ 재활치료

58 **A씨는 코로나19 감염 후 우울증이 심해져서 보건소에서 심리상담을 받았다. 이는 몇 차 예방에 해당하는가?** 22 경기

① 1차 예방 ② 2차 예방
③ 3차 예방 ④ 특수 예방

해설

57
질병의 예방단계
(1) 1차 예방: 질병발생, 억제단계, 건강증진, 환경개선, 보건 교육, 예방접종, 사고방지 대책 등
(2) 2차 예방: 조기발견과 조기치료 단계, 조기검진, 선별검사, 집단검진, 조기발견, 조기치료
(3) 3차 예방: 재활 및 사회복귀 단계

58
질병 이환 후 후유증인 우울감 회복을 위한 상담이므로 3차 예방에 해당한다.

정답 55 ① 56 ① 57 ③ 58 ③

제4절 건강증진

01 다음 중 건강증진에 대한 설명으로 옳지 않은 것은? 20 제주

① 오타와 현장 선포를 통해 건강증진의 중요성이 강조되었다.
② 건강증진은 사람들이 스스로 자신들의 건강을 관리 또는 통제할 수 있어서, 결과적으로 건강수준을 향상시키는 것이 가능하도록 하는 과정이다.
③ 건강증진은 건강에 이로운 행태와 생활 여건 및 주위 환경 조성을 위해서 건강교육 등 교육적 접근을 강조한다.
④ 건강증진의 기본 접근전략은 옹호, 가능화, 조정이다.

02 다음 중 건강증진에 대한 설명으로 옳은 것은? 21 경북

① 질병 치료를 위한 것이다.
② 교육을 통해 스스로의 자기 돌봄을 증진시키는 것이다.
③ 현대 의학적 접근법이 필요하다.
④ 예방과 치료가 통합된 포괄적 보건의료를 제공하기 위한 것이다.

03 다음의 (가), (나)에 해당하는 내용으로 가장 옳은 것은? 22 서울

> (가)이란 사람들의 건강을 개선시키고 자기 조정능력이 증가하도록 이끌어가는 과정이며, 건강 잠재력의 개발과 발휘를 통해 건강 수준을 향상시키는 것이다 또한 건강에 영향을 미치는 (나)의 긍정적 변화를 추진하는 것이다.

	(가)	(나)
①	건강 발달	1차 예방
②	질병 예방	건강 수명
③	1차 예방	생명 공학
④	건강 증진	생활 습관

04 다음은 공중보건 역사상 중요한 국제회의를 설명한 것이다. 각 회의를 통해 채택된 내용이 순서대로 바르게 나열된 것은? 19 경기

> • 1978년 세계보건기구(WHO)는 국제회의를 통해 일차보건의료라는 새로운 전략을 천명하였다.
> • 1986년 세계보건기구(WHO)는 국제회의를 통해 건강증진의 정의 및 주요접근전략, 활동방안 등 건강증진에 관한 기본 개념을 제시하였다.

① 알마아타선언 – 오타와헌장　② 오타와헌장 – 교토의정서
③ 알마아타선언 – 몬트리올의정서　④ 오타와헌장 – 리우선언

해설

01

건강증진
건강에 이로운 행태와 생활 여건 및 주위 환경조성을 위해서 건강교육 등 교육적 접근뿐만 아니라 사회적, 경제적, 조직적 접근 등 다차원적인 접근을 같이하며 다소 강제성을 띠는 정책적 법적 및 규제적 접근도 포함한다.

02

건강증진
건강증진은 사람들이 스스로 자신들의 건강을 관리 또는 통제할 수 있어서 결과적으로 건강수준을 향상시키는 것이 가능하도록 하는 과정이다.

03
오타와 헌장 건강증진의 정의

건강증진
(1) "건강증진은 사람들이 스스로 자신들의 건강을 관리 또는 통제할 수 있어서 결과적으로 건강수준을 향상시키는 것이 가능하도록 하는 과정이다."
(2) 개인 및 지역사회 등 대상집단이 사업의 주체로서 적극적으로 참여하고 건강증진 활동이 가능하도록 하는 즉 사람들의 건강 문제 해결 능력 함양이 가장 중요하다는 것을 강조한다.

04
• 1978년 알마아타선언: 일차보건의료를 강조한 선언
• 1986년 오타와헌장: 제1차 건강증진을 위한 국제회의로 건강증진의 정의 및 접근전략, 주요 활동방안 제시

정답 01 ③　02 ②　03 ④　04 ①

PART 01

05 **다음 설명의 빈칸에 들어갈 알맞은 말로 옳게 짝지어진 것은?**

19 경남보건연구사

> 가. 1차 건강증진을 위한 국제회의가 열린 곳은 (　　　)으로 건강증진의 정의, 주요 접근전략, 활동 영역과 방안 등 건강증진에 관한 기본 개념을 제시한 국제회의이다.
> 나. (　　　)는 모든 사람에게 건강을 (Health for all)이라는 표제 아래 일차보건의료에 대한 내용과 중요성에 대한 국제회의가 개최된 곳이다.

	가	나
①	알마아타	오타와
②	오타와	알마아타
③	알마아타	애들레이드
④	오타와	선즈볼

PLUS

제1차 건강증진을 위한 국제회의 (1986년 11월 캐나다의 오타와)	① 오타와 헌장(WHO, 1986): 건강증진의 정의, 주요 접근 전략, 활동 영역과 방안 등 건강증진에 관한 기본 개념을 제시함 ② 건강증진 기본접근전략: 옹호, 가능화, 조정 ③ 건강증진의 주요 활동 영역: 건강증진의 주요 활동 영역을 개인, 지역사회, 사회 환경, 국가 수준 정책 및 보건의료서비스 분야 등 여러 수준으로 나누어 제시하였고 다수적 접근의 중요성을 강조하였다.
오타와헌장 건강증진 주요활동영역	• 건강 지향적인 공공 정책 수립(Build Healthy Public Policy) • 지원적인 환경 조성(Creafe Supportive Environment) • 지역사회 활동 강화(Strengthen Community Action) • 개인의 건강기술 개발(Develop Personal Skill): 학교, 가정, 직장 및 지역사회 등 생활터 중심 • 보건의료서비스 방향 재설정(Reorient Health Services)
WHO 알마아타 (Alma - Ata) 선언	• 1978년 WHO와 UNICEF가 세계 인구 건강상의 불평등에 대처하기 위하여 1978년 구소련 카자흐스탄 수도 알마아타에서 개최한 국제회의 • 의제: Health for All by the Year 2000(HFA, 2000) 일차 보건의료란 필수적인 보건의료를 지역사회와 각 개인과 가족이 받아들일 수 있고 비용 지불이 가능한 방법으로 그들의 참여하에 골고루 활용할 수 있도록 하는 실제적인 접근 방법이다.

해설

정답 05 ②

06 다음의 설명이 의미하는 것에 대한 내용으로 옳지 않은 것은? 18 대구

> • 라론드 보고서와 관련이 있다.
> • 사람들이 스스로 자신들의 건강을 관리 또는 통제할 수 있어서, 결과적으로 건강수준을 향상시키는 것이 가능하도록 하는 과정이다.

① 단순히 치료나 예방에 그치는 것이 아니라 건강잠재력을 충분히 개발하는 것이다.
② 비병원성기에 있는 개인의 건강을 위해 1차적 예방수준을 강구하는 것이다.
③ 제1차 국제회의는 호주 애들레이드에서 개최되었다.
④ 생활습관의 관리가 강조되고 있다.

07 다음 설명에 해당하는 오타와 헌장에서의 건강증진 전략은 무엇인가? 18 경기

> • 건강의 중요성을 널리 알리고 지지함으로써 건강에 영향을 주는 생활 여건들을 건강 지향적으로 만들어간다.
> • 건강에 대한 관심을 불러일으키고 보건의료의 수요를 충족할 수 있는 건강한 보건정책을 수립하여야 한다.

① 가능화　　② 옹호
③ 조정　　④ 협력

PLUS

건강증진 기본 접근 전략[옹호(advocacy), 역량강화(empowerment), 연합(aliance)]

옹호(advocacy)	옹호는 건강에 대한 대중의 관심을 불러일으키는 것 보건의료의 수요를 충족시킬 수 있는 건강한 보건정책을 수립하고 지원하는 것이다.
역량강화(empowerment) 가능화(Enable)	역량강화는 개인, 가족 및 지역사회 스스로가 건강에 대한 권리와 책임을 갖고 건강증진을 위한 능력을 함양하는 것 지원적 환경 조성, 정보 접근성 제고 및 건강한 선택을 위한 삶의 기술 습득 기회 제공 등을 통해서 가능하게 할 수 있다.
연합(alliance) 조정(Mediate)	연합은 모든 사람들이 건강을 위한 발전을 계속하도록 건강에 영향을 미치는 경제, 언론, 학교 등 모든 관련분야 전문가들이 협조하는 것이다. 보건 의료 인력 및 관련 전문 집단은 사회 내 서로 다른 집단 간의 이해를 조정할 중요한 책임을 가진다.

해설

06
건강증진에 대한 설명이다. 제1차 건강증진을 위한 국제회의는 1986년 캐나다 오타와에서 개최되었다.

07
오타와헌장 건강증진 3대 접근 원칙: 옹호, 가능화(역량강화), 조정(연합)

정답 06 ③　07 ②

PART 01

08 **건강증진 기본 접근 전략 중 옹호(advocacy)에 대한 설명으로 옳은 것은?**

18 대구

① 건강의 중요성을 널리 알리고 지지함으로써 생활여건을 건강 지향적으로 만들어가는 것
② 사람들의 건강 수준의 차이를 줄이도록 노력하고 동등한 기회와 자원을 제공하는 것
③ 지역사회와 개인의 참여하(下)에 필수적인 보건의료를 골고루 활용할 수 있도록 하는 것
④ 건강증진 프로그램과 접근 전략을 각 지역사회 및 나라, 지역의 요구에 적합하게 조절하는 것

09 **세계보건기구가 1986년 제1차 건강증진국제회의에서 제시한 건강증진 기본 전략 중 "건강은 보건의료 분야의 노력만으로는 확보가 어렵기 때문에 정부 외에도 사회경제적 부문, 기업, 대중매체, 비정부기구 등 모든 관련분야의 활동이 요구된다."는 것을 의미하는 것은?** 21 경기

① 옹호(advocacy)
② 역량강화(empowerment)
③ 중재(mediate)
④ 지원(enatle)

10 **오타와 현장의 건강증진의 주요 활동 영역으로 옳지 않은 것은?**

21 부산보건연구사

① 건전한 공공정책의 수립
② 국제사회활동의 강화
③ 개인기술의 개발
④ 보건의료서비스의 방향 재설정

PLUS

건강지향적인 공공정책 수립 (Build Healthy Public Policy)	입법, 재정, 세제, 조직개선 등 다양한 각도에서 상호 보완적인 접근
지원적인 환경 조성 (Create Supportive Environment)	안전하고 싫증나지 않고, 즐겁게 만족할 수 있는 생활과 노동조건을 만들기 • 자연적, 인공적 환경보호나 자연자원의 보존
지역사회활동 강화 (Strengthen Community Action)	주민이 참가하여 정책을 결정, 전략을 계획, 실행
개인의 건강기술개발 (Develop Personal Skill)	학교, 가정, 직장 및 지역사회 등 생활터 중심
보건의료서비스 방향 재설정 (Reorient Health Services)	

해설

정답 08 ① 09 ③ 10 ②

11 **다음 중 오타와 헌장에서 제시한 건강증진의 주요 활동영역에 해당하지 않는 것은?** 22 경기

① 건강지향적인 공공정책 ② 지지적인 환경조성
③ 지역사회 활동강화 ④ 임상적 치료기술개발

해설

12 **건강증진 국제회의에서 Health in all policies라는 의제로 개최한 나라는?** 19 경기

① 오타와 ② 애들레이드
③ 헬싱키 ④ 상해

PLUS

캐나다 오타와	1986년 제1차 회의, 오타와헌장 발표, 건강증진 정의 및 접근전략, 우선순위 활동영역 제시
호주 애들레이드	• 1988년 제2차 회의, 주요의제: "건전한 공공정책의 수립" • 여성보건을 지원하는 정책, 영양 정책, 알코올·금연 정책, 환경과 관련된 정책
스웨덴 선즈볼	1991년 제3차 회의 건강을 지원하는 환경조성
인도네시아 자카르트	1988년 제4차 회의, 주요의제: "건강증진은 가치있는 투자"
멕시코 멕시코시티	2000년 제5차 회의, "건강증진의 형평성 제고"를 위한 계층 간 격차해소
태국 방콕	2005년 제6차 회의, 주요의제: "세계화 시대의 건강증진", "건강결정요소"
케냐 나이로비	2009년 제7차 "수행역량격차 해소"를 통한 건강증진과 개발
핀란드 헬싱키	2013년 제8차 회의 주요 의제: "모든 정책에서 보건(HiAP: Health in All Policies)"
상하이	제9차 회의 주요의제: "모든 사람에게 건강을, 모든 것은 건강을 위해(Health for All and All for Health)"

12
건강증진을 위한 국제회의

1차 회의	1986년 캐나다 오타와
2차 회의	1988년 호주 애들레이드
3차 회의	1991년 스웨덴 선즈볼
4차 회의	1997년 인도네시아 자카르타
5차 회의	2000년 멕시코 멕시코시티
6차 회의	2005년 태국 방콕

13 **제5차 건강증진 국제회의로 건강불균형의 해소방안에 대한 집중 토의가 이루어진 회의는 무엇인가?** 19 경남보건연구사

① 멕시코 멕시코시티 ② 태국 방콕
③ 핀란드 헬싱키 ④ 호주 애들레이드

정답 11 ④ 12 ③ 13 ①

14 **건강증진을 위한 국제회의로써 건강에 관한 사회적 형평성을 제고한 제5차 회의는?** 19 부산

① 호주 애들레이드 회의 ② 태국 방콕 회의
③ 멕시코 멕시코시티 회의 ④ 핀란드 헬싱키 회의

PLUS

캐나다 오타와	1986년 제1차 회의, 오타와헌장 발표, 건강증진 정의 및 접근전략, 우선순위 활동영역 제시
호주 애들레이드	• 1988년 제2차 회의, 주요의제: "건전한 공공정책의 수립" • 여성보건을 지원하는 정책, 영양 정책, 알코올·금연 정책, 환경과 관련된 정책
스웨덴 선즈볼	1991년 제3차 회의 건강을 지원하는 환경조성
인도네시아 자카르트	1988년 제4차 회의, 주요의제: "건강증진은 가치있는 투자"
멕시코 멕시코시티	2000년 제5차 회의, "건강증진의 형평성 제고"를 위한 계층 간 격차해소
태국 방콕	2005년 제6차 회의, 주요의제: "세계화 시대의 건강증진", "건강결정요소"
케냐 나이로비	2009년 제7차 "수행역량격차 해소"를 통한 건강증진과 개발
핀란드 헬싱키	2013년 제8차 회의 주요 의제: "모든 정책에서 보건(HiAP: Health in All Policies)"
상하이	제9차 회의 주요의제: "모든 사람에게 건강을, 모든 것은 건강을 위해(Health for All and All for Health)"

15 **제1차 건강증진을 위한 국제회의가 개최된 지역은 어디인가?** 20 대전

① 캐나다 오타와 ② 호주 애들레이드
③ 인도네시아 자카르트타 ④ 케냐 나이로비

16 **건강증진을 위한 국제회의 중 2차회의였던 애들레이드 회의의 의제는 무엇인가?** 19 울산

① 세계화 시대의 건강증진 ② 건전한 공공정책의 수립
③ 건강증진 형평성 증진 ④ 모든 정책에서의 보건

해설

정답 14 ③ 15 ① 16 ②

17 제9차 상하이 국제 건강증진 회의에서 결의된 건강도시 실현을 위한 우선순위로 옳지 않은 것은? 19 호남권

① 기후변화에 대응하는 것
② 어린이에게 투자하는 것
③ 주민에게 기본적인 욕구를 충족하는 것
④ 질 높은 도시의 물리적 환경을 조성하는 것

해설

17

2016년 제9차 건강증진을 위한 국제회의(상하이 회의) 건강도시 실현의 10가지 우선순위
(1) 교육, 주거, 고용, 안전 등 주민에게 기본적인 욕구를 충족하는 것
(2) 대기, 수질, 토양오염을 저감하고 기후변화에 대응하는 것
(3) 어린이에게 투자하는 것
(4) 여성과 청소년 여학생에게 안전한 환경을 조성하는 것
(5) 도시의 가난한 사람, 이민자, 체류자 등의 건강과 삶의 질 높이는 것
(6) 여러 가지 형태의 차별을 없애는 것
(7) 감염병으로부터 안전한 도시를 만드는 것
(8) 도시의 지속가능한 이동을 위해 디자인하는 것
(9) 안전한 식품과 건강식품을 제공하는 것
(10) 금연 환경을 조성하는 것

제5절 우리나라의 건강증진사업

01 제5차 국민건강증진종합계획(Health Plan 2030) 사업분야 중 인구집단별 건강관리의 분야로 옳지 않은 것은? 18 경기의료기술(변형)

① 여성건강 ② 성인건강
③ 근로자건강 ④ 군인건강

02 우리나라의 건강증진사업인 제5차 국민건강증진종합계획의 주요 사업분야에서 건강생활실천 확산을 위한 내용으로 옳은 것은? 18 경기(변형)

① 암, 건강검진 ② 신체활동, 절주
③ 금연, 예방접종 ④ 비만, 정신보건

PLUS

제5차 국민건강증진종합계획 HP2030 중점과제

건강생활 실천	금연, 절주, 영양, 신체활동, 구강건강
정신건강 관리	자살예방, 치매, 중독, 지역사회 정신건강
비감염성질환 예방관리	암, 심뇌혈관질환(고혈압, 당뇨), 비만, 손상
감염 및 환경성질환 예방관리	감염병예방 및 관리(결핵, 에이즈, 의료감염 · 항생제 내성, 예방행태 개선 등 포함), 감염병위기대비대응(검역/감시, 예방접종 포함), 기후변화성 질환(미세먼지, 폭염, 한파)
인구집단별 건강관리	영유아, 아동 · 청소년, 여성, 노인, 장애인 근로자, 군인
건강친화적 환경 구축	건강친화적 법제도 개선, 건강정보이해력 제고, 혁신적 정보기술의 적용, 재원마련 및 운용, 지역사회지원(인력, 시설) 확충 및 거버넌스 구축

02
건강생활 실천: 금연, 절주, 영양, 신체활동, 구강건강

정답 17 ④ / 01 ② 02 ②

03 Health plan 2030에 대한 설명으로 옳지 않은 것은? 19 강원

① 목표는 건강수명연장과 건강형평성제고이다
② 건강수명은 얼마나 오랫동안 건강하게 사느냐이다
③ 건강 친화적 환경 구축 분과의 중점과제로는 건강친화적법제도 개선 및 건강영향평가 등이 해당된다.
④ 암 · 비만은 비감염성질환 예방관리 분과의 중점과제이다.

PLUS

제5차 국민건강증진 종합계획(Health Plan 2030)

비전	모든 사람이 평생건강을 누리는 사회
목표	건강 수명 연장, 건강 형평성 제고
분과	중점과제
건강생활 실천	금연, 절주, 영양, 신체활동, 구강건강
정신건강 관리	자살예방, 치매, 중독, 지역사회 정신건강
비감염성질환 예방관리	암, 심뇌혈관질환(심혈관질환, 선행질환), 비만, 손상
감염 및 기후변화성 질환 예방관리	감염병예방 및 관리(결핵, 에이즈, 의료관련감염, 항생제 내성, 예방행태개선), 감염병위기대비대응(검역/감시, 예방접종), 기후변화성 질환
인구집단별 건강관리	영유아, 청소년, 여성, 노인, 장애인 근로자, 군인
건강친화적 환경 구축	건강친화적 법제도 개선, 건강정보이해력제고, 혁신적 정보기술의 적용, 재원마련 및 운용, 지역사회지원(인력, 시설) 확충 및 거버넌스 구축

04 우리나라의 제5차 Health plan 2030에서 목표로 옳은 것은? 19 호남

① 평균수명 연장과 건강효율성 제고
② 건강수명 연장과 건강형평성 제고
③ 온 국민과 함께 만들고 누리는 건강세상
④ 기대수명 연장을 통한 건강형평성 제고

05 우리나라의 건강증진사업에 대한 설명으로 옳지 않은 것은? 19 충북

① 3차, 4차, 5차 계획의 목표는 건강수명 연장과 건강형평성 제고이다.
② 5차 계획에서는 소득간, 지역간 건강형평성 확보를 목표로 하고 있다.
③ 5차 계획에서 목표 건강수명은 75세다.
④ 5차 계획에는 4차 계획에 없던 기본원칙이 추가되었다.

해설

04

비전	모든 사람이 평생건강을 누리는 사회
목표	건강 수명 연장, 건강 형평성 제고

05
2030년까지 건강수명 73.3세 달성

정답 03 ③ 04 ② 05 ③

PART 01

06 **제5차 국민건강증진종합계획(HP2030)의 사업분야와 주요과제의 연결이 옳지 않은 것은?** 20 경기

① 건강생활실천 – 정신건강
② 비감염성질환 예방관리 – 암
③ 인구집단별 건강관리 – 근로자건강
④ 감염 및 기후변화성 질환 예방관리 – 기후변화성질환

07 **우리나라의 제5차 국민건강증진종합계획(Health Plan 2030)의 사업분야 중 정신건강 관리 사업에 해당하는 것은?** 20 경기(변형)

① 금연 ② 치매
③ 비만 ④ 절주

PLUS

제5차 국민건강증진종합계획 HP2030 중점과제

건강생활 실천	금연, 절주, 영양, 신체활동, 구강건강
정신건강 관리	자살예방, 치매, 중독, 지역사회 정신건강
비감염성질환 예방관리	암, 심뇌혈관질환(심혈관질환, 선생질환), 비만, 손상
감염 및 기후변화성 질환 예방관리	감염병예방 및 관리(결핵에이즈, 의료관련감염, 손씻기 등 포함), 감염병위기 대비대응(검역 감시 예방접종 포함), 기후변화성질환(미세 먼지, 폭염, 한파 등)
인구집단별 건강관리	영유아, 청소년(학생), 여성(모성, 다문화 포함), 노인, 장애인 근로자, 군인
건강친화적 환경 구축	건강친화적 법제도 개선, 건강정보이해력 제고, 혁신적 정보기술의 적용, 재원마련 및 운용, 지역사회지원(인력, 시설) 확충 및 거버넌스 구축

08 **제5차 국민건강증진종합계획(Health Plan 2030)의 주요사업 분야의 내용으로 가장 옳지 않은 것은?** 20 서울(변형)

① 정신건강 관리 – 자살예방, 치매
② 비감염성질환 예방 관리 – 암, 심뇌혈관질환
③ 인구집단별 건강관리 – 근로자, 군인
④ 건강생활 실천확산 – 신체활동, 비만관리

09 **제5차 국민건강증진종합계획의 건강생활실천 영역에 해당하지 않는 것은?** 20 전남

① 영양 ② 절주
③ 신체활동 ④ 건강검진

해설

08
건강생활 실천확산 : 금연, 절주, 영양, 신체활동, 구강건강

정답 06 ① 07 ② 08 ④ 09 ④

10 **다음과 같은 사업 과제를 가지는 HP2030의 목표는 무엇인가?** 20 인천보건연구사

> • 건강생활실천
> • 비감염성질환 예방관리
> • 건강친화적 환경 구축

① 질병예방 관리
② 건강수명 연장과 건강형평성 제고
③ 모든 사람이 평생건강을 누리는 사회
④ 국민의료비 절감과 평균수명 연장

11 **우리나라의 건강증진사업인 제2차, 3차, 4차, 5차 국민건강증진종합계획의 목표로 옳은 것은?** 21 경기

① 모든 사람이 평생 건강을 누리는 사회
② 건강수명 연장과 건강형평성 제고
③ 건강생활 실천 확산
④ 온 국민이 함께 만들고 누리는 건강세상

12 **제5차 건강증진종합계획(HP2030)의 목표로 옳은 것은?** 21 광주 · 전남 · 전북

① 평균수명연장 ② 경제적 형평성 제고
③ 기대수명 연장 ④ 건강수명연장

PLUS

제5차 국민건강증진종합계획(Health Plan 2030)

비전	모든 사람이 평생건강을 누리는 사회
목표	건강 수명 연장, 건강 형평성 제고

13 **건강수명 연장과 건강형평성 제고를 목표로 하는 제5차 국민건강증진종합계획(HP2030)의 기본원칙으로 가장 옳지 않은 것은?** 21 서울

① 모든 생애과정과 생활터에 적용
② 누구나 참여하여 함께 만들고 누릴 기회 보장
③ 감염질환 관리
④ 관련된 모든 부문이 연계하고 협력

해설

10

비전	모든 사람이 평생건강을 누리는 사회
목표	건강 수명 연장, 건강 형평성 제고

13

기본원칙
① 국가와 지역사회의 모든 정책 수립에 건강을 우선적으로 반영한다.
② 보편적인 건강수준의 향상과 건강형평성 제고를 함께 추진한다.
③ 모든 생애과정과 생활터에 적용한다.
④ 건강친화적인 환경을 구축한다.
⑤ 누구나 참여하여 함께 만들고 누릴 수 있도록 한다.
⑥ 관련된 모든 부문이 연계하고 협력한다.

정답 10 ② 11 ② 12 ④ 13 ③

14 **제5차 국민건강증진종합계획(Health Plan 2030)의 기본원칙에 해당하지 않는 것은?** 21 충남보건연구사

① 보건의료분야 인력의 인프라를 형성한다.
② 보편적인 건강수준의 향상과 건강형평성 제고를 함께 추진한다.
③ 건강친화적인 환경을 구축한다.
④ 누구나 참여하여 함께 만들고 누릴 수 있도록 한다.

15 **다음 중 건강형평성에 대한 설명으로 옳은 것은?** 21 광주보건연구사

① 모든 사람이 자신의 건강잠재력을 완전하게 발휘할 수 있도록 공정한 기회를 가져야 한다.
② 개인적인 질병경험이 동일해야 한다.
③ 인간은 누구나 태어날 때부터 건강을 향유할 권리가 있다.
④ 모든 사람이 동일한 양의 의료서비스를 받아야 한다.

16 **다음 중 제5차 국민건강증진종합계획(Health Plan 2030)의 분과로 옳은 것은?** 21 세종보건연구사

ㄱ. 건강친화적 환경 구축
ㄴ. 비감염성질환 예방관리
ㄷ. 인구집단별 건강관리
ㄹ. 감염 및 기후변화성 질환 예방관리
ㅁ. 정신건강 관리

① ㄱ, ㄴ, ㄷ
② ㄴ, ㄷ, ㄹ, ㅁ
③ ㄱ, ㄴ, ㄷ, ㄹ
④ ㄱ, ㄴ, ㄷ, ㄹ, ㅁ

PLUS

건강생활 실천	금연, 절주, 영양, 신체활동, 구강건강
정신건강 관리	자살예방, 치매, 중독, 지역사회 정신건강
비감염성질환 예방관리	암, 심뇌혈관질환(고혈압 당뇨), 비만, 손상
감염 및 환경성질환 예방관리	감염병 예방 및 관리(결핵, 에이즈, 의료감염 · 항생제 내성, 예방행태 개선 등 포함), 감염병위기대비대응(검역/감시, 예방접종 포함), 기후변화성 질환(미세먼지, 폭염, 한파)
인구집단별 건강관리	영유아, 아동 · 청소년(학생), 여성(모성, 다문화 포함), 노인, 장애인 근로자, 군인
건강친화적 환경 구축	건강친화적 법제도 개선, 건강정보이해력 제고, 혁신적 정보기술의 적용, 재원마련 및 운용, 지역사회지원(인력, 시설) 확충 및 거버넌스 구축

해설

14

기본원칙
① 국가와 지역사회의 모든 정책 수립에 건강을 우선적으로 반영한다. ② 보편적인 건강수준의 향상과 건강형평성 제고를 함께 추진한다. ③ 모든 생애과정과 생활터에 적용한다. ④ 건강친화적인 환경을 구축한다. ⑤ 누구나 참여하여 함께 만들고 누릴 수 있도록 한다. ⑥ 관련된 모든 부문이 연계하고 협력한다.

15
건강형평이란 모든 사람이 자신의 건강 잠재력을 완전하게 발휘할 수 있도록 공정한 기회를 가진다는 뜻을 지니고 있다.

정답 14 ① 15 ① 16 ④

17 **Health Plan 2030의 사업분과 중 건강생활실천의 영역에 해당하지 않는 것은?** 21 인천의료기술

① 영양 ② 구강건강
③ 환경위생 ④ 신체활동

PLUS

제5차 국민건강증진종합계획 HP2030 중점과제

건강생활 실천	금연, 절주, 영양, 신체활동, 구강건강
정신건강 관리	자살예방, 치매, 중독, 지역사회 정신건강
비감염성질환 예방관리	암, 심뇌혈관질환(심혈관질환, 선생질환), 비만, 손상
감염 및 기후변화성질환 예방관리	감염병예방 및 관리(결핵에이즈, 의료관련감염, 손씻기 등 포함), 감염병위기 대비대응(검역 감시 예방접종 포함), 기후변화성질환(미세 먼지, 폭염, 한파 등)
인구집단별 건강관리	영유아, 청소년(학생), 여성(모성, 다문화 포함), 노인, 장애인 근로자, 군인
건강친화적 환경 구축	건강친화적 법제도 개선, 건강정보이해력 제고, 혁신적 정보기술의 적용, 재원마련 및 운용, 지역사회지원(인력, 시설) 확충 및 거버넌스 구축

18 **Health Plan 2030의 중점과제 중 건강생활실천 평가를 위한 대표지표에 해당하는 것은?** 21 전북보건연구사

ㄱ. 성인 남자 흡연율 ㄴ. 청소년 비만율
ㄷ. 영구치 우식경험률 ㄹ. 식품안정성 확보 가구분율

① ㄱ, ㄴ, ㄷ ② ㄱ, ㄴ, ㄹ
③ ㄴ, ㄷ, ㄹ ④ ㄱ, ㄷ, ㄹ

PLUS

건강생활실천 과제	대표지표
금연	성인남성 현재흡연율, 성인여성 현재흡연율
절주	성인남성 고위험음주율, 성인여성 고위험음주율
영양	식품 안정성 확보 가구분율
신체활동	성인남성 유산소 신체활동 실천율, 성인여성 유산소 신체활동 실천율
구강건강	영구치(12세) 우식경험률

19 **제5차 국민건강증진종합계획(Health Plan 2030)의 분과 중 건강생활 실천의 중점과제에 해당하지 않는 것은?** 21 인천보건연구사

① 금연 ② 영양
③ 건강검진 ④ 절주

해설

정답 17 ③ 18 ④ 19 ③

20 **제5차 국민건강증진종합계획(Health Plan 2030)에서 '건강친화적 환경 구축' 분과의 중점과제에 해당하는 것은?** 21 전남보건연구사

① 건강정보 이해력 제고 ② 금연, 절주, 영양
③ 감염병 예방 및 관리 ④ 감염병위기대비대응

PLUS

제5차 국민건강증진종합계획 HP2030 중점과제

건강생활 실천	금연, 절주, 영양, 신체활동, 구강건강
정신건강 관리	자살예방, 치매, 중독, 지역사회 정신건강
비감염성질환 예방관리	암, 심뇌혈관질환(심혈관질환, 선생질환), 비만, 손상
감염 및 기후변화성질환 예방관리	감염병예방 및 관리(결핵에이즈, 의료관련감염, 손씻기 등 포함), 감염병위기 대비대응(검역 감시 예방접종 포함), 기후변화성질환(미세 먼지, 폭염, 한파 등)
인구집단별 건강관리	영유아, 청소년(학생), 여성(모성, 다문화 포함), 노인, 장애인 근로자, 군인
건강친화적 환경 구축	건강친화적 법제도 개선, 건강정보이해력 제고, 혁신적 정보기술의 적용, 재원마련 및 운용, 지역사회지원(인력, 시설) 확충 및 거버넌스 구축

21 **제5차 국민건강증진종합계획(Health Plan 2030)에서 건강생활실천분야에 해당하지 않는 것은?** 22 충북의료기술

① 영양 ② 구강건강
③ 신체활동 ④ 위생

PLUS

제5차 국민건강증진종합계획 HP2030 중점과제

건강생활 실천	금연, 절주, 영양, 신체활동, 구강건강
정신건강 관리	자살예방, 치매, 중독, 지역사회 정신건강
비감염성질환 예방관리	암, 심뇌혈관질환(심혈관질환, 선생질환), 비만, 손상
감염 및 기후변화성질환 예방관리	감염병예방 및 관리(결핵에이즈, 의료관련감염, 손씻기 등 포함), 감염병위기 대비대응(검역 감시 예방접종 포함), 기후변화성질환(미세 먼지, 폭염, 한파 등)
인구집단별 건강관리	영유아, 청소년(학생), 여성(모성, 다문화 포함), 노인, 장애인 근로자, 군인
건강친화적 환경 구축	건강친화적 법제도 개선, 건강정보이해력 제고, 혁신적 정보기술의 적용, 재원마련 및 운용, 지역사회지원(인력, 시설) 확충 및 거버넌스 구축

22 **5차 국민건강증진종합계획(HP2030)의 중점과제 중 건강친화적 환경구축 분과에 해당하는 것은?** 22 경기의료기술

① 신체활동 ② 정신건강
③ 건강정보 이해력제고 ④ 감염병관리

해설

정답 20 ① 21 ④ 22 ③

PLUS

건강생활 실천	금연, 절주, 영양, 신체활동, 구강건강
정신건강 관리	자살예방, 치매, 중독, 지역사회 정신건강
비감염성질환 예방관리	암, 심뇌혈관질환(고혈압, 당뇨), 비만, 손상
감염 및 환경성질환 예방관리	감염병예방 및 관리(결핵, 에이즈, 의료감염 · 항생제 내성, 예방행태 개선 등 포함), 감염병위기대비대응(검역/감시, 예방접종 포함), 기후 변화성 질환(미세먼지, 폭염, 한파)
인구집단별 건강관리	영유아, 아동 · 청소년(학생), 여성(모성, 다문화 포함), 노인, 장애인 근로자, 군인
건강친화적 환경 구축	건강친화적 법제도 개선, 건강정보이해력 제고, 혁신적 정보기술의 적용, 재원마련 및 운용, 지역사회지원(인력, 시설) 확충 및 거버넌스 구축

23 제5차 국민건강증진종합계획(Health Plan 2030)의 중점과제 중 건강생활 실천 분과에 해당하는 것은? 22 경북의료기술

① 금연, 비만 ② 치매, 결핵
③ 정신, 신체활동 ④ 구강건강, 영양

24 다음의 내용을 의미하는 용어로 옳은 것은? 22 경북의료기술

> 사회적, 경제적, 인구학적 또는 지리적으로 구분된 인구집단 사이에 건강수준 측면에서 차이가 없고 누구나 차별 없이 보건의료서비스 혜택을 누리는 것

① 건강관 ② 평등권
③ 건강형평성 ④ 일차 보건의료

PLUS

건강 형평성	모든 사람이 자신의 건강 잠재력을 완전하게 발휘할 수 있도록 공정한 기회를 가진다. 이를 위하여 사회 공동체가 제도적 법적 책임이 있다는 의미도 내포하고 있다. 따라서 보건의료서비스 형평은 다음과 같은 의미를 내포한다.	
	'동등한 건강요구에 대한 가용 서비스의 동등한 접근'	서비스는 지역적으로 공평한 분포가 되어야 하며 접근이 용이해야 할 뿐만 아니라 접근을 방해하는 여타 장애요소는 제거되어야 한다.
	'동등한 건강요구에 대한 동등한 이용'	사회경제적 불리함으로 인해서 필요한 보건의료서비스를 이용하지 못하는 경우에 이를 개선하기 위해서 대책을 강구해야 한다.
	'사회 구성원 모두에게 동등한 질적 서비스 제공'	사회의 모든 계층의 구성원들은 보건의료 제공자들로부터 똑같은 양질의 보건의료서비스를 제공받을 권리가 있다

해설

23
제5차 국민건강증진종합계획(Health Plan 2030)의 중점과제 중 건강생활 실천

건강생활 실천 과제	대표지표
금연	성인남성 현재흡연율, 성인여성 현재흡연율
절주	성인남성 고위험음주율, 성인여성 고위험음주율
영양	식품 안정성 확보 가구분율
신체활동	성인남성 유산소 신체활동 실천율, 성인여성 유산소 신체활동 실천율
구강건강	영구치(12세) 우식 경험률

정답 23 ④ 24 ③

25 다음 중 Health Plan 2030 비전으로 옳은 것은? 22 경기

① 건강수명 연장과 건강형평성 제고
② 75세까지 건강수명 연장
③ 온 국민이 함께 만들고 누리는 건강세상
④ 모든 사람이 평생건강을 누리는 사회

26 제5차 국민건강증진종합계획에서 비감염성질환 예방관리의 중점과제로 옳은 것은? 22 울산

① 금연, 절주 ② 비만, 손상
③ 노인, 영유아 ④ 치매, 중독

PLUS

제5차 국민건강증진종합계획 HP2030 중점과제

건강생활 실천	금연, 절주, 영양, 신체활동, 구강건강
정신건강 관리	자살예방, 치매, 중독, 지역사회 정신건강
비감염성질환 예방관리	암, 심뇌혈관질환(고혈압, 당뇨), 비만, 손상
감염 및 환경성질환 예방관리	감염병예방 및 관리(결핵, 에이즈, 의료감염·항생제 내성, 예방행태 개선 등 포함), 감염병위기대비대응(검역/감시, 예방접종 포함), 기후변화성 질환(미세먼지, 폭염, 한파)
인구집단별 건강관리	영유아, 아동·청소년(학생), 여성(모성, 다문화 포함), 노인, 장애인 근로자, 군인
건강친화적 환경 구축	건강친화적 법제도 개선, 건강정보이해력 제고, 혁신적 정보기술의 적용, 재원마련 및 운용, 지역사회지원(인력, 시설) 확충 및 거버넌스 구축

27 제5차 국민건강증진종합계획(Health Plan 2030. 2021~2030)에서 제시한 기본원칙에 해당하지 않는 것은? 22 서울시(2월)

① 건강친화적인 환경 구축
② 전문가와 공무원 주도의 건강 책무성 제고
③ 보편적인 건강수준 향상과 건강 형평성 제고
④ 국가와 지역사회의 모든 정책 수립에 건강을 우선적으로 반영

PLUS

기본원칙	① 국가와 지역사회의 모든 정책 수립에 건강을 우선적으로 반영한다. ② 보편적인 건강수준의 향상과 건강형평성 제고를 함께 추진한다. ③ 모든 생애과정과 생활터에 적용한다. ④ 건강친화적인 환경을 구축한다. ⑤ 누구나 참여하여 함께 만들고 누릴 수 있도록 한다. ⑥ 관련된 모든 부문이 연계하고 협력한다.

해설

25
제5차 국민건강증진종합계획(Health Plan 2030)

비전	모든 사람이 평생건강을 누리는 사회
목표	건강 수명 연장, 건강 형평성 제고

정답 25 ④ 26 ② 27 ②

28 **다음 중 제5차 국민건강증진종합계획(health plan 2030)의 내용으로 옳지 않은 것은?** 22 전남

① 모든 사람이 평생 건강을 누리는 사회가 비전이다.
② 목표 건강수명은 73.3세이다.
③ 건강수명 상위 20% 지자체와, 하위 20% 지자체의 건강수명 격차를 2.9세 이하로 낮춘다.
④ 소득수준 상위 20%와 하위 20%의 건강수명 격차를 6.6세 이하로 낮춘다.

PLUS

제5차 국민건강증진종합계획(Health Plan 2030)

비전	모든 사람이 평생건강을 누리는 사회	
	① 모든 사람	성, 계층, 지역 간 건강형평성 확보, 적용 대상을 모든 사람으로 확대
	② 평생 건강을 누리는 사회	출생~노년까지 전생애주기에 걸친 건강권 보장, 정부 포함 사회 전체
목표	건강수명연장, 건강형평성 제고	
	① 건강수명	30년까지 건강수명 73.3세 달성('18. 70.4세 → '30 추계치 73.3세)
	② 건강형평성	건강수명의 소득 간 지역 간 형평성 확보 • 소득: 소득수준 상위 20%의 건강수명과 소득수준 하위 20%의 건강수명 격차를 7.6세 이하로 낮춘다. • 지역: 건강수명 상위 20% 해당 지자체의 건강수명과 하위 20% 해당 지자체의 건강수명의 격차를 2.9세 이하로 낮춘다.

29 **제5차 국민건강증진종합계획(HP 2030)의 목표인 건강형평성 제고의 대상으로 옳은 것은?** 23 경기보건연구사

① 남녀간 기대수명 차이 해소
② 지역간 고령인구 비율 격차 해소
③ 교육수준 상위 20%와 하위 20%의 건강수명 격차 해소
④ 소득수준 상위 20%와 하위 20%의 건강수명 격차 해소

PLUS

목표	건강수명연장, 건강형평성 제고	
	① 건강수명	30년까지 건강수명 73.3세 달성('18. 70.4세 → '30 추계치 73.3세)
	② 건강형평성	건강수명의 소득 간 지역 간 형평성 확보 • 소득: 소득수준 상위 20%의 건강수명과 소득수준 하위 20%의 건강수명 격차를 7.6세 이하로 낮춘다. • 지역: 건강수명 상위 20% 해당 지자체의 건강수명과 하위 20% 해당 지자체의 건강수명의 격차를 2.9세 이하로 낮춘다.

해설

정답 28 ④ 29 ④

30 **제4차 국민건강증진종합계획(HP 2020)과 비교하여, 제5차 국민건강증진종합계획(HP 2030)의 기본틀에서 신설된 사업분야는?** 23 보건직

① 건강생활 실천 확산　② 감염질환 관리
③ 인구집단 건강관리　④ 건강친화적 환경 구축

PLUS

제4차HP 2020		
건강생활 실천 확산	금연 · 신체활동 · 절주 · 영양	
예방중심 상병관리	**만성퇴행성질환 관리**	**감염질환 관리**
	• 암, 건강검진 • 관절염, 심뇌혈관질환/비만, 정신보건, 구강보건	• 예방접종, 비상방역체계 • 의료관련 감염 • 결핵, 에이즈
안전환경 보건	• 식품정책 · 건강영향평가 • 손상예방	
인구집단별 건강관리	• 모성 · 영유아건강 · 학교보건 • 취약가정 방문건강 • 노인 · 근로자 · 군인건강 • 다문화가족 · 장애인건강	
인프라 확충 및 사업체계 효율화	인프라 · 정보통계 · 평가체계 · 재원	

제5차 HP 2030	
건강생활실천	금연, 절주, 영양, 신체활동, 구강건강
정신건강 관리	자살예방, 치매, 중독, 지역사회 정신건강
비감염성질환 예방관리	암, 심뇌혈관질환(심혈관질환, 선행질환), 비만, 손상
감염 및 기후변화성질환 예방관리	감염병예방 및 관리, 감염병위기 대비대응, 기후변화성질환
인구집단별 건강관리	영유아, 청소년, 여성, 노인, 장애인 근로자, 군인
건강친화적 환경 구축	건강친화적 법제도 개선, 건강정보이해력 제고, 혁신적 정보기술의 적용, 재원마련 및 운용, 지역사회지원(인력시설) 확충 및 거버넌스 구축

31 **「국민건강증진법」에 따라 국민건강증진종합계획을 수립하는 자는 누구인가?** 18 경북

① 보건복지부장관　② 시 · 도지사
③ 시장 · 군수 · 구청장　④ 보건소장

해설

31

국민건강증진종합계획의 수립 국민건강증진법 제4조

① 보건복지부장관은 제6조의 규정에 따른 국민건강증진정책심의위원회의 심의를 거쳐 국민건강증진종합계획(이하 '종합계획'이라 한다)을 5년마다 수립하여야 한다. 이 경우 미리 관계 중앙행정기관의 장과 협의를 거쳐야 한다.
② 종합계획에 포함되어야 할 사항은 다음과 같다.
1. 국민건강증진의 기본목표 및 추진방향
2. 국민건강증진을 위한 주요 추진과제 및 추진방법
3. 국민건강증진에 관한 인력의 관리 및 소요재원의 조달방안
4. 제22조의 규정에 따른 국민건강증진기금의 운용방안
4의2. 아동 · 여성 · 노인 · 장애인 등 건강취약 집단이나 계층에 대한 건강증진 지원방안
5. 국민건강증진 관련 통계 및 정보의 관리 방안
6. 그 밖에 국민건강증진을 위하여 필요한 사항

정답 30 ④　31 ①

32 국민건강증진법상 건강증진사업에 관한 설명으로 옳지 않은 것은? 18 교육청

① 건강증진사업에는 보건교육, 질병예방, 건강생활 실천 등이 포함된다.
② 영양개선은 균형된 식생활을 통하여 건강을 개선시키는 것을 말한다.
③ 건강증진은 건강한 상태를 유지하는 것을 말한다.
④ 보건교육은 건강에 유익한 행위를 자발적으로 수행하도록 하는 교육을 말한다.

PLUS

정의 「국민건강증진법」 제2조	"국민건강증진사업"	보건교육, 질병예방, 영양개선, 신체활동장려, 건강관리 및 건강생활의 실천등을 통하여 국민의 건강을 증진시키는 사업
	"보건교육"	개인 또는 집단으로 하여금 건강에 유익한 행위를 자발적으로 수행하도록 하는 교육
	"영양개선"	개인 또는 집단이 균형된 식생활을 통하여 건강을 개선시키는 것
	"신체활동장려"	개인 또는 집단이 일상생활 중 신체의 근육을 활용하여 에너지를 소비하는 모든 활동을 자발적으로 적극 수행하도록 장려하는 것
	"건강관리"	개인 또는 집단이 건강에 유익한 행위를 지속적으로 수행함으로써 건강한 상태를 유지하는 것
	"건강친화제도"	근로자의 건강증진을 위하여 직장 내 문화 및 환경을 건강친화적으로 조성하고, 근로자가 자신의 건강관리를 적극적으로 수행할 수 있도록 교육, 상담 프로그램 등을 지원하는 것

33 다음 중 「국민건강증진법」에 따른 국민건강증진 종합계획에 포함되어야 하는 사항인 것은? 19 경기

㉠ 국민건강증진을 위한 기본목표 및 추진방법
㉡ 국민건강증진에 관한 인력의 관리 및 소요재원의 조달방안
㉢ 국민건강증진기금의 운용방안
㉣ 국민건강증진 관련 통계 및 정보의 관리 방안

① ㉠, ㉡
② ㉡, ㉢, ㉣
③ ㉠, ㉡, ㉣
④ ㉠, ㉡, ㉢, ㉣

해설

정답 32 ③ 33 ④

34 「국민건강증진법」에 따라 보건소를 통해 시행하는 건강증진사업에 해당하지 않는 것은? 19 호남권

① 보건교육 및 건강상담
② 구강건강의 관리
③ 질병의 조기발견을 위한 검진 및 처방
④ 여성・노인・장애인 등 보건의료 취약계층의 건강유지・증진

PLUS

건강증진사업 국민건강증진법 제19조	① 국가 및 지방자치단체는 국민건강증진사업에 필요한 요원 및 시설을 확보하고, 그 시설의 이용에 필요한 시책을 강구하여야 한다. ② 특별자치시장・특별자치도지사・시장・군수・구청장은 지역 주민의 건강증진을 위하여 보건복지부령이 정하는 바에 의하여 보건소장으로 하여금 다음 각 호의 사업을 하게 할 수 있다. 1. 보건교육 및 건강상담 2. 영양관리 3. 신체활동장려 4. 구강건강의 관리 5. 질병의 조기발견을 위한 검진 및 처방 6. 지역사회의 보건문제에 관한 조사・연구 7. 기타 건강교실의 운영 등 건강증진사업에 관한 사항

35 「국민건강증진법」의 목적에서 빈칸에 들어갈 내용으로 옳은 것은? 20 울산보건연구사

> 이 법은 국민에게 건강에 대한 가치와 책임의식을 함양하도록 건강에 관한 바른 지식을 보급하고 (　　)함으로써 국민의 건강을 증진함을 목적으로 한다.

① 건강에 유익한 행위를 자발적으로 수행하도록 하는 교육
② 스스로 건강생활을 실천할 수 있는 여건을 조성
③ 건강한 환경을 조성할 수 있는 역량을 강화
④ 국민건강증진사업의 추진에 필요한 재원을 확보

36 다음 중 「국민건강증진법」에 따라 시행해야 하는 보건교육에 해당하지 않는 것은? 20 인천

① 급성 질환 예방에 관한 사항
② 영양에 관한 사항
③ 체육활동에 관한 사항
④ 공중위생에 관한 사항

해설

34

④ 여성・노인・장애인 등 보건의료 취약계층의 건강유지・증진 – 「지역보건법」에 따른 보건소의 기능 및 업무의 내용

35

「국민건강증진법」 제1조(목적)

이 법은 국민에게 건강에 대한 가치와 책임의식을 함양하도록 건강에 관한 바른 지식을 보급하고 스스로 건강생활을 실천 할 수 있는 여건을 조성함으로써 국민의 건강을 증진함을 목적으로 한다.

36

「국민건강증진법」 시행령 제17조(보건교육의 내용)

법 제12조에 따른 보건교육에는 다음 각 호의 사항이 포함되어야 한다.
1. 금연・절주 등 건강생활의 실천에 관한 사항
2. 만성퇴행성질환등 질병의 예방에 관한 사항
3. 영양 및 식생활에 관한 사항
4. 구강건강에 관한 사항
5. 공중위생에 관한 사항
6. 건강증진을 위한 체육활동에 관한 사항
7. 그 밖에 건강증진사업에 관한 사항

정답 34 ④ 35 ② 36 ①

PART 01

37 다음 중 금연구역으로 지정해야 하는 곳은? 20 충남

① 철도역 대기실 ② 대학교 운동장
③ 100석 공연장 ④ 500명 관중 경기장

PLUS

금연구역 「국민건강증진법」 제9조	• 국회청사 / 정부청사 / 법원 / 공공청사 / 지방공기업 청사 / 학교[교사(校舍)와 운동장] / 보건소 보건의료원 보건지소 / 어린이집 / 청소년 수련관(원), 청소년이용시설(활동시설) / 도서관 / 어린이놀이시설 / 학교교과교습학원과 연면적 1천제곱미터 이상의 학원 / 공항 · 여객부두 · 철도역 · 여객자동차터미널 등 교통 관련 시설의 대기실 · 승강장 지하보도 및 16인승 이상의 교통수단으로서 여객 또는 화물을 유상으로 운송하는 것 / 어린이운송용 승합자동차 / 연면적 1천제곱미터 이상의 사무용건축물, 공장 및 복합용도의 건축물 / 300석 이상의 공연장 / 지하도에 있는 상점가 / 관광숙박업소 / 1천명 이상 수용할 수 있는 체육시설 / 실내에 설치된 체육시설 / 사회복지시설 / 목욕장 / 청소년(일반)(인터넷컴퓨터) 게임시설 게임제공업소 / 휴게음식점영업소, 일반음식점영업소 및 제과점영업소 / 만화대여업소 • 밖에 공동주택의 거주 세대 중 2분의 1 이상이 금연구역으로 지정하여 줄 것을 신청
금연을 위한 조치 「국민건강증진법」 제9조	① 삭제 ② 담배를 판매하는 자는 대통령령이 정하는 장소에서 담배자동판매기를 설치하여 담배를 판매하여서는 아니된다. ③ 대통령령이 정하는 장소에 담배자동판매기를 설치하여 담배를 판매하는 자는 보건복지부령이 정하는 바에 따라 성인인증장치를 부착하여야 한다. ④ 다음 각 호의 공중이 이용하는 시설의 소유자 · 점유자 또는 관리자는 해당 시설의 전체를 금연구역으로 지정하고 금연구역을 알리는 표지를 설치하여야 한다. 이 경우 흡연자를 위한 흡연실을 설치할 수 있으며, 금연구역을 알리는 표지와 흡연실을 설치하는 기준 방법 등은 보건복지부령으로 정한다.

38 「구강보건법」상 구강보건사업 기본계획 수립에 대한 설명으로 가장 옳은 것은? 20 서울

① 보건복지부장관이 5년마다 수립한다.
② 보건복지부장관이 3년마다 수립한다.
③ 관할 시 · 도지사가 5년마다 수립한다.
④ 관할 시 · 도지사가 3년마다 수립한다.

해설

38

구강보건사업 기본계획의 수립 (구강보건법 제5조)

① 보건복지부장관은 구강보건사업의 효율적인 추진을 위하여 5년마다 구강보건사업에 관한 기본계획(이하 "기본계획"이라 한다)을 수립하여야 한다.
② 기본계획에는 다음 각 호의 사업이 포함되어야 한다.
1. 구강보건에 관한 조사 · 연구 및 교육사업
2. 수돗물불소농도조정사업
3. 학교 구강보건사업
4. 사업장 구강보건사업
5. 노인 · 장애인 구강보건사업
6. 임산부 · 영유아 구강보건사업
7. 구강보건 관련 인력의 역량강화에 관한 사업
8. 그 밖에 구강보건사업과 관련하여 대통령령으로 정하는 사업
③ 보건복지부장관은 기본계획을 수립하거나 변경하려는 경우에는 관계 중앙행정기관의 장과 미리 협의하여야 한다. 다만, 대통령령으로 정하는 경미한 사항을 변경하는 경우에는 협의를 하지 아니할 수 있다.
④ 기본계획의 수립절차 등에 필요한 사항은 보건복지부령으로 정한다.

정답 37 ① 38 ①

39 다음 중 가장 최근의 사건으로 옳은 것은? 20 경기

① 「지역보건법」 제정 ② 「국민건강증진법」 제정
③ 국민건강보험공단 설치 ④ 전국민의료보험 실시

40 국민건강증진 기금의 사용처로 옳지 않은 것은? 21 인천

① 구강건강관리사업 ② 만성질환예방사업
③ 보건교육자료 개발 ④ 흡연피해 예방 및 흡연피해자 지원

PLUS

국민건강증진 기금의 사용(국민건강증진법법 제25조)

「국민건강증진법」 시행령 제25조 (국민건강증진 기금의 사용)	(1) 금연교육 및 광고, 흡연피해 예방 및 흡연피해자 지원 등 국민건강관리사업 (2) 건강생활의 지원사업 (3) 보건교육 및 그 자료의 개발 (4) 보건통계의 작성 · 보급과 보건의료관련 조사 · 연구 및 개발에 관한 사업 (5) 질병의 예방 · 검진 · 관리 및 암의 치료를 위한 사업 (6) 국민영양관리사업 (7) 신체활동장려사업 (8) 구강건강관리사업 (9) 시 · 도지사 및 시장 · 군수 · 구청장이 행하는 건강증진사업 (10) 공공보건의료 및 건강증진을 위한 시설 · 장비의 확충 (11) 기금의 관리 · 운용에 필요한 경비 (12) 그밖에 국민건강증진사업에 소요되는 경비로서 대통령령이 정하는 사업

41 「국민건강증진법」에 따라 설치된 국민건강증진기금의 사용으로 옳지 않은 것은? 21 전남

① 국민영양관리사업 ② 응급의료사업
③ 건강생활의 지원사업 ④ 구강건강관리사업

PLUS

국민건강증진 기금의 사용(국민건강증진법법 제25조)

「국민건강증진법」 시행령 제25조 (국민건강증진 기금의 사용)	(1) 금연교육 및 광고, 흡연피해 예방 및 흡연피해자 지원 등 국민건강관리사업 (2) 건강생활의 지원사업 (3) 보건교육 및 그 자료의 개발 (4) 보건통계의 작성 · 보급과 보건의료관련 조사 · 연구 및 개발에 관한 사업 (5) 질병의 예방 · 검진 · 관리 및 암의 치료를 위한 사업 (6) 국민영양관리사업 (7) 신체활동장려사업 (8) 구강건강관리사업 (9) 시 · 도지사 및 시장 · 군수 · 구청장이 행하는 건강증진사업 (10) 공공보건의료 및 건강증진을 위한 시설 · 장비의 확충 (11) 기금의 관리 · 운용에 필요한 경비 (12) 그밖에 국민건강증진사업에 소요되는 경비로서 대통령령이 정하는 사업

해설

39
① 「지역보건법」 제정 1996년 제정(보건소법 – 1956년제정)
② 「국민건강증진법」 제정 – 1995년 제정
③ 국민건강보험공단 설치 – 2000년 업무개시
④ 전국민의료보험 실시 – 1989년

정답 39 ③ 40 ② 41 ②

42 **「국민건강증진법」에 따라 시행해야 하는 보건교육의 내용으로 옳지 않은 것은?** 22 전북

① 구강건강에 관한 사항　② 만성퇴행성 질환 예방에 관한 사항
③ 공중위생에 관한 사항　④ 감염성질환에 관한 사항

PLUS

국민건강증진법에 따른 보건교육

「국민건강증진법」 제12조 (보건교육의 실시 등)	① 국가 및 지방자치단체는 모든 국민이 올바른 보건의료의 이용과 건강한 생활습관을 실천할 수 있도록 그 대상이 되는 개인 또는 집단의 특성·건강상태·건강 의식 수준에 따라 적절한 보건교육을 실시한다. ② 국가 또는 지방자치단체는 국민건강증진사업관련 법인 또는 단체 등이 보건교육을 실시할 경우 이에 필요한 지원을 할 수 있다. ③ 보건복지부장관 시·도지사 및 시장·군수·구청장은 제2항의 규정에 의하여 보건교육을 실시하는 국민 건강증진사업관련 법인 또는 단체 등에 대하여 보건교육의 계획 및 그 결과에 관한 자료를 요청할 수 있다. ④ 제1항의 규정에 의한 보건교육의 내용은 대통령령으로 정한다.
「국민건강증진법」 시행령 제17조 (보건교육의 내용)	법 제12조에 따른 보건교육에는 다음 각 호의 사항이 포함되어야 한다. 1. 금연·절주등 건강생활의 실천에 관한 사항 2. 만성퇴행성질환등 질병의 예방에 관한 사항 3. 영양 및 식생활에 관한 사항 4. 구강건강에 관한 사항 5. 공중위생에 관한 사항 6. 건강증진을 위한 체육활동에 관한 사항 7. 그 밖에 건강증진사업에 관한 사항

43 **국민건강증진법령상 '과다한 음주는 건강에 해롭다'는 경고문구를 판매용 용기에 표기해야 하는 주류의 알코올분 기준은?** 23 보건직

① 1도 이상　② 5도 이상
③ 10도 이상　④ 17도 이상

PLUS

국민건강증진법 제8조 (금연 및 절주운동등)	① 국가 및 지방자치단체는 국민에게 담배의 직접흡연 또는 간접흡연과 과다한 음주가 국민건강에 해롭다는 것을 교육·홍보하여야 한다. ② 국가 및 지방자치단체는 금연 및 절주에 관한 조사·연구를 하는 법인 또는 단체를 지원할 수 있다. ③ 삭제 ④ 「주류 면허 등에 관한 법률」에 의하여 주류제조의 면허를 받은 자 또는 주류를 수입하여 판매하는 자는 대통령령이 정하는 주류의 판매용 용기에 과다한 음주는 건강에 해롭다는 내용과 임신 중 음주는 태아의 건강을 해칠 수 있다는 내용의 경고문구를 표기하여야 한다. ⑤ 삭제 ⑥ 제4항에 따른 경고문구의 표시내용, 방법 등에 관하여 필요한 사항은 보건복지부령으로 정한다.
국민건강증진법 시행령 제13조 (경고문구의 표기대상 주류)	법 제8조 제4항에 따라 그 판매용 용기에 과다한 음주는 건강에 해롭다는 내용의 경고문구를 표기해야 하는 주류는 국내에 판매되는 「주세법」에 따른 주류 중 알코올분 1도 이상의 음료를 말한다.

해설

정답 42 ④　43 ①

MEMO

신희원 공중보건
단원별 기출문제집

Part

02

역학과 보건통계

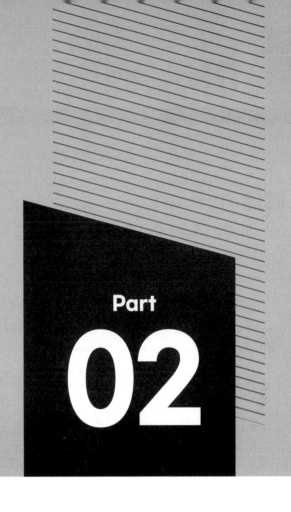

CHAPTER
01 역학

제1절 역학의 이해

01 임상의학과 역학에 대한 설명으로 옳은 것은? 19 울산보건연구사

① 역학의 대상은 지역사회 인구집단이다.
② 임상의학의 목적은 질병의 분포와 결정요인을 규명하는 것이다.
③ 역학의 진단 결과는 정상 혹은 이상이다.
④ 임상의학의 이론적 근거는 요인과 질병의 연관성이다.

PLUS

특성	임상의학	역학
대상	개인(환자)	지역사회 인구 집단(건강인과 환자)
목적	개인의 건강수준 향상	인구 집단의 건강수준 향상
진단 결과	정상 혹은 이상	인구 집단 중 이상자 수
이론적 근거	요인(치료수단)의 작용기전	요인과 질병의 연관성

02 역사적으로 이루어졌던 역학연구에 대한 설명으로 옳지 않은 것은? 21 부산

① 포트(pott)는 비타민 C 결핍이 괴혈병의 원인인 것을 밝혔다.
② 돌 & 힐은 흡연과 폐암의 관련성을 밝혔다.
③ 골드버거는 펠라그라가 감염병이 아니라 영양결핍에 의한 것을 밝혔다.
④ 존 스노우는 콜레라가 배설물에 오염된 물이 원인임을 밝혀냈다.

해설

01
② 임상의학의 목적은 개인(환자)의 건강수준 향상이고 역학의 목적은 인구집단의 건강수준 향상이다.
③ 임상의학의 진단 결과는 정상 혹은 이상이고 역학의 진단 결과는 인구집단 중 이상자 수이다.
④ 임상의학의 이론적 근거는 요인(치료수단)의 작용기전이고 역학의 이론적 근거는 요인과 질병의 연관성이다.

02
• 린드(J. Lind)는 괴혈병의 원인과 치료 방법을 찾는 데 비교의 개념을 처음 적용하여 과일이 괴혈병 치료와 예방에 효과가 있을 것이라고 제안하였다. 비타민 C가 발견된 것은 1930년대 헝가리 생화학자 알베르트 센트죄르지(Albert Szent-Gyorgyi)에 의해서이며 센트죄르지는 1931년 헥수론산(비타민 C)이 괴혈병 치료제임을 알아냈다.
• 포트(pott)는 최초의 직업성 암인 음낭암에 대해 연구 · 보고하였다.

정답 01 ① 02 ①

03 **콜레라와 관련하여 존 스노우가 런던에서 점지도를 그려 조사하였다. 이와 관련된 내용으로 옳지 않은 것은?** 21 경남

① 여명기 학자이다.
② 기술분석을 이용한 연구이다.
③ 콜레라 유행 종식에 성공하였다.
④ 코흐가 콜레라균 발견하기 30년 전의 일이다.

04 **다음 중 John Snow에 대한 설명으로 옳지 않은 것은?** 22 광주

① 콜레라의 전파양식을 조사하였다.
② 장기설의 허구성을 입증하였다.
③ 콜레라균이 배설물을 통해 전파된다는 것을 확인하였다.
④ 점지도를 그려 역학조사를 실시하였다.

05 **역학이 추구하는 목적으로 옳지 않은 것은?** 22 지방직

① 질병발생의 원인 규명
② 효과적인 질병치료제 개발
③ 질병예방 프로그램 계획
④ 보건사업의 영향 평가

PLUS

질병의 원인과 위험요인을 파악	감염병의 전파 방법과 질병의 원인을 파악하는 것은 질병예방 대책 수립의 기초가 된다.
지역사회의 질병 규모를 파악	발생률, 유병률 및 사망률을 파악하는 것은 이를 관리하기 위한 보건의료 인력, 시설 및 재원에 대한 기획 시에 긴요한 일이다.
질병의 자연사와 예후를 파악	
질병관리 방법의 효과를 평가	질병을 예방하고 치료하는 등 질병관리 방법의 효과를 평가한다.
기초 자료를 제공	공중보건 또는 환경문제에 대한 정책을 수립하는 데 기초 자료를 제공한다.

해설

03
존 스노우(John Snow, 영국, 1813~1858) : 확립기(1850~1900년) 학자
(1) 저서 「콜레라 발생의 전파양식에 대하여(1855)」를 통해 콜레라 역학 조사로 전염병 감염설을 입증함으로써 장기설의 허구성을 밝혔으며 이는 최초의 기술역학에 해당한다.
(2) 스노우는 런던에 콜레라가 유행하였을 때 사망자의 발생 장소를 지도상에 표시하여 봄으로써 사망자가 브로드가(Broad Street)를 중심으로 발생하고 있으며, 동지역 내의 공동우물에 의한 것임을 입증하여 유행이 종식되었다. 이것은 코트(Koch)가 콜레라균을 발견하기 30년 전의 일이다.

04
스노우(John Snow)는 1855년 런던에 유행한 콜레라의 원인을 규명하였으며, 이는 역학이 과학이라는 학문 체계를 갖추고 출발한 계기가 되었다. 콜레라 병원체를 발견하기 전에 오염된 물을 통하여 콜레라가 전파된다는 가설을 세우고 지도(Spot Map)를 작성하여 오염된 물이 콜레라를 전파하는 것이라는 가설을 입증하였다.
③ 콜레라균은 존스노우의 역학조사 이후인 1883년 코흐에 의해 발견되었으며 존스노우의 역학조사 당시 물을 통해 감염되는 것을 입증하였을 뿐 균이 배설물을 통해 배출된다는 것은 알지 못했다.

정답 03 ① 04 ③ 05 ②

PART 02

제2절 질병발생 모형

01 **정신적 긴장과 사회적 스트레스로 인하여 질병이 발생하였다면 역학적 삼각형 모형의 요인 중 어떠한 요인의 작용으로 볼 수 있는가?** 19 대구

① 병인 ② 숙주
③ 물리적 환경 ④ 생물학적 환경

PLUS

병인	질병을 일으키는 직접적인 요인	
	생물학적 인자	세균, 바이러스, 곰팡이, 기생충 등
	물리 · 화학적 인자	대기 수질오염, 전리방사선, 화학물질, 냉과열 등
	영양소적 요인	신체구성 성분과 에너지원으로서의 지방, 탄수화물, 단백질, 비타민 등을 들 수 있는데, 이들 영양소의 결핍 또는 과잉 섭취가 병인으로 작용하여 영양결핍증이나 비만증, 심장병, 당뇨병 등을 일으키게 된다.
	사회적 요인	정서적 및 정신적 긴장과 관습, 사회적 스트레스 등이 그 양과 질의 정도에 따라 질병발생의 변수로 작용한다.
숙주	개인의 병인에 대한 감수성 및 면역기전에 좌우되며, 내적 요인과 외적 요인의 상호 작용에 의해 결정된다.	
환경	질병 발생에 영향을 미치는 외적 요인	
	생물학적 환경요인	병원소, 매개체, 식품, 약성분 등
	물리 · 화학적 환경요인	고열과 한랭 및 공기 기압, 주택 시설, 음료수, 소음, 지리적 조건 등이 포함
	사회적 환경	사회조직과 경제상태 사회적 관습, 주민들의 생활습관 사회적 융합 및 이동 등이 직접 간접으로 영향을 미친다.

02 **질병 발생을 설명하기 위한 수레바퀴 모형의 설명으로 옳은 것은?** 19 부산

① 병인, 숙주, 환경으로 구분한다.
② 원의 가운데 숙주를 두고, 핵심에는 유전적 요인이 있다.
③ 감염성 질환을 설명하기에 유리한 반면 비감염성 질병을 설명하기는 어렵다.
④ 맥마흔(B. MacMahon) 등이 제시한 모형이다.

해설

01
정서적 및 정신적 긴장, 사회적 스트레스 등은 질병의 병인으로 작용하는 요인들이다.

02
① 역학적 삼각형 모형
③ 역학적 삼각형 모형
④ 거미줄모형

정답 01 ① 02 ②

03 질병 발생과 관련된 모형에 대한 설명으로 옳지 않은 것은? 19 인천의료기술

① 역학적 삼각형 모형은 생태학적 모형 중 현재까지 널리 사용되어 온 모형으로 감염병을 설명하는 데 적합하다.
② 수레바퀴 모형은 병인, 숙주, 환경의 세 가지 요인의 상호작용으로 건강과 질병이 결정된다고 설명하는 모형이다.
③ 거미줄 모형은 병인과 숙주, 환경을 구분하지 않고 모두 질병 발생에 영향을 주는 요인으로 파악한다.
④ 맥마흔(MacMahon)은 질병 발생에 관여하는 여러 직·간접적인 요인들이 거미줄처럼 얽혀 질병 발생에 복잡한 작용 경로가 있다는 원인망 모형을 주장하였다.

04 숙주와 환경의 상호작용에 의해 질병이 발생한다고 설명하는 모형은? 19 경기

① 역학적 삼각형 모형　② 수레바퀴 모형
③ 원인망 모형　④ 생태학적 모형

05 다음의 질병발생 모형을 통해 설명하기에 가장 적절한 질병은 무엇인가? 19 인천

질병 발생에 관여하는 여러 직·간접적인 요인들이 서로 얽혀 있는 복잡한 작용 경로가 있다는 모형이다. 이 모형은 병인과 숙주, 환경을 구분하지 않고 모두 질병발생에 영향을 주는 요인으로 파악한다. 질병에 따라서는 이와 같이 복잡한 발생기전을 완전하게 파악하지 못하더라도 효과적으로 예방, 관리할 수 있다.

① 세균성이질　② 장티푸스
③ 뇌졸중　④ 유행성이하선염

06 다음 설명에 해당하는 건강-질병 모형은? 20 경기보건연구사

질병은 한 가지 원인에 의해 이루어지지 않고 여러 요인들이 서로 얽히고 연결되어 발생한다는 모형

① 역학적 삼각형 모형　② 수레바퀴 모형
③ 거미줄 모형　④ 전인적 모형

해설

03
수레바퀴 모형은 유전적 소인을 가지 있는 숙주와 숙주를 둘러싼 환경(생물학적 환경, 물리화학적 환경, 사회적 환경)의 상호작용으로 질병 발생을 설명하는 모형이다.

04
① 역학적 삼각형 모형과 ④ 생태학적 모형은 병인, 숙주, 환경의 상호작용으로 질병 발생을 설명하는 모형이다.
③ 원인망 모형(거미줄 모형)은 질병 발생에 관여하는 여러 직·간접적인 요인들이 거미줄처럼 서로 얽혀 복잡한 작용 경로가 있다는 모형이다.

05
거미줄 모형은 질병 발생에 관여하는 여러 직·간접적인 요인들이 거미줄처럼 서로 얽혀 복잡한 작용 경로가 있다는 모형이다. 병인과 숙주, 환경을 구분하지 않고 모두 질병 발생에 영향을 주는 요인으로 파악한다. 많은 원인요소 중 질병 발생 경로상의 몇 개의 요인을 제거하면 질병을 예방할 수 있음을 보여 준다.

PART 02

정답 03 ② 04 ② 05 ③ 06 ③

07 **다음의 내용 중 질병발생 요인설에 대한 설명으로 옳지 않은 것은?** 20 대구

ㄱ. 다양한 요인이 질병에 관여한다는 것으로 질병 예방을 하기 위해 이용할 수 있다.
ㄴ. 역학적 삼각형 모형은 병인, 숙주, 환경의 상호작용으로 질병발생을 설명한다.
ㄷ. 수레바퀴 모형은 유전요인과 병인요인의 관계로 질병발생을 설명한다.
ㄹ. 거미줄 모형은 감염병 발생을 설명하는 데 적합하다.

① ㄱ, ㄴ, ㄷ　　② ㄴ, ㄷ
③ ㄷ, ㄹ　　④ ㄹ

08 **다음의 (가)와 (나)에 각각 해당하는 질병발생의 역학적 이론을 옳게 짝지은 것은?** 20 서울보건연구사

(가) 숙주를 중심으로 숙주의 내적 요인인 유전적 요인과 외적 요인인 생물학적 환경, 사회적 환경, 물리화학적 환경이 상호작용하여 질병이 발생한다고 보는 이론
(나) 병인, 숙주, 환경의 3대 요소의 관계에 따라 질병발생이 좌우된다고 보는 이론

	(가)	(나)
①	거미줄 모형설	삼각형 모형설
②	수레바퀴 모형설	거미줄 모형설
③	수레바퀴 모형설	삼각형 모형설
④	거미줄 모형설	수레바퀴 모형설

09 **다음의 설명에 해당하는 질병 발생 모형은 무엇인가?** 21 전북

숙주를 중심으로 숙주의 내적요인인 유전적 소인과 숙주의 외적 요인인 환경(생물학적, 물리화학적, 사회적 환경)의 상호작용에 의해 질병이 방생한다는 이론이다.

① 수레바퀴 모형　　② 거미줄 모형
③ 삼각형 모형　　④ 생태학적 모형

해설

07
ㄷ. 수레바퀴 모형은 숙주와 환경의 상호작용으로 질병발생을 설명하는 모형이다.
ㄹ. 거미줄 모형은 감염병보다 만성질환 발생을 설명하는 데 적합하다.

08

수레바퀴 모형	질병은 핵심적인 숙주 요인과 그를 둘러싼 생물학적 사회적 물리·화학적 환경의 상호작용으로 발생한다고 해석하는 모형
역학적 삼각형 모형	질병 발생을 병인, 숙주, 환경의 3요소 간의 상호 관계로 설명한다. 3가지 요소 중 하나라도 변화가 있어 3요소 간의 평형 상태가 깨어질 때 질병 발생이 증가 혹은 감소한다고 보고 있다.

09

수레바퀴 모형
• 질병은 핵심적인 숙주요인과 그를 둘러싼 생물학적, 사회적, 물리화학적환경의 상호작용으로 발생한다. • 핵심에는 유전적 소인을 가진 숙주가 있다. • 질병별로 바퀴를 구성하는 면적은 각 부분의 기여도 크기에 따라 달라진다. • 질병발생에 대한 원인 요소들의 기여 정도에 중점을 두어 표현함으로써 역학적 분석에 도움이 된다.

정답 07 ③ 08 ③ 09 ①

10 **질병 발생을 설명하는 모형 중 수레바퀴 모형과 거미줄 모형이 공통적으로 강조하는 것은 무엇인가?** 21 제주의료기술(5월)

① 유전적 요인 ② 생물학적 요인
③ 다양한 요인이 관여 ④ 숙주의 저항능력

11 **다음 설명에 해당하는 질병 발생의 생태학적 모형은?** 21 경기

- 질병은 핵심적인 숙주요인과 그를 둘러싼 생물학적, 사회적, 물리화학적환경의 상호작용으로 발생한다.
- 핵심에는 유전적 소인을 가진 숙주가 있다.
- 질병별로 바퀴를 구성하는 면적은 각 부분의 기여도 크기에 따라 달라진다.

① 역학적 삼각형 모형 ② 수레바퀴 모형
③ 원인망 모형(거미줄 모형) ④ 지렛대 이론(평형이론)

PLUS

수레바퀴 모형(Wheel Model)
(1) 질병은 핵심적인 숙주요인과 그를 둘러싼 생물학적, 사회적, 물리화학적 환경의 상호작용으로 발생한다고 해석하는 모형이다.
(2) 인간이 속한 생태계를 하나의 큰 동심원으로 표시한다. 원의 중심부는 숙주인 사람이 있고 그 핵심은 유전적 소인으로 구성된다. 환경적 요인은 가장자리에서 숙주를 둘러싸고 있으며, 생물학적, 사회적, 물리화학적 환경으로 구분된다.
(3) 질병별로 바퀴를 구성하는 면적은 각 부분의 기여도 크기에 따라 달라진다. 유전성 질환에서는 유전적 소인 부분이 크며, 홍역과 같은 감염성 질환에서는 숙주의 면역상태와 생물학적 환경이 크게 관여한다.
(4) 수레바퀴 모형은 질병발생에 대한 원인 요소들의 기여 정도에 중점을 두어 표현함으로써 역학적 분석에 도움이 된다.

12 **역학적 삼각형(epidemiologic triangle) 모형으로 설명할 수 있는 질환으로 가장 옳은 것은?** 21 서울

① 골절 ② 콜레라
③ 고혈압 ④ 폐암

13 **다음의 내용과 같은 질병의 발생을 설명하기에 적합한 질병발생 모형은 무엇인가?** 21 전북

농부가 가을철 수확기에 태풍으로 쓰러진 벼를 세우다 베인 상처를 통해 침입한 균에 의해 렙토스피라증에 걸렸다.

① 수레바퀴 모형 ② 전인적 모형
③ 역학적 삼각형 모형 ④ 거미줄 모형

해설

10

수레바퀴 모형	수레바퀴 모형은 유전적 소인을 가지고 있는 숙주와 숙주를 둘러싼 환경(생물학적 환경, 물리화학적 환경, 사회적 환경)의 상호작용으로 질병 발생을 설명하는 모형이다. 수레바퀴 모형에서는 유전이 숙주 요인에 포함되며 숙주의 저항능력이 질병 발생의 중요한 요인으로 설명된다.
역학적 삼각형 모형	질병 발생에 관여하는 여러 직·간접적인 요인들이 거미줄처럼 서로 얽혀 복잡한 작용 경로가 있다는 모형이며 병인 숙주 환경을 구분하지 않고 모두 질병 발생에 영향을 주는 요인으로 파악한다.
공통점	질병 발생에 다양한 요인이 관여하고 있음을 설명

12
역학적 삼각형모형은 질병의 원인이 명확한 감염병을 설명하기에 유리한 모형이다.

13
렙토스피라증과 같은 감염병을 설명하기에 가장 적합한 모형은 역학적 삼각형 모형이다. 역학적 삼각형 모형은 질병 발생을 병인 숙주 환경의 세 가지 요소로 설명하는 모형으로 감염성 질환을 설명하는데 적절하여 비감염성 질환은 설명이 되지 않는 경우가 많다.

정답 10 ③ 11 ② 12 ② 13 ③

PART 02

제3절 원인적 연관성

01 시간적 선후관계가 확인된 요인의 인과성을 증명하기 위한 요건에 해당하지 않는 것은? 21 경북

① 유해성 확인 ② 생물학적 입증
③ 양－반응 관계 ④ 기존학설과의 일치

02 다음 중 관찰연구의 인과관계를 판단하기 위한 기준에 해당하지 않는 것은? 21 인천보건연구사

① 시간적 선후관계 ② 연관성의 일관성
③ 질병발생시간의 동시성 ④ 연관성의 강도

03 석면에 의해 중피종이 발생하고, 중피종은 석면에 의해서만 발생한다. 이러한 경우 적용할 수 있는 브레드포드 힐의 인과관계 판단 기준에 해당하는 것은? 21 대전보건연구사

① 연관성의 일관성 ② 연관성의 강도
③ 연관성의 특이성 ④ 용량－반응 관계

PLUS

연관성의 강도	연관성의 강도가 클수록 인과 관계일 가능성이 높다는 증거가 된다. 비교위험도나 교차비의 값이 클수록 연관성의 강도가 크다. 예 하루 한 갑 이상을 피우는 흡연자와 비흡연자의 비교위험도가 20배 이상 → 흡연자와 폐암 발생위험이 높은 강한 연관성으로 교란변수로 설명하기 힘들다.
연관성의 일관성	폭로요인과 질병의 관계가 반복하여 같은 결과를 나타내는 경우 다른 연구, 다른 지역, 다른 집단에서도 같은 결과가 입증되어야 하며 이를 일관성 또는 신뢰성이라 한다.
연관성의 특이성	한 요인이 특정 질병과 강한 관련성이 있지만 다른 질병과는 관련성이 없다.
용량-반응 관계 (생물학적 발생 빈도)	요인에 대한 노출의 정도가 커지거나 작아질 때, 질병 발생 위험도가 이에 따라서 더 커지거나 더 작아지는 경우 인과관계일 가능성이 커진다. 질병의 발생률은 요인에 대한 폭로의 양이나 기간에 따라 상관성이 있어야 한다. 예 흡연량이 증가하면 폐암 발생위험도가 높아진다.

해설

01
관찰적인 연구에서 평가된 관련성이 인과관계인지를 판단하기 위해서 브레드포드 힐이 제시한 9가지 기준을 확인하여야 한다. 기준은 시간적 선후관계, 연관성의 강도, 연관성의 일관성, 연관성의 특이성 용량－반응관계, 생물학적 설명가능성, 기존 학설과의 일치, 실험적 입증, 기존 다른 인과관계와의 유사성이며 이 중 전제되어야 하는 조건은 시간적 선후관계이다.

02
브레드포드 힐(Bradford Hill)의 인과 관계 판단 기준

인과 관계 판단 기준

관찰적인 연구에서 평가된 관련성이 정말 인과관계인지를 판단하기 위해서는 Bradford Hill의 기준 9가지를 검토해야 한다. 그러나 Hill이 주장하듯이 이 9가지 기준이 모두 만족되어야 인과관계가 확립되는 것은 아니다. 단지 이 기준을 근거로 역학자는 엄격한 실험 없이도 인과관계의 가능성을 제시할 수 있다.
- 요인에 대한 노출과 질병 발생과의 시간적 선후 관계
- 연관성의 강도 / 연관성의 일관성 / 연관성의 특이성 / 용량－반응 관계(생물학적 발생빈도) / 생물학적 설명 가능성 / 실험적 입증 / 기존 지식(학설)과 일치 / 기존의 다른 인과관계와의 유사성

정답 01 ① 02 ③ 03 ③

04 다음에 해당하는 힐(A. B. Hill)의 인과관계 판정 기준은? 23 보건직

- 요인에 대한 노출은 항상 질병 발생에 앞서 있어야 한다.
- 흡연과 폐암 간의 연관성을 파악하기 위해서 폐암에 걸린 사람들을 조사했더니 과거에 흡연을 한 사람들이 대부분이었다.

① 요인과 결과 간의 시간적 선후 관계
② 연관성의 강도
③ 양-반응 관계
④ 생물학적 설명 가능성

PLUS

요인에 대한 노출과 질병 발생과의 시간적 선후 관계	요인에 대한 노출은 항상 질병발생에 앞서 있어야 한다. 시간적인 순서만이 아니고 노출과 질병발생 간의 기간도 적절하여야 한다.
연관성의 강도	연관성의 강도가 클수록 인과 관계일 가능성이 높다는 증거가 된다. 비교위험도나 교차비의 값이 클수록 연관성의 강도가 크다.
용량-반응 관계 (생물학적 발생 빈도)	요인에 대한 노출의 정도가 커지거나 작아질 때, 질병 발생 위험도가 이에 따라서 더 커지거나 더 작아지는 경우 인과관계일 가능성이 커진다.
생물학적 설명 가능성	역학적으로 관찰된 두 변수 사이의 연관성을 분자생물학적인 기전으로 설명이 가능하다면 인과관계일 가능성이 높다

제4절 타당도와 신뢰도

01 다음 중 신뢰도를 측정하기 위한 방법으로 옳은 것은? 18 충남

① 카파통계량　② 특이도
③ 민감도　④ 타당도

PLUS

신뢰도의 측정방법으로는 일치율과 카파통계량이 있다.

일치율	질병 유무를 진단하기 위한 검사를 n명의 연구대상에 대해 두 사람의 검사자가 각각 독립적으로 검사하였을 때 두 검사자의 검사결과가 서로 일치하는 분율
카파통계량 (kappa statistics, kappa value)	일치율의 문제점을 보정하기 위하여, 두 검사자 간 검사결과가 우연히 일치하는 부분을 고려하여 계산한 지표

해설

정답 04 ① / 01 ①

02 A지역 주민을 대상으로 동맥경화증 집단검진을 시행하여 모두 1,000명의 주민이 검사를 받았다. 시행된 검사의 민감도는 90%이고, 특이도가 80%이며, 검사를 받은 주민 중 실제 환자 수가 10%일 때 이 검사의 양성예측도는 얼마인가?

① 90%　　② 10%
③ 33.3%　　④ 66.7%

PLUS

• 양성예측도 = 환자/양성 a/a+b×100 = 90/270×100 = 33.3%
1,000명의 수검자 중 환자 수가 10%이므로 환자는 100명, 검사의 민감도가 90%이므로 100의 환자 중 90명을 양성으로 판정하게 된다. 환자가 아닌 사람 900이며 검사의 특이도는 80%이므로 환자가 아닌 사람 중 음성 판정자는 720명이다. 이러한 내용을 표로 나타내면 아래와 같다.

구분	환자	비환자	합계
양성	90	180	270
음성	10	720	730
합계	100	900	1,000

03 다음 중 타당도를 나타내는 지표에 해당하는 것은? 18 울산

가. 민감도　　나. 위양성도
다. 특이도　　라. 예측도

① 가, 나, 다　　② 가, 다
③ 나, 라　　④ 가, 나, 다, 라

04 자궁암 조기발견을 위해 실시한 세포진검사(Pap smear)에서 양성으로 판정 받은 사람이 실제로 자궁암에 걸렸을 확률을 의미하는 용어는?
18 서울(10월)

① 민감도(sensitivity)
② 특이도(specificity)
③ 음성예측도(negative predictive value)
④ 양성예측도(positive predictive value)

해설

03
검사방법의 타당도를 나타내는 지표로는 민감도, 특이도, 위양성도, 위음성도, 양성예측도, 음성예측도 등이 있다.

04
검사결과 양성으로 판정받은 사람이 실제 환자일 확률을 나타내는 것은 양성예측도이다.

정답 02 ③　03 ④　04 ④

05 **다음 중 신뢰도를 측정하기 위한 지표에 해당하는 것은?** 18 충남

① 민감도 ② 특이도
③ 예측도 ④ 카파통계량

PLUS

신뢰도 측정 지표 : 일치율, 카파통계량, 상관계수

일치율	질병 유무를 진단하기 위한 검사를 n명의 연구대상에 대해 두 사람의 검사자가 각각 독립적으로 검사하였을 때 두 검사자의 검사결과가 서로 일치하는 분율
카파통계량 (kappa statistics, kappa value)	일치율의 문제점을 보정하기 위하여, 두 검사자 간 검사결과가 우연히 일치하는 부분을 고려하여 계산한 지표
상관계수	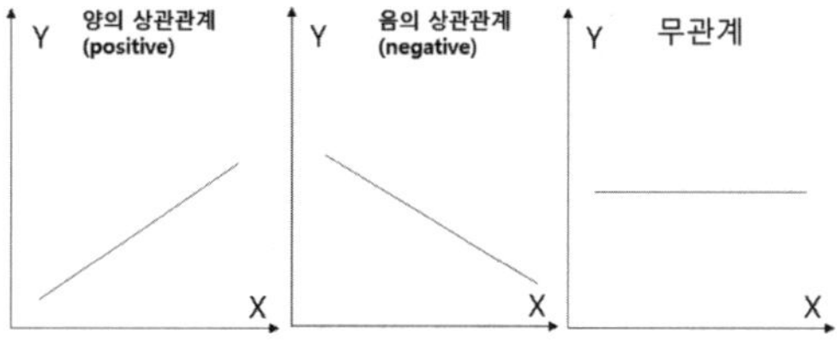

06 **다음 중 진단검사의 정확도를 측정하는 지표가 아닌 것은?** 19 경기

① 신뢰도 ② 특이도
③ 민감도 ④ 예측도

07 **○○ 질환의 유병률은 인구 1000명당 200명이다. ○○질환의 검사법은 90%의 민감도, 90%의 특이도를 가질 때 이 검사의 양성예측도는?** 19 서울

① 180/260 ② 80/260
③ 180/200 ④ 20/200

PLUS

구분	환자	비환자	
양성	a	b	a+b
음성	c	d	c+d
	a+c	b+d	a+b+c+d

(1) 인구 1,000명 중 200명이 환자이므로 a+b+c+d = 1,000, a+c = 200이다.
(2) 검사법의 민감도가 90%이므로 a/(a+c)×100 = 90%, a = 180이다.
(3) a+c가 200이므로 b+d는 800이다.
(4) 검사법의 특이도가 90%이므로 d/(b+d)×100 = 90%, d = 20, b = 80이다.
(5) 양성예측도는 a/(a+b) = 180/260이다.

구분	환자	비환자	합계
양성	180	80	260
음성	2	720	740
합계	200	800	1,000

해설

06
신뢰도는 검사를 반복하였을 때 비슷한 검사 결과가 얻어지는지를 의미하는 개념이다.

정답 05 ④ 06 ① 07 ①

PART 02

08 총 1,100명의 인구 중 100명이 질병 확진판정자인 집단을 대상으로 검사 시, 민감도 80%, 양성예측도 16%라면 이 도구의 특이도는 얼마인가? 19 경기

① 10% ② 20%
③ 42% ④ 58%

PLUS

구분	질병(+)	질병(-)	
양성	80	420	500
음성	20	580	600
	100	1,000	1,100

09 1,000명의 주민을 대상으로 민감도가 80%이고 특이도가 90%인 진단검사도구를 이용하여 검사를 시행하였다. 이 질병의 유병률이 10%라면 검사도구의 양성예측도는 얼마인가? 19 대구

① 47% ② 53%
③ 62% ④ 98%

PLUS

구분	환자	비환자	합계
양성	80	90	170
음성		810	
합계	100	900	1000

10 표는 특정 검사결과의 정확도를 평가하기 위한 결과이다. 표에서 음성예측도는? 19 서울시7급

(단위 : 명)

		대상군		계
		감염자	비감염자	
검사결과 (Test)	양성	88	82	170
	음성	12	818	830
계		100	900	1,000

① 88/100 = 0.880 ② 818/900 = 0.909
③ 88/170 = 0.518 ④ 818/830 = 0.986

해설

08
(1) 민감도가 80%이므로 100명의 확진자 중 80명이 양성판정자이다.
(2) 양성예측도가 16%이므로 80/X = 0.16이다. X는 총 양성판정자로 500명이다.
(3) 양성판정자 500명 중 80명이 확진자이므로 나머지 420명이 질병이 없는 사람이다.
(4) 확진자 100명을 뺀 나머지 1,000명이 질병이 없는 사람이며 그 중 420명이 양성으로 판정받았으므로 음성판정자는 580명이다.
(5) 그러므로 특이도는 580/1,000×100 = 58%이다.

09
(1) 유병률이 10%인 질병이므로 1,000명 중 100명은 질병이 있는 사람이다.
(2) 민감도가 80%이므로 질병이 있는 사람 중 양성판정을 받은 사람은 80명, 특이도가 90%이므로 질병이 없는 900명 중 음성판정자는 810명, 양성판정자는 90명이다.
(3) 그러므로 양성예측도의 분모인 양성 판정자는 170명, 그 중 분자인 질병이 있는 양성판정자는 80명이다.
양성예측도 = 80/170×100 = 47%

10
음성예측도는 음성판정자 중 환자가 아닌 사람의 분율이다.

정답 08 ④ 09 ① 10 ④

11 검사방법의 신뢰도를 측정하는 지표로 옳은 것은? 19 인천의료기술

가. 민감도	나. 카파통계량	다. 일치율
라. 상관계수	마. 예측도	바. 의음성도

① 가, 나, 다 ② 나, 다, 라
③ 다, 라, 마 ④ 라, 마, 바

12 병원 내원 환자 1000명이 있다. 검사를 받은 사람 중 10%는 환자이고, 환자가 아닌 사람은 90%였다. 환자 중 90명이 양성판정을 받았고, 환자가 아닌 사람들 중 800명이 음성판정을 받았다. 검사결과 양성인 사람들 중에서 실제 질병이 있을 확률은 얼마인가? 19 강원보건연구사

① 190/90 ② 90/190
③ 90/100 ④ 100/900

13 A도구를 이용한 유방암 검사결과가 다음과 같을 때 양성예측도는 얼마인가? 20 경기

	유방암환자	유방암환자 아님
양성	2	8
음성	1	10

① 20% ② 30%
③ 50% ④ 80%

14 질병이 없는 사람이 검사결과 음성으로 나올 확률을 의미하는 것은? 20경기

① 민감도 ② 특이도
③ 음성예측도 ④ 의음성률

15 진단도구의 타당도를 특정하는 기준에 해당하지 않는 것은? 20 광주 · 전남 · 전북

① 신뢰도 ② 민감도
③ 특이도 ④ 예측도

해설

11
검사방법의 신뢰도를 측정하는 방법으로는 일치율, 카파통계량, 상관계수가 있다.
가. 민감도, 마. 예측도, 바. 의음성도는 타당도를 측정하는 방법이다.

12
(1) 1,000명 중 환자가 10%이므로 100명은 환자, 900명은 환자가 아니다.
(2) 환자 100명 중 90명은 양성판정을 받았다.
(3) 환자가 아닌 사람 900명 중 800명이 음성판정자이므로 100명은 양성판정자이다.
(4) 총 양성판정자는 환자 중 90명과 환자가 아닌 사람 중 100명으로 190명이다.
(5) 양성예측도(검사결과 양성인 사람들 중에서 실제 질병이 있을 확률) = 90/190

13
양성예측도는 검사 결과가 양성인 사람이 실제 질병이 있는 환자일 가능성이다.
양성예측도 = 2/10×100 = 20%

14
진단검사도구의 타당도 중 질병이 없는 사람의 검사결과가 음성으로 나올 확률은 특이도이다.
① 민감도 : 질병이 있는 사람이 양성으로 나올 확률
③ 음성예측도 : 음성으로 판정받은 사람이 환자가 아닐 확률
④ 의음성률 : 질병이 있는 사람이 음성으로 판정받을 확률

15
타당도는 검사도구의 정확성을 의미하며 민감도, 특이도, 위음성률, 위양성률, 예측도(양성예측도, 음성예측도)로 평가한다. 신뢰도는 검사를 반복하였을 때 비슷한 검사 결과가 얻어지는지를 의미하는 개념이다.

정답 11 ② 12 ① 13 ① 14 ② 15 ①

PART 02

16 **다음에서 설명하는 역학적 조사방법은?** 20 대구

> • 검사를 반복하였을 때 비슷한 검사결과가 얻어진다.
> • 검사를 측정하는 방법을 표준화하여 높일 수 있다.
> • 검사를 측정조건이나 측정하는 사람에 의해 검사결과가 일정하게 나왔다.

① 타당도　② 특이도
③ 민감도　④ 신뢰도

17 **다음 중 특이도에 대한 설명 중 옳은 것은?** 20 대전

① 질병이 있는 사람 중 검사 결과가 양성으로 나타날 확률
② 질병이 있는 사람 중 검사 결과가 음성으로 나타날 확률
③ 질병이 없는 사람 중 검사 결과가 양성으로 나타날 확률
④ 질병이 없는 사람 중 검사 결과가 음성으로 나타날 확률

18 **검사를 반복했을 때 비슷한 결과나 얻어지는지를 의미하는 것으로, 검사 결과가 얼마나 일관되게 나타나는지를 의미하는 것은?** 20 전남

① 타당도　② 신뢰도
③ 특이도　④ 예측도

19 **새로 개발된 검진도구를 이용하여 인구집단을 대상으로 검사를 시행한 결과가 다음과 같다면 이 검진도구의 특이도는 얼마인가?** 20 전남

구분	질병		합계
	+	-	
양성	920	180	1,100
음성	80	1,820	1,900
합계	1,000	2,000	3,000

① 81%　② 95%
③ 88%　④ 91%

해설

16
신뢰도는 검사를 반복하였을 때 비슷한 검사 결과가 얻어지는지를 의미하는 개념이다. 측정방법을 표준화하면 신뢰도를 높일 수 있다.

17
① 질병이 있는 사람 중 검사 결과가 양성으로 나타날 확률 − 민감도
② 질병이 있는 사람 중 검사 결과가 음성으로 나타날 확률 − 위음성률
③ 질병이 없는 사람 중 검사 결과가 양성으로 나타날 확률 − 위양성률
④ 질병이 없는 사람 중 검사 결과가 음성으로 나타날 확률 − 특이도

18
신뢰도는 검사를 반복하였을 때 비슷한 검사 결과가 얻어지는지를 의미하는 개념으로 검사의 일관성 반복성, 재현성을 나타낸다.

19
특이도 = 1,820/2,000×100 = 91%

정답 16 ④　17 ④　18 ②　19 ④

20 **표본조사에서 얻어진 연구결과를 인구집단에 일반화시키고자 할 때 확보되어야 하는 것은?** 20 경기

① 신뢰도 ② 외적타당도
③ 내적타당도 ④ 민감도

PLUS

외적타당도	표적 집단의 모수를 연구 대상에서 얼마나 정확하게 관찰할 수 있는가에 대한 정확성을 의미하며, 표적 집단의 측면에서는 표본의 대표성을 의미한다. 표본의 측면에서는 얻어진 연구결과를 표적 집단에 일반화할 수 있는지를 의미한다.
내적타당도	해당 연구의 모집단에서의 실제 모수를 표본에서 얼마나 정확하게 관찰하는지를 의미하는 개념이며, 표본의 측면에서 볼 때는 얻어진 연구 결과가 얼마나 연구의 모집단에 적용 가능한 것인가, 즉 정확성을 의미한다.

21 **질병이 없는 사람이 검사 결과 음성으로 나타날 가능성을 의미하는 타당도 지표는?**

① 특이도 ② 민감도
③ 음성예측도 ④ 위음성도
⑤ 양성예측도

PLUS

타당도 지표

민감도(Sensitivity, 감수성)	질병이 있는 환자 중 검사 결과가 양성으로 나타날 확률
특이도(Specificity)	질병이 없는 사람 중 검사 결과가 음성으로 나타날 확률
위음성률	질병이 있는 사람의 검사 결과가 음성으로 나타나는 경우
위양성률	질병이 없는 사람의 검사 결과가 양성으로 나타나는 경우
양성예측도	검사 결과가 양성인 사람이 실제 질병이 있는 환자일 가능성
음성예측도	검사 결과가 음성인 사람이 실제 질병이 없는 사람일 가능성

22 **1,000명을 대상으로 코로나 신속항원 검사 결과 환자가 아닌 사람 중 720은 음성, 80명은 양성으로 판정되었다. 이 검사의 위양성률은 얼마인가?** 22 전남

	코로나 감염자	감염자 아님	합계
양성	180	80	260
음성	20	720	740
합계	200	800	1,000

① 10% ② 20%
③ 80% ④ 90%

해설

22
위양성률은 환자가 아닌 사람이 양성으로 판정받을 확률이다.
위양성률 = 80/800×100 = 10%

정답 20 ② 21 ① 22 ①

PART 02

23 **집단검진 시 검사방법을 선정할 때 민감도와 특이도 중 특이도가 높은 검사를 선택하는 것이 유리한 경우는?** 20 부산보건연구사

① 위양성으로 인한 피해가 클 때
② 위음성으로 인한 피해가 클 때
③ 조기진단이 필요할 때
④ 유병률이 높을 때

PLUS

집단검진 시 검사방법의 민감도와 특이도

민감도와 특이도의 적절한 수준 결정	민감도와 특이도에서 적절한 수준의 기준은 위음성, 위양성의 중요성에 따라 상황에 맞게 결정해야 한다.
위음성(음성/환자)	환자를 발견하지 못하는 경우
위양성(양성/비환자)	질병이 없는 사람이 환자로 구분되는 경우
위음성을 줄여야 되는 경우 (민감도 증가필요)	질병이 중하거나 명확한 치료가 있는 경우(페닐케톤뇨증, 암), 질환이 감염될 수 있을 때(매독, 결핵), 지속적인 진단적 검사가 최소한의 비용과 위험을 갖고 있을 때 → '특이도'의 희생을 감수하더라도 '민감도'를 증가시켜야 한다.
위양성을 줄여야 되는 경우 (특이도 증가필요)	집단검진에서 양성으로 나온 사람들이 복잡하고 매우 비싼 정밀검사를 받아야 되어서 의료체계에 부담을 주게 되는 경우나, 집단검진에서 양성의 판정이 낙인이 되어 문제를 일으킬 수 있을 때 고려해야 한다.

※ 출처: 대한예방의학회 예방의학과 공중보건(제4판), 계축문화사 2021. p.1209.

24 **유병률이 1,000/100,000인 어떠한 질병을 확인하기 위하여 민감도 50%, 특이도 90%인 검사도구를 이용하여 검사를 시행했다. 양성예측도는 얼마인가?** 20 부산보건연구사

① 4.81% ② 35.71%
③ 62.02% ④ 76.33%

PLUS

구분	환자	환자 아님	계
양성	500	9,900	10,400
음성	500	89,100	89,600
계	1,000	99,000	100,000

해설

24
(1) 100,000명 중 1,000명이 환자이므로 나머지 99,000명은 환자가 아닌 사람이다.
(2) 민감도가 50%이므로 환자 1,000명 중 500명은 양성, 나머지 500명은 음성판정을 받은 사람이다.
(3) 특이도가 90%이므로 환자가 아닌 99,000명 중 89,100명은 음성 나머지 9,900명은 양성판정을 받은 사람이다.
(4) 양성예측도
= 500/(500+9,900)
= 4.81%

정답 23 ① 24 ①

25 진단검사의 타당도를 측정하기 위한 민감도의 공식으로 옳은 것은? 21 경기의료기술(2월)

		환자	정상
검사결과	양성	a	b
	음성	c	d

① a/a+b ② a/a+c
③ c/a+b ④ c/a+c

26 다음 중 민감도의 계산식으로 옳은 것은? 21 경북

		질병(Disease)		계
		있음	없음	
검사결과 (Test)	양성	a	b	a+b
	음성	c	d	c+d
계		a+c	b+d	a+b+c+d

① a/a+c ② c/a+c
③ a/a+b ④ d/b+d

27 다음 중 진단검사의 타당도에 대한 설명으로 옳지 않은 것은? 21 제주

① 질병의 유무를 얼마나 정확하게 판정하는가에 대한 능력이다.
② 검사를 반복하였을 때 얼마나 재현성과 일관성이 있는지에 대한 것이다.
③ 특이도는 질병이 없는 사람이 음성으로 판정받을 확률이다.
④ 민감도가 높을수록 타당도가 높다.

28 A지역 주민 1,000명 중 X질병의 유병률 10%이다. 새로 개발된 검사도구로 집단검진을 시행한 결과 양성자는 260명이고 그중 확진환자는 80명일 때 이 검사의 특이도는 얼마인가? 21 제주의료기술(5월)

① 67% ② 70%
③ 80% ④ 96%

PLUS

구분	환자	환자 아님	계
양성	80	180	260
음성	20	720	740
계	100	900	1,000

해설

25
민감도는 환자 중에서 양성으로 판정받은 사람의 비율이다.

27
② 검사를 반복하였을 때 얼마나 재현성과 일관성이 있는지를 의미하는 것은 신뢰도이다. 타당도는 검사법이 진단하고자 하는 질병의 유무를 얼마나 정확하게 판정하는가에 대한 능력을 의미한다. 민감도(질병이 있는 사람을 양성으로 판정할 확률)와 특이도(질병이 없는 사람을 음성으로 판정할 확률)가 높을수록 검사의 타당도가 높다.

28
(1) 전체 1,000명 중 유병률이 10%이므로 질병이 있는 환자는 100명이고 환자가 아닌 사람은 900명이다.
(2) 검사결과 양성판정자는 260명이며 그중 실제 환자는 80이고 환자가 아닌 사람은 180명이다.
(3) 환자가 아닌 사람 900명 중 180명이 양성판정을 받았으므로 환자가 아니면서 음성판정을 받은 사람은 720명이다.
(4) 특이도 = 720/900×100 = 80%

정답 25 ② 26 ① 27 ② 28 ③

PART 02

29 **질병을 진단하는 데 있어서 검사도구의 효용성을 판정하기 위해 가장 적절한 지표는?** 21 강원

① 민감도 ② 특이도
③ 위음성률, 위양성률 ④ 양성예측도, 음성예측도

30 **새롭게 개발된 유방암 검사도구를 이용하여 집단검진을 실시한 결과가 다음과 같았다. 이 검사도구의 특이도는 얼마인가?** 21 경북

구분	유방암		합계
	+	-	
양성	7	8	15
음성	3	72	75
합계	10	90	100

① 46.7% ② 70%
③ 80% ④ 96%

31 **스트레스 평가를 통한 우울증 선별검사 도구를 이용하여 집단검진을 시행한 결과가 다음과 같다. 우울증 선별검사 도구의 민감도와 특이도는 얼마인가?** 21 대구

구분	우울증		합계
	유	무	
양성	300	90	390
음성	50	560	610
합계	350	650	1,000

	민감도	특이도
①	76.9%	85.7%
②	85.7%	86.2%
③	91.8%	76.9%
④	86.2%	91.8%

32 **다음 중 검사의 정확도와 관계없는 것은?** 21 충남

① 질병이 없는 사람 중 검사결과가 음성으로 나타날 확률
② 검사결과가 양성인 사람이 실제 질병이 있는 환자일 가능성
③ 검사를 반복하였을 때 비슷한 검사 결과가 얻어지는 정도
④ 질병이 있는 사람 중 검사결과가 양성으로 나타날 확률

해설

29
검사도구의 정확성(타당도)을 측정하기 위한 지표는 민감도, 특이도 위음성률, 위양성률, 양성예측도 음성예측도가 있다. 이 중 질병을 진단하는 데 있어서 검사도구의 효용성을 평가하는 데 적절한 지표는 예측도(양성예측도, 음성예측도)이다.

30
특이도는 질병이 없는 사람이 음성으로 판정받을 확률이다.
특이도 = 72/90×100 = 80%

31
- 민감도
  = 300/350×100 = 85.7%
- 특이도
  = 560/650×100 = 86.2%
- 양성예측도
  = 300/390×100 = 76.9%
- 음성예측도
  = 560/610×100 = 91.8%

32
검사의 정확도는 타당도를 의미한다. 타당도를 나타내는 지표는 민감도, 특이도, 예측도 등이 있다.
① 질병이 없는 사람 중 검사결과가 음성으로 나타날 확률 – 특이도
② 검사결과가 양성인 사람이 실제 질병이 있는 환자일 가능성 – 양성예측도
③ 검사를 반복하였을 때 비슷한 검사 결과가 얻어지는 정도 – 신뢰도
④ 질병이 있는 사람 중 검사결과가 양성으로 나타날 확률 – 민감도

정답 29 ④ 30 ③ 31 ② 32 ③

33 다음 중 검사도구의 타당도와 신뢰도에 대한 설명으로 옳지 않은 것은? 21 전남

① 위음성들은 질병이 없는 사람이 양성으로 판정받을 확률이다.
② 양성예측도는 양성판정자 중 환자의 비율이다.
③ 신뢰도는 일관된 값이 나오는 것이다.
④ 민감도는 질병이 있는 사람이 양성으로 판정받을 확률이다.

34 검사결과가 보기와 같을 때 타당도 지표로 옳은 것은? 21 경기

	환자	환자 아님	합계
양성	150	150	300
음성	50	250	300
합계	200	400	

① 민감도 = 62.5% 특이도 = 75%
② 민감도 = 50% 특이도 = 83.3%
③ 민감도 = 75% 특이도 = 62.5%
④ 민감도 = 83.3% 특이도 = 50%

35 질병이 없는 사람이 검사 결과 음성으로 나타날 가능성을 의미하는 타당도 지표는?

① 특이도
② 민감도
③ 음성예측도
④ 위음성도
⑤ 양성예측도

PLUS

타당도 지표

(1) 민감도(Sensitivity, 감수성) : 질병이 있는 환자 중 검사 결과가 양성으로 나타날 확률
(2) 특이도(Specificity) : 질병이 없는 사람 중 검사 결과가 음성으로 나타날 확률
(3) 위음성률 : 질병이 있는 사람의 검사 결과가 음성으로 나타나는 경우
(4) 위양성률 : 질병이 없는 사람의 검사 결과가 양성으로 나타나는 경우
(5) 양성예측도 : 검사 결과가 양성인 사람이 실제 질병이 있는 환자일 가능성
(6) 음성예측도 : 검사 결과가 음성인 사람이 실제 질병이 없는 사람일 가능성

해설

33
위음성률은 질병이 있는 사람이 음성으로 판정받을 확률이다. 질병이 없는 사람이 양성으로 판정받을 확률은 위양성률이다.

34
- 민감도
  = 질병이 있는 사람이 양성으로 판정받을 확률
  = 150/200×100 = 75%
- 특이도
  = 질병이 없는 사람이 음성으로 판정받을 확률
  = 250/400×100 = 62.5%
- 양성예측도
  = 양성판정자 중 환자의 비율
  = 150/300×100 = 50%
- 음성예측도
  = 음성판정자 중 환자가 아닌 사람의 비율
  = 250/300×100 = 83.3%

정답 33 ① 34 ③ 35 ①

36 유방촬영술을 통하여 유방암 진단을 시행한 결과가 다음과 같을 때, 유방촬영술의 민감도는 얼마인가? 21 울산

	유방암환자	환자 아님	합계
양성	20	180	200
음성	10	1820	1830
합계	30	2,000	2,030

① 10%　② 66.7%
③ 91%　④ 99.5%

37 COVID19 신속항원검사 결과가 다음과 같다. 이 키트의 민감도는 얼마인가? 21 인천의료기술

	환자	환자 아님	합계
양성	200	140	340
음성	100	560	650
합계	300	700	1,000

① 33.3%　② 58.8%
③ 66.7%　④ 80%

38 다음과 같이 검사가 진행되었을 때 이 검사도구의 특이도는 얼마인가? 21 경기

> 1,000명의 지역주민을 대상으로 유병률이 10%인 질병에 대한 검사를 실시한 결과 260명이 양성으로 판정되었으며 그들 중 80명이 확진자였다. 이 검사의 민감도는 80%이다.

① 70%　② 75%
③ 80%　④ 90%

39 암 조기진단을 위한 검사도구를 선택할 때 중요하게 고려해야 할 사항은 무엇인가? 21 충북

① 감수성, 특이성　② 발암성, 독성
③ 유전성, 위해성　④ 변이성, 잔류성

해설

36
민감도는 환자 중 양성으로 판정받은 사람의 분율이다.
민감도 = 20/30×100 = 66.7%

37
민감도는 환자 중 양성으로 판정받은 사람의 분율이다.
민감도 = 200/300×100 = 66.7%

38
(1) 1,000명 중 유병률이 10%이므로 환자는 100명이고 환자가 아닌 사람은 900명이다.
(2) 검사결과 양성판정자가 260명이고 이 중 80명이 환자이므로 180명은 환자가 아닌 사람 중 양성판정을 받은 사람이다.
(3) 환자가 아닌 900명 중 180명이 양성판정을 받았으므로 720은 음성판정자이다.
(4) 특이도는 환자가 아닌 사람 중 음성판정자의 비율이므로 720/900×100으로 계산한다.
(5) 특이도 = 720/900×100 = 80%

39
질병의 조기진단을 위한 검사도구는 정확도(타당도)가 높아야 하며 검사도구의 타당도는 민감도(감수성)와 특이도를 기준으로 평가한다.

정답 36 ② 37 ③ 38 ③ 39 ①

40 타당도와 신뢰도에 대한 설명으로 옳은 것은? 21 전북

① 타당도는 얼마나 일관되게 나타나는지에 대한 능력이다.
② 신뢰도는 타당도의 전제조건이다.
③ 무작위오차가 높은 경우 타당도가 낮아진다.
④ ROC곡선의 아래 면적이 넓을수록 신뢰도가 높다.

PLUS

ROC 곡선	민감도와 특이도로 그려지는 곡선 검사도구의 유용성을 판단하거나 검사의 정확도 평가에 사용, x축(특이도)은 음성을 양성으로 잘못 예측한 비율, y축(민감도)은 '양성인 케이스를 양성으로 제대로 예측한 비율 1 : 1대응 즉, y = x 일치함수가 되면 아래 면적은 0.5로 정확성은 가장 최악이다. 동전양면던지기와 같은 결과임. ROC 곡선에서 그려지는 곡선 밑 면적은 반드시 0.5보다는 커야 하고 일반적으로 0.7 이상은 되어야 수용할 만한 수준이라고 평가된다. 즉, 아래면적이 클수록 정확도가 높다.

41 검사결과가 다음과 같을 때 검사도구의 특이도는 얼마인가? 21 인천

	질병(+)	질병(-)	합계
양성	1,122	2,160	3,282
음성	198	4,590	4,788
합계	1,320	6,750	8,070

① 68%　　② 72.3%
③ 79%　　④ 86.3%

42 검사도구의 타당도 지표로 옳은 것은? 21 대전보건연구사

ㄱ. 민감도　　ㄴ. 특이도
ㄷ. 카파통계량　　ㄹ. 일치율

① ㄱ, ㄴ　　② ㄱ, ㄷ
③ ㄴ, ㄹ　　④ ㄷ, ㄹ

해설

40
① 신뢰도는 얼마나 일관되게 나타나는지에 대한 능력이다.
③ 무작위오차가 높은 경우 신뢰도가 낮아진다.
④ ROC 곡선의 아래면적이 넓을수록 타당도가 높다.

41
특이도 = 4,590/6,750×100
= 68%

42
• 검사의 타당도 지표 : 민감도, 특이도, 위음성률, 위양성률, 양성예측도, 음성예측도
• 검사의 신뢰도 지표 : 일치율, 카파통계량, 상관계수

정답 40 ② 41 ① 42 ①

PART 02

43 **코로나19 확진자를 발견하기 위해 1,000명을 대상으로 선별검사를 실시한 후, 다음과 같은 결과를 얻었다. 선별검사의 민감도(%)는?** 22 서울시(2월)

검사결과	코로나19 발생 여부		합계
	발생(+)	미발생(−)	
양성	91	50	141
음성	9	850	859
합계	100	900	1,000

① 64.5 ② 91.0
③ 94.4 ④ 98.9

44 **질병의 진단에 대한 신뢰도와 타당도에 대한 설명으로 옳은 것은?** 22 경기

① 신뢰도는 진단하고자 하는 질병의 유무를 얼마나 정확하게 판정하는지를 의미한다.
② 타당도는 검사를 반복하였을 때 일관된 결과가 얻어지는지를 의미한다.
③ 신뢰도 중 민감도는 질병이 있는 환자 중 양성으로 나타날 확률이다.
④ 양성예측도는 타당도 평가지표로 검사결과 양성인 사람들 중 실제 질병이 있는 사람의 비율이다.

45 **지역주민 10,000명을 대상으로 당뇨병 선별검사를 한 결과가 다음과 같다. 검사에 사용된 도구의 특이도와 양성예측도는 얼마인가?** 22 광주

		당뇨병 환자	환자 아님
검사결과	양성	1,780	720
	음성	220	7,280

	특이도	양성예측도
①	89%	71.2%
②	91%	71.2%
③	89%	91%
④	91%	29.3%

PLUS

특이도는 환자가 아닌 사람 중 음성판정자의 비율이다.
특이도 = 7,280/8,000×100 = 91%
양성예측도는 양성판정자 중 환자의 비율이다.
양성예측도 = 1,780/2,500×100 = 71.2%

해설

43
민감도는 질병에 걸린 사람이 검사결과 양성으로 판정받을 확률이다.
민감도 = 91/100×100 = 91%

44
타당도와 신뢰도
(1) 타당도: 검사법이 진단하고자 하는 질병의 유무를 얼마나 정확하게 판정하는가에 대한 능력을 의미한다.
① 민감도(Sensitivity, 감수성): 질병이 있는 환자 중 검사 결과가 양성으로 나타날 확률
② 특이도(Specdioty): 질병이 없는 사람 중 검사 결과가 음성으로 나타날 확률
③ 위음성률: 질병이 있는 사람의 검사 결과가 음성으로 나타나는 경우
④ 위양성률: 질병이 없는 사람의 검사 결과가 양성으로 나타나는 경우
⑤ 양성예측도: 검사 결과가 양성인 사람이 실제 질병이 있는 환자일 가능성
⑥ 음성예측도: 검사 결과가 음성인 사람이 실제 질병이 없는 사람일 가능성
(2) 신뢰도: 검사를 반복하였을 때 비슷한 검사 결과가 얻어지는지를 의미하는 개념으로 검사 결과의 정확성의 전제 조건은 검사의 신뢰도이다.

정답 43 ② 44 ④ 45 ②

46 **타당도에 대한 설명으로 옳지 않은 것은?** 22 충남

① 민감도란 질병이 있는 환자 중 검사결과가 양성으로 나올 확률이다.
② 특이도란 환자가 아닌 사람 중 검사결과가 음성으로 나올 확률이다.
③ 양성예측도는 검사결과가 음성인 사람이 실제 질병이 없을 확률이다.
④ 위음성률은 질병이 있는 사람의 검사결과가 음성으로 나올 확률이다.

47 **새롭게 개발된 검사도구를 이용하여 지역주민 1,000명을 대상으로 실시한 검사결과가 다음과 같을 때, 이 도구의 특이도는 얼마인가?** 22 충북

	질병(+)	질병(-)	합계
양성	270	140	
음성	30	560	
합계	300	700	1,000

① 70%　② 80%
③ 85%　④ 90%

48 **새롭게 개발된 진단도구를 이용한 검사결과가 다음과 같을 때, 이 검사도구의 민감도는 얼마인가?** 22 강원

	질병(+)	질병(-)	합계
양성	146	112	254
음성	54	688	742
합계	200	800	1,000

① 73%　② 86%
③ 92%　④ 96%

해설

46
타당도 지표
(1) 민감도(Sensitivity, 감수성): 질병이 있는 환자 중 검사 결과가 양성으로 나타날 확률
(2) 특이도(Specificity): 질병이 없는 사람 중 검사 결과가 음성으로 나타날 확률
(3) 위음성률: 질병이 있는 사람의 검사 결과가 음성으로 나타나는 경우
(4) 위양성률: 질병이 없는 사람의 검사 결과가 양성으로 나타나는 경우
(5) 양성예측도: 검사 결과가 양성인 사람이 실제 질병이 있는 환자일 가능성
(6) 음성예측도: 검사 결과가 음성인 사람이 실제 질병이 없는 사람일 가능성

47
특이도는 질병이 없는 사람을 음성으로 판단하는 확률이다.
특이도 = 560/700×100 = 80%

48
민감도는 질병이 있는 사람이 양성으로 판정받을 확률이다.
민감도 = 146/200×100 = 73%

정답 46 ③ 47 ② 48 ①

제5절 바이어스(Bias)

01 다음에서 설명하고 있는 것은 무엇인가? 20 인천보건연구사

> 연구 대상자로 어떤 특정 조건을 가진 사람들에게 뽑힐 기회가 편중됨으로써 오는 잘못됨이다.

① 선택 바이어스　② 정보 바이어스
③ 교란 바이어스　④ 무작위 오류

PLUS

선택 바이어스	연구대상을 선정하는 과정에서 특정 대상이 선택적으로 뽑힘에 따라 발생하는 바이어스이다. 연구에 참여한 집단과 이론적으로는 연구 대상자가 되어야 하는데도 연구 대상으로 선정되지 않았던 사람이 서로 달라서 발생
정보 바이어스	연구 대상자를 선정한 후 연구에 필요한 정보를 수집하는 과정에서 발생하는 측정의 오류
교란 바이어스	• 교란 변수는 연구자가 평가하고자 하는 주요 변수의 관계를 왜곡시키는 제3의 변수 • 대상자의 나이 성별, 결혼, 교육 수준, 경제 수준 등의 인구사회적 특성이 주로 해당된다. • 교란 바이어스는 교란 변수에 의한 오류이다.
무작위 오류	측정값과 참값의 차이가 우연에 따라 변하는 경우

02 지역사회 고혈압 유병률을 조사하는데 보건소에 방문한 사람만을 대상으로 조사를 진행할 경우 어떤 바이어스의 문제가 발생하는가? 21 경기

① 정보 바이어스　② 선택 바이어스
③ 오분류 바이어스　④ 교란 바이어스

03 연구의 내적타당도를 저해하는 경우에 대한 설명이다. 각 상황에 해당하는 바이어스의 종류로 옳은 것은? 21 대구

> (가) 연구자의 편의에 따라 특정 지역을 지나가는 사람들을 대상으로 설문 조사를 시행하였다.
> (나) 타당도가 검증되지 않은 조사도구를 이용하여 자료를 수집하였다.
> (다) 도시와 농촌의 인구를 표준화하지 않고 조사망률을 비교하였다.

	(가)	(나)	(다)
①	선택 바이어스	정보 바이어스	교란 바이어스
②	정보 바이어스	선택 바이어스	교란 바이어스
③	선택 바이어스	교란 바이어스	정보 바이어스
④	교란 바이어스	정보 바이어스	선택 바이어스

해설

02
지역사회에서 유병률을 구하려면 전체 인구 중 대표성 있는 표본을 뽑아서 진행해야 한다. 하지만 보건소에 방문한 사람만 연구대상으로 선정한다면 이 표본은 전체 인구를 대표할 수 없다. 즉 연구 대상을 선정하는 과정에 발생하는 선택 바이어스의 문제가 발생한다.

정답 01 ①　02 ②　03 ①

PLUS

선택 바이어스	연구대상을 선정하는 과정에서 특정 대상이 선택적으로 뽑힘에 따라 발생하는 바이어스이다. 연구에 참여한 집단과 이론적으로는 연구 대상자가 되어야 하는 데도 연구 대상으로 선정되지 않았던 사람이 서로 달라서 발생
정보 바이어스	• 연구 대상자를 선정한 후 연구에 필요한 정보를 수집하는 과정에서 발생하는 측정의 오류 • 환자군과 대조군에게 서로 다른 도구를 이용하여 혈압을 측정하는 것은 측정 방법으로 인한 오류가 발생하게 된다(측정 바이어스). 이는 정보 바이어스에 해당한다.
교란 바이어스	• 교란 변수는 연구자가 평가하고자 하는 주요 변수의 관계를 왜곡시키는 제3의 변수 • 대상자의 나이 성별, 결혼, 교육 수준, 경제 수준 등의 인구사회적 특성이 주로 해당된다. 교란 바이어스는 교란 변수에 의한 오류이다.

04 **다음의 내용에서 나타날 수 있는 바이어스로 옳은 것은?** 21 경기

> • 고혈압에 대한 환자-대조군 연구를 수행하였다.
> • 환자군은 수은주혈압계를 이용해서 혈압을 측정했고, 대조군은 전자혈압계를 이용해서 혈압을 측정하였다.

① 건강근로자효과　　② 교란 바이어스
③ 버크슨 바이어스　　④ 정보 바이어스

PLUS

측정의 오류

자발적 참여자 바이어스	자발적 참여자가 더 많이 연구참여	
	자기선택 바이어스	관심 있는 사람만 연구대상
	Health Worker's Effect 건강근로자 효과	건강한 자가 연구에 적극적으로 참여
건강근로자 효과	직장인 건강검진을 이용한 역학연구서 참여집단과 비참여집단 간에 건강상태가 다른 경우가 흔히 있는데, 건강하지 않은 근로자가(고용 문제 때문에) 건강검진을 피하는 경향이 있을 수 있다. 건강하지 않은 근로자가 해당 직장을 떠나는 경향이 있다면 현재 고용된 근로자에 관한 연구를 토대로 한 연구결과에는 자기선택 바이어스가 발생할 수 있다.	
교란 바이어스	결과변수(질병)와 관련되어 있으면서(질병의 또 다른 위험요인), 설명변수(연구에서 평가하고자 하는 위험요인)와 연관성이 있으며, 설명변수와 결과변수 사이의 중간매개변수는 아닌 변수인 교란변수에 의해 변수의 관계가 왜곡되는 것이다.	
버크슨 바이어스	병원 환자를 대상으로 연구할 때 주로 발생한다. 특정 병원에만 한정하여 연구 대상자를 뽑을 때 병원의 특성에 따라 연구 대상이 될 수 있는 환자의 입원율이 다를 수 있으며 이로 인해 발생하여 극복하기 위해 여러 등급의 병원을 포함하는 다기관 연구를 수행한다.	
정보 바이어스	• 연구 대상자를 선정한 후 연구에 필요한 정보를 수집하는 과정에서 발생하는 측정의 오류 • 환자군과 대조군에게 서로 다른 도구를 이용하여 혈압을 측정하는 것은 측정 방법으로 인한 오류가 발생하게 된다(측정 바이어스). 이는 정보 바이어스에 해당한다.	

해설

정답 04 ④

PART 02

05 연구진행을 위하여 설문조사를 시행할 때 성병이나 가정폭력과 같이 민감한 개인생활에 관한 내용에서 주로 발생하는 바이어스로 옳은 것은? 21 인천

① 측정 바이어스　② 확인 바이어스
③ 호손 효과　④ 기억소실 바이어스

PLUS

측정 바이어스	잘못된 조사 방법 때문에 요인 노출을 잘못 측정하는 바이어스로 민감한 개인생활 관련 설문조사 혹은 잘못된 검사 방법이나 타당도가 떨어지는 검사 방법을 사용하는 경우이다.
확인 바이어스	코호트 연구에서 추적관찰을 시행하면서 요인에 노출된 대상자를 더욱 철저하게 질병 발생을 조사하거나 요인에 노출된 대상이 노출되지 않은 대상에 비해 과다하게 자신의 질병을 보고하게 됨으로써 질병 발생이 높은 것처럼 관찰되는 경우이다.
호손 효과	특별한 중재나 실험 없이도 연구에 참여하거나, 위험요인에 대해 반복 측정하는 것 때문에 행동의 변화를 유발하여 요인 자체의 변화를 가져올 수 있다.
기억소실 바이어스	피조사자의 기억력에 의존하여 과거 요인 노출에 대한 정보를 수집하는 경우 정보의 정확성이 떨어지게 된다.

06 특정 병원에 입원한 환자를 대상으로 진행하는 연구에서 고려해야 하는 바이어스는? 22 광주

① 버크슨 바이어스　② 교란 바이어스
③ 정보 바이어스　④ 선택적 생존 바이어스

PLUS

정보 바이어스	• 연구 대상자를 선정한 후 연구에 필요한 정보를 수집하는 과정에서 발생하는 측정의 오류 • 환자군과 대조군에게 서로 다른 도구를 이용하여 혈압을 측정하는 것은 측정방법으로 인한 오류가 발생하게 된다(측정 바이어스). 이는 정보 바이어스에 해당한다.
버크슨 바이어스 (Berkson's Bias)	병원 환자를 대상으로 연구할 때 주로 발생한다. 특정 병원에만 한정하여 연구대상자를 뽑을 때 병원의 특성에 따라 연구 대상이 될 수 있는 환자의 입원율이 다를 수 있으며 이로 인해 발생하여 극복하기 위해 여러 등급의 병원을 포함하는 다기관 연구를 수행한다.

제6절 역학연구방법론 - 기술역학

01 역학적으로 돌발적이고 불규칙하게 발생하는 특성을 보이는 질병은?

18 충남의료기술, 보건진료

① 콜레라　② 백일해
③ 장티푸스　④ 디프테리아

해설

01

불규칙 변화
• 시간적 특징을 나타내지 않고 돌발적으로 질병이 발생하여 집중적으로 많은 환자가 발생하는 경우 • 외래 전염병의 국내 침입(콜레라) • 조류인플루엔자와 같이 시간적 특성을 나타내지 않고 돌발적으로 유행하는 특성은 불규칙변화에 해당한다.

정답 05 ① 06 ① / 01 ①

02 **기술역학의 시간적 변화의 유형과 질병의 연결이 옳지 않은 것은?** 18 울산

① 조류인플루엔자 – 불규칙변화
② 홍역, 백일해 – 주기변화
③ 쯔쯔가무시증 – 계절변화
④ 암 – 단기변화

PLUS

질병유행의 시간적 특성

장기 추세 변화	주로 암, 심장병 등 주요 만성질환의 수십 년에 걸친 변동을 관찰함으로써 이들 질환의 장기적 경향을 관찰할 수 있다. 감염병 중 장티푸스(30~40년 주기), 디프테리아(10~24년 주기), 인플루엔자(약 30년 주기)등은 장기변화의 특성으로 본다.
주기 변화	전염성 질환에서 몇 년을 주기로 집단발병이 재현되는 양상을 말한다. 이는 주로 해당 지역주민의 집단면역(Herd Immunity)에 의한 것으로 설명될 수 있다. 홍역(2~3년), 백일해(2~4년), 풍진·유행성이하선염·일본뇌염(3~4년) 등이 주기변화에 해당한다.
계절 변화	매년 겨울철에 유행하는 인플루엔자나 가을철에 많이 발생하는 신증후군출혈열, 쯔쯔가무시증, 렙토스피라증 같이 특정 계절에 집중적으로 발생하는 양상을 말한다.
단기 변화	시간별 날짜별 혹은 주 단위로 질병발생의 양상이 변하는 양상으로 주로 급성 감염병의 집단발생 시 나타난다.
불규칙 변화	외래 전염병의 국내 침입, 콜레라처럼 시간적 특징을 나타내지 않고 돌발적으로 질병이 발생하여 집중적으로 많은 환자가 발생하는 양상을 말한다. 콜레라, SARS, MERS, 동물인플루엔자 등이 해당한다.

03 **각 국가별 나트륨 섭취량과 위암 발생률 사이에 연관성을 확인하기 위하여 시간의 경과에 따라 변화 추이를 기존 통계자료를 이용하여 분석하였다. 이러한 연구방법은?** 18 제주

① 사례군연구 ② 생태학적 연구
③ 단면연구 ④ 코호트 연구

04 **기술역학은 인구집단에서 건강, 질병현상을 기술하여 질병의 분포, 경향 등을 기술하고 가설을 생성하는 1단계 역학이다. 다음 중 기술역학에 포함되어야 하는 세 가지 주요 변수에 해당하는 것은?** 19 인천

① 시간적 특성, 인구학적 특성, 지역적 특성
② 시간적 특성, 인구학적 특성, 생물학적 특성
③ 사회적 특성, 인구학적 특성, 지역적 특성
④ 시간적 특성, 사회적 특성, 지역적 특성

해설

02
④ 암 – 장기추세변화

03
생태학적 연구(Ecological Study, 상관연구)는 다른 목적을 위해 생성된 기존자료 중 질병에 대한 인구집단 통계자료와 관련 요인에 대한 인구집단 통계자료를 이용하여 상관관계를 분석하는 연구이다.

04
기술역학은 인구 집단에서 건강, 질병 현상을 시간적(Time), 지역적(Place), 인적(Person) 변수별로 기술하여 건강, 질병 빈도 차이를 일으키는 요인이 무엇인지에 대한 가설을 생성하는 역학 연구이다.

정답 02 ④ 03 ② 04 ①

PART 02

05 **유행의 지역적 특성 중 비교적 짧은 시간에 평상시 기대되는 발생 수준 이상으로 발생하는 것을 무엇이라 하는가?** 19 전북

① 유행병 ② 풍토병
③ 편재적 ④ 범발적유행

06 **한 국가의 지역 내에서 단기간 질병이 유행하는 것을 의미하는 것은?** 20 경북

① Pandemic ② Epidemic
③ Endemic ④ Sporadic

PLUS

범발적 (범세계적, 대유행성, Pandemic)	질병의 유행이 한 지역에 국한되지 않고 최소 두 국가 이상의 광범위한 지역에서 동시에 유행되는 질환
유행병적 (Epidemic)	어떤 지역에서 일시적으로 평상시 기대되는 발생 수준, 즉 토착적 발생(Enderricty) 이상으로 발생하는 질환을 유행성 질환
토착병적 (편재적, 지방적, Endemic)	특정 지역에 어떤 형태이건 항상 지속적으로 존재하면서 시간적으로 비교적 오랜 기간 동안 발생 수준이 일정한 질병
산발적 (Sporadic)	질병의 유행이 아니고 시간이나 지역에 따라 어떠한 경향성을 보이지 않을 때를 말한다.

07 **코로나19 사태처럼 유럽뿐만 아니라 전세계적으로 일어나고 있는 전염병 유행의 단계에 해당하는 것은?** 20 충남

① Pandemic ② Epidemic
③ Endemic ④ Sporadic

08 **해외유입감염병이 돌발적으로 불시에 국내에 침입해서 유행하게 되는 경우는 어떤 유형인가?** 20 충북

① 불규칙변화 ② 추세변화
③ 계절변화 ④ 단기변화

PLUS

불규칙 변화	외래 전염병의 국내 침입 콜레라처럼 시간적 특징을 나타내지 않고 돌발적으로 질병이 발생하여 집중적으로 많은 환자가 발생하는 양상
추세 변화	주로 암, 심장병 등 주요 만성질환의 수십 년에 걸친 변동을 관찰함으로써 이들 질환의 장기적 경향을 관찰할 수 있는 양상
계절 변화	매년 겨울철에 유행하는 인플루엔자나 가을철에 많이 발생하는 신증후군출혈열 같이 특정 계절에 집중적으로 발생하는 양상
단기 변화	시간별 날짜별 혹은 주 단위로 질병발생의 양상이 변하는 양상으로 주로 급성 감염병의 집단발생 시 나타난다.

해설

05
① 유행병적(Epidemic): 어떤 지역에서 일시적으로 평상시 기대되는 발생 수준, 즉 토착적 발생(Endemicity) 이상으로 발생하는 질환을 유행성 질환이라 한다.
②, ③ 토착병적(편재적, 지방적, Endemic): 특정 지역에 어떤 형태이건 항상 지속적으로 존재하면서 시간적으로 비교적 오랜 기간 동안 발생 수준이 일정한 질병이다.
④ 범발적유행(범세계적, 대유행성, Pandemic): 질병의 유행이 한 지역에 국한되지 않고 최소 두 국가 이상의 광범위한 지역에서 동시에 유행되는 질환이다.

정답 05 ① 06 ② 07 ① 08 ①

09 에피데믹(Epidemic)에 대한 설명으로 옳은 것은? 20 경기보건연구사

① 일정한 수준으로 지속적 발생
② 평상시 기대하는 수준 이상으로 발생
③ 동시에 두 국가 이상에서 유형
④ 동물과 공통감염

10 인구집단에서 몇 년을 주기로 유행이 발생하는 시간적 특성을 보이는 감염병은? 20 광주보건

① 심장질환 ② 인플루엔자
③ 콜레라 ④ 홍역

11 감염병의 유행특성 중 어느 지역에서 항상 일정하게 발생하는 유행을 의미하는 것은? 21 대구

① Pandemic ② Epidemic
③ Endemic ④ Sporadic

PLUS

범발적 (범세계적, 대유행성, Pandemic)	질병의 유행이 한 지역에 국한되지 않고 최소 두 국가 이상의 광범위한 지역에서 동시에 유행되는 질환
유행병적 (Epidemic)	어떤 지역에서 일시적으로 평상시 기대되는 발생 수준, 즉 토착적 발생(Enderricty) 이상으로 발생하는 질환을 유행성 질환
토착병적 (편재적, 지방적, Endemic)	특정 지역에 어떤 형태이건 항상 지속적으로 존재하면서 시간적으로 비교적 오랜 기간 동안 발생 수준이 일정한 질병
산발적 (Sporadic)	질병의 유행이 아니고 시간이나 지역에 따라 어떠한 경향성을 보이지 않을 때를 말한다.

12 기술역학에서 가장 기본적으로 조사해야 하는 것으로 옳지 않은 것은? 21 강원

① 어디에서 환자가 발생했는가?
② 언제 환자가 발생했는가?
③ 질병에 걸린 사람의 특성은 무엇인가?
④ 어떻게 질병에 걸렸는가?

해설

09
① 일정한 수준으로 지속적 발생 – 토착병적(편재적, 지방적, Endemic)
③ 동시에 두 국가 이상에서 유행 – 범발적(범세계적, 대유행성, Pandemic)
④ 동물과 공통감염 – 인수공통 감염병

유행병적(Epidemic)
어떤 지역에서 일시적으로 평상시 기대되는 발생 수준, 즉 토착적 발생(Enderricty) 이상으로 발생하는 질환을 유행성 질환

10
주기 변화 : 유행성이하선염이나 홍역같이 주로 전염성 질환에서 몇 년을 주기로 집단발병이 재현되는 양상을 말한다. 이는 주로 해당 지역주민의 집단면역(Herd Immunity)에 의한 것으로 설명될 수 있다.

12
기술역학의 3대 변수는 인적 특성, 시간적 특성, 지역적 특성이다.

정답 09 ② 10 ④ 11 ③ 12 ④

PART 02

13 **질병 발생의 원인에 대한 가설을 얻기 위하여 시행되는 역학연구는?**

21 복지부

① 기술역학 ② 분석역학
③ 실험역학 ④ 이론역학

PLUS

기술역학	인구집단에서 질병발생의 양상을 인적 지역적, 시간적 특성별로 파악하여 질병발생의 원인에 관한 가설을 설정하는 데 중점을 둔 연구(사례연구, 사례군 연구, 생태학적 연구, 단면연구)
분석역학	비교군을 가지고 있으면서 두 군 이상의 질병 빈도 차이를 관찰하는 연구로 분석역학방법의 종류에는 단면조사 연구, 환자-대조군 연구(후향성 조사 연구), 코호트 연구가 있다.
실험역학	연구자가 연구대상자의 참여, 주요인 및 교란 요인의 노출, 무작위 배정 등 여러 연구 조건을 직접 배정하거나 통제하여 연구수행의 과정에서 발생할 수 있는 바이어스가 연구결과에 영향을 미치지 못하도록 고안된 연구형태이다. 임상시험이나 지역사회시험이 해당되며 주로 새로 개발된 약이나 치료법의 안전성, 효과성, 질병 예방법의 효과 등을 확인하기 위하여 시행된다.
이론역학	감염병의 발생 모델과 유행 현상을 수리적으로 분석하여, 이론적으로 유행 법칙이나 현상을 수식화하는 3단계 역학이다. 실제로 나타난 결과와 수식화된 이론을 비교·검토함으로써 그 타당성을 검정하거나 요인들의 상호 관계를 수리적으로 규명해내는 역학이다.

14 **기술역학의 3가지 변수 중 시간적 변수와 그 예로 잘못 연결된 것은?**

21 경남보건연구사

① 백일해 - 추세 변화 ② 콜레라 - 불규칙변화
③ 장티푸스 - 장기변화 ④ 유행성 일본뇌염 - 순환변화

PLUS

질병유행의 시간적 특성

장기 추세 변화	주로 암, 심장병 등 주요 만성질환의 수십 년에 걸친 변동을 관찰함으로써 이들 질환의 장기적 경향을 관찰할 수 있다. 감염병 중 장티푸스(30~40년 주기), 디프테리아(10~24년 주기), 인플루엔자(약 30년 주기)등은 장기변화의 특성으로 본다.
주기 변화	전염성 질환에서 몇 년을 주기로 집단발병이 재현되는 양상을 말한다. 이는 주로 해당 지역주민의 집단면역(Herd Immunity)에 의한 것으로 설명될 수 있다. 홍역(2~3년), 백일해(2~4년), 풍진·유행성이하선염·일본뇌염(3~4년) 등이 주기변화에 해당한다.
계절 변화	매년 겨울철에 유행하는 인플루엔자나 가을철에 많이 발생하는 신증후군출혈열, 쯔쯔가무시증, 렙토스피라증 같이 특정 계절에 집중적으로 발생하는 양상을 말한다.
단기 변화	시간별 날짜별 혹은 주 단위로 질병발생의 양상이 변하는 양상으로 주로 급성 감염병의 집단발생 시 나타난다.
불규칙 변화	외래 전염병의 국내 침입, 콜레라처럼 시간적 특징을 나타내지 않고 돌발적으로 질병이 발생하여 집중적으로 많은 환자가 발생하는 양상을 말한다. 콜레라, SARS, MERS, 동물인플루엔자 등이 해당한다.

해설

14
① 백일해 - 주기변화(순환변화)

정답 13 ① 14 ①

15 **특정 지역에서 단기간 내에 빠른 속도로 전파되는 감염병의 역학적 유형은?** 24 보건직

① 세계성(pandemic) ② 산발성(sporadic)
③ 토착성(endemic) ④ 유행성(epidemic)

PLUS

지역적 변수	풍토병 (endemic)	병원체가 지역사회 혹은 집단에 지속적으로 존재하여 일정 수준의 감염을 유지하는 감염병
	유행병 (epidemic)	• 한 지역사회나 집단에 평소에 나타나던 수준 이상으로 많이 발생하는 상태 • 유행 여부를 판단하기 위해서는 반드시 과거 발생 수와 비교
	세계대유행 (pandemic)	감염병이 아시아 지역 또는 전 세계 등과 같이 넓은 지역에서 발생

제7절 역학연구방법론 - 분석역학

01 **코호트 연구에서 노출요인이 질병에 기여한 정도를 나타내며 질병발생 위험도의 차이를 의미하는 것은 무엇인가?** 18 충남

① 비교위험도 ② 교차비
③ 상관계수 ④ 기여위험도

02 **폐암 발생에 흡연이 얼마나 기여하였는지를 나타내는 수식은 무엇인가?** 18 경기의료기술

	폐암발생	폐암발생 안함
흡연	133	95
비흡연	388	495

① 133/(133+95)−388/(388+495)
② 133/(133+388)−95/(95+495)
③ 133/(133+95)÷388/(388+495)
④ (133×495)/(95×388)

03 **귀속위험도를 구할 수 있는 역학연구 방법에 대한 설명으로 옳지 않은 것은?** 18 경북의료기술

① 조사대상자수가 적어도 가능하다.
② 인과관계의 시간적 선후관계를 알 수 있다.
③ 상대위험도를 구할 수 있다.
④ 인구 집단에 일반화가 가능하다.

해설

01
기여위험도는 노출군에서의 질병발생률과 비노출군에서의 질병발생률 차이로 요인이 질병발생에 기여한 정도를 확인하기 위한 값이다.

02
기여위험도(AR; Attributable Risk, 귀속위험도): 노출집단의 질병 또는 사건의 발생 중 위험요인 노출로 인한 발생률로 노출과 비노출군 간의 발생률의 차이이다.
✦ 기여위험도
= 노출군의 발생률 −비노출군의 발생률
$= \frac{a}{a+b} - \frac{c}{c+d}$

03
귀속위험도를 구할 수 있는 연구방법은 코호트 연구이다. 코호트 연구는 많은 사람을 대상으로 하여야 한다.

정답 15 ④ / 01 ④ 02 ①
03 ①

PART 02

04 **흡연과 폐암의 관련성에 대한 코호트 연구의 결과 다음과 같다. 비교위험도는 얼마인가?** 18 경북

	폐암발생	폐암발생 안함
흡연	20	180
비흡연	2	198

① 0.625 ② 4
③ 10 ④ 20

05 **역학적 연구방법 중 코호트 연구에 대한 설명으로 옳은 것은?** 18 경기

① 일반적으로 유병조사라고 한다.
② 후향성 조사는 현재 원인에 의해 앞으로 어떤 결과를 나타낼지 조사한다.
③ 질병발생의 원인파악뿐 아니라 위험인자의 양－반응관계를 구할 수 있다.
④ 집단의 특성에 따른 질병의 발생, 분포, 발생경향 등을 기록하는 1단계 역학이다.

06 **다음 중 코호트 연구에 대한 설명으로 옳지 않은 것은?** 18 강원

① 비용, 시간, 노력이 많이 든다.
② 추적 불가능한 대상자가 많아지면 연구에 영향을 줄 수 있다.
③ 발생률이 높은 질병의 경우 연구에 어려움이 있다.
④ 시간적 선후관계가 비교적 명확하다.

PLUS

코호트 연구 (전향적 조사)	질병의 위험요인을 밝히고자 위험 요인 노출 여부가 확인된 인구 집단을 장시간 추적 관찰하여 질병 또는 사망의 발생률을 비교하는 역학적 연구 설계
장점	① 위험요인의 노출에서부터 질병 진행의 전 과정을 관찰할 수 있음 ② 위험요인 노출 수준을 여러 번 측정할 수 있음 ③ 위험요인과 질병 간의 시간 선후관계가 비교적 명확함 ④ 질병의 발생률과 비교위험도를 구할 수 있음 ⑤ 노출과 수많은 질병 간의 연관성을 볼 수 있음
단점	① 비용(경비, 노력, 시간)이 많이 듦 ② 장기간 지속적으로 관찰하여야 함 ③ 추적이 불가능한 대상자가 많아지면 연구 결과에 영향을 줄 수 있음 ④ 진단 방법과 기준 질병 분류 방법이 변할 가능성이 있음 ⑤ 질병 발생률이 낮은 경우에는 연구에 어려움이 있음

해설

04
비교위험도

$$= \frac{\text{노출군의 질병발생률}}{\text{비노출군의 질병발생률}} = \frac{\frac{20}{200}}{\frac{2}{200}} = 10$$

05
① 일반적으로 유병조사라고 할 수 있는 연구방법은 단면조사 연구이다.
② 전향성조사는 현재 원인에 의해 앞으로 어떤 결과를 나타낼지 조사한다.
④ 집단의 특성에 따른 질병의 발생, 분포, 발생경향 등을 기록하는 1단계 역학은 기술역학이다.

코호트 연구는 2단계 역학인 분석역학기법이다. 코호트 연구(전향적 조사)는 질병의 위험요인을 밝히고자 위험요인 노출 여부가 확인된 인구 집단을 장시간 추적 관찰하여 질병 또는 사망의 발생률을 비교하는 역학적 연구 설계이다. 코호트 연구는 대상자의 위험노출수준을 조사하여 노출군과 비노출의 비교위험도와 함께 노출에 따른 발생률을 비교하여 양－반응관계를 구할 수 있다.

정답 04 ③ 05 ③ 06 ③

07 **요인에 폭로된 집단과 폭로되지 않은 집단에서의 질병발생률의 차이를 통해 확인할 수 있는 값은?** 18 강원

① 귀속위험도　② 비교위험도
③ 교차비　④ 유병비교위험도

08 **건강한 학생들을 대상으로 1학년부터 6학년까지 비타민 섭취여부에 따른 질병발생을 관찰하려고 한다. 이러한 기법에 해당 연구는 무엇인가?** 18 충북

① 기술역학　② 단면 연구
③ 코호트 연구　④ 환자-대조군 연구

09 **병원에 내원한 환자와 환자가 아닌 사람의 질병과의 연관성을 나타낸 지표는 무엇인가?** 18 충북

① 발생률　② 교차비
③ 비교위험도　④ 기여위험도

10 **어떤 질병에 걸린 환자와 비교군인 대조군을 선정하여 위험요인으로 추정되는 특정 요인의 과거 노출여부를 조사하여 다음과 같은 결과를 얻었다. 교차비는 얼마인가?** 18 전남 · 전북

	환자	대조군
요인노출	8	2
비노출	2	2

① 1.6　② 2
③ 4　④ 16

11 **오즈비와 비교위험도가 1보다 크다면 어떤 의미로 설명할 수 있는가?** 18 부산

① 노출요인이 질병에 대한 효과가 있다.
② 노출이 비노출군에 비해 질병발생률이 높다.
③ 노출요인이 질병발생에 어느 정도 기여하였다.
④ 노출요인을 제거하면 어느 정도 질병을 예방할 수 있다.

해설

07
요인에 노출된 집단과 노출되지 않은 집단의 질병발생률의 차이를 통해 요인이 질병발생에 기여한 정도를 보기 위한 지표는 기여위험도(귀속위험도)이다.

08
요인의 노출여부에 따른 이후의 질병발생을 관찰하여 비교하고자 하는 연구는 코호트 연구에 해당한다.

09
환자와 환자가 아닌 사람을 비교하여 질병과의 연관성을 확인하는 것은 환자-대조군 연구이며 이 연구의 연관성 지표로는 교차비를 사용한다.

10
✦ 교차비

$$= \frac{\frac{\text{노출군 중 환자수}}{\text{비노출군 중 환자수}}}{\frac{\text{노출군 중 대조군수}}{\text{비노출군 중 대조군수}}}$$

$$= \frac{\frac{8}{2}}{\frac{2}{2}} = \frac{16}{4} = 4$$

11
오즈비 혹은 비교위험도가 1보다 크면 노출군이 비노출군에 비해 질병발생률이 크다는 것을 의미한다.

정답 07 ① 08 ③ 09 ② 10 ③ 11 ②

12 **학교에 식중독 환자 발생 시 역학조사에서 유용하게 사용되는 연구방법은 무엇인가?** 18 부산

① 코호트 연구 ② 단면 연구
③ 환자-대조군 연구 ④ 생태학적 연구

13 **일정한 인구집단을 대상으로 특정한 시점이나 기간 내에 그 질병과 그 인구집단이 가지고 있는 속성과의 관계를 찾아내는 연구조사 방법은?** 18 서울(6월)

① 단면 조사 연구 ② 전향성 조사 연구
③ 환자-대조군 조사 연구 ④ 코호트 연구

14 **다음에서 상대(비교)위험도(Relative risk)를 구하는 식으로 가장 옳은 것은?** 18 서울

		질병(Disease) 여부		계
		질병 있음	질병 없음	
위험 요인	노출됨	a	b	a+b
	노출되지 않음	c	d	c+d
계		a+c	b+d	a+b+c+d

① $\frac{a}{a+b} \div \frac{c}{c+d}$ ② $\frac{a}{a+b}$
③ $\frac{a}{a+b} - \frac{c}{c+d}$ ④ $\frac{a+b}{a+b+c+d}$

15 **교차비가 비교위험도의 지표로 산출될 수 있는 연구방법의 적용이 유리한 질병의 특성으로 옳은 것은?** 18 인천

① 발생이 드문 질병 ② 유병률이 높은 질병
③ 치명률이 높은 질병 ④ 감염력이 낮은 질병

16 **환자-대조군 연구에 대한 설명으로 옳지 않은 것은?** 18 군무원

① 대조군 선정이 쉽다.
② 연구대상자 수가 적어도 가능하다.
③ 희귀한 질병에 적절하다.
④ 잠복기가 긴 질병에 적절하다.

해설

12
식중독 환자나 감염병 환자가 발생하여 역학조사 혹은 유행 조사를 할 때는 환자-대조군 연구나 후향적 코호트 연구를 시행한다.

13
단면조사 연구는 질병과 특정 노출요인에 대한 정보를 같은 시점, 또는 짧은 기간 내에 얻는 역학적 연구 형태이다.

14
상대위험도(비교위험도)는 노출군의 질병발생률을 비노출의 질병발생으로 나눈 값으로 비노출군에 비해서 노출군의 질병발생률이 얼마나 높은지를 나타낸다.

15
교차비를 통계값으로 사용하는 연구는 환자-대조군 연구이다. 환자-대조군 연구는 발생이 드문 질병 연구에 유리한 장점이 있다.

정답 12 ③ 13 ① 14 ① 15 ① 16 ①

PLUS

환자-대조군 연구	관심질병에 걸린 환자를 연구대상으로 선정한 뒤 비교하기에 적절한 대조군(관심질병이 없는 사람)을 선정하여 과거 노출요인을 조사하고 비교하는 연구방법
장점	① 연구가 비교적 용이하며, 비용이 적게 듦 ② 적은 연구 대상자로 연구가 가능함 ③ 발생이 적은 질병이나 잠복기가 긴 질병의 연구도 가능함 ④ 연구 결과를 비교적 빠른 시일 안에 알 수 있음 ⑤ 연구를 위해 연구자가 새로운 위험에 노출되는 일이 없음
단점	① 환자군과 모든 조건이 비슷한 대조군 선정이 어려움(선택 바이어스) ② 연구에 필요한 정보가 과거 행위에 관한 것이므로 정보 편견이 발생할 수 있음 ③ 정보 수집이 불확실함

17 건강문제가 있는 사람과 건강문제가 없는 사람을 나누어 질병의 원인 또는 위험요인을 찾는 연구에 대해 옳은 것은? 19 경북

① 대상자수가 많아야 한다.
② 시간이 오래 걸려 연구비용이 많이 든다.
③ 희귀질환연구에 적합하다.
④ 과거 기록에 의존하므로 정확하지 않다.

18 간호사를 대상으로 야간근무 여부에 노출집단과 비노출집단으로 구분한 뒤 일정기간 추적관찰하여 질병 발생을 조사하는 연구기법은 무엇인가? 19 경북

① 환자-대조군 연구 ② 단면 연구
③ 코호트 연구 ③ 생태학적 연구

19 질병의 원인을 찾는 연구에서 요인에 노출되지 않은 집단과 요인에 노출된 집단의 질병발생률의 비를 통해 확인할 수 있는 값은? 19 경북

① 발생률 ② 기여위험도
③ 귀속위험도 ④ 상대위험도

20 다음 중 환자-대조군의 설명으로 올바르지 않은 것은? 19 전북

① 적은 수의 대상자로도 가능하다.
② 대조군 선정이 쉽다.
③ 희귀한 질병에 적합하다.
④ 시간과 비용이 절약된다.

해설

17
건강문제가 있는 사람과 건강문제가 없는 사람을 나누어 연구하는 것은 환자-대조군 연구이다. 환자-대조군 연구는 희귀질환 연구에 가장 적합한 연구이다.
① 대상자수가 적어도 가능하다.
② 시간과 비용이 적게 드는 장점이 있다.
④ 과거 기억을 통해 자료를 수집하기 때문에 정확하지 않을 수 있다.

18
노출된 집단과 노출되지 않은 집단으로 구분하여 질병발생을 연구하는 것은 코호트 연구이다.

19
비노출군과 노출군의 질병발생률의 비를 통해 확인하는 값은 비교위험도(상대위험도)이다.

20
환자-대조군 연구는 대조군 선정에 어려움이 있다.

정답 17 ③ 18 ③ 19 ④ 20 ②

21 **환자－대조군 연구에서 짝짓기(matching)를 하는 주된 목적은?** 19 서울

① 선택바이어스의 영향을 통제하기 위하여
② 정보바이어스의 영향을 통제하기 위하여
③ 표본추출의 영향을 통제하기 위하여
④ 교란변수의 영향을 통제하기 위하여

22 **다음에서 기술한 역학적 연구 방법은?** 19 서울

> 첫 임신이 늦은 여성에서 유방암 발생률이 높은 원인을 구명하기 위해 1945년에서 1965년까지 내원한 첫 임신이 지연된 대상자를 모집단으로 하여, 내원당시 분석된 호르몬 이상군(노출군)과 기타 원인으로 인한 여성들(비노출 군)을 구별하고, 이 두 집단의 유방암 발생 여부를 파악하였다. 1978년에 수행된 이 연구는 폐경 전 여성들의 호르몬 이상군에서, 유방암 발생이 5.4배 높은 것을 밝혀냈다.

① 후향적 코호트 연구　② 전향적 코호트 연구
③ 환자－대조군 연구　④ 단면 연구

23 **인구집단을 대상으로 한 연구를 통하여 질병 원인에 대한 가설을 설정하고 가설을 검정하여 요인과 질병사이의 인과관계를 밝히기 위한 역학연구 방법은?** 19 경기

① 기술역학　② 분석역학
③ 실험역학　④ 이론역학

24 **역학연구 기법에 대한 설명으로 옳은 것은?** 19 경남

① 환자－대조군 연구는 코호트 연구에 비해 시간과 노력이 많이 든다.
② 코호트 연구는 후향적 코호트 연구에 비해 시간적 선후관계의 정확성이 떨어진다.
③ 단면 연구는 적은 대상으로 연구가 가능하다.
④ 생태학적 연구는 인구집단을 대상으로 수집된 자료를 이용하기 때문에 개인단위에서의 인과관계를 증명하기 어렵다.

해설

21
환자－대조군 연구에서 짝짓기(Matching)는 환자군에서의 교란변수의 분포가 대조군에도 동일하게 분포하도록 미리 계획적으로 대조군을 뽑는 방법으로 교란요인의 영향을 효과적으로 통제하기 위해서 사용한다.

22
후향적 코호트 연구: 연구 시작 시점에서 과거의 관찰 시점으로 거슬러 올라가서 관찰 시점으로부터 연구 시점까지의 기간 동안에 질병의 발생 원인과 관련이 있으리라고 의심되는 요소를 갖고 있는 사람들과 갖고 있지 않는 사람들을 구분한 후 기록을 통하여 질병 발생을 찾아내는 방법이다.

23
기술역학을 통해 가설을 설정하고 난 뒤 그 가설을 검정하여 인과관계를 증명하는 연구는 분석역학이다. 실험역학은 인과 관계에 대한 근거가 가장 명확한 연구방법이지만 질병 원인에 대한 연구의 가설 검정이 아니고 특정 조작에 따른 결과의 차이를 비교하기 위한 연구방법이다.

24
① 환자－대조군 연구는 코호트 연구에 비해 시간과 노력이 적게 든다.
② 코호트 연구는 후향적 코호트 연구에 비해 시간적 선후관계가 명확하다.
③ 단면 연구는 비교적 큰 규모의 인구집단을 대상으로 하여야 한다.

정답 21 ④　22 ①　23 ②　24 ④

25 **다음과 같이 연구가 진행되었다. 옳은 것은?** 19 호남권

> 2002~2003년 건강검진을 시행한 대상자 중 나이, 성별 등의 조건이 비슷한 대상자를 흡연자와 비흡연자로 구분하여 2009~2013년까지 관찰하여 질병 발생 여부를 확인하여 흡연과 질병의 관계를 연구하였다.

① 단면 연구　② 코호트 연구
③ 환자-대조군 연구　④ 생태학적 연구

26 **흡연여부에 따른 심근경색증 발생 여부를 비교한 결과 흡연자 20,000명 중 16명의 환자가 발생하였고 비흡연자 10,000명 중 4명의 환자가 발생하였다. 비교위험도는 얼마인가?** 19 제주

① 2　② 4
③ 8　④ 10

27 **다음 설명에 해당하는 연구방법은 무엇인가?** 19 대구

> • 시간이 짧게 소요된다.
> • 급성 질환에는 어렵다.
> • 여러 종류의 질병과 요인의 연관성 알 수 있다.

① 전향적 코호트 연구　② 후향적 코호트 연구
③ 환자-대조군 연구　④ 단면조사 연구

PLUS

단면조사 연구	질병과 특정 노출요인에 대한 정보를 같은 시점, 또는 짧은 기간 내에 얻는 역학적 연구 형태로 국민건강영양 조사는 단면조사의 형식으로 이루어진다.
장점	① 환자-대조군 연구나 코호트 연구에 비해 시행하기가 쉬움 ② 단시간 내에 결과를 얻을 수 있어 경제적임 ③ 어떤 사실을 찾거나 가설 검증에 도움이 됨 ④ 동시에 여러 종류의 질병과 요인과의 관련성을 조사할 수 있음 ⑤ 해당 질병의 유병률을 구할 수 있음 ⑥ 유병률 산출이 목적일 때 연구 결과를 표적 집단에 대해 일반화할 수 있음 ⑦ 질병의 자연사나 규모를 모를 때 유리함
단점	① 시간적 선후 관계가 모호함 ② 상관관계만을 알 수 있을 뿐이며, 인과 관계를 규명하지는 못함 ③ 일정한 시점에서 조사를 하기 때문에 빈도가 낮은 질병이나 이환 기간이 짧은 질병에는 부적합함 ④ 현재와 과거 사항만을 주 대상으로 하므로 예측력이 낮음 ⑤ 복합요인들 중에서 원인요인을 찾아내기 어려움 ⑥ 대상 인구 집단이 비교적 커야 함 ⑦ 대상이 연구 시점에 만날 수 있는 환자로 제한되어 이미 사망한 환자는 제외되므로 선택적 생존 바이어스를 유발함 ⑧ 발생률을 구하지 못함

해설

25
특정 대상자를 위험요인으로 볼 수 있는 흡연 여부로 구분한 것은 노출과 비노출군으로 대상을 구분한 것이고 이후 2013년까지 질병발생을 추적관찰하였으므로 코호트 연구의 설계이다.

26
비교위험도
= (16/20,000)/(4/10,000) = 2

PART 02

정답 25 ② 26 ① 27 ④

28 흡연자와 비흡연자의 질병발생을 추적조사한 결과가 다음과 같다. 비교위험도는 얼마인가? 19 대전

구분	질병		계
	폐암환자	폐암 안 걸림	
흡연자	200	19,800	20,000
비흡연자	100	39,900	40,000

① 2 ② 4
③ 5 ④ 10

29 흡연자와 비흡연자의 폐암발생 여부를 비교한 결과 다음과 같다. 비교위험도는 얼마인가? 19 부산

구분	질병		계
	폐암환자	폐암 안 걸림	
흡연자	10	90	100
비흡연자	5	195	200

① 2 ② 2.5
③ 4 ④ 4.5

30 역학연구 기법 중 제2단계 역학에 해당하는 것을 모두 고른 것은? 19 인천

ㄱ. 후향성 조사 연구 ㄴ. 단면조사 연구
ㄷ. 지역사회 연구 ㄹ. 임상 연구

① ㄱ, ㄴ ② ㄱ, ㄷ
③ ㄴ, ㄹ ④ ㄷ, ㄹ

31 다음 중 비교위험도를 계산하는 공식으로 옳은 것은? 19 인천

	질병	
	+	-
요인 노출	가	나
요인 비노출	다	라

① 가(다+라)−다(가+나) ② 가(다+라)/다(가+나)
③ 다(가+나)/가(다+라) ④ 다(가+다)/가(나+라)

해설

28
비교위험도
= (200/20,000)/(100/40,000)
= 4

29
비교위험도
= (10/100)/(5/200) = 4

30
역학 연구에서 1단계 역학은 기술역학, 2단계 역학은 분석역학이다. 단면조사 연구와 후향성 조사 연구는 분석역학의 종류로 2단계역학에 해당한다. 지역사회 연구와 임상연구는 실험역학이다.

정답 28 ② 29 ③ 30 ① 31 ②

32 **다음 중 코호트 연구에 대한 설명으로 옳지 않은 것은?** 19 강원

① 관찰연구 중 인과관계에 대한 근거가 가장 명확하다.
② 발생률을 측정할 수 있고 이를 통해 비교위험도를 구할 수 있다.
③ 발생이 희귀한 질병 연구에 적절하며, 잠복기가 긴 질병 연구에도 적절하다.
④ 전향적 코호트 연구와 달리 후향적 코호트 연구는 비교적 시간과 비용을 줄일 수 있다.

33 **다음 중 분석역학에 해당하는 것은?** 19 인천

가. 사례연구	나. 환자-대조군 연구
다. 코호트 연구	라. 생태학적 연구
마. 임상실험	바. 지역사회실험

① 가, 나　　② 나, 다
③ 라, 마　　④ 마, 바

34 **10,000명의 인구집단에서 식중독이 발생하였다. 식중독 발생 후 이전 섭취 음식에 대해 조사한 결과 각 음식을 섭취한 집단과 섭취하지 않은 집단의 식중독 발생률이 표와 같았다. 비교위험도가 가장 높은 음식은?** 19 경기보건연구사

구분	노출군	비노출
A음식	1.07	1.01
B음식	2.93	1.08
C음식	3.09	2.35
D음식	4.7	1.21

① A음식　　② B음식
③ C음식　　④ D음식

35 **단면조사 연구를 실행하기에 적합한 연구는?** 19 울산

① 급성 감염성 질환의 발생률 조사
② 고혈압 치료사업의 효과 평가
④ 대사증후군 예방사업의 효과 평가
④ 고지혈증환자의 유병률과 관련요인 조사

해설

32
희귀한 질병 연구에 적절하고 잠복기가 긴 질병 연구에도 적절한 것은 환자-대조군 연구이다. 코호트 연구는 희귀한 노출요인 연구에 적절하다.

33
분석역학은 비교군을 가지고 있으면서 두 군 이상의 질병빈도 차이를 관찰하는 연구로 분석역학방법의 종류에는 단면 조사 연구, 환자-대조군 연구(후향성 조사 연구), 코호트 연구가 있다. 사례연구와 생태학적 연구는 기술역학에 해당하고 임상실험과 지역사회실험은 실험연구에 해당한다.

34
비교위험도 노출군의 발생률/비노출군의 발생률
① A음식 비교위험도 = 1.07/1.01 = 1.06
② B음식 비교위험도 = 2.93/1.08 = 2.71
③ C음식 비교위험도 = 3.09/2.35 = 1.31
④ D음식 비교위험도 = 4.7/1.21 = 3.88

35
단면조사 연구는 질병과 특정 노출요인에 대한 정보를 같은 시점, 또는 짧은 기간 내에 얻는 역학적 연구 형태로 유병률 혹은 어떤 요인의 노출률을 파악하기 위해 수행(유병률 조사)한다.

정답 32 ③　33 ②　34 ④　35 ④

36 단면조사 연구를 시행하기 적절한 경우는? 20 경기

① 현재 결핵 유병률 조사에 적합하다.
② 만성질환 발생률 조사에 적합하다.
③ 연구대상이 적은 경우에 적합하다.
④ 드물게 발생하는 질병 연구에 적합하다.

37 다음 중 전향적 코호트 연구의 특징으로 옳지 않은 것은? 20 경기

① 건강한 사람을 대상으로 한다.
② 희귀질병 연구에 적합하지 않다.
③ 비교위험도와 귀속위험도를 구할 수 있다.
④ 환자-대조군 연구에 비해 편견이 많이 발생한다.

38 다음 중 환자-대조군 연구에 대한 설명으로 옳지 않은 것은? 20 제주의료기술

① 시간적 선후관계가 비교적 불명확하다.
② 희귀한 노출요인에 대한 연구에 적절하다.
③ 질병에 대한 여러 요인에 대한 연구가 가능하다.
④ 적은 수의 대상자로 연구가 가능하다.

PLUS

환자-대조군 연구	관심질병에 걸린 환자를 연구대상으로 선정한 뒤 비교하기에 적절한 대조군(관심질병이 없는 사람)을 선정하여 과거 노출요인을 조사하고 비교하는 연구 방법
장점	① 연구가 비교적 용이하며, 비용이 적게 듦 ② 적은 연구 대상자로 연구가 가능함 ③ 발생이 적은 질병이나 잠복기가 긴 질병의 연구도 가능함 ④ 연구 결과를 비교적 빠른 시일 안에 알 수 있음 ⑤ 연구를 위해 연구자가 새로운 위험에 노출되는 일이 없음
단점	① 환자군과 모든 조건이 비슷한 대조군 선정이 어려움(선택 바이어스) ② 연구에 필요한 정보가 과거 행위에 관한 것이므로 정보 편견이 발생할 수 있음 ③ 정보 수집이 불확실함

39 건강문제를 가지고 있지 않은 집단을 대상으로 전자담배를 사용하는 집단과 사용하지 않는 집단을 추적관찰하여 폐암발생과의 인과관계를 밝히고자 한다. 이러한 연구 기법은 무엇인가? 20 경기

① 단면 연구 ② 전향적 코호트 연구
③ 후향적 코호트 연구 ④ 환자-대조군 연구

해설

36
단면조사 연구는 질병의 유병률 조사에 적합하며 그 결과를 일반화하기 위해서는 큰 규모를 대상으로 하여야 한다.

37
전향적 코호트 연구는 연구 시작 시점에서 질병 발생의 원인이 되리라고 생각되는 요인에 노출된 집단과 노출되지 않은 집단을 구분하고 그때부터 일정 기간 동안을 추적 관찰하는 방법으로 현재 시점에서 미래의 어떤 시점까지 계속 관찰하여 원인과 결과 관계를 밝히는 방법이다.
① 전향적 코호트 연구는 연구 시작 시점에 질병을 가지고 있지 않은 건강한 사람을 대상을 한다.
② 전향적 코호트 연구는 희귀질병 연구에 적합하지 않다. 희귀질병 연구에는 환자-대조군 연구가 적합하다.
③ 전향적 코호트 연구는 질병발생률을 구할 수 있기 때문에 비교위험도와 귀속위험도를 구할 수 있다.
④ 전향적 코호트 연구는 추적관찰탈락바이어스나 확인바이어스 등이 발생할 수 있다. 하지만 환자-대조군에 비해 편견이 적은 편이다.

39
질병에 걸리지 않은 사람들을 노출과 비노출군으로 구분하여 추적관찰하는 연구는 전향적 코호트 연구이다.

정답 36 ① 37 ④ 38 ② 39 ②

40 위험요인의 노출 여부에 따른 질병발생률을 나타내는 표이다. 상대위험도(relative risk)의 값으로 옳은 것은? 20 경기

		질병(Disease) 여부		계
		질병 있음	질병 없음	
위험요인	노출됨	a	b	a+b
	노출되지 않음	c	d	c+d
계		a+c	b+d	a+b+c+d

① $\frac{ad}{bc}$　② $\frac{bc}{ad}$

③ $\frac{a(c+d)}{c(a+b)}$　④ $\frac{c(a+b)}{a(c+d)}$

41 위험요인 노출 여부에 따른 질병발생률이 다음과 같을 때 비교위험도는 얼마인가? 20 경북

		질병(Disease) 여부		
		질병 있음	질병 없음	
위험요인	노출됨	60	40	100
	노출되지 않음	30	50	80

① 0.6　② 1.6

③ 2.5　④ 3.1

42 다음 중 코호트에 대한 설명으로 옳은 것은? 20 광주 · 전남 · 전북

① 동일 인구구조　② 동일 질병을 가진 집단

③ 동일 특성을 가진 집단　④ 동일 기간에 출생한 인구 집단

43 40대 고혈압환자와 정상인을 선정하여 질병발생의 원인관계를 규명하려 고 한다. 이와 같이 질병발생관계를 규명하는 연구방법에 대한 설명으로 옳지 않은 것은? 20 대구

① 희귀한 질병을 연구하기에 적합하다.

② 시간과 비용이 절약된다.

③ 잠복기간이 긴 질병 연구에 적합하다.

④ 질병의 발생을 알 수 있다.

해설

40
상대위험도
$= \frac{\text{노출군의 발병률}}{\text{비노출군의 발병률}}$
$= \frac{a/(a+b)}{c/(c+d)} = \frac{a/(c+d)}{c/(a+b)}$

42
코호트: 어떤 공통된 특성이나 속성 또는 경험을 가진 집단

43
고혈압환자와 정상인을 선정하여 인과관계를 규명하고자 하는 연구는 환자대조군연구이다. 환자대조군연구에서는 질병의 발생률을 알 수 없다.

정답 40 ③　41 ②　42 ③　43 ④

PART 02

44 흡연군과 비흡연군의 질병발생을 조사한 결과가 다음과 같을 때 비교위험도는 얼마인가? 20 부산

	환자	비환자	합계
흡연군	40	9,960	10,000
비흡연군	16	39,984	40,000

① 0.4　② 4
③ 10　④ 20

45 연구시작 시점에서 양에 이환되지 않은 사람을 대상으로 흡연자와 비흡연자를 20년간 추적 조사하여 폐암 발생 여부를 규명하는 역학조사 방법은? 20 서울

① 전향적 코호트 연구　② 환자-대조군 연구
③ 단면 연구　④ 후향적 코호트 연구

46 고혈압으로 인한 뇌졸중 발생의 상대위험도(relative risk)를 다음의 표에서 구한 값은? 20 서울

(단위: 명)

	뇌졸중 발생	뇌졸중 비발생	계
고혈압	90	110	200
정상혈압	60	140	200
계	150	250	400

① (60/200)/(90/200)　② (90/150)/(110/250)
③ (110/250)/(90/150)　④ (90/200)/(60/200)

47 관찰 연구로서 비교적 비용이 적게 들며 적은 수의 대상자로 가능한 것은? 20 충남

① 환자-대조군 연구　② 단면 연구
③ 코호트 연구　④ 임상 연구

해설

44
비교위험도

$$=\frac{\text{노출군의 질병발생률}}{\text{비노출군의 질병발생률}}$$

= (40/10,000)/(16/40,000)
= 10

45
질병에 걸리지 않은 대상자를 노출군(흡연자)과 비노출군(비흡연)으로 구분한 뒤 추적관찰하여 질병발생을 비교하는 것은 전향적 코호트연구이다.

46
상대위험도

$$=\frac{\text{노출군의 발병률}}{\text{비노출군의 발병률}}$$

$$=\frac{a/(a+b)}{c/(c+d)}=\frac{90/200}{60/200}$$

47
- 관찰 연구: 기술역학(사례 연구, 사례군 연구, 생태학적 연구등), 분석역학(단면 연구, 환자-대조군 연구, 코호트 연구)
- 실험 연구: 임상시험, 지역사회 시험

① 환자-대조군 연구는 다른 연구에 비해 비용이 적게 들며 적은 수의 대상자로 연구가 가능한 것이 장점이다.
② 단면 연구는 경제적인 연구기법이지만 연구대상의 규모가 커야 한다.
③ 코호트 연구는 비용, 시간, 노력 등이 많이 들며 연구대상의 규모가 커야 한다.

정답 44 ③　45 ①　46 ④　47 ①

48 코호트 연구의 장점과 단점으로 옳지 않은 것은? 20 충북

① 위험요인과 질병의 시간적 선후관계가 비교적 명확하다.
② 비교적 희귀한 질병의 연구가 가능하다.
③ 장기간 지속적으로 관찰하여야 한다.
④ 추적이 불가능한 대상자가 많아지면 연구 결과에 영향을 줄 수 있다.

PLUS

코호트 연구 (전향적 조사)	질병의 위험요인을 밝히고자 위험 요인 노출 여부가 확인된 인구 집단을 장시간 추적 관찰하여 질병 또는 사망의 발생률을 비교하는 역학적 연구 설계
장점	① 위험요인의 노출에서부터 질병 진행의 전 과정을 관찰할 수 있음 ② 위험요인 노출 수준을 여러 번 측정할 수 있음 ③ 위험요인과 질병 간의 시간 선후관계가 비교적 명확함 ④ 질병의 발생률과 비교위험도를 구할 수 있음 ⑤ 노출과 수많은 질병 간의 연관성을 볼 수 있음
단점	① 비용(경비, 노력, 시간)이 많이 듦 ② 장기간 지속적으로 관찰하여야 함 ③ 추적이 불가능한 대상자가 많아지면 연구 결과에 영향을 줄 수 있음 ④ 진단 방법과 기준 질병 분류 방법이 변할 가능성이 있음 ⑤ 질병 발생률이 낮은 경우에는 연구에 어려움이 있음

해설

48
② 비교적 희귀한 질병의 연구가 가능한 것은 환자−대조군 연구이다. 코호트 연구는 노출이 드문 요인에 대한 연구가 가능하다.

49 연구결과가 다음과 같을 때 옳은 것은? 20 충북

- 비흡연군 1,000명과 흡연군 500명을 대상으로 폐암 발병에 대하여 조사하였다.
- 비흡연군에서 폐암발생은 20명, 흡연군에서는 80명으로 조사되었다.

① 비교위험도는 4이다.
② 비교위험도는 8이다.
③ 기여위험분율은 65%이다.
④ 기여위험분율은 75%이다.

49
- 비교위험도 = (80/500)/(20/1,000) = 8
- 기여위험분율 = (8−1)/8×100 = 87.5%

50 다음 중 코호트 연구에 대한 설명으로 옳은 것은? 20 전남

① 희귀질환을 연구할 때 적합하다.
② 비용이 적게 든다.
③ 비교위험도와 귀속위험도를 구할 수 있다.
④ 희귀한 노출요인에 대한 연구에 적절하지 않다.

50
코호트 연구는 희귀질환 연구에 적절하지 않고 희귀한 노출 요인을 연구하는데 적절하다. 시간, 비용, 노력이 많이 들고 많은 수의 대상자가 필요한 연구이다.

정답 48 ② 49 ② 50 ③

51 **코호트 연구를 시행한 결과가 다음과 같을 때 비교위험도는 얼마인가?** 20 전남의료기술(7월)

	질병	
	+	−
요인 노출	5	10
요인 비노출	1	14

① 2 ② 3
③ 5 ④ 7

52 **다음 중 비교위험도의 공식으로 옳은 것은?** 20 울산

		질병	
		질병 있음	질병 없음
위험 요인	노출됨	a	b
	노출되지 않음	c	d

① ad/bc ② bc/ad
③ c(a+b)/a(c+d) ④ a(c+d)/c(a+b)

53 **집단급식을 하는 학교에서 제육볶음을 먹고 배탈 난 사람의 발생률은 0.8이었고 제육볶음을 먹지 않고 배탈난 사람은 0.2였다. 제육볶음에 의한 기여위험도는 얼마인가?** 20 울산의료기술

① 0.75 ② 0.6
③ 0.95 ④ 1

54 **흡연과 폐암 인과관계 증명을 위한 연구결과 흡연자 1,000명 중 15명의 폐암환자가 발생하였고, 비흡연자 2,000명 중 5명 중 폐암환자가 발생하였다. 비교위험도는 얼마인가?** 20 인천의료기술(10월)

① 4 ② 6
③ 10 ④ 16

해설

51
비교위험도 = (5/15)/(1/15) = 5

52
상대위험도

$$= \frac{\text{노출군의 발병률}}{\text{비노출군의 발병률}} = \frac{a/(a+b)}{c/(c+d)} = \frac{a/(c+d)}{c/(a+b)}$$

53
문제에서 기여위험도를 구하라고 하는 경우 발생률의 차이인 기여위험도와 기여위험분율을 함께 고려하고 판단하여야 한다. 이 문제에서는 제시된 선택지가 분율(%)의 형태가 아닌 소수점으로 제시되어 있으므로 노출군과 비노출군의 발생률의 차이를 구하는 것이 적당하다.
기여위험도
= 노출군의 질병발생률
−비노출군의 질병발생률
= 0.8−0.2 = 0.6

54
비교위험도
= (15/1,000)/(5/2,000) = 6

정답 51 ③ 52 ④ 53 ② 54 ②

55 다음 중 환자-대조군 연구를 통해 산출되는 지표는 무엇인가? 20 경기의료기술

① 상대위험도 ② 교차비
③ 비교위험도 ④ 귀속위험도

56 비만 유무에 따른 당뇨병의 발생에 대하여 조사한 결과가 표와 같았다. 비교위험도는 얼마인가? 21 경기

	당뇨발생	당뇨 없음	합계
비만(-)	20	380	400
비만(+)	10	90	100

① 1.06 ② 2.66
③ 3.54 ④ 4.32

57 다음과 같은 연구는 무엇인가? 21 경기

> 인구집단에서 질병에 대한 유병률을 조사하기 위한 목적으로 주로 사용되며 조사하는 질병에 대한 지식, 태도나 생활습관 등에 대해서도 함께 조사할 수 있다.

① 단면 조사 ② 코호트 연구
③ 생태학적 연구 ④ 환자-대조군 연구

58 코호트 연구 결과가 다음과 같을 때 비교위험도는 얼마인가? 21 대구의료기술

	질병(+)	질병(-)
노출	17	1,983
비노출	16	4,984

① 1.06 ② 2.66
③ 3.54 ④ 4.32

해설

55
교차비(비차비, Odds Ratio)
환자-대조군 연구에서의 요인과 질병과의 연관성 지표로 비교위험도의 좋은 추정치이며 특히 해당 질병의 발생률이 10% 이하인 경우는 비차비와 비교위험도의 값이 거의 같다. 질병발생빈도가 낮은 경우 교차비가 비교위험도와 거의 같아지기 때문에 교차비를 비교위험도처럼 해석할 수 있다. 비교위험도(상대위험도 귀속위험도(기여위험도)는 코호트연구를 통해 산출할 수 있는 지표이다.

56
비교위험도는 비노출군의 질병발생률에 대한 노출군의 질병 발생률이다. 이 문제는 노출에 대한 내용이 일반적인 표와 반대로 표기되어 있음을 주의하여 문제를 풀어야 한다.
비교위험도
= (10/100)/(20/400) = 2

57
단면 연구는 질병과 특정 노출요인에 대한 정보를 같은 시점 또는 짧은 기간 내에 얻는 역학적 연구 형태이며 유병률, 혹은 어떤 요인의 노출률을 파악하기 위해 수행(유병률 조사)한다. 단면 연구에서 질병과 관련 요인에 대한 노출 정보를 얻을 수 있기 때문에 질병의 위험요인을 밝히기 위해 수행한다.

58
비교위험도
= (17/2,000)/(16/5,000)
= 85/32 = 2.656

정답 55 ② 56 ② 57 ① 58 ②

59 다음 중 전향적 코호트 연구에 대한 설명으로 옳지 않은 것은? 21 경북의료기술

① 시간적 선후관계가 비교적 명확하다.
② 비교위험도, 기여위험도를 구할 수 있다.
③ 시간과 비용이 많이 든다.
④ 희귀질병이나 잠복기가 긴 질병에 적합하다.

PLUS

코호트 연구 (전향적 조사)	질병의 위험요인을 밝히고자 위험 요인 노출 여부가 확인된 인구 집단을 장시간 추적 관찰하여 질병 또는 사망의 발생률을 비교하는 역학적 연구 설계
장점	① 위험요인의 노출에서부터 질병 진행의 전 과정을 관찰할 수 있음 ② 위험요인 노출 수준을 여러 번 측정할 수 있음 ③ 위험요인과 질병 간의 시간 선후관계가 비교적 명확함 ④ 질병의 발생률과 비교위험도를 구할 수 있음 ⑤ 노출과 수많은 질병 간의 연관성을 볼 수 있음
단점	① 비용(경비, 노력, 시간)이 많이 듦 ② 장기간 지속적으로 관찰하여야 함 ③ 추적이 불가능한 대상자가 많아지면 연구 결과에 영향을 줄 수 있음 ④ 진단 방법과 기준 질병 분류 방법이 변할 가능성이 있음 ⑤ 질병 발생률이 낮은 경우에는 연구에 어려움이 있음

60 다음의 설명에 해당하는 연구방법은 무엇인가? 21 전북의료기술

- 질병 진행의 전 과정을 관찰할 수 있다.
- 시간적 선후관계가 비교적 명확하고 비교위험도를 산출할 수 있다.

① 코호트 연구 ② 환자-대조군 연구
③ 전향적 조사 ④ 후향적 조사

61 지역주민의 고혈압에 대한 정보를 연구하기 위해 2개월에 걸쳐 키, 체중, 콜레스테롤 수치 등을 동시에 조사하였다. 이러한 연구설계에 해당하는 것은? 21 제주기술

① 단면조사 연구 ② 환자-대조군 연구
③ 코호트 연구 ④ 사례 연구

해설

60
코호트 연구는 질병의 위험요인을 밝히고자 위험요인 노출 여부가 확인된 인구 집단을 장시간 추적 관찰하여 질병 또는 사망의 발생률을 비교하는 역학적 연구 설계로 연구과정에서 질병진행의 전 과정을 관찰할 수 있으며 시간적 선후관계가 비교적 명확한 연구이다. 발생률을 구할 수 있기 때문에 비교 위험도를 직접 산출할 수 있다. 전향적 조사와 후향적 조사는 조사의 방향성에 대한 개념이다. 전향적 조사는 미래시점까지 추적 관찰하는 것이고 후향적 조사는 과거를 조사하는 것이다. 코호트 연구는 전향적 조사방법이 적용된다. 이 문제에서는 단순히 조사의 방향성을 묻는 것이 아니고 코호트 연구의 특징을 제시하고 있으므로 정답은 코호트 연구로 선택하여야 한다.

61
단면조사 연구는 질병과 특정 노출요인에 대한 정보를 같은 시점, 또는 짧은 기간 내에 얻는 역학적 연구 형태이다.

정답 59 ④ 60 ① 61 ①

62 **폐암환자군 100명 중 흡연자는 90명, 비흡연자 10명이었고 건강한 대조군 100명 중 흡연자는 70명, 비흡연자는 30명이었다. 흡연과 폐암의 비교위험도 추정치는 얼마인가?** 21 강원

① 0 ② 2.3
③ 3.9 ④ 4.6

PLUS

위험 요인 노출	질병 발생	
	폐암(+)	비발생(-)
흡연(+)	90	70
비흡연(-)	10	30

$\frac{ad}{bc}$ = 90*30/70*10 = 2,700/700 = 3.86

63 **다음 중 코호트 연구의 장점으로 옳은 것은?** 21 경기

ㄱ. 위험수준의 노출을 여러 번 측정할 수 있다.
ㄴ. 비용과 시간이 적게 든다.
ㄷ. 노출과 수많은 질병의 관련성을 연구할 수 있다.
ㄹ. 질병 발생률이 낮은 경우에 유리하다.

① ㄱ, ㄴ ② ㄱ, ㄷ
③ ㄴ, ㄷ ④ ㄴ, ㄹ

64 **분석역학의 기법 중 환자-대조군 연구에 대한 설명으로 옳은 것은?** 21 경북

① 많은 수의 대상자가 필요하다.
② 시간과 비용이 많이 든다.
③ 희귀질환이나 잠복기가 긴 질병의 연구에 적합하다.
④ 수집된 정보가 비교적 정확하다.

PLUS

환자-대조군 연구	관심질병에 걸린 환자를 연구대상으로 선정한 뒤 비교하기에 적절한 대조군(관심질병이 없는 사람)을 선정하여 과거 노출요인을 조사하고 비교하는 연구방법
장점	① 연구가 비교적 용이하며, 비용이 적게 듦 ② 적은 연구 대상자로 연구가 가능함 ③ 발생이 적은 질병이나 잠복기가 긴 질병의 연구도 가능함 ④ 연구 결과를 비교적 빠른 시일 안에 알 수 있음 ⑤ 연구를 위해 연구자가 새로운 위험에 노출되는 일이 없음
단점	① 환자군과 모든 조건이 비슷한 대조군 선정이 어려움(선택 바이어스) ② 연구에 필요한 정보가 과거 행위에 관한 것이므로 정보 편견이 발생할 수 있음 ③ 정보 수집이 불확실함

해설

62
환자-대조군 연구는 질병의 발생률을 구할 수 없기 때문에 비교위험도를 구할 수 없다. 대신 비교위험도를 추정하기 위한 값으로 교차비를 산출한다.

$$\text{교차비} = \frac{\frac{\text{환자군 중 흡연자}}{\text{환자군 중 비흡연자}}}{\frac{\text{대조군 중 흡연자}}{\text{대조군 중 비흡연자}}}$$

= (90/10)/(70/30)
= 2,700/700 = 3.86

63
코호트 연구는 비용과 시간이 많이 드는 단점이 있다. 질병 발생률이 낮은 경우에는 환자-대조군 연구가 유리하다.

정답 62 ③ 63 ② 64 ③

PART 02

65 **질병의 원인이라 의심되는 위험요인에 노출된 인구집단과 노출되지 않은 인구집단에서의 질병발생률 차이로 구해지는 값은?** 21 경북

① 비교위험도　② 귀속위험도
③ 상대위험도　④ 교차비

66 **흡연자집단과 비흡연자집단을 추적관찰하여 관상동맥질환 발생률을 확인한 결과가 다음과 같다. 비교위험도는 얼마인가?** 21 대전

	관상동맥질환 발생	정상
흡연군	120	19,880
비흡연군	100	29,900

① 1.2　② 1.8
③ 2.1　④ 3.0

67 **다음 중 코호트 연구에 대한 설명으로 옳은 것은?** 21 대전

① 시간적 선후관계가 비교적 명확하다.
② 여러 요인과 질병의 관계를 알아볼 수 있다.
③ 희귀한 질병에 대한 연구에 유리하다.
④ 질병의 유병률을 확인할 수 있다.

68 **다음에서 교차비(odds ratio)를 구하는 식으로 가장 옳은 것은?** 21 서울

위험 요인 노출	질병 발생	
	발생(+)	비발생(-)
노출(+)	a	b
비노출(−)	c	d

① $\frac{ad}{bc}$　② $\frac{a}{a+b} \div \frac{c}{c+d}$

③ $\frac{a}{a+b+c+d}$　④ $\frac{c}{c+d}$

PLUS

$$\text{교차비} = \frac{\frac{\text{위험 노출 환자}(a)}{\text{위험 노출 비환자}(b)}}{\frac{\text{비위험 노출 환자}(c)}{\text{비위험 노출 비환자}(d)}} = \frac{\frac{\text{환자군 위험 노출}(a)}{\text{환자군 위험 비노출}(c)}}{\frac{\text{대조군 위험 노출}(b)}{\text{대조군 위험 비노출}(d)}} = \frac{ad}{bc}$$

해설

65
기여위험도(AR; Attributable Risk, 귀속위험도)는 집단 간의 질병발생률의 차이를 산출하는 것으로 질병발생에서 특정 위험요인 노출이 기여하는 정도가 얼마인지를 알 수 있다.

66
비교위험도

$$= \frac{\text{노출군의 질병발생률}}{\text{비노출군의 질병발생률}}$$

= (120/20,000)/(100/30,000)
= 1.8

67
코호트 연구는 질병에 걸리지 않은 사람들을 노출군과 비노출군으로 구분하여 추적관찰한 뒤 두 집단의 질병발생률을 비교하는 연구방법으로 다른 분석역학기법에 비해 시간적 선후관계가 비교적 명확하다.

① 시간적 선후관계가 비교적 명확하다. − 코호트 연구
② 여러 요인과 질병의 관계를 알아볼 수 있다. − 단면 연구
③ 희귀한 질병에 대한 연구에 유리하다. − 환자−대조군 연구
④ 질병의 유병률을 확인할 수 있다. − 단면 연구

정답 65 ② 66 ② 67 ① 68 ①

69 **역학의 연구방법 중 희귀질환 연구에 가장 적합한 연구는 무엇인가?** 21 충남

① 환자-대조군 연구 ② 코호트 연구
③ 단면 연구 ④ 생태학적 연구

70 **역학연구 기법 중 환자-대조군 연구의 특징으로 옳지 않은 것은?** 21 충북

① 발생률을 구할 수 있다.
② 환자군은 반드시 새로운 환자로 해야 한다.
③ 질병과 여러 위험요인을 동시에 조사할 수 있다.
④ 비교적 경제적이다.

71 **다음 중 환자-대조군 연구에 대한 설명으로 옳지 않은 것은?** 21 전남

① 노출이 드문 요인에 대한 연구에 사용된다.
② 희귀질환 연구에 적합하다.
③ 시간적 선후관계가 불분명하다
④ 잠복기가 긴 질환 연구가 가능하다.

72 **다음 중 전향적 조사의 장점으로 옳은 것은?** 21 울산의료기술

① 비용이 적게 든다.
② 희귀질병 연구에 유리하다.
③ 작은 수의 대상자로 연구가 가능하다.
④ 상대위험도를 알 수 있다.

PLUS

코호트 연구(전향적 조사)는 질병의 위험요인을 밝히고자 위험 요인 노출 여부가 확인된 인구 집단을 장시간 추적 관찰하여 질병 또는 사망의 발생률을 비교하는 역학적 연구 설계이다.

코호트 연구 (전향적 조사)	질병의 위험요인을 밝히고자 위험 요인 노출 여부가 확인된 인구 집단을 장시간 추적 관찰하여 질병 또는 사망의 발생률을 비교하는 역학적 연구 설계
장점	① 위험요인의 노출에서부터 질병 진행의 전 과정을 관찰할 수 있음 ② 위험요인 노출 수준을 여러 번 측정할 수 있음 ③ 위험요인과 질병 간의 시간 선후관계가 비교적 명확함 ④ 질병의 발생률과 비교위험도를 구할 수 있음 ⑤ 노출과 수많은 질병 간의 연관성을 볼 수 있음
단점	① 비용(경비, 노력, 시간)이 많이 듦 ② 장기간 지속적으로 관찰하여야 함 ③ 추적이 불가능한 대상자가 많아지면 연구 결과에 영향을 줄 수 있음 ④ 진단 방법과 기준 질병 분류 방법이 변할 가능성이 있음 ⑤ 질병 발생률이 낮은 경우에는 연구에 어려움이 있음

해설

69
환자-대조군 연구는 관심질병에 걸린 환자를 연구대상으로 선정한 뒤 비교하기에 적절한 대조군(관심질병이 없는 사람)을 선정하여 과거 노출요인을 조사하고 비교하는 연구방법으로 발생이 드문 질병이어도 환자를 모아서 연구를 할 수 있기 때문에 희귀질환 연구에 가장 적합한 연구방법이다.

70
환자-대조군 연구는 정의된 진단기준에 맞는 환자를 선정한 뒤 해당질병을 가지고 있지 않은 대조군을 선정하여 과거 요인노출여부를 조사하고 비교하는 방법이기 때문에 질병의 발생률을 구할 수 없다.
환자군은 정의에 입각하여 명백히 환자여야 한다. 환자군을 선정하는 데는 새로이 발생한 환자를 선정하는 방법과 이미 발생하여 처치중인 환자를 선정하는 방법이 있는데 후자의 경우에는 그 지역을 떠나버렸거나 사망 혹은 이미 회복된 환자들을 놓치게 되기 때문에 환자군은 반드시 새로이 발생된 환자이어야 한다.

71
노출이 드문 요인에 대한 연구는 코호트 연구가 적합하다.

정답 69 ① 70 ① 71 ① 72 ④

PART 02

73 **백혈병에 걸린 사람들과 걸리지 않은 사람들을 5년 전 노출요인을 조사하여 비교하는 연구방법은?** 21 인천

① 실험 연구 ② 단면 조사
③ 환자-대조군 연구 ④ 코호트 연구

74 **다음과 같은 연구결과에서 $\frac{가}{가+나} - \frac{다}{다+라}$ 로 계산되는 지표는 무엇인가?** 21 경기

		호흡기질환 +	호흡기질환 -	합계
미세먼지 노출	+	가	나	가+나
	−	다	라	다+라

① 기여위험도 ② 상대위험도
③ 교차비 ④ 상관계수

75 **비교위험도가 1일 때의 의미는 무엇인가?** 21 경기

① 위험요인 노출이 증가할 때 위험도가 증가한다.
② 위험요인 노출이 증가할 때 위험도가 감소한다.
③ 위험요인 노출이 질병 발생과 연관이 없다는 것이다.
④ 위험요인 노출이 질병에 대해 예방효과가 있다.

PLUS

비교위험도는 비노출군의 질병발생률에 대한 노출군의 질병 발생률의 비이다.
- 비교위험도 = 1: 노출군과 비노출군의 질병 발생률이 같은 것으로 위험요인에 대한 노출이 질병 발생과 아무런 연관이 없다.
- 비교위험도 > 1: 노출군이 비노출보다 질병 발생률이 높은 것으로 노출이 증가하면 질병 발생 위험도가 증가한다.
- 비교위험도 < 1: 노출군이 비노출군보다 질병 발생률이 낮은 것으로 노출이 증가하면 질병발생 위험도가 감소한다. 즉 질병에 대한 예방효과가 있는 요인으로 볼 수 있다.

76 **건강한 인구집단을 대상으로 노출군과 비노출군을 구분한 뒤 그들을 추적 관찰하여 질병발생여부를 조사하는 연구기법은 무엇인가?** 21 전북

① 환자-대조군 연구 ② 단면 연구
③ 생태학적 연구 ④ 코호트 연구

해설

73
환자-대조군 연구는 관심질병에 걸린 환자를 연구대상으로 선정한 뒤 비교하기에 적절한 대조군(관심질병이 없는 사람)을 선정하여 과거 노출요인을 조사하고 비교하는 연구방법으로 발생이 드문 질병이어도 환자를 모아서 연구를 할 수 있기 때문에 희귀질환 연구에 가장 적합한 연구방법이다.

74
$\frac{가}{가+나}$ = 미세먼지 노출군의 호흡기질환 발생률
$\frac{다}{다+라}$ = 미세먼지 비노출군의 호흡기질환 발생률
노출군과 비노출군의 발생률의 차이를 구하는 것은 기여위험도이다.

76
코호트 연구는 질병의 위험요인을 밝히고자 위험요인 노출 여부가 확인된 인구 집단을 장시간 추적 관찰하여 질병 또는 사망의 발생률을 비교하는 역학적 연구 설계이다.

정답 73 ③ 74 ① 75 ③ 76 ④

77 **다음 중 단면 연구에 대한 설명으로 옳은 것은?** 21 전북보건연구사

ㄱ. 국민건강영양조사에 사용된다.
ㄴ. 희귀한 질병이나 잠복기가 긴 질병에 대한 연구가 가능하다.
ㄷ. 노출과 수많은 질병 간의 연관성을 연구할 수 있다.
ㄹ. 동시에 여러 종류의 질병과 요인의 연관성을 연구할 수 있다.

① ㄱ, ㄷ ② ㄱ, ㄹ
③ ㄴ, ㄷ ④ ㄴ, ㄹ

PLUS

단면조사 연구	질병과 특정 노출요인에 대한 정보를 같은 시점, 또는 짧은 기간 내에 얻는 역학적 연구 형태로 국민건강영양 조사는 단면조사의 형식으로 이루어진다.
장점	① 환자-대조군 연구나 코호트 연구에 비해 시행하기가 쉬움 ② 단시간 내에 결과를 얻을 수 있어 경제적임 ③ 어떤 사실을 찾거나 가설 검증에 도움이 됨 ④ 동시에 여러 종류의 질병과 요인과의 관련성을 조사할 수 있음 ⑤ 해당 질병의 유병률을 구할 수 있음 ⑥ 유병률 산출이 목적일 때 연구 결과를 표적 집단에 대해 일반화할 수 있음 ⑦ 질병의 자연사나 규모를 모를 때 유리함
단점	① 시간적 선후 관계가 모호함 ② 상관관계만을 알 수 있을 뿐이며, 인과 관계를 규명하지는 못함 ③ 일정한 시점에서 조사를 하기 때문에 빈도가 낮은 질병이나 이환 기간이 짧은 질병에는 부적합함 ④ 현재와 과거 사항만을 주 대상으로 하므로 예측력이 낮음 ⑤ 복합요인들 중에서 원인요인을 찾아내기 어려움 ⑥ 대상 인구 집단이 비교적 커야 함 ⑦ 대상이 연구 시점에 만날 수 있는 환자로 제한되어 이미 사망한 환자는 제외되므로 선택적 생존 바이어스를 유발함 ⑧ 발생률을 구하지 못함

78 **비교위험도가 1보다 클 때의 의미로 옳은 것은?** 21 대전보건연구사

① 요인 간에 연관성이 없다.
② 질병에 대한 예방 효과가 있다.
③ 노출군과 질병이 관계가 없다.
④ 노출군의 질병발생들이 비노출군의 질병발생률보다 높다.

PLUS

비교위험도의 해석

- 비교위험도 = 1: 노출군과 비노출군의 질병 발생률이 같은 것으로 위험요인에 대한 노출이 질병 발생과 아무런 연관이 없다.
- 비교위험도 > 1: 노출군이 비노출보다 질병 발생률이 높은 것으로 노출이 증가하면 질병 발생 위험도가 증가한다.
- 비교위험도 < 1: 노출군이 비노출군보다 질병 발생률이 낮은 것으로 노출이 증가하면 질병발생 위험도가 감소한다. 즉 질병에 대한 예방효과가 있는 요인으로 볼 수 있다.

해설

77
ㄴ. 희귀한 질병이나 잠복기가 긴 질병에 대한 연구가 가능하다. - 환자-대조군 연구
ㄷ. 노출과 수많은 질병 간의 연관성을 연구할 수 있다. - 코호트 연구

78
비교위험도는 특정 위험요인에 노출된 집단과 노출되지 않은 집단을 관찰하여 질병의 위험도를 측정 비교함으로써 인과 관계를 평가(두 집단의 질병 발생률을 파악하고 두 집단 간의 질병 발생률의 크기 비교)하는 지표이다.

정답 77 ② 78 ④

79 **국민건강영양조사와 같이 연구대상자로부터 질병의 유무와 요인의 노출 여부를 동시에 조사하는 연구의 특징으로 옳은 것은?** 21 전남보건연구사

① 여러 요인에 대한 질병의 관련성을 조사할 수 있다.
② 희귀질병의 연구에 가장 적합하다.
③ 치명적인 질병의 연구에 적합하다.
④ 시간적 선후관계가 비교적 명확하다.

PLUS

단면조사 연구	질병과 특정 노출요인에 대한 정보를 같은 시점, 또는 짧은 기간 내에 얻는 역학적 연구 형태로 국민건강영양 조사는 단면조사의 형식으로 이루어진다.
장점	① 환자-대조군 연구나 코호트 연구에 비해 시행하기가 쉬움 ② 단시간 내에 결과를 얻을 수 있어 경제적임 ③ 어떤 사실을 찾거나 가설 검증에 도움이 됨 ④ 동시에 여러 종류의 질병과 요인과의 관련성을 조사할 수 있음 ⑤ 해당 질병의 유병률을 구할 수 있음 ⑥ 유병률 산출이 목적일 때 연구 결과를 표적 집단에 대해 일반화할 수 있음 ⑦ 질병의 자연사나 규모를 모를 때 유리함
단점	① 시간적 선후 관계가 모호함 ② 상관관계만을 알 수 있을 뿐이며, 인과 관계를 규명하지는 못함 ③ 일정한 시점에서 조사를 하기 때문에 빈도가 낮은 질병이나 이환 기간이 짧은 질병에는 부적합함 ④ 현재와 과거 사항만을 주 대상으로 하므로 예측력이 낮음 ⑤ 복합요인들 중에서 원인요인을 찾아내기 어려움 ⑥ 대상 인구 집단이 비교적 커야 함 ⑦ 대상이 연구 시점에 만날 수 있는 환자로 제한되어 이미 사망한 환자는 제외되므로 선택적 생존 바이어스를 유발함 ⑧ 발생률을 구하지 못함

80 **단면조사 연구(cross-sectional study)의 장점에 대한 설명으로 가장 옳은 것은?** 22 서울시(2월)

① 희귀한 질병의 연구에 적합하다.
② 연구시행이 쉽고 비용이 적게 든다.
③ 질병 발생 원인과 결과 해석의 선후관계가 분명하다.
④ 연구대상자의 수가 적어도 적용할 수 있는 방법이다.

PLUS

단면 연구는 질병과 특정 노출요인에 대한 정보를 같은 시점, 또는 짧은 기간 내에 얻는 역학적 연구 형태이다. 단면 연구는 다른 연구에 비해 단시간 내에 결과를 얻을 수 있어서 경제적인 장점이 있으며 연구 시점에 질병에 이환된 사람과 이환되지 않은 사람을 구분하여 비교하기 때문에 급성 질환의 경우 연구 시점에 환자로 분류되지 않는 사람들의 특성이 있을 수 있어서 바이어스가 발생할 수 있다. 단면 연구는 급성 질환보다는 서서히 진행되는 질병을 주로 대상으로 한다. 단면 연구는 특정시점에 다양한 노출요인과 여러 질병이환여부를 조사하여 서로 관련성을 확인해 볼 수 있다.

해설

80
① 희귀한 질병의 연구에 적합하다. – 환자-대조군 연구
③ 질병 발생 원인과 결과 해석의 선후관계가 분명하다. – 코호트 연구
④ 연구대상자의 수가 적어도 적용할 수 있는 방법이다. – 환자-대조군 연구

정답 79 ① 80 ②

81 **기여위험도에 대한 설명으로 가장 옳지 않은 것은?** 22 서울시(2월)

① 코호트 연구(cohort study)와 환자-대조군 연구(case-control study)에서 측정 가능하다.
② 귀속위험도라고도 한다.
③ 위험요인에 노출된 집단에서의 질병발생물에서 비노출된 집단에서의 질병발생률을 뺀 것이다.
④ 위험요인이 제거되면 질병이 얼마나 감소될 수 있는지를 예측할 수 있다.

82 **역학연구 방법에 대한 설명으로 옳은 것은?** 22 전북의료기술

① 단면 연구는 발생빈도가 높고 이환기간이 짧은 질병 연구에 적합하다.
② 환자-대조군 연구 비차비와 비교위험도를 구할 수 있다.
③ 코호트 연구는 연구대상자 중 중도 탈락자 발생으로 인한 오류발생 확률이 낮다.
④ 코호트 연구는 발생률이 낮은 질병 연구에는 적합하지 않다.

83 **음주군과 비음주군의 간경화 발생률을 조사한 결과가 다음과 같다. 비교위험도는 얼마인가?** 22 광주

	간경화 발생	발생 안함	합계
음주군	100	4,900	5,000
비음주군	50	6,950	7,000

① 1.6 ② 2.8
③ 3.2 ④ 4.3

84 **환자-대조군 연구를 수행한 결과가 다음과 같을 때 교차비는 얼마인가?** 22 대전의료기술

	환자군	대조군
노출	40	10
비노출	100	400

① 2 ② 4
③ 10 ④ 16

해설

81
기여위험도(귀속위험도)는 위험요인에 노출되지 않은 경우에 발생하는 질병의 경우를 제외한 순수하게 위험요인에 의한 질병발생의 경우를 측정하여 해당 위험요인을 제거할 경우 질병을 얼마나 예방할 수 있는지를 나타내는 위험도이다. 기여위험도는 발생률의 차이를 통해 산출할 수 있기 때문에 코호트 연구에서 측정이 가능하고 환자-대조군 연구에서는 측정이 불가능하다.

82
① 단면 연구는 빈도가 높은 질병에는 적합하나 이환기간이 짧은 질병은 선택적 생존 바이어스 문제가 생길 수 있기 때문에 적합하지 않다.
② 환자-대조군 연구 비교위험도를 구할 수 없기 때문에 비교 위험도를 추정하기 위한 값으로 오즈비를 구한다.
③ 코호트 연구는 오랜 기간 추적 관찰을 해야 하므로 대상자 중 중도탈락자가 발생할 가능성이 높고 이로 인한 추적관찰 탈락 바이어스가 발생할 수 있다.

83
비교위험도(상대위험도)

$$= \frac{\text{노출군의 발병률}}{\text{비노출군의 발병률}} = \frac{100/5,000}{50/7,000} = 2.8$$

84
환자-대조군 연구는 처음부터 폭로군-비폭로군이 아닌 환자군-대조군으로 나누어 조사하기 때문에 비교위험도의 의미가 적어 교차비(OR : Odds Ratio)를 산출한다.

$$\text{OR} = \frac{\dfrac{\text{환자군 위험 노출}(A)}{\text{환자군 위험 비노출}(B)}}{\dfrac{\text{대조군 위험 노출}(C)}{\text{대조군 위험 비노출}(D)}} = \frac{ad}{bc} = \frac{(40 \times 400)}{(10 \times 100)} = \frac{16,000}{1,000} = 16$$

정답 81 ① 82 ④ 83 ② 84 ④

85 환자-대조군 연구의 결과가 다음과 같다. 교차비는 얼마인가?

22 부산의료기술

	환자군	대조군
노출	14	20
비노출	40	76
	55	0

① 1　② 1.33
③ 2.31　④ 3.62

86 흡연여부에 따른 폐암발생률을 조사한 결과가 다음과 같을 때 흡연자가 금연할 경우 폐암발생의 몇%를 예방할 수 있는가? 22 부산

	폐암 발생	발생 안함
흡연군	30	9,970
비흡연군	10	9,990

① 50%　② 66.7%
③ 75%　④ 80%

PLUS

• 비교위험도 $= \dfrac{\frac{30}{10,000}}{\frac{10}{10,000}} = 3$

• AF $= \dfrac{\text{노출군 질병발생률} - \text{비노출군 질병발생률}}{\text{노출군 질병발생률}} \times 100 = \dfrac{\text{비교위험도} - 1}{\text{비교위험도}} \times 100$

$= \dfrac{3-1}{3} \times 100 = 66.7\%$

87 역학연구의 단계 중 2단계 역학에 해당하는 것은? 22 부산의료기술

① 분석역학　② 기술역학
③ 이론역학　④ 작전역학

해설

85
환자-대조군 연구는 처음부터 폭로군-비폭로군이 아닌 환자군-대조군으로 나누어 조사하기 때문에 비교위험도의 의미가 적어 교차비(OR : Odds Ratio)를 산출한다.

$$\text{OR} = \dfrac{\dfrac{\text{환자군 위험 노출}(a)}{\text{환자군 위험 비노출}(b)}}{\dfrac{\text{대조군 위험 노출}(c)}{\text{대조군 위험 비노출}(d)}} = \dfrac{ad}{bc} = \dfrac{(14\times 76)}{(20\times 40)} = \dfrac{1,064}{800} = 1.33$$

86
노출에서 노출요인을 제거했을 때 질병위험도 중 예방될 수 있는 정도를 나타내는 것은 기여위험분율이다. 기여위험분율(AF)은 질병의 발생률 중에서 특정 원인의 노출이 직접 기여한 정도를 분율로 표시한 값이다.

87
기술역학은 1단계 역학, 분석역학은 2단계 역학, 이론역학은 3단계 역학에 해당한다.

정답 85 ② 86 ② 87 ①

88 **역학 연구방법 중 코호트 연구의 장점으로 옳지 않은 것은?** 22 지방직

① 질병발생의 위험도 산출이 용이하다.
② 위험요인의 노출에서부터 질병 진행 전체 과정을 관찰할 수 있다.
③ 위험요인과 질병발생 간의 인과관계 파악이 용이하다.
④ 단기간의 조사로 시간, 노력, 비용이 적게 든다.

PLUS

코호트 연구 (전향적 조사)	질병의 위험요인을 밝히고자 위험 요인 노출 여부가 확인된 인구 집단을 장시간 추적 관찰하여 질병 또는 사망의 발생률을 비교하는 역학적 연구 설계
장점	① 위험요인의 노출에서부터 질병 진행의 전 과정을 관찰할 수 있음 ② 위험요인 노출 수준을 여러 번 측정할 수 있음 ③ 위험요인과 질병 간의 시간 선후관계가 비교적 명확함 ④ 질병의 발생률과 비교위험도를 구할 수 있음 ⑤ 노출과 수많은 질병 간의 연관성을 볼 수 있음
단점	① 비용(경비, 노력, 시간)이 많이 듦 ② 장기간 지속적으로 관찰하여야 함 ③ 추적이 불가능한 대상자가 많아지면 연구 결과에 영향을 줄 수 있음 ④ 진단 방법과 기준 질병 분류 방법이 변할 가능성이 있음 ⑤ 질병 발생률이 낮은 경우에는 연구에 어려움이 있음

89 **역학연구 방법에 대한 설명 중 맞는 것은?** 22 충남의료기술

① 단면 연구란 질병과 특정 노출요인에 대한 정보를 같은 시점 혹은 짧은 기간 내에 얻는 연구이다.
② 코호트 연구란 연구대상을 환자군과 대조군으로 나눠서 비교하는 연구이다.
③ 환자-대조군 연구란 연구대상을 노출군과 비노출군으로 나눠서 비교하는 연구이다.
④ 전향적 코호트 연구는 과거의 정보를 조사한다.

PLUS

단면 연구	질병과 특정 노출요인에 대한 정보를 같은 시점 또는 짧은 기간 내에 얻는 역학적 연구 형태이며 유병률, 혹은 어떤 요인의 노출률을 파악하기 위해 수행(유병률 조사)한다. 단면 연구에서 질병과 관련 요인에 대한 노출 정보를 얻을 수 있기 때문에 질병의 위험요인을 밝히기 위해 수행한다.
환자-대조군 연구	관심질병에 걸린 환자를 연구대상으로 선정한 뒤 비교하기에 적절한 대조군(관심질병이 없는 사람)을 선정하여 과거 노출요인을 조사하고 비교하는 연구 방법으로 발생이 드문 질병이어도 환자를 모아서 연구를 할 수 있기 때문에 희귀질환 연구에 가장 적합한 연구 방법이다.
코호트 연구	질병의 위험요인을 밝히고자 위험요인 노출 여부가 확인된 인구 집단을 장시간 추적 관찰하여 질병 또는 사망의 발생률을 비교하는 역학적 연구 설계로 연구과정에서 질병진행의 전 과정을 관찰할 수 있으며 시간적 선후관계가 비교적 명확한 연구이다. 발생률을 구할 수 있기 때문에 비교위험도를 직접 산출할 수 있다. 코호트 연구에는 전향적 코호트 연구와 후향적 코호트 연구가 있다. ① 전향적 조사는 미래시점까지 추적관찰하는 것이다. ② 후향적 조사는 과거를 조사하는 것이다.

해설

정답 88 ④ 89 ①

90 **심혈관 질환과 위험요인에 대한 환자-대조군연구의 결과이다. 교차비는 얼마인가?** 22 충남

	질병 있음	질병 없음
노출	400	100
비노출	200	500

① 2　② 3.7
③ 6.7　④ 10

91 **질병의 원인을 찾기 위한 연구로 위험요인에 노출된 사람들과 노출되지 않은 사람들을 추적관찰하여 질병의 발생률을 비교하는 연구방법은 무엇인가?** 22 충북

① 코호트 연구　② 환자-대조군 연구
③ 단면 연구　④ 생태학적 연구

92 **흡연군과 비흡연군을 10년간 추적관찰하여 폐암과 흡연의 관련성에 대해 조사하는 연구방법은?** 22 전남

① 환자-대조군 연구　② 단면 연구
③ 코호트 연구　④ 사례 연구

93 **담배를 피우는 사람들과 담배를 피우지 않는 사람들을 오랜기간 추적관찰하여 질병발생률을 비교하는 연구에 어떤 분석역학 기법에 해당하는가?** 22 강원

① 생태학적 연구　② 코호트 연구
③ 환자-대조군 연구　④ 단면 연구

해설

90
교차비 OR

$$= \frac{\frac{\text{환자군 위험 노출}(A)}{\text{환자군 위험 비노출}(B)}}{\frac{\text{대조군 위험 노출}(C)}{\text{대조군 위험 비노출}(D)}}$$

$$= \frac{ad}{bc} = \frac{(400 \times 500)}{(100 \times 200)}$$

$$= \frac{200,000}{20,000} = 10$$

91
코호트 연구에서 위험요인에 폭로된 집단과 폭로되지 않은 집단은 모두 질병에 걸리지 않은 사람을 대상으로 하며 추적 관찰 후 미래 시점에 각 집단에서의 환자발생률을 확인하고 비교한다.

92
코호트 연구는 질병의 위험요인을 밝히고자 위험요인 노출 여부가 확인된 인구 집단을 장시간 추적 관찰하여 질병 또는 사망의 발생률을 비교하는 역학적 연구 설계로 연구과정에서 질병진행의 전 과정을 관찰할 수 있으며 시간적 선후 관계가 비교적 명확한 연구이다. 발생률을 구할 수 있기 때문에 비교 위험도를 직접 산출할 수 있다.

93
코호트 연구(전향적 조사)는 질병의 위험요인을 밝히고자 위험 요인 노출 여부가 확인된 인구 집단을 장시간 추적 관찰하여 질병 또는 사망의 발생률을 비교하는 역학적 연구 설계이다.

정답 90 ④　91 ①　92 ③　93 ②

94 **다음 중 코호트 연구에 대한 설명으로 옳은 것은?** 22 울산

① 적은 대상으로 연구가 가능하다.
② 발생률을 알 수 있어서 비교위험도의 산출이 가능하다.
③ 희귀한 질병의 연구에 유리하다
④ 비용과 시간이 적게 든다.

PLUS

코호트 연구 (전향적 조사)	질병의 위험요인을 밝히고자 위험 요인 노출 여부가 확인된 인구 집단을 장시간 추적 관찰하여 질병 또는 사망의 발생률을 비교하는 역학적 연구 설계
장점	① 위험요인의 노출에서부터 질병 진행의 전 과정을 관찰할 수 있음 ② 위험요인 노출 수준을 여러 번 측정할 수 있음 ③ 위험요인과 질병 간의 시간 선후관계가 비교적 명확함 ④ 질병의 발생률과 비교위험도를 구할 수 있음 ⑤ 노출과 수많은 질병 간의 연관성을 볼 수 있음
단점	① 비용(경비, 노력, 시간)이 많이 듦 ② 장기간 지속적으로 관찰하여야 함 ③ 추적이 불가능한 대상자가 많아지면 연구 결과에 영향을 줄 수 있음 ④ 진단 방법과 기준 질병 분류 방법이 변할 가능성이 있음 ⑤ 질병 발생률이 낮은 경우에는 연구에 어려움이 있음

95 **다음은 코호트 연구의 결과이다. 해석으로 옳지 않은 것은?** 22 울산

	질병 있음	질병 없음	합계
노출	1,000	9,000	10,000
비노출	200	19,800	20,000

① 노출군은 비노출군에 비해 질병발생률이 10배 높다.
② 노출군의 질병발생 1,000명 중 800명은 노출된 요인에 의해 질병에 걸린 것이다.
③ 노출요인을 제거하면 노출군의 질병발생 중 90%를 예방할 수 있다.
④ 노출군의 질병발생 중 90%는 노출요인에 의해 발생한 것으로 볼 수 있다.

96 **간경화 환자와 건강한 사람들의 과거 음주여부를 비교한 결과가 다음과 같다. 교차비는 얼마인가?** 22 인천

	간경화환자	환자 아님
음주	60	10
비음주	20	30

① 2　　② 3
③ 6　　④ 9

해설

95

- 비교위험도
  = (100/10,000)/(20/20,000)
  = 10
  ※ 노출군은 비노출보다 질병발생률이 10배 높다.
- 기여위험도(발생률의 차이)
  = (1,000/10,000) −(200/20,000)
  = 900/10,000
  ※ 노출군의 질병발생자 1,000명 중 100명은 노출요인과 관계없이 질병에 걸린 것으로 볼 수 있고 나머지 900명은 노출요인에 의한 질병발생으로 볼 수 있다.
- 기여위험분율
  = (10/1)/10×100 = 90%
  ※ 노출군의 질병발생 중 90%는 노출요인으로 인한 것이며 노출요인을 제거하면 노출군의 질병발생 중 90%를 예방할 수 있다고 해석할 수 있다.

96

교차비

$$= \frac{\frac{\text{환자군 위험 노출}(A)}{\text{환자군 위험 비노출}(B)}}{\frac{\text{대조군 위험 노출}(C)}{\text{대조군 위험 비노출}(D)}}$$

$$= \frac{ad}{bc} = \frac{(60\times30)}{(20\times10)}$$

$$= \frac{1800}{200} = 9$$

정답 94 ② 95 ② 96 ④

97 환자 - 대조군 연구와 비교했을 때 전향적 코호트의 장점으로 옳은 것은? 22 경기

① 연구결과를 비교적 빠른 시일 안에 알 수 있다.
② 적은 수의 인원으로 연구가 가능하다.
③ 드문 질병에 대한 연구가 가능하다.
④ 인과관계가 비교적 명확하다.

PLUS

코호트 연구 (전향적 조사)	질병의 위험요인을 밝히고자 위험 요인 노출 여부가 확인된 인구 집단을 장시간 추적 관찰하여 질병 또는 사망의 발생률을 비교하는 역학적 연구 설계
장점	① 위험요인의 노출에서부터 질병 진행의 전 과정을 관찰할 수 있음 ② 위험요인 노출 수준을 여러 번 측정할 수 있음 ③ 위험요인과 질병 간의 시간 선후관계가 비교적 명확함 ④ 질병의 발생률과 비교위험도를 구할 수 있음 ⑤ 노출과 수많은 질병 간의 연관성을 볼 수 있음
단점	① 비용(경비, 노력, 시간)이 많이 듦 ② 장기간 지속적으로 관찰하여야 함 ③ 추적이 불가능한 대상자가 많아지면 연구 결과에 영향을 줄 수 있음 ④ 진단 방법과 기준 질병 분류 방법이 변할 가능성이 있음 ⑤ 질병 발생률이 낮은 경우에는 연구에 어려움이 있음

환자 - 대조군 연구	관심질병에 걸린 환자를 연구대상으로 선정한 뒤 비교하기에 적절한 대조군(관심질병이 없는 사람)을 선정하여 과거 노출요인을 조사하고 비교하는 연구방법
장점	① 연구가 비교적 용이하며, 비용이 적게 듦 ② 적은 연구 대상자로 연구가 가능함 ③ 발생이 적은 질병이나 잠복기가 긴 질병의 연구도 가능함 ④ 연구 결과를 비교적 빠른 시일 안에 알 수 있음 ⑤ 연구를 위해 연구자가 새로운 위험에 노출되는 일이 없음
단점	① 환자군과 모든 조건이 비슷한 대조군 선정이 어려움(선택 바이어스) ② 연구에 필요한 정보가 과거 행위에 관한 것이므로 정보 편견이 발생할 수 있음 ③ 정보 수집이 불확실함

98 위험요인에 노출된 집단과 노출되지 않은 집단의 발생률을 비교하여 위험군이 몇 배 더 위험한지를 나타내는 지표는 무엇인가? 22 경기

① 교차비　　② 귀속위험도
③ 비교위험도　　④ 유병률

PLUS

비교위험도의 해석
• 비교위험도 = 1: 노출군과 비노출군의 질병 발생률이 같은 것으로 위험요인에 대한 노출이 질병 발생과 아무런 연관이 없다.
• 비교위험도 > 1: 노출군이 비노출보다 질병 발생률이 높은 것으로 노출이 증가하면 질병 발생 위험도가 증가한다.
• 비교위험도 < 1: 노출군이 비노출군보다 질병 발생률이 낮은 것으로 노출이 증가하면 질병발생 위험도가 감소한다. 즉 질병에 대한 예방효과가 있는 요인으로 볼 수 있다.

해설

98
비교위험도는 특정 위험요인에 노출된 집단과 노출되지 않은 집단을 관찰하여 질병의 위험도를 측정 비교함으로써 인과 관계를 평가(두 집단의 질병 발생률을 파악하고 두 집단 간의 질병 발생률의 크기 비교)하는 지표이다.

정답 97 ④　98 ③

99 **다음에서 설명하는 역학적 연구방법은?** 23 보건직

> • 특정한 시점에서 유병률이나 질병과 요인 간의 연관성을 보는 연구설계이다.
> • 인과관계를 규명하기는 어렵다.
> • (예시) A 연구자는 허리둘레와 당뇨병 간의 연관성을 분석하기 위해 개인별로 허리둘레를 측정하고, 현재 당뇨병이 있는지를 당뇨병 의사진단 여부와 혈액 검사를 통해 판정하였다.

① 환자대조군연구 ② 단면연구
③ 사례연구 ④ 코호트연구

제8절 기타연구방법

01 **감염병의 발생 모델과 유행 현상을 수리적으로 분석하여 유행 법칙이나 현상을 수식화하는 연구 방법은?** 18 충남의료기술, 보건진료

① 이론역학 ② 분석역학
③ 기술역학 ④ 실험역학

02 **새로운 치료법의 효과를 타당하게 평가하기 위한 연구인 임상시험을 실험적 연구로 인정받게 만드는 가장 중요한 조건은?**

① 무작위 배정법 ② 짝짓기
③ 위약사용 ④ 맹검법

PLUS

임상역학 연구	• 질병발생의 인과관계의 입증 • 연구 대상에게 임의적인 조작을 가한 후 그것이 원인이 되어 어떤 반응이 나타나는가를 관찰하는 방법 • 질병 발생의 원인 규명에 적합한 방법이지만, 역학조사의 대상이 인구 집단이기 때문에 윤리적인 문제로 적용할 수 없는 경우가 많다. 임상역학연구는 무작위 대조군 연구의 대안으로 근거중심의학에서 갖는 중요성에 점차 커질 것으로 예상된다.

03 **임상시험에서 이중눈가림법을 실시하는 목적은?**

① 환자군과 대조군의 비교성을 향상시키기 위해서
② 연구자와 연구대상자들에 의한 편견을 피하기 위해서
③ 표본추출로 인한 영향을 감소시키기 위해서
④ 연구자의 편견과 표본으로 인한 변이성을 없애기 위해서

해설

99

단면 연구
질병과 특정 노출요인에 대한 정보를 같은 시점 또는 짧은 기간 내에 얻는 역학적 연구 형태이며 유병률, 혹은 어떤 요인의 노출률을 파악하기 위해 수행(유병률 조사)한다. 단면 연구에서 질병과 관련 요인에 대한 노출 정보를 얻을 수 있기 때문에 질병의 위험요인을 밝히기 위해 수행한다.

02
임상시험의 타당성을 위한 조건으로는 무작위 배정, 맹검법, 위약 사용 등이 있으며 그중 가장 중요한 것은 무작위 배정이다. 짝짓기는 환자-대조군 연구에서 연구의 타당성을 위한 조건으로 사용된다.

03
눈가림법(맹검법)은 임상시험에 참여하는 피험자나 연구자에게 치료 내용이 무엇인지 모르게 하는 방법으로 연구자와 연구대상자들이 실험군인지 대조군인지 알 때 발생할 수 있는 편견을 피하기 위해서 실시한다.

정답 99 ② / 01 ① 02 ① 03 ②

PART 02

04 **환경과 유전의 상대적인 중요성에 대한 정보를 제공하는 데 적합한 연구 방법은?**

① 이론역학 ② 작전역학
③ 메타분석 ④ 이민자 연구

05 **적합한 역학연구방법 선택에 대한 설명으로 옳은 것은?**

가. 기존 사료를 이용하여 비교적 단시간 내에 결과를 얻는 것은 생태학적 연구이다.
나. 진단방법과 기준, 그리고 질병분류방법이 시간에 따라서 수시로 바뀔 경우에는 코호트 연구를 수행하기 어렵다.
다. 원인과 결과 관계를 가장 확실하게 알 수 있는 방법은 실험역학적 방법이다.
라. 희귀한 노출요인 연구에 가장 좋은 방법은 환자－대조군 연구방법이다.

① 가, 나, 다 ② 가, 다
③ 나, 라 ④ 가, 나, 다, 라

06 **질병발생의 양상에 관한 모델을 설정하고 이를 수리적으로 분석하여 이론적으로 질병 유행의 법칙이나 현상을 수식화하는 3단계 역학은?** 18 충남

① 이론역학 ② 분석역학
③ 기술역학 ④ 실험역학

07 **다음 중 이중맹검법에 대한 설명으로 옳은 것은?** 19 전북의료기술

① 실험자와 피험자가 누가 실험군이고 누가 대조군인지 모르게 진행한다.
② 피험자 본인이 실험군인지 대조군인지 모르게 진행한다.
③ 실험자가 누가 실험군이고 누가 대조군인지 모르게 진행한다.
④ 의학통계자가 누가 실험군이고 누가 대조군인지 모르게 진행한다.

PLUS

눈가림법 (맹검법)	임상시험에 참여하는 피험자나 연구자에게 치료 내용이 무엇인지 모르게 하는 방법(피험자 / 실험자(연구자) / 의학통계자 및 임상역학자)
단순맹검법 (Single Blinding)	연구대상이 되는 피험자만 치료내용을 모르게 함
이중맹검법 (Double Blinding)	피험자와 의료인력이 치료내용을 모르게 함
삼중맹검법 (Triple Blinding)	이중맹검법에 임상역학자나 의학통계학자에게까지 비밀로 함

해설

04
이민자 연구는 이민 1세대와 2세대의 질병발생률 차이를 기반으로 환경과 유전적 요인의 질병발생에 대한 기여도를 비교하여 환경과 유전의 상대적인 중요성에 대한 정보를 제공한다.

05
라. 희귀한 노출요인에 대한 연구는 코호트 연구가 좋다. 환자－대조군 연구는 희귀질병을 연구하는 데에는 가장 좋은 방법이 된다.

06
이론역학은 감염병의 발생 모델과 유행 현상을 수리적으로 분석하여, 이론적으로 유행 법칙이나 현상을 수식화하는 3단계 역학이다.

정답 04 ④ 05 ① 06 ① 07 ①

08 다음의 역학연구 설계 중 근거수준이 가장 높은 것은? 19 서울시7급

ㄱ. 환자-대조군 연구	ㄴ. 준실험 연구
ㄷ. 사례군 연구	ㄹ. 코호트 연구

① ㄱ ② ㄴ
③ ㄷ ④ ㄹ

09 인구집단의 질병의 원인을 밝혀내는 연구로 적절하지 않은 것은? 19 부산보건연구사

① 환자교차 연구 ② 환자-대조군 연구
③ 임상시험 ④ 코호트 연구

10 보건의료정책 수립 시 근거로 활용할 수 있는 역학조사 자료로서 인과성의 근거가 가장 높은 연구방법부터 순서대로 나열된 것은? 20 부산

① 실험역학 - 코호트 연구 - 환자대조군 연구
② 코호트 연구 - 실험역학 - 환자대조군 연구
③ 환자대조군 연구 - 실험 연구 - 코호트 연구
④ 실험역학 - 환자대조군 연구 - 코호트 연구

11 지역사회에서 보건사업의 효과 평가에 적합한 방법으로 사업실시 전과 사업실시 후를 비교하여 보건사업의 성과를 평가하는 연구는? 20 경기의료기술

① 기술역학 ② 분석역학
③ 실험역학 ④ 작전역학

12 다음 중 원인요인과 결과의 인과관계를 가장 명확하게 확인할 수 있는 역학연구방법은 무엇인가? 21 대구의료기술

① 환자-대조군 연구 ② 코호트 연구
③ 실험 연구 ④ 단면 연구

13 위험요인과 질병발생의 인과관계 규명을 위하여 역학적 연구를 설계하고자 할 때 인과적 연관성에 대한 근거의 수준이 가장 높은 연구방법은? 21 서울

① 실험 연구 ② 단면 연구
③ 코호트 연구 ④ 환자-대조군 연구

해설

08
역학연구 설계에서 근거수준의 강도가 낮은 연구에서 높은 연구로 나열하면 다음과 같다. 사례 연구 → 생태학적 연구 → 단면 연구 → 환자-대조군 연구 → 코호트 연구 → 실험 연구
실험 연구는 관찰연구에 비해 인과관계에 대한 근거수준이 높다. 준실험 연구에도 관찰연구들에 비해서는 근거수준이 높다고 할 수 있다.

09
임상시험은 연구 대상에게 임의적인 조작을 가한 후 그것이 원인이 되어 어떤 반응이 나타나는가를 관찰하는 방법이다. 질병 발생의 원인 규명에 적합한 방법이지만, 역학조사의 대상이 인구 집단이기 때문에 윤리적인 문제로 적용할 수 없는 경우가 많다.

10
인과성의 근거가 가장 높은 연구는 실험역학이다. 관찰 연구 중 인과성의 근거가 높은 연구는 코호트 연구이다.

11
작전역학은 지역 주민들의 지식, 태도, 실천에 관한 조사로 보건사업의 효과를 평가하는 데 적합한 방법이다. 주로 설문지를 이용하여 보건사업 실시 전과 실시 후의 지식, 태도, 실천의 변화를 비교하여 보건사업의 성과를 평가한다.

12
인과적 연관성의 근거 수준
실험 연구 > 코호트 연구 > 환자-대조군 연구 > 단면 연구

정답 08 ② 09 ③ 10 ① 11 ④ 12 ③ 13 ①

14 다음 중 KAP조사에 대한 내용으로 옳은 것은? 21 전남보건연구사

① 가계와 인구집단에서 유전자의 질병발생에 대한 병인을 밝히고 나아가서는 유전자와 환경 간의 상호작용을 평가하기 위한 방법이다.
② 지역주민들의 지식, 태도, 실천에 관한 조사로 보건사업의 효과를 평가하는 데 적합한 방법이다.
③ 건강의 사회적 분포와 사회적 결정요인들에 대해 연구하는 역학의 한 분야이다.
④ 인구집단에서 질병을 포함하여 모든 건강상태와 관련된 영양학적 결정요인을 연구하는 학문이다.

PLUS

작전역학(KAP 조사, Knowledge, Attitude and Practice Study)

작전역학	(1) 지역 주민들의 지식, 태도, 실천에 관한 조사로 보건사업의 효과를 평가하는 데 적합한 방법이다. (2) 주로 설문지를 이용하여 보건사업 실시 전과 실시 후의 지식, 태도, 실천의 변화를 비교하여 보건사업의 성과를 평가한다. (3) 작전역학의 역할(옴란, Omran) • 보건사업의 필요도를 측정 평가 • 새로 도입될 사업계획 및 설계에 대한 평가 • 사업의 진행과정과 그 효율성에 대한 평가 • 실제 그 사업에 의해 얻어진 효과에 대한 평가

15 감염병의 발생을 수리적으로 분석하여 유행 법칙이나 현상을 수식화하는 3단계 역학은 무엇인가? 22 대전의료기술

① 작전역학 ② 이론역학
③ 이민자 연구 ④ 메타분석

PLUS

이론역학	감염병의 발생 모델과 유행 현상을 수리적으로 분석하여 이론적으로 유행 법칙이나 현상을 수식화하는 3단계 역학이다. 실제로 나타난 결과와 수식화된 이론을 비교·검토함으로써 그 타당성을 검정하거나 요인들의 상호 관계를 수리적으로 규명해 내는 역학
작전역학	KAP 조사(Knowledge, Allude & Practice Study)라고도 하며, 지역주민들의 지식, 태도, 실천에 관한 조사로 보건사업의 효과를 평가하는데 적합한 방법이다. 주로 설문지를 이용하여 보건사업 실시 전과 실시 후의 지식, 태도, 실천의 변화를 비교하여 보건사업의 성과를 평가한다.
이민자 연구	이민 1세대와 2세대의 질병발생률 차이를 기반으로 환경과 유전적 요인의 질병발생에 대한 기여도를 비교하여 환경과 유전의 상대적인 중요성에 대한 정보를 제공한다.
메타분석	여러 연구에서 얻어진 정량적 결과를 통합하는 통계적 방법

해설

14
① 가계와 인구집단에서 유전자의 질병발생에 대한 병인을 밝히고 나아가서는 유전자와 환경 간의 상호작용을 평가하기 위한 방법이다. – 유전역학
③ 건강의 사회적 분포와 사회적 결정요인들에 대해 연구하는 역학의 한 분야이다. – 사회역학
④ 인구집단에서 질병을 포함하여 모든 건강상태와 관련된 영양학적 결정요인을 연구하는 학문이다. – 영양역학

정답 14 ② 15 ②

제9절 감염병의 유행과 유행조사

01 집단면역(herd immunity)에 대한 설명으로 가장 옳지 않은 것은? 18 서울

① 면역을 가진 인구의 비율이 높을 경우 감염재생산 수가 적어지게 된다.
② 홍역, 백일해 등과 같이 사람 간에 전파되는 감염병 유행의 주기성과 연관되어 있다.
③ 집단면역 수준이 높을수록 감염자가 감수상자와 접촉할 수 있는 기회가 적어진다.
④ 집단면역 수준이 한계밀도보다 작으면 유행을 차단하게 된다.

02 집단면역에 대한 설명으로 옳지 않은 것은? 18 전남

① 면역력을 가진 사람이 많으면 2차 감염자의 숫자는 감소한다.
② 홍역, 백일해와 같이 주기적인 유행을 반복하는 원인으로 설명할 수 있다.
③ 집단면역의 한계밀도는 질병에 따라 다르다.
④ 집단면역 수준이 한계밀도보다 낮으면 유행이 일어나지 않는다.

03 한 지역에 감염병환자가 발생하여 유행조사를 실시하고자 한다. 유행조사의 첫 번째 단계에서 확인해야 할 내용은 무엇인가? 19 경북보건연구사

① 증상의 중증도 확인
② 감염의 원인이 되는 병원소 확인
③ 질병의 확인과 규모 측정
④ 지역주민의 원인물질 노출 정도 측정

04 다음 주 감염재생산수의 결정요인으로 적절하지 않은 것은? 20 광주

① 접촉 시 감염을 전파시킬 확률
② 감염원이 감수성자와 접촉하는 횟수
③ 감염원이 감염을 전파시킬 수 있는 기간
④ 불현성감염자 수

PLUS

감염생산수(R) 결정요인

감염생산수(R)	$R = \beta \times \kappa \times D$
R	감염원이 감수성자와 1회 접촉 시 감염을 전파시킬 확률
κ	단위 시간동안 감염원이 감수성자와 접촉하는 횟수
D	감염원이 감염을 전파시킬 수 있는 기간

해설

01
집단면역 수준이 한계밀도보다 작으면 유행이 일어나고 집단 면역 수준이 한계밀도보다 높으면 유행이 일어나지 않는다.

02
집단면역 수준이 한계밀도보다 작으면 유행이 일어나고 집단 면역 수준이 한계밀도보다 높으면 유행이 일어나지 않는다.

03

유행조사단계
(1) 유행의 확인과 크기 측정
(2) 유행질환의 기술역학적 분석 (자료수집)
(3) 유행원인에 대한 가설 설정
(4) 분석역학적 연구를 통한 가설 검정
(5) 예방 대책 수립과 보고서 작성

PART 02

정답 01 ④ 02 ④ 03 ③ 04 ④

05 **어느 지역에서 코로나19(COVID-19) 환자가 1,000여 명 발생했을 때, 가장 먼저 실시해야 할 역학연구는?** 20 서울

① 기술역학 ② 분석역학
③ 실험역학 ④ 이론역학

06 **다음 중 감염재생산수에 대한 설명으로 옳지 않은 것은?** 20 대전

① 인구집단에서 면역을 가진 인구의 비율이 높을 경우 감염재생산수가 적어진다.
② 감염재생산수가 1 이상이면 유행이 일어나지 않는다.
③ 기초감염재생산수란 모든 인구가 감수성이 있다고 가정할 때 감염성이 있는 환자가 감염 가능 기간 동안 직접 감염시키는 평균 인원수이다.
④ 기초감염재생산수에서 집단면역의 비율만큼 환자가 덜 발생한다.

07 **비말을 통해서 사람 간 전파가 이루어지는 감염병이 유행할 때 나타나는 유행곡선의 유형으로 옳은 것은?**

① 단일봉 곡선 ② 단일봉 고원 곡선
③ 아봉형 곡선 ④ 증식형 곡선

PLUS

유행곡선의 종류

Unimodal curve (단일봉 유행곡선)	① 공동 오염원에 감수성 있는 사람들이 동시에 노출되었음을 의미한다. 이런 경우를 공동 오염원 단일노출에 의한 유행(point source epidemic)이라고 한다. ② 첫 발생 환자와 마지막 환자발생과의 거리는 최장잠복기간과 최단 잠복기간의 차이이다. ③ 단일봉이지만 봉우리가 고원(plateau)을 형성하고 잠복기가 알려진 것보다 긴 경우: 오염된 감염원이 제거되지 않아 여러 번에 걸쳐 지속적으로 유행을 일으키는 경우에 나타남
Multimodal curve (다봉형 유행곡선)	① 봉우리가 1개가 아니고 여러 개인 경우 ② 그중에 흔한 것이 노출이 지속적으로 이루어지지 않고 간헐적으로 이루어져서 유행이 일어나는 것을 반복하는 것이다. ③ Bimodal curve(아봉형 유행곡선): 봉우리가 두 개인 경우로 first peak Unimodal curve와 같고 second peak는 이차감염을 의미한다.
Propagated curve (증식형 유행곡선)	① 사람 간 접촉(사람에서 사람으로 연쇄성 전파가 일어나는 유행의 모습으로 불규칙한 봉우리 크기와 비교적 일정한 봉우리 간격을 특징으로 한다. ② 특히, 비말로 감염되는 호흡기감염병의 경우 그대로 유행을 두면 점차 유행곡선의 봉우리가 커지는 전형적인 증식형 유행곡선을 보인다.

해설

05
질병이 유행할 때 처음 시행하는 역학연구는 1단계 역학인 기술역학이다. 기술역학을 토대로 질병의 원인요인에 대한 가설을 설정하고 2단계 역학인 분석역학을 통해 가설을 검정한 뒤 3단계 역학인 이론역학을 통해 감염병의 발생 모델과 유행 현상을 수리적으로 분석하여 이론적으로 유행 법칙이나 현상을 수식화한다.

06
감염재생산수가 1보다 크면 질병의 유행이 일어난다. 감염재생산수가 1인 경우 풍토병이 되고, 1보다 작은 경우 질병의 유행이 일어나지 않고 사라지게 된다.

정답 05 ① 06 ② 07 ④

08 **그동안 유행한 적 없던 COVID19의 확진자가 처음으로 1,000명이 확인되어 역학조사를 실시할 때 가장 먼저 시행할 수 있는 역학조사는 무엇인가?**

21 광주 · 전남 · 전북

① 연구자가 연구대상자의 참여, 주요인 및 교란요인의 노출, 무작위 배정 등 여러 연구 조건을 직접 배정하거나 통하여 연구를 수행한다.
② 질병발생의 양상을 인적, 지역적, 시간적 특성별로 파악한다.
③ 비교군을 가지고 있으면서 두 군 이상의 질병빈도 차이를 관찰한다.
④ 감염병의 발생 모델과 유행 현상을 수리적으로 분석하여, 이론적으로 유행 법칙이나 현상을 수식화한다.

09 **어느 질병의 기초감염재생산수가 5일 때 이 질병의 유행이 일어나지 않기 위한 집단면역의 수준은 얼마인가?** 21 경기7급

① 75%　② 80%
③ 85%　④ 90%

PLUS

유행이 일어나지 않기 위한 한계밀도

집단면역의 비율(P)	$P = 1 - \frac{1}{R0} \times 100$ $1-(1 \div R0) \times 100$	[1−(1÷5)]×100 =(1−0.2)×100
	$P = 1 - \frac{R0-1}{R0} \times 100$ $p = \frac{(\text{기초감염재생산수}-1)}{\text{기초감염재생산수} \times 100}$	4/5×100 = 80%

10 **감염병이 유행할 때 감염재생산 수를 결정하는 요인으로 옳지 않은 것은?**

21 울산

① 감염원이 감염을 전파시킬 수 있는 기간
② 병원체가 숙주 내에 침입하여 증식하는 능력
③ 단위 시간 동안 감염원이 감수성자와 접촉횟수
④ 감염원이 감수성자와 1회 접촉 시 감염을 전파시킬 확률

11 **어느 감염병의 기초감염재생산수(R0)는 3이고 지역주민 중 면역력을 가진 사람의 비율(P)은 70%일 때 이 질병의 감염재생산수는 얼마인가?**

21 충남보건연구사

① 0.5　② 0.9
③ 1　④ 1.5

해설

08
유행조사의 단계는 유행의 확인 – 자료수집(기술역학) – 가설 설정 – 가설검정(분석역학) – 관리 및 예방대책 지시이다. 그동안 유행한 적 없던 COVID19의 확진자가 1,000명 확인되었으므로 유행의 확인이 이루어진 것이므로 그 다음 먼저 수행해야 할 조사는 기술역학을 통한 자료조사이다.
① 실험역학
② 기술역학
③ 분석역학
④ 이론역학

10
감염생산수(R) 결정요인
$R = \beta \times \kappa \times D$
R: 감염원이 감수성자와 1회 접촉 시 감염을 전파시킬 확률
κ: 단위 시간동안 감염원이 감수성자와 접촉하는 횟수
D: 감염원이 감염을 전파시킬 수 있는 기간

11
감염재생산수(R)
= [R0−(p×(R0))]
= [3−(0.7×3)]
= 3−2.1 = 0.9

정답 08 ② 09 ② 10 ② 11 ②

PART 02

12 **기초감염재생산 수치가 '2'라고 할 때 지역주민의 집단면역이 50%라면 실제 감염재생산수는 얼마인가?** 22 전북의료기술

① 0.5　　② 1
③ 1.5　　④ 2

13 **코로나19의 기초감염재생산수가 4일 때 의미하는 것과 유행을 막기 위한 집단면역의 수준으로 옳은 것은?** 22 충남의료기술

① 환자 4명이 1명에게 전염시키고, 집단면역은 0.25% 이상이어야 한다.
② 환자 4명이 1명에게 전염시키고 집단면역은 0.75% 이상이어야 한다.
③ 환자 1명이 4명에게 전염시키고, 집단면역은 25% 이상이어야 한다.
④ 환자 1명이 4명에게 전염시키고, 집단면역은 75% 이상이어야 한다.

PLUS

감염재생산

기초감염재생산수 (Basic Reproduction Number, R0)	모든 인구가 감수성이 있다고 가정할 때 감염성이 있는 환자가 감염 가능 기간 동안 직접 감염시키는 평균 인원 수
감염재생산수 (2단계 감염자 수, R)	① 집단 면역(p)의 비율만큼 환자가 덜 발생한다. ② 2단계 감염자 수(R) = R0−p×(R0)
감염재생산수에 따른 질병 유행	① R＜1: 질병의 유형이 일어나지 않고 사라지게 된다. ② R＝1: 풍토병이 된다(지역사회에 일정 수 유지). ③ R＞1: 질병의 유행이 일어난다. ④ 질병 유행이 일어나지 않기 위한 집단 면역의 비율 p는 R0−p×(R0) ≤ 1 → $p \geq \frac{R0-1}{R0}$

14 **감염재생산수의 결정요인에 해당하지 않는 것은?** 22 전남경력경쟁

① 감염원이 감염을 전파시킬 수 있는 기간
② 병원체가 숙주 내에서 감염을 일으킬 수 있는 확률
③ 단위 시간동안 감염원이 감수성자와 접촉하는 횟수
④ 감염원이 감수성자와 1회 접촉 시 감염을 전파시킬 확률

PLUS

감염재생산수 결정요인

감염생산수(R)	한 인구집단 내에서 특정 개인으로부터 다른 개인으로 질병이 확대되어 나가는 잠재력
R	감염원이 감수성자와 1회 접촉 시 감염을 전파시킬 확률
κ	단위 시간동안 감염원이 감수성자와 접촉하는 횟수
D	감염원이 감염을 전파시킬 수 있는 기간

해설

12
감염재생산수(2단계 감염자 수, R) 기초감염재생산수(R0)에서 집단면역(p)의 비율만큼 환자가 덜 발생한다.
감염재생산수(R)
= [R0−(p×(R0)]
= [2−(0.5×2)] = 1

13
기초 감염자생산수가 4인 코로나19가 유행하지 않기 위한 집단면역 p

$p \geq \frac{R0-1}{R0} \times 100$

$= \frac{4-1}{4} \times 100 = 75\%$

정답 12 ② 13 ④ 14 ②

CHAPTER

02 보건통계

제1절 보건통계의 이해

01 보건통계의 조건에 해당하는 것은?

가. 이용가능성	다. 특이성
나. 수용성	라. 신축성

① 가, 나, 다 ② 가, 다
③ 나, 라 ④ 가, 나, 다, 라

제2절 보건통계의 조사방법

01 다음 중 확률표본추출 방법이 아닌 것은? 18 경북의료기술

① 단순무작위추출 ② 층화표본추출
③ 계통추출 ④ 편의추출

PLUS

단순확률 추출법	조사 대상의 모집단에게 일련 번호를 부여하고 그 번호를 난수표 등을 이용하여 표본을 뽑는 방법이다. 따라서 모집단의 구성요소 하나하나가 뽑힐 확률이 똑같다.
층화확률 추출법	모집단이 갖고 있는 특성을 고려하여 모집단을 성별, 연령별, 지역별 특성에 따라 부분 집단인 계층으로 나누고 각 부분 집단으로부터 표본을 무작위 추출하는 방법이다.
계통확률 추출법	표본을 추출할 때 모집단에서 시간적으로나 공간적으로 일정한 간격을 두고 추출하는 방법을 계통확률 추출법이라고 한다. 이는 대규모 표본 조사와 실제 표본 조사에 널리 사용된다.

해설

01

보건통계의 조건
이용가능성, 일반화, 수용성, 재현성, 특이성, 민감성, 정확성

01
편의추출법은 비확률 표본추출방법으로 조사자가 쉽게 접근할 수 있는 대상을 직접 선택하는 방법으로 거리의 설문조사 등이다. 간단하고 저렴하나, 표본오류가 매우 크고 모집단을 대표하지 못할 가능성이 크다.

정답 01 ① / 01 ④

02 **표본조사를 위해 표본을 추출하는 방법 중 확률표본추출이 아닌 것은?** 18 강원

① 계통표본추출 ② 임의표본추출
③ 집락표본추출 ④ 층화표본추출

PLUS

계통확률 추출법	표본을 추출할 때 모집단에서 시간적으로나 공간적으로 일정한 간격을 두고 추출하는 방법을 계통확률 추출법이라고 한다. 이는 대규모 표본 조사와 실제 표본 조사에 널리 사용된다.
집락표본추출	모집단의 구성단위를 우선 자연적 혹은 인위적으로 몇 개의 집락으로 구분한 뒤, 무작위로 필요한 집락을 추출한다. 그 후 추출된 집락에 대하여 일부 또는 전수조사를 하는 방법
층화확률 추출법	모집단이 갖고 있는 특성을 고려하여 모집단을 성별, 연령별, 지역별 특성에 따라 부분 집단인 계층으로 나누고 각 부분 집단으로부터 표본을 무작위 추출하는 방법이다.

03 **모집단의 개체를 특성에 따라 성별, 연령별 등의 층으로 구분하고, 각층에서 표본을 추출하는 방법은 무엇인가?** 18 전남 · 전북

① 단순확률추출법 ② 계통추출법
③ 층화확률추출법 ④ 집락추출법

PLUS

층화표본표출 (층화확률추출)	• 모집단이 상당히 이질적 원소들로 구성되어 있을 때 표본이 각 계층을 고루 대표할 수 있도록 표본을 추출하는 방법이다. • 모집집단을 배타적 특성에 따라 층(집단)으로 구분한 뒤 각 층에서 무작위로 표본을 추출하는 방법 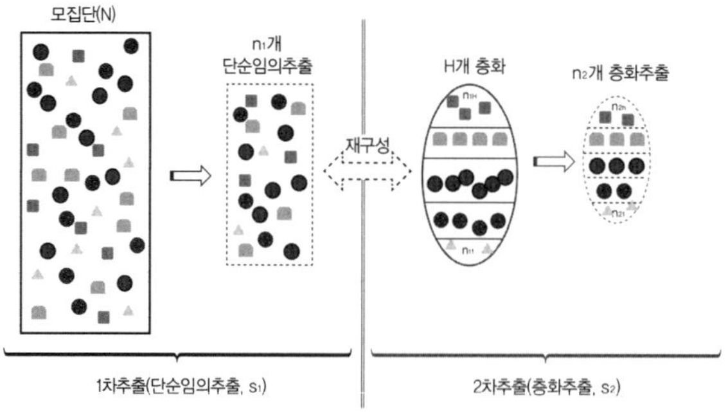 • 단순확률표본보다 측정오차의 한계를 줄이고 모집단 조사단위들을 묶음으로 관측비용을 절감
예	서울시 슈퍼마켓 7550개를 크기별로 분류 → 각 층의 크기에 비례하게 표본추출 • 대형 : 50/7550×400 ≒ 3 • 중형 : 500/7550×400 ≒ 26개 • 소형 : 1,000/7550×400 ≒ 53개 • 미니 : 6,000/7550×400 ≒ 318개

해설

03
층화추출법은 비슷한 성질을 같은 층을 따로따로 나눈 다음에 각 샘플을 골라내어서, 표본이 모집단의 구성원을 잘 대변할 수 있도록 하는 것

정답 02 ② 03 ③

04 **어느 지역에서 초등학생의 건강행태에 대한 조사를 위해 지역 내 10개의 초등학교 중 3개의 학교를 무작위로 뽑고, 뽑힌 학교의 각 학년별 1반을 표본으로 뽑아 뽑힌 학급의 학생들을 대상으로 전수조사를 시행하였다면 어떤 표본추출방법에 해당하는가?** 18 복지부

① 무작위표본추출 ② 계통표본추출
③ 층화표본추출 ④ 집락표본추출
⑤ 눈덩이표본추출

PLUS

<table>
<tr><td>집락표본추출</td><td>모집단을 구성하는 하부 집락을 무작위 추출하여 그 진수를 표본으로 하거나 집락의 대상자 중 일부를 다시 표본추출하는 방법
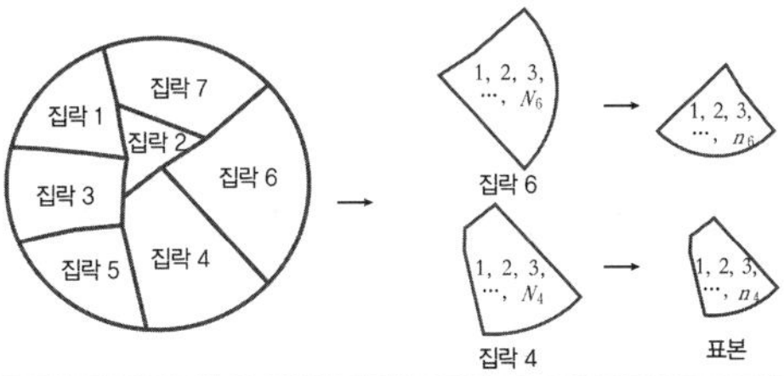
</td></tr>
<tr><td>예</td><td>서울시(500만 가구)는 25개의 구로 구성되어있고 각 구는 여러 개의 동으로 나누어져있다. 25개의 구(cluster) 중에 5개의 구를 선택한다. 각각의 구에서 임의로 4개의 동을 추출하고 그 임의의 동에서 50가구만 또 표본으로 추출하면 표본의 크기는 50(가구)×4(동)×5(구) = 1000(가구)가 된다.</td></tr>
</table>

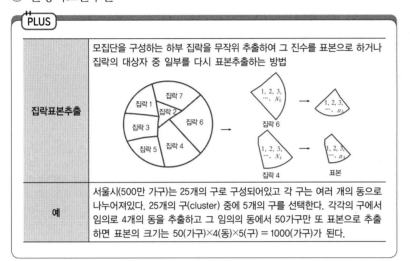

해설

04
초등학생에 대한 표본을 학교와 학급의 반이라는 집단으로 추출하였기 때문에 집락표본추출

05 **제주도 내의 읍 · 면 · 동 중에서 무작위추출로 10개의 읍 · 면 · 동을 뽑고 뽑힌 읍 · 면 · 동 중에서 다시 무작위추출로 각각 5개의 마을을 뽑아 총 50개 마을을 선택하여 해당 마을주민을 대상으로 전수조사를 진행하였다. 어떤 표본추출방법에 해당하는가?** 18 제주

① 2단계 층화표본추출 ② 3단계 층화표본추출
③ 2단계 집락표본추출 ④ 3단계 집락표본추출

05
모집단에서 읍 · 면 · 동 중 몇 개의 지역을 표본으로 추출하고 다시 각 지역에서 마을에 해당하는 집단을 표본으로 추출하였으므로 2단계 집락추출에 해당한다.

집락표본추출
표본추출단위가 개인이 아닌 집락인 표본추출법으로 모집단을 구성하는 하부집락을 무작위 추출하여 그 전수를 표본으로 하거나 집락의 대상자 중 일부를 다시 표본추출하는 방법

06 **모집단의 모든 대상이 동일한 확률로 추출될 기회를 갖게 하도록 난수표를 이용하여 표본을 추출하는 방법은?** 19 서울

① 단순무작위표본추출(simple random sampling)
② 계통무작위표본추출(systematic random sampling)
③ 편의표본추출(convenience sampling)
④ 할당표본추출(quota sampling)

정답 04 ④ 05 ③ 06 ①

PART 02

PLUS

단순무작위 추출 (Simple Random Sampling)	• 가장 단순한 확률표본추출법 • 소규모 조사나 예비조사에서 주로 사용된다. 모집단의 모든 구성원의 표본추출확률을 똑같게 해주는 방법으로 대상자 전체에 일련번호를 부여하고 그중 무작위로 표본을 뽑는다. • 무작위로 표본을 산출하는 방법으로 난수표나 컴퓨터가 이용된다. 난수표나 컴퓨터를 이용하여 필요한 표본 수만큼 난수를 생성한 다음, 생성된 난수에 해당하는 일련번호를 가진 사람을 표본으로 산정한다. • 모든 구성원의 표본추출 확률을 똑같게 해주는 방법이다. 대상자 전체에 일련번호를 부여하고 난수표나 컴퓨터를 이용하여 필요한 표본 수만큼 난수를 생성한 다음, 생성된 난수에 해당하는 일련번호를 가진 사람을 표본으로 산정한다.

07 **어느 지역의 학교들 중에서 무작위로 5학교를 뽑아서 그중에서 2학급씩 뽑는 방법의 표본추출방법은?** 19 부산

① 비례층화추출 ② 층화추출
③ 집락추출 ④ 확률추출

PLUS

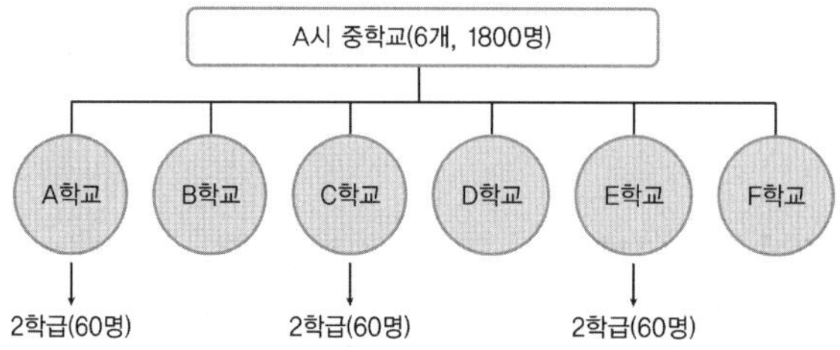

08 **다음 중 표본추출방법에 대한 설명으로 옳은 것은?** 19 인천

① 계통표본추출은 시간적·장소적 특성을 고려하지 않고 일정한 간격으로 표본을 추출한다.
② 층화무작위표본추출은 모집단을 비배타적인 특성으로 구분한 뒤 각 집단에서 무작위로 표본을 추출하는 방법이다.
③ 집락표본추출은 모집단을 구성하는 하부 집락을 무작위 추출하여 그 전수를 표본으로 하는 방법이다.
④ 단순무작위표본추출은 가장 단순한 확률표본추출로 모집단의 모든 구성원의 표본추출 확률에 차이가 있을 수 있다.

해설

07
집락표본추출은 모집단을 구성하는 하부 집락을 무작위 추출하여 그 수를 표본으로 하거나 집락의 대상자 중 일부를 다시 표본추출하는 방법이다. 초등학생에 대한 표본을 학교와 학급의 반이라는 집단으로 추출하였기 때문에 집락표본추출에 해당한다.

08
① 계통표본추출은 무작위추출의 단점을 보완하기 위한 것인데, 시간적으로 또는 공간적으로 일정한 간격을 두고 표본을 추출하는 방법으로, 단순하면서도 모집단 전체에서 골고루 표본을 추출할 수 있다.
② 층화무작위표본추출은 모집단을 배타적인 특성(모집단별 특성)으로 구분한 뒤 각 집단에서 무작위로 표본을 추출하는 방법이다.
④ 단순무작위표본추출은 가장 단순한 확률표본추출로 모집단의 모든 구성원의 표본추출 확률을 똑같게 해주는 방법이다.

정답 07 ③ 08 ③

09 **모집단의 각 구성원들이 표본으로 뽑힐 기회를 같게 보장하기 위한 표본추출에 해당하는 것을 모두 고른 것은?** 19 강원의료기술

가. 계통표본추출	나. 집락표본추출
다. 연속표본추출	라. 판단표본추출
마. 단순무작위표본추출	바. 층화무작위표본추출

① 가, 나, 다, 바　　② 가, 나, 마, 바
③ 가, 다, 마, 바　　④ 다, 라, 마, 바

10 **모집단으로부터 표본을 추출하는 방법 중 난수표를 이용한 표본추출법은 무엇인가?** 19 인천보건연구사

① 계통 추출법　　② 단순 무작위 추출법
③ 층화 추출법　　④ 집락 추출법

11 **행정구 단위로 각각 1개의 학교를 추출하여 그 학교에서 무작위추출로 한 학급을 표본으로 선정하는 표본추출법으로 옳은 것은?** 19 전북

① 층화무작위표본추출　　② 목적추출
③ 집락표본추출　　④ 비례층화추출

12 **A시에는 규모가 다른 슈퍼마켓이 있다. 이 슈퍼마켓을 규모의 크기에 따라 구분한 뒤 각 크기의 슈퍼마켓들 중 확률표본추출을 시행하는 표본추출 방법은 무엇인가?** 20 경북

① 단순표본추출법　　② 층화표본추출법
③ 집락표본추출법　　④ 계통표본추출

13 **다음은 표본추출법에 대한 설명이다. 다음에서 설명하고 있는 것으로 옳은 것은?** 20 경기의료기술

모집단의 목록이 잘 정리된 경우 일정한 간격으로 표본을 추출한다.

① 집락표준추출　　② 계통표준추출
③ 단순무작위추출　　④ 층화무작위추출

해설

09
모집단의 각 구성원들이 표본으로 뽑힐 기회를 같게 보장하는 것은 확률표본추출이다.
확률표본추출로는 단순무작위추출, 층화무작위추출, 계통추출, 집락추출이 있다.

10
단순무작위 추출(Simple Random Sampling)은 모집단의 모든 구성원의 표본추출 확률을 똑같게 해주는 방법으로 대상자 전체에 일련번호를 부여하고 난수표나 컴퓨터를 이용하여 필요한 표본 수만큼 난수를 생성한 다음 생성된 난수에 해당하는 일련번호를 가진 사람을 표본으로 산정한다.

11

집락표본추출
표본추출단위가 개인이 아닌 집락인 표본추출법으로 모집단을 구성하는 하부집락을 무작위 추출하여 그 전수를 표본으로 하거나 집락의 대상자 중 일부를 다시 표본추출하는 방법

12

층화추출
• 모집단을 배타적인 특성(모집단별 특성)으로 구분한 뒤 각 집단에서 무작위로 표본을 추출하는 방법 • 모집단을 성, 나이 등의 층으로 구분하고 각 층에서 단순무작위추출법에 따라 표본을 추출하는 방법

13

계통표본추출
모집단의 목록이 잘 정리된 경우 일정한 간격으로 표본을 추출하는 방법으로 모집단 N개에 일련번호를 부여하고 표본추출 간격을 정한 후 단순확률추출법에 의하여 최초의 표본(A)을 뽑은 다음 여기에 추출 간격(K)을 더하여 n개의 표본이 될 때까지 추출하는 방법

정답 09 ② 10 ② 11 ③ 12 ② 13 ②

PART 02

14 **모집단을 지역별로 구분한 후에 그 집단 내에서 무작위로 표본으로 추출하는 방법은?** 20 대구

① 단순무작위표본추출 ② 층화표본추출
③ 집락표본추출 ④ 계통추출

15 **다음에서 설명하는 표본추출 방법으로 가장 옳은 것은?** 20 서울

모집단에서 일련의 번호를 부여한 후 표본추출간격을 정하고 첫 번째 표본은 단순임의 추출법으로 뽑은 후 이미 정한 표본추출간격으로 표본을 뽑는 방법이다.

① 집락추출법(cluster sampling)
② 층화임의추출법(stratified random sampling)
③ 계통추출법(systematic sampling)
④ 단순임의 추출법(simple random sampling)

PLUS

계통추출 (Systematic Sampling)	• 모집단의 목록이 잘 정리된 경우 일정한 간격으로 표본을 추출하는 방법 • 모집단 N개에 일련번호를 부여하고 표본추출 간격을 정한 후 k(k≤N/n) 단순확률추출법에 의하여 최초의 표본(A)를 랜덤으로 뽑아서 출발점으로 정하고 이후 그 점으로부터 추출 간격(K)를 더하여 (K)번째 떨어진 간격에 위치한 단위들을 n개의 표본이 될 때까지 추출하는 방법
예	• 모집단의 크기 N = 10,000이고 표본의 크기가 n = 100일 때, 처음 k = 100개의 단위 중 임의로 출발점을 51로 찍으면, 51부터 매 100번째 떨어진 간격에 위치하는 단위들을 표본으로 추출 1, 2, ⋯, 100, 101, 102, ⋯, 200, ⋯, 9,901, 9,902, ⋯. 10,000 (1, 2, ⋯, 100: 제1구간 / 101, 102, ⋯, 200: 제2구간 / 9,901, 9,902, ⋯. 10,000: 제100구간) • 1구간에서 51을 선택하면, 2구간에서는 151, 3구간에서는 251........100구간에서는 9951이 표본으로 추출된다.

16 **다음 중 비확률표본추출에 해당하는 것은?** 20 전남

① 편의표본추출 ② 비례층화추출
③ 계통추출 ④ 집락표본추출

17 **모집단의 목록이 잘 정리된 경우 일정한 간격으로 표본을 추출하는 방법은?** 20 울산

① 단순무작위추출 ② 층화무작위추출
③ 집락표본추출 ④ 계통표본추출

해설

14

층화추출

• 모집단을 배타적인 특성(모집단별 특성)으로 구분한 뒤 각 집단에서 무작위로 표본을 추출하는 방법
• 모집단을 성, 나이 등의 층으로 구분하고 각 층에서 단순무작위추출법에 따라 표본을 추출하는 방법

16

• 확률표본추출: 단순무작위추출, 층화추출(비례층화추출, 비비례층화추출), 계통추출, 집락추출
• 비확률표본추출: 편의추출, 임의추출, 의도추출, 눈덩이추출 등

정답 14 ② 15 ③ 16 ① 17 ③

18 **00시의 중학교 중에서 무작위로 5개 학교를 뽑고, 다시 각 학교에서 2개 학급을 뽑은 후 전수조사하였다. 이러한 표본추출방법은 무엇인가?** 20 경기보건연구사

① 단순무작위추출 ② 층화표본추출
③ 집락표본추출 ④ 계통표본추출

19 **모집단을 지역별로 구분한 후에 그 집단 내에서 무작위로 표본으로 추출하는 방법은?** 20 대구

① 단순무작위표본추출 ② 층화표본추출
③ 집락표본추출 ④ 계통추출

20 **다음에서 설명하는 표본추출방법은 무엇인가?** 20 인천

> 남자와 여자가 3 : 2의 비율인 모집단에서 5%를 표본으로 추출하되 남자와 여자를 구분하여 각각 1200명, 800명이 되도록 추출하였다.

① 단순무작위표본추출 ② 계통표본추출
③ 층화표본추출 ④ 집락표본추출

PLUS

확률표본추출방법

단순무작위 표본추출	• 가장 단순한 확률표본추출법으로 소규모 조사나 예비 조사에서 주로 사용 • 모집단의 모든 구성원의 표본추출 확률을 똑같게 해주는 방법으로 대상자 전체에 일련번호를 부여하고 난수표나 컴퓨터를 이용하여 필요한 표본 수만큼 난수를 생성한 다음, 생성된 난수에 해당하는 일련번호를 가진 사람을 표본으로 산정한다.
계통표본추출	모집단의 목록이 잘 정리된 경우 일정한 간격으로 표본을 추출하는 방법으로 모집단 N개에 일련번호를 부여하고 표본추출 간격을 정한 후 단순확률추출법에 의하여 최초의 표본(A)을 뽑은 다음 여기에 추출 간격(K)을 더하여 n개의 표본이 될 때까지 추출하는 방법이다.
층화표본추출	모집단을 성, 나이 등의 층으로 구분하고 각 층에서 단순무작위추출법에 따라 표본을 추출하는 방법
집락표본추출	표본추출 단위가 개인이 아닌 집락인 표본 추출법으로 모집단을 구성하는 하부 집락을 무작위 추출하여 그 전수를 표본으로 하거나 집락의 대상자 중 일부를 다시 표본추출하는 방법

해설

18
집락표본추출은 표본추출 단위가 개인이 아닌 집락인 표본추출법으로 모집단을 구성하는 하부 집락을 무작위 추출하여 그 전수를 표본으로 하거나 집락의 대상자 중 일부를 다시 표본추출하는 방법이다.

19

층화추출
• 모집단을 배타적인 특성(모집단별 특성)으로 구분한 뒤 각 집단에서 무작위로 표본을 추출하는 방법 • 모집단을 성, 나이 등의 층으로 구분하고 각 층에서 단순무작위추출법에 따라 표본을 추출하는 방법

정답 18 ③ 19 ② 20 ③

21 **모집단으로부터 과학적으로 추출된 표본은 모집단에 대한 대표성을 갖는다. 다음 중 대표성이 낮은 표본추출방법은?** 21 경기의료기술(2월)

① 편의추출 ② 집락추출
③ 계통추출 ④ 단순무작위추출

22 **대상자 전체에 일련번호를 부여하고 난수표나 컴퓨터를 이용하여 필요한 표본 수만큼 난수를 생성한 다음 생성된 난수에 해당하는 일련번호를 가진 사람을 표본으로 산정하는 방식의 표본추출방법은?** 21 경남

① 단순무작위추출 ② 계통표본추출
③ 층화추출 ④ 집락추출

23 **다음의 설명에 해당하는 표본추출방법은?** 21 서울보건연구사

> A 병원의 의료서비스 만족도를 측정하기 위해서 2021년 3월부터 6월까지 A 병원을 이용한 환자들을 성별, 연령별, 경제적 수준에 따라 여러 개의 부분 집단으로 나누어 각 부분 집단마다 무작위로 10명의 환자를 추출하였다.

① 단순임의추출법(simple random sampling)
② 층화임의추출법(stratified random sampling)
③ 계통추출법(systematic sampling)
④ 집락추출법(dater sampling)

PLUS

확률표본추출방법

단순무작위 표본추출	• 가장 단순한 확률표본추출법으로 소규모 조사나 예비 조사에서 주로 사용 • 모집단의 모든 구성원의 표본추출 확률을 똑같게 해주는 방법으로 대상자 전체에 일련번호를 부여하고 난수표나 컴퓨터를 이용하여 필요한 표본 수만큼 난수를 생성한 다음, 생성된 난수에 해당하는 일련번호를 가진 사람을 표본으로 산정 한다.
층화표본추출	모집단을 성, 나이 등의 층으로 구분하고 각 층에서 단순무작위추출법에 따라 표본을 추출하는 방법
계통표본추출	모집단의 목록이 잘 정리된 경우 일정한 간격으로 표본을 추출하는 방법으로 모집단 N개에 일련번호를 부여하고 표본추출 간격을 정한 후 단순확률추출법에 의하여 최초의 표본(A)을 뽑은 다음 여기에 추출 간격(K)을 더하여 n개의 표본이 될 때까지 추출하는 방법이다.
집락표본추출	표본추출 단위가 개인이 아닌 집락인 표본 추출법으로 모집단을 구성하는 하부 집락을 무작위 추출하여 그 전수를 표본으로 하거나 집락의 대상자 중 일부를 다시 표본추출하는 방법

해설

21
표본추출방법은 확률표본추출과 비표본추출로 구분한다. 확률표본추출은 조사자의 의도가 표본추출 과정에 개입되지 않고 모집단에 속해 있는 대상으로부터 사전에 정해진 표본추출 확률에 따라 무작위로 표본을 추출하는 방법으로 대표성을 높일 수 있다.
- 확률표본추출방법으로는 단순무작위추출, 층화무작위추출, 계통추출, 집락추출이 있다.
- 비확률표본추출은 모집단의 구성원이 표본으로 뽑힐 확률에 차이가 있기 때문에 대표성이 떨어진다. 편의추출, 임의 추출, 의도추출, 눈덩이추출, 연속추출 등이 이에 해당한다.

22
단순무작위 추출(Simple Random Sampling)은 모집단의 모든 구성원의 표본추출 확률을 똑같게 해주는 방법으로 대상자 전체에 일련번호를 부여하고 난수표나 컴퓨터를 이용하여 필요한 표본 수만큼 난수를 생성한 다음, 생성된 난수에 해당 하는 일련번호를 가진 사람을 표본으로 산정한다. 가장 단순한 확률표본추출법으로 소규모 조사나 예비 조사에서 주로 사용된다.

정답 21 ① 22 ① 23 ②

24 **집단을 자연적 혹은 인위적으로 나누고 일정한 수의 소집단을 무작위로 추출한 뒤 추출된 소집단 조사하는 표본추출방법은?** 21 울산의료기술

① 단순무작위추출 ② 계통추출
③ 집락추출 ④ 층화추출

25 **지역주민을 대상으로 건강 조사할 때 표본(sample)의 정의로 옳은 것은?** 21 울산보건연구사

① 전체 지역주민
② 지역주민 중 추출한 일부 집단
③ 지역주민 중 환자 수
④ 조사자 중 특정 질환을 갖고 있는 사람

26 **지역주민의 건강실태를 조사하기 위하여 지역주민 10만명을 대상으로 출생연도 순서대로 나열한 뒤 100명의 간격으로 표본을 추출하는 방법에 해당하는 것은?** 21 울산보건연구사

① 단순무작위추출 ② 층화표본추출
③ 집락추출 ④ 계통추출

27 **다음의 내용에 해당하는 표본추출방법은 무엇인가?** 21 대전보건연구사

- 모집단의 목록이 잘 정리되어 있는 경우 일정한 간격으로 표본을 추출하는 방법이다.
- 표본을 선정한 뒤 경향성 여부를 검토하여야 한다.

① 계통추출 ② 층화추출
③ 집락추출 ④ 단순무작위추출

28 **다음 중 표본추출 방법에 대한 설명으로 옳지 않은 것은?** 22 충남

① 단순무작위추출은 대상자 전체에 일련번호를 부여하고 모든 구성원의 표본추출 확률을 똑같게 하는 방법이다.
② 층화무작위추출은 일련번호를 부여하고 표본추출 간격을 정하여 표본을 추출한다.
③ 집락추출은 표본추출 단위가 개인이 아닌 집락이다.
④ 계통추출은 모집단의 목록이 잘 정리된 경우 일정한 간격으로 추출한다.

해설

25
모집단이란 주어진 문제에 관해서 우리가 관심을 갖고 있는 모든 개체의 전 집합으로 지역주민 전체가 모집단이 된다. 표본이란 조사 대상으로 채택한 모집단의 일부이다.

26
계통추출법(Systematic Sampling)

계통추출
(1) 모집단의 목록이 잘 정리된 경우 일정한 간격으로 표본을 추출하는 방법이다. (2) 단순무작위표본추출법보다 추출작업이 쉽고, 선정된 표본들이 고르게 분포되어 있는 경우 표본의 대표성을 확보할 수 있다. (3) 표본추출절차: 모집단 N개에 일련번호를 부여하고 표본 추출 간격을 정한 후 단순확률추출법에 의하여 최초의 표본(A)을 뽑은 다음 여기에 추출 간격(K)을 더하여 7개의 표본이 될 때까지 추출한다. 표본 N개는 A, A+K, A+2K, A+3K, … (4) 하지만 모집단의 목록이 무작위가 아니고, 일정한 경향성을 지니는 경우 대표성을 훼손할 수 있으므로 표본을 선정한 뒤 경향성 여부를 검토하여야 한다.

28
② 계통추출법(systematic sampling)

정답 24 ③ 25 ② 26 ④ 27 ① 28 ②

PART 02

PLUS

확률표본추출방법

단순무작위 표본추출	• 가장 단순한 확률표본추출법으로 소규모 조사나 예비 조사에서 주로 사용 • 모집단의 모든 구성원의 표본추출 확률을 똑같게 해주는 방법으로 대상자 전체에 일련번호를 부여하고 난수표나 컴퓨터를 이용하여 필요한 표본 수만큼 난수를 생성한 다음, 생성된 난수에 해당하는 일련번호를 가진 사람을 표본으로 산정한다.
층화표본추출	모집단을 성, 나이 등의 층으로 구분하고 각 층에서 단순무작위추출법에 따라 표본을 추출하는 방법
계통표본추출	모집단의 목록이 잘 정리된 경우 일정한 간격으로 표본을 추출하는 방법으로 모집단 N개에 일련번호를 부여하고 표본추출 간격을 정한 후 단순확률추출법에 의하여 최초의 표본(A)을 뽑은 다음 여기에 추출 간격(K)을 더하여 n개의 표본이 될 때까지 추출하는 방법이다.
집락표본추출	표본추출 단위가 개인이 아닌 집락인 표본 추출법으로 모집단을 구성하는 하부 집락을 무작위 추출하여 그 전수를 표본으로 하거나 집락의 대상자 중 일부를 다시 표본추출하는 방법

29 다음 중 모집단으로부터 표본을 추출하는 방법이 다른 하나는?

22 전남경력경쟁

① 단순무작위추출 ② 집락추출
③ 층화무작위추출 ④ 편의추출

30 다음 설명에 해당하는 표본추출 방법은? 24 보건직

> 모집단에 대한 사전지식이 있을 때 모집단을 우선 몇 개의 동질적 소집단으로 분류한 다음 각 소집단으로부터 대상자를 무작위로 추출한다.

① 단순무작위추출법(simple random sampling)
② 계통추출법(systematic sampling)
③ 층화무작위추출법(stratified random sampling)
④ 집락추출법(cluster sampling)

PLUS

단순확률 추출법	조사 대상의 모집단에게 일련번호를 부여하고 그 번호를 난수표 등을 이용하여 표본을 뽑는 방법이다. 따라서 모집단의 구성요소 하나하나가 뽑힐 확률이 똑같다.
계통확률 추출법	표본을 추출할 때 모집단에서 시간적으로나 공간적으로 일정한 간격을 두고 추출하는 방법을 계통확률 추출법이라고 한다. 이는 대규모 표본 조사와 실제 표본 조사에 널리 사용된다.
층화확률 추출법	모집단이 갖고 있는 특성을 고려하여 모집단을 성별, 연령별, 지역별 특성에 따라 부분 집단인 계층으로 나누고 각 부분 집단으로부터 표본을 무작위 추출하는 방법이다.
집락확률 추출법	구성 성질이 비슷한 단위를 집락으로 나누어 집락마다 표본 추출하는 방법이다.

해설

29
표본추출방법은 크게 확률표본추출과 비확률표본추출이 있다.
• 확률표본추출: 조사자의 의도가 표본추출과정에 개입되지 않고, 모집단에 속해 있는 대상으로부터 사전에 정해진 표본추출확률에 따라 무작위로 표본추출한다. 확률표본추출 방법으로는 단순무작위표본추출, 층화표본추출, 계통표본추출, 집락표본추출 등이 있다.
• 비확률표본추출: 모집단의 대상자가 표본으로 뽑힐 확률이 같지 않은 경우로 조사자의 의도가 개입되는 추출법으로 임의추출, 편의추출, 연속추출 등이 있다.

30
동질적 소집단 = 특성을 고려한 모집단

정답 29 ④ 30 ③

제3절 보건통계의 자료

01 성별, 종교, 직업에 번호를 부여하여 나타내는 척도는? 18 복지부

① 명목척도
② 순서척도
③ 간격척도
④ 구간척도
⑤ 비율척도

02 다음 중 자료의 분포를 파악하는 산포도에 해당하지 않는 것은? 18 충남의료기술, 보건진료

① 표준편차
② 변이계수
③ 최빈값
④ 편차

03 보건통계 자료를 수집 후 정리하는 과정에서 사용되는 중위수와 동일한 의미를 갖는 사분위수는 얼마인가? 18 부산

① 1사분위수
② 2사분위수
③ 3사분위수
④ 4사분위수

PLUS

사분위수	• 50 백분위 수 – 중앙값(MEAN) • 0 백분위 수 – 최솟값 • 100 백분위 수 – 최댓값	• 전체 데이터를 순서대로 4등분 하는 3개의 수 Q1, Q2, Q3 • 제1사분위수(Q1) – 25 백분위수 • 제2사분위수(Q2) – 50 백분위수 • 제3사분위수(Q3) – 75 백분위수

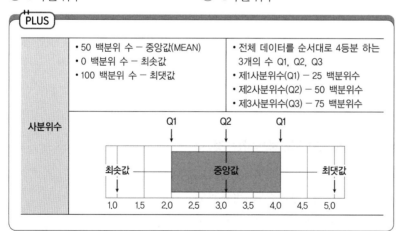

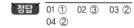

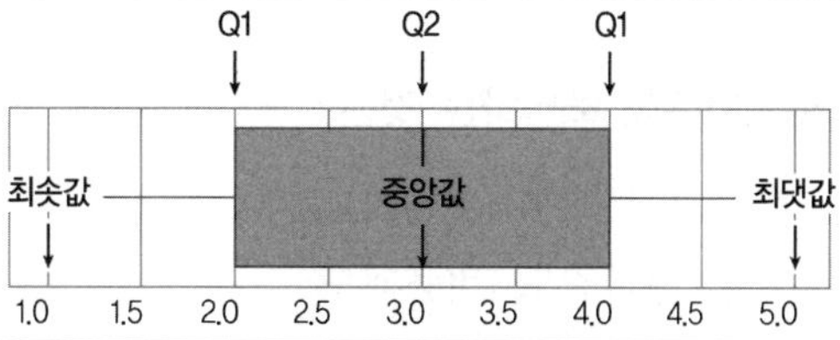

04 자료의 분포를 상태를 설명하는 값으로 상대적 산포도에 해당하는 것은? 19 대전

① 표준편차
② 변이계수
③ 평균값
④ 분산

해설

01

명목척도(Nominal Scale)
측정 대상자의 특성이나 성질을 상호 배타적인 범주로 나타낸 척도로 일반적으로 숫자로 표시하기 힘든 자료이지만 통계 분석상 임의의 숫자를 부여하는 변수 남자 = 1, 여자 = 2와 같이 숫자로 표시한다.

02

대푯값	평균값, 중앙값, 최빈값
산포도	범위, 편차, 표준편차, 분산, 평균편차, 변이계수, 사분위수범위

03

사분위수는 자료를 4등분한 지점으로 2사분위수는 중위수와 동일한 의미를 갖는다.

04

변이계수(Coefficient of Variance)

(1) 표본의 산술평균을 100으로 환산할 때 표준편차는 산술 평균 100에 대하여 그 크기가 얼마인지 알아보는 것이다.
(2) 두 개 이상의 산포도를 비교하려고 할 때 사용하는 지수로, 측정치의 크기가 매우 차이가 나거나 서로 다를 때 사용한다.
(3) 표준편차가 절대적 산포도라면 변수는 상대적 산포도로서 서로 다른 변수들의 산포도 간의 상대적 크기를 비교할 때 사용한다.

정답 01 ① 02 ③ 03 ② 04 ②

PART 02

05 보건통계에서 수집한 자료의 대푯값에 대한 설명으로 옳은 것은? 19 부산

① 산술평균은 중위수, 최빈치에 비해 대표성이 높다.
② 중앙값은 없을 수 있다.
③ 자료가 정규분포를 따를 때 중앙값과 최빈값은 일치한다.
④ 최빈값은 없거나 둘 이상일 수 없다.

PLUS

평균값 (산술평균)	• 한 집단에 속하는 모든 측정치의 합을 사례의 수로 나눈 것 • 자료의 값 중에 매우 크거나 매우 작은 값 같은 극단적인 값이 있는 경우 그 영향을 많이 받는다. • 평균 = 변량의 총합/변량의 개수
중앙값 (대표값)	• 주어진 자료를 크기순으로 배열한 경우 가운데 위치하는 값 • 측정값의 분포가 한 쪽으로 치우쳐 있을 때 대푯값으로 자주 사용된다. 극단치의 영향을 크게 받지 않으며 자료에서 항상 구할 수 있다. 3, 6, 9, 2, 4, 5, 8 이를 순서대로 나열 2, 3, 4, 5, 6, 8, 9 개수가 7개고, 한가운데는 5 → 중앙값
최빈값	• 측정값들 중에서 빈도가 가장 높은 값 • 반드시 분포의 중심 가까이에 있는 것은 아니다. 오히려 극단치일 수도 있다. 그러나 대부분의 분포는 최빈값이 중앙에 위치하는 것이 보통이다. 자료에 없을 수도 있고 두 개 이상일 수도 있다. 100, 200, 300, 400, 500, 500, 500 500이 도수(빈도)가 3인 500이 최빈값 100, 200, 200, 300, 300 도수(빈도)가 2인 200과 300이 최빈값 100, 100, 200, 200, 300, 300이 도수가 모두 같으므로 최빈값이 없다.

06 다음 중 측정된 자료의 척도가 질적변수에 해당하는 것은? 19 인천의료기술

① 서열척도, 등간척도
② 명목척도, 등간척도
③ 명목척도, 서열척도
④ 등간척도, 비율척도

PLUS

변수 형태		내용
질적 변수 (범주형)	명목 변수	특성을 이름으로 구별하는 변수 예 성별(남, 여)
	서열 변수	특성의 상대적 크기에 따라 순서로서 구분할 수 있는 변수 예 경제적 수준(상, 중, 하) / 교육 수준(초졸, 중졸, 고졸, 대졸)
양적 변수 (연속형)	간격 변수	특성의 양에 따른 차이를 수량화할 수 있는 변수 예 온도(체온), 지능지수
	비율 변수	특성의 값에 대해 몇 배의 관계가 있는가를 수량화할 수 있는 변수 예 키, 체중

해설

05
① 산술평균은 중위수, 최빈치에 비해 대표성이 높다. → 자료의 종류 및 특성에 따라 다르다.
② 중앙값은 없을 수 있다. → 중앙값은 자료 내에 반드시 존재하는 대푯값이다.
④ 최빈값은 없을 수도 있고 둘 이상일 수도 있다.

정답 05 ③ 06 ③

07 **측정된 자료를 처리하는 방법으로 다음 설명에 해당하는 것은?** 19 인천기술

가. 편차를 제공하여 그 평균을 구한 값 나. 표준편차를 산술평균으로 나눈 백분율

① 가 – 분산, 나 – 변이계수
② 가 – 분산, 나 – 표준편차
③ 다 – 분산, 나 – 평균편차
④ 가 – 표준편차, 나 – 변이계수

PLUS

산포도

분산 (Variance)	• 두 개 이상 다수의 집단을 서로 비교하고자 할 때 집단 내의 분산, 총평균 그리고 각 집단의 평균의 차이에 의해 생긴 집단 간 분산의 비교를 통해 만들어진 F분포를 이용하여 가설검정을 하는 방법 • 측정치들이 평균을 중심으로 얼마나 떨어져 있는가를 표시한 값으로 편차의 제곱을 합하여 평균한 값
표준편차 (Standard Deviation)	분산이 편차의 제곱을 사용하는 값이기 때문에 원래의 값에 근접하기 위해 다시 제곱근을 구한 값
평균편차 (Mean Deviation)	측정치와 평균치와의 편차에 대한 절댓값의 평균
변이계수 (Coefficient of Variance)	표본의 산술평균을 100으로 환산할 때 표준편차는 산술평균 100에 대하여 그 크기가 얼마인지 알아보는 것이다. 두 개 이상의 산포도를 비교하려고 할 때 사용하는 지수로 측정치의 크기가 매우 차이가 나거나 서로 다를 때 사용한다.

08 **관찰된 자료가 어느 위치에 집중되어 있는가를 나타내는 척도에 해당하지 않는 것은?** 19 경기

① 최빈값 ② 중앙값
③ 평균편차 ④ 산술평균

09 **보건통계 자료의 측정 척도에 대한 설명으로 옳지 않은 것은?** 20 대전

① 명목척도는 숫자로 표시하기 힘든 자료를 숫자로 표시한다.
② 서열척도는 체온과 같이 절대적 기준인 '0'이 존재한다.
③ 구간척도는 대상 자료의 범주나 대소 관계는 물론 동일한 간격의 척도로서 간격의 차이까지 설명 가능하다.
④ 비척도는 가장 높은 수준의 척도이다.

해설

08
관찰된 자료가 어느 위치에 집중되어 있는가를 나타내는 것은 대푯값이다. 대푯값으로는 평균값(산술평균, 기하평균, 조화평균), 중앙값, 최빈값이 있다. 평균편차는 산포도에 해당하는 척도이다.

정답 07 ① 08 ③ 09 ②

PART 02

PLUS

변수의 측정척도

명목척도 (Nominal Scale)	측정 대상자의 특성이나 성질을 상호 배타적인 범주로 나타낸 척도이다. 일반적으로 숫자로 표시하기 힘든 자료이지만 통계 분석상 남자 = 1, 여자 = 2와 같이 숫자로 표시한다.
서열척도 (Ordinal Scale)	• 어떤 특성의 상대적 크기에 따라 나타낸 순서 • 측정값간의 산술적인 관계는 같다 혹은 다르다와 크다 혹은 작다의 관계가 성립한다. • '상, 중, 하' / '좋음, 보통, 나쁨'
간격척도 (등간척도, 구간척도, Interval Scale)	• 동일한 간격의 척도로서 간격의 차이까지 설명 가능 • 절대적 기준인 '0'의 개념이 존재하지 않는다. 온도, 체온, 지능지수 등
비척도 (비율척도, Ratio Scale)	명목척도, 서열척도, 등 간척도가 가지고 있어 두 측정값 간의 순위, 간격의 크기뿐 아니라 비율도 계산이 가능하다.

10 정규분포를 표준정규분포로 고칠 때 z값이 의미하는 것은? 20 부산

① 표본오차

② 표준편차

② 평균편차

④ 표준정규분포상 측정값이 평균으로부터 표준편차의 몇 배 정도 떨어져 있는가

PLUS

표준정규분포	평균이 0이고 표준편차가 1인 하나의 정규분포를 의미하며 모든 정규분포를 표준정규분포로 만들 수 있고 Z값은 표준정규분포(평균 = 0, 표준편차 = 1)상 측정값의 위치를 나타낸다.
	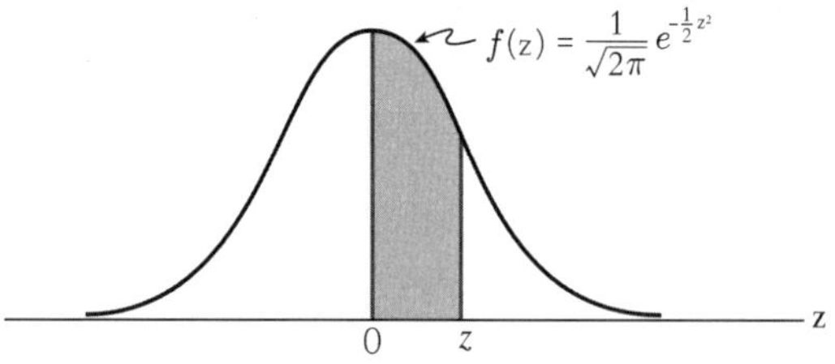 표준정규분포의 형태는 그림과 같으며, 중심 0에서부터 양의 값 Z까지의 확률은 색칠한 부분의 넓이와 같다.

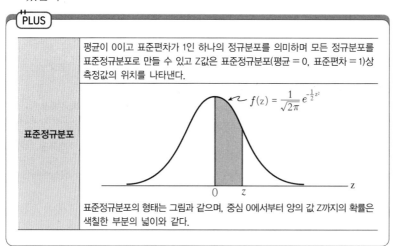

11 보건통계 자료의 특성을 나타내는 산포도에 해당하지 않는 것은? 20 충남

① 범위 ② 표준편차

③ 분산 ④ 산술평균

해설

11

• 산포도: 범위, 편차, 분산, 표준편차, 평균편차, 사분위수범위, 변이계수

• 산술평균은 대푯값에 해당된다.

정답 10 ④ 11 ④

12 **통계를 위한 조사자료 중 "상, 중, 하"로 표시되는 자료의 측정척도는 무엇인가?** 20 울산의료기술

① 명목척도 ② 서열척도
③ 간격척도 ④ 비율척도

PLUS

명목척도 (Nominal Scale)	측정 대상자의 특성이나 성질을 상호 배타적인 범주로 나타낸 척도이다. 일반적으로 숫자로 표시하기 힘든 자료이지만 통계 분석상 남자 = 1, 여자 = 2와 같이 숫자로 표시한다.
서열척도 (Ordinal Scale)	• 어떤 특성의 상대적 크기에 따라 나타낸 순서 • 측정값간의 산술적인 관계는 같다 혹은 다르다와 크다 혹은 작다의 관계가 성립한다. • '상, 중, 하' / '좋음, 보통, 나쁨'
간격척도 (등간척도, 구간척도, Interval Scale)	• 동일한 간격의 척도로서 간격의 차이까지 설명 가능 • 절대적 기준인 '0'의 개념이 존재하지 않는다. 온도, 체온, 지능지수 등
비척도 (비율척도, Ratio Scale)	명목척도, 서열척도, 등 간척도가 가지고 있어 두 측정값 간의 순위, 간격의 크기뿐 아니라 비율도 계산이 가능하다.

13 **코로나가 유행함에 따라 중국에 다녀 온 주민수가 가장 많은 동을 파악하여 확인하는 대푯값으로 자료의 중앙집중성을 보여주는 통계지표는 무엇인가?** 20 경기의료기술

① 산포도 ② 중앙값
③ 최빈값 ④ 평균

PLUS

최빈치(Mode, 최빈값)

최빈값	(1) 최빈값은 한 변수의 측정값들 중에서 빈도가 가장 높은 값이다. (2) 반드시 분포의 중심 가까이에 있는 것은 아니다. 오히려 극단치일 수도 있다. 그러나 대부분의 분포는 최빈값이 중앙에 위치하는 것이 보통이다. (3) 최빈값은 변수의 측정척도에 관계없이 사용할 수 있다. (4) 자료에 없을 수도 있고 두 개 이상일수도 있다. (5) 최빈값은 연속형 변수의 분포를 나타내는 데에 산술평균이나 중앙값만큼 자주 사용되지는 않지만, 가장 자주 발생되는 사례나 관찰값을 알고자 할 경우에는 산술평균이나 중앙값보다 최빈값을 사용한다.

14 **조사한 값이 다음과 같을 때 중앙값은 얼마인가?** 21 경기의료기술

15, 20, 14, 11, 9, 19, 12, 8, 12, 23

① 11 ② 12
③ 13 ④ 14

해설

14
제시된 값을 순서대로 나열하면 8, 9, 11, 12, 12, 14, 15, 19, 20, 23이다. 12개의 값 중 가운데는 12와 14고 둘의 평균인 13이 중앙값이 된다.

정답 12 ② 13 ③ 14 ③

PART 02

15 **국민들의 혈중 납중독 수치에 대한 평균이 한쪽으로 치우쳐져 있고 정규분포하지 않을 때 평균값으로 적절한 것은?** 21 대구

① 조화평균 ② 산술평균
③ 기하평균 ④ 평균편차

PLUS

평균값의 종류

산술평균	측정치의 합을 사례의 수로 나눈 것
기하평균	측정치를 모두 곱하여 제곱근을 구하는 것으로 분포가 비대칭인 대수정규분포를 하고 있을 때 산술평균보다 기하평균이 중앙경향을 잘 나타냄
조화평균	측정치의 전체 개수를 각 측정값의 역수의 합으로 나누어 계산한 값으로 조화평균의 역수는 각 측정값의 액수에 대한 산술평균과 같은 평균적인 변화율을 구할 때 주로 사용된다(주로 시간).

16 **18~34세 여성의 평균 체중은 52kg이고 표준편차가 7.5kg인 경우 이 여성들 중 59.5kg을 초과하는 사람은 몇 퍼센트인가?** 21 광주 · 전남 · 전북

① 2% ② 16%
③ 34% ④ 68%

PLUS

평균으로부터 표준편차의 범위	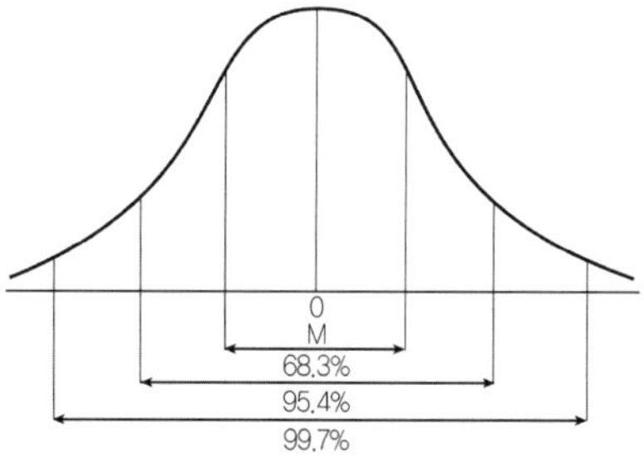 평균을 중심으로 좌우가 대칭이므로 평균 이상의 면적은 50%이고 평균보다 크면서 1표준편차보다 작은 값의 면적은 68.26%의 반인 34.13%이다. 1표준편차보다 큰 면적은 50%에서 34.13%를 뺀 15.87%이다.

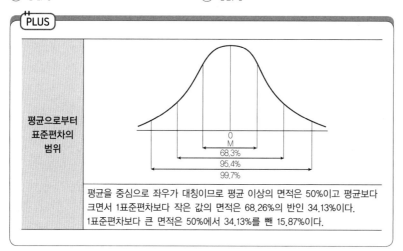

17 **지역주민의 건강문제에 대한 조사결과가 정규분포를 따른다고 할 때 이 곡선에 대한 설명으로 가장 옳은 것은?** 21 서울

① 평균 근처에서 낮고 양측으로 갈수록 높아진다.
② 평균에 따라 곡선의 높낮이가 달라진다.
③ 표준편차에 따라 곡선의 위치가 달라진다.
④ 표준편차가 작으면 곡선의 모양이 좁고 높아진다.

해설

15
인체 내 중금속농도는 일반적으로 정규분포가 아니라 대수정규분포를 하고 있으므로 산술평균보다는 기하평균이 중심경향을 나타낸다.

16
평균이 52kg이고 표준편차가 7.5kg이므로 59.5kg은 1 표준편차의 위치에 해당한다. 1표준편차 지점의 오른쪽 면적이 59.5kg 초과자에 해당한다.

17
① 평균 근처에서 높고 양측으로 갈수록 낮아진다.
② 편차에 따라 곡선의 높낮이가 달라진다.
③ 평균에 따라 곡선의 위치가 달라진다.

정답 15 ③ 16 ② 17 ④

PLUS

정규분포곡선의 특징

정규분포곡선	(1) 정규분포곡선의 형태는 평균과 표준편차에 따라 그 모양이 결정된다. (2) 좌우대칭으로 평균이 중앙에 있으며 평균 = 중앙값 = 최빈값이 성립되는 분포이다. 평균은 0, 표준편차는 1, Z값은 정규분포상 통계의 면적 (3) 전체 면적은 항상 1(100%)이다. (4) 분산이 작은 경우 종의 높이가 높아지며 폭은 좁아진다. (5) 곡선이 X축과 맞닿지 않고 좌우로 무한히 뻗어있다. (6) 왜도는 0이다.

18 측정 단위가 다른 변수의 산포도를 비교하고자 할 때 유용한 것은? 21 서울

① 표준편차 ② 표본오차
③ 변이계수 ④ 분산

PLUS

표준편차	측정치로부터 평균을 뺀 값이다.
표본오차	표본의 특정차에서 모집단의 특정치를 추정하는 과정에서 발생하는 오차로 표본조사에서 발생한다.
변이계수	표본의 산술평균을 100으로 환산할 때 표준편차는 산술평균 100에 대하여 그 크기가 얼마인지 알아보는 것이다. 두 개 이상의 산포도를 비교하려고 할 때 사용하는 지수로 측정치의 크기가 매우 차이가 나거나 서로 다를 때 사용한다.
분산	측정치들이 평균을 중심으로 얼마나 떨어져 있는가를 표시한 값으로 편차의 제곱을 합하여 평균을 구한 값

19 다음에서 설명하는 변수의 유형은?

- 경제적 수준: 상, 중, 하
- 교육 수준: 대졸, 고졸, 중졸, 초졸

① 명목변수 ② 순위변수
③ 간격변수 ④ 비율변수

PLUS

변수의 측정 수준에 따른 분류

변수 형태		내용
질적 변수 (범주형)	명목 변수	특성을 이름으로 구별하는 변수 예 성별(남, 여)
	서열 변수	특성의 상대적 크기에 따라 순서로서 구분할 수 있는 변수 예 경제적 수준(상, 중, 하) / 교육 수준(초졸, 중졸, 고졸, 대졸)
양적 변수 (연속형)	간격 변수	특성의 양에 따른 차이를 수량화할 수 있는 변수 예 온도(체온), 지능지수
	비율 변수	특성의 값에 대해 몇 배의 관계가 있는가를 수량화할 수 있는 변수 예 키, 체중

해설

정답 18 ③ 19 ②

PART 02

20 **다음 중 명목척도의 항목으로 맞는 것은?** 21 복지부

① 키, 몸무게 ② 성별, 종교
③ 체온, 온도 ④ 교육수준(초졸, 중졸, 고졸, 대졸)

21 **측정된 값들 간의 간격은 알 수 없고, 상-중-하, 좋음-보통-나쁨 등으로 나타낸 변수의 측정척도는 무엇인가?** 21 대구보건연구사

① 명목척도 ② 서열척도
③ 등간척도 ④ 비척도

PLUS

측정척도

명목척도 (Nominal Scale)	측정 대상자의 특성이나 성질을 상호 배타적인 범주로 나타낸 척도이다. 일반적으로 숫자로 표시하기 힘든 자료이지만 통계 분석상 남자 = 1, 여자 = 2와 같이 숫자로 표시한다.
서열척도 (Ordinal Scale)	• 어떤 특성의 상대적 크기에 따라 나타낸 순서 • 측정값간의 산술적인 관계는 같다 혹은 다르다와 크다 혹은 작다의 관계가 성립한다. • '상, 중, 하' / '좋음, 보통, 나쁨'
간격척도 (등간척도, 구간척도, Interval Scale	• 동일한 간격의 척도로서 간격의 차이까지 설명 가능 • 절대적 기준인 '0'의 개념이 존재하지 않는다. 온도, 체온, 지능지수 등
비척도 (비율척도, Ratio Scale)	명목척도, 서열척도, 등 간척도가 가지고 있어 두 측정값간의 순위, 간격의 크기 뿐 아니라 비율도 계산이 가능하다.

23 **표준편차를 평균으로 나눈 값으로 2개의 산포도를 비교하기 위한 것은?** 22 경북의료기술

① 중앙값 ② 변이계수
③ 분산 ④ 평균편차

PLUS

중앙값	대푯값, 주어진 자료를 크기순으로 배열한 경우 가운데 위치하는 값
분산	측정치들이 평균을 중심으로 얼마나 떨어져 있는가를 표시한 값, 편차의 제곱을 합하여 평균한 값
평균편차	측정치와 평균치와의 편차에 대한 절댓값의 평균

변이계수(Coefficient of Variance)

산출공식	변이계수 = 표준편차/평균치×100
개념	두 개 이상의 산포도를 비교 측정치의 크기가 매우 차이가 나거나 서로 다를 때 사용
표준편차	표준편차는 산술 평균 100에 대하여 그 크기가 얼마인지 알아보는 것
비교	표준편차가 절대적 산포도라면 변수는 상대적 산포도로서 서로 다른 변수들의 산포도 간의 상대적 크기를 비교할 때 사용한다.

해설

정답 20 ② 21 ② 23 ②

24 **수집된 자료의 측정 수준이 다른 것은?** 22 광주의료기술

① 키　② 온도
③ 몸무게　④ 수축기혈압

PLUS

변수의 측정 수준에 따른 분류

변수 형태		내용
질적 변수 (범주형)	명목 변수	특성을 이름으로 구별하는 변수 예 성별(남, 여)
	서열 변수	특성의 상대적 크기에 따라 순서로서 구분할 수 있는 변수 예 경제적 수준(상, 중, 하) / 교육 수준(초졸, 중졸, 고졸, 대졸)
양적 변수 (연속형)	간격 변수	특성의 양에 따른 차이를 수량화할 수 있는 변수 예 온도(체온), 지능지수
	비율 변수	특성의 값에 대해 몇 배의 관계가 있는가를 수량화할 수 있는 변수 예 키, 체중

25 **수집된 조사자료 중 성별, 혈액형, 종교 등 숫자로 표시할 수 없는 자료이지만 통계분석상 숫자로 표시하는 자료를 의미한 것은?** 22 대전

① 명목척도　② 서열척도
③ 등간척도　④ 비율척도

PLUS

변수의 측정척도

명목척도	측정 대상자의 특성이나 성질을 상호 배타적인 범주로 나타낸 척도이다. 일반적으로 숫자로 표시하기 힘든 자료이지만 통계 분석상 남자 = 1, 여자 = 2와 같이 숫자로 표시한다.
서열척도	• 어떤 특성의 상대적 크기에 따라 나타낸 순서 측정값 간의 산술적인 관계는 같다 혹은 다르다와 크다 혹은 작다의 관계가 성립한다. '상, 중, 하' / '좋음, 보통, 나쁨'
간격척도 (등간척도, 구간척도)	• 동일한 간격의 척도로서 간격의 차이까지 설명 가능 절대적 기준인 '0'의 개념이 존재하지 않는다. 온도, 체온, 지능지수 등
비척도 (비율척도)	명목척도, 서열적도, 등 간척도가 가지고 있어 두 측정값간의 순위, 간격의 크기뿐 아니라 비율도 계산이 가능하다.

26 **다음 중 자료의 대푯값으로 바르게 짝지어진 것은?** 22 전남경력경쟁

ㄱ. 평균값　ㄴ. 중앙값
ㄷ. 최빈치　ㄹ. 분산

① ㄱ, ㄴ, ㄷ　② ㄴ, ㄷ, ㄹ
③ ㄱ, ㄷ, ㄹ　④ ㄱ, ㄴ, ㄷ, ㄹ

해설

26
• 대푯값: 평균값, 중앙값, 최빈값
• 산포도: 범위, 편차, 분산, 표준편차, 평균편차, 변이계수

정답 24 ② 25 ① 26 ①

PART 02

27 **다음 중 변이 측정자들의 분포상태를 설명하는 산포도에 해당하는 것은?** 22 인천의료기술(10월)

① 편차 ② 중위수
③ 평균값 ④ 최빈값

PLUS

산포도

범위(range)	한 변수의 측정치들 중 최댓값과 최솟값 사이의 간격
편차(deviation)	측정치로부터 평균을 뺀 값, 편차의 합은 항상 '0'
분산 (variance)	측정치들이 평균을 중심으로 얼마나 떨어져 있는가를 표시한 값으로 편차의 제곱을 합하여 평균한 값
표준편차 (standard deviation)	산포도에서 가장 일반적으로 사용하는 값, 분산의 제곱근을 구한 값
평균편차 (mean deviation)	측정치와 평균치와의 편차에 대한 절댓값의 평균
변이계수 (coefficient of variance)	두 개 이상의 산포도를 비교하려고 할 때 사용하는 지수로 측정치의 크기가 매우 차이가 나거나 서로 다를 때 사용 표준편차를 평균치로 나눈 값 표준편차가 절대적 산포도라면 변이계수는 상대적 산포도임

28 **다음에서 설명하는 용어는?** 23 보건직

- 두 개 이상의 산포도를 비교하고자 할 때 사용한다.
- 측정치의 크기가 매우 차이가 나거나 단위가 서로 다를 때 유용하다.
- 표준편차를 산술평균으로 나눈 값이며 백분율로 나타내기도 한다.

① 조화평균 ② 평균편차
③ 분산 ④ 변이계수

제4절 통계분석

01 **상관계수를 나타내는 도표는 무엇인가?** 18 충북

① 산점도 ② 선그래프
③ 히스토그램 ④ 파이곡선

해설

28

조화평균	역수에서 평균을 구한 후, 다시 역수를 취해서 원래 차원의 값으로 되돌린 것
평균편차	측정치와 평균치와의 편차에 대한 절댓값의 평균
분산	측정치들이 평균을 중심으로 얼마나 떨어져 있는가를 표시한 값, 편차의 제곱을 합하여 평균한 값

01
산점도는 직교 좌표계를 이용해 두 개 변수 간의 관계를 나타내는 방법으로 상관계수를 나타내는 도표이다.

정답 27 ① 28 ④ / 01 ①

02 세 집단의 평균의 차이를 분석하고자 할 때 적절한 통계기법은 무엇인가? 20 경북의료기술

① T-검정 ② 상관분석
③ 카이제곱검정 ④ 일원분산분석

03 역학연구설계에 따라 사용되는 통계분석방법 중 두 집단 간 평균의 차이를 비교하는 데 사용될 수 있는 기법은? 20 제주의료기술

① t-test ② 분산분석
③ 상관분석 ④ 카이제곱 검정

04 당뇨병에 걸린 35명의 환자와 당뇨병이 없는 건강한 사람 70명에서 간경화 발생여부를 비교하고자 할 때 적용할 수 있는 통계기법으로 가장 적절한 것은? 21 대구

① 카이제곱검정 ② T-검정
③ 분산분석 ④ 상관분석

PLUS

카이제곱검정	독립변수와 종속변수가 모두 명목변수일 때 두 변수 간의 관련성을 알아보는 방법
T-검정	두 집단의 평균에 차이가 있는지를 판정하고자 할 때 사용하는 방법독립변수는 3개 이상의 범주로 나누어지는 명목변수이며 종속변수는 연속형 변수
분산분석	셋 이상의 모집단의 산술평균에 차이가 있는지를 비교할 때 사용하는 가설검정 방법
상관분석	두 연속변수 간의 관련성의 세기를 검토하는 방법이다. 여러 변수들이 어떤 관계를 가지고 있는지를 나타내는 것으로 두 변량 사이에 한쪽이 증가하면 다른 폭도 증가 또는 감소하는 경향이 있을 때 이 두 변량 사이에 상관관계가 있다고 한다.

05 가, 나, 다 지역의 혈당의 평균을 조사하여 비교하고자 할 때 적절한 통계 분석방법은? 21 인천

① t-test ② 카이제곱 검정
③ 분산분석 ④ 회귀분석

PLUS

t-test	두 집단의 평균에 차이가 있는지를 판정하고자 할 때 사용하는 방법
카이제곱검정	독립변수와 종속변수가 모두 명목변수일 때 두 변수 간의 관련성을 알아보는 방법
분산분석	셋 이상의 모집단의 산술평균에 차이가 있는지를 비교할 때 사용하는 방법
회귀분석	두 연속변수 간의 관계를 수식으로 나타내는 통계적 기법

해설

02
(1) T-검정: 두 집단의 평균에 차이가 있는지를 판정하고자 할 때 사용하는 방법이다.
(2) 상관분석: 두 연속변수 간의 관련성의 세기를 검토하는 방법이다.
(3) 카이제곱 검정: 독립변수와 종속변수가 모두 명목변수일 때 두 변수 간의 관련성을 알아보는 방법이다.
(4) 분산분석: 셋 이상의 모집단의 산술평균에 차이가 있는지를 비교할 때 사용하는 가설검정 방법이다.
- 1요인 분산분석(일원분산분석): 비교집단을 나누는 요인이 하나일 때 사용하는 방법이다.
- 2요인 분산분석: 비교집단을 나누는 요인이 둘일 때 사용하는 방법이다.

04
카이제곱 검정은 독립변수와 종속변수가 모두 명목형 변수인 경우에 적용이 가능한 통계기법이다. 이 연구에서 독립변수는 당뇨병 유/무이고 종속변수는 간경화 발생 유/무로 모두 명목형 변수에 해당한다.

05
세 지역의 혈당의 평균을 조사하는 경우 독립변수인 지역(가, 나, 다)은 명목변수이고, 종속변수는 혈당 수치는 연속형 변수에 해당한다.

정답 02 ④ 03 ① 04 ① 05 ③

PART 02

06 **3개 중학교 학생들의 체중을 조사하여 학교별 평균 체중을 비교하고자 할 때 적절한 통계분석 기법은?** 22 울산

① 분산분석(ANOVA) ② t-test
③ 상관분석 ④ 카이제곱검정

PLUS

분산분석 (ANOVA)	셋 이상의 모집단의 산술평균에 차이가 있는지를 비교할 때 사용하는 가설검정 방법이다. 독립변수는 3개 이상의 범주로 나누어지는 명목변수이며 종속변수는 연속형 변수이다.
t-test	두 집단의 평균에 차이가 있는지를 판정하고자 할 때 사용하는 방법이다. 독립변수는 이분값으로 주어진 명목변수이며 종속변수는 연속형 변수이어야 한다.
상관분석	두 연속변수 간의 관련성의 세기를 검토하는 방법이다. 여러 변수들이 어떤 관계를 가지고 있는지를 나타내는 것으로 두 변량 사이에 한쪽이 증가하면 다른 쪽도 증가 또는 감소하는 경향이 있을 때 이 두 변량 사이에 상관관계가 있다고 한다.
카이제곱검정	독립변수와 종속변수가 모두 명목변수일 때 두 변수 간의 관련성을 알아보는 방법이다.

제5절 보건통계 자료원

01 **다음은 어떤 조사에 대한 설명인가?** 18 대전

- 조사기간: 매년 실시
- 조사대상: 시·군·구 지역별 만 19세 이상 성인 약 23만명
- 조사내용: 건강행태, 만성질환의 이환, 의료이용, 사고 및 중독, 심폐소생술 등

① 국민건강영양조사 ② 청소년건강행태조사
③ 국민구강건강실태조사 ④ 지역사회건강조사

02 **삶의 질을 평가하기 위한 지표 중 EQ-5D 문항 구성요소에 해당하지 않는 것은?** 19 경북보건연구사

① 운동능력 ② 기억회상
③ 불편감 ④ 일상활동

해설

06
세 학교의 체중을 조사하는 경우 독립변수인 3개의 중학교로 명목변수이고, 종속변수는 체중으로 연속형 변수에 해당한다.

02
EQ-5D(EuroQol five dimensions questionnaire)

EQ-5D 문항
운동 능력(mobility), 자기 돌봄 능력(self care), 일상 활동(usual activities), 통증/불편감(pain/discomfort), 불안/ 우울(anxiety/depression)

정답 06 ① / 01 ④

03 **유럽에서 제작된 인구집단의 건강수준 지표로 건강상태에 대한 주관적인 평가를 포괄할 수 있는 삶의 질을 나타내는 지표는 무엇인가?** 20 경북

① QALY ② LADL
③ EQ-5D ④ CES-D

PLUS

주관적 건강지표 중 삶의 질 지표

EQ-5D	건강 관련 삶의 질을 측정하는 대표적인 도구이다. 자가 평가를 통한 설문지 기재 방식의 도구로 상대적으로 건강상태 표현이 쉽고 다양한 임상적인 상황에서도 쉽게 사용할 수 있다. 국가 간 비교가 가능하다는 장점도 있다. 현재 국민건강영양조사 및 지역사회건강조사에서 EQ-5D를 활용하고 있다.
SF-36과 SF12	보건정책에 대한 평가 일반인이나 노동 인구를 대상으로 일반적 건강수준을 측정하는 대규모 조사에 널리 사용되는 도구이다. SF-36을 적용한 전, 후 비교를 통해 중재프로그램의 효과를 평가할 수 있다
WHOQOL-BREF	세계보건기구가 개발한 삶의 질 척도이다. 자기보고식 도구로 최근 2주간 주관으로 느낀 삶의 질을 자기평가하며, 모든 문화권에서 삶의 질을 측정할 수 있다.
PWI-SF	PWI의 축약형으로서 한국 직장인과 지역사회 인구집단의 사회심리적 스트레스를 측정할 수 있도록 번역한 도구이다. 인구학적 특성에 따른 정신건강 수준을 비교하고 스트레스 위험요인과 질병위험요인 간의 관련성을 파악하는데 최근 몇 주간의 육체적 심리적 상태를 파악하고 스트레스 수준을 평가할 수 있다.

04 **보건통계에 사용되는 2차 자료 중 다른 건강 지표에 비해 비교적 정확하고 완전하여 지역 간 또는 국가 간 보건 수준 비교와 보건사업의 평가 등에 중요한 자료로 이용되는 것은?** 21 대구

① 사망자료 ② 국민건강영양조사자료
③ 건강보험자료 ④ 직장자료

05 **다음 중 삶의 질을 측정할 때 사용하는 도구에 해당하는 것은?** 21 충북보건연구사

㉠ EQ-5D	㉡ SF-12
㉢ CES-D-K	㉣ GDS
㉤ WHOQOL	㉥ MMPI

① ㉠, ㉡, ㉢, ㉤ ② ㉠, ㉡, ㉣, ㉤
③ ㉠, ㉡, ㉣, ㉥ ④ ㉠, ㉡, ㉤, ㉥

해설

03
① QALY : 질 보정 생존 수명
② IADL : 수단적 일상생활 수행 능력 평가
④ CES-D : 일반 인구 집단을 대상으로 하는 자기 기입식 우울증 간이 선별도구

04
• 사망자료
(1) 국가 혹은 인구 집단의 사망 수준과 사망 원인을 파악하여 지역사회의 보건 문제를 진단하고 주요 사망 원인에 대한 가설을 제시하고 연구하여 조기 사망을 예방하기 위한 근거를 제공한다.
(2) 다른 건강 지표에 비해 비교적 정확하고 완전하므로 지역 간 또는 국가 간 보건 수준 비교와 보건사업의 평가 등에 중요한 자료로 이용한다.
(3) 자료원 : 사망신고자료
(4) 통계청은 질병 분류에 따라 분류한 사망 원인과 사망신고서에 기재된 인구학적 정보들을 통합하여 매년 '사망원인 통계 보고서'를 발간하였다.
① 양적 특성 지표 : 일반사망률, 연령별 특수사망률, 영아사망률
② 질적 특성 지표 : 질병별 특수사망률, 원인별 특수사망률 등
(5) 장단점 : 다른 이차 자료원보다 완전성이 높으나 사망신고서에 기재되는 사망원인이 부정확할 수 있다.

정답 02 ② 03 ③ 04 ① 05 ④

PART 02

PLUS

(1) 삶의 질 지표

EQ-5D	건강 관련 삶의 질을 측정하는 대표적인 도구
SF-36과 SF12	일반인이나 노동 인구를 대상으로 일반적 건강수준을 측정하는 도구
WHOQOL-BREF	세계보건기구가 개발한 삶의 질 척도이다. 자기보고식 도구로 최근 2주간 주관으로 느낀 삶의 질을 자기평가
PWI-SF	한국 직장인과 지역사회 인구집단의 사회심리적 스트레스를 측정할 수 있도록 번역한 도구

(2) 정신질환과 인지능력 측정도구

MMPI	다면적 인성 검사
CES-D-K	한국 우울증 간이 선별도구(우울증 역학조사)
MMSE	간단한 치매 선별 검사 도구
GDS	치매가 의심되는 환자나 인지기능 장애가 의심되는 환자의 심각성평가

06 **건강 관련 삶의 질을 측정하는 지표로서 복합적인 건강상태를 나타내어 국민건강영양조사 및 지역사회건강조사에 활용되는 주관적 건강지표는 무엇인가?** 21 광주보건연구사

① EQ-5D ② SF-12

③ PWI-SF ④ WHOQOL

PLUS

주관적 건강지표 중 삶의 질 지표

EQ-5D	건강 관련 삶의 질을 측정하는 대표적인 도구이다. 자가 평가를 통한 설문지 기재 방식의 도구로 상대적으로 건강상태 표현이 쉽고 다양한 임상적인 상황에서도 쉽게 사용할 수 있다. 국가 간 비교가 가능하다는 장점도 있다. 현재 국민건강영양조사 및 지역사회건강조사에서 EQ-5D를 활용하고 있다.
SF-36과 SF12	보건정책에 대한 평가 일반인이나 노동 인구를 대상으로 일반적 건강수준을 측정하는 대규모 조사에 널리 사용되는 도구이다. SF-36을 적용한 전, 후 비교를 통해 중재프로그램의 효과를 평가할 수 있다.
WHOQOL-BREF	세계보건기구가 개발한 삶의 질 척도이다. 자기보고식 도구로 최근 2주간 주관으로 느낀 삶의 질을 자기평가하며, 모든 문화권에서 삶의 질을 측정할 수 있다.
PWI-SF	PWI의 축약형으로서 한국 직장인과 지역사회 인구집단의 사회심리적 스트레스를 측정할 수 있도록 번역한 도구이다. 인구학적 특성에 따른 정신건강 수준을 비교하고 스트레스 위험요인과 질병위험요인 간의 관련성을 파악하는데 최근 몇 주간의 육체적 심리적 상태를 파악하고 스트레스 수준을 평가할 수 있다.

해설

정답 06 ①

07 삶의 질 측정 도구 중 '운동 능력', '자기관리', '일상활동', '통증/불편', '불안/우울'의 5개 영역과 '문제 없음', '다소 문제 있음', '심각한 문제 있음'의 3가지 수준으로 구성된 지표는? 21 경남보건연구사

① EQ-5D ② SF-36
③ WHOQOL-BREF ④ PWI-SF

PLUS

삶의 질 지표

EQ-5D	건강 관련 삶의 질을 측정하는 대표적인 도구
SF-36과 SF12	일반인이나 노동 인구를 대상으로 일반적 건강수준을 측정하는 도구
WHOQOL-BREF	세계보건기구가 개발한 삶의 질 척도이다. 자기보고식 도구로 최근 2주간 주관으로 느낀 삶의 질을 자기평가
PWI-SF	한국 직장인과 지역사회 인구집단의 사회심리적 스트레스를 측정할 수 있도록 번역한 도구

08 국가건강조사인 국민건강영양조사에 대한 내용으로 옳지 않은 것은? 21 전남보건연구사

① 우리나라를 대표하는 건강조사 「국민건강증진법」에 근거하여 실시하는 법정조사이다.
② 세계보건기구(WHO)와 경제협력개발기구(OECD) 등에서 요청하는 흡연, 음주, 신체 활동, 비만 관련 통계자료를 제공하고 있다.
③ 조사내용은 건강설문조사, 검진조사, 영양조사로 구성되어 있다.
④ 시·군·구 기초자치단체별로 지역 주민의 건강상태와 건강결정요인에 대한 건강통제를 산출하기 위해 시행하는 단면조사이다.

09 국가 간 비교가 가능한 건강과 관련된 삶의 질 측정 도구로서 자기보고식 설문조사 형태인 평가의 명칭은 무엇인가? 22 전북의료기술

① EQ-5D ② MMPI
③ SF-36 ④ WHOQOL-BREF

PLUS

EQ-5D	건강 관련 삶의 질을 측정하는 대표적인 도구
MMPI	다면적 인성 검사
SF-36과 SF12	일반인이나 노동 인구를 대상으로 일반적 건강수준을 측정하는 도구
WHOQOL-BREF	세계보건기구가 개발한 삶의 질 척도이다. 자기보고식 도구로 최근 2주간 주관으로 느낀 삶의 질을 자기평가

해설

08
④ → 지역사회건강조사

국민건강영양조사
(1) 우리나라를 대표하는 건강조사로 「국민건강증진법」에 근거하여 실시하는 조사이다. (2) 이 조사를 통해 우리나라 국민의 건강 및 영양상태에 대한 통계를 생산하여 국민건강증진종합계획의 목표 지표의 평가에 활용하고 WHO와 OECD 등 국제기구에 조사결과를 제공한다. (3) 조사 완료 후 다음 해 11월에 결과를 공표하고, 12월에 해당 홈페이지를 통해 조사결과와 원시자료를 공개한다. (4) 조사대상은 전국 192개 지역 약 1만 명의 만 1세 이상 국민이며, 조사내용은 건강설문조사, 검진조사, 영양조사로 구성되어 있다.

정답 07 ① 08 ④ 09 ①

PART 02

제6절 보건지표

01 일정기간 질병이 없던 인구집단에 새롭게 질병이 발생한 횟수를 나타내는 값으로 질병의 원인을 찾는 데 유용한 지표는 무엇인가? 18 경기

① 치명률 ② 발병률
③ 발생률 ④ 유병률

02 다음 표는 어느 지역의 연령별 성인병 유병률을 조사한 것이다. 제시된 내용을 근거로 연령이 높아질수록 성인병 발생위험이 증가한다는 결론을 내렸을 때 이 결론에 대한 판단으로 옳은 것은? 18 충북

연령	성인병 유병률
10~19	10%
20~29	20%
30~39	30%
40~49	45%
50~59	55%
60세 이상	65%

① 올바른 연구이다.
② 발생률을 고려하지 않았기 때문에 옳지 않다.
③ 유병률을 고려하지 않았기 때문에 옳지 않다.
④ 연령표준화가 되어 있지 않기 때문에 옳지 않다.

03 연 중앙인구 1,000명인 지역에 이미 질병에 걸린 유병환자가 100명이고 새롭게 질병에 걸린 사람이 5명일 때 발생률의 분모는 얼마인가? 18 부산

① 900명 ② 1,000명
③ 1,005명 ④ 1,100명

04 어떤 시점 혹은 일정 기간 동안에 그 인구 중 존재하는 환자의 비율을 의미하는 지표는? 19 경기

① 발생률 ② 유병률
③ 발병률 ④ 2차발병률

해설

01
발생률은 일정 기간에 한 인구 집단 내에서 어떤 질병 또는 사건이 새롭게 일어난 횟수가 얼마나 되는가를 나타낸다.

02
질병의 발생위험을 비교할 때는 발생률을 근거로 판단하여야 한다. 제시된 표는 유병률이기 때문에 이 데이터를 통해서 발생률을 비교할 수는 없다.

03
발생률의 분모는 질병에 걸리지 않은 인구수이므로 전체인구 1,000명에서 유병환자 100명을 뺀 900명이다.

04
유병률은 일정 시점에 인구 집단에서 질병을 가진 사람들의 수를 측정하는 것으로 한 시점 또는 특정 기간 중 한 개인이 질병에 걸려 있을 확률의 추정치를 제공한다.

정답 01 ③ 02 ② 03 ① 04 ②

05 **제한된 기간 동안 질병에 노출위험이 있는 사람 중 그 질병에 새롭게 발생한 환자를 나타내는 질병이환지표는?** 19 경기기술

① 발생률(attack rate)
② 유병률(prevalence rate)
③ 2차발병률(secondary attack rate)
④ 발병율(incidence rate)

06 **유병률과 발생률에 대한 설명으로 옳지 않은 것은?** 19 전북보건연구사

① 유병률은 유병기간의 영향을 받지 않는다.
② 유병률은 인구집단에서 질병을 가진 사람의 분율(proportion)이다.
③ 발생률은 유병기간의 영향을 받지 않는다.
④ 발생률은 일정 기간 동안 질병이 없던 인구에서 질병이 발생한 율이다.

07 **다음 중 지표의 값이 높을수록 그 지역의 보건수준이 높다고 판단할 수 있는 지표는?** 19 경기

가. 비례사망지수	나. 알파인덱스
다. 평균수명	라. 영아사망률

① 가, 나, 다 ② 가, 다
③ 나, 라 ④ 가, 나, 다, 라

PLUS

가. 비례사망지수는 전체 사망자 중 50세 이상이 차지하는 분율로 값이 클수록 그 지역의 건강수준이 높고 장수인구가 많다는 의미이다.
나. 알파인덱스는 신생아사망에 대한 영아사망의 비로 값이 1보다 작을 수 없으며 1에 가까울수록 보건수준이 높은 선진국이라고 판단할 수 있다.
다. 평균수명은 길수록 그 지역의 보건수준이 높다고 판단할 수 있다.
라. 영아사망률은 출생아 1,000명에 대한 출생 후 1년 이내 사망자의 수로 영아사망률이 높을수록 보건수준이 낮다고 판단할 수 있다.

08 **연령구조가 다른 두 지역의 사망률을 비교하고자 할 때 사용할 수 있는 방법으로 옳은 것은?** 19 부산보건연구사

① 표준화사망률 ② 조사망률
③ 영아사망률 ④ 비례사망지수

해설

05
발병률은 한정된 기간에 어떤 질병에 노출위험이 있는 사람 중 그 질병이 발생한 사람의 분율로 일종의 발생률이다. 감염병처럼 짧은 기간에 특별한 유행 또는 사건이 발생할 때 사용한다.

06
유병률은 질병의 이환기간(유병기간)과 발생률의 영향을 받는다.

08
표준화사망률은 서로 다른 집단의 보건지표를 비교할 때, 역학적 특성이 다른 것을 보정하는 것이다. 인구집단의 역학적 특성이 서로 다른 집단의 보건지표를 비교할 때, 역학적 특성이 보건지표라는 결과에 영향을 줄 수 있는 요인으로 작용할 수 있기 때문에 보정이 필요하다.

정답 05 ④ 06 ① 07 ② 08 ①

09 **다음 글에서 빈칸에 알맞은 단어로 옳은 것은?** 19 전북보건연구사

> 유병률이란 특정 시기에 질병에 (ㄱ)되어있는 사람들의 수를 측정하는 것으로, 분자는 특정 시기의 (ㄴ), 분모는 환자가 속한 (ㄷ)이다.

	ㄱ	ㄴ	ㄷ
①	이환	발생환자의 수	전체 인구수
②	현성 감염	환자의 수	전체 인구수
③	이환	환자의 수	전체 인구수
④	현성 감염	환자의 수	질병집단의 누적 환자 수

10 **표준화사망률을 구할 때 간접표준화법에 대한 설명 틀린 것은?** 19 전북보건연구사 역학

① 대상집단의 연령별 특수사망률을 모르거나 인구수가 적을 때 적용한다.
② SMR을 이용한다.
③ 작업장에서 위험요인에 노출된 집단의 연령보정 사망률에 적용할 수 있다.
④ 표준인구가 매우 적은 경우에 적용할 수 있다.

11 **인구구조가 서로 다른 지역의 사망률을 비교하기 위하여 율의 표준화를 시행한다. 표준화방법 중 간접표준화법에 대한 설명으로 옳지 않은 것은?** 20 경기

① 비교하고자 한 지역의 연령별사망률을 모를 때 사용한다.
② 표준 사망비(SMR)을 사용한다.
③ 대상집단의 인구 수가 적을 때 사용한다.
④ 표준화사망비가 1보다 크면 표준인구보다 적게 사망한 것이다.

12 **발단환자를 가진 가구의 감수성이 있는 가구원 중에서 병원체의 최장 잠복기 내에 질병이 발생하는 것을 나타내는 지표로서 병원체의 감염력 또는 전염력을 간접적으로 측정하는 데 유용한 지표는?** 20 경북의료기술

① 발병률
② 2차발병률
③ 발생률
④ 유병률

해설

09
유병률은 일정 시점 또는 특정 기간에 인구집단에서 질병을 가진 사람들의 수를 측정하는 것으로, 한 시점 또는 특정 기간 중 한 개인이 질병에 걸려 있을 확률의 추정치를 제공한다. 분자에는 질병발생시점과 관계없이 질병에 걸린 사람이 모두 포함되고 분자에는 질병유무와 관계없이 모든 인구집단이 포함된다.

10
간접표준화법
(1) 비교하고자 하는 한 군의 연령별 특수사망률을 알 수 없거나, 대상인구수가 너무 적어서 안정된 연령별 특수사망률을 구할 수 없는 경우에 간접법을 사용한다.
(2) 필요 요소: 표준인구의 연령별 특수사망률, 비교집단의 연령별 인구 구성
(3) 표준화사망비(Standardized Mortally Rallo, SMR)를 구하여 계산한다.
표준화사망비 = 집단에서 관찰된 총사망수/집단의 예상되는 총기대사망수
(4) 표준화사망비가 1보다 크면 관찰대상집단이 표준인구보다 많이 사망한 것이고 1보다 작으면 관찰대상집단이 표준인구보다 적게 사망한 것이다.

11

해석
• 표준 사망비(SMR) > 1이면 표준인구집단에 비해 더 많은 사망자 발생 • 표준 사망비(SMR) < 1이면 표준인구집단에 비해 더 적은 사망자 발생을 의미

12
이차발병률은 발단 환자를 가진 가구의 감수성 있는 가구원 중에서 이 병원체의 최장잠복기 내에 발생하는 환자의 비율로 감염성 질환에서 그 병원체의 감염 및 전염력을 간접적으로 측정하는 데 유용하다.

정답 09 ③ 10 ④ 11 ④ 12 ②

13 다음 중 유병률에 대한 설명으로 옳은 것은? 20 경기

① 질병 발생의 확률을 직접적으로 나타내는 지표이다.
② 질병의 원인을 찾는 연구의 기본적 도구이다.
③ 시점유병률을 정기적으로 측정하면 시간 경과에 따른 질병 양상의 변화를 파악할 수 있다.
④ 질병의 유병률이 낮아지는 경우는 발생률이 낮아지거나 치료기술의 발달로 생존기간이 길어지는 경우이다.

14 다음 중 분율(propotion)에 해당하는 지표는 무엇인가? 20 광주·전남·전북

① 성비 ② 치명률
③ 비교위험도 ④ 조사망률

PLUS

분율(proportion)
(1) 분율은 분자가 분모에 포함되는 형태(x/x+y)로 그 값은 0과 1 사이에 위치하며, 분모 중 어떤 특성에 대한 규모를 보고자 할 때, 혹은 위험도(risk)(= 어떤 특성이 있을 확률 값)를 보고자 하는 목적으로 사용된다.
(2) 흔히 사용하는 것은 백분율(%)이다.
(3) 분율의 예로는 시점 유병률, 누적발생률, 치명률, 기여위험도 등이 있다.

15 급성 감염병에서와 같이 질병의 이환기간이 아주 짧을 때 성립될 수 있는 발생률과 유병률의 관계로 옳은 것은? 20 광주·전남·전북

① 유병률과 발생율이 같다.
② 유병률이 높고 발생률이 낮다.
③ 유병률과 발생률이 낮다.
④ 유병률이 낮고 발생률이 높다.

PLUS

발생률과 유병률의 상호 관계
(1) 유병률은 발생률과 이환 기간의 영향을 받는다.
P ≒ 1×D(P: 유병률, I: 발생률, D: 이환 기간)
(2) 질병의 발생률이 오랜 기간 동안 일정하고 유병 기간이 일정한 상태이며 그 지역사회에서 해당 질병의 유병률이 낮을 경우 P = I×D가 된다. 결핵, 암과 같이 질병의 이환 기간이 비교적 일정하면서 치명률이 높지 않은 만성질환에서 이런 관계를 볼 수 있다.
(3) 급성 감염병에서와 같이 질병이 이환 기간이 아주 짧을 때, 질병의 평균 이환 기간 D는 아주 짧다고 생각할 수 있으므로 P = 1이 성립할 수 있다.

해설

13
① 질병 발생의 확률을 직접적으로 나타내는 지표는 발생률이다.
② 발생률은 질병의 원인을 찾는 연구의 기본적 도구이다.
④ 질병의 유병률이 낮아지는 경우는 발생률이 낮아지거나 질병이환기간이 짧아지는 경우이다. 치료기술의 발달로 생존기간이 길어지면 유병률은 증가한다.

14
① 성비 – ratio
③ 비교위험도 – ratio
④ 조사망률 – rate

정답 13 ③ 14 ② 15 ①

PART 02

16 유병률을 증가시키는 요인으로 옳은 것은? 20 대구

① 질병의 이환기간이 짧을 때
② 질병의 발생률이 줄어들 경우
③ 치료 기술의 발달로 생존기간이 길어진 경우
④ 치료성공률이 증가하여 질병이 완치되는 경우

17 빈칸에 들어갈 말로 적절한 것은? 20 대전

현성 감염자 중에서 사망할 확률은 (A)이며, 한 여자가 일생동안 평생 낳을 수 있는 자녀 수 (B)이다.

① 병원력, 합계출산율　　② 치명률, 합계출산율
③ 병원력, 총재생산율　　④ 치명률, 총재생산율

18 보건통계에 대한 설명으로 옳지 않은 것은? 20 부산

① 조출생률은 일반출산이라고도 하며 사산아를 포함한다.
② 조사망률은 보통사망률이라고도 하며 인구 1,000명당 사망자 숫자로 본다.
③ 발병률은 질병의 유행기간 동안 위험에 노출된 인구집단에서의 질병발생을 나타낸다.
④ 유병률은 일정 시점에 인구집단에서 질병을 가진 사람들의 수를 측정하는 것으로 분모에 질병에 이환된 사람을 포함한다.

19 다음 중 급성감염병의 특징으로 옳은 것은? 20 부산

① 발생률이 높고 유병률이 낮다.
② 발생률이 낮고 유병률이 높다.
③ 발생률이 높고 유병률이 높다.
④ 발생률이 낮고 유병률이 낮다.

20 발병시점과 상관없이 일정 시점에 질병을 가진 사람의 분율을 나타내는 지표는? 20 충남

① 발생률　　② 발병률
③ 유병률　　④ 치명률

해설

16
- 유병률은 발생률과 이환기간의 영향을 받는다. 발생률이 증가하거나 이환기간이 길어질 때 유병률은 증가한다.
- 질병의 독성이 약해지거나, 치료 기술의 발달로 생존 기간이 길어진 경우(완치된 경우는 아님)에 유병률이 증가한다.
- 치료성공률이 증가하여 질병이 완치되는 경우는 질병의 이환기간이 짧아지게 되어 유병률이 감소한다.

17
치명률을 어떤 질병에 이환된 환자 수 중에서 그 질병으로 인한 사망자 수로 질병의 심각한 정도를 나타낸다. 합계출산율은 한 여자가 일생 동안 평균 몇 명의 자녀를 낳는가를 나타내며 국가별 출산력을 비교하는 지표이다.

18
- 조출생률
$$=\frac{\text{출생아수}}{\text{연중앙인구}}\times 1{,}000$$
- 일반출산률
$$=\frac{\text{출생아수}}{\text{15～49세 여자인구}}\times 1{,}000$$
- 조출생률과 일반출산에는 사산아가 포함되지 않는다.

19
급성감염병은 발생률이 높고 유병률이 낮은 것이 특징이다.

20
유병률은 일정 시점에 인구 집단에서 질병을 가진 사람들의 수를 측정하는 것이다.

정답 16 ③ 17 ② 18 ① 19 ① 20 ③

21 **어느 지역의 지표가 다음과 같을 때 옳은 것은?** 20 충북

- 총 인구 : 200,000명
- A감염병 발생 인구 : 50명
- A감염병 환자 중 사망자 : 3명

① 발생률(인구 10만명당) 10, 치명률 3%
② 발생률(인구 10만명당) 20, 치명률 5%
③ 발생률(인구 10만명당) 25, 치명률 6%
④ 발생률(인구 10만명당) 30, 치명률 15%

22 **유병률에 대한 설명으로 옳은 것은?** 20 경기보건연구사

① 발생률을 이환기간으로 나눈 것이 유병률이다.
② 조사시점 이전에 발생한 환자는 제외한다.
③ 질병의 원인을 규명하는 데 적합하다.
④ 치료의 수요, 인력의 수요 등을 측정하는 데 활용한다.

23 **다음 그림은 A초등학교 100명의 학생 중 B형 간염 항원 양성자 15명의 발생분포이다. 4월의 B형 간염 시점유병률은?** 20 경북

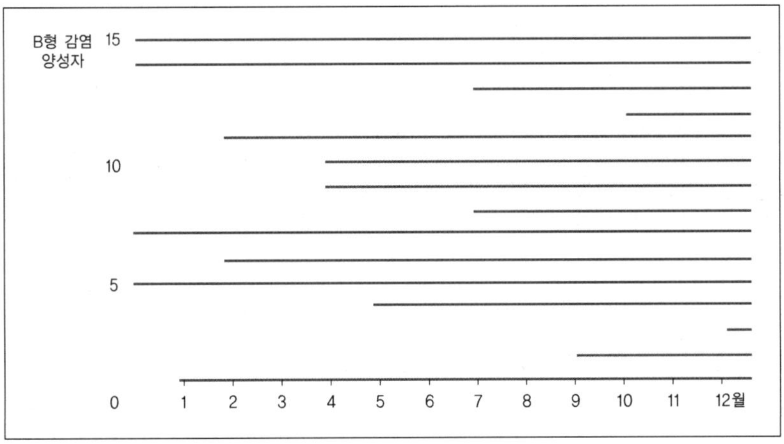

① 9/100×100
② 15/100×100
③ 2/(100−7)×100
④ 11/(100−4)×100

해설

21
- 발생률 = 50/200,000×100,000 = 25
- 치명률 = 3/50×100 = 6%

22
① 유병률은 발생률과 이환기간을 곱한 값과 비슷하다.
② 조사시점 이전에 발생한 환자 수도 포함한다.
③ 질병의 원인을 규명하는 데 적합한 지표는 발생률이다.

23
시점유병률은 전체 인구집단 중 그 시점에 질병에 걸린 사람의 수이다. 전체 학생 100명 중 4월 시점에 질병에 걸려있었던 학생은 9명이므로 4월시점 유병률은 9/100×100이다.

정답 21 ③ 22 ④ 23 ①

24 **유치원의 원아는 총 100명이고 5명이 질병에 걸렸다. 질병에 걸린 원아의 가족은 환아 5명을 포함하여 모두 20명이다. 이들 중 3명이 최대잠복기 내에 감염된 것을 확인하였다. 환아 가족들 중 이 질병에 대한 면역력을 가진 사람은 없었다. 이 질병의 이차발병률로 옳은 것은?** 20 광주

① 5/(100−3)×100　② 3/(100−5)×100
③ 5/(20−3)×100　④ 3/(20−5)×100

PLUS

이차발병률은 발단환자를 가진 감수성 있는 인구수 중 최대 잠복기동안 감염된 사람의 수이다. 이 문제에서 원아가 100명이고 발단환자가 5명이지만 유치원의 원아 중 감수성자가 몇 명이고 추가 발병자가 몇 명인지 제시되지 않았기 때문에 유치원에서의 이차발병률은 구할 수 없다. 환아의 가족이 환아를 포함하여 20명이고 나머지 가족 모두 감수성자이며 추가 발병자가 3명으로 제시되었으므로 환아의 가족에서 이차발병률을 구할 수 있다.
이차발병률 = 3/(20−5)×100

25 **다음 중 단기간의 위중도를 나타내며 치료법의 발달정도에 따라 달라질 수 있는 지표는 무엇인가?** 20 대전

① 치명률　② 사망률
③ 비례사망률　④ 사인별사망률

26 **질병관리에 필요한 인력과 자원소요의 추정, 질병퇴치 프로그램의 수행평가, 치료에 필요한 병상 수, 보건기관 수 등의 계획을 수립하는 데 중요한 정보를 제공하는 지표는?** 20 대전보건연구사

① 유병률　② 발생률
③ 발병률　④ 2차발병률

PLUS

발생률과 유병률의 용도
(1) 발생률: 급성 질환이나 만성질환의 질병의 원인을 찾는 연구에서 가장 필요한 측정지표이다.
(2) 유병률: 질병관리에 필요한 인력과 자원 소요의 추정 질병 퇴치 프로그램의 수행 평가 치료에 필요한 병상 수, 보건기관 수 등의 계획을 수립하는 데 중요한 정보를 제공한다.

27 **고혈압에 이환된 환자 중에서 일정 기간 동안 사망한 사람의 비율을 알고자 할 때 구해야 하는 지표는?** 20 서울보건연구사

① 치명률　② 사인별 사망률
③ 주산기 사망률　④ 비례 사망률

해설

25
치명률은 특정 질병으로 사망한 사람의 수를 동일 질병을 갖고 있는 사람의 수로 나눈 비율이다. 치명률은 논리적으로 단기간 급성 상태의 질환을 측정하는 데 적합하다. 치명률은 특정 사례의 사망 위험성을 측정하는 지표로써 특정 질병에 대한 치료법 발달 정도에 따라서도 달라질 수 있다.

27
① 치명률: 어떤 질병에 이환된 환자 수 중에서 그 질병으로 인한 사망자 수로 질병의 심각한 정도를 나타낸다.
치명률
$$= \frac{\text{그 질병에 의한 사망자 수}}{\text{특정 질병에 이환된 환자 수}} \times 100$$
② 사인별사망률은 특수사망률이다. 주어진 기간에 특정 원인으로 인한 사망자 수를 의미한다.
③ 주산기사망률: 임신 28주 이상의 사산과 생후 1주 미만의 신생아 사망으로 임신중독, 출생 시 손상, 난산, 조산아, 무산소증 및 저산소증, 조기파수 등이 주요 원인이다.
④ 비례사망률: 전체 사망자 중 특정 원인에 의해 사망한 사람들의 분율이다.

정답 24 ④　25 ①　26 ①　27 ①

28 **인천시의 표준화사망비(SMR)를 구하고자 할 때, 관찰 사망자수는 알고 있다. 더 알아야 할 정보는 무엇인가?** 20 인천보건연구사

① 인천시 연령별 인구구조, 표준인구의 연령별 사망률
② 인천시 연령별 사망률, 표준인구의 연령별 인구구조
③ 인천시 연령별 사망자수, 표준인구의 연령별 인구구조
④ 인천시 연령별 인구구조, 표준인구의 연령별 사망자수

29 **다음 중 서로 다른 집단의 보건지표를 비교하기 위한 표준화사망률에 대한 것으로 옳은 것은?** 21 제주

① 간접표준화법은 표준인구의 인구구성이 필요하다.
② 직접표준화법은 표준인구의 연령별 특수사망률과 비교집단의 연령별 인구구성이 필요하다.
③ 간접표준화법은 표준화 사망비를 산출한다.
④ 직접표준화법은 대상인구수가 너무 적을 때 적용한다.

PLUS

직접표준화	
적용	연령별 인구수와 사망률을 알고 있는 경우
방법	표준인구를 택하여 이 표준인구가 나타내는 연령분포를 비교하고자 하는 군들의 연령별 특수사망률에 적용하는 방법
필요요소	표준인구 구성, 비교집단의 연령별(성별/소득별) 특수 사망률
표준인구	• 두 집단의 인구의 합(A+B) 또는 국가 간 보건지표를 비교할 때는 세계보건기구가 만든 세계표준인구를 사용 • 해당인구 전체인구의 연령별 인구수를 사용할 수도 있음

간접표준화	
적용	• 대상 인구수가 너무 적어서 안정된 연령별 특수사망률을 구할 수 없는 경우에 간접법 사용 • 인구수가 비교되기 어려운 경우
필요요소	표준인구의 연령별 특수사망률, 비교집단의 연령별 인구 구성
표준화 사망비 (SMR)	$\frac{\text{집단에서 관찰된 총 사망수}}{\text{집단의 예상되는 총 기대사망수}}$ 1보다 크면 대상 집단이 표준인구집단에 비하여 더 많은 사망자가 발생한다는 것이고 1보다 작으면 표준인구보다 더 작은 사망자가 발생한다는 의미

직접법 (직접표준화법)	① 표준인구를 택하여 이 표준인구가 나타내는 연령분포를 비교하고자 하는 군들의 연령별 특수사망률에 적용하는 방법 ② 필요 요소: 표준인구 인구 구성, 비교집단의 연령별특수사망률 ③ 표준인구는 두 집단의 인구를 합하여 만들 수 있다. 또한, 국가 간 보건지표를 비교할 때는 세계보건기구가 만든 세계표준인구를 사용할 수도 있고, 해당 국가 전체인구의 연령별 인구수를 사용할 수도 있다.
간접법 (간접표준화법)	① 비교하고자 하는 한 군의 연령별 특수사망률을 알 수 없거나, 대상인구수가 너무 적어서 안정된 연령별 특수사망률을 구할 수 없는 경우에 간접법을 사용한다. ② 필요 요소: 표준인구의 연령별 특수사망률 비교집단의 연령별 인구 구성 표준화사망비(SMR: Standardized Mortally Ratio)를 구하여 계산한다.

해설

28
• 표준화사망비(SMR)은 간접표준화법에서 산출되는 값이다.
• 표준화사망비
$= \frac{\text{집단에서 관찰된 총 사망수}}{\text{집단의 예상되는 총 기대사망수}}$
• 관찰 사망자 수를 알고 있으므로 기대사망수를 구해야 한다. 간접법에서 기대사망자 수를 구하기 위해서 필요한 요소는 표준인구의 연령별사망률과 비교집단의 연령별 인구구성이다.

29
옳의 표준화
① 간접표준화법은 표준인구의 인구구성이 필요 → 직접법
② 직접표준화법은 표준인구의 연령별 특수사망률과 비교집단의 연령별 인구구성이 필요 → 간접법
④ 직접표준화법은 대상인구수가 너무 적을 때 적용 → 간접법

정답 28 ① 29 ③

PART 02

30 **원생이 총 100명인 어느 유치원에서 2명의 유행성이하선염 환아가 발생하였다. 이후 최대잠복기 동안 40명의 환아가 추가로 발생하였다. 원생 중 감수성자는 처음 질병에 걸린 2명을 포함하여 70명이었다. 유행성이하선염의 2차발병률은 얼마인가? (단, 무증상감염자는 없다고 가정한다.)** 21 경기

① 40/(100－70)×100　　② 40/(70－2)×100
③ 40/70×100　　④ 40/(100－2)×100

PLUS

$$\text{이차발병률} = \frac{\text{질병 발병자수}}{\text{환자와 접촉한 감수성이 있는 사람들의 수(발단환자 제외)}} \times 100$$

$$= \frac{40}{70-2} \times 100$$

31 **어느 지역에서 조사결과 심뇌혈관질환의 유병률은 1,000명당 36명으로 확인되었다. 같은 지역에서의 조사결과 심뇌혈관질환 발생률은 1,000명당 10명으로 확인되었다. 심뇌혈관질환의 이환기간은 얼마인가?** 21 경기

① 0.3　　② 1.3
③ 2.8　　④ 3.6

32 **질병의 이환지표인 유병률과 발생률 중 유병률의 용도로 옳지 않은 것은?** 21 광주

① 질병관리에 필요한 인력 및 자원 소요를 추정할 수 있다.
② 질병퇴치프로그램의 유용성을 평가할 수 있다.
③ 지역주민의 치료에 필요한 병상 수 계획을 수립하는 데 정보를 제공한다.
④ 질병의 원인을 찾는 연구의 기본도구이다.

PLUS

발생률과 유병률의 용도

발생률	① 급성 질환이나 만성질환의 질병의 원인을 찾는 연구의 기본적 도구 ② 질병 발생의 확률을 직접적으로 나타내는 지표
유병률	① 질병관리에 필요한 인력 및 자원 소요의 추정 ② 질병퇴치 프로그램의 유용성 평가 ③ 주민의 치료에 대한 필요 병상 수, 보건기관 수 등의 계획을 수립하는 데 필요한 정보 제공 ④ 시점유병률을 장기적으로 추적하여 질병 양상의 추이 파악

해설

30
이차발병률은 발단 환자를 가진 가구의 감수성 있는 가구원 중에서 이 병원체의 최장 잠복기 내에 발병하는 환자의 비율로 감염성 질환에서 그 병원체의 감염력 및 전염력을 간접적으로 측정하는 데 유용하다.

31
유병률은 발생률과 이환 기간의 영향을 받는다.
P ≒ I×D(P : 유병률, I : 발생률, D : 이환 기간)
36/1,000 = 10/1,000×D
D = 3.6

정답 30 ② 31 ④ 32 ④

33 **역학적 특성이 다른 집단을 비교할 때 보정하기 위한 직접표준화법에 대한 설명으로 옳은 것은?** 21 광주

① 표준화사망비(SMR)를 구한다.
② 대상집단의 연령별 특수사망률을 알 수 없을 때 한다.
③ 대상인구수가 너무 적어서 안정된 특수사망률을 구할 수 없을 때 한다.
④ 표준인구의 인구구성에 비교집단의 특수사망률을 적용하는 방법이다.

34 **발생률과 유병률에 대한 설명으로 옳지 않은 것은?** 21 대전

① 코로나19 환자수를 누적하여 매일 그래프로 나타내는 것은 유병률에 해당한다.
② 코로나19 바이러스에 감염되지 않았던 사람이 검사를 통해 확진되는 것은 발생률에 해당한다.
③ 코로나19 바이러스에 감염된 사람과 새롭게 감염된 사람은 모두 발생률의 분자에 해당한다.
④ 코로나19에 걸린 상태의 기간이 길어지면 유병률이 증가한다.

35 **다음 중 표준화율에 대한 설명으로 옳지 않은 것은?** 21 전남

① 표준화율은 인구집단을 대상으로 직접 조사된 값이 아니므로 상대적 비교가 불가능하다.
② 직접법은 대상집단의 연령별 사망률을 가지고 계산한다.
③ 간접법은 표준집단의 연령별 사망률과 비교집단의 인구구성을 곱하여 구한다.
④ 간접법은 표준화사망비(SMR)를 구한다.

PLUS

직접법 (직접표준화법)	① 표준인구를 택하여 이 표준인구가 나타내는 연령분포를 비교하고자 하는 군들의 연령별 특수사망률에 적용하는 방법 ② 필요 요소: 표준인구 인구 구성, 비교집단의 연령별특수사망률 ③ 표준인구는 두 집단의 인구를 합하여 만들 수 있다. 또한, 국가 간 보건 지표를 비교할 때는 세계보건기구가 만든 세계표준인구를 사용할 수도 있고, 해당 국가 전체인구의 연령별 인구수를 사용할 수도 있다.
간접법 (간접표준화법)	① 비교하고자 하는 한 군의 연령별 특수사망률을 알 수 없거나, 대상인구수가 너무 적어서 안정된 연령별 특수사망률을 구할 수 없는 경우에 간접법을 사용한다. ② 필요 요소: 표준인구의 연령별 특수사망률 비교집단의 연령별 인구 구성 표준화사망비(SMR : Standardized Mortally Ratio)를 구하여 계산한다.

해설

33
율의 표준화

34
유병률은 일정 시점에 인구 집단에서 질병을 가진 사람들의 수를 측정한 것으로 질병에 걸려 있는 환자의 숫자를 나타내는 것은 유병률에 해당한다. 질병의 이환기간과 발생률이 증가하면 유병률이 증가한다.
발생률은 인구집단 내에서 어떤 질병이 새롭게 일어난 횟수를 측정하는 것으로 질병에 걸리지 않았던 사람이 새롭게 진단을 받은 수는 발생률에 해당한다.

35
표준화율은 인구집단을 대상으로 직접 조사된 지표가 아니고 기존에 조사된 지표를 역학적 특성이 서로 다른 집단에 대해 그 특성을 보정하여 특성이 다른 두 집단을 비교하기 위한 것이다.

정답 33 ④ 34 ③ 35 ①

36 다음과 같이 홍역의 유행이 이루어졌을 때 2차발병률은 얼마인가? 21 경기

A초등학교에서 홍역의 유행이 있었다. 50명의 학생 중에서 10일간의 유행 기간 동안 5명의 환자가 발생하였다. 학생들 중 20명은 예방접종을 받았고 15명은 과거 감염된 적이 있었다. 불현성감염은 없고 예방접종의 효과는 100%이다.

① 33%
② 11%
③ 3.3%
④ 50명 중 5명 발생

37 두 지역의 사망수준을 비교하기 위한 표준화사망률에 대한 설명으로 옳지 않은 것은? 21 경기경력경쟁

	A지역		B지역	
	인구수	사망자 수	인구수	사망자 수
50세 미만 인구	40,000	1,200	10,000	320
50세 이상 인구	10,000	380	40,000	1,100
	50,000	1,580	50,000	1,420

① 두 지역의 사망수준의 비교가 타당하기 위해서는 표준화사망률을 구해야한다.
② A지역과 B지역의 표준화한 특수사망률은 같다.
③ 직접표준화법을 적용하여 특수사망률을 산출할 수 있다.
④ 표준인구는 두 지역의 인구가 아닌 다른 지역 인구를 사용할 수도 있다.

PLUS

직접 표준화율

	A지역		B지역	
	인구수	사망자 수	인구수	사망자 수
50세 미만 인구	40,000	1,200	10,000	320
50세 이상 인구	10,000	380	40,000	1,100
	50,000	1,580	50,000	1,420

	표준인구 수	A지역 기대사망수	B지역 기대사망수
50세 미만 인구	50,000	1,500	1,600
50세 이상 인구	50,000	1,900	1,375
합계	100,000	3,400	2,975
표준화 사망률		34명/1,000명당	29.75명/1,000명당

- A지역 50세 미만 기대사망수 = 1,200/40,000×50,000 = 1,500
- A지역 50세 이상 기대사망수 = 380/10,000×50,000 = 1,900
- B지역 50세 미만 기대사망수 = 320/10,000×50,000 = 1,600
- B지역 50세 이상 기대사망수 = 1,100/40,000×50,000 = 1,375

해설

36
이 문제에서는 발단환자를 제시하지 않았고 새롭게 발병한 환자수만 제시하였다. 이럴 경우 발단환자를 제외하고 계산해야 한다.
이차발병률은 발단 환자를 가진 가구의 감수성 있는 가구원 중에서 이 병원체의 최장 잠복기 내에 발병하는 환자의 비율이다. A초등학교의 감수성자는 총 학생 50명 중 예방접종을 한 20명과 과거 감염된 15명을 뺀 15명이다. 질병발병자 수는 5명으로 계산한다.

$$2차발병률 = \frac{5}{15} \times 100 = 33.3\%$$

37
① 역학적 특성이 서로 다른 두 지역의 사망수준을 비교할 때는 표준화사망률을 구해서 비교하여야 한다.
③ 제시된 두지역의 연령별 사망률을 알 수 있으므로 직접법을 적용할 수 있다. 표준인구는 두 지역의 인구수를 더하여 구한다.
④ 일반적으로 직접법에서 표준인구는 두 지역의 인구를 더하여 구하지만 경우에 따라 다른 지역 인구나 국가 전체 인구 세계표준인구 등을 이용할 수 있다.

정답 36 ① 37 ②

38 **발생률과 유병률에 대한 설명으로 옳은 것은?** 21 경기보건연구사

① 유병률은 질병의 발생과 사망이 증가할 때 증가한다.
② 발생률이 급성질환 보다는 만성질환의 원인을 찾는 연구에서 가장 필요한 지표이다.
③ 유병률은 대상 집단에서 질병을 지닌 사람들의 분율(rate)이다.
④ 발생률은 인구집단에서 새롭게 질병이 걸린 사람들의 분율(rate)이다.

39 **이차발병률에 대한 설명으로 옳은 것은?** 21 경기

① 분자에 무증상감염자는 포함하지 않는다.
② 이전에 질병에 걸려 면역이 형성된 사람은 분모에 포함시킨다.
③ 분자는 병원체의 최단 잠복기 내에 발생하는 환자의 수이다.
④ 분모는 발단환자를 가진 감수성 있는 가구원이다.

40 **다음 중 분율(proportion)에 해당하는 통계지표는?** 21 대구

① 조사망률 ② 평균발생률
③ 비례사망지수 ④ 비교위험도

PLUS

분율 (proportion)	(1) 분율은 분자가 분모에 포함되는 형태(x/x+y)로 그 값은 0과 1 사이에 위치하며, 분모 중 어떤 특성에 대한 규모를 보고자 할 때 혹은 위험도(risk)(= 어떤 특성이 있을 확률 값)를 보고자 하는 목적으로 사용된다. (2) 흔히 사용하는 것은 백분율(%)이다. (3) 분율의 예로는 시점 유병률, 누적발생률, 치명률, 기여위험도 등이 있다.

41 **다음 중 표준화 사망률에 대한 설명으로 옳지 않은 것은?** 21 울산

① 실제로 측정한 값이 아니므로 비교 외 목적으로 사용해서는 안 된다.
② 표준인구가 달라도 표준화 사망률은 같다.
③ 역학적 특성이 서로 다른 것을 보정한 사망률이다.
④ 직접표준화를 위해서는 표준인구와 대상집단의 특수사망이 필요하다.

해설

38
이발병률의 분모는 발단환자를 가진 감수성 있는 가구원이다. 분모에 발단환자를 포함한다는 의미는 아니고 발단환자와 접촉한 감수성 있는 가구원이라는 의미이다.
① 유병률은 질병의 발생이 증가하고 사망이 감소할 때(완치되지 않는 질병) 증가한다.
② 발생률은 급성질환이나 만성질환 관계없이 질병의 원인을 찾는 연구에서 가장 필요한 지표이다.
③ 유병률은 대상 집단에서 질병을 지닌 사람들의 proportion이다.

39
① 분자에 무증상감염자도 포함시킨다.
② 이전에 질병에 걸려 면역이 형성된 사람은 분모에서 제외한다.
③ 분자는 병원체의 최대 잠복기 내에 발병하는 환자의 수이다.
④ 분모는 발단환자를 가진 감수성 있는 가구원이다. 발단환자를 가진 감수성 있는 가구원은 발단환자와 접촉한 가구원을 의미하는 설명이다. 분모에 발단환자를 포함하여 계산한다는 의미는 아니다.

40
① 조사망률 – rate
② 평균발생률 – rate
④ 비교위험도 – ratio

41
연령보정률은 실제 연령별 특수율을 가상적인 표준인구집단에 적용하여 산출되기 때문에 역시 가상적 수치라 할 수 있다. 연령보정 사망률의 값은 사용된 표준인구에 따라 다르게 산출되는 값으로 실제 인구집단의 진정한 사망위험을 반영하지는 않는다.
※ 출처: 고디스역학, p.85.

정답 38 ④ 39 ④ 40 ③ 41 ②

PART 02

42 다음 중 Ratio에 대한 설명으로 옳지 않은 것은? 21 인천

① 성비, 모성사망비, 비교위험도, 교차비 등이 속한다.
② 분자는 분모에 포함되어 있고 시간개념이 동일하지 않다.
③ 한 측정값을 다른 측정값으로 나눈 것이다.
④ 분자와 분모는 배타적이다.

43 당뇨병과 같은 만성질환 관리사업의 약품 수급에 대한 계획 시 가장 유용한 지표는? 22 서울시

① 유병률(prevalence rate)
② 발생률(incidence rate)
③ 발병률(attack rate)
④ 치명률(case fatality rate)

PLUS

발생률과 유병률의 용도

(1) 발생률
① 급성 질환이나 만성질환의 질병의 원인을 찾는 연구의 기본적 도구
② 질병 발생의 확률을 직접적으로 나타내는 지표

(2) 유병률
① 질병관리에 필요한 인력 및 자원 소요의 추정
② 질병퇴치 프로그램의 유용성 평가
③ 주민의 치료에 대한 필요 병상 수, 보건기관 수 등의 계획을 수립하는 데 필요한 정보 제공
④ 시점유병률을 장기적으로 추적하여 질병 양상의 추이 파악

44 지역사회에서 질병의 유병률이 증가하는 경우로 옳은 것은? 22 경북

① 질병 이환기간 증가
② 질병 발생률 감소
③ 낙후된 의료기술
④ 의료이용률 증가

45 다음 중 질병의 이환지표에 대한 설명으로 옳지 않은 것은? 22 강원

① 발생률은 인구 집단 내에서 어떤 질병 또는 사건이 새롭게 일어난 횟수가 얼마나 되는가를 나타낸다.
② 발병률은 한정된 기간에 어떤 질병에 노출 위험이 있는 사람 중 그 질병이 발생한 사람의 분율이다.
③ 이차발병률은 발단 환자를 가진 가구의 감수성 있는 가구원 중에서 이병원체의 평균 잠복기 내에 발병하는 환자수를 나타낸다.
④ 유병률은 일정 시점에 인구 집단에서 질병을 가진 사람들의 수를 측정하는 것이다.

해설

42
비(ratio)
(1) 비는 x와 y가 완전히 독립적일 때 한 측정값을 다른 측정 값으로 나눈 x/y, 또는 y/x의 형태로 나타내는 지표이다.
(2) 비는 정량적인 두 가지 수치를 비교하고자 하는 목적으로 사용되며, 비가 1로 표현되는 두 값이 동일한 경우부터 '0'까지 그리고 '무한대'까지 어떠한 값도 가질 수 있다.
(3) 역학에서 많이 사용하는 비에는 성비, 사산비, 비교위험도, 교차비 등이 있다.
(4) 영아사망률, 신생아사망률, 주산기사망률, 모성사망비는 비(ratio)의 개념이다.

44
질병의 유병률은 해당 질병의 발생률과 이환기간의 영향을 받는다. 유병률이 증가하는 경우는 질병의 발생률이 증가하거나 이환 기간이 증가하는 경우이다.

정답 42 ② 43 ① 44 ① 45 ③

PLUS

질병의 이환지표

(1) 발생률
① 일정 기간에 한 인구 집단 내에서 어떤 질병 또는 사건이 새롭게 일어난 횟수가 얼마나 되는가를 나타낸다.
② 발생률은 질병의 원인을 찾는 데 중요하게 사용된다.
③ 발생률에 변동이 생기면 원인요인의 자연적인 변화, 효과적인 예방프로그램의 적용, 새로운 질병의 발생 등을 생각할 수 있다.

(2) 발병률
① 어떤 집단의 한정된 기간에 어떤 질병에 노출 위험이 있는 사람 중 그 질병이 발생한 사람의 분율로 일종의 발생률이다.
② 감염병처럼 짧은 기간에 특별한 유행 또는 사건이 발생할 때 사용한다.

(3) 이차발병률
① 발단 환자를 가진 가구의 감수성 있는 가구원 중에서 이 병원체의 최장 잠복기 내에 발병하는 환자수로 분율(proportion)이다.
② 감염성 질환에서 그 병원체의 감염력 및 전염력을 간접적으로 측정하는 데 유용함

(4) 유병률
① 일정 시점에 인구 집단에서 질병을 가진 사람들의 수를 측정하는 것으로, 한 시점 또는 특정 기간 중 한 개인이 질병에 걸려 있을 확률의 추정치를 제공한다.
② 시점유병률을 정기적으로 측정하면 시간 경과에 따라 질병 양상이 어떻게 변화하는지 파악할 수 있다.
③ 질병이 아니더라도 고혈압 인지율, 치료율, 조절률 등과 같이 어떤 변화가 있는지 파악할 때에도 사용할 수 있다.

46 인천시 A지역에서 100명의 인구 중 40명이 오염된 물에 노출되었다. 그중 20명이 질병에 걸렸으며 10명은 심각한 증상을 나타냈다. 이 질병의 발병률은 얼마인가? 22 인천

① 10% ② 20%
③ 30% ④ 50%

47 치명률 산출 지표의 분자는 질병으로 인한 사망자 수이다. 분모는 무엇인가? 22 경기

① 연 중앙인구 ② 감염자 중 현성감염자 수
③ 연간 출생인구 수 ④ 감수성자 수

48 질병통계에 사용되는 역학지표에 대한 설명으로 옳은 것은? 24 보건직

① 2차 발병률은 질병의 중증도를 나타낸다.
② 발생률은 어떤 시점에 특정 질병에 이환되어 있는 환자 수이다.
③ 유행기간이 매우 짧을 때에는 유병률과 발생률이 같아진다.
④ 유병률은 일정한 기간에 한 인구 집단 내에서 새로 발생한 환자 수이다.

해설

46
발병률은 한정된 기간에 어떤 질병에 노출위험이 있는 사람 중 그 질병이 발생한 사람의 분율로 일종의 발생률이다. 감염병처럼 짧은 기간에 특별한 유행 또는 사건이 발생할 때 사용한다. 제시된 문제에서 위험에 노출된 사람은 40명이고 그중 질병에 걸린 사람은 20명이다.
발병률 = 20/40×100 = 50%

47
치명률은 특정 질병의 현성감염자 중 사망자의 비율이다.

48
① 2차 발병률은 감염력을 나타냄
② 유병률
④ 발생률

정답 46 ④ 47 ② 48 ③

PART 02

제7절 병원 운영에 필요한 통계

01 **병원관리에서 병상이용의 효율성을 높이기 위해 숫자를 낮추는 것이 유리한 지표는?**

① 병상이용률 ② 병상점유율
③ 병상회전율 ④ 평균재원일수
⑤ 100병상당 일평균 재원환자수

02 **병원관리 지표 중 다음 식으로 알 수 있는 지표는 무엇인가?** 20 경북

> 입원환자수/연가동병상수×100

① 병상회전율 ② 평균재원일수
③ 병상이용률 ④ 병원이용률

PLUS

병상이용률	일정 기간 동안 병원의 가동병상 중 입원환자가 차지하는 비율로서 입원자원(가동병상)의 운영효율성을 나타낸다. 병상이용률 = (재원환자(입원환자) 수/가동병상 수)×100
병상회전율	일정 기간 동안의 실제 입원환자(퇴원환자)수를 가동병상 수로 나눈 비율 병상당 입원환자를 몇명 수용하였는가를 나타내는 병상 이용의 효율성 측정 지표이다. 병상회전율(명) = 퇴원환자(실입원환자)수/가동병상 수
병원이용률	일정기간 중 환자 1인당 부담 진료비를 토대로 외래 · 입원 비율에 따라 가중치를 부여한 연외래환자수와 입원환자수(총재원일수)를 합한 후 연가동병상수로 나눈 지표이다.
평균재원일수	입원환자의 총재원일수를 실제 입원(퇴원) 한 환자 수로 나눈 비율로서 환자가 병원에 입원한 평균 일수를 의미한다. 평균재원일수(일) = 총재원일수/퇴원환자 수

03 **병원지표 (ㄱ), (ㄴ)에 순서대로 들어갈 단어로 알맞은 것을 고르시오.**

20 충북보건연구사

> (ㄱ) 일정기간 동안 1개의 병상을 평균 몇 명의 환자가 사용했는지 알아보는 지표로서 가동병상의 실제이용환자의 비율을 나타낸 지표이다.
> (ㄴ) 입원환자의 입원일수를 중입원한 환자로 나누어서 산출한 지표이다. 환자 1명당 평균 입원한 기간을 알 수 있다.

	(ㄱ)	(ㄴ)
①	병상이용율	병원이용율
②	병상회전율	병원이용율
③	병상이용율	평균재원일수
④	병상회전율	평균재원일수

해설

01
평균재원일수(Average Length of Stay)는 입원환자당 평균재원기간을 나타내는 것으로 기간 중 퇴원환자들의 총 재원일수를 그 퇴원환자 수로 나누어 계산한다. 평균재원일수가 낮으면 병상회전율이 높아지기 때문에 그 값이 낮은 것이 병상 이용 효율성 면에서 유리하다.

$$\frac{\text{기간 중 퇴원환자의 총 재원일수}}{\text{일정기간 중 총 퇴원환자수}}$$

03
(1) 병상회전율: 일정 기간 동안의 실제 입원환자(퇴원환자) 수를 가동병상 수로 나눈 비율로서 병상당 입원환자를 몇 명 수용하였는가를 나타내는 병상 이용의 효율성 측정 지표이다.
(2) 병상이용률(%): 일정 기간 동안 병원의 가동병상 중 입원환자가 차지하는 비율로서 입원자원(가동병상)의 운영효율성을 나타낸다.
(3) 평균재원일수: 입원환자의 총 재원일수를 실제 입원(퇴원) 한 환자 수로 나눈 비율로서 환자가 병원에 입원한 평균 일수를 의미한다.

정답 01 ④ 02 ③ 03 ④

04 **병원통계 중 병원진료서비스의 양이나 투입, 시설의 활용도를 종합적으로 설명하는 지표로서 연가동병상수와 조정환자수를 이용해 산출하는 지표는?**

21 세종보건연구사

① 병원이용률 ② 병상이용률
③ 병상회전율 ④ 평균재원일수

PLUS

(1) 병원이용률(%)
① 일정기간 중 환자 1인당 부담 진료비를 토대로 외래 · 입원 비율에 따라 가중치를 부여한 연외래환자수와 연입원환자수(총재원일수)를 합한 후 연가동병상수로 나눈 지표이다.
② 병원들의 입원환자 대 외래환자 비율이 각기 다르고 외래환자 진료수익이 총수익에서 차지하는 비중이 크기 때문에 병원진료서비스의 양이나 투입, 시설의 활용도를 종합적으로 설명하는 지표로서 병상이용보다 설명력이 높다.

$$\text{병원이용률(\%)} = \frac{\text{총재원일수} + \text{연외래환자수} \times \dfrac{\text{외래환자 1인 1일당 진료비}}{\text{입원환자 1인 1일당 진료비}}}{\text{연가동병상수}} \times 100$$

(2) 병상이용률(%) : 일정 기간 동안 병원의 가동병상 중 입원환자가 차지하는 비율로서 입원자원(가동병상)의 운영 효율성을 나타낸다.
(3) 병상회전율 : 일정 기간 동안의 실제 입원환자(퇴원환자) 수를 가동병상 수로 나눈 비율로서 병상당 입원환자를 몇명 수용하였는가를 나타내는 병상 이용의 효율성 측정 지표이다.
(4) 평균재원일수 : 입원환자의 총재원일수를 실제 입원(퇴원)한 환자 수로 나눈 비율로서 환자가 병원에 입원한 평균 일수를 의미한다.

해설

정답 04 ①

Part

03

질병관리

CHAPTER

01 감염성 질환관리

제1절 감염성의 역학적 특징

01 감염력을 설명할 수 있는 주요 요소로 옳은 것은? 18 경북

① 최소 병원균의 수 ② 병원균의 생존능력
③ 병원균의 독성 ④ 현성감염자 수

02 감염병 유행의 조건으로 옳지 않은 것은? 18 경북

① 병원체가 양적 · 질적으로 충분할 것
② 병원체의 독성이 강할 것
③ 감수성이 높은 숙주가 많이 존재할 것
④ 감염원과의 접촉이 충분할 것

03 병원체가 현성감염을 일으키는 능력을 의미하는 지표는? 18 강원

① 감염력 ② 병원력
③ 독력 ④ 치명률

04 증상이 소실되어도 균의 배출이 지속되는 감염병에 해당하는 것은? 18 충북

① 세균성이질 ② 수두
③ 성홍열 ④ 홍역

PLUS

소화기계감염병은 증상이 심해진 뒤에 균이 배출되기 시작하여 증상이 소실된 이후에도 균이 배출된다. 세균성이질은 대표적인 소화기계감염병으로 이에 해당한다.

05 다음에서 설명하는 감염병 지표로 가장 옳은 것은? 19 서울

- 병원체가 현성감염을 일으키는 능력
- 감염된 사람들 중에서 현성감염자의 비율로 계산

① 독력(virulence) ② 병원력(pathogenicity)
③ 치명률(case fatality rate) ④ 감염력(infectivity)

해설

01
감염력이란 병원체가 숙주 내에 침입 증식하여 숙주에 면역반응을 일으키게 하는 능력을 말한다. 감염력의 지표인 ID50(infectious dose to 50 percent of exposed individuals)은 병원체를 숙주에 투여하였을 때, 숙주의 50%에게 감염을 일으키는 최소한의 병원체 수이다.

02
병원체의 독성은 그 병원체로 인해 질병에 걸렸을 때 중증증상이 나타날 확률을 나타내는 값으로 유행의 조건으로 볼 수는 없다.

03
② 병원력: 감염된 사람들 중에서 현성 감염자의 비율로 병원체가 현성 감염을 일으키는 능력
① 감염력: 병원체가 숙주 내에 침입 증식하여 숙주에 면역반응을 일으키게 하는 능력
③ 독력: 현성 감염자 중에서 매우 심각한 임상 증상이나 장애가 초래된 사람의 비율
④ 치명률: 현성 감염자 중에서 사망할 확률

05
① 독력(virulence): 현성 감염자 중에서 매우 심각한 임상 증상이나 장애가 초래된 사람의 비율
② 병원력(pathogenicity): 감염된 사람들 중에서 현성 감염자의 비율
③ 치명률(case fatality rate): 현성 감염자 중에서 사망할 확률
④ 감염력infectivity): 병원체가 숙주 내에 침입 증식하여 숙주에 면역 반응을 일으키게 하는 능력

정답 01 ① 02 ② 03 ② 04 ① 05 ②

06 다음 중 수인성 감염병의 특징으로 옳은 것은? 19 전북

① 음용수에서 동일한 병원체를 검출할 수 있다.
② 사회경제적 여건에 따라 발병에 차이가 있다.
③ 치명률이 높다.
④ 환자가 산발적으로 발생한다.

PLUS

수인성 감염병 유행의 특징

수인성 감염병 유행의 특징	(1) 오염수계에 한해서 2~3일 내에 폭발적(폭발적, 동시적)으로 발생한다. (2) 환자발생은 급수지역 내에 국한해서 발생하며, 급수원에 오염원이 있다. (3) 성별, 연령, 직업 등의 차이에 따라 이환율의 차이가 없다. (4) 계절과는 비교적 무관하게 발생하며, 가족집적성이 낮다. (5) 급수시설에서 동일 병원체를 검출할 수 있다. (6) 일반적으로 이환율과 치명률이 낮으며, 2차 감염자가 적다.

07 다음 설명에 해당하는 감염병의 종류는 무엇인가? 19 경남

- 환경위생 관리가 감염병관리에 큰 영향을 주지 못한다.
- 감염자 및 감수성자 관리가 필요하다.

① 호흡기계 감염병 – 풍진 ② 소화기계 감염병 – 말라리아
③ 소화기계 감염병 – 풍진 ④ 호흡기계 감염병 – 말라리아

08 환경위생으로 관리하기 어렵고 감수성에 대한 대책이 중요한 감염병으로 옳은 것은? 19 부산

① 호흡기계 감염병 – 풍진 ② 호흡기계 감염병 – 말라리아
③ 소화기계 감염병 – 콜레라 ④ 소화기계 감염병 – 발진티푸스

09 홍역, 인플루엔자와 같은 질병이 유행할 때 관리하기 어려운 이유는 어떤 보균자적 특성 때문인가? 19 인천

① 잠복기보균자 ② 회복기보균자
③ 만성보균자 ④ 일시적보균자

PLUS

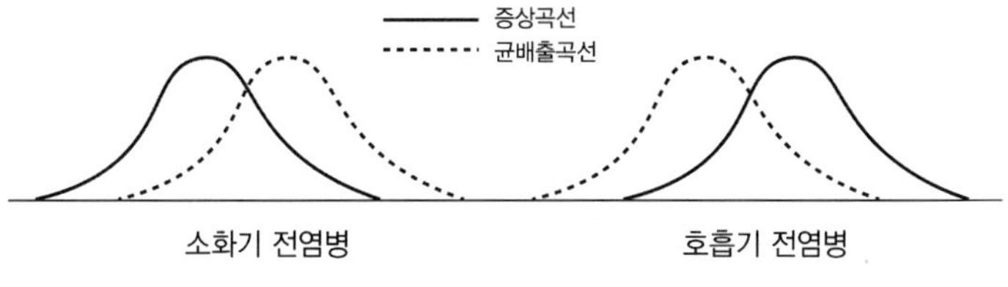

해설

07
호흡기계 감염병은 대부분 보균자에게서 감수성자에게 직접 전파가 이루어지기 때문에 환경위생 관리가 감염병관리에 큰 영향을 주지 못하며 감염자의 치료나 감수성자에 대한 예방접종을 통한 관리가 필요하다.
- 풍진 – 호흡기계 감염병
- 말라리아 – 절지동물 매개 감염병

08
환경위생을 관리하기 어렵고, 감수성자에 대한 예방접종이 중요한 관리대책이 되는 감염병은 호흡기계 감염병이다.
- 풍진 – 호흡기계 감염병
- 말라리아, 발진티푸스 – 절지동물 매개 감염병
- 콜레라 – 소화기계 감염병

09
호흡기감염병은 증상발현 이전인 잠복기에 배출이 이루어져 유행 시 관리가 어렵다.

정답 06 ① 07 ① 08 ① 09 ①

PART 03

10 **질병의 원인은 환경이며, 그 지역의 계절 및 기후변화, 나쁜 물, 지질 등 환경의 여러 조건이 병의 발생 및 경과에 영향을 준다는 이론은 무슨 이론인가?** 19 천보건연구사

① 전염체설 ② 장기설
③ 접촉 전염설 ④ 체액 병리설

11 **다음 표에 대한 계산으로 옳은 것은?** 20 경북

불현성감염자	현성감염			
	경미한 증상	중등도 증상	심각한 증상	사망
50	455	400	55	40

① 병원력 = 950/1,000 ② 독력 = 40/950
③ 치명률 = 95/1,000 ④ 감염력 = 50/1,000

12 **다음에서 $\frac{A+B+C+D+E}{N}$×100(%)으로 알 수 있는 지표는?** 20 광주

총 감수성자(N)

불현성감염 (A)	현성감염(B+C+D+E)			
	경미한 증상 (B)	중등도 증상 (C)	심각한 증상 (D)	사망 (D)

① 감염력 ② 병원력
③ 독력 ④ 치명률

PLUS

감염력 (infectivity)	• 병원체가 숙주 내에 잠입 증식하여 숙주에 면역 반응을 일으키게 하는 능력 • 감염력(%) = A+B+C+D+E/N×100(%)/(N: 감수성 있는 대상자 총수)
병원력 (pathogenicity)	• 감염된 사람들 중에서 현성 감염자의 비율 • 병원력(%) = B+C+D+E/A+B+C+D+E×100(%)
독력 (virulence)	• 현성 감염자 중에서 매우 심각한 임상증상이나 장애가 초래된 사람의 비율 • 독력(%) = D+E/B+C+D+E×100(%)
치명률 (Case Fatality Rate, CFR)	• 현성 감염자 중에서 그 질병으로 사망한 사람의 비율 • 치명률(%) = E/B+C+D+E×100(%)

해설

10
히포크라테스는 '공기, 물, 장소에 대하여(Air, water and places)'라는 논문은 그 지방의 계절 및 기후변화, 나쁜 물, 지질 등 환경의 여러 조건이 병의 발생 및 경과에 미치는 영향에 대한 설명을 하였다. 사람과 환경의 부조화가 질병을 발생시킨다는 장기설(Milasma theory)은 오염된 공기를 장기라 하고 이 장기가 몸에 들어가면 인체를 구성하고 있는 혈액 정액 담즙, 흑담즙의 분비의 균형이 깨져(4체액설) 질병이 야기된다고 하였다.

11
① 병원력 = 950/1,000
② 독력 = 95/950
③ 치명률 = 40/950
④ 감염력: 전체 감수성자를 알 수 없기 때문에 감염력을 구할 수 없다.

정답 10 ② 11 ① 12 ①

13 **병원체의 특성에 대한 설명으로 옳지 않은 것은?** 20 대구보건연구사

① 감염력이 높으면 질병의 증상이 반드시 심하게 나타난다.
② 병원력은 병원체가 감염된 숙주에게 현성 질병을 일으키는 능력이다.
③ 생활력은 병원체가 외계에서 생존하는 능력이다.
④ 감염된 숙주가 다른 숙주에게 전파시킬 수 있는 능력은 감염력을 통해 확인할 수 있다.

PLUS

병원체의 특성

감염력 (infectivity)	병원체가 숙주에 증식하는 능력, 감염된 숙주가 다른 숙주에게 전파시킬 수 있는 능력이다. 감염력의 척도가 되는 것은 감염을 일으키는 데 필요한 병원체의 최소수이다. 감염성이 높다고 질병의 증상이 반드시 심하게 나타나는 것은 아니다. • 수두 바이러스: 감염력 높으나 증상 가볍고 후유증은 거의 없음
병원력 (pathogenicity)	병원체가 감염된 숙주에게 현성 질병을 일으키는 능력으로 척도는 감염자 중 증상을 나타내는 환자의 비율이다. • 홍역, 광견병 바이러스의 병원력은 100%, 유행성 이하선염은 40~60% 소아마비 바이러스는 0.1~3%
독력 (virulence)	질병의 위중도(병원체가 숙주에 대하여 어느 정도 심한 상태의 질병을 일으키는가 하는 능력을 나타낸다. 척도는 환자 중 영구적 후유증이나 사망으로 나타난 비율(치명율)이다.
병원체의 양	침입한 병원체의 양은 감염이나 발병에 영향을 미친다. 병원에 따라 질병발생을 나타내는 병원체의 양은 다양하다. • 콜레라, 이질: 소량에도 감염호발, 살모넬라, 비브리오 식중독: 일정 수 이상에만 발병
미생물의 체내 침투력 (invasiveness)	
생활력, 생육성 (viability)	병원체의 외계에서 생존하는 능력(숙주로부터 탈출하여 신숙주로 들어갈 때까지 외부 환경에서의 생존능력)이다. 외계의 환경조건은 생활력에 영향을 준다.

※ 출처: 의료기관의 감염관리, 한미의학, 대한병원감염관리학회 2011. 감염관리학, 대한감염관리간호사회, 2006

14 **다음의 내용은 어느 감염병에 대한 역학조사 결과이다. 감염병지표로 옳은 것은?** 20 인천보건연구사

- 지역사회 주민(총 감수성자): 10,000명
- 총 감염자: 1,000명
- 불현성감염자: 750명
- 현성감염자: 250명
- 질병으로 인한 심각한 후유장애인: 8명
- 질병으로 인한 사망자: 2명

① 감염력 2.5%　　② 병원력 25%
③ 독력 3.2%　　④ 치명률 4%

해설

14
① 감염력 = 1,000/10,000×100 = 10%
② 병원력 = 250/1,000×100 = 25%
③ 독력 = 10/250×100 = 4%
④ 치명률 = 2/250×100 = 0.8%

정답 13 ① 14 ②

PART 03

15 다음 중 수인성 감염병의 특징으로 옳지 않은 것은? 21 전북

① 주로 먹는물을 통해서 감염된다.
② 발생 시 폭발적으로 감염이 발생한다.
③ 계절의 영향이 크다.
④ 치명률이 낮다.

16 병원체가 숙주 안에 들어와 적응하여 자리 잡고 수적으로 증식하는 능력을 의미하는 것은? 21 전북

① 병원력 ② 감염력
③ 치명률 ④ 독력

17 다음 중 병원력과 독성에 대한 설명으로 옳지 않은 것은? 21 경북

① 광견병은 병원력이 낮고 독력이 높다.
② 홍역은 병원력이 높고 독력이 낮다.
③ 병원력은 감염자 중 현성증상이 나타난 사람의 분율이다.
④ 독력은 발병자 중 죽거나 중증의 증상을 나타낸 사람들의 분율이다.

PLUS

감염력, 병원력, 독력의 상대적 강도

	감염력	병원력	독력
상대적 강도	감염자 수 (발병자+항체 상승자) / 가족 내 발단자와 접촉한 감수성 자	발병자 수 / 전 감염자 수	중증환자 수 (후유증/사망자) / 전 발병자 수
높다	두창, 홍역, 수두, 소아마비	두창, 광견병, 홍역, 수두, 감기	광견병, 두창, 결핵, 나병
중간	풍진, 유행성 이하선염, 감기	풍진, 유행성 이하선염	소아마비
낮다	결핵	소아마비, 결핵	홍역
아주 낮다	나병	나병	풍진, 수두, 감기

18 감염의 유형 중 불현성 감염의 특징으로 옳지 않은 것은? 21 광주 · 전남 · 전북

① 감염되었으나 임상 증상과 증후가 없는 상태이다.
② 감염의 전체 규모를 파악하고 향후 발생 규모를 예측하는 데 중요하다.
③ 혈청학적 검사를 통하여 감염 여부를 확인할 수 있다.
④ 병원체를 배출하지 않는다.

해설

15

수인성 감염병의 특징

(1) 오염수계에 한해서 2~3일 내에 폭발적(폭발적, 동시적)으로 발생한다.
(2) 환자발생은 급수지역 내에 국한해서 발생하며, 급수원에 오염원이 있다.
(3) 성별, 연령, 직업 등의 차이에 따라 이환율의 차이가 없다.
(4) 계절과는 비교적 무관하게 발생하며, 가족집적성이 낮다.
(5) 급수시설에서 동일 병원체를 검출할 수 있다.
(6) 일반적으로 이환율과 치명률이 낮으며, 2차 감염자가 적다.

18

불현성 감염

(1) 감염이 일어났으나 임상 증상과 증후가 없는 상태로 무증상 감염이라고도 함
(2) 감염의 전체 규모를 파악하고 향후 발생 규모를 예측하는 데 중요함
(3) 증상이 없지만 혈청학적 검사를 통하여 감염 여부를 확인할 수 있음
(4) 병원체를 배출하는 주요한 병원소이므로 감염병 관리에서 중요함

정답 15 ③ 16 ② 17 ① 18 ④

19 **다음 중 수인성 감염병에 대한 설명으로 옳지 않은 것은?** 21 부산

① 급수지역에 국한하여 발생한다.
② 폭발적으로 발생한다.
③ 2차 감염이 많고, 치명률이 높다.
④ 계절과는 비교적 무관하게 발생한다.

20 **병원체와 숙주 간 상호작용 지표에 대한 설명으로 가장 옳지 않은 것은?** 21 서울

① 감염력은 병원체가 숙주 내에 침입·증식하여 숙주에 면역반응을 일으키게 하는 능력이다.
② 독력은 현성 감염자 중에서 매우 심각한 임상증상이나 장애가 초래된 사람의 비율로 계산한다.
③ 이차발병률은 감염된 사람들 중에서 발병자의 비율로 계산한다.
④ 병원력은 병원체가 감염된 숙주에게 현성 감염을 일으키는 능력이다.

21 **비위생적인 환경을 개선해도 예방효과가 높지 않은 질병은?** 21 충북

① 장티푸스
② 파라티푸스
③ 디프테리아
④ 유행성간염

22 **다음 중 병원체와 숙주의 상호작용 지표에 대한 설명으로 옳지 않은 것은?** 21 전남경력경쟁(7월)

① 독력은 감염자 중 심각한 임상증상이나 장애가 초래된 사람의 비율이다.
② 감역력은 병원체가 숙주 내에 침입 증식하여 숙주에 면역반응을 일으키게 하는 능력이다.
③ 병원력은 감염된 사람들 중에서 현성 감염자의 비율이다.
④ 치명률은 현성감염자 중 사망한 사람의 비율이다.

해설

19

수인성 감염병의 특징
(1) 오염수계에 한해서 2~3일 내에 폭발적(폭발적, 동시적)으로 발생한다. (2) 환자발생은 급수지역 내에 국한해서 발생하며, 급수원에 오염원이 있다. (3) 성별, 연령, 직업 등의 차이에 따라 이환율의 차이가 없다. (4) 계절과는 비교적 무관하게 발생하며, 가족집적성이 낮다. (5) 급수시설에서 동일 병원체를 검출할 수 있다. (6) 일반적으로 이환율과 치명률이 낮으며, 2차 감염자가 적다.

20
이차발병률은 발단환자를 가진 가구의 감수성 있는 가구원 중에서 이 병원체의 최장 잠복기 내에 발병하는 환자의 비율로 감염성 질환에서 그 병원체의 감염력 및 전염력을 간접적으로 측정하는 데 유용한 지표이다.

21
환경개선을 통해 관리할 수 있는 감염병은 소화기계 감염병이다. 디프테리아와 같은 호흡기계 감염병은 환경위생관리를 통해 예방효과를 얻기 어렵다.
장티푸스, 파라티푸스, 유행성간염(A형간염) – 소화기계 감염병

22
독력은 현성 감염자 중 심각한 임상증상이나 장애가 초래된 사람의 비율이다.

정답 19 ③ 20 ③ 21 ③ 22 ①

PART 03

23 **질병의 감염과 관련된 용어 설명으로 옳지 않은 것은?** 21 전남

① 불현성 감염자는 병원균을 배출하지 않는다.
② 보균자는 증상이 나타나지 않으며 병원균을 배출한다.
③ 감염자 중 증상이 나타난 경우는 현성 감염에 해당한다.
④ 회복기보균자는 주로 소화기계 감염병에서 볼 수 있다.

24 **병원체에 감염된 시점부터 균의 배출이 가장 많이 이루어지는 시점까지의 기간을 의미하는 것은?** 21 경기

① 잠재기간 ② 개방기간
③ 세대기 ④ 잠복기

25 **다음에서 루더(De Rudder)의 감수성 자수를 계산하는 공식은?** 21 서울연구사(7급)

(가) 발병자 수	(나) 사망자 수
(다) 질병에 이환된 환자 수	(라) 환자와 접촉한 감수성자 수

① (라)/(다)×100 ② (가)/(라)×100
③ (나)/(라)×100 ④ (가)/(다)×100

26 **병원체가 숙주에 침입하여 질병을 일으키는 능력을 나타내는 지표는 무엇인가?** 21 복지부

① 감염력 ② 병원력
③ 독력 ④ 면역력
⑤ 치명률

PLUS

감염력	병원체가 숙주 내에 잠입 증식하여 숙주에 면역 반응을 일으키게 하는 능력
병원력	• 감염된 사람들 중에서 현성 감염자의 비율 • 병원체가 숙주에게 질병을 일으키는 능력
독력	현성 감염자 중에서 매우 심각한 임상증상이나 장애가 초래된 사람의 비율
치명률	현성 감염자 중에서 그 질병으로 사망한 사람의 비율
면역력	병원체로부터 자신을 방어하기 위한 각종 방어 체계로 병원체가 숙주에 침입했을 때 감염이나 발병을 막을 수 있는 능력이다.

해설

23
불현성 감염은 감염이 일어났으나 임상 증상과 증후가 없는 상태로 무증상 감염이라고도 한다. 증상이 없지만 혈청학적 검사를 통하여 감염 여부를 확인할 수 있으며 병원체를 배출하는 주요한 병원소이므로 감염병 관리에서 중요하다.

24
① 잠재기간(Latent Period): 감염이 일어났으나 병원체가 숙주에서 발견되지 않는 기간으로 감염의 전파가 일어나지 않는 기간을 의미한다.
② 개방기간(Patent Period): 감염 후 병원체가 숙주에서 발견되는 기간으로 감염의 전파가 가능한 기간을 의미한다.
③ 세대기(Generation Time): 감염 시작 시점부터 균 배출이 가장 많은 시점까지의 기간이다.
④ 잠복기(Incubation Period): 병원체가 숙주에 침입 후 표적 장기에 이동, 증식하여 일정 수준의 병리적 변화가 있어 증상과 증후가 발생할 때까지의 기간이다.

25
루더(De Rudder)의 감수성 지수는 특정 질환에 폭로된 적이 없는 미감염자가 병원체에 접촉되었을 때, 발병하는 비율로 대부분 호흡기계 감염병에 적용한다.
홍역, 두창(95%) > 백일해(60~80%) > 성홍열(40%) > 디프테리아(10%) > 소아마비(0.1%)

정답 23 ① 24 ③ 25 ② 26 ②

27 **감염경로가 달라서 방역관리가 비교적 쉬운 것으로 옳은 것은?** 21 인천

① 디프테리아 ② 장티푸스
③ COVID-19 ④ 홍역

28 **다음 중 감염(Infection)에 대한 내용으로 옳지 않은 것은?** 21 광주

① 병원체가 숙주에 침입한 뒤 증식이 이루어진다.
② 격리가 필요한 상태이다.
③ 세포와 조직에 병리적 변화를 일으킨다.
④ 면역반응을 야기한다.

29 **감염병과 잠복기에 대한 설명으로 옳은 것은?** 21 대전

① 세대기와의 관계를 고려하여 전파 가능 기간을 알 수 있다.
② 소화기계 감염병은 잠복기가 세대기보다 길다.
③ 감염 후 병원체가 숙주에서 발견되지 않는 기간이다.
④ 감염 후 병원체가 숙주에서 발견되는 기간으로 전파가 이루어지는 기간이다.

PLUS

잠복기(Incubation Period)

잠복기	병원체가 숙주에 침입 후 표적 장기에 이동, 증식하여 일정 수준의 병리적 변화가 있어 증상과 증후가 발생할 때까지의 기간
감염병의 잠복기 활용	① 질병마다 특이 잠복기가 있어 감염병 유행 시 원인균 추정에 활용함 ② 공개 전파와 점진적 전파 구분에 잠복기의 분포양상을 활용함 ③ 접촉자의 감염병 발현 가능 기간을 추정하여 검역기간 선정에 사용함 ④ 세대기와의 관계를 고려하여 전파 기간을 추정하는 데 활용함

해설

27
• 디프테리아, COVID-19, 홍역 : 호흡기계감염병
• 장티푸스 : 소화기계감염병
소화기계감염병은 증상의 정도가 심해지고 난 뒤 균 배출이 시작되기 때문에 환자를 발견하고 난 뒤 격리조치가 효과적이어서 방역 및 관리가 비교적 수월하다. 반면 호흡기계감염병은 증상이 나타나기 전(잠복기 말기)부터 증상 초기에 다량의 균 배출이 이루어지기 때문에 환자를 발견하고 난 뒤 이루어지는 격리조치의 효과가 떨어진다.

28
감염(Infection) : 병원체가 숙주에 침입한 뒤 증식하여 세포와 조직에 병리 변화를 일으켜 증상과 증후를 나타내거나, 면역 반응을 야기하는 상태이다.

29
② 소화기계 감염병은 잠복기가 세대기보다 짧다.
③ 감염 후 병원체가 숙주에서 발견되지 않는 기간이다. – 잠재기
④ 감염 후 병원체가 숙주에서 발견되는 기간으로 전파가 이루어지는 기간이다. – 개방기

정답 27 ② 28 ② 29 ①

PART 03

30 감염이 되었으나 증상이 거의 없어서 자신과 타인이 환자임을 인식하지 못하기 때문에 다른 사람에게 질병을 전파시킬 가능성이 높으며 면역학적 검사를 통해 감염여부를 확인이 가능한 감염을 의미하는 것은?

22 경북의료기술

① 불현성 감염자 ② 현성 감염자
③ 잠재 감염자 ④ 잠복기 보균자

PLUS

불현성 감염자	감염이 일어났으나 임상 증상과 증후가 없는 상태로 무증상감염이라고도 한다. 증상이 없지만 혈청학적 검사를 통하여 감염 여부를 확인할 수 있다. 병원체를 배출하는 주요한 병원소이므로 감염병 관리에서 중요하다.
현성 감염자	임상적 증상이 나타나는 감염
잠재 감염	병원체가 숙주에서 임상 증상을 일으키지 않으면서 지속적으로 존재하는 상태로 병원체가 혈액이나 조직, 분비물에서 발견될 수도 발견되지 않을 수도 있다.
잠복기 보균자	질환의 잠복 기간에 병원체를 배출하는 감염자

31 감염병에 대한 다음의 설명 중 옳은 것으로 바르게 연결된 것은?

ㄱ. 현성감염은 임상적 증상이 나타나는 감염이다.
ㄴ. 선천면역은 인종, 종족, 개인특성과 관계된 면역이다.
ㄷ. 감수성은 병원체에 대하여 감염이나 발병을 막을 수 없는 상태를 의미한다.
ㄹ. 감염력은 병원체가 숙주에게 심각한 증상이나 장애를 일으키는 능력이다.

① ㄱ, ㄴ, ㄷ ② ㄱ, ㄴ, ㄹ
③ ㄱ, ㄷ, ㄹ ④ ㄴ, ㄷ, ㄹ

32 특정 병원체에 감염된 사람 중 현성감염자의 비율로 측정할 수 있는 감염병 지표는 무엇인가? 22 울산

① 감염력 ② 병원력
③ 독력 ④ 치명률

PLUS

감염병 지표

감염력	병원체가 숙주 내에 잠입 증식하여 숙주에 면역 반응을 일으키게 하는 능력
병원력	• 감염된 사람들 중에서 현성 감염자의 비율 • 병원체가 숙주에게 질병을 일으키는 능력
독력	현성 감염자 중에서 매우 심각한 임상증상이나 장애가 초래된 사람의 비율
치명률	현성 감염자 중에서 그 질병으로 사망한 사람의 비율

해설

31
• 감염력은 병원체가 숙주 내에 침입하여 숙주에 면역 반응을 일으키게 하는 능력이다.
• 독력은 현성감염자 중 매우 심각한 임상증상이나 장애가 초래된 사람의 비율이다.

정답 30 ① 31 ① 32 ②

33 다음 사례에서 신종감염병 C에 대한 여자의 2021년 치명률[%]은? 24 보건직

> 2021년 인구수가 100,000명(남자 60,000명, 여자 40,000명)인 지역의 사망자 수는 1,000명(남자 750명, 여자 250명)이다. 이때 유행한 신종감염병 C의 확진자 수는 총 300명(남자 200명, 여자 100명)이며, 그중 2021년도 사망자는 25명(남자 15명, 여자 10명)이다.

① 4 ② 10
③ 15 ④ 40

제2절 감염성 생성과 전파

01 다음 중 능동면역에 해당하는 것은? 18 경기

① 비특이적 면역이다.
② 선천면역이다.
③ 면역혈청 주사로 생긴다.
④ 생백신 접종으로 생긴다.

02 다음 중 사람과 사람 사이에서 개달물로 전파되는 감염병은? 18 경북

① 트라코마 ② 일본뇌염
③ 쯔쯔가무시증 ④ 홍역

03 회복기 혈청이나 면역혈청 등을 이용하여 형성하는 면역은 어떤 면역에 해당하는가? 18 충남

① 자연능동면역 ② 자연수동면역
③ 인공능동면역 ④ 인공수동면역

04 감염병의 전파경로 가운데 직접전파에 해당하는 것은?

① 오염식수에 의한 콜레라 전파
② 모기에 의한 말라리아 전파
③ 비말(Droplet)에 의한 인플루엔자 전파
④ 비말핵(Droplet Nuclei)에 의한 결핵 전파

해설

33

치명률
현성 감염자 중에서 그 질병으로 사망한 사람의 비율 치명률 = 사망자/현성감염자 10/100 = 10

01
능동면역은 질병에 걸린 뒤 혹은 백신 접종 후 형성되는 면역이다. 이러한 면역은 해당 질병, 해당 병원균에 대해서만 형성되는 면역으로 특이적 면역이며 후천면역이다. 면역혈청 주사로 생기는 것은 인공수동면역이다.

02
- 개달물: 완구, 의복, 책, 침구, 식기 등 매개체 자체는 숙주의 내부로 들어가지 않고 병원체를 운반하는 수단으로만 작용한다.
- 개달물 전파 질병: 트라코마 눈병, 결핵

03
회복기혈청, 면역혈청, 항독소 등은 인공수동면역에 해당한다.

04
① 오염식수에 의한 콜레라 전파
: 물에 의한 간접전파
② 모기에 의한 말라리아 전파
: 모기가 매개하는 간접전파(생물학적 전파)
③ 비말에 의한 인플루엔자 전파
: 비말에 의한 직접전파
④ 비말핵에 의한 결핵 전파
: 비말핵이 공기의 흐름에 따라 이동하여 전파되는 간접전파(비활성 매개물 전파)

정답 33 ② / 01 ④ 02 ① 03 ④ 04 ③

PART 03

05 다음 중 질병의 매개생물 연결이 옳은 것은? 18 강원

① 진드기 – 렙토스피라증 ② 바퀴 – 폴리오
③ 벼룩 – 살모넬라증 ④ 이 – 페스트

PLUS

매개동물	매개 질환
모기	말라리아(중국얼룩날개모기), 일본뇌염(작은빨간집모기), 사상충증(토고숲모기), 황열(열대숲모기), 뎅기열(흰줄숲모기), 웨스트나일뇌염(빨간집모기, 등줄숲모기 등)
파리	소화기: 장티푸스, 세균성 이질, 소아마비 호흡기: 결핵, 디프테리아, 소아마비 각종 기생충 질환 화농성 질환, 나병 수면병(체체파리)
진드기	참진드기: 재귀열, 진드기뇌염, Q열, 록키산홍반열 털진드기: 양충병(쯔쯔가무시병), 유행성 출혈열
쥐벼룩	페스트, 발진열, 흑사병
쥐	세균성: 페스트, 와일씨병, 이질, 서교증, 살모넬라증 리케치아성: 발진열, 양충병(쯔쯔가무시병) 바이러스성: 유행성 출혈열 기생충: 선충증, 흡충증, 선모충증 원충성: 아메바성 이질
이	발진티푸스, 재귀열
바퀴벌레	파리와 동일

06 병원체에 따른 감염병의 종류에 대한 연결이 옳지 않은 것은? 18 충북

① 세균 – 콜레라, 장티푸스
② 바이러스 – 결핵, 홍역
③ 리케치아 – 쯔쯔가무시증, 발진열
④ 기생충 – 회충, 광절열두조충

07 모유수유를 한 영아가 모유수유를 하지 않은 영아에 비해 감염균에 대한 면역력이 높았다. 이에 해당하는 면역(immunity)의 종류는? 18 서울(6월)

① 자연능동면역 ② 자연수동면역
③ 인공능동면역 ④ 인공수동면역

08 질병과 매개체의 연결이 가장 옳은 것은? 18 서울(6월)

① 발진티푸스 – 벼룩
② 신증후군출혈열 – 소, 양, 산양, 말
③ 쯔쯔가무시병 – 파리
④ 지카바이러스 감염증 – 모기

해설

05
① 렙토스피라증 – 쥐
③ 살모넬라증 – 파리, 바퀴 등
④ 페스트 – 벼룩

06
결핵의 병원체는 세균, 홍역의 병원체는 바이러스이다.

07
모체에서 태반을 통해 신생아에게 전달되는 경태반 면역이나 모유수유를 통해 모성의 항체가 영아에게 전달되는 것은 대표적인 자연수동면역에 해당한다.

08
① 발진티푸스 – 이
② 신증후군출혈열 – 들쥐
③ 쯔쯔가무시병 – 진드기

정답 05 ② 06 ② 07 ② 08 ④

09 **원인병원체가 바이러스가 아닌 감염성 질환은?** 18 서울(10월)

① 백일해(Pertussis)
② 풍진(Rubella)
③ 중증급성호흡기증후군(SARS)
④ 중증열성혈소판감소증후군(SFTS)

10 **다음에서 설명하는 면역의 종류로 가장 옳은 것은?** 18 서울(10월)

> 각종 질환에 이환된 후 형성되는 면역으로서 그 면역의 지속기간은 질환의 종류에 따라 다르다.
> 즉, 영구면역이 되는 경우도 있고 지속기간이 짧은 경우도 있다.

① 자연능동면역 ② 인공능동면역
③ 자연수동면역 ④ 인공수동면역

11 **병원체에 이미 노출된 응급상황에서 투여하는 면역혈청은 어떤 면역에 해당하는가?** 18 충남

① 인공능동면역 ② 인공수동면역
③ 자연능동면역 ④ 자연수동면역

12 **다음 중 예방접종으로 순화독소가 사용되는 것은?** 19 경북의료기술

① 디프테리아 ② 홍역
③ 일본뇌염 ④ 백일해

PLUS

방법	예방되는 질병
생균(Living Vaccine)	홍역, 유행성이하선염, 풍진, 결핵, 수두, 두창, 탄저, 황열, 폴리오(Sabin), 일본뇌염, 인플루엔자
사균(Killed Vaccine)	백일해, B형간염, b형헤모필루스인플루엔자, 장티푸스, 신증후군출혈열, A형간염, 콜레라, 폴리오(Salk), 일본뇌염, 인플루엔자
순화독소(Toxoid)	디프테리아, 파상풍

13 **결핵균에 일찍부터 노출되었던 유럽인들에 비해 비교적 최근에 노출된 아프리카인들은 동일한 생활환경에서도 결핵에 대한 감수성과 치명률이 높다. 이러한 현상과 관련된 특성은 무엇인가?** 19 경기의료기술

① 선천면역 ② 후천면역
③ 능동면역 ④ 수동면역

해설

09
박해의 원인병원체는 세균이다.

10
질병에 걸린 후 형성되는 면역은 자연능동면역이다.

11
인공수동면역: 회복기 혈청, 면역혈청, 감마글로불린이나 파상풍 항독소 등 인공제제를 인체에 투입하여 면역을 부여하는 방법이다.

13
면역(Immunity): 병원체로부터 자신을 방어하기 위한 각종 방어체계로 선천면역과 후천면역으로 나눌 수 있다.
(1) 선천면역: 태어날 때부터 갖고 있는 자연면역으로 인종, 종족, 개인 특이성과 관계있는 면역
(2) 후천면역: 어떤 질병에 이환된 후나 예방접종 등에 의해서 후천적으로 형성되는 면역으로 능동면역과 수동면역으로 구분

정답 09 ① 10 ① 11 ② 12 ① 13 ①

PART 03

14 다음 중 병원소와 인수공통감염으로 짝지어진 것 중 옳지 않은 것은? 19 경기의료기술

① 소 – 결핵, 탄저
② 돼지 – 발진열, 일본뇌염
③ 양 – 탄저, 큐열
④ 개 – 광견병. 톡소플라즈마증

PLUS

동물 병원소

소	결핵, 탄저, 파상열, 살모넬라증, 큐열
돼지	살모넬라증, 파상열, 탄저, 일본뇌염
양	탄저, 파상열, 큐열
개	광견병, 톡소플라즈마증
쥐	페스트, 발진열, 살모넬라증, 렙토스피라증, 양충병
고양이	살모넬라증, 톡소플라즈마증
박쥐	사스(SARS), 에볼라출혈열
토끼	야토병

※ 큐열: 병원소는 포유류, 새, 절지동물, 진드기 등이며, 인체 감염원으로 확인된 가장 흔한 동물은 가축으로 주로 소, 염소, 양 등이다. 이외 개나 고양이와 같은 반려동물도 드물게 감염원이 될 수 있다.

15 다음 중 생균을 이용하여 인공능동면역을 수행하는 감염병으로 옳은 것을 모두 고르면? 19 전북

㉠ 두창	㉡ 홍역
㉢ 폴리오(sabin)	㉣ 일본뇌염

① ㉠, ㉡
② ㉡, ㉢
③ ㉠, ㉡, ㉢
④ ㉠, ㉡, ㉢, ㉣

PLUS

인공능동면역 방법과 질병

방법	예방되는 질병
생균 (Living Vaccine)	홍역, 유행성이하선염, 풍진, 결핵, 수두, 두창, 탄저, 황열, 폴리오(Sabin), 일본뇌염, 인플루엔자
사균 (Killed Vaccine)	백일해, B형간염, b형헤모필루스인플루엔자, 장티푸스, 신증후군출혈열, A형간염, 콜레라, 폴리오(Salk), 일본뇌염, 인플루엔자
순화독소(Toxoid)	디프테리아, 파상풍

해설

정답 14 ② 15 ④

16 인공수동면역에 대한 설명으로 옳은 것은? 19 전북의료기술

① 질병을 앓고 얻은 면역
② 백신접종으로 얻은 면역
③ 모체의 모유를 통해 얻은 면역
④ B형감염 면역글로불린을 이용한 면역

PLUS

후천면역

자연능동면역	질병에 이환된 후 자연적으로 형성되는 면역
인공능동면역	인위적으로 항원을 체내에 투입하여 항체가 생성되도록 하는 면역 방법으로 생균백신, 사균백신, 순화독소 등을 사용하는 예방접종으로 얻어지는 면역
자연수동면역	임신 상태에서 모체로부터 태반을 통하거나 모유수유에 의해 획득되는 면역으로 대개 생후 4~6개월까지 유효함
인공수동면역	회복기 혈청, 면역혈청, 감마글로불린이나 파상풍 항독소 등 인공제제를 인체에 투입하여 면역을 부여함

17 다음에서 설명하는 것은?

> 인위적으로 항원을 체내에 투입하여 항체가 생성되도록 하는 방법으로 생균백신, 사균백신, 순화독소 등을 사용하는 예방접종으로 얻어지는 면역을 말한다.

① 수동면역(passive immunity)
② 선천면역(natural immunity)
③ 자연능동면역(natural active immunity)
④ 인공능동면역(artificial active immunity)

PLUS

수동면역	다른 사람이나 동물에서 만든 항체를 받아서 면역력을 지니게 되는 것으로 접종 즉시 면역된다라는 장점이 있지만 일시적임
능동면역	숙주 스스로 면역체를 만들어내어 면역을 획득하는 것으로 외부 항원에 대해 항체가 발생하는 경우
자연능동면역	질병에 이환된 후 자연적으로 형성되는 면역
인공능동면역	인위적으로 항원을 체내에 투입하여 항체가 생성되도록 하는 면역 방법으로 생균백신, 사균백신, 순화독소 등을 사용하는 예방접종으로 얻어지는 면역

18 다음 감염병 중 호흡기계감염병으로만 나열된 것은? 19 경남

① 폴리오, 홍역, 백일해
② 디프테리아, 백일해, 유행성이하선염
③ A형간염, 결핵, 파상풍
④ 풍진, 수두, 황열

해설

18
- 홍역, 백일해, 디프테리아, 유행성이하선염, 풍진, 수두 : 호흡기계감염병
- 폴리오, A형간염 : 소화기계감염병
- 파상풍 : 피부접촉에 의한 감염병
- 결핵 : 인체 모든 장기에 다 감염될 수 있으며 폐결핵은 호흡기계감염병에 해당한다.

정답 16 ④ 17 ④ 18 ②

PART 03

19 **다음 인수공통감염병 중에서 원인균이 바이러스인 감염병은?** 19 경남

① 공수병 ② 결핵
③ 장출혈성대장균감염증 ④ 탄저병

20 **다음 중 질병의 전파과정이 직접 전파인 것은?** 19 제주

① 진드기에 물려서 감염 ② 음식 섭취하여 감염
③ 오염된 물 마셔서 감염 ④ 인플루엔자의 비말감염

21 **호흡기, 소화기계, 점막피부 경로로 감염되는 감염병의 연결이 옳은 것은?** 19 인천

① 호흡기 – 홍역, 소화기 – A형간염, 점막피부 – 임질
② 호흡기 – 콜레라, 소화기 – 장출혈성 대장균 감염증, 점막피부 – 일본뇌염
③ 호흡기 – 디프테리아, 소화기 – B형간염, 점막피부 – 소아마비
④ 호흡기 – 에이즈, 소화기 – 폴리오, 점막피부 – 홍역

PLUS

질병	탈출	전파	침입
홍역, 디프테리아, 결핵, 인플루엔자, 중증급성호흡기증후군	기도 분비물	직접 전파(비말), 공기매개 전파(비말핵), 개달물 등	호흡기 점막
장티푸스, 소아마비, 콜레라, A형간염, 세균성이질, 장출혈성, 대장균감염증	분변	음식, 파리, 손, 개달물	입(소화기)
에이즈, B형간염, C형간염	혈액	주사바늘	피부(자상 부위)
말라리아, 사상충증, 일본뇌염, 황열, 뎅기열		흡혈, 절지동물	
단순포진, 임질, 매독, 피부감염증	병변 부위 삼출액	직접 전파(접촉, 성교), 파리	피부, 성기점막, 안구점막 등

22 **감염병에 대한 후천면역 중 항독소, 감마글로불린을 투여하여 일시적 면역 효과를 획득하는 것은?** 19 인천

① 인공수동면역 ② 인공능동면역
③ 자연수동면역 ④ 자연능동면역

해설

19
공수병의 원인균은 Rabis virus이다.
결핵, 장출혈성대장균감염증, 탄저병의 원인균은 모두 세균이다.

20
직접 전파는 병원체가 중간 매개체 없이 다른 숙주로 직접 전파되어 감염을 일으키는 것이다.
(1) 피부 접촉에 의한 전파: 임질, 매독
(2) 비말에 의한 전파: 홍역, 인플루엔자 등
(3) 태반을 통한 수직감염: 매독, 풍진, 에이즈, 톡소플라즈마증, B형간염, 두창, 단순포진(Herpes)

22
인공수동면역은 회복기 혈청, 면역혈청, 감마 글로불린이나 파상풍, 항독소 등 인공제제를 인체에 투입하여 즉시 면역을 부여하는 방법이다.

정답 19 ① 20 ④ 21 ① 22 ①

PLUS

자연능동면역	질병에 이환된 후 자연적으로 형성되는 면역
인공능동면역	인위적으로 항원을 체내에 투입하여 항체가 생성되도록 하는 면역 방법으로 생균백신, 사균백신, 순화독소 등을 사용하는 예방접종으로 얻어지는 면역
자연수동면역	임신 상태에서 모체로부터 태반을 통하거나 모유수유에 의해 획득되는 면역으로 대개 생후 4~6개월까지 유효함
인공수동면역	회복기 혈청, 면역혈청, 감마글로불린이나 파상풍 항독소 등 인공제제를 인체에 투입하여 면역을 부여함

23 병원체의 종류와 그에 따른 감염병을 짝지은 것 중 가장 옳지 않은 것은? 19 서울

① 세균성 감염병 – 광견병　② 세균성 감염병 – 탄저
③ 세균성 감염병 – 브루셀라증　④ 바이러스성 감염병 – 홍역

24 다음 중 호흡기계 감염병에 해당하는 것은? 19 강원

① 디프테리아　② 세균성이질
③ 말라리아　④ 브루셀라증

25 다음 중 호흡기계 감염병에 해당하는 것은? 19 인천의료기술(10월)

① 폴리오　② 디프테리아
③ 콜레라　④ 장티푸스

26 다음 중 보균자(Carrier)에 대한 설명으로 옳지 않은 것은? 19 인천의료기술(10월)

① 임상적으로 자각적 · 타각적 증상이 있다.
② 일반적으로 보균자 수가 환자 수보다 많다.
③ 자유로이 활동하기 때문에 질병 전파기회가 많아 감염병 관리상 중요한 대상이 된다.
④ 건강보균자는 감염에 의한 증상이 전혀 없고 건강한 자와 다름없지만 병원체를 보유하는 보균자로 폴리오, B형간염, 디프테리아 등이 해당된다.

해설

23
광견병의 원인균은 Rabies virus이다.

24
- 세균성이질: 소화기계감염병
- 말라리아: 절지동물매개감염병
- 브루셀라증: 인수공통감염병

25
호흡기계 감염병은 환자나 보균자의 객담, 콧물 등으로 배설되어 감염되는 비말감염과 공기전파로 이루어지는 비말 감염 및 먼지에 의한 공기전파 감염으로 이루어지는 감염병이다.
② 디프테리아: 호흡기계 감염병
① 폴리오, ③ 콜레라, ④ 장티푸스: 소화기계 감염병

26
보균자는 자각적, 타각적으로 임상 증상이 없는 병원체 보유자로서 전염원으로 작용하는 감염자로 환자보다 역학적으로 더욱 중요한 병원소가 되기 때문에 감염병 관리상 중요한 대상이다.

정답 23 ① 24 ① 25 ② 26 ①

PART 03

27 **다음 중 소화기계 감염병에 해당하는 것은?** 19 강원의료기술

가. 장티푸스	나. 유행성출혈열
다. 유행성간염	라. 폴리오
마. 수막구균감염증	바. 발진티푸스

① 가, 나, 다 ② 가, 다, 라
③ 다, 라, 마 ④ 라, 마, 바

28 **감염병의 종류에 따른 감수성지수는 어떤 감염병을 기반으로 나타낸 것인가?** 19 경기의료기술(11월)

① 급성 호흡기감염병 ② 소화기감염병
③ 만성 호흡기감염병 ④ 기생충감염병

29 **여과성 병원체로서 전자현미경으로만 볼 수 있는 병원체에 의해 감염되는 질병에 해당하는 것은?** 19 충북

① 아메바성이질 ② 발진열
③ 폴리오 ④ 장티푸스

30 **병원체로부터 자신을 방어하기 위한 방어체계 중 후천면역의 종류에 대한 연결이 옳은 것은?** 19 충북

㉠ 홍역을 앓고 나서 생긴 면역
㉡ 모체로부터 받아서 생긴 면역
㉢ 홍역 예방접종을 받고 나서 생긴 면역
㉣ B형간염 면역글로불린을 투여하고 나서 생긴 면역

	㉠	㉡	㉢	㉣
①	자연능동면역	자연수동면역	인공능동면역	인공수동면역
②	인공능동면역	인공수동면역	자연능동면역	자연수동면역
③	자연수동면역	자연능동면역	인공수동면역	인공능동면역
④	인공수동면역	인공능동면역	자연수동면역	자연능동면역

해설

27
나. 유행성출혈열: 인수공통감염병
마. 수막구균감염증: 호흡기계감염병
바. 발진티푸스: 절지동물매개감염병

28
감수성 지수는 특정 질환에 폭로된 적이 없는 미감염자가 병원체에 접촉되었을 때, 발병하는 비율로 대부분 호흡기계 감염병에 적용된다.
루더(De Rudder)의 감수성 지수: 홍역, 두창(95%) > 백일해(60~80%) > 성홍열(40%) > 디프테리아(10%) > 소아마비(0.1%)

29
여과성 병원체로서 전자현미경으로만 볼 수 있는 병원체는 바이러스이다.
① 아메바성이질: 기생충(원생동물)
② 발진열: 리케치아
③ 폴리오: 바이러스
④ 장티푸스: 세균

정답 27 ② 28 ① 29 ③ 30 ①

31 **간접전파에 대한 내용으로 옳지 않은 것은?** 19 대전보건연구사

① 병원체는 기생하는 인체부위에 따라 전파방식이 달라진다.
② 보편적으로 소화기계 감염병에 해당한다.
③ 매개체를 통하지 않는 전파방법이다.
④ 개달물은 간접전파에 해당한다.

PLUS

감염병의 전파

<table>
<tr><td colspan="2">직접 전파</td><td>병원체가 중간 매개체 없이 다른 숙주로 직접 전파되어 감염을 일으키는 것
① 피부 접촉에 의한 전파 : 임질, 매독
② 비밀에 의한 전파 : 홍역, 인플루엔자 등
③ 태반을 통한 수직감염 : 매독, 풍진, 에이즈, 톡소플라즈마증, B형간염, 두창, 단순포진(Herpes)</td></tr>
<tr><td rowspan="3">간접 전파</td><td colspan="2">병원체가 매개체를 통해 전파되는 것</td></tr>
<tr><td>활성 매개체 전파</td><td>생물에 의한 매개로 전파되는 것
• 기계적 전파 : 매개 곤충이 단순히 기계적으로 병원체를 운반하는 것으로 매개 곤충 내에서는 병원체의 증식 일어나지 않음
• 생물학적 전파 : 병원체가 매개 곤충 내에서 성장이나 증식을 한 뒤에 전파하는 경우로 매개 곤충 자체가 전파 과정에서 생물학적으로 중요한 역할을 함</td></tr>
<tr><td>비활성 매개 전파</td><td>• 무생물 매개물 공기, 식품, 물, 우유, 토양
• 비말핵 : 호흡기 비말의 경우 수분이 증발되면 비말핵이 남아 공기의 흐름에 따라 이동하여 멀리까지 전파가 가능함. 비말감염과 달리 공기가 매개하는 간접 전파이며 유행 관리가 어려움
• 개달물(Formit) : 완구, 의복, 책, 침구, 식기 등 매개체 자체는 숙주의 내부로 들어가지 않고 병원체를 운반하는 수단으로만 작용</td></tr>
</table>

32 **각 분류에 따른 질병으로 올바르게 짝지어진 것은?** 19 부산보건연구사

① 세균 – 일본뇌염, 장티푸스
② 기생충 – 트리코모나스, 선모충
③ 바이러스 – 말라리아, 홍역
④ 리케차 – 에이즈, 발진티푸스

33 **다음 중 감염병에 대한 설명으로 옳지 않은 것은?** 19 인천보건연구사

① 대부분의 질병에서 환자보다는 건강보균자가 관리에 어려움이 있어서 문제가 된다.
② 무생물병원소에서 생존하는 병원체도 있다.
③ 예방접종은 전파를 차단하는 중요한 방법이다.
④ 산모가 태아에게 전파하는 것은 간접전파이다.

해설

31
③ 매개체를 통하지 않는 전파방법은 직접전파이다.

32
① 일본뇌염 – 바이러스, 장티푸스 – 세균
③ 말라리아 – 기생충, 홍역 – 바이러스
④ 에이즈 – 바이러스, 발진티푸스 – 리케치아

33
산모가 태아에게 전파하는 것은 직접전파이다.

정답 31 ③ 32 ② 33 ④

PART 03

34 **병원체로부터 자신을 방어하기 위한 방어체계 중 모체로부터 태반을 통하거나 수유에 의해 획득되는 면역은?** 20 경기의료기술

① 인공능동면역 ② 자연능동면역
③ 인공수동면역 ④ 자연수동면역

PLUS

후천면역

자연능동면역	질병에 이환된 후 자연적으로 형성되는 면역
인공능동면역	인위적으로 항원을 체내에 투입하여 항체가 생성되도록 하는 면역 방법으로 생균백신, 사균백신, 순화독소 등을 사용하는 예방접종으로 얻어지는 면역
자연수동면역	임신 상태에서 모체로부터 태반을 통하거나 모유수유에 의해 획득되는 면역으로 대개 생후 4~6개월까지 유효함
인공수동면역	회복기 혈청, 면역혈청, 감마글로불린이나 파상풍 항독소 등 인공제제를 인체에 투입하여 면역을 부여함

35 **다음 중 감염병의 병원소와 병원체의 연결이 옳은 것은?** 20 경기의료기술

① 사람 – 광견병 ② 흙 – 브루셀라
③ 물 – B형간염 ④ 렙토스피라 – 동물

36 **다음 중 전염병 발생의 6단계에 해당하지 않는 것은?** 20 제주

① 병원체 ② 병원소로부터 병원체의 탈출
③ 전파 ④ 병원체가 병원소로 침입

37 **다음 중 생균백신을 사용한 인공능동면역에 해당하는 것은?** 20 경기

㉠ 장티푸스	㉡ 홍역
㉢ 일본뇌염	㉣ 수두

① ㉠, ㉡, ㉢ ② ㉠, ㉢
③ ㉡, ㉣ ④ ㉠, ㉡, ㉢, ㉣

PLUS

방법	예방되는 질병
생균 (Living Vaccine)	홍역, 유행성이하선염, 풍진, 결핵, 수두, 두창, 탄저, 황열, 폴리오(Sabin), 일본뇌염, 인플루엔자
사균 (Killed Vaccine)	백일해, B형간염, b형헤모필루스인플루엔자, 장티푸스, 신증후군출혈열, A형간염, 콜레라, 폴리오(Salk), 일본뇌염, 인플루엔자
순화독소(Toxoid)	디프테리아, 파상풍

해설

35
① 광견병: 개, 고양이, 여우 등의 포유동물
② 브루셀라증: 말, 소, 돼지, 양, 개
③ B형간염: 사람
④ 토스피라증: 동물 중 특히 들쥐

36
병원체 – 병원소로부터 병원체의 탈출 – 전파 – 병원체가 신숙주로 침입 – 신숙주의 감수성

정답 34 ④ 35 ④ 36 ④ 37 ③

38 **질병에 대한 후천적 면역 중 면역글로불린 주사는 어떤 면역에 해당하는가?** 20 광주 · 전남 · 전북

① 자연능동면역 ② 인공능동면역
③ 자연수동면역 ④ 인공수동면역

39 **숙주 내에 침입한 병원체의 저항력, 즉 면역에 관한 설명으로 옳지 않은 것은?** 20 대구

① 타인이 생성한 항체를 전달받아 형성된 면역을 수동면역이라고 한다.
② 항원에 노출된 적이 없어도 모유수유를 통해 항원에 대한 면역력을 가질 수 있다.
③ 수동면역은 효과가 즉각적이고 영구면역을 획득할 수 있다.
④ 파상풍 항독소를 투여하는 것은 인공수동면역에 해당한다.

40 **다음 중 모기가 매개하는 감염병은?** 20 대전

① 페스트 ② 중증급성호흡기증후군
③ 지카바이러스 ④ 발진열

41 **예방접종 대상이면서 생균백신으로 인공능동면역인 것은?** 20 대구

① 콜레라 ② 홍역
③ 장티푸스 ④ A형간염

42 **병원체로부터 자신을 방어하기 위한 방어체계인 면역 중 모체로부터 태반을 통하여 전달되는 면역은?** 20 대전

① 자연능동면역 ② 인공능동면역
③ 자연수동면역 ④ 인공수동면역

PLUS

후천면역

자연능동면역	질병에 이환된 후 자연적으로 형성되는 면역
인공능동면역	인위적으로 항원을 체내에 투입하여 항체가 생성되도록 하는 면역 방법으로 생균백신, 사균백신, 순화독소 등을 사용하는 예방접종으로 얻어지는 면역
자연수동면역	임신 상태에서 모체로부터 태반을 통하거나 모유수유에 의해 획득되는 면역으로 대개 생후 4~6개월까지 유효함
인공수동면역	회복기 혈청, 면역혈청, 감마글로불린이나 파상풍 항독소 등 인공제제를 인체에 투입하여 면역을 부여함

해설

38
면역글로불린, 항독소 등은 인공수동면역에 해당한다.

39
수동면역은 효과가 즉각적으로 나타나지만 지속기간은 능동면역에 비해 짧다.

40
① 페스트 : 벼룩
② 중증급성호흡기증후군 : 비말감염
③ 지카바이러스 : 모기
④ 발진열 : 벼룩

41
- 생균백신 : 홍역, 유행성이하선염, 풍진, 결핵, 수두, 폴리오(Sabin), 일본뇌염, 인플루엔자
- 사균백신 : 백일해, B형간염, b형헤모필루스인플루엔자, 장티푸스, 신증후군출혈열, A형간염, 콜레라, 폴리오(Salk), 일본뇌염, 인플루엔자

정답 38 ④ 39 ③ 40 ③ 41 ② 42 ③

PART 03

43 **다음 중 주로 동물에서 사람으로 전염되는 감염병으로 바르게 연결된 것은?** 20 부산

ㄱ. 탄저	ㄴ. 렙토스피라증
ㄷ. 말라리아	ㄹ. 레지오넬라증

① ㄱ, ㄴ　② ㄱ, ㄴ, ㄷ
③ ㄴ, ㄷ, ㄹ　④ ㄱ, ㄴ, ㄷ, ㄹ

44 **다음 중 사람을 병원소로 하는 질병이 아닌 것은?** 20 부산

① 세균성이질　② 발진열
③ 홍역　④ 장티푸스

45 **다음 중 인공능동면역에 해당하는 것은?** 20 제주

① 파상풍 항독소　② 풍진 예방접종
③ B형간염 면역글로불린　④ 홍역 감염 면역

46 **감염병의 생물학적 전파 유형과 질병, 매개체의 연결이 옳은 것은?** 20 제주

① 증식형 – 모기 – 사상충증
② 발육형 – 이 – 발진티푸스
③ 배설형 – 체체파리 – 수면병
④ 발육증식형 – 모기 – 말라리아

PLUS

생물학적 전파유형

증식형	• 단순히 병원체의 수만 증가 • 매개 곤충 내에서 병원체가 수적 증식만 한 후 전파하는 형태	• 모기: 일본뇌염, 황열, 뎅기열 • 쥐벼룩: 페스트 • 벼룩: 발진열 • 이: 발진티푸스, 재귀열
발육형	• 병원체가 발육만 함 • 매개 곤충 내에서 수적 증식은 없지만 발육하여 전파하는 형태	• 모기: 사상충증
증식발육형	병원체가 증식과 발육을 함께 함	• 모기: 말라리아 • 체체파리: 수면병
배설형	곤충의 위장관에 증식하여 대변과 함께 나와 숙주의 상처를 통해 전파됨	• 이: 발진티푸스 • 벼룩: 페스트, 발진열
경란형	• 병원체가 충란을 통해 전파하는 경우 • 곤충의 난자를 통하여 다음 세대까지 전달되어 전파되는 형태	진드기: 록키산홍반열, 재귀열, 쯔쯔가무시증

해설

43
• 탄저: 소, 돼지, 양 등
• 렙토스피라증: 소, 돼지, 쥐
• 말라리아의 병원소는 사람이다.
• 레지오넬라증의 병원소는 물이고 호흡기를 통해 사람에게 감염된다.

44
발진열의 병원소는 설치류나 야생동물이며 쥐벼룩을 매개로 전파가 이루어진다.

45
인공능동면역은 예방접종에 의해 형성되는 면역이다.
① 파상풍 항독소: 인공수동면역
② 풍진 예방접종: 인공능동면역
③ B형간염 면역글로불린: 인공수동면역
④ 홍역 감염 면역: 자연능동면역

정답 43 ① 44 ② 45 ② 46 ④

47 다음 중 생균백신, 사균백신등을 사용하여 획득하는 면역은? 20 충남

① 자연능동면역 ② 자연수동면역
③ 인공능동면역 ④ 인공수동면역

48 COVID-19의 예방백신을 개발하여 전국민에게 접종하게 되는 경우 어떠한 면역 유형에 해당하는가? 20 충북

① 자연수동면역 ② 자연능동면역
③ 인공수동면역 ④ 인공능동면역

49 감염병의 병원체에 대한 설명으로 옳은 것은? 20 충북

① 바이러스는 항생제에 약한 특성이 있으며 홍역, 폴리오, 일본뇌염 등의 원인이 된다.
② 세균은 단세포로 된 미생물로 배양이 가능하며 말라리아, 수면병 등을 일으킨다.
③ 리케치아는 바이러스처럼 숙주 내에서 증식하며 쯔쯔가무시증, 발진열 등을 일으킨다.
④ 세균은 회충, 요충 등 육안으로 관찰이 가능한 것을 말한다.

50 다음 중 병원체가 세균인 질병으로만 이루어진 것은? 20 전남의료기술(7월)

① 회충, 구충, 편충 ② 풍진, 홍역, 수두
③ 장티푸스, 결핵, 콜레라 ④ 쯔쯔가무시, 발진티푸스, 발진열

51 면역혈청, 면역글로불린에 해당하는 면역은? 20 전남의료기술(7월)

① 인공수동면역 ② 인공능동면역
③ 자연수동면역 ④ 자연능동면역

해설

47
① 자연능동면역: 질병 이환 후 획득하는 면역
② 자연수동면역: 경태반면역
③ 인공능동면역: 예방접종
④ 인공수동면역: 면역글로불린, 항독소 등

48
백신을 이용한 예방접종은 인공능동면역에 해당한다.

49
① 바이러스는 항생제에 저항하므로 예방하는 것이 최선의 방법이며 홍역, 폴리오, 일본뇌염 등의 원인이 된다.
② 세균은 단세포로 된 미생물로 배양이 가능하며 장티푸스, 콜레라, 결핵, 디프테리아 등을 일으킨다. 말라리아, 수면병의 병원체는 원생동물에 해당한다.
④ 후생동물은 회충, 요충 등 육안으로 관찰이 가능한 것을 말한다.

50
① 회충, 구충, 편충: 후생동물
② 풍진, 홍역, 수두: 바이러스
③ 장티푸스, 결핵, 콜레라: 세균
④ 쯔쯔가무시, 발진티푸스, 발진열: 리케치아

51
① 인공수동면역: 면역글로불린, 면역혈청, 감마글로불린, 항독소
② 인공능동면역: 백신, 순화독소 예방접종
③ 자연수동면역: 경태반면역, 모유수유
④ 자연능동면역: 질병이환 후 획득

정답 47 ③ 48 ④ 49 ③ 50 ③ 51 ①

PART 03

52 **다음 중 해충박멸을 통해 예방할 수 있는 질병에 해당하지 않는 것은?** 20 울산의료기술(10월)

① 브루셀라증 ② 쯔쯔가무시증
③ 발진티푸스 ④ 말라리아

PLUS

해충박멸로 예방할 수 있는 질병은 절족동물이 매개하는 질병이다. 브루셀라증은 인수공통감염병으로 병원소는 말, 소, 돼지, 양, 개 등이다. 염소, 양, 소의 소독되지 않은 젖이나 젖으로 만든 치즈를 먹고 산발적 또는 집단적으로 발생할 수 있다

53 **임신 상태에서 모체로부터 태반을 통하거나 모유수유에 의해 획득되는 면역의 종류는?** 20 울산

① 자연능동면역 ② 자연수동면역
③ 인공능동면역 ④ 인공수동면역

54 **감염병생성과정을 순서대로 옳게 나열한 것은?** 20 인천의료기술

가. 병원소	나. 병원체
다. 침입	라. 전파
마. 탈출	바. 신숙주 감수성

① 나 − 가 − 마 − 라 − 다 − 바
② 가 − 마 − 바 − 나 − 다 − 라
③ 가 − 다 − 나 − 라 − 마 − 바
③ 바 − 나 − 가 − 마 − 라 − 다

55 **두창과 감염경로가 같은 감염병은?** 20 인천의료기술

① 인플루엔자 ② 소아마비
③ 장티푸스 ④ 광견병

해설

52
② 쯔쯔가무시증: 진드기 매개
③ 발진티푸스: 이 매개
④ 말라리아: 중국얼룩날개모기 매개

53
① 자연능동면역: 질병이환 후 획득
② 자연수동면역: 강태반면역, 모유수유
③ 인공능동면역: 예방접종
④ 인공수동면역: 면역글로불린, 면역혈청, 감마글로불린, 항독소

54
감염병의 생성 단계: 병원체 − 병원소 − 탈출 − 전파 − 침입 − 신숙주의 감수성

55
두창의 감염경로는 사람 간 호흡기를 통한 공기전파, 환자와의 직접접촉, 수포액, 타액, 호흡기 분비물 등에 의한 감염이다.
① 인플루엔자: 호흡기 통한 비말감염, 비말핵, 공기전파
② 소아마비: 소화기계감염
③ 장티푸스: 소화기계감염
④ 광견병: 병원소인 동물에게 물려서 감염

정답 52 ① 53 ② 54 ① 55 ①

56 **다음의 특성을 가지고 있는 병원체가 일으키는 감염병은?** 20 서울

- 병원체 중 가장 작아 전자현미경으로만 볼 수 있다.
- 살아있는 세포 내에서 번식하므로 세포 내 병원체라고도 한다.
- 항생물질과 설파제에 저항한다.

① 칸디다증 ② 발진티푸스
③ 디프테리아 ④ 인플루엔자

PLUS

- 바이러스(Virus) : 병원체 중 가장 작아 전자현미경으로만 볼 수 있으며 세균 여과막을 통과하여 여과성 병원체라고 한다. 살아 있는 조직세포 내에서만 증식하며 항생제에 저항하므로 예방하는 것이 최선의 방법이다.
- 바이러스가 병원체인 감염병 : 홍역, 폴리오, 일본뇌염, 공수병, 유행성이하선염, 에이즈, 풍진, 두창, 황열, 신증후군출혈열(유행성출혈열), B형간염, 수두 등

57 **비말 전파 감염병으로만 묶인 것으로 가장 옳은 것은?** 20 서울

① 풍진, 결핵, 홍역, 소아마비, 인플루엔자
② 풍진, 결핵, 홍역, 수두, 파상풍
③ 풍진, 결핵, 홍역, 수두, 콜레라
④ 풍진, 결핵, 홍역, 감기, 발진열

58 **이물질에 대항할 선천면역이 없을 때에는 인공상 적응을 시켜서 후천상 면역력이 형성되게 한다. 후천면역에 대한 설명으로 가장 옳은 것은?** 20서울(고졸)

① 자연수동면역은 회복기 혈청, 면역 협청, 감마 글로불린 등의 항체를 사람 또는 동물에게서 얻어 주사하는 것이다.
② 자연능동면역은 감염병에 감염되어 생기는 면역으로 실제 임상 증상을 나타내며 앓는 때뿐만 아니라 불현성감염일 때에도 생긴다.
③ 인공수동면역은 태아가 모체의 태반을 통해 항체를 받거나 생후에 모유에서 항체를 얻는 방법으로 생후 차차 없어진다.
④ 인공능동면역은 이미 형성된 면역원을 체내에 주입하여 얻는 면역으로 비교적 짧은 기간 동안 유지된다.

해설

56
① 칸디다증 : 진균
② 발진티푸스 : 리케치아
③ 디프테리아 : 세균

57
비밀전파가 이루어지는 감염병은 호흡기계 감염병이다(풍진, 결핵, 홍역, 인플루엔자).
소아마비(폴리오)의 경우 장내 배설물이나 호흡기계 분비물을 통하여 전파되며 주로 접촉 감염에 의해 이루어진다.
- 소아마비, 콜레라 : 소화기계 감염병
- 파상풍 : 피부접촉을 통한 감염
- 발진열 : 벼룩에 의한 전파

58
① 인공수동면역은 회복기 혈청, 면역 혈청, 감마 글로불린 등의 항체를 사람 또는 동물에게서 얻어 주사하는 것이다.
③ 자연수동면역은 태아가 모체의 태반을 통해 항체를 받거나 생후에 모유에서 항체를 얻는 방법으로 생후 차차 없어진다.
④ 인공수동면역은 이미 형성된 면역원을 체내에 주입하여 얻는 면역으로 비교적 짧은 기간 동안 유지된다.

정답 56 ④ 57 ① 58 ②

PART 03

59 **다음의 (가)~(다)에 대한 설명으로 가장 옳은 것은?** 20 서울(고졸)

> (가) 병원체의 감염경로가 식품에서 입으로 이루어지는 감염병이다.
> (나) 사람과 가축 양쪽에 이환되는 감염병이다.
> (다) 어패류에 의한 기생충 질환이다.

① (가)의 경우 세균에 의한 것은 유행성출혈열, 장티푸스 등이 있다.
② (가)는 산발적으로 발생하며 항상 온도가 높은 여름에 발생한다.
③ (나)의 경우 세균성 질병으로는 결핵, 탄저, 브루셀라병 등이 있다.
④ (다)의 경우 폐흡충(디스토마)의 제1중간숙주는 쇠우렁이이다.

60 **세수 후 수건을 사용하고 다른 사람이 그 수건을 다시 사용하였을 때 옮겨질 수 있는 질병은?** 20 경기의료기술

① 세균성이질 ② 트라코마
③ 콜레라 ④ 성홍열

61 **면역은 병원체로부터 자신을 방어하기 위한 각종 방어 체계로 선천면역과 후천면역으로 나눌 수 있다. 다음 중 후천면역에 대한 설명으로 옳은 것은?** 20 광주보건연구사

① 파상풍은 생균백신 접종으로 항체가 형성되는 인공능동면역이다.
② 홍역에 감염된 후 자연적으로 형성되는 면역은 자연수동면역이다.
③ 백신이나 순화를 접하고 형성되는 면역은 인공수동면역이다.
④ 인공수동면역은 인공능동면역에 비해 지속시간이 짧다.

62 **감염병 유행의 3대요인으로 옳은 것은?** 20 울산

① 개인행태, 환경, 보건의료체계
② 인적 특성, 시간적 특성, 지리적 특성
③ 감염원, 감염경로, 감수성 있는 숙주
④ 신체적 요인, 정신적 요인, 사회적 요인

해설

59
① (가)는 소화기계 감염병에 대한 설명이다. 장티푸스는 소화 기계 감염병이 유행성출혈열은 인수공통감염병이다.
② 소화기계 감염병은 음식이나 물을 섭취한 사람들에게 발생하므로 섭취한 인구집단에서 폭발적으로 발생하며 여름에 더 많이 발생하지만 항상 여름에만 발생하는 것은 아니다.
③ (나)는 인수공통감염병에 대한 설명으로 결핵, 탄저, 브루셀라병이 해당된다.
④ 폐흡충의 제1중간숙주는 다슬기이다.

60
수건의 공동사용으로 전파되는 경우는 개달물에 의한 전파에 해당한다. 개달물 전파가 이루어지는 대표적 질병은 트라코마와 결핵이다. 세균성이질, 콜레라는 소화기계 음식물 섭취를 통한 감염, 성홍열은 호흡기계(비말, 비말핵)를 통한 감염이 이루어진다.

61
① 파상풍은 순화독소(toxoid) 접종으로 항체가 형성되는 인공능동면역이다.
② 홍역에 감염된 후 자연적으로 형성되는 면역은 자연능동면역이다.
③ 백신이나 순화독소를 접종하고 형성되는 면역은 인공능동면역이다.
④ 수동면역은 능동면역에 비해 효과는 빨리 나타나지만 지속시간은 짧다.

정답 59 ③ 60 ② 61 ④ 62 ③

PLUS

감염병 유행의 3대 요인

감염원(병인)	① 감염병의 병원체를 가지고 있어 감수성 있는 숙주에게 병원체를 전염시킬 수 있는 근원이 되는 모든 것 ② 환자, 보균자, 감염동물, 토양, 오염식품 등
감염 경로	① 감염원으로부터 감수성이 있는 숙주 집단으로 병원체가 운반될 수 있는 과정 ② 접촉 감염, 공기 전파, 동물매개 전파, 개달물 전파 등
감수성 숙주	① 숙주의 병원체에 대한 저항력이 낮은 상태 ② 감수성이 높은 인구 집단은 감염병 유행이 잘 만연됨 ③ 면역성이 높은 집단에서는 유행이 잘 이루어지지 않음

63 **사균백신처럼 균을 불활성화해서 예방접종(인공능동면역)이 가능한 질병으로 짝지어진 것은 무엇인가?** 20 충북보건연구사

① 결핵/백일해 ② A형간염/백일해
③ 수두/일본뇌염 ④ 두창/인플루엔자

PLUS

생균백신(Living Vaccine)	홍역, 유행성이하선염, 풍진, 결핵, 수두, 두창, 탄저, 황열, 폴리오(Sabin), 일본뇌염, 인플루엔자
사균백신(Killed Vaccine)	백일해, B형간염, b형헤모필루스인플루엔자, 장티푸스, 신증후군출혈열, A형간염, 콜레라, 폴리오(Salk), 일본뇌염, 인플루엔자
순화독소(Toxoid)	디프테리아, 파상풍

64 **다음 중 개달물에 해당하는 것은?** 20 충북

① 의복, 침구류 ② 물, 모기
③ 식품, 주사기 ④ 토양, 비말

65 **다음 중 병원소(reservoir)에 대한 설명으로 옳은 것은?** 20 광주

① 병원체가 생존할 수 있는 존재이며 증식은 할 수 없다.
② 병원소는 사람, 동물, 곤충 등 생명이 있는 존재로 물이나 흙 같은 무생물은 병원소에 해당하지 않는다.
③ 임상증상이 없는 보균자는 전염원으로 작용하지 않기 때문에 역학적으로 중요하지 않다.
④ 인수공통감염병은 동물이 병원소에 해당하며 인류에게 새로운 신종감염병의 발생에 중요한 역할을 한다는 점에서 높은 관심을 가져야 한다.

해설

64
개달물(Formit) : 완구, 의복, 책 침구, 식기 등 매개체 자체는 숙주의 내부로 들어가지 않고 병원체를 운반하는 수단으로만 작용한다.

정답 63 ② 64 ① 65 ④

PART 03

PLUS

병원소(reservoir)

	병원체가 생존하고 증식하면서 감수성 있는 숙주에 전파 시킬 수 있는 생태적 지위에 해당하는 사람, 동물, 곤충, 흙, 물 등을 말한다.
환자	임상증상이 있어서 비교적 용이하게 치료와 격리 등 필요한 조치를 취할 수 있다.
보균자	자각적, 타각적으로 임상 증상이 없는 병원체 보유자로서 전염원으로 작용하는 감염자로 환자보다 역학적으로 더욱 중요한 병원소가 되기 때문에 감염병 관리상 중요한 대상이다.
동물 병원소	① 동물 병원소가 문제가 되는 경우는 숙주 범위가 넓어서 동물과 인간 모두에게 감염과 질병을 일으키는 경우이다. ② 동물 병원소가 문제가 되는 인수공통감염병(zoonosis)은 척추동물과 인간 사이에 상호 전파되는 병원체에 의해서 발생하는 질병을 말한다. ③ 인수공통감염병은 인류에게 새로운 신종감염병의 발생에 중요한 역할을 한다는 점에서 높은 관심을 가져야 한다.
환경병원소	토양, 흙, 먼지, 물 등(우유, 오염식품은 병원소가 아님)

66 **후천면역 중에서 생균백신으로 예방접종을 받은 뒤 형성되는 면역에 해당하는 것은?** 21 경기

① 자연능동면역 ② 자연수동면역
③ 인공능동면역 ③ 인공수동면역

PLUS

후천면역

자연능동면역	질병에 이환된 후 자연적으로 형성되는 면역
인공능동면역	인위적으로 항원을 체내에 투입하여 항체가 생성되도록 하는 면역 방법으로 생균백신, 사균백신, 순화독소 등을 사용하는 예방접종으로 얻어지는 면역
자연수동면역	임신 상태에서 모체로부터 태반을 통하거나 모유수유에 의해 획득되는 면역으로 대개 생후 4~6개월까지 유효함
인공수동면역	회복기 혈청, 면역혈청, 감마글로불린이나 파상풍 항독소 등 인공제제를 인체에 투입하여 면역을 부여함

67 **다음 질병 중 원인균의 종류가 바이러스에 해당하는 것은?** 21 경기의료기술(2월)

① 홍역 ② 콜레라
③ 장티푸스 ④ 디프테리아

68 **인공능동면역으로 사균백신에 해당하는 것은?** 21 대구

① B형간염 ② MMR
③ 수두 ④ BCG

해설

67
① 홍역: 홍역바이러스 (Measles Virus)
② 콜레라: 콜레라균 (Vibrio Cholerae) – 세균
③ 장티푸스: 살모넬라 타이파균 (Salmonella Typhi) – 세균
④ 디프테리아: 디프테리아균 (Corynebacterium Diphtheriae) – 세균

정답 66 ③ 67 ① 68 ①

PLUS

방법	예방되는 질병
생균 (Living Vaccine)	홍역, 유행성이하선염, 풍진, 결핵, 수두, 두창, 탄저, 황열, 폴리오(Sabin), 일본뇌염, 인플루엔자
사균 (Killed Vaccine)	백일해, B형간염, b형헤모필루스인플루엔자, 장티푸스, 신증후군출혈열, A형간염, 콜레라, 폴리오(Salk), 일본뇌염, 인플루엔자
순화독소(Toxoid)	디프테리아, 파상풍

69 **세계적으로 코로나19가 유행하고 있는 상황에서 코로나19 예방접종을 맞은 경우 획득되는 면역의 유형은 무엇인가?** 21 제주

① 자연능동면역 ② 자연수동면역
③ 인공능동면역 ④ 인공수동면역

PLUS

후천면역

자연능동면역	질병에 이환된 후 자연적으로 형성되는 면역
인공능동면역	인위적으로 항원을 체내에 투입하여 항체가 생성되도록 하는 면역 방법으로 생균백신, 사균백신, 순화독소 등을 사용하는 예방접종으로 얻어지는 면역
자연수동면역	임신 상태에서 모체로부터 태반을 통하거나 모유수유에 의해 획득되는 면역으로 대개 생후 4~6개월까지 유효함
인공수동면역	회복기 혈청, 면역혈청, 감마글로불린이나 파상풍 항독소 등 인공제제를 인체에 투입하여 면역을 부여함

70 **병에 걸렸다 회복된 사람의 혈청을 이용한 면역은?** 21 강원

① 인공능동면역 ② 인공수동면역
③ 자연능동면역 ④ 자연수동면역

71 **감염에 의한 임상증상이 전혀 없고, 건강자와 다름없지만 병원체를 보유하는 보균자로서 감염병 관리에 중요한 대상이 되는 보균자는?** 21 강원

① 회복기 보균자 ② 잠복기 보균자
③ 건강 보균자 ④ 잠재기 보균자

PLUS

잠복기 보균자	질환의 잠복 기간에 병원체를 배출하는 감염자. 디프테리아, 홍역, 백일해, 유행성이하선염, 성홍열, 인플루엔자, 폴리오 등
회복기 보균자	질병에 걸린 후 증상이 전부 소실되었는데도 불구하고 계속 병원체를 배출하는 경우. 장티푸스, 파라티푸스, 세균성 이질 등의 많은 소화기계 감염병
건강 보균자	감염에 의한 임상 증상이 전혀 없고, 건강자와 다름없지만 병원체를 보유하는 보균자로 병원체가 숙주로부터 배출되는 자속 기간에 따라 일시적 보균자, 영구적 보균자, 민성 보균자 등으로 구분. B형 간염, 디프테리아, 폴리오

해설

71
보균자: 자각적, 타각적으로 임상증상이 없는 병원체 보유자로서 전염원으로 작용하는 감염자로 환자보다 역학적으로 더욱 중요한 병원소가 되기 때문에 감염병 관리상 중요한 대상이다.

정답 69 ③ 70 ② 71 ③

PART 03

72 **다음 중 병원소 및 매개체와 원인 병원체의 연결이 옳은 것은?** 21 경기

① 브루셀라증 – 소, 말 – 렙토스피라균
② 쯔쯔가무시증 – 벼룩 – 리켓챠
③ 말라리아 – 모기 – 원충류
④ 장티푸스 – 바퀴벌레 – 살모넬라균

73 **다음 감염병 중 박테리아가 원인인 질병은 무엇인가?** 21 경북

① 디프테리아 ② 발진티푸스
③ 일본뇌염 ④ 쯔쯔가무시증

74 **감염병의 생물학적 전파유형 중 병원체가 매개곤충 내에서 증식한 후 장관을 거쳐 배설물로 배출되어 전파되는 질병에 해당하는 것은?** 21 광주 · 전남 · 전북

① 발진열 ② 재귀열
③ 말라리아 ④ 사상충증

PLUS

생물학적 전파유형

증식형	• 단순히 병원체의 수만 증가 • 매개 곤충 내에서 병원체가 수적 증식만 한 후 전파하는 형태	• 모기: 일본뇌염, 황열, 뎅기열 • 쥐벼룩: 페스트 • 벼룩: 발진열 • 이: 발진티푸스, 재귀열
발육형	• 병원체가 발육만 함 • 매개 곤충 내에서 수적 증식은 없지만 발육하여 전파하는 형태	모기: 사상충증
증식발육형	병원체가 증식과 발육을 함께 함	• 모기: 말라리아 • 체체파리: 수면병
배설형	곤충의 위장관에 증식하여 대변과 함께 나와 숙주의 상처를 통해 전파됨	• 이: 발진티푸스 • 벼룩: 페스트, 발진열
경란형	• 병원체가 충란을 통해 전파하는 경우 • 곤충의 난자를 통하여 다음 세대까지 전달되어 전파되는 형태	진드기: 록키산홍반열, 재귀열, 쯔쯔가무시증

75 **인수공통감염병의 동물병원소 연결이 옳지 않은 것은?** 21 대전

① 소 – 결핵, 탄저, 파상열
② 돼지 – 탄저, 파상열
③ 쥐 – 발진열, 살모넬라증
④ 양 – 유행성출혈열, 쯔쯔가무시증

해설

72
① 브루셀라증 – 소, 말 – 브루셀라균(Brucella)
② 쯔쯔가무시증 – 진드기 – 리켓챠
④ 장티푸스 – 바퀴벌레 – 살모넬라 타이피균(Salmonella Typhi)

73
① 디프테리아: 디프테리아균(Corynebacterium Diphtheriae) – 세균(bacteria)
② 발진티푸스: 발진티푸스리케차(Rickettsia Prowazekia)
③ 일본뇌염: 일본뇌염바이러스(Japanese Encephalitis B Virus)
④ 쯔쯔가무시증: 리케치쯔쯔가무시(Rickellsia Tsutsugamushi)

74
생물학적 전파유형 중 배설형에 대한 설명이다. 배설형 전파가 이루어지는 질병은 이가 매개하는 발진티푸스, 벼룩이 매개하는 페스트와 발진열이 있다.

75
동물 병원소: 동물이 병원체를 보유하고 있다가 인간 숙주에게 전염시키는 전염원으로 작용하는 경우로 이런 감염병을 인수공통감염병(Zoonosis)이라 한다.

정답 72 ③ 73 ① 74 ① 75 ④

PLUS

동물 병원소

소	결핵, 탄저, 파상열, 살모넬라증, 큐열
돼지	살모넬라증, 파상열, 탄저, 일본뇌염
양	탄저, 파상열, 큐열
개	광견병, 톡소플라즈마증
쥐	페스트, 발진열, 살모넬라증, 렙토스피라증, 양충병
고양이	살모넬라증, 톡소플라즈마증
박쥐	사스(SARS), 에볼라출혈열
토끼	야토병

76 **코로나19 백신 접종 후 형성되는 면역의 종류는?** 21 부산

① 자연수동면역 ② 인공능동면역
③ 인공수동면역 ④ 자연능동면역

77 **인위적으로 항체를 주사하여 얻는 면역은?** 21 서울

① 자연능동면역 ② 자연수동면역
③ 인공능동면역 ④ 인공수동면역

78 **후천면역 중 자연수동면역에 해당하는 것은?** 21 충북

① 질병에 이환된 후 형성되는 면역
② 예방접종으로 형성되는 면역
③ 모체로부터 태반이나 수유를 통해 받는 항체
④ 면역혈청, 감마글로불린, 항독소 등의 접종을 통한 면역

79 **다음 중 건강보균자에 해당하는 설명은?** 21 충북

① 병원체는 있고 임상증상이 없는 사람
② 병원체는 없고 증상이 있는 사람
③ 증상이 모두 발생한 뒤 균이 발견되는 사람
④ 증상 발생 전 균이 발견되는 사람

해설

76
후천면역
(1) 자연능동면역: 질병에 이환된 후 자연적으로 형성되는 면역
(2) 인공능동면역: 인위적으로 항원을 체내에 투입하여 항체가 생성되도록 하는 면역 방법으로 생균백신, 사균백신, 순화독소 등을 사용하는 예방접종으로 얻어지는 면역
(3) 자연수동면역: 임신 상태에서 모체로부터 태반을 통하거나 모유수유에 의해 획득되는 면역으로 대개 생후 4~6개월까지 유효함
(4) 인공수동면역: 회복기 혈청, 면역혈청, 감마글로불린이나 파상풍 항독소 등 인공제제를 인체에 투입하여 면역을 부여함

78
① 질병에 이환된 후 형성되는 면역: 자연능동면역
② 예방접종으로 형성되는 면역: 인공능동면역
③ 모체로부터 태반이나 수유를 통해 받는 항체: 자연수동면역
④ 면역혈청, 감마글로불린, 항독소 등의 접촉을 통한 면역: 인공수동면역

79
건강 보균자: 감염에 의한 임상 증상이 전혀 없고, 건강자와 다름없지만 병원체를 보유하는 보균자로 병원체가 숙주로부터 배출되는 지속기간에 따라 일시적 보균자, 영구적 보균자, 만성 보균자 등으로 구분한다.

정답 76 ② 77 ④ 78 ③ 79 ①

80 후천면역 중 항독소를 통해 획득하는 면역은? 21 전남경력경쟁(7월)

① 자연능동면역　② 자연수동면역
③ 인공능동면역　④ 인공수동면역

PLUS

선천면역	태어날 때부터 갖고 있는 자연면역으로 인종, 종족, 개인 특이성과 관계있는 면역			
후천면역	어떤 질병에 이환된 후나 예방접종 등에 의해서 후천적으로 형성되는 면역으로 능동면역과 수동면역으로 구분			
	능동면역	자연능동면역	질병에 이환된 후 자연적으로 형성되는 면역 • 두창, 홍역, 장티푸스 등	
		인공능동면역	인위적으로 항원을 체내에 투입하여 항체가 생성되도록 하는 면역 방법으로 생균백신, 사균백신, 순화독소 등을 사용하는 예방접종으로 얻어지는 면역	
			백신	두창, BCG, 홍역, 디프테리아, 인플루엔자 등
			독소	파상풍, 보툴리즘 등
	수동면역	자연수동면역	임신 상태에서 모체로부터 태반을 통하거나 모유수유에 의해 획득되는 면역으로 대개 생후 4~6개월까지 유효함 • 경태반면역(소아마비, 홍역, 디프테리아 등)	
		인공수동면역	회복기 혈청, 면역혈청, 감마글로불린이나 파상풍 항독소 등 인공제제를 인체에 투입하여 면역을 부여함 • B형간염 면역글로불린, 파상풍 항독소	

81 면역 획득 방법 중 인공 능동 면역에 해당하는 것은? 21 서울

① 모유를 통한 항체 전달　② 톡소이드 접종
③ 감마글로불린 접종　④ 홍역 감염 후 형성된 면역

82 동물 병원소와 그들이 매개하는 질환을 옳게 짝지은 것은? 21 서울

① 원숭이 - 발진열　② 쥐 - 황열
③ 돼지 - 페스트　④ 소 - 결핵

PLUS

동물 병원소

소	결핵, 탄저, 파상열, 살모넬라증, 큐열
돼지	살모넬라증, 파상열, 탄저, 일본뇌염
양	탄저, 파상열, 큐열
개	광견병, 톡소플라즈마증
쥐	페스트, 발진열, 살모넬라증, 렙토스피라증, 양충병
고양이	살모넬라증, 톡소플라즈마증
박쥐	사스(SARS), 에볼라출혈열
토끼	야토병

해설

81
① 모유를 통한 항체 전달: 자연수동면역
② 톡소이드 접종: 인공능동면역
③ 감마글로불린 접종: 인공수동면역
④ 홍역 감염 후 형성된 면역: 자연능동면역

82
동물 병원소: 동물이 병원체를 보유하고 있다가 인간 숙주에게 전염시키는 전염원으로 작용하는 경우로 이런 감염병을 인수공통감염병(Zoonosis)이라 한다.

정답 80 ④　81 ②　82 ④

83 태아가 모체로부터 태반이나 모유수유를 통해 얻는 면역에 해당하는 것은? 21 복지부

① 자연수동면역 ② 자연능동면역
③ 인공수동면역 ④ 인공능동면역
⑤ 선천면역

PLUS

<table>
<tr><td>선천면역</td><td colspan="4">태어날 때부터 갖고 있는 자연면역으로 인종, 종족, 개인 특이성과 관계있는 면역</td></tr>
<tr><td rowspan="7">후천면역</td><td colspan="4">어떤 질병에 이환된 후나 예방접종 등에 의해서 후천적으로 형성되는 면역으로 능동면역과 수동면역으로 구분</td></tr>
<tr><td rowspan="4">능동면역</td><td>자연능동면역</td><td colspan="2">• 질병에 이환된 후 자연적으로 형성되는 면역
• 두창, 홍역, 장티푸스 등</td></tr>
<tr><td rowspan="3">인공능동면역</td><td colspan="2">인위적으로 항원을 체내에 투입하여 항체가 생성되도록 하는 면역 방법으로 생균백신, 사균백신, 순화독소 등을 사용하는 예방접종으로 얻어지는 면역</td></tr>
<tr><td>백신</td><td>두창, BCG, 홍역, 디프테리아, 인플루엔자 등</td></tr>
<tr><td>독소</td><td>파상풍, 보툴리즘 등</td></tr>
<tr><td rowspan="2">수동면역</td><td>자연수동면역</td><td colspan="2">임신 상태에서 모체로부터 태반을 통하거나 모유수유에 의해 획득되는 면역으로 대개 생후 4~6개월까지 유효함
• 경태반면역(소아마비, 홍역, 디프테리아 등)</td></tr>
<tr><td>인공수동면역</td><td colspan="2">회복기 혈청, 면역혈청, 감마글로불린이나 파상풍 항독소 등 인공제제를 인체에 투입하여 면역을 부여함
• B형간염 면역글로불린, 파상풍 항독소</td></tr>
</table>

84 다음 중 인수공통감염병의 병원소와 질병 연결이 옳지 않은 것은? 21 울산

① 소 – 결핵, 탄저, 파상열, 살모넬라
② 돼지 – 살모넬라, 파상열
③ 양 – 탄저, 파상열
④ 고양이 – 발진열, 양충병

PLUS

인수공통감염병의 동물병원소

소	결핵, 탄저, 파상열, 살모넬라증, 큐열
돼지	살모넬라증, 파상열, 탄저, 일본뇌염
양	탄저, 파상열, 큐열
개	광견병, 톡소플라즈마증
쥐	페스트, 발진열, 살모넬라증, 렙토스피라증, 양충병
고양이	살모넬라증, 톡소플라즈마증
박쥐	사스(SARS), 에볼라출혈열
토끼	야토병

해설

정답 83 ① 84 ④

PART 03

85 **다음 중 감염 시 주로 불현성 감염을 일으키는 질병으로 바르게 연결된 것은?** 21 울산의료기술

ㄱ. 성홍열	ㄴ. 일본뇌염
ㄷ. 폴리오	ㄹ. 홍역

① ㄱ, ㄴ　② ㄱ, ㄷ
③ ㄴ, ㄷ　④ ㄴ, ㄹ

86 **다음 중 병원체가 바이러스인 질병으로 바르게 연결된 것은?** 21 인천

① 홍역, 폴리오, 광견병
② 장티푸스, 세균성이질, 콜레라
③ 쯔쯔가무시증, 큐열, 발진열
④ 두창, 풍진, 성홍열

PLUS

병원체의 종류	전염 형태	질병
세균	호흡기	결핵, 디프테리아, 백일해, 성홍열, 나병
	소화기	콜레라, 장티푸스, 파라티푸스, 세균성이질
	피부/점막	매독, 임질, 파상풍, 나병, 페스트
바이러스	호흡기	홍역, 유행성이하선염, 두창, 풍진, 수두
	소화기	폴리오, 유행성간염
	피부/점막	광견병, 황열, B형간염, 에이즈, 일본뇌염
리케차		쯔쯔가무시증, 록키산홍반열, 큐열, 발진티푸스, 발진열
원충동물	소화기/피부	말라리아, 아메바성이질, 아프리카 수면병 등
후생동물	소화기	회충, 십이지장충 등

87 **다음 중 감염병과 병원체 종류의 연결이 옳지 않은 것은?** 21 경기경력경쟁

① 세균 – A형간염
② 바이러스 – AIDS
③ 리케치아 – 쯔쯔가무시증
④ 원충 – 말라리아

해설

85
- 일본뇌염과 폴리오는 감염 시 대부분 불현성감염을 일으키는 대표적인 질병이다.
- 홍역은 대부분(95%) 현성감염을 일으키며 성홍열은 약 40% 정도 현성감염을 일으킨다.

87
A형간염의 원인균은 Hepatitis A 바이러스이다.

정답 85 ③　86 ①　87 ①

88 COVID-19처럼 비말로 감염되는 질병의 전파경로로 옳은 것은?

21 대구보건연구사

① 직접전파 – 직접접촉　　② 직접전파 – 간접접촉
③ 간접전파 – 직접접촉　　④ 간접전파 – 생물학적 전파

PLUS

전파수단에 따른 분류

(1) 직접전파(direct transmission)
① 직접접촉(direct contact)에 의한 전파 : 병원소와 새로운 숙주가 피부접촉, 점막접촉, 교상(biting), 수직감염 등을 통하여 전파되는 것
② 간접접촉(indirect contact)에 의한 전파 : 환자나 보균자의 호흡기 비말(droplet)에 섞여 나온 병원체가 바로 새로운 숙주의 호흡기나 점막에 침입하는 비말전파
(2) 간접전파(indirect transmission)
① 매개하는 물질이 생물인지 무생물인지에 따라 크게 구분되며, 무생물로서 질병을 전파하는 매개체를 통칭하여 매개물(vehicle)이라 하며, 생물인 경우(보통은 모기와 같은 곤충과 진드기)는 매개생물(vector)이라고 한다.
② 매개물전파로는 공기매개전파, 식품매개전파, 수인성, 우우매개전파, 개달물전파가 있다.
③ 생물매개전파는 크게 기계적 전파와 생물학적 전파로 나눌 수 있다.

89 최근 우리나라는 코로나-19 예방을 위한 예방접종을 시행하였다. 이와 관련된 면역은 무엇인가? 21 충북보건연구사

① 자연수동면역　　② 인공수동면역
③ 자연능동면역　　④ 인공능동면역

90 다음 중 질병 매개체와 감염병의 연결이 옳지 않은 것은?

① 쥐 – 살모넬라증, 라싸열, 렙토스피라증
② 쥐벼룩 – 베스트, 발진열
② 이 – 쯔쯔가무시, 발진티푸스
④ 진드기 – 재귀열, 중증열성혈소판감소증후군

PLUS

주요 매개생물과 관련된 감염병의 예

매개생물	주요 감염병의 예
모기	말라리아, 사상충증, 일본뇌염, 뎅기열, 지카바이러스감염증
쥐	렙토스피라증, 살모넬라증, 라싸열 신증후군출혈열
쥐벼룩	페스트, 발진열
진드기류	재귀열, 쯔쯔가무시증, 중증열성혈소판감소증후군
이	발진티푸스, 재귀열

해설

89
후천면역

자연능동면역	질병에 이환된 후 자연적으로 형성되는 면역
인공능동면역	인위적으로 항원을 체내에 투입하여 항체가 생성되도록 하는 면역 방법으로 생균백신, 사균백신, 순화독소 등을 사용하는 예방접종으로 얻어지는 면역
자연수동면역	임신 상태에서 모체로부터 태반을 통하거나 모유수유에 의해 획득되는 면역으로 대개 생후 4~6개월까지 유효함
인공수동면역	회복기 혈청, 면역혈청, 감마글로불린이나 파상풍 항독소 등 인공제제를 인체에 투입하여 면역을 부여함

정답 88 ② 89 ④ 90 ③

PART 03

91 **다음 중 자연능동면역 질병에 대한 내용으로 옳은 것은?** 21 전북보건연구사

ㄱ. 현성 감염 후 영구면역 – 일본뇌염, 폴리오
ㄴ. 불현성 감염 후 영구면역 – 홍역, 두창
ㄷ. 감염 후 약한 면역 – 디프테리아, 세균성이질
ㄹ. 감염면역만 형성 – 콜레라, 장티푸스

① ㄱ ② ㄴ
③ ㄷ ④ ㄹ

PLUS

자연능동면역 질병

면역 기간	감염병
현성 감염 후 영구면역	두창, 홍역, 수두, 유행성이하선염, 백일해, 성홍열, 발진티푸스, 콜레라, 장티푸스, 페스트
불현성 감염 후 영구면역	일본뇌염, 폴리오
약한 면역	디프테리아, 폐렴, 인플루엔자, 수막구균성수막염, 세균성이질
감염면역만 형성	매독, 임질, 말라리아

92 **백신으로 예방 가능한 질병은?** 21 전북보건연구사

① 장티푸스 ② 파라티푸스
③ 세균성이질 ④ 장출혈성대장균

93 **다음 중 병원체가 바이러스에 해당하는 질병은?** 21 광주보건연구사

① 수두, 두창, 백일해
② 홍역, 일본뇌염, 유행성이하선염
③ 장티푸스, 콜레라, 세균성이질
④ 쯔쯔가무시증, 발진티푸스, 발진열

PLUS

병원체의 종류

병원체의 종류	전염 형태	질병
세균	호흡기	결핵, 디프테리아, 백일해, 성홍열, 나병
	소화기	콜레라, 장티푸스, 파라티푸스, 세균성이질
	피부/점막	매독, 임질, 파상풍, 나병, 페스트
바이러스	호흡기	홍역, 유행성이하선염, 두창, 풍진, 수두
	소화기	폴리오, 유행성간염
	피부/점막	광견병, 황열, B형간염, 에이즈, 일본뇌염
리케차		쯔쯔가무시증, 록키산홍반열, 큐열, 발진티푸스, 발진열
원충동물	소화기/피부	말라리아, 아메바성이질, 아프리카 수면병 등
후생동물	소화기	회충, 십이지장충 등

해설

92
- 세균성이질과 장출혈성대장균 감염증은 예방백신이 없다.
- 파라티푸스는 혈청형이 많아서 효과적인 예방접종 백신 개발이 어렵고 한 번 앓고 나면 수년간은 재감염이 잘 안되며, 같은 균주에 대하여는 면역항체를 갖게 되기 때문에 예방접종을 하지 않는다.

정답 91 ③ 92 ① 93 ②

94 다음의 두 가지 예시에 해당하는 면역의 종류는 무엇인가? 21 인천

> 과거 질병에 걸린 적이 있는 모체의 출생아가 태반을 통한 항체의 아동으로 인해 생기는 면역은 (A)이다. 질병이환 후 회복하여 얻은 면역은 (B)이다.

	(A)	(B)
①	자연능동면역	인공능동면역
②	자연능동면역	자연수동면역
③	자연수동면역	자연능동면역
④	자연수동면역	인공능동면역

PLUS

후천면역

자연능동면역	질병에 이환된 후 자연적으로 형성되는 면역
인공능동면역	인위적으로 항원을 체내에 투입하여 항체가 생성되도록 하는 면역 방법으로 생균백신, 사균백신, 순화독소 등을 사용하는 예방접종으로 얻어지는 면역
자연수동면역	임신 상태에서 모체로부터 태반을 통하거나 모유수유에 의해 획득되는 면역으로 대개 생후 4~6개월까지 유효함
인공수동면역	회복기 혈청, 면역혈청, 감마글로불린이나 파상풍 항독소 등 인공제제를 인체에 투입하여 면역을 부여함

95 다음 중 루더의 감수성지수가 높은 감염병부터 순서대로 바르게 나열한 것은? 21 경남보건연구사

① 홍역 – 백일해 – 성홍열 – 디프테리아 – 소아마비
② 두창 – 디프테리아 – 성홍열 – 폴리오 – 백일해
② 홍역 – 성홍열 – 디프테리아 – 백일해 – 소아마비
④ 두창 – 폴리오 – 백일해 – 디프테리아 – 성홍열

96 다음 중 후천적으로 형성되는 면역에 대한 설명으로 옳지 않은 것은? 21 대전보건연구사

① 자연능동면역은 질환에 이환된 후에 발생 된 면역이다.
② 자연수동면역은 태반 및 수유를 통해 얻어지는 면역이다.
③ 인공수동면역은 항체와 순화독소를 통해 얻어지는 면역이다.
④ 인공능동면역은 생백신, 사백신을 통해 얻어지는 면역이다.

해설

95
루더(De Rudder)의 감수성 지수는 특정 질환에 폭로된 적이 없는 미감염자가 병원체에 접촉되었을 때, 발병하는 비율로 대부분 호흡기계 감염병에 적용한다.
홍역, 두창(95%) > 백일해(60~80%) > 성홍열(40%) > 디프테리아(10%) > 소아마비(0.1%)

정답 94 ③ 95 ① 96 ③

해설

PLUS

후천면역

자연능동면역	질병에 이환된 후 자연적으로 형성되는 면역
인공능동면역	인위적으로 항원을 체내에 투입하여 항체가 생성되도록 하는 면역 방법으로 생균백신, 사균백신, 순화독소 등을 사용하는 예방접종으로 얻어지는 면역
자연수동면역	임신 상태에서 모체로부터 태반을 통하거나 모유수유에 의해 획득되는 면역으로 대개 생후 4~6개월까지 유효함
인공수동면역	회복기 혈청, 면역혈청, 감마글로불린이나 파상풍 항독소 등 인공제제를 인체에 투입하여 면역을 부여함

97 다음 중 후천면역에 대한 설명으로 옳지 않은 것은? 21 대구

① 홍역에 감염 후 형성되는 면역은 자연면역이다
② 인공수동면역이 공동면역보다 면역의 유지기간이 길다
③ 인공수동면역이 인공농동면역보다 빠르게 작용한다.
④ 태반을 통한 면역획득은 자연수동면역이다.

97
• 면역의 발효시간의 빠르기:
 자연능동면역 < 인공능동면역
 < 자연수동면역 < 인공수동면역
• 면역의 지속시간: 인공수동면역 < 자연수동면역 < 인공능동면역 < 자연능동면역

98 후천면역 중 인공수동면역에 해당하는 것은? 22 경기

① 항독소 ② 생균백신
③ 순화독소 ④ 사균백신

PLUS

후천면역

자연능동면역	질병에 이환된 후 자연적으로 형성되는 면역
인공능동면역	인위적으로 항원을 체내에 투입하여 항체가 생성되도록 하는 면역 방법으로 생균백신, 사균백신, 순화독소 등을 사용하는 예방접종으로 얻어지는 면역
자연수동면역	임신 상태에서 모체로부터 태반을 통하거나 모유수유에 의해 획득되는 면역으로 대개 생후 4~6개월까지 유효함
인공수동면역	회복기 혈청, 면역혈청, 감마글로불린이나 파상풍 항독소 등 인공제제를 인체에 투입하여 면역을 부여함

99 태아가 모체로부터 태반이나 모유수유를 통해 획득하는 면역은?

22 경북의료기술

① 인공능동면역 ② 자연수동면역
③ 자연농동면역 ④ 인공수동면역

정답 97 ② 98 ① 99 ②

100 후천적으로 형성되는 면역 중 태반을 통하여 태아에게 전달되거나 모유수유를 통해 전달되는 것은 어떤 면역에 해당하는가? 22 대전의료기술

① 자연능동면역 ② 인공능동면역
③ 자연수동면역 ④ 인공수동면역

101 감염병의 간접전파 매개체로 옳지 않은 것은? 22 지방직

① 개달물 ② 식품
③ 비말 ④ 공기

PLUS

감염병의 전파방법

직접 전파		병원체가 중간 매개체 없이 다른 숙주로 직접 전파되어 감염을 일으키는 것 ① 피부 접촉에 의한 전파: 임질, 매독 ② 비말에 의한 전파: 홍역, 인플루엔자 등 ③ 태반을 통한 수직감염: 매독, 풍진, 에이즈, 톡소플라즈마증, B형간염, 두창, 단순포진(Herpes)
간접 전파		병원체가 매개체를 통해 전파되는 것
	활성 매개체 전파	생물에 의한 매개로 전파되는 것 • 기계적 전파: 매개 곤충이 단순히 기계적으로 병원체를 운반하는 것으로 매개 곤충 내에서는 병원체의 증식 일어나지 않음 • 생물학적 전파: 병원체가 매개 곤충 내에서 성장이나 증식을 한 뒤에 전파하는 경우로 매개 곤충 자체 가 전파 과정에서 생물학적으로 중요한 역할을 함
	비활성 매개체 전파	• 무생물 매개물 공기, 식품, 물, 우유, 토양 • 비말핵: 호흡기 비말의 경우 수분이 증발되면 비말핵이 남아 공기의 흐름에 따라 이동하여 멀리까지 전파가 가능함. 비말감염과 달리 공기가 매개하는 간접 전파이며 유행 관리가 어려움 • 개달물(Formit): 완구, 의복, 책, 침구, 식기 등 매개체 자체는 숙주의 내부로 들어가지 않고 병원체를 운반하는 수단으로만 작용

102 리케차에 의한 인수공통감염병으로 옳은 것은? 22 지방직

① 탄저 ② 렙토스피라증
③ 큐열 ④ 브루셀라증

103 다음 중 면역과 감수성에 대한 설명으로 옳지 않은 것은? 22 충남

① 인공수동면역은 모체로부터 태반과 모유로 전달되는 면역이다.
② 인공능동면역은 예방접종으로 얻는 면역이다.
③ 면역이란 병원체로부터 자신을 방어하기 위한 각종 방어체계이다.
④ 감수성이란 병원체가 숙주에 침입했을 때 감염을 막을 수 없는 상태이다.

해설

102
① 탄저: 탄저균(Bacillus Anthracis) – 세균
② 렙토스피라증: 렙토스피라 인테로간스(Lieptospira interrogans), 렙토스피라비플렉사(Leptospira Biflexa) – 세균
③ 큐열: coxiella burnetii, 리케치아과 그람음성균
④ 브루셀라증: 브루셀라균(Brucella) – 세균

정답 100 ③ 101 ③ 102 ③ 103 ①

PART 03

PLUS

숙주의 저항성

감수성 (Susceptibility)	병원체가 숙주에 침입했을 때 병원체에 대하여 감염이나 발병을 막을 수 없는 상태, 즉 저항력이 높으면 감수성이 낮다고 할 수 있음
면역(Immunity)	병원체로부터 자신을 방어하기 위한 각종 방어 체계로 선천면역과 후천면역으로 나눌 수 있다.

선천면역	태어날 때부터 갖고 있는 자연면역으로 인종, 종족, 개인 특이성과 관계있는 면역
후천면역	어떤 질병에 이환된 후나 예방접종 등에 의해서 후천적으로 형성되는 면역으로 능동면역과 수동면역으로 구분 ① 자연능동면역: 질병에 이환된 후 자연적으로 형성되는 면역 ② 인공능동역: 인위적으로 항원을 체내에 투입하여 항체가 생성되도록 하는 면역 방법으로 생균백신, 사균백신, 순화독소 등을 사용하는 예방접종으로 얻어지는 면역 ③ 자연수동면역: 임신 상태에서 모체로부터 태반을 통하거나 모유수유에 의해 획득되는 면역으로 대개 생후 4~6개월까지 유효함 ④ 인공수동면역: 회복기 혈청, 면역혈청, 감마글로불린이나 파상풍, 항독소 등 인공제제를 인체에 투입하여 면역을 부여함

104 **후천면역 중 생백신이나 순화독소를 이용하여 획득하는 면역의 종류는 무엇인가?** 22 충북의료기술

① 자연능동면역 ② 자연수동면역
③ 인공능동면역 ④ 인공수동면역

PLUS

후천면역

자연능동면역	질병에 이환된 후 자연적으로 형성되는 면역
인공능동면역	인위적으로 항원을 체내에 투입하여 항체가 생성되도록 하는 면역 방법으로 생균백신, 사균백신, 순화독소 등을 사용하는 예방접종으로 얻어지는 면역
자연수동면역	임신 상태에서 모체로부터 태반을 통하거나 모유수유에 의해 획득되는 면역으로 대개 생후 4~6개월까지 유효함
인공수동면역	회복기 혈청, 면역혈청, 감마글로불린이나 파상풍 항독소 등 인공제제를 인체에 투입하여 면역을 부여함

105 **다음 중 감염병에 더 잘 걸릴 수 있는 경우는?** 22 충북

① 병원체의 높은 독력 ② 숙주의 높은 감수성
③ 숙주의 높은 면역력 ④ 병원체의 낮은 감염력

106 **다음 중 리케치아가 원인균인 질병으로 옳은 것은?** 22 충북

① 쯔쯔가무시병, 발진티푸스 ② 렙토스피라증, 레지오넬라증
③ 황열, 뎅기열 ④ 신증후군출혈열, 브루셀라증

해설

105
숙주의 감수성이 높고 면역력이 낮은 경우, 병원체의 병원력이 높은 경우 감염병 감염위험이 높아진다. 병원체의 독력은 질병에 이미 걸린 사람(현성감염자) 중 중증도가 높거나 사망한 사람의 비율이므로 독력이 높다고 더 잘 걸리는 것은 아니다. 감염력은 감수성자가 병원체에 감염되어 면역반응이 나타나거나 질병의 증상이 나타나는 경우를 모두 포함한다. 감염력이 높은 경우 감염자가 많아질 수는 있지만 불현성감염이 많다면 질병에 걸리는 사람의 수는 않지 않게 된다.

106
① 쯔쯔가무시병, 발진티푸스 : 리케치아
② 렙토스피라증, 레지오넬라증 : 세균
③ 황열, 뎅기열: 바이러스
④ 신증후군출혈열: 바이러스, 브루셀라증: 세균

정답 104 ③ 105 ② 106 ①

107 **감염병의 생물학적 전파양식 중 증식형에 해당하는 질병은?** 22 울산의료기술

① 말라리아 ② 발진열
③ 쯔쯔가무시증 ④ 사상충증

PLUS

생물학적 전파유형

증식형	• 단순히 병원체의 수만 증가 • 매개 곤충 내에서 병원체가 수적 증식만 한 후 전파하는 형태	• 모기: 일본뇌염, 황열, 뎅기열 • 쥐벼룩: 페스트 • 벼룩: 발진열 • 이: 발진티푸스, 재귀열
발육형	• 병원체가 발육만 함 • 매개 곤충 내에서 수적 증식은 없지만 발육하여 전파하는 형태	• 모기: 사상충증
증식발육형	병원체가 증식과 발육을 함께 함	• 모기: 말라리아 • 체체파리: 수면병
배설형	곤충의 위장관에 증식하여 대변과 함께 나와 숙주의 상처를 통해 전파됨	• 이: 발진티푸스 • 벼룩: 페스트, 발진열
경란형	• 병원체가 충란을 통해 전파하는 경우 • 곤충의 난자를 통하여 다음 세대까지 전달되어 전파되는 형태	• 진드기: 록키산홍반열, 재귀열, 쯔쯔가무시증

108 **모체가 태반이나 모유수유를 통해 전달하는 면역의 종류는 무엇인가?** 22 인천의료기술

① 자연능동면역 ② 자연수동면역
③ 인공능동면역 ④ 인공수동면역

109 **생백신으로 예방할 수 있는 질병은?** 22 서울

① 디프테리아 ② 홍역
③ 파상풍 ④ B형 간염

PLUS

방법	예방되는 질병
생균 (Living Vaccine)	홍역, 유행성이하선염, 풍진, 결핵, 수두, 두창, 탄저, 황열, 폴리오(Sabin), 일본뇌염, 인플루엔자
사균 (Killed Vaccine)	백일해, B형간염, b형헤모필루스인플루엔자, 장티푸스, 신증후군출혈열, A형간염, 콜레라, 폴리오(Salk), 일본뇌염, 인플루엔자
순화독소(Toxoid)	디프테리아, 파상풍

해설

108
후천면역

자연능동면역	질병에 이환된 후 자연적으로 형성되는 면역
인공능동면역	인위적으로 항원을 체내에 투입하여 항체가 생성되도록 하는 면역 방법으로 생균백신, 사균백신, 순화독소 등을 사용하는 예방접종으로 얻어지는 면역
자연수동면역	임신 상태에서 모체로부터 태반을 통하거나 모유수유에 의해 획득되는 면역으로 대개 생후 4~6개월까지 유효함
인공수동면역	회복기 혈청, 면역혈청, 감마글로불린이나 파상풍 항독소 등 인공제제를 인체에 투입하여 면역을 부여함

정답 107 ② 108 ② 109 ②

PART 03

110 **감염병의 생성 과정으로 옳은 것은?** 22 경기의료기술

① 병원체 – 병원체의 탈출 – 병원소 – 침입 – 전파 – 신숙주의 저항성
② 병원체 – 병원체의 탈출 – 침입 – 병원소 – 전파 – 신숙주의 저항성
③ 병원체 – 병원소 – 전파 – 병원체의 탈출 – 침입 – 신숙주의 저항성
④ 병원체 – 병원소 – 병원체의 탈출 – 전파 – 침입 – 신숙주의 저항성

111 **태반이나 모유 수유를 통하여 모체로부터 항체를 받아 얻어지는 면역은?** 23 보건직

① 자연능동면역 ② 인공능동면역
③ 자연수동면역 ④ 인공수동면역

제3절 감염성관리

01 **30명의 단체여행객이 해외여행을 하고 돌아오는 길에 1명이 하루 전부터 설사증상을 보인다고 신고하였고 공항검역소에서 콜레라 환자로 확인되었다. 환자 1명과 나머지 29명에 대한 각각의 조치로 옳은 것은?** 18 경기

① 환자 – 증세가 없어질 때까지 격리치료, 29명 – 평균잠복기 동안 건강격리
② 환자 – 증세가 없어질 때까지 격리치료, 29명 – 알아두고 지속적인 감시
③ 환자 – 증세와 균 배출이 없어질 때까지 격리치료, 29명 – 최대잠복기 동안 건강격리
④ 환자 – 증세와 균 배출이 없어질 때까지 격리치료, 29명 – 환자와 동일하게 치료

PLUS

환자격리	전염병을 전파시킬 우려가 있는 환자를 전염력이 없어질 때까지 감수성자와의 접촉 기회를 차단하는 것이다. 일반적으로 격리기간은 전염병별로 정하고 있는데 콜레라, 장티푸스, 파라티푸스, 세균성 이질 등의 위장관염병의 경우 전염병에 방법에 의하여 환자의 증상과 증후가 없어진 뒤 48시간의 간격으로 두 차례 세균학적 검사를 시행하여 계속하여 음성이면 격리를 해제한다.
건강격리 혹은 검역	전염성이 있는 환자와 접촉한 사람이나 유행지역에서 비유행 지역으로 이동해 온 사람 등 전염병에 감염되었을 위험성이 있은 사람들에 대하여 일정 기간 동안 이동을 제한하면서 질병 발생 여부를 보다 적극적으로 감시하는 것이다. 건강격리 기간은 감염이 의심되는 시점부터 해당 전염병의 최장잠복기간으로 한다.

해설

110
감염병 생성의 6단계와 각 단계의 종류

정답 110 ④ 111 ③ / 01 ③

02 감염병 관리방법 중 전파과정의 차단에 대한 설명으로 가장 옳은 것은? 18서울(6월)

① 홍보를 통해 손씻기와 마스크 착용을 강조하였다.
② 조류 인플루엔자 감염 오리를 모두 살처분하였다.
③ 노인인구에서 신종인플루엔자 예방접종을 무료로 실시하였다.
④ 결핵환자 조기발견을 위한 감시체계를 강화하였다.

03 감염병 관리 방법 중 감수성을 가진 숙주 관리에 가장 효과적인 방법은? 19 경기

① 환경관리(환자주변 소독) ② 환자 격리
③ 면역증진을 위한 예방접종 ④ 환자 치료

PLUS

감염병의 관리 원칙

병원체와 병원소 관리	동물병원소 제거, 사람 병원소 치료 및 격리
전파과정 관리	검역, 격리, 위생관리(환경위생, 식품위생, 개인위생)
숙주 관리	• 숙주 면역 증강 : 예방접종, 인공수동면역(항독소 및 면역글로불린) • 환자 조기발견 조기치료

04 다음 중 국가필수예방접종의 책임자는 누구인가? 19 경기

① 보건복지부장관 ② 시·도지사
③ 시장·군수·구청장 ④ 질병관리청장

05 다음 중 출생 후 6개월 이내에 접종을 시행하는 예방접종이 아닌 것은? 19 경기

① 결핵 ② 일본뇌염
③ 폴리오 ④ 디프테리아

06 영유아 보건관리에서 생후 2년 이내에 예방접종이 완료되는 질병이 아닌 것은? 19 인천

① B형간염 ② 결핵
③ 폐렴구균 ④ 디프테리아

해설

02
감염병 관리 원칙은 병원체와 병원소 관리, 전파과정 관리, 숙주 관리로 구분할 수 있다. 전파과정 관리는 검역, 격리, 위생 관리(환경위생, 식품위생 개인위생)가 해당된다.
① 홍보를 통해 손씻기와 마스크 착용을 강조하였다. – 개인 위생의 강조로 전파과정 관리에 해당한다.
② 조류 인플루엔자 감염 오리를 모두 살처분하였다. – 병원소 관리
③ 노인인구에서 신종인플루엔자 예방접종을 무료로 실시하였다. – 숙주 관리
④ 결핵환자 조기발견을 위한 감시체계를 강화하였다. – 병원소 관리, 숙주 관리

PART 03

04
필수예방접종(감염병예방법 제24조) : 특별자치도지사 또는 시장·군수·구청장은 다음의 질병에 대하여 관할 보건소를 통하여 필수예방접종을 실시한다.

05
① 결핵 : 0개월
② 일본뇌염 : 12개월 이후 접종 시작
③ 폴리오 : 2개월, 4개월, 6~18개월, 만 4~6세
④ 디프테리아 : 2개월, 4개월, 6개월, 15~18개월, 만 4~6세, 만 11~12세

06
① B형간염 : 0개월, 1개월, 6개월
② 결핵 : 0개월(4주 이내)
③ 폐렴구균 : 2개월, 4개월, 6개월, 12~15개월
④ 디프테리아 : 2개월, 4개월, 6개월, 15~18개월 만 4~6세, 만 11~12세

정답 02 ① 03 ③ 04 ③ 05 ② 06 ④

07 **임신부에게는 접종이 금지되며 임신부의 가족 내 감수성이 있는 사람은 접종을 해야 하는 질병은 무엇인가?** 19 강원보건연구사

① 장티푸스 ② 파라티푸스
③ 인플루엔자 ④ 풍진

08 **2012년 이후 중동지역에서 주로 발생하는 신종 인수공통감염병인 중동호흡기증후군(MERS)이 우리나라로 유입되어 유행하게 된 상태에서 전파를 차단하기 위한 가장 확실한 방법은?** 20 경기의료기술

① 병원소 제거 ② 조기진단
③ 집중치료 ④ 예방접종

PLUS

감염병 관리대책

전파과정의 차단	① 병원소 제거 : 감염동물 제거, 인간이 병원소인 감염병은 수술이나 약물요법으로 치료해서 환자나 보균자를 없애도록 한다. ② 전염력의 감소 : 적당한 치료를 하면 환자가 완전히 치유되기 전부터 전염력이 감소함(개방성 폐결핵 환자에게 항결핵제 투여) ③ 병원소의 검역과 격리 ④ 환경위생 관리
숙주의 면역증강	영양관리, 휴식과 운동, 충분한 수면 능동면역과 수동면역 예방접종
예방되지 못한 환자에 대한 조치	질병이 발생하였을 때 조기진단과 조기치료

09 **예방접종 중 DTaP를 통해 예방할 수 있는 감염병에 해당하지 않는 것은?** 20 경기

① 풍진 ② 디프테리아
③ 파상풍 ④ 백일해

10 **「감염병의 예방 및 관리에 관한 법률」에 따라 감염병을 예방하기 위하여 필요시 검역위원을 임명할 수 있는 자는?** 20 경기

① 시장·군수 ② 구청장
③ 시·도지사 ④ 보건복지부장관

PLUS

검역위원(감염병의 예방 및 관리에 관한 법률 제61조)

검역위원	• 시·도지사는 감염병을 예방하기 위하여 필요하면 감역 위원을 두고 감역에 관한 사무를 담당하게 하며 특별히 필요하면 운송수단 등을 검색하게 할 수 있다. • 검역위원은 제1항에 따른 사무나 감역을 수행하기 위하여 운송수단 등에 무상으로 승선하거나 승차할 수 있다. • 제1항에 따른 검역위원의 임명 및 직무 등에 관하여 필요한 사항은 보건복지부령으로 정한다.

해설

07

선천성 풍진 증후군 (Congenital Rubella Syndrome)
① 임신 초기에 산모가 처음 감염되면 태아의 90%에서 이러한 증후군이 발생하지만, 임신 16주에 감염되면 0~20%에서만 발생하고, 임신 20주 이후에는 드물다. ② 선천성 기형유발 : 자궁 내 사망이나 유산, 또는 저체중아의 출산, 심장 기형, 뇌성마비, 청력 장애, 백내장, 소안증이나 녹내장, 뇌수막염, 지능저하, 간비종대 등이 주요한 임상이다. 또한, 인슐린의 존형 당뇨병의 합병률이 높다. ③ 대개 태어나자마자 발견되지만 가벼운 경우에는 수개월에서 수년 후에 발견되기도 하고, 불현성 감염에서도 선천성 풍진 증후군이 발생할 수 있다.

09

DTaP는 디프테리아 파상풍, 백일해 예방을 위한 혼합백신이다.

정답 07 ④ 08 ① 09 ① 10 ③

11 **질병관리청장이 국내로 들어와서 유행할 우려가 있는 감염병 유행지역에서 입국한 사람에게 실시할 수 있는 건강격리의 기간은?** 20 경북

① 7일 ② 최대잠복기
③ 10일 ④ 2주

PLUS

검역감염병의 접촉자에 대한 감시 등(검역법 제17조)

검역감염병의 접촉자에 대한 감시	• 질병관리청장은 제15조 제1항 제2호에 따라 검역감염병 접촉자 또는 검역감염병 위험요인에 노출된 사람이 입국 후 거주하거나 체류하는 지역의 특별자치도지사 · 시장 · 군수 · 구청장에게 건강 상태를 감시하거나 감염병의 예방 및 관리에 관한 법률에 따라 격리시킬 것을 요청할 수 있다. • 감시 또는 격리 기간은 보건복지부령으로 정하는 해당 검역감염병의 최대 잠복기간을 초과할 수 없다.

12 **코로나의 자가 격리 기간을 14일로 정한 근거가 되는 것으로 옳은 것은?** 20 대구

① 최소잠복기 ② 최대잠복기
③ 질병잠재기 ④ 질병이환기

13 **감염병이 걸린 사람과 접촉한 사람의 격리에 해당하는 것은?** 20 충남

① 역격리 ② 건강격리
③ 보호격리 ④ 질병격리

14 **다음 중 생후 4주 이내에 접종해야 하는 예방접종은?** 20 충남

① BCG ② DTaP
③ MMR ④ HPV

15 **다음 중 필수예방접종대상 감염병으로 짝지어진 것 중 옳지 않은 것은?** 20 충북

① 인플루엔자, 일본뇌염 ② B형간염, A형간염
③ 쯔쯔가무시증, 신증후군출혈열 ④ 폐렴구균, 수두

PLUS

필수예방접종 감염병 예방법 제24조	디프테리아, 폴리오, 백일해, 홍역, 파상풍, 결핵, B형간염, 유행성이하선염, 풍진, 수두, 일본뇌염, b형헤모필루스인플루엔자, 폐렴구균, 인플루엔자, A형간염, 사람유두종바이러스 감염증, 그룹 A형 로타바이러스 감염증, 그 밖에 질병관리청장이감염병의 예방을 위하여 필요하다고 인정하여 지정하는 감염병

해설

12
검역감염병 접촉자 또는 검역감염병 위험요인에 노출된 사람을 감시 또는 격리하는 기간은 검역감염병의 최대잠복기간으로 한다.

13

역격리/보호격리
면역저하 환자를 보호하기 위한 격리 방법 • 감염병에 걸린 사람과 접촉한 사람은 감염 우려는 있지만 질병에 걸린 상태는 아니므로 최장잠복기까지 질병의 증상 발현을 감시하는 건강격리를 실시한다.

14
① 결핵, 예방접종(BCG)은 생후 4주 이내에 접종한다.
② DTaP: 디프테리아 파상풍, 백일해 2, 4, 6개월, 만 4~6세, 만 11~12세
③ MMR: 홍역, 유행성이하선염, 풍진 12~15개월, 만 4세~6세
④ HPV: 사람유두종바이러스 감염증, 만 11~12세

정답 11 ② 12 ② 13 ② 14 ① 15 ③

PART 03

16 **「감염병의 예방 및 관리에 관한 법률」상 특별자치도지사 또는 시장 · 군수 · 구청장이 보건소를 통하여 실시하여야 하는 필수예방접종 질병에 해당하지 않는 것은?** 20 서울

① A형간염 ② 인플루엔자
③ 장출혈성 대장균 ④ 사람유두종바이러스 감염증

17 **우리나라의 필수예방접종대상 감염병을 옳게 나열한 것은?** 20 충북

① 디프테리아, 백일해, 파상풍(DTaP) / 수두(VAR) / b형 헤모필루스 인플루엔자(Hib) / 폴리오(IPV)
② 홍역, 유행성이하선염, 풍진(MMR) / 폴리오(IPV) / 수두(VAR) / 결핵(경피접종)
③ 디프테리아, 백일해, 파상풍(Tdap) / 일본뇌염 / 에이즈
④ 수두(VAR) / 폴리오(IPV) / b형헤모필루스인자(Hub) / 로타바이러스 감염증

PLUS

필수예방접종 감염병 예방법 제24조	디프테리아, 폴리오, 백일해, 홍역, 파상풍, 결핵, B형간염, 유행성이하선염, 풍진, 수두, 일본뇌염, b형헤모필루스인플루엔자, 폐렴구균, 인플루엔자, A형간염, 사람유두종바이러스 감염증, 그룹 A형 로타바이러스 감염증, 그 밖에 질병관리청장이 감염병의 예방을 위하여 필요하다고 인정하여 지정하는 감염병
표준예방접종 대상 감염병 (백신종류 및 방법)	(1) 결핵(BCG 피내용) (2) B형간염(HepB) (3) 디프테리아, 파상풍, 백일해(DTaP) (4) 폴리오(IPV) (5) b형헤모필루스인플루엔자(Hib) (6) 폐렴구균(PCV, PPSV-만 2세 이상 고위험군) (7) 홍역, 유행성이하선염, 풍진(MMR) (8) 수두(VAR) (9) 일본뇌염(IJEV-불활성화 백신, LJEV-약독화 생백신) (10) 사람유두종바이러스감염증(HPV) (11) 인플루엔자(IIV-인플루엔자 불활성화백신)

18 **코로나19 확진판정을 받은 환자의 동선을 추적하여 환자와 접촉한 사람들 40명에 대해 검사를 진행하고 14일 동안 자가격리를 하는 것은 감염병의 관리단계 중 어디에 해당하는가?** 20 광주보건연구사

① 병원체 관리 ② 병원소 관리
③ 전파과정 관리 ④ 숙주관리

해설

정답 16 ③ 17 ① 18 ③

PLUS

감염병 발생 단계에 따른 관리원칙

감염병 생성 6대 요소	감염병 관리 3대 원칙	
• 병원체 • 병원소	→ 병원체와 병원소 관리	• 동물병원소 살처분 • 사람병원소 격리 및 치료
• 병원소로부터 병원체의 탈출 • 병원체의 신숙주 내 침입	→ 전파과정 차단 관리	• 검역과 격리 • 환경위생, 식품위생, 개인위생
숙주의 감수성	→ 숙주관리	• 면역증강 • 조기발견 및 치료

19 다음 중 불현성 감염 후 영구면역이 형성되는 감염병은? 20 전북

① 폴리오 ② 임질
③ 매독 ④ 말라리아

20 다음 중 감염병예방법에 따른 필수예방접종에 해당하는 것은? 21 대구

① 결핵, 인플루엔자, 후천성면역결핍증
② 수두, B형간염, 일본뇌염
③ 백일해, 성홍열, 홍역
④ 풍진, 발진열, 발진티푸스

21 다음 중 검역대상 감염병의 검역기간으로 옳지 않은 것은? 21 경북의료기술

① 콜레라 – 5일 ② 장티푸스 – 5일
③ MERS – 14일 ④ 페스트 – 6일

PLUS

검역감염병의 검역기간 (최대잠복기) (검역법 시행규칙 14조)	1. 콜레라 : 5일 2. 페스트 : 6일 3. 황열 : 6일 4. 중증 급성호흡기 증후군(SARS) : 10일 5. 동물인플루엔자 인체감염증 : 10일 6. 중동 호흡기 증후군(MERS) : 14일 7. 에볼라바이러스병 : 21일 8. 신종인플루엔자) 및 자목에 해당하는 검역감염병 : 검역전문위원회에서 정하는 최대 잠복기	
	자목	외국에서 발생하여 국내로 들어올 우려가 있거나 우리나라에서 발생하여 외국으로 번질 우려가 있어 질병관리청장이 긴급 검역조치가 필요하다고 인정하여 고시하는 감염병
	긴급 검역조치 인정 감염병	1. 급성출혈열증상, 급성호흡기증상, 급성설사증상, 급성황달증상 또는 급성신경증상을 나타내는 신종감염병증후군 2. 세계보건기구가 공중보건위기관리 대상으로 선포한 감염병

해설

19
임질, 매독, 말라리아는 면역이 형성되지 않는다(감염면역만 형성).

20

필수예방접종 감염병 예방법 제24조
디프테리아, 폴리오, 백일해, 홍역, 파상풍, 결핵, B형간염, 유행성이하선염, 풍진, 수두, 일본뇌염, b형헤모필루스인플루엔자, 폐렴구균, 인플루엔자, A형간염, 사람유두종바이러스 감염증, 그룹 A형 로타바이러스 감염증, 그 밖에 질병관리청장이 감염병의 예방을 위하여 필요하다고 인정하여 지정하는 감염병

정답 19 ① 20 ② 21 ②

PART 03

22 「검역법」에 따른 검역대상감염병에 해당하는 것은? 21 경기

① 결핵 ② 말라리아
③ 에이즈 ④ 콜레라

23 다음 중 우리나라의 필수예방접종 대상 감염병에 해당하지 않는 것은? 21 경남

① 디프테리아 ② 파상풍
③ 사람유두종바이러스감염증 ④ 쯔쯔가무시증

24 다음 중 감염병예방법에 따른 필수예방접종 대상 감염병으로 옳지 않은 것은? 21 광주 · 전남 · 전북

① 디프테리아, 백일해, 파상풍 ② 홍역, 유행성이하선염, 풍진
③ 결핵, 일본뇌염, 폐렴구균 ④ A형간염, B형간염, C형간염

PLUS

필수예방접종 감염병 예방법 제24조	디프테리아, 폴리오, 백일해, 홍역, 파상풍, 결핵, B형간염, 유행성이하선염, … 수두, 일본뇌염, b형헤모필루스인플루엔자, 폐렴구균, 인플루엔자, A형간염, 시… 두종바이러스 감염증, 그룹 A형 로타바이러스 감염증, 그 밖에 질병관리청장이… 병의 예방을 위하여 필요하다고 인정하여 지정하는 감염병

25 다음 중 감염병 예방법에 따라 시장 · 군수 · 구청장이 보건소를 통하여 실시하여야 하는 필수예방접종 대상 감염병에 해당하지 않는 것은? 21 대전

① 디프테리아 ② 폴리오
③ 결핵 ④ 수족구병

26 DPT혼합백신으로 예방접종이 이루어지는 감염병으로 옳은 것은? 21 충남

① 홍역, 유행성이하선염, 풍진
② 백일해, 성홍열, b형헤모필루스인플루엔자
③ 파상풍, 일본뇌염, 말라리아
④ 백일해, 파상풍, 디프테리아

해설

22

검역감염병
가. 콜레라 나. 페스트 다. 황열 라. 중증 급성호흡기 증후군(SARS) 마. 동물인플루엔자 인체감염증 바. 신종인플루엔자 사. 중동 호흡기 증후군(MERS) 아. 에볼라바이러스병 자. 가목에서 아목까지의 것 외의 감염병(신종으로서 외국에서 발생하여 국내로 들어올 우려가 있거나 우리나라에서 발생하여 외국으로 번질 우려가 있어 질병관리청장이 긴급 검역조치가 필요하다고 인정하여 고시하는 감염병

23

필수예방접종 감염병 예방법 제24조
디프테리아, 폴리오, 백일해, 홍역, 파상풍, 결핵, B형간염, 유행성이하선염, 풍진, 수두, 일본뇌염, b형헤모필루스인플루엔자, 폐렴구균, 인플루엔자, A형간염, 사람유두종바이러스 감염증, 그룹 A형 로타바이러스 감염증, 그 밖에 질병관리청장이 감염병의 예방을 위하여 필요하다고 인정하여 지정하는 감염병

25

필수예방접종 감염병 예방법 제24조
디프테리아, 폴리오, 백일해, 홍역, 파상풍, 결핵, B형간염, 유행성이하선염, 풍진, 수두, 일본뇌염, b형헤모필루스인플루엔자, 폐렴구균, 인플루엔자, A형간염, 사람유두종바이러스 감염증, 그룹 A형 로타바이러스 감염증, 그 밖에 질병관리청장이 감염병의 예방을 위하여 필요하다고 인정하여 지정하는 감염병

26

DPT는 디프테리아, 백일해, 파상풍 혼합백신으로 2개월, 4개월, 6개월, 15~18개월, 만 4~6세, 만 11~12세에 접종한다.

정답 22 ④ 23 ④ 24 ④ 25 ④ 26 ④

27 **다음 중 검역에 관한 설명으로 옳지 않은 것은?** 21 충북

① 외국에서 발생하여 국내로 들어올 우려가 있거나 우리나라에서 발생하여 외국으로 번질 우려가 있어 검역조치가 필요하다고 인정하는 감염병으로 해외에서 유입되는 질병을 막을 수 있는 최선의 방법이다.
② 외국에서 국내로 들어오는 사람, 동식물, 음식물 등을 대상으로 시행한다.
③ 검역감염병 환자등의 격리 기간은 감염력이 없어질 때까지로 한다.
④ 검역감염병은 보건복지부장관이 긴급 역조치가 필요하다고 인정하여 고시하는 감염병만 해당된다.

PLUS

검역감염병의 검역기간 (최대잠복기) (검역법 시행규칙 14조)	1. 콜레라 : 5일 2. 페스트 : 6일 3. 황열 : 6일 4. 중증 급성호흡기 증후군(SARS) : 10일 5. 동물인플루엔자 인체감염증 : 10일 6. 중동 호흡기 증후군(MERS) : 14일 7. 에볼라바이러스병 : 21일 8. 신종인플루엔자) 및 자목에 해당하는 검역감염병 : 검역전문위원회에서 정하는 최대 잠복기	
	자목	외국에서 발생하여 국내로 들어올 우려가 있거나 우리나라에서 발생하여 외국으로 번질 우려가 있어 질병관리청장이 긴급 검역조치가 필요하다고 인정하여 고시하는 감염병
	긴급 검역조치 인정 감염병	1. 급성출혈열증상, 급성호흡기증상, 급성설사증상, 급성황달증상 또는 급성신경증상을 나타내는 신종감염병증후군 2. 세계보건기구가 공중보건위기관리 대상으로 선포한 감염병

28 **다음 중 필수예방접종 대상 감염병에 해당하지 않는 것은?** 21 경기

① 결핵
② 풍진
③ 대상포진
④ b형 헤모필루스인플루엔자

29 **다음 중 6일간 검역을 실시하는 감염병은?** 21 경기7급

㉠ 황열	㉡ 중증 급성호흡기 증후군
㉢ 페스트	㉣ 동물인플루엔자인체감염증

① ㉠, ㉡
② ㉠, ㉢
③ ㉡, ㉢
④ ㉡, ㉣

해설

28

필수예방접종 감염병 예방법 제24조
디프테리아, 폴리오, 백일해, 홍역, 파상풍, 결핵, B형간염, 유행성이하선염, 풍진, 수두, 일본뇌염, b형헤모필루스인플루엔자, 폐렴구균, 인플루엔자, A형간염, 사람유두종바이러스 감염증, 그룹 A형 로타바이러스 감염증, 그 밖에 질병관리청장이 감염병의 예방을 위하여 필요하다고 인정하여 지정하는 감염병

29

검역감염병(검역법 2조 정의)
가. 콜레라 나. 페스트 다. 황열 라. 중증 급성호흡기 증후군(SARS) 마. 동물인플루엔자 인체감염증 바. 신종인플루엔자 사. 중동 호흡기 증후군(MERS) 아. 에볼라바이러스병 자. 가목에서 아목까지의 것 외의 감염병으로서 외국에서 발생하여 국내로 들어올 우려가 있거나 우리나라에서 발생하여 외국으로 번질 우려가 있어 질병관리청장이 긴급 검역조치가 필요하다고 인정하여 고시하는 감염병

정답 27 ④ 28 ③ 29 ②

PART 03

30 **「보건복지백서(2019)」의 예방접종 관리사업 내용 중 다음에서 설명하는 사업은?** 21 서울보건연구사/7급

> • 주요 감염 경로는 임신 28주에서 생후 1주까지의 감염, 오염된 혈액이나 체액에 의한 피부 및 점막을 통한 감염 등이 있다.
> • 우리나라 어린이의 해당 사업 예방접종의 완전접종률은 95% 이상을 유지하고 있으며 관리가 성공적으로 이루어지고 있다.
> • 이 결과는 WHO 해당 사업 관리 기준(5세 아동 표면항원 양성률 1% 미만)을 뛰어넘는 성과로, 2008년 서태평양 지역 국가 중 최초로 세계보건기구 서태평양지역 사무처(WPRO)에서 해당 사업 관리 성과 인증을 받았다.

① 만 12세 이하 어린이 국가예방접종 지원사업 추진
② 인플루엔자 국가예방접종 지원사업
③ 어르신 폐렴구균 예방접종사업
④ B형간염 주산기감염 예방사업

PLUS

B형간염 주산기감염 예방사업

B형간염의 주요 감염 경로는 주산기(임신 28주에서 생후 1주까지) 감염, 오염된 혈액이나 체액에 의한 피부 및 점막을 통한 감염성 접촉 등이 있다. 국내 영유아의 B형간염 백신 접종률은 96~98%로, 우리나라에서 가장 중요한 감염경로는 B형간염 산모를 통해 이뤄지는 주산기감염이다. B형간염 주산기감염 예방을 위하여 일반적으로 B형간염 전파 위험성이 높은 HBsAg 양성 산모에서 태어난 신생아에게 B형간염 백신을 단독 접종하는 방법과 B형간염 백신 접종과 면역글로불린을 동시에 투여하는 방법이 시행되고 있으며, 그 예방효과 는 각각 75~95%, 85~95%로 알려져 있다.
B형간염 주산기감염 예방을 위하여 2002년 7월부터 B형간염 표면항원 양성 산모에게서 태어난 신생아에게 예방접종 및 면역글로불린 투여 비용 및 항원·항체 검사비용을 지원하는 'B형간염 주산기감염 예방사업'을 실시하고 있다.
우리나라 어린이의 B형간염 예방접종의 완전접종률은 95% 이상을 유지하고 있으며, 주산기감염 예방사업을 동시에 시행하여 B형간염 표면항원 양성률이 4세~6세에서는 0.2%, 10세~14세에서는 0.2%로 B형간염 관리가 성공적으로 이루어지고 있다. 이 결과는 세계보건기구(World Health Organization WHO) B형간염 관리 기준(5세 아동 표면항원 양성률 1% 미만)을 뛰어넘는 성과로, 2008년 서태평양 지역 국가 중 최초로 세계보건기구 서태평양지역사무처(Western Pacific Regional Office, WPRO)에서 'B형간염 관리 성과 인증(Certifacation for achieving the regional goal of hepatitis B control in Korea)'을 받았다. 또한, 2011년에는 높은 영유아 예방접종률, 주산기감염 예방사업 실적, 국제기구의 인증 등 국내 B형간염 관리사업에 대해 종합적으로 인정받아 '정부혁신 우수 인증사례'로 선정되었다.

해설

정답 30 ④

31 2012년부터 초등학교에 입학하는 아동은 반드시 4종의 예방접종 증명서를 발급받아 입학 시 학교에 제출해야 한다. 이에 해당하는 필수 예방접종 증명서를 옳게 짝지은 것은? 21 서울고졸

① MMR, DTaP, 폴리오, 일본뇌염
② BCG, MMR, A형간염, 수두
③ BCG, A형간염, B형간염, 수두
④ DTaP, B형간염, 폴리오, 일본뇌염

PLUS

사업 대상	초등학교 및 중학교 입학 대상자	
확인대상 예방접종	초등학교	만 4~6세 추가접종 4종(DTaP, MMR, 일본뇌염) ㉠ DTaP 5차, 폴리오 4차, MMR 2차, 일본뇌염 불활성화 백신 4차 또는 약독화 생백신 2차 ㉡ DTaP-IPV 4차를 접종한 경우 DTaP 5차와 IPV 4차 접종을 완료한 것과 동일
	중학교	• 만 11~12세 추가접종 3종(Td, 일본뇌염, HPV) • Tdap(또는 Td) 6차 일본 불활성화 백신 5차 또는 약독화 생백신 2차, HPV 1차(여학생 대상)
사업 방법	교육부 학생정보와 질병관리청 예방접종 정보를 연계하여 초·중학교 입학생의 예방접종 완료 여부를 전산으로 확인하여 접종 미완료자가 접종을 완료할 수 있도록 학교에서는 보건교사, 지역사회에서 보건소 담당자가 예방접종 독려	

32 다음 중 DTaP백신으로 예방할 수 없는 질병은? 21 인천

① 홍역 ② 백일해
③ 디프테리아 ④ 파상풍

33 다음 중 검역감염병에 해당하는 것은? 21 경기

㉠ 콜레라	㉢ 신종인플루엔자
㉡ B형간염	㉣ 일본뇌염

① ㉠, ㉡ ② ㉠, ㉢
③ ㉡, ㉢ ④ ㉡, ㉣

해설

31
초·중등학교 입학생의 예방접종 확인사업: 초등학교와 중학교 입학 시 예방접종 내역을 확인하여 미접종 학생들이 예방접종을 완료할 수 있도록 독려함으로써 학교생활 중에 발생할 수 있는 감염병 예방을 위한 사업이다.

32
DTaP 혼합백신: 디프테리아, 파상풍, 백일해
• 2개월(1차), 4개월(2차), 6개월(3차), 15~18개월(4차), 만 4~5세(5차), 만 11~12세(6차) 접종

33

검역감염병(검역법 2조 정의)
가. 콜레라 나. 페스트 다. 황열 라. 중증 급성호흡기 증후군(SARS) 마. 동물인플루엔자 인체감염증 바. 신종인플루엔자 사. 중동 호흡기 증후군(MERS) 아. 에볼라바이러스병 자. 가목에서 아목까지의 것 외의 감염병으로서 외국에서 발생하여 국내로 들어올 우려가 있거나 우리나라에서 발생하여 외국으로 번질 우려가 있어 질병관리청장이 긴급 검역조치가 필요하다고 인정하여 고시하는 감염병

정답 31 ① 32 ① 33 ②

PART 03

34 **감염병 생성 과정단계에 대한 개입을 통하여 감염병이 발생하지 못하도록 관리하여야 한다. 손씻기, 물 끓여 먹기 등은 감염병의 생성 과정 중 어느 단계를 차단시키는 것인가?** 21 울산보건연구사

① 전파과정 ② 숙주로의 침입
③ 병원체의 탈출 ④ 병원체 및 병원소 관리

PLUS

감염병 발생 단계에 따른 관리원칙

감염병 생성 6대 요소	감염병 관리 3대 원칙	
• 병원체 • 병원소	→ 병원체와 병원소 관리	• 동물병원소 살처분 • 사람병원소 격리 및 치료
• 병원소로부터 병원체의 탈출 • 병원체의 신숙주내 침입	→ 전파과정 차단 관리	• 검역과 격리 • 환경위생, 식품위생, 개인위생
숙주의 감수성	→ 숙주관리	• 면역증강 • 조기발견 및 치료

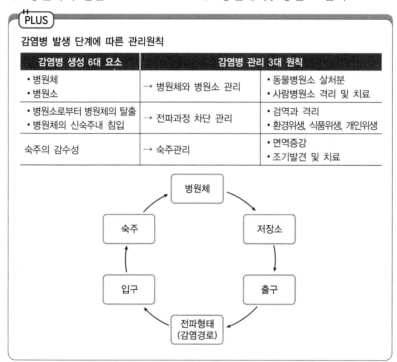

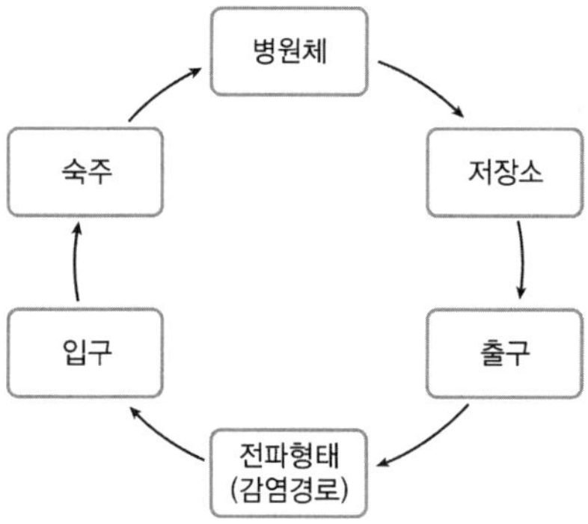

35 **5개월 된 영아가 현재까지 접종하지 않은 예방접종은?** 22 경북

① 결핵 ② B형간염
③ 디프테리아, 파상풍, 백일해 ④ 홍역, 유행성이하선염, 풍진

PLUS

접종명	접종시기	
	기초접종	추가접종
BCG	생후 4주 이내	
B형간염	생후 0, 1, 6개월	
DPT	생후 2, 4, 6개월	• 4차 : 3차 접종 후 12개월 후 • 5차 : 만 4~6세
소아마비	생후 2, 4, 6개월	만 4~6세
뇌수막염(Hib), 폐구균	생후 2, 4, 6개월	12~15개월
MMR	생후 12~15개월	만 4~6세
수두	생후 12~15개월	

해설

34
손씻기와 같은 개인위생이나 식품 및 수질관리는 전파과정을 차단하기 위한 관리에 해당한다.

35
① 결핵 : 0개월
② B형간염 : 0, 1, 6개월
③ 디프테리아, 파상풍, 백일해 : 2, 4, 6개월, 15~18개월, 만 4~6세, 만 11~12세
④ 홍역, 유행성이하선염, 풍진 : 12~15개월, 만4~6

정답 34 ① 35 ④

36 **「감염병의 예방 및 관리에 관한 법률」상 명시된 필수예방접종 대상 감염병으로만 짝지어지지 않은 것은?** 22 지방직

① 일본뇌염, 폐렴구균, 성홍열 ② 인플루엔자, A형간염, 백일해
③ 홍역, 풍진, 결핵 ④ 디프테리아, 폴리오, 파상풍

37 **「검역법」에 따른 검역대상감염병에 해당하는 것은?** 22 강원의료기술(10월)

① 장티푸스 ② 세균성이질
③ 인플루엔자 ④ 콜레라

PLUS

검역감염병	가. 콜레라 나. 페스트 다. 황열 라. 중증 급성호흡기 증후군(SARS) 마. 동물인플루엔자 인체감염증 바. 신종인플루엔자 사. 중동 호흡기 증후군(MERS) 아. 에볼라바이러스병 자. 가목에서 아목까지의 것 외의 감염병으로서 외국에서 발생하여 국내로 들어올 우려가 있거나 우리나라에서 발생하여 외국으로 번질 우려가 있어 질병관리청장이 긴급 검역조치가 필요하다고 인정하여 고시하는 감염병	
	질병관리청장이 긴급 검역조치가 필요 인정 감염병	1. 급성출혈열증상, 급성호흡기증상, 급성설사증상, 급성황달증상 또는 급성신경증상을 나타내는 신종감염병증후군 2. 세계보건기구가 공중보건위기관리 대상으로 선포한 감염병

38 **감염병 전파를 차단하는 방법에서 소독, 매개곤충관리, 상하수도관리, 식품위생관리 등을 철저히 함으로써 감염을 차단하는 가장 옳은 방법은?** 22 서울시고졸보건직(10월)

① 감염력 감소 ② 환경위생관리
③ 병원소의 제기 ④ 감염원의 관리

PLUS

감염병의 관리 원칙

병원체와 병원소 관리	동물병원소 제거, 사람 병원소 치료 및 격리
전파과정 관리	검역, 격리, 위생관리(환경위생, 식품위생, 개인위생)
숙주 관리	• 숙주 면역 증강: 예방접종, 인공수동면역(항독소 및 면역글로불린) • 환자 조기발견 조기치료

해설

36

필수예방접종 감염병 예방법 제24조
디프테리아, 폴리오, 백일해, 홍역, 파상풍, 결핵, B형간염, 유행성이하선염, 풍진, 수두, 일본뇌염, b형헤모필루스인플루엔자, 폐렴구균, 인플루엔자, A형간염, 사람유두종바이러스 감염증, 그룹 A형 로타바이러스 감염증, 그 밖에 질병관리청장이 감염병의 예방을 위하여 필요하다고 인정하여 지정하는 감염병

PART 03

정답 36 ① 37 ④ 38 ②

39 **필수예방접종 항목 중 초등학교 입학 시 학교의 장이 예방접종 내역을 확인할 필요가 없는 것은?** 22 경기기술

① BCG ② MMR
③ 폴리오 ④ 일본뇌염

PLUS

초·중등학교 입학생의 예방접종 확인사업
초등학교와 중학교 입학 시 예방접종 내역을 확인하여 미접종 학생들이 예방접종을 완료할 수 있도록 독려함으로써 학교생활 중에 발생할 수 있는 감염병 예방을 위한 사업이다.

사업 대상	초등학교 및 중학교 입학 대상자	
확인대상 예방접종	초등학교	만 4~6세 추가접종 4종(DTaP, MMR, 일본뇌염) ㉠ DTaP 5차, 폴리오 4차, MMR 2차, 일본뇌염 불활성화 백신 4차 또는 약독화 생백신 2차 ㉡ DTaP-IPV 4차를 접종한 경우 DTaP 5차와 IPV 4차 접종을 완료한 것과 동일
	중학교	• 만 11~12세 추가접종 3종(Td, 일본뇌염, HPV) • Tdap(또는 Td) 6차 일본 불활성화 백신 5차 또는 약독화 생백신 2차, HPV 1차(여학생 대상)
사업 방법	교육부 학생정보와 질병관리청 예방접종 정보를 연계하여 초·중학교 입학생의 예방접종 완료 여부를 전산으로 확인하여 접종 미완료자가 접종을 완료할 수 있도록 학교에서는 보건교사, 지역사회에서 보건소 담당자가 예방접종 독려	

40 **검역법령상 검역감염병 접촉자에 대한 최대 격리기간으로 옳지 않은 것은?** 23 보건직

① 황열: 6일 ② 동물인플루엔자 인체감염증: 10일
③ 에볼라바이러스병: 14일 ④ 콜레라: 5일

PLUS

검역감염병의 최대 잠복기간	1. 콜레라: 5일 2. 페스트: 6일 3. 황열: 6일 4. 중증 급성호흡기 증후군(SARS): 10일 5. 동물인플루엔자 인체감염증: 10일 6. 신종인플루엔자: 최대잠복기 7. 중동 호흡기 증후군(MERS): 14일 8. 에볼라바이러스병: 21일 9. 질병관리청장이 긴급 검역 조치가 필요하다고 인정하여 고시하는 감염병: 검역전문위원회에서 정하는 최대 잠복기간

41 **「검역법」상 '검역감염병'에 해당하는 것은?** 24 보건직

① 콜레라 ② 후천성면역결핍증(AIDS)
③ 말라리아 ④ 결핵

해설

39
BCG 예방접종은 출생 후 0개월(4주 이내)에 접종을 완료하므로 초등학교 입학 시 확인이 대상이 아니다.

41
콜페황 중동신 중에

검역감염병
콜레라/페스트/황열/중증 급성호흡기 증후군(SARS)/동물인플루엔자/신종인플루엔자/중동호흡기 증후군(MERS)/에볼라바이러스병/질병관리청장이 긴급 검역 조치가 필요하다고 인정하여 고시하는 감염병

정답 39 ① 40 ③ 41 ①

42 「감염병의 예방 및 관리에 관한 법률」상 감염병병원체 확인기관이 아닌 것은? 24 보건직

① 보건소
② 보건지소
③ 보건환경연구원
④ 질병관리청

PLUS

감염병병원체 확인기관 (감염병예방관리법 제16조의2)	① 다음 기관은 실험실 검사 등을 통하여 감염병병원체를 확인할 수 있다 1. 질병관리청 2. 질병대응센터 3 「보건환경연구원법」에 따른 보건환경연구원 4. 「지역보건법」에 따른 보건소 5. 「의료법」 의료기관 중 진단검사의학과 전문의가 상근(常勤)하는 기관 6. 「고등교육법」에 따라 설립된 의과대학 중 진단검사의학과가 개설된 의과대학 7. 「결핵예방법」 따라 설립된 대한결핵협회(결핵환자의 병원체를 확인하는 경우만 해당한다) 8. 「민법」에 따라 한센병환자 등의 치료·재활을 지원할 목적으로 설립된 기관(한센병환자의 병원체를 확인하는 경우만 해당한다) 9. 인체에서 채취한 검사물에 대한 검사를 국가, 지방자치단체, 의료기관 등으로부터 위탁받아 처리하는 기관 중 진단검사의학과 전문의가 상근하는 기관

해설

제4절 법정 감염성

01 「감염병의 예방 및 관리에 관한 법률」에 따른 제3급 감염병에 해당하는 것은? 18 경북

① 뎅기열
② 탄저
③ 성홍열
④ 한센병

02 다음 중 발생을 계속 감시할 필요가 있어 발생 또는 유행 시 24시간 이내에 신고하여야 하는 감염병은? 18 경북의료기술

① 제1급 감염병
② 제2급 감염병
③ 제3급 감염병
④ 제4급 감염병

PLUS

제1급 감염병	생물테러감염병 또는 치명률이 높거나 집단 발생의 우려가 커서 발생 또는 유행 즉시 신고하여야 하고 음압격리와 같은 높은 수준의 격리가 필요한 감염병
제2급 감염병	전파가능성을 고려하여 발생 또는 유행 시 24시간 이내에 신고하여야 하고, 격리가 필요한 감염병
제3급 감염병	그 발생을 계속 감시할 필요가 있어 발생 또는 유행 시 24시간 이내에 신고하여야 하는 감염병
제4급 감염병	제1급 감염병부터 제3급 감염병까지의 감염병 외에 유행 여부를 조사하기 위하여 표본감시 활동이 필요한 감염병

01
① 뎅기열: 제3급 감염병
② 탄저: 제1급 감염병
③ 성홍열, ④ 한센병: 제2급 감염병

정답 42 ② / 01 ① 02 ③

PART 03

03 **다음 중 발생을 계속 감시할 필요가 있어 발생 또는 유행 시 24시간 이내에 신고하여야 하는 감염병으로 바르게 연결된 것은?** 18 경기

① B형 헤모필루스인플루엔자, 탄저, 페스트
② A형간염, 신증후군출혈열, 신종인플루엔자
③ 말라리아, 일본뇌염, 지카바이러스감염증
④ 레지오넬라증, 야토병, 중동호흡기증후군

04 **법정감염병 중 제4급 감염병에 대한 설명으로 옳은 것은?** 18 강원

① 치명률이 높은 감염병이다.
② 격리가 필요한 감염병이다.
③ 발생을 감시할 필요가 있는 감염병이다.
④ 표본감시활동이 필요한 감염병이다.

05 **다음 중 「감염병의 예방 및 관리에 관한 법률」에 따른 기생충감염병에 해당하지 않는 것은?** 19 경기의료기술

① 회충증 ② 편충증
③ 요충증 ④ 촌충증

PLUS

기생충감염병	기생충에 감염되어 발생하는 감염병 중 질병관리청장이 고시하는 감염병	회충증, 편충증 요충증, 간흡충증, 폐흡충증, 장흡충증, 해외유입기생충감염증

06 **다음 중 제1급 감염병부터 제4급 감염병까지 순서대로 바르게 나열한 것은?** 19 대전

① 세균성이질 – 홍역 – 결핵 – 말라리아
② 두창 – 결핵 – 파상풍 – 매독
③ 신종인플루엔자 – B형간염 – 일본뇌염 – 성홍열
④ 디프테리아 – 백일해 – 장티푸스 – 인플루엔자

해설

03
발생을 계속 감시할 필요가 있어 발생 또는 유행 시 24시간 이내에 신고하여야 하는 감염병은 제3급 감염병이다.
① B형 헤모필루스인플루엔자(2급), 탄저(1급), 페스트(1급)
② A형간염(2급), 신증후군출혈열(3급), 신종인플루엔자(1급)
③ 말라리아(3급), 일본뇌염(3급), 지카바이러스감염(3급)
④ 레지오넬라증(3급), 야토병(1급), 중동호흡기증후군(1급)

04
① 치명률이 높은 감염병이다. : 제1급 감염병
② 격리가 필요한 감염병이다. : 제2급 감염병
③ 발생을 감시할 필요가 있는 감염병이다. : 제3급 감염병

06
① 세균성이질(2급) – 홍역(2급) – 결핵(2급) – 말라리아(3급)
③ 신종인플루엔자(1급) – B형간염(3급) – 일본뇌염(3급) – 성홍열(2급)
④ 디프테리아(1급) – 백일해(2급) – 장티푸스(2급) – 인플루엔자(4급)

정답 03 ③ 04 ④ 05 ④ 06 ②

07 **법정감염병의 신고에 대한 설명으로 옳은 것은?** 19 인천

① 제1급, 제2급, 제3급 감염병은 7일 이내에 신고한다.
② 제4급 감염병은 즉시 신고한다.
③ 의사, 치과의사, 한의사, 의료기관의 장은 감염병환자 등을 진단한 경우 신고하여야 한다.
④ 감염병환자등의 신고는 시·도지사에게 한다.

PLUS

의사, 치과의사 또는 한의사	소속 의료기관의 장에게 보고 / 관할 보건소장에게 신고	
의료기관의 장 확인기관의 장	질병관리청장 또는 관할 보건소장에게 신고	1급 즉시, 2급·3급 24시간 내, 4급 7일 내
군의관	보건소장에게 신고	1급 즉시, 2급·3급 24시간 내
감염병 표본감시기관	질병관리청장 또는 관할 보건소장에게 신고	제4급감염병

08 **「감염병의 예방 및 관리에 관한 법률」에 따라 고시된 인수공통감염병에 해당하는 것은?** 19 경기

① 황열　② 톡소플라즈마증
③ 살모넬라　④ 결핵

PLUS

인수공통감염병	동물과 사람 간에 서로 전파되는 병원체에 의하여 발생되는 감염병 중 질병관리청장이 고시하는 감염병	장출혈성대장균감염증, 일본뇌염, 브루셀라증, 탄저, 공수병, 동물인플루엔자인체감염증, 중증급성호흡기증후군(SARS), 변종크로이츠펠트-야콥병(vCJD), 큐열, 결핵, 중증열성혈소판감소증후군(SFTS)

09 **다음 중 「감염병의 예방 및 관리에 관한 법률」에 따른 역학조사의 정의로 옳은 것은?** 19 경기

① 병원체에 감염되어 증상을 나타내는 사람을 대상으로 설문조사를 하는 활동이다.
② 감염병 예방접종 후 이상반응자를 제외한 감염병의 원인을 밝히기 위하여 체계적으로 자료를 수집하고 분석하는 활동이다.
③ 감염병의 발생 규모를 파악하고 감염원을 추적하는 등의 활동과 예방접종 후 이상반응 사례를 조사하여 원인을 규명하기 위한 활동이다.
④ 감염병이 발생한 경우에만 실시하고, 감염병 여부가 불분명한 경우에는 실시할 수 없다.

해설

07
① 제1급 감염병 – 즉시신고, 제2급 감염병 – 24시간 이내에 신고, 제3급 감염병 – 24시간 이내에 신고
② 제4급 감염병 – 7일 이내에 신고
④ 감염병환자등의 신고는 질병관리청장 또는 보건소장에게 한다.

09
역학조사란 감염병환자등이 발생한 경우 감염병의 차단과 확산 방지 등을 위하여 감염병환자등의 발생 규모를 파악하고 감염원을 추적하는 등의 활동과 감염병 예방접종 후 이상반응 사례가 발생한 경우 그 원인을 규명하기 위하여 하는 활동을 말한다.

정답 07 ③　08 ④　09 ③

PART 03

10 **다음 중 질병관리청장이 강제처분을 할 수 있는 감염병에 해당하지 않는 것은?** 19 충북보건연구사

① 수두 ② 디프테리아
③ 홍역 ④ 결핵

PLUS

감염병에 관한 강제처분 (감염병의 예방 및 관리에 관한 법률 제42조)	질병관리청장, 시·도지사 또는 시장·군수·구청장은 해당 공무원으로 하여금 다음 각 호의 어느 하나에 해당하는 감염병환자등이 있다고 인정되는 주거시설 선박·항공기·열차 등 운송수단 또는 그 밖의 장소에 들어가 필요한 조사나 진찰을 하게 할 수 있으며, 그 진찰 결과 감염병환자등으로 인정될 때에는 동행하여 치료받게 하거나 입원시킬 수 있다. 1. 제1급 감염병 2. 제2급 감염병 중 결핵, 홍역, 콜레라, 장티푸스, 파라티푸스, 세균성이질, 장출혈성대장균감염증, A형간염 수막구균 감염 증 폴리오, 성홍열 또는 질병관리청장이 정하는 감염병(코로나 바이러스-19, 원숭이두창) 3. 삭제 4. 제3급 감염병 중 질병관리청장이 정하는 감염병 5. 세계보건기구 감시대상 감염병 6. 삭제

11 **전파가능성을 고려하여 발생 또는 유행 시 24시간 이내에 신고하여야 하는 감염병은?** 19 충남보건연구사

① 제1급 감염병 ② 제2급 감염병
③ 제3급 감염병 ④ 제4급 감염병

PLUS

제1급 감염병	생물테러감염병 또는 치명률이 높거나 집단 발생의 우려가 커서 발생 또는 유행 즉시 신고하여야 하고 음압격리와 같은 높은 수준의 격리가 필요한 감염병
제2급 감염병	전파가능성을 고려하여 발생 또는 유행 시 24시간 이내에 신고하여야 하고, 격리가 필요한 감염병
제3급 감염병	그 발생을 계속 감시할 필요가 있어 발생 또는 유행 시 24시간 이내에 신고하여야 하는 감염병
제4급 감염병	제1급 감염병부터 제3급 감염병까지의 감염병 외에 유행 여부를 조사하기 위하여 표본감시 활동이 필요한 감염병

해설

정답 10 ① 11 ②

12 **WHO가 국제공중보건의 비상사태에 대비하기 위하여 감시대상으로 정한 질환으로 질병관리청장이 고시하는 감염병에 해당하지 않는 것은?**

19 경남보건연구사

① 말라리아 ② 두창
③ 폐렴형 페스트 ④ 신종인플루엔자

PLUS

세계보건기구 감시대상 감염병	세계보건기구가 국제공중보건의 비상사태에 대비하기 위하여 감시대상으로 정한 질환으로서 질병관리청장이 고시하는 감염병	두창, 폴리오, 신종인플루엔자, 중증급성호흡기증후군(SARS), 콜레라, 폐렴형페스트, 황열, 바이러스성출혈열, 웨스트나일열

해설

PART 03

13 **감염병 의사환자의 정의로 옳은 것은?** 19 대전

① 증상을 나타내고, 검사를 통하여 확인된 사람
② 의심되나 환자로 확인되기 전 단계에 있는 사람
③ 병원체에 노출되었으나 증상이 아직 없고 발생이 의심되는 사람
④ 감염병 환자를 진료한 의사가 같은 증상을 나타내는 경우

PLUS

감염병의 예방 및 관리에 관한 법률의 정의

감염병환자	감염병의 병원체가 인체에 침입하여 증상을 나타내는 사람
감염병의사환자	감염병병원체가 인체에 침입한 것으로 의심되나 감염병환자로 확인되기 전 단계에 있는 사람
감염병의심자	가. 감염병환자, 감염병의사환자 및 병원체보유자와 접촉하거나 접촉이 의심되는 사람 나. 검역관리지역 또는 중점검역관리지역에 체류하거나 그 지역을 경유한 사람으로서 감염이 우려되는 사람 다. 감염병병원체 등 위험요인에 노출되어 감염이 우려되는 사람
병원체보유자	임상적인 증상은 없으나 감염병병원체를 보유하고 있는 사람

정답 12 ① 13 ②

14 **감염병의 예방 및 관리에 관한 법률에 따른 역학조사에 대한 내용으로 옳지 않은 것은?** 19 대전보건연구사

① 시장・군수・구청장은 관할 지역에서 감염병이 발생하여 유행할 우려가 있는 경우 역학조사를 실시하여야 한다.
② 질병관리청장은 예방접종 후 이상반응에 관한 조사가 긴급히 필요한 경우 역학조사를 실시하여야 한다.
③ 시・도지사의 역학조사가 불충분하였거나 불가능하다고 판단되는 경우 질병관리청장은 역학조사를 실시하여야 한다.
④ 관할 지역에 예방접종률이 낮은 경우 시・도지사가 원인규명을 위한 역학조사를 실시하여야 한다.

PLUS

감염병의 예방 및 관리에 관한 법률

역학조사 정의 (법 제2조)	감염병환자등이 발생한 경우 감염병의 차단과 확산 방지 등을 위하여 감염병환자등의 발생 규모를 파악하고 감염원을 추적하는 등의 활동과 감염병예방접종 후 이상반응 사례가 발생한 경우나 감염병여부가 불분명하나 그 발병원인을 조사할 필요가 있는 사례가 발생한 경우 그 원인을 규명하기 위하여 하는 활동을 말한다.
유행 및 원인조사시 역학조사 (법 제18조)	① 질병관리청장, 시・도지사 또는 시장・군수・구청장은 감염병이 발생하여 유행할 우려가 있거나, 감염병 여부가 불분명하나 발병원인을 조사할 필요가 있다고 인정하면 지체 없이 역학조사를 하여야 하고, 그 결과에 관한 정보를 필요한 범위에서 해당 의료기관에 제공하여야 한다. 다만, 지역확산 방지 등을 위하여 필요한 경우 다른 의료기관에 제공하여야 한다. ② 질병관리청장, 시・도지사 또는 시장・군수・구청장은 역학조사를 하기 위하여 역학조사반을 각각 설치하여야 한다. ③ 누구든지 질병관리청장, 시・도지사 또는 시장・군수・구청장이 실시하는 역학조사에서 다음 각 호의 행위를 하여서는 아니 된다. 1. 정당한 사유 없이 역학조사를 거부・방해 또는 회피하는 행위 2. 거짓으로 진술하거나 거짓 자료를 제출하는 행위 3. 고의적으로 사실을 누락・은폐하는 행위 ④ 제1항에 따른 역학조사의 내용과 시기, 방법 및 제2항에 따른 역학조사반의 구성・임무 등에 관하여 필요한 사항은 대통령령으로 정한다.
역학조사의 요청 (법 제18조의2)	① 「의료법」에 따른 의료인 또는 기관의 장은 감염병 또는 알 수 없는 원인으로 인한 질병이 발생하거나 발생할 것이 우려되는 경우 상병관리청장 또는 도지사에게 제18조에 따른 역학조사를 실시할 것을 요청할 수 있다. ② 제1항에 따른 요청을 받은 질병관리청장 또는 시・도지사는 역학조사의 실시 여부 및 그 사유 등을 지체 없이 해당 의료인 또는 의료기관 개설자에게 통지하여야 한다. ③ 제1항에 따른 역학조사 실시 요청 및 제2항에 따른 통지의 방법・절차 등 필요한 사항은 보건복지부령으로 정한다.
역학조사의 내용 (시행령 12조)	1. 감염병환자등 및 감염병의심자의 인적 사항 2. 감염병환자등의 발병일 및 발병 장소 3. 감염병의 감염원인 및 감염경로 4. 감염병환자등 및 감염병의심자에 관한 진료기록 5. 그 밖에 감염병의 원인 규명과 관련된 사항

해설

정답 14 ④

역학조사의 시기 (법 시행령 제13조)	역학조사의 시기: 법 제18조 제1항 및 제29조에 따른 역학조사는 다음 각 호의 구분에 따라 해당 사유가 발생하면 실시한다. 1. 질병관리청장이 역학조사를 하여야 하는 경우 가. 둘 이상의 시·도에서 역학조사가 동시에 필요한 경우 나. 감염병 발생 및 유행 여부 또는 예방접종 후 이상반응에 관한 조사가 긴급히 필요한 경우 다. 시·도지사의 역학조사가 불충분하였거나 불가능하다고 판단되는 경우 2. 시·도지사 또는 시장·군수·구청장(자치구의 구청장을 말한다. 이하 같다)이 역학조사를 하여야 하는 경우 가. 관할 지역에서 감염병이 발생하여 유행할 우려가 있는 경우 나. 관할 지역 밖에서 감염병이 발생하여 유행할 우려가 있는 경우로서 그 감염병이 관할구역과 역학적 연관성이 있다고 의심되는 경우 다. 관할 지역에서 예방접종 후 이상반응 사례가 발생하여 그 원인 규명을 위한 조사가 필요한 경우

15 **세계보건기구 감시대상 감염병으로 옳은 것은?** 19 부산보건연구사

① 콜레라, 폴리오 ② 홍역, 신종인플루엔자
③ 장티푸스, 바이러스출혈열 ④ 황열, 페스트

PLUS

세계보건기구 감시대상 감염병	세계보건기구가 국제공중보건의 비상사태에 대비하기 위하여 감시대상으로 정한 질환으로서 질병관리청장이 고시하는 감염병	두창, 폴리오, 신종인플루엔자, 중증급성호흡기증후군(SARS), 콜레라, 폐렴형페스트, 황열, 바이러스성출혈열, 웨스트나일열

16 **한센병, 결핵, 성홍열에 대해 공통된 설명으로 옳은 것은?** 19 전북보건연구사

① 전파가능성을 고려해야 한다.
② 발병하면 즉시 신고해야 한다.
③ 발생을 계속 감시할 필요가 있다.
④ 음압격리와 같은 높은 수준의 거리가 필요하다.

17 **다음 중 「감염병의 예방 및 관리에 관한 법률」에 따라 질병관리청장이 고시한 세계보건기구 감시대상 감염병에 해당하지 않는 것은?** 20 경기의료기술

① 두창 ② 중동호흡기증후군(MERS)
③ 폐렴형 페스트 ④ 신종인플루엔자

PLUS

세계보건기구 감시대상 감염병	세계보건기구가 국제공중보건의 비상사태에 대비하기 위하여 감시대상으로 정한 질환으로서 질병관리청장이 고시하는 감염병	두창, 폴리오, 신종인플루엔자, 중증급성호흡기증후군(SARS), 콜레라, 폐렴형페스트, 황열, 바이러스성출혈열, 웨스트나일열

해설

16
② 발병하면 즉시 신고해야 한다. → 제1급 감염병
③ 발생을 계속 감시할 필요가 있다. → 제3급 감염병
④ 음압격리와 같은 높은 수준의 격리가 필요하다. → 제1급 감염병
- 한센병, 결핵, 성홍열은 모두 제2급 감염병이다. 제2급 감염병은 전파가능성을 고려하여 발생 또는 유행 시 24시간 이내에 신고하여야 하고, 격리가 필요한 감염병을 말한다.

정답 15 ① 16 ① 17 ②

PART 03

18 **법정감염병 중 전파가능성을 고려하여 24시간 이내에 신고해야 하고 격리가 필요한 감염병은?** 20 경북의료기술

① 제1급 감염병 ② 제2급 감염병
③ 제3급 감염병 ④ 제4급 감염병

19 **발견 즉시 신고하여야 하고, 음압격리와 같은 높은 수준의 격리가 필요한 감염병에 해당하는 것은?** 20 경북

ㄱ. 신종인플루엔자	ㄴ. 신종감염병증후군
ㄷ. 동물인플루엔자 인체감염증	ㄹ. b형 헤모필루스인플루엔자

① ㄱ, ㄴ, ㄷ ② ㄴ, ㄷ, ㄹ
③ ㄱ, ㄷ, ㄹ ④ ㄱ, ㄴ, ㄷ, ㄹ

20 **다음 중 질병관리청장이 지정하는 인수공통감염병이며 제3급 감염병에 해당하는 것은?** 20 경북

① 렙토스피라증 ② 브루셀라
③ 탄저 ④ 페스트

PLUS

인수공통 감염병	동물과 사람 간에 서로 전파되는 병원체에 의하여 발생되는 감염병 중 질병관리청장이 고시하는 감염병	장출혈성대장균감염증, 일본뇌염, 브루셀라증, 탄저, 공수병, 동물인플루엔자인체감염증, 중증급성호흡기증후군(SARS), 변종크로이츠펠트-야콥병(vCJD), 큐열, 결핵, 중증열성혈소판감소증후군(SFTS)
제3급 감염병	그 발생을 계속 감시할 필요가 있어 발생 또는 유행 시 24시간 이내에 신고하여야 하는 감염병	

가–자	차–너	더–터
가. 파상풍(破傷風)	차. 쯔쯔가무시증	더. 황열
나. B형간염	카. 렙토스피라증	러. 뎅기열
다. 일본뇌염	타. 브루셀라증	머. 큐열(Q熱)
라. C형간염	파. 공수병	버. 웨스트나일열
마. 말라리아	하. 신증후군출혈열	서. 라임병
바. 레지오넬라증	거. 후천성면역결핍증(AIDS)	어. 진드기매개뇌염
사. 비브리오패혈증	너. 크로이츠펠트-야콥병(CJD) 및 변종크로이츠펠트-야콥병(vCJD)	저. 유비저(類鼻疽)
아. 발진티푸스		처. 치쿤구니야열
자. 발진열(發疹熱)		커. 중증열성혈소판감소증후군(SFTS)
		터. 지카바이러스 감염증

해설

18

제1급 감염병	생물테러감염병 또는 치명률이 높거나 집단 발생의 우려가 커서 발생 또는 유행 즉시 신고하여야 하고 음압격리와 같은 높은 수준의 격리가 필요한 감염병
제2급 감염병	전파가능성을 고려하여 발생 또는 유행 시 24시간 이내에 신고하여야 하고, 격리가 필요한 감염병
제3급 감염병	그 발생을 계속 감시할 필요가 있어 발생 또는 유행 시 24시간 이내에 신고하여야 하는 감염병
제4급 감염병	제1급 감염병부터 제3급 감염병까지의 감염병 외에 유행 여부를 조사하기 위하여 표본감시 활동이 필요한 감염병

19
생물테러감염병 또는 치명률이 높거나 집단 발생의 우려가 커서 발생 또는 유형 즉시 신고하여야 하고, 음압격리와 같은 높은 수준의 격리가 필요한 감염병은 제1급 감염병이다.
- 신종인플루엔자, 신종감염병증후군, 동물인플루엔자 인체감염증: 제1급 감염병
- b형헤모필루스 인플루엔자: 제2급 감염병

20
① 렙토스피라증,
② 브루셀라증: 제3급 감염병
③ 탄저, ④ 페스트: 제1급 감염병

정답 18 ② 19 ① 20 ②

21 **전파가능성을 고려하여 발생 또는 유행 시 24시간 이내에 신고하여야 하고 격리가 필요한 감염병은?** 20 대구

① 디프테리아　② 백일해
③ 일본뇌염　④ 중증급성호흡기 증후군

22 **다음 중 법정감염병에 대한 설명으로 옳은 것은?** 20 충북

① 제1급 감염병이란 생물테러감염병 또는 치명률이 높거나 집단 발생의 우려가 커서 발생 또는 유행 즉시 신고를 하여야 하는 감염병을 말하며, 결핵, 수두, 홍역 등이 있다.
② 제2급 감염병이란 전파가능성을 고려하여 발생 또는 유행 시 24시간 이내에 신고하여야 하는 감염병을 말하며, 두창, 페스트, 탄저 등이 있다.
③ 제3급 감염병이란 발생을 계속 감시할 필요가 있어 발생 또는 유행 시 24시간 이내에 신고하여야 하는 감염병을 말하며, B형간염, 말라리아 등이 있다.
④ 제4급 감염병이란 제1급 감염병부터 제3급 감염병까지의 감염병 외에 유행 여부를 조사하기 위하여 표본감시 활동이 필요한 감염병을 말하며, 파상풍, 공수병 등이 있다.

PLUS

제1급 감염병	생물테러감염병 또는 치명률이 높거나 집단 발생의 우려가 커서 발생 또는 유행 즉시 신고하여야 하고 음압격리와 같은 높은 수준의 격리가 필요한 감염병
제2급 감염병	전파가능성을 고려하여 발생 또는 유행 시 24시간 이내에 신고하여야 하고, 격리가 필요한 감염병
제3급 감염병	그 발생을 계속 감시할 필요가 있어 발생 또는 유행 시 24시간 이내에 신고하여야 하는 감염병
제4급 감염병	제1급 감염병부터 제3급 감염병까지의 감염병 외에 유행 여부를 조사하기 위하여 표본감시 활동이 필요한 감염병

23 **「감염병의 예방 및 관리에 관한 법률」상 제3급 감염병에 대한 설명으로 가장 옳은 것은?** 20 서울(고졸)

① 전파가능성을 고려하여 발생 또는 유행 시 24시간 이내에 신고하여야 하는 감염병
② 발생을 계속 감시할 필요가 있어 발생 또는 유행 시 24시간 이내에 신고하여야 하는 감염병
③ 생물테러감염병 또는 치명률이 높거나 집단 발생의 우려가 큰 감염병
④ 유행 여부를 조사하기 위하여 표본감시 활동이 필요한 감염병

해설

21
제2급 감염병에 대한 설명이다.
① 디프테리아, ④ 중증급성호흡기증후군: 제1급 감염병
② 백일해: 제2급 감염병
③ 일본뇌염: 제3급 감염병

22
① 결핵, 수두, 홍역: 제2급 감염병
② 두창, 페스트, 탄저: 제1급 감염병
④ 파상풍, 공수병: 제3급 감염병

23
① 제2급 감염병
③ 제1급 감염병
④ 제4급 감염병

정답 21 ② 22 ③ 23 ②

PLUS

제1급 감염병	생물테러감염병 또는 치명률이 높거나 집단 발생의 우려가 커서 발생 또는 유행 즉시 신고하여야 하고 음압격리와 같은 높은 수준의 격리가 필요한 감염병
제2급 감염병	전파가능성을 고려하여 발생 또는 유행 시 24시간 이내에 신고하여야 하고, 격리가 필요한 감염병
제3급 감염병	그 발생을 계속 감시할 필요가 있어 발생 또는 유행 시 24시간 이내에 신고하여야 하는 감염병
제4급 감염병	제1급 감염병부터 제3급 감염병까지의 감염병 외에 유행 여부를 조사하기 위하여 표본감시 활동이 필요한 감염병

24 다음 중 법정감염병에 대한 설명으로 옳지 않은 것은? 20 경기

① 제4급 감염병은 표본감시가 필요하다.
② 제3급 감염병은 24시간 이내 신고하여야 한다.
③ 제1급 감염병은 음압격리가 필요하다.
④ 제2급 감염병은 26종이다.

PLUS

제1급 감염병	생물테러감염병 또는 치명률이 높거나 집단 발생의 우려가 커서 발생 또는 유행 즉시 신고하여야 하고 음압격리와 같은 높은 수준의 격리가 필요한 감염병
제2급 감염병	전파가능성을 고려하여 발생 또는 유행 시 24시간 이내에 신고하여야 하고, 격리가 필요한 감염병
제3급 감염병	그 발생을 계속 감시할 필요가 있어 발생 또는 유행 시 24시간 이내에 신고하여야 하는 감염병
제4급 감염병	제1급 감염병부터 제3급 감염병까지의 감염병 외에 유행 여부를 조사하기 위하여 표본감시 활동이 필요한 감염병

25 심각도, 전파력, 격리수준을 고려한 급(級)별 분류 중 발생 또는 유행 24시간 이내에 신고해야 하며, 격리가 필요한 감염병에 해당하는 급은?

20 경기보건연구사

① 제1급 ② 제2급
③ 제3급 ④ 제4급

PLUS

제1급 감염병	생물테러감염병 또는 치명률이 높거나 집단 발생의 우려가 커서 발생 또는 유행 즉시 신고하여야 하고 음압격리와 같은 높은 수준의 격리가 필요한 감염병
제2급 감염병	전파가능성을 고려하여 발생 또는 유행 시 24시간 이내에 신고하여야 하고, 격리가 필요한 감염병
제3급 감염병	그 발생을 계속 감시할 필요가 있어 발생 또는 유행 시 24시간 이내에 신고하여야 하는 감염병
제4급 감염병	제1급 감염병부터 제3급 감염병까지의 감염병 외에 유행 여부를 조사하기 위하여 표본감시 활동이 필요한 감염병

해설

24
제2급 감염병은 23종이다.

정답 24 ④ 25 ②

26 **「감염병의 예방 및 관리에 관한 법률」에 따른 관리의 내용으로 옳은 것은?**

20 경북

① 보건복지부장관은 감염병 발생의 우려가 있으면 역학조사를 하여야 한다.
② 감염병 신고를 받은 보건소장은 그 내용을 질병관리청장에게 보고하여야 한다.
③ 질병관리청장은 감염병이 유행하면 유행에 대한 실태조사를 하여야 한다.
④ 보건소장은 감염병환자등의 명부를 작성하고 이를 3년간 보관하여야 한다.

PLUS

「감염병의 예방 및 관리에 관한 법률」

유행 및 원인조사 시 역학조사 (18조)	① 질병관리청장, 시·도지사 또는 시장·군수·구청장은 감염병이 발생하여 유행할 우려가 있거나, 감염병 여부가 불분명하나 발병원인을 조사할 필요가 있다고 인정하면 지체 없이 역학조사를 하여야 하고, 그 결과에 관한 정보를 필요한 범위에서 해당 의료기관에 제공하여야 한다. 다만, 지역확산 방지 등을 위하여 필요한 경우 다른 의료기관에 제공하여야 한다. ② 질병관리청장, 시·도지사 또는 시장·군수·구청장은 역학조사를 하기 위하여 역학조사반을 각각 설치하여야 한다. ③ 누구든지 질병관리청장, 시·도지사 또는 시장·군수·구청장이 실시하는 역학조사에서 다음 각 호의 행위를 하여서는 아니 된다. 1. 정당한 사유 없이 역학조사를 거부·방해 또는 회피하는 행위 2. 거짓으로 진술하거나 거짓 자료를 제출하는 행위 3. 고의적으로 사실을 누락·은폐하는 행위 ④ 제1항에 따른 역학조사의 내용과 시기, 방법 및 제2항에 따른 역학조사반의 구성·임무 등에 관하여 필요한 사항은 대통령령으로 정한다.
실태조사 (17조)	① 질병관리청장 및 시·도지사는 감염병의 관리 및 감염 실태와 내성균 상태를 파악하기 위하여 실태조사를 실시하고 그 결과를 공표하여야 한다. ② 질병관리청장 및 시·도지사는 제1항에 따른 조사를 위하여 의료기관 등 관계 기관·법인 및 단체의 장에게 필요한 자료의 제출 또는 의견의 진술을 요청할 수 있다. 이 경우 요청을 받은 자는 정당한 사유가 없으면 이에 협조하여야 한다. ② 제1항에 따른 실태조사에 포함되어야 할 사항과 실태조사의 시기 방법 절차 및 공표 등에 관하여 필요한 사항은 보건복지 부령으로 정한다.

보건소장 등의 보고(13조)

시장군수구청장에게 보고 병원체검사	① 신고를 받은 보건소장은 그 내용을 관할 특별자치도지사 또는 시장·군수·구청장에게 보고하여야 하며 보고를 받은 특별자치도지사 또는 시장·군수·구청장은 이를 질병관리청장 및 시·도지사에게 각각 보고하여야 한다. ② 제1항에 따라 보고를 받은 질병관리청장, 시·도지사 또는 시장·군수·구청장은 제11조 제1항 제4호에 해당하는 사람(제1급 감염병 환자로 의심되는 경우에 한정한다)에 대하여 감염 병병원체 검사를 하게 할 수 있다. ③ 제1항에 따른 보고의 방법 및 절차 등에 관하여 필요한 사항은 보건복지부령으로 정한다.

해설

26
① 질병관리청장, 시·도지사 또는 시장·군수·구청장은 감염병 발생의 우려가 있으면 역학조사를 하여야 한다.
② 보건소장 → 관할 특별자치도지사 또는 시장·군수·구청장에게 보고 → 질병관리청장 및 시·도지사에게 각각 보고
③ 질병관리청장 및 시·도지사는 감염병의 관리 및 감염 실태와 내성균 상태를 파악하기 위하여 실태조사를 실시하고 그 결과를 공표하여야 한다.

정답 26 ④

PART 03

감염병환자 등의 파악 및 관리(15조)

명부관리	보건소장은 관할구역에 거주하는 감염병환자등에 관하여 신고를 받았을 때에는 보건복지부령으로 정하는 바에 따라 기록하고 그 명부(전자문서를 포함한다)를 관리하여야 한다.
감염병환자등의 명부 작성 및 관리 (법 시행규칙 제12조)	① 보건소장은 법 제15조에 따라 별지 제4호서식의 감염병환자 등의 명부를 작성하고 이를 3년간 보관하여야 한다. ② 보건소장은 법 제15조에 따라 별지 제5호서식의 예방접종 후 이상반응의 명부를 작성하고 이를 10년간 보관하여야 한다.

해설

27 감염병 환자가 발생했을 때 즉시 신고가 필요하며 환자에 대해서는 음압격리와 같은 높은수준의 격리를 필요로 하는 감염병에 해당하는 것은? 20 대전보건연구사

① 세균성 이질　② 유행성이하선염
③ 성홍열　④ 중증급성호흡기증후군

PLUS

제1급 감염병	생물테러감염병 또는 치명률이 높거나 집단 발생의 우려가 커서 발생 또는 유행 즉시 신고하여야 하고 음압격리와 같은 높은 수준의 격리가 필요한 감염병 가. 에볼라바이러스병 / 나. 마버그열 / 다. 라싸열 / 라. 크리미안콩고출혈열 / 마. 남아메리카출혈열 / 바. 리프트밸리열 사. 두창 / 아. 페스트 / 자. 탄저 / 차. 보툴리눔독소증 / 카. 야토병 / 타. 신종감염병증후군 파. 중증급성호흡기증후군(SARS) / 하. 중동호흡기증후군(MERS) / 거. 동물인플루엔자 인체감염증 / 너. 신종인플루엔자 / 더. 디프테리아
제2급 감염병	전파가능성을 고려하여 발생 또는 유행 시 24시간 이내에 신고하여야 하고, 격리가 필요한 감염병
제3급 감염병	그 발생을 계속 감시할 필요가 있어 발생 또는 유행 시 24시간 이내에 신고하여야 하는 감염병
제4급 감염병	제1급 감염병부터 제3급 감염병까지의 감염병 외에 유행 여부를 조사하기 위하여 표본감시 활동이 필요한 감염병

27
세균성이질, 유행성이하선염, 성홍열은 제2급 감염병에 해당한다.

28 질병에 대한 임상적인 증상은 없으나 감염병병원체를 보유하고 있는 사람에 해당하는 용어는? 20 대전보건연구사

① 감염병환자　② 감염병의사환자
③ 병원체보유자　④ 감염병의심자

정답 27 ④　28 ③

PLUS

감염병의 예방 및 관리에 관한 법률에 따른 용어 정의

감염병환자	감염병의 병원체가 인체에 침입하여 증상을 나타내는 사람으로서 진단 기준에 따른 의사, 치과의사 또는 한의사의 진단이나 감염병병원체 확인기관의 실험실 검사를 통하여 확인된 사람
감염병의사환자	감염병병원체가 인체에 침입한 것으로 의심이 되나 감염병환자로 확인되기 전 단계에 있는 사람
병원체보유자	임상적인 증상은 없으나 감염병병원체를 보유하고 있는 사람
감염병의심자	① 감염병환자, 감염병의사환자 및 병원체보유자(이하 "감염병환자등"이라 한다)와 접촉하거나 접촉이 의심되는 사람(이하 "접촉자"라 한다) ② 「검역법」에 따른 검역관리지역 또는 중점관리지역에 체류하거나 그 지역을 경유한 사람으로서 감염 이 우려되는 사람 ③ 감염병병원체 등 위험요인에 노출되어 감염이 우려되는 사람

29 **제1급 감염병에 대한 설명으로 가장 옳지 않은 것은?** 20 서울보건연구사

① 생물테러감염병 또는 치명률이 높거나 집단발생의 우려가 큰 감염병이다.
② 발생 또는 유행 즉시 신고하여야 한다.
③ 음압격리와 같은 높은 수준의 격리가 필요하다.
④ 세계보건기구가 국제공중보건의 비상사태에 대비하기 위하여 감시대상으로 정한 질환으로 질병관리청장이 고시하는 감염병이다.

30 **다음 중 전파가능성을 고려하여 발생 또는 유행 시 24시간 이내에 신고하여야 하고, 격리가 필요한 감염병은?** 21 경북

① 성홍열 ② 두창
③ 파상풍 ④ 뎅기열

PLUS

제2급 감염병	전파 가능성을 고려하여 발생 또는 유행 시 24시간 이내에 신고하여야 하고, 격리가 필요한 감염병		
	가. 결핵(結核) 나. 수두(水痘) 다. 홍역(紅疫) 라. 콜레라 마. 장티푸스 바. 파라티푸스	사. 세균성이질 아. 장출혈성대장균감염증 자. A형간염 차. 백일해(百日咳) 카. 유행성이하선염(流行性耳下腺炎) 타. 풍진(風疹) 파. 폴리오 하. 수막구균 감염증	거. b형헤모필루스인플루엔자 너. 폐렴구균 감염증 더. 한센병 러. 성홍열 머. 반코마이신내성황색포도알균(VRSA) 감염증 버. 카바페넴내성장내세균속균목(CRE) 감염증 서. E형간염

해설

29
"제1급 감염병"이란 생물테러감염병 또는 치명률이 높거나 집단 발생의 우려가 커서 발생 또는 유행 즉시 신고하여야 하고 음압격리와 같은 높은 수준의 격리가 필요한 감염병을 말한다. 다만, 갑작스러운 국내 유입 또는 유행이 예견되어 긴급한 예방·관리가 필요하여 질병관리청장이 보건복지부 장관과 협의하여 지정하는 감염병을 포함한다.

30
전파가능성을 고려하여 발생 또는 유행 시 24시간 이내에 신고하여야 하고, 격리가 필요한 감염병은 제2급 감염병이다.
① 성홍열: 제2급 감염병
② 두창: 제1급 감염병
③ 파상풍: 제3급 감염병
④ 뎅기열: 제3급 감염병

정답 29 ④ 30 ①

31 **다음의 설명에 해당하는 감염병은 무엇인가?** 21 전북의료기술(5월)

> 발생을 계속 감시할 필요가 있어 발생 또는 유행 시 24시간 이내에 신고하여야 하는 감염병으로 황열, 뎅기열, 규열 등이 해당된다.

① 제1급 감염병 ② 제2급 감염병
③ 제3급 감염병 ④ 제4급 감염병

PLUS

제1급 감염병	생물테러감염병 또는 치명률이 높거나 집단 발생의 우려가 커서 발생 또는 유행 즉시 신고하여야 하고 음압격리와 같은 높은 수준의 격리가 필요한 감염병
제2급 감염병	전파가능성을 고려하여 발생 또는 유행 시 24시간 이내에 신고하여야 하고, 격리가 필요한 감염병
제3급 감염병	그 발생을 계속 감시할 필요가 있어 발생 또는 유행 시 24시간 이내에 신고하여야 하는 감염병
제4급 감염병	제1급 감염병부터 제3급 감염병까지의 감염병 외에 유행 여부를 조사하기 위하여 표본감시 활동이 필요한 감염병

32 **전파가능성을 고려하여 발생 또는 유행 시 24시간 이내 신고하고 격리가 필요한 질병으로 연결된 것은?** 21 강원

① 장출혈성대장균감염증, 콜레라
② 동물인플루엔자 인체감염증, 디프테리아
③ A형간염, B형간염
④ 급성호흡기증후군, 결핵

PLUS

<table>
<tr><td rowspan="2">제2급 감염병</td><td colspan="3">전파 가능성을 고려하여 발생 또는 유행 시 24시간 이내에 신고하여야 하고, 격리가 필요한 감염병</td></tr>
<tr><td>가. 결핵(結核)
나. 수두(水痘)
다. 홍역(紅疫)
라. 콜레라
마. 장티푸스
바. 파라티푸스</td><td>사. 세균성이질
아. 장출혈성대장균감염증
자. A형간염
차. 백일해(百日咳)
카. 유행성이하선염(流行性耳下腺炎)
타. 풍진(風疹)
파. 폴리오
하. 수막구균 감염증</td><td>거. b형헤모필루스인플루엔자
너. 폐렴구균 감염증
더. 한센병
러. 성홍열
머. 반코마이신내성황색포도알균(VRSA) 감염증
버. 카바페넴내성장내세균속균목(CRE) 감염증
서. E형간염</td></tr>
</table>

해설

32
전파가능성을 고려하여 발생 또는 유행 시 24시간 이내에 신고하여야 하고, 격리가 필요한 감염병은 제2급 감염병이다.
① 장출혈성대장균감염증, 콜레라 : 제2급 감염병
② 동물인플루엔자 인체감염증, 디프테리아 : 제1급 감염병
③ A형간염 : 제2급 감염병
B형간염 : 제3급 감염병
④ 급성호흡기감염증 : 제4급 감염병
결핵 : 제2급 감염병

정답 31 ③ 32 ①

33 「감염병의 예방 및 관리에 관한 법률」에 따라 질병관리청장이 고시하는 인수공통감염병에 해당하지 않는 것은? 21 강원

① 장출혈성대장균감염증 ② 큐열
③ 크로이츠벨트 야콥병 ④ 브루셀라증

PLUS

인수공통감염병	동물과 사람 간에 서로 전파되는 병원체에 의하여 발생되는 감염병 중 질병관리청장이 고시하는 감염병	장출혈성대장균감염증, 일본뇌염, 브루셀라증, 탄저, 공수병, 동물인플루엔자인체감염증, 중증급성호흡기증후군(SARS), 변종크로이츠펠트-야콥병(vCJD), 큐열, 결핵, 중증열성혈소판감소증후군(SFTS)

34 「감염병의 예방 및 관리에 관한 법률」에 따라 전파가능성을 고려하여 발생 또는 유행 시 24시간 이내에 신고하여야 하고, 격리가 필요한 감염병은? 21 경기

① 제1급 감염병 ② 제2급 감염병
③ 제3급 감염병 ④ 제4급 감염병

PLUS

제1급 감염병	생물테러감염병 또는 치명률이 높거나 집단 발생의 우리가 커서 발생 또는 유행 즉시 신고하여야 하고 음압격리와 같은 높은 수준의 격리가 필요한 감염병
제2급 감염병	전파가능성을 고려하여 발생 또는 유행시 24시간 이내에 신고하여야 하고, 격리가 필요한 감염병
제3급 감염병	그 발생을 계속 감시할 필요가 있어 발생 또는 유행 시 24시간 이내에 신고하여야 하는 감염병
제4급 감염병	제1급 감염병부터 제3급 감염병까지의 감염병 외에 유행 여부를 조사하기 위하여 표본감시 활동이 필요한 감염병

35 「감염병의 예방 및 관리에 관한 법률」에 따른 법정감염병 집단발생의 우려가 커서 발생 또는 유형 즉시 신고하여야 하고, 음압격리와 같은 높은 수준의 격리가 필요한 감염병을 의미하는 것은? 21 경남

① 제1급 감염병 ② 제2급 감염병
③ 제3급 감염병 ④ 제4급 감염병

해설

정답 33 ③ 34 ② 35 ①

PART 03

PLUS

제1급 감염병	생물테러감염병 또는 치명률이 높거나 집단 발생의 우려가 커서 발생 또는 유행 즉시 신고하여야 하고 음압격리와 같은 높은 수준의 격리가 필요한 감염병
제2급 감염병	전파가능성을 고려하여 발생 또는 유행 시 24시간 이내에 신고하여야 하고, 격리가 필요한 감염병
제3급 감염병	그 발생을 계속 감시할 필요가 있어 발생 또는 유행 시 24시간 이내에 신고하여야 하는 감염병
제4급 감염병	제1급 감염병부터 제3급 감염병까지의 감염병 외에 유행 여부를 조사하기 위하여 표본감시 활동이 필요한 감염병

36 **법정감염병 중 환자 발견 시 24시간 이내 신고해야 하며 격리가 필요한 감염병으로 바르게 연결된 것은?** 21 경북

① 야토병, 홍역, 결핵
② 한센병, 백일해, 성홍열
③ 두창, 유행성이하선염, 풍진
④ 탄저, 콜레라, 장티푸스

PLUS

<table>
<tr><td rowspan="2">제2급 감염병</td><td colspan="3">전파 가능성을 고려하여 발생 또는 유행 시 24시간 이내에 신고하여야 하고, 격리가 필요한 감염병</td></tr>
<tr><td>가. 결핵(結核)
나. 수두(水痘)
다. 홍역(紅疫)
라. 콜레라
마. 장티푸스
바. 파라티푸스</td><td>사. 세균성이질
아. 장출혈성대장균감염증
자. A형간염
차. 백일해(百日咳)
카. 유행성이하선염(流行性耳下腺炎)
타. 풍진(風疹)
파. 폴리오
하. 수막구균 감염증</td><td>거. b형헤모필루스인플루엔자
너. 폐렴구균 감염증
더. 한센병
러. 성홍열
머. 반코마이신내성황색포도알균(VRSA) 감염증
버. 카바페넴내성장내세균속균목(CRE) 감염증
서. E형간염</td></tr>
</table>

37 **전파가능성을 고려하여 발생 또는 유행 시 24시간 이내에 신고하여야 하고, 격리가 필요한 감염병으로 바르게 짝지어진 것은?** 21 광주 · 전남 · 전북

ㄱ. 말라리아	ㄴ. 홍역
ㄷ. 수두	ㄹ. 일본뇌염
ㅁ. 파상풍	ㅂ. 한센병
ㅅ. 성홍열	ㅇ. 레지오넬라증

① ㄱ, ㄴ, ㄷ, ㄹ
② ㄴ, ㄷ, ㄹ, ㅁ
③ ㄴ, ㄷ, ㅂ, ㅅ
④ ㄱ, ㄷ, ㅁ, ㅅ

해설

36
전파가능성을 고려하여 발생 또는 유행 시 24시간 이내에 신고하여야 하고, 격리가 필요한 감염병은 제2급 감염병이다. 야토병, 두창, 탄저는 제1급 감염병에 해당한다.

37
전파가능성을 고려하여 발생 또는 유행 시 24시간 이내에 신고하여야 하고, 격리가 필요한 감염병은 제2급 감염병이다. 홍역, 수두, 한센병, 성홍열은 제2급 감염병이고 말라리아, 일본뇌염, 파상풍, 레지오넬라증은 제3급 감염병이다.

정답 36 ② 37 ③

38 **생물테러감염병 또는 치명률이 높거나 집단 발생의 우려가 커서 발생 또는 유행 즉시 신고하여야 하는 제1급 감염병에 해당하는 것은?** 21 부산

① 콜레라 ② 장티푸스
③ 파라티푸스 ④ 디프테리아

39 **다음 중 법정감염병의 정의로 옳지 않은 것은?** 21 충남

① 제1급 감염병은 집단발생의 우려가 커서 발생 또는 유행 즉시 신고하여야 한다.
② 제2급 감염병은 음압격리와 같은 높은 수준의 격리가 필요한 감염병이다.
③ 제3급 감염병은 발생을 감시할 필요가 있어 발생 또는 유행 시 24시간 이내에 신고하여야 한다.
④ 제4급 감염병은 유행여부를 조사하기 위하여 표본감시 활동이 필요한 감염병이다.

40 **전파가능성을 고려하여 발생 또는 유행 시 24시간 이내 신고해야 하며 격리를 시행하는 감염병으로 옳은 것은?** 21 충북

① A형 간염 ② B형 간염
③ 중증호흡기증후군(SARS) ④ 매독

PLUS

제2급 감염병	전파 가능성을 고려하여 발생 또는 유행 시 24시간 이내에 신고하여야 하고, 격리가 필요한 감염병		
	가. 결핵(結核) 나. 수두(水痘) 다. 홍역(紅疫) 라. 콜레라 마. 장티푸스 바. 파라티푸스	사. 세균성이질 아. 장출혈성대장균감염증 자. A형간염 차. 백일해(百日咳) 카. 유행성이하선염(流行性耳下腺炎) 타. 풍진(風疹) 파. 폴리오 하. 수막구균 감염증	거. b형헤모필루스인플루엔자 너. 폐렴구균 감염증 더. 한센병 러. 성홍열 머. 반코마이신내성황색포도알균(VRSA) 감염증 버. 카바페넴내성장내세균속균목(CRE) 감염증 서. E형간염

41 **다음 중 전파가능성을 고려하여 발생 또는 유행 시 24시간 이내에 신고하고 격리가 필요한 감염병은?** 21 전남경력경쟁(7월)

① E형간염 ② MERS
③ 인플루엔자 ④ 파상풍

해설

38
콜레라, 장티푸스, 파라티푸스 : 제2급 감염병

40
전파가능성을 고려하여 발생 또는 유행 시 24시간 이내에 신고하여야 하고, 격리가 필요한 감염병은 제2급 감염병이다.
① A형 간염 : 2급
② B형 간염 : 3급
③ 중증호흡기증후군(SARS) : 1급
④ 매독 : 4급

41
제2급 감염병
① E형간염 : 제2급 감염병
② MERS : 제1급 감염병
③ 인플루엔자 : 제4급 감염병
④ 파상풍 : 제3급 감염병

정답 38 ④ 39 ② 40 ① 41 ①

PART 03

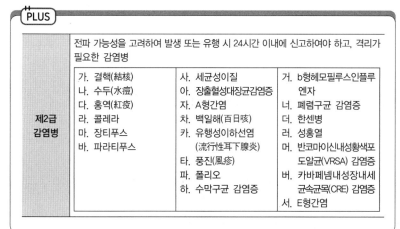

42 다음의 설명에 공통으로 해당하는 감염병은?

- 생물테러감염병 또는 치명률이 높거나 집단 발생 우려가 커서 발생 또는 유행 즉시 신고하고 음압격리가 필요한 감염병이다.
- 세계보건기구가 국제공중보건의 비상사태에 대비하기 위하여 감시대상으로 정한 질환이다.

① 에볼라바이러스병, 콜레라 ② 탄저, 황열
③ 두창, 신종인플루엔자 ④ 마버그열, 폴리오

PLUS

제1급 감염병	생물테러감염병 또는 치명률이 높거나 집단 발생의 우려가 커서 발생 또는 유행 즉시 신고하여야 하고 음압격리와 같은 높은 수준의 격리가 필요한 감염병		
	가. 에볼라바이러스병 나. 마버그열 다. 라싸열 라. 크리미안콩고출혈열 마. 남아메리카출혈열 바. 리프트밸리열	사. 두창 아. 페스트 자. 탄저 차. 보툴리눔독소증 카. 야토병 타. 신종감염병증후군	파. 중증급성호흡기증후군(SARS) 하. 중동호흡기증후군(MERS) 거. 동물인플루엔자 인체감염증 너. 신종인플루엔자 더. 디프테리아

세계보건기구 감시대상 감염병	세계보건기구가 국제공중보건의 비상사태에 대비하기 위하여 감시대상으로 정한 질환으로서 질병관리청장이 고시하는 감염병	두창, 폴리오, 신종인플루엔자, 중증급성호흡기증후군(SARS), 콜레라, 폐렴형페스트, 황열, 바이러스성출혈열, 웨스트나일열

43 치명률이 높거나 집단 발생의 우려가 커서 발생 또는 유행 즉시 신고하여야 하고, 음압격리와 같은 높은수준의 격리가 필요한 법정 감염병은? 21 서울

① 제1급 감염병 ② 제2급 감염병
③ 제3급 감염병 ④ 제4급 감염병

PLUS

제1급 감염병	생물테러감염병 또는 치명률이 높거나 집단 발생의 우려가 커서 발생 또는 유행 즉시 신고하여야 하고 음압격리와 같은 높은 수준의 격리가 필요한 감염병
제2급 감염병	전파가능성을 고려하여 발생 또는 유행 시 24시간 이내에 신고하여야 하고, 격리가 필요한 감염병
제3급 감염병	그 발생을 계속 감시할 필요가 있어 발생 또는 유행 시 24시간 이내에 신고하여야 하는 감염병
제4급 감염병	제1급 감염병부터 제3급 감염병까지의 감염병 외에 유행 여부를 조사하기 위하여 표본감시 활동이 필요한 감염병

해설

정답 42 ③ 43 ①

44 **「감염병의 예방 및 관리에 관한 법률」상 다음의 내용에 해당하는 감염병을 옳게 짝지은 것은?** 21 서울

> (가) 전파가능성을 고려하여 발생 또는 유행 시 24시간 이내에 신고하여야 하고, 격리가 필요한 감염병
> (나) 동물과 사람 간에 서로 전파되는 병원체에 의하여 발생되는 감염병 중 질병관리청장이 고시하는 감염병

	(가)	(나)
①	수두, 홍역	일본뇌염, 장출혈성대장균감염증
②	디프테리아, 신종인플루엔자	황열, 콜레라
③	결핵, 장티푸스	인플루엔자, 매독
④	C형간염, 파상풍	브루셀라증, 공수병

PLUS

(가) 제2급 감염병

제2급 감염병	전파 가능성을 고려하여 발생 또는 유행 시 24시간 이내에 신고하여야 하고, 격리가 필요한 감염병		
	가. 결핵(結核) 나. 수두(水痘) 다. 홍역(紅疫) 라. 콜레라 마. 장티푸스 바. 파라티푸스	사. 세균성이질 아. 장출혈성대장균감염증 자. A형간염 차. 백일해(百日咳) 카. 유행성이하선염(流行性耳下腺炎) 타. 풍진(風疹) 파. 폴리오 하. 수막구균 감염증	거. b형헤모필루스인플루엔자 너. 폐렴구균 감염증 더. 한센병 러. 성홍열 머. 반코마이신내성황색포도알균(VRSA) 감염증 버. 카바페넴내성장내세균속균목(CRE) 감염증 서. E형간염

(나) 인수공통감염병

인수공통감염병	동물과 사람 간에 서로 전파되는 병원체에 의하여 발생되는 감염병 중 질병관리청장이 고시하는 감염병	장출혈성대장균감염증, 일본뇌염, 브루셀라증, 탄저, 공수병, 동물인플루엔자인체감염증, 중증급성호흡기증후군(SARS), 변종크로이츠펠트-야콥병(vCJD), 큐열, 결핵, 중증열성혈소판감소증후군(SFTS)

45 **생물테러감염병 또는 치명률이 높거나 집단 발생의 우려가 커서 음압격리와 같은 높은 수준의 격리가 필요하며 유행하는 즉시 신고해야 하는 법정 감염병은?** 21 인천

① 성홍열
② 백일해
③ 레지오넬라증
④ 중동호흡기증후군

해설

45
생물테러감염병 또는 치명률이 높거나 집단 발생의 우려가 커서 음압격리와 같은 높은 수준의 격리가 필요하며 유행하는 즉시 신고해야 하는 감염병은 제1급 감염병이다.
① 성홍열: 제2급 감염병
② 백일해: 제2급 감염병
③ 레지오넬라증: 제3급 감염병
④ 중동호흡기증후군: 제1급 감염병

정답 44 ① 45 ④

PART 03

46 **의사가 쯔쯔가무시증 환자를 진단하였을 경우 언제까지 신고해야 하는가?**

21 세종보건연구사

① 즉시 ② 24시간 이내
③ 7일 이내 ④ 유행으로 확인되면 신고

47 **「감염병의 예방 및 관리에 관한 법률」에 따른 국민의 권리에 해당하지 않는 것은?** 21 세종보건연구사

① 국민은 감염병 발생 상황, 감염병 예방 및 관리 등에 관한 정보와 대응방법을 알 권리
② 역학조사를 거부할 권리
③ 감염병으로 인한 격리 및 치료 등을 받은 경우 이로 인한 피해를 보상받을 권리
④ 감염병에 대한 진단 및 치료를 받을 권리

PLUS

「감염병의 예방 및 관리에 관한 법률」

국민의 권리와 의무 (법 제6조)	① 국민은 감염병으로 격리 및 치료 등을 받은 경우 이로 인한 피해를 보상받을 수 있다. ② 국민은 감염병 발생 상황, 감염병 예방 및 관리 등에 관한 정보와 대응방법을 알 권리가 있고, 국가와 지방 자치단체는 신속하게 정보를 공개하여야 한다. ③ 국민은 의료기관에서 이 법에 따른 감염병에 대한 진단 및 치료를 받을 권리가 있고, 국가와 지방자치단체는 이에 소요되는 비용을 부담하여야 한다. ④ 국민은 치료 및 격리조치 등 국가와 지방자치단체의 감염병 예방 및 관리를 위한 활동에 적극 협조하여야 한다.
역학조사 (법 제18조)	① 질병관리청장, 시·도지사 또는 시장·군수·구청장은 감염병이 발생하여 유행할 우려가 있거나, 감염병 여부가 불분명하나 발병원인을 조사할 필요가 있다고 인정하면 지체 없이 역학조사를 하여야 하고, 그 결과에 관한 정보를 필요한 범위에서 해당 의료기관에 제공하여야 한다. 다만, 지역확산 방지 등을 위하여 필요한 경우 다른 의료기관에 제공하여야 한다. ② 질병관리청장 시·도지사 또는 시장·군수·구청장은 역학조사를 하기 위하여 역학조사반을 각각 설치하여야 한다. ③ 누구든지 질병관리청장, 시·도지사 또는 시장·군수·구청장이 실시하는 역학조사에서 다음 각 호의 행위를 하여서는 아니 된다. 1. 정당한 사유 없이 역학조사를 거부·방해 또는 회피하는 행위 2. 거짓으로 진술하거나 거짓 자료를 제출하는 행위 3. 고의적으로 사실을 누락·은폐하는 행위

해설

46
쯔쯔가무시증은 제3급 감염병으로 의사, 치과의사, 한의사가 진단 시 24시간 이내 보건소장에게 신고하여야 한다.

정답 46 ② 47 ②

48 **「감염병의 예방 및 관리에 관한 법률」상 법정감염병의 정의 내용으로 옳은 것은?** 21 대구보건연구사

① 제1급 감염병은 24시간 이내에 신고하여야 한다.
② 제2급 감염병은 24시간 이내 신고하여야 하고, 격리가 필요한 감염병이다.
③ 제3급 감염병은 감시가 필요한 표본감시 활동이 필요한 감염병이다.
④ 제4급 감염병은 인플루엔자 등이 포함되며 24시간 이내에 신고하여야 한다.

PLUS

제1급 감염병	생물테러감염병 또는 치명률이 높거나 집단 발생의 우려가 커서 발생 또는 유행 즉시 신고하여야 하고 음압격리와 같은 높은 수준의 격리가 필요한 감염병
제2급 감염병	전파가능성을 고려하여 발생 또는 유행 시 24시간 이내에 신고하여야 하고, 격리가 필요한 감염병
제3급 감염병	그 발생을 계속 감시할 필요가 있어 발생 또는 유행 시 24시간 이내에 신고하여야 하는 감염병
제4급 감염병	제1급 감염병부터 제3급 감염병까지의 감염병 외에 유행 여부를 조사하기 위하여 표본감시 활동이 필요한 감염병

해설

49 **다음 중 감염병예방법에서 규정하고 있는 인수공통감염병에 해당하지 않는 것은?** 21 울산보건연구사

① 브루셀라증
② 중증열성혈소판감소증후군(SFTS)
③ 큐열
④ 야토병

PLUS

인수공통감염병	동물과 사람 간에 서로 전파되는 병원체에 의하여 발생되는 감염병 중 질병관리청장이 고시하는 감염병	장출혈성대장균감염증, 일본뇌염, 브루셀라증, 탄저, 공수병, 동물인플루엔자인체감염증, 중증급성호흡기증후군(SARS), 변종크로이츠펠트-야콥병(vCJD), 큐열, 결핵, 중증열성혈소판감소증후군(SFTS)

49
야토병은 토끼가 병원소인 인수공통감염병이지만 감염병예방법에서 질병관리청장이 고시하는 인수공통감염병에는 해당하지 않는다.

정답 48 ② 49 ④

PART 03

50 **전파가능성을 고려하여 발생 또는 유행 시 24시간 내 신고, 격리를 하여야 하는 감염병에 해당하는 것은?** 21 전북보건연구사

ㄱ. 디프테리아, 발진열
ㄴ. 홍역, 유행성이하선염
ㄷ. 중증열성혈소판감소증후군, 한센병
ㄹ. 결핵, 폐렴구균

① ㄱ, ㄴ ② ㄱ, ㄷ
③ ㄴ, ㄷ ④ ㄴ, ㄹ

PLUS

	전파 가능성을 고려하여 발생 또는 유행 시 24시간 이내에 신고하여야 하고, 격리가 필요한 감염병		
제2급 감염병	가. 결핵(結核) 나. 수두(水痘) 다. 홍역(紅疫) 라. 콜레라 마. 장티푸스 바. 파라티푸스	사. 세균성이질 아. 장출혈성대장균감염증 자. A형간염 차. 백일해(百日咳) 카. 유행성이하선염(流行性耳下腺炎) 타. 풍진(風疹) 파. 폴리오 하. 수막구균 감염증	거. b형헤모필루스인플루엔자 너. 폐렴구균 감염증 더. 한센병 러. 성홍열 머. 반코마이신내성황색포도알균(VRSA) 감염증 버. 카바페넴내성장내세균속균목(CRE) 감염증 서. E형간염

51 **법정감염병 중 발생을 계속 감시할 필요가 있어 발생 또는 유행 시 24시간 이내에 신고해야하는 감염병은?** 21 인천보건연구사

① A형간염 ② B형간염
③ 수족구병 ④ 인플루엔자

PLUS

	그 발생을 계속 감시할 필요가 있어 발생 또는 유행 시 24시간 이내에 신고하여야 하는 감염병		
제3급 감염병	가. 파상풍(破傷風) 나. B형간염 다. 일본뇌염 라. C형간염 마. 말라리아 바. 레지오넬라증 사. 비브리오패혈증 아. 발진티푸스 자. 발진열(發疹熱)	차. 쯔쯔가무시증 카. 렙토스피라증 타. 브루셀라증 파. 공수병 하. 신증후군출혈열 거. 후천성면역결핍증(AIDS) 너. 크로이츠펠트-야콥병(CJD) 및 변종크로이츠펠트-야콥병(vCJD)	더. 황열 러. 뎅기열 머. 큐열(Q熱) 버. 웨스트나일열 서. 라임병 어. 진드기매개뇌염 저. 유비저(類鼻疽) 처. 치쿤구니야열 커. 중증열성혈소판감소증후군(SFTS) 터. 지카바이러스 감염증

해설

50
전파가능성을 고려하여 발생 또는 유행 시 24시간 이내에 신고하여야 하고 격리가 필요한 감염병 감염병은 제2급 감염병이다.
ㄱ. 디프테리아: 제1급 감염병
발진열: 제3급 감염병
ㄴ. 홍역: 제2급 감염병
유행성이하선염: 제2급 감염병
ㄷ. 중증열성혈소판감소증후군: 제3급 감염병
한센병: 제2급 감염병
ㄹ. 결핵: 제2급 감염병
폐렴구균: 제2급 감염병

51
발생을 계속 감시할 필요가 있어 발생 또는 유행 시 24시간 이내에 신고하여야 하는 감염병은 제3급 감염병이다.
① A형간염: 제2급 감염병
② B형간염: 제3급 감염병
③ 수족구병: 제4급 감염병
④ 인플루엔자: 제4급 감염병

정답 50 ④ 51 ②

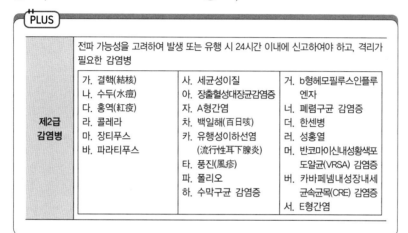

52 **전파가능성을 고려하여 발생 또는 유행 시 24시간 이내에 신고하여야 하고, 격리가 필요한 감염병은?** 21 경남

① A형간염, B형간염, C형간염
② 폴리오, 일본뇌염, 파상풍
③ 결핵, 수두, 한센병
④ 두창, 페스트, 탄저

PLUS

제2급 감염병	전파 가능성을 고려하여 발생 또는 유행 시 24시간 이내에 신고하여야 하고, 격리가 필요한 감염병		
	가. 결핵(結核) 나. 수두(水痘) 다. 홍역(紅疫) 라. 콜레라 마. 장티푸스 바. 파라티푸스	사. 세균성이질 아. 장출혈성대장균감염증 자. A형간염 차. 백일해(百日咳) 카. 유행성이하선염(流行性耳下腺炎) 타. 풍진(風疹) 파. 폴리오 하. 수막구균 감염증	거. b형헤모필루스인플루엔자 너. 폐렴구균 감염증 더. 한센병 러. 성홍열 머. 반코마이신내성황색포도알균(VRSA) 감염증 버. 카바페넴내성장내세균속균목(CRE) 감염증 서. E형간염

53 **전파가능성 고려하여 발생 또는 유행 시 24시간 이내 신고하여야 하는 감염병으로 묶인 것은?** 21 대전보건연구사

① 두창, 디프테리아
② 콜레라, 장티푸스
③ B형간염, C형간염
④ 일본뇌염, 말라리아

54 **「감염병의 예방 및 관리에 관한 법률」상 감염병의 신고규정에 대한 설명으로 가장 옳지 않은 것은?** 22 서울시(2월)

① 제2급 감염병 및 제3급 감염병의 경우에는 24시간 이내에 신고하여야 한다.
② 감염병 발생 보고를 받은 의료기관의 장은 보건복지부장관 또는 관할 보건소장에게 신고하여야 한다.
③ 감염병 발생 보고를 받은 소속 부대장은 관할 보건소장에게 신고하여야 한다.
④ 의료기관에 소속되지 아니한 의사는 감염병 발생 사실을 관할 보건소장에게 신고하여야 한다.

해설

52
전파가능성을 고려하여 발생 또는 유행 시 24시간 이내에 신고하여야 하고, 격리가 필요한 감염병은 제2급 감염병이다.
① A형간염: 제2급
B형간염: 제3급
C형간염: 제3급
② 폴리오: 제2급
일본뇌염: 제3급
파상풍: 제3급
③ 결핵: 제2급
수두: 제2급
한센병: 제2급
④ 두창: 제1급
페스트: 제1급
탄저: 제1급

53
제2급 감염병이란 전파가능성을 고려하여 발생 또는 유행 시 24시간 이내에 신고하여야 하고, 격리가 필요한 감염병을 말한다.
① 두창, 디프테리아: 제1급 감염병
② 콜레라, 장티푸스: 제2급 감염병
③ B형간염, C형간염: 제3급 감염병
④ 일본뇌염, 말라리아: 제3급 감염병

PART 03

정답 52 ③ 53 ② 54 ②

PLUS

법정 감염병 신고

의사, 치과의사, 한의사	→	관할 보건소장			• 제1급: 즉시 신고 • 제2급: 24시간 이내 신고 • 제3급: 24시간 이내 신고 • 제4급: 7일 이내 신고
의사, 치과의사, 한의사	→	의료 기관장	→	관할 보건소장, 질병관리청장	
감염병 병원체인기관직원	→	확인 기관의 장	→	관할 보건소장, 질병관리청장	
군의관	→	소속 부대장	→	관할 보건소장	
감염병 표본감시 기관	→	관할 보건소장, 질병관리청장			

55 **다음 중 「감염병의 예방 및 관리에 관한 법률」에 따라 질병관리청장이 고시하는 인수공통감염병에 해당하지 않는 것은?** 22 경기의료기술

① 장출혈성대장균감염증
② 크로이츠펠트 야콥병
③ 중증급성호흡기증후군(SARS)
④ 동물인플루엔자

해설

55
「감염병의 예방 및 관리에 관한 법률」
• 인수공통감염병: 동물과 사람 간에 서로 전파되는 병원체에 의하여 발생되는 감염병 중 질병관리청장이 고시하는 감염병
• 종류: 장출혈성대장균감염증, 일본뇌염, 브루셀라증, 탄저, 공수병, 동물인플루엔자인체감염증, 중증급성호흡기증후군(SARS), 변종크로이츠펠트-야콥병(vCJD), 큐열, 결핵, 중증열성혈소판감소증후군(SFTS)

56 **「감염병의 예방 및 관리에 관한 법률」에 따라 예방접종의 효과를 조사하는 사람은 누구인가?** 22 부산

① 보건소장
② 시장·군수·구청장
③ 질병관리청장
① 보건복지부장관

PLUS

예방접종에 관한 역학조사 (감염병예방법 제29조)	질병관리청장, 시·도지사 또는 시장·군수·구청장은 다음 각 호의 구분에 따라 조사를 실시하고 예방접종 후 이상반응 사례가 발생하면 그 원인을 밝히기 위하여 제18조에 따라 역학조사를 하여야 한다. 1. 질병관리청장: 예방접종의 효과 및 예방접종 후 이상반응에 관한 조사 2. 시·도지사 또는 시장·군수·구청장: 예방접종 후 이상반응에 관한 조사

57 **「감염병의 예방 및 관리에 관한 법률」상 제1급 법정감염병에 해당하는 것은?** 22 지방직

① 인플루엔자
② 유행성이하선염
③ 신종감염병증후군
④ 비브리오패혈증

57
① 인플루엔자: 제4급 감염병
② 유행성이하선염: 제2급 감염병
③ 신종감염병증후군: 제1급 감염병
④ 비브리오패혈증: 제3급 감염병

정답 55 ② 56 ③ 57 ③

58 법정감염병 중 전파가능성을 고려하여 발생 또는 유행시 24시간 이내에 신고하여야 하고, 격리가 필요한 감염병에 해당하지 않는 것은?

22 충남의료기술

① 파상풍 ② 콜레라
③ 장티푸스 ④ 세균성이질

59 다음 중 「감염병의 예방 및 관리에 관한 법률」상 제1급 감염병에 해당하는 것은? 22 충북

① 페스트, 야토병, 보툴리눔독소증
② 결핵, 한센병, 성홍열
③ 매독, 인플루엔자, 임질
④ 황열, 큐열, 뎅기열

60 다음 중 「감염병의 예방 및 관리에 관한 법률」에 따른 감염병의 종류가 바르게 짝지어진 것은? 22 전남경력경쟁

① 제1급 감염병 – 탄저 ② 제2급 감염병 – 두창
③ 제3급 감염병 – 한센병 ④ 제4급 감염병 – 신종인플루엔자

61 법정감염병 중 제3급 감염병에 해당하는 것은? 22 강원의료기술(10월)

① 한센병 ② B형간염
③ 유행성이하선염 ④ 디프테리아

PLUS

제3급 감염병	그 발생을 계속 감시할 필요가 있어 발생 또는 유행 시 24시간 이내에 신고하여야 하는 감염병		
	가. 파상풍(破傷風) 나. B형간염 다. 일본뇌염 라. C형간염 마. 말라리아 바. 레지오넬라증 사. 비브리오패혈증 아. 발진티푸스 자. 발진열(發疹熱)	차. 쯔쯔가무시증 카. 렙토스피라증 타. 브루셀라증 파. 공수병 하. 신증후군출혈열 거. 후천성면역결핍증(AIDS) 너. 크로이츠펠트-야콥병(CJD) 및 변종크로이츠펠트-야콥병(vCJD)	더. 황열 러. 뎅기열 머. 큐열(Q熱) 버. 웨스트나일열 서. 라임병 어. 진드기매개뇌염 저. 유비저(類鼻疽) 처. 치쿤구니야열 커. 중증열성혈소판감소증후군(SFTS) 터. 지카바이러스 감염증

해설

58
전파가능성을 고려하여 발생 또는 유행 시 24시간 이내에 신고하여야 하고, 격리가 필요한 감염병은 제2급 감염병이다.
- 콜레라, 장티푸스, 세균성이질 : 제2급 감염병
- 파상풍 : 제3급 감염병

59
① 페스트, 야토병, 보툴리눔독소증 : 제1급 감염병
② 결핵, 한센병, 성홍열 : 제2급 감염병
③ 매독, 인플루엔자, 임질 : 제4급 감염병
④ 황열, 큐열, 뎅기열 : 제3급 감염병

60
② 두창 : 제1급 감염병
③ 한센병 : 제2급 감염병
④ 신종인플루엔자 : 제1급 감염병

61
① 한센병 : 제2급 감염병
② B형간염 : 제3급 감염병
③ 유행성이하선염 : 제2급 감염병
④ 디프테리아 : 제1급 감염병

PART 03

정답 58 ① 59 ① 60 ① 61 ②

62 법정감염병 중 24시간 이내 신고해야 하며 격리가 필요한 감염병은?

22 경기의료기술(11월)

① 폴리오 ② 중증급성호흡기증후군
③ 매독 ④ B형간염

제5절 공중보건감시

01 감염병의 위기경보 수준을 판단하기 위한 기준이 다음과 같은 경우에 해당하는 단계는? 18 복지부

- 해외 신종감염병의 국내 유입
- 국내 원인불명 감염병의 제한적 전파

① 관심(Blue) ② 주의(Yellow)
③ 경계(Orange) ④ 심각(Red)
⑤ 경보(Black)

02 다음의 설명에 해당하는 것은? 19 강원

- 질병관리의 계획과 수행, 평가를 위해 역학 정보를 체계적으로 수집하고 분석하여 사용하는 것을 의미한다.
- 보건 자료를 지속적이고 체계적으로 수집하고 분석/해석하여 필요한 곳에 적시에 배포하여 이 정보를 질병의 예방과 관리를 위한 공중보건사업과 각종 보건 프로그램의 계획과 수행, 조사 연구를 위해 사용하도록 하는 것이다.

① 감시(Surveilliance) ② 조사(Survey)
③ 통계(Statics) ④ 트래킹(Tracking)

PLUS

공중보건감시

공중보건감시 (Public Health Surveillance)	질병과 상해 등 건강 관련 사건의 발생에 관한 지속적인 조사
질병감시	질병관리의 계획 집행, 평가를 위하여 역학적 정보를 체계적으로 수집하고 분석하고 해석하여 활용하는 것

해설

62
전파가능성을 고려하여 발생 또는 유행 시 24시간 이내에 신고하여야 하고, 격리가 필요한 감염병은 제2급 감염이다.
① 폴리오: 제2급 감염병
② 중증급성호흡기증후군: 제1급 감염병
③ 매독: 제4급 감염병
④ B형간염: 제3급 감염병

01
국가전염병 위기경보 수준

관심 (Blue)	해외의 신종 전염병 발생, 국내 원인불명 출현 감염병의 발생
주의 (Yellow)	해외 신종 전염병의 국내유입, 국내 원인불명·재출현 감염병의 제한적 전파
경계 (Orange)	국내 유입된 해외 신종감염병의 제한적 전파, 국내 원인불명·재출현 감염병의 지역사회 전파
심각 (Red)	국내 유입된 해외 신종감염병의 지역사회 전파 또는 전국적 확산, 국내 원인불명·재출현 감염병의 전국적 확산

정답 62 ① / 01 ② 02 ①

03 질병에 대한 수동감시체계에 비해 능동감시체계가 갖는 특성으로 옳은 것은? 21 대구보건연구사

① 자료의 완전성이 높다.
② 상시운영이 가능하다.
③ 적은 비용으로 할 수 있다.
④ 행정적으로 간편하다.

PLUS

감시체계

수동감시	수동감시체계(Passive Surveillance System) ① 보건전문가가 환자를 발견하여 신고하고 보고하는 형태 ② 체계 유지가 용이하고 비용이 적게 듦 ③ 낮은 신고율 : 사회적으로 주목받게 되면 역으로 신고율이 낮아질 수 있음
능동감시	능동감시체계(Active Surveillance System) ① 감시체계 운영자가 직접 사례를 찾는 것 ② 역학 조사와 연계하여 사용 ③ 사례 발견의 완전성은 높으나 많은 인력 비용 시간의 투입이 필요하여 상시 운영이 어려움 ④ 한정된 기간에만 사용 • 유행이 일어났거나 유행이 예측되어 집중적인 자료수집이 필요한 경우 • 새로운 질병이나 새로운 전파경로 등에 관한 조사가 필요한 경우 • 새로운 지역이나 인구 집단에 유행이 일어난 경우 • 특정 보건사업 후 효과를 타당성 있게 평가하기 위한 경우

04 다음에 해당하는 감염병의 위기경보 단계는? 23 보건직

• 국내 유입된 해외 신종감염병의 제한적 전파
• 국내 원인불명·재출현 감염병의 지역사회 전파

① 관심 ② 주의
③ 경계 ④ 심각

PLUS

국가전염병 위기경보 수준

관심(Blue)	해외의 신종 전염병 발생 국내 원인불명 출현 감염병의 발생
주의(Yellow)	해외 신종 전염병의 국내유입, 국내 원인불명·재출현 감염병의 제한적 전파
경계(Orange)	국내 유입된 해외 신종감염병의 제한적 전파 국내 원인불명 재출현 감염병의 지역사회 전파
심각(Red)	국내 유입된 해외 신종감염병의 지역사회 전파 또는 전국적 확산, 국내 원인불명, 재출현 감염병의 전국적 확산

해설

정답 03 ① 04 ③

PART 03

제6절 소화기계 감염병

01 심한 설사로 탈수상태와 위경련 등 전신증상을 보이고, 동남아시아에서 많이 발병하여 전파되는 제2급 감염병이자 검역감염병인 질병은?

① 콜레라
② 장티푀스
③ 파라티푸스
④ 장출혈성 대장균감염증

PLUS

콜레라	제2급 감염병, 검역감염병 우리나라는 엘 토르(El Tor)형이 유행
원인균	콜레라균(Vibrio cholerae)
전파	위생시설 및 환경위생이 다른 곳에서 주로 발생되는데, 특히 오염된 상수도원에 의해 집단발생된다.
증상	갑작스런 발병으로 묽은 설사(수양성)와 구토 등으로 탈수상태에 빠지는 급성장관 질환으로 보통 복통과 열은 없는 것이 특징이다.
치료	수액 주입으로 손실된 수분과 전해질을 공급하고 체내 전해질 불균형을 교정 치료하지 않을 경우 급속하게 탈수가 진행되고 혈액 내 산 성분이 많아지는 산혈증 및 순환기계 허탈이 발생한다. 중증 콜레라의 경우 4~12시간 만에 쇼크에 빠지고 18시간~수일 내에 사망할 수 있다. 치료하지 않으면 사망률은 50% 이상이지만 적절한 치료가 이뤄지면 사망률은 1% 이하이다.

02 다음에서 설명하는 감염병은 무엇인가?

- 제2급 감염병이면서 검역감염병이다.
- 심한 경우 쌀뜨물 같은 설사와 함께 구토로 탈수에 빠질 수 있다.
- 고전형과 엘 토르(El Tor)형이 있으며, 엘 토르형은 불현성 감염이 많고 치명률이 1% 미만이다.

① 세균성 이질
② 콜레라
③ 장티푸스
④ 장출혈성대장균감염증

해설

정답 01 ① 02 ②

03 세균성이질에 대한 설명으로 옳지 않은 것은? 18 경북

① 위생상태가 나쁘고 인구가 밀집한 지역에서 발생한다.
② 사람이 병원소이다.
③ 모든 사람에게 감수성이 있으며, 특이 어린이나 노령 인구층의 감수성이 높다.
④ 예방접종의 효과가 크기 때문에 예방접종을 권장하고 있다.

PLUS

세균성이질	• 제2급 감염병 • 위생상태가 좋지 않은 곳에서 주로 걸리는 세균성 이질은 시겔라균(shigella)이라는 대장균과 비슷한 세균이 장에 급성 염증을 일으키는 감염병 위산에 약한 장티푸스균이나 콜레라균과 같이 많은 양이 들어와야 병을 일으키는 것과는 달리 시겔라균은 위산에 잘 견뎌 적은 양이 몸에 들어와도 위에서 죽지 않고 대장에 도달하여 염증을 일으킴 • 10~100마리의 적은 수로도 감염이 가능하여, 음식 내 증식 과정 없이 집단 발병가능 • 1998년 학교 급식을 시작하면서부터 2000년대 중반까지 대규모 유행 • 최근 HACCP(위해요소 중점관리기준) 도입 등 급식위생 개선으로 감소
원인균	그램 음성 박테리아인 시겔라(shigella) 감염, 급성 세균성 질환
전파	감염력이 비교적 강한 질병으로 주로 여름철에 발병하며 환자나 보균자의 대변에 섞여 배출된 이질균이 사람의 손이나 파리·바퀴 등을 통하여 물이나 음식물에 섞여 들어간 후 이를 섭취하여 일어나는 세균성 질환
잠복기	평균 1~3일(12시간~7일)
증상	갑자기 심한 복통, 구토, 경련, 뒤무직(Tensmus, 이급후증)이 발생하고, 고열과 함께 설사가 특징적 / 대개 대변에 혈액이나 고름이 섞여 나온다. 이는 세균의 침입으로 인해 미세농양이 생기기 때문
치료	예방백신은 없으며 환경위생 조치와 손씻기 등의 보건교육이 예방에 가장 중요하다. 사람 간 전파가 쉽게 일어나므로 접촉자 관리 및 교육을 철저히 해야 하며 환자는 격리치료

04 다음에서 설명하는 질병은 무엇인가? 18 경기

> 1990년대 이전까지는 대부분 소아기에 무증상 또는 경미한 자연감염을 통해 항체를 획득한 후 성인이 되었으므로 성인에서 중증환자는 거의 없었으나 현대에 와서 2000년 이후 20~30대는 소아기에 자연감염을 경험하지 않아 최근 유행의 주 연령층이 되었다.

① A형간염
② 파라티푸스
③ 세균성이질
④ 장출혈성대장균감염증

해설

정답 03 ④ 04 ①

PLUS

A형간염	40세 이하 성인의 항체 보유율은 급격히 낮아져서 약 10~20%에 불과 따라서 유, 소아뿐만 아니라 청소년 및 젊은 성인의 예방접종이 무엇보다도 중요
원인균	A형 간염 바이러스(hepatitis A virus, HAV)
전파	• 분변 – 구강경로(분변에 오염된 바이러스가 손이나 물, 음식물 섭취로 전파) • 오염된 혈액제재나 주사기의 공동사용 등 혈액매개로도 전파
진단	• 혈액 검사: A형 간염 바이러스 항체(Ig M anti-HAV) 양성 – 이 항체는 급성 간염 시기에 증가했다가 3~4개월 동안 혈액 내에 존재한 후 사라짐 • 항A형 간염 바이러스 면역글로불린G(IgG anti-HAV)항체는 간염의 회복기에서 양성으로 나타나며, 수십 년간 양성으로 유지
잠복기	15~50일(평균 28일)
증상	• (전신증상) 피로감이나 메스꺼움, 구토, 식욕부진, 발열, 우측 상복부의 통증 등 전신증상 • (후 일주일 이내) 특징적인 황달 징후 2주 지속, 전신이 가려운 증상 • 소아에서는 무증상이거나, 가벼운 증상이 나타나더라도 인식하지 못하는 경우가 많다.
예방	• 개인위생 관리가 가장 중요 • 일반적으로 A형 간염 바이러스는 85도 이상에서 1분만 끓여도 사라지기 때문에 끓인 물을 마시거나 충분히 익힌 음식을 먹는 것으로도 예방된다. • 항체보유율이 낮은 젊은 층의 예방접종이 중요
치료	급성 A형 간염은 대부분 자연적으로 잘 회복되므로 특별한 치료는 없으며, 충분한 영양 공급과 휴식이 중요

05 **다음 중 세균성 이질에 대한 설명으로 옳은 것은?** 18 부산

① 제1급 감염병이다.
② 다량의 균이 있을 때 감염된다.
③ 예방접종으로 예방가능하다
④ 중증의 증상이 나타나기도 하고 현성감염자로부터 많이 전파된다.

06 **감염병 중 회복기 보균자가 주요 문제가 되며 환경위생 개선을 통해 관리할 수 있는 감염병으로 옳은 것은?** 18 부산

① 결핵, B형간염
② 매독, 후천성면역결핍증
③ 콜레라, 장티푸스
④ 홍역, 디프테리아

해설

05
① 제2급 감염병이다.
② 10~100개 정도로 소량의 균으로도 감염된다.
③ 예방접종은 시행하고 있지 않다.

06
회복기 보균자가 주요 문제가 되며 환경위생 개선을 통해 관리할 수 있는 감염병은 주로 소화기계감염병이다.

정답 05 ④ 06 ③

07 다음에서 설명하는 감염병은 무엇인가? 20 인천보건연구사

- 소화기계 감염병으로 분변 – 구강경로를 통해 전파된다.
- 제2급 감염병으로 관리하고 있다.
- 검역 감염병이다.

① 세균성이질 ② 디프테리아
③ 콜레라 ④ 장티푸스

08 미국에서 Merry라는 여성에 의해 알려진 질병으로 손을 씻지 않고 요리를 하는 경우 음식의 오염으로 질병이 전파될 수 있다. 감염 시 지속적인 고열, 두통, 쇠약감등의 증상이 있으며 설사보다 변비가 우세한 감염병은 무엇인가? 21 대구의료기술

① 세균성 이질 ② 콜레라
③ 장티푸스 ④ 대장균감염증

09 분변–구강경로로, 사람에서 사람으로 전파되거나 분변에 오염된 물이나 음식물을 섭취함으로써 간접적으로 전파되는 유행성간염은 무엇인가? 21 광주 · 전남 · 전북

① B형간염 ② A형간염
③ C형간염 ④ E형간염

10 다음 중 감염병에 대한 설명이 옳지 않은 것은? 21 충북보건연구사

① 디프테리아 선별검사는 Schick test이다.
② 백일해는 급성 호흡기 감염증으로 Whooping cough가 임상적 특징으로 나타나며 병원체는 Bordetella pertussis로 그람음성균이다.
③ 장출혈성대장균은 소고기, 해산물 등을 섭취했을 때 감염되고, 대부분 가벼운 증상으로 지나가나 용혈성요독증후군으로 사망하기도 한다.
④ DTaP는 디프테리아, 파상풍, 백일해의 혼합백신이며 디프테리아와 파상풍은 순화독소이고 백일해는 사균이다.

해설

07
세균성이질, 콜레라, 장티푸스는 모두 소화기계 감염병이며 제2급 감염병이다. 이 중 검역감염병에 해당하는 것은 콜레라이다. 디프테리아는 호흡기계 감염병이며 제1급 감염병이다.

08
장티푸스는 사람(환자와 보균자)이 유일한 병원소이다. 세균 수가 10^{6-9} 이상일 경우에 감염을 일으킬 수 있으므로 식수의 심각한 오염 또는 음식물 내에서 증식이 있었던 경우에 유행 양상으로 나타날 수 있다. 지속적인 고열, 두통, 쇠약감, 상대적 서맥, 장미진, 비장종대 등 설사보다 변비가 우세하다.

09
A형간염은 유행성간염이다. A형간염은 분변 – 구강경로로, 사람에서 사람으로 전파되거나 분변에 오염된 물이나 음식물을 섭취함으로써 간접적으로 전파되기도 한다.

정답 07 ③ 08 ③ 09 ② 10 ③

PLUS

장출혈성대장균	병원성 대장균은 발병 특성에 따라 장출혈성 대장균, 장독소형 대장균, 장침입성 대장균 등 여러 가지로 분류된다. 이중 장출혈성 대장균에 감염된 것을 장출혈성 대장균 감염증이라고 하며 장관 상피세포에 벽돌처럼 쌓여 대량의 독소를 생산하여 출혈성 염증을 일으킴
원인균	장출혈성대장균(O157 등)
병원소	소, 양, 돼지, 개, 닭 등의 대변에 주로 발견되며 소가 가장 중요한 병원소
전파	• 오염된 소고기를 덜 익혀 먹거나, 충분히 익히지 않은 육류, 샐러드 등 날것으로 먹는 채소, 소독되지 않은 우유 등의 섭취 • 농장에서 소 분변과 접촉, 사람 간 직접 전파도 쉽게 일어남
증상	• 3~8일의 잠복기를 거친 후 발열을 동반하지 않는 급성 혈성 설사와 경련성 복통 • 설사 : 혈액이 나오지 않는 경증에서부터 다량의 혈액이 나오는 상태까지 다양하게 나타남 • 합병증 : 용혈성 빈혈, 혈전성 혈소판 감소, 신장 기능 부전, 중추신경계 증상을 포함하는 용혈성 요독 증후군(무증상 감염자~사망에 이르기까지 매우 다양) • 고령과 유아의 경우 위험성이 높음(유아 10%, 고령의 용혈성 요독 증후군 사망률 50%)
치료	• 감염된 환자는 격리 치료 • 대개 5~10일이면 특별한 치료 없이 회복 • 장출혈성 대장균으로 인한 설사는 탈수를 교정해주는 대증 치료만 해주면 보통 10일 이내에 회복 • 용혈성 요독 증후군이나 출혈성 설사를 치료할 때 항생제를 사용하면 장출혈성 대장균이 독소를 더 많이 분비해 질병 상태가 더 심각해지므로 항생제를 사용하지 않는다. • 용혈성 요독 증후군으로 진행되면 수혈이나 투석 등의 대증 치료 시행

11 **노로바이러스에 대한 설명으로 옳지 않은 것은?** 21 전북

① 예방백신이 없다.
② 소량의 바이러스로 감염되나 사람 간 전파는 없다.
③ 환자의 분변이나 구토물에 오염된 음식물에 의해 전파된다.
④ 겨울철에 잘 발생한다.

12 **노로바이러스감염증에 대한 설명 중 옳지 않은 것은?** 21 부산

① 저온에서도 저항성이 강하여 겨울철에도 감염된다.
② 평균잠복기가 3-6시간이다.
③ 오염된 식수 및 어류 등의 생식을 통하여 감염된다.
④ 사람 간 전파도 가능하다.

해설

12

노로 바이러스	노로바이러스는 저온에 강하여 매년 겨울철에 산발적 혹은 집단적인 유행을 일으킨다.
원인균	Norovirus
원인식품	생이나 가열이 불충분한 굴 등의 어패류 및 이들을 사용한 식품
전파	오염된 식수 및 어패류 등의 생식을 통하여 감염되며 사람과 사람 사이에 전파도 가능
잠복기	24~48시간
증상	위와 장에 염증을 일으켜 메스꺼움, 구토, 설사, 복통 등의 증상
예방 치료	85℃에서 1분 이상 가열하면 감염성이 없어진다. 충분히 익혀 먹으며 날 것으로 먹을 경우 깨끗이 씻는다(과일, 야채류).

정답 11 ② 12 ②

13 **세균성이질에 대한 설명으로 옳지 않은 것은?** 22 충남의료기술

① 고열, 심한 복통, 구토, 경련, 뒤무직이 발생하고 고열과 설사가 특징이다.
② 음식 내 증식과정 없이 적은 수의 균으로도 감염이 가능하다
③ 위생 상태가 나쁘고 인구가 밀집한 지역에서 발생하며 주로 여름철에 많이 유행한다.
④ 백신으로 예방 가능하다.

PLUS

세균성이질	• 제2급 감염병 • 위생상태가 좋지 않은 곳에서 주로 걸리는 세균성 이질은 시겔라균(shigella)이라는 대장균과 비슷한 세균이 장에 급성 염증을 일으키는 감염병. 위산에 약한 장티푸스균이나 콜레라균과 같이 많은 양이 들어와야 병을 일으키는 것과는 달리 시겔라균은 위산에 잘 견뎌 적은 양이 몸에 들어와도 위에서 죽지 않고 대장에 도달하여 염증을 일으킴 • 10~100마리의 적은 수로도 감염이 가능하여, 음식 내 증식 과정 없이 집단 발병가능 • 1998년 학교 급식을 시작하면서부터 2000년대 중반까지 대규모 유행 • 최근 HACCP(위해요소 중점관리기준) 도입 등 급식위생 개선으로 감소
원인균	그램 음성 박테리아인 시겔라(shigella) 감염, 급성 세균성 질환
전파	감염력이 비교적 강한 질병으로 주로 여름철에 발병하며 환자나 보균자의 대변에 섞여 배출된 이질균이 사람의 손이나 파리·바퀴 등을 통하여 물이나 음식물에 섞여 들어간 후 이를 섭취하여 일어나는 세균성 질환
잠복기	평균 1~3일(12시간~7일)
증상	갑자기 심한 복통, 구토, 경련, 뒤무직(Tensmus, 이급후증)이 발생하고, 고열과 함께 설사가 특징적 / 대개 대변에 혈액이나 고름이 섞여 나온다. 이는 세균의 침입으로 인해 미세농양이 생기기 때문
치료	예방백신은 없으며 환경위생 조치와 손씻기 등의 보건교육이 예방에 가장 중요하다. 사람 간 전파가 쉽게 일어나므로 접촉자 관리 및 교육을 철저히 해야 하며 환자는 격리치료

14 **〈보기 1〉에 해당하는 감염병의 종류를 〈보기 2〉에서 모두 고른 것은?** 22 서울시보건직(10월)

보기 1

• 대개 경구로 전파되는 감염병이다.
• 사망률은 대체로 낮고 2차 감염은 흔하지 않다.
• 소화기 계통의 증상이 주로 발생한다.
• 계절의 영향은 받지 않으나 온도가 높을수록 병원체 활동이 활발하다.

보기 2

ㄱ. 장티푸스　　ㄴ. A형 간염
ㄷ. 콜레라　　ㄹ. 렙토스피라증

① ㄱ, ㄴ　　② ㄱ, ㄴ, ㄷ
③ ㄱ, ㄷ, ㄹ　　④ ㄴ, ㄷ, ㄹ

해설

14
표 안의 설명은 소화기계감염병에 대한 설명이다.
ㄱ. 장티푸스: 소화기계감염병
ㄴ. A형 간염: 소화기계감염병
ㄷ. 콜레라: 소화기계감염병
ㄹ. 렙토스피라증: 인수공통감염병

정답 13 ④ 14 ②

PART 03

제7절 호흡기계 감염병

01 2015년 우리나라에서 MERS의 확산 이유로 가장 가까운 것은? 18 충남의료기술, 보건진료

① 개인관리 소홀 ② 병원감염
③ 부적절한 진료 ④ 전문지식인의 부족

02 다음 중 디프테리아 진단을 위한 검사방법은 무엇인가? 18 전남 · 전북

① Dick test ② Schick test
③ Widal test ④ PPD test

03 임신부가 임신 초기에 감염되면 태아에게 심각한 기형을 초래할 수 있는 감염병은? 18 전북의료기술

① 풍진 ② 백일해
③ 디프테리아 ④ 파라티푸스

04 2015년 우리나라에 중동호흡기증후군(MERS) 확산의 주요 원인이 되었던 것은? 18 충남

① 개인위생의 소홀 ② 병원 내 감염
③ 예방접종의 미시행 ④ 치료시설의 부족

05 다음의 감염병 진단방법 중 성홍열 진단방법은 무엇인가? 19 경북

① dick test ② schick test
③ widal test ④ lepromin test

PLUS

장티푸스	Widal Test	매독	바서만(Wassermann) Test VDRL Test
성홍열	Dick Test	피부	Patch Test
디프테리아	Schick Test	에이즈	Elisa Test
한센병	레프로민(Lepromin) Test	결핵	PPD 또는 TB Test

해설

01
MERS는 SARS와 마찬가지로 병원에 입원한 환자와 의료진들을 시작으로 확산되어 병원감염에 의한 전파가 이루어졌다.

02

장티푸스	Widal Test
성홍열	디크 검사 (Dick Test)
디프테리아	쉬크반응 (Schick Test)
결핵	PPD 또는 TB Test

03
산모가 임신 초기 풍진에 감염되면 태아에 선천성풍진증후군이 발생할 수 있다. 이때 태아가 나타내는 증상은 자궁 내 성장지연, 백내장, 선천성 심장질환, 청력상실 등이다.

04
중동호흡기증후군(MERS)전파
(1) 여러 중동 국가에서 단봉낙타의 코분비물, 우유, 대소변 등에서 바이러스가 분리되었고, 이들 바이러스는 사람에 감염된 바이러스와 같은 것으로 판명되었기 때문에, 단봉 낙타가 사람에게 바이러스를 전파하는 병원소 역할을 하는 것으로 판단된다.
(2) 사람 간 감염은 밀접접촉에 의한 전파(대부분 병원 내 감염 가족 간 감염)가 대부분이다.

정답 01 ② 02 ② 03 ① 04 ② 05 ①

06 다음에서 설명하는 호흡기계 감염병은? 19 서울

- 급성 바이러스성 질환
- 구진성 발진, 림프절염 등을 동반
- 감염 예방을 위해 생후 12~15개월, 만 4~6세에 예방백신 접종 실시
- 임신 초기의 임신부가 감염될 경우 태아에게 심장기형, 난청, 소두증 등 선천성 기형 발생 가능

① 성홍열 ② 백일해
③ 디프테리아 ④ 풍진

07 급성감염병에 대한 설명으로 옳은 것은? 19 경북보건연구사

① 콜레라는 고열(40℃)의 발생이 특징이다.
② 홍역은 급성 열과 전신 발진이 있다
③ 신증후군출혈일은 해외유입감염이다.
④ 일본뇌염은 원인은 원충류에 해당한다.

08 홍역에 대한 설명으로 옳지 않은 것은? 19 경남

① 1~2세에 많이 걸린다.
③ 호흡기계 감염병으로 비말을 통해 감염된다.
③ 열과 특징적인 발진이 일어난다.
④ 매년 환자가 발생하기 때문에 홍역 퇴치를 위한 전략은 없다.

PLUS

홍역

홍역	제2급 감염병, 불현성 감염도 거의 없이 모든 감염자에서 증상이 나타남
원인균	Measles 바이러스
전파	환자의 비말 혹은 비·인두 분비물과 직접 접촉, 에어로졸
잠복기	7~18일(호흡기 증상에 노출된 후 평균 10~12일)
증상	• 전구기(3~5일): 발열(38℃ 이상), 기침, 콧물, 결막염, 회백색 반점인 Koplik 반점 • 발진기: 홍반성 구진상 발진이 3일 이상 지속, 38℃ 이상의 고열 • 회복기: 발진 소실, 해열 • 합병증: 중이염, 폐렴, 뇌염
예방	예방접종을 시행하여 집단면역 수준율 95% 이상으로 올리는 것

해설

06
- 풍진은 루벨라바이러스(Rubella Virus) 감염에 의한 질환으로 발진과 발열 등의 전신 증상은 가벼운 반면 전신 림프절 비대가 있을 수 있다. 임신 초기 풍진 감염 시 태아에게 영향을 주어 선천성풍진이 발생한다.
- 선천성 풍진: 선천성 난청, 선천성 백내장, 선천성 심장기형(동맥관 개존증, 말초 폐동맥 협착 등), 소두증, 정신지체, 자반증, 간비종대 등을 보인다.
- MMR(홍역, 볼거리, 풍진) 예방접종은 생후 12~15개월에 1차접종, 만 4~6세에 2차접종을 실시한다.

07
① 콜레라는 붉은 설사와 구토 등으로 탈수상태에 빠지는 급성 장관 질환으로 보통 복통과 열은 없는 것이 특징이다.
③ 신증후군출혈열은 우리나라 가을철 풍토병에 해당한다.
④ 일본뇌염은 원인균은 바이러스이다.

PART 03

정답 06 ④ 07 ② 08 ④

09 **예방법이 밝혀져 있는 감염병에 대한 설명 중 옳은 것은?** 19 대구

① 유행성이하선염의 합병증으로는 고환염이나 난소염이 있다.
② 제1형 당뇨병은 췌장 베타세포의 파괴로 인해 발생한다.
③ 에이즈 환자는 HIV에 감염된 사람이다.
④ 레지오넬라는 황색포도상구균으로 인해 발생한다.

10 **유아 집단에서 홍역에 대한 감수성이 높을 때 대책 방법으로 가장 효과적인 것은?** 19 전북보건연구사

① 4~6세는 예방접종을 추가로 진행하여 면역을 증강시킨다.
② 전과의 차단을 위해 격리한다.
③ 올바른 손 씻기 등의 보건교육을 진행한다.
④ 유아의 마스크 착용을 권고한다.

11 **다음 중 풍진에 대한 설명으로 옳지 않은 것은?** 20 제주의료기술

① 임신초기에 감염 시 감마글로불린을 투여하여 치료한다.
② 비말핵으로 전파된다.
③ 원인균은 Rubella virus이다.
④ 불현성 감염도 흔하며, 특징적으로 귀 뒤, 목 뒤, 후두부의 림프절이 통증을 동반하며 종대된다.

PLUS

풍진

풍진	제2급 감염병으로 홍역과 비슷한 발진이 생긴다. 홍역과의 차이점은 발열 등의 전신 증상은 가벼운 반면 전신 림프절 비대가 있을 수 있고, 불현성 감염이 많아 무증상 전염원이 많으며, 발진이 서로 융합하지 않고 색소 침착을 남기지 않는다는 점이다. 임신초기에 감염되면 태아 감염으로 이어져 선천성 풍진 초래
원인균	루벨라바이러스(Rubella Virus)
전파	주로 비말, 공기 감염으로 이루어지며 분변, 소변, 혈액 및 태반을 통해 직접 전파가 가능하다. 발진 7일 전부터 7일 후까지 감염
잠복기	2~3주[질병관리청: 12~23일(평균 14일)]
증상	• 증상이 경미하거나 없는 경우가 흔함 • 귀 뒤, 목 뒤, 후두부의 림프절 비대 및 통증, 발열과 발진이 흔한 증상 • 발진은 얼굴에서 시작하여 2~3시간 이내에 머리, 팔, 몸통 등 온몸으로 급속도로 퍼진 후 3일째에 소실 • 합병증: 성인 여자에서는 손, 손목 및 무릎 관절염
예방	MMR(홍역, 볼거리, 풍진) 예방접종(생후 12~15개월과 4~6세에 2차례 접종) 생백신이므로 임산부에게는 접종 금지 • 임산부(특히 12주 미만)가 접촉한 경우 풍진에 대한 면역력이 있는지 혈청학적 검사를 확인하고 결과에 따라 임신 지속 여부 등 향후 방침 결정(즉시 의사와 상의)
선천성풍진증후군	자궁 내 성장 지연, 백내장, 선천성심장질환, 청력 상실 등

해설

09
② 제1형 당뇨병은 췌장 베타세포의 파괴로 인해 발생한다.: 당뇨병은 예방이 가능한 감염병이 아니다.
③ 에이즈 환자는 HIV에 감염된 시점으로부터 장기간의 잠복기가 경과된 후 면역 기능의 현저한 저하와 이로 인한 기회 감염 등이 수반된 상태의 사람이다.
④ 레지오넬라는 레지오넬라 세균(Legionella Species)으로 인해 발생한다.

10
홍역은 예방접종에 의한 예방효과가 가장 좋다. 감수성을 높이기 위해서 예방접종을 시행하는 것이 가장 효과적이다.

11
① 노출 후 예방접종 또는 면역글로불린 투여는 방어효과가 없다.

정답 09 ① 10 ① 11 ①

12 **감염병 중 마스크로 차단할 수 있는 질병에 해당하지 않는 것은?** 20 경기

① 풍진 ② 홍역
③ 수두 ④ 발진티푸스

13 **감염병과 감염병의 병원체에 관한 설명으로 옳지 않은 것은?** 20 충북

① 레지오넬라 감염증은 에어컨과 같은 냉방기 냉각탑수에 있는 대장균이 원인으로서 레지오넬라증을 일으키게 된다.
② 식중독을 유발시키는 바이러스 중 노로바이러스와 유아 소화기질환 바이러스로 흔한 로타바이러스의 주요증상은 설사질환이며 종종 2차 감염을 일으키기도 한다.
③ 브루셀라증은 염소, 양, 낙타, 돼지, 소, 개 등에 균이 존재하여 주로 가축 부산물을 다루는 축산업자, 도축장 종사자, 수의사, 실험실 근무자에서 발생하는 직업병이다.
④ 말라리아의 병원체는 기생충에 해당하는 원충류이며 모기에 의해 매개되는 급성열성감염증이다.

PLUS

로타바이러스 감염증(Rotavirus)

로타바이러스	구토와 발열증상이 나타나고 물설사를 초래해 탈수증을 일으킨다. 영아의 탈수가 매우 심해지면 사망까지 가능. 5살까지 거의 모든 아이들은 적어도 한 번은 로타바이러스에 감염된다.
원인균	Rotavirus
잠복기	보통 24~72시간
전파	분변-구강 경로가 주요 전파경로, 접촉 감염, 호흡기 감염(때때로 비말로도 감염)
증상	• 증상 : 발열, 구토 후 설사 • 증상 지속기 : 발열, 구토는 2일째 호전, 설사는 5~7일간 지속, 증상은 평균 4~6일간 지속
예방	환자 대변은 위생적으로 처리하여야 함

노로바이러스 감염증(Norovirus)

병원체	Norovirus(크게 두개의 유전자군 Genotype I과 II로 구분됨)
잠복기	보통 24~48시간(자원자 대상 실험에서는 10~50시간)
임상증상	• 증상 : 오심, 구토, 설사, 복통, 권태감, 열 • 증상 지속기 : 위장관 증상은 24~48시간 지속
감염경로	• 분변-구강 경로, 접촉 전파, 매개물 전파 • 대부분 식품, 물, 조개 등 섭취에 따른 감염 혹은 가족 내 전파가 많음
전염기	질환의 급성기부터 설사가 멈추고 48시간 후까지 가능
감염관리	환자 대변의 위생적 처리

해설

12
마스크로 차단할 수 있는 질병은 비말이나 비말핵으로 전파되는 호흡기계 감염병이다. 풍진, 홍역, 수두는 호흡기계 감염병, 발진티푸스는 절지동물 매개 감염병이다.

13
레지오넬라증은 물에서 서식하는 레지오넬라균에 의해 발생하는 감염성 질환으로 레지오넬라 폐렴과 폰티악 열(Pontiac Fever)의 두 가지 형태로 나타난다. 오염된 물(냉각수) 속의 균이 비말 형태로 인체에 흡입되어 전파된다.

정답 12 ④ 13 ①

PART 03

14 **다음 중 호흡기계를 통해 감염되는 감염병으로 병원체가 바이러스인 질병으로 옳은 것은?** 20 대구

① 페스트, 폴리오　　② 홍역, 인플루엔자
③ 결핵, 세균성이질　　④ 발진티푸스, 파라티푸스

15 **발열, 결막염, 발진 등의 증상이 있으며, 심하면 폐렴으로 사망할 수도 있고 유행의 주기성을 가지고 있는 감염병은?** 20 전북보건연구사

① 홍역　　④ 백일해
③ 코로나-19　　④ 유행선이하선염

16 **다음에서 설명하는 호흡기 감염병은?** 21 서울

- 급성 발열성 감염증으로 제2급 감염병
- 병원체: Streptococcus pyogenes
- 병원소: 환자, 보균자
- 전파: 비말에 의한 직접 전파, 손이나 물건을 통한 간접 전파
- 증상: 전신 발진, 발열, 구토 등
- 치료: 항생제 투여
- 예방관리: 환경위생 및 개인위생 관리

① 풍진　　② 홍역
③ 유행성 이하선염　　④ 성홍열

PLUS

성홍열(Scarlet Fever)

성홍열	급성 발열성 감염증으로 제2급 감염병
원인균	화농성연쇄상구균(Streptococcus Pyogenes)
전파	비말에 의한 직접 전파, 손이나 물건을 통한 간접 전파
잠복기	2~5일 또는 1~7일(평균 3일)
증상	• 발열, 인두통, 구토 • 전신 발진, 특히 얼굴에서 입 주위에만 발진이 나타나지 않아 희게 보이는 것과 혀가 딸기 모양으로 새빨갛게 변한다. 발진이 없어질 때 피부는 잘게 벗겨지며 흉터는 남지 않는다. • 합병증: 급성 사구체 신염이나 류마티스성 심장염은 연쇄상 구균에 대한 과민 반응으로 생김
예방	환경위생 및 개인위생 관리
치료	항생제 투여

해설

14
① 페스트: 인수공통감염병 & 절지동물매개감염병 − 세균
폴리오: 호흡기계감염병 − 바이러스
③ 결핵: 폐결핵의 경우 호흡기계감염병 − 세균
세균성이질: 소화기계감염병 − 세균
④ 발진티푸스: 절지동물매개감염병 − 리케치아
파라티푸스: 소화기계감염병 − 세균

15
홍역(Measles)의 증상은 발열, 식욕 부진, 결막염, 기침, 콧물 등의 증상, 구강 점막에 코플릭 반점(Koplik Spot)이다. 귀 뒤에서 발진이 시작되어 몸통과 사지로 퍼져나간다. 중이염, 폐렴, 장염, 뇌염 등의 합병증으로 사망할 수도 있다.

정답 14 ② 15 ① 16 ④

17 **호흡기계 감염병을 옳게 짝지은 것은?** 21 서울고졸

① 디프테리아, 홍역 ② 쯔쯔가무시, 백일해
③ A형간염, 성홍열 ④ 장티푸스, 풍진

18 **대상포진을 앓은 50대 간병인이 증상이 호전된 후 다시 감염병 환자를 돌보는 업무를 담당하였다. 간병업무는 주로 목욕 및 화장실, 식사 등을 돕는 일이다. 이때 50대 간병인이 걸리기 쉬운 감염병은 무엇인가?** 21 광주보건연구사

① 에이즈 ② 수두
③ 말라리아 ④ A형간염

PLUS

- 50대 간병인이 감염병 환자를 돌보며 주로 식사도움과 화장실 사용을 도왔으므로 분변을 통해 전파가능한 소화기계 감염병에 걸리기 쉽다.
- 에이즈와 말라리아는 혈액을 매개로 감염되므로 간병인에게 전파가능성이 적다.
- 수두는 호흡기 및 수포분비물을 통해 감염이 가능하다. 하지만 간병인이 대상포진을 앓은 적이 있다고 하였다. 대상 포진을 앓았다는 것은 이전에 수두에 걸린 적이 있다는 의미이다. 대상포진은 과거 수두에 걸렸던 사람이 신경절에 바이러스가 잠복해 있다 면역력이 저하되었을 때 증상을 일으킨다. 수두는 한번 감염 후 회복되면 영구면역이 형성되기 때문에 감염가능성이 없다.

제8절 절지동물 매개 감염병

01 **모기에 의해 전파되는 바이러스 감염 질환으로 주로 동북아시아 동남아시아에서 발생하는 질병으로 우리나라 제주도에서 많이 발견되는 모기에 의해 매개되는 감염병은 무엇인가?** 19 충북보건연구사

① 황열 ② 지카바이러스감염증
③ 말라리아 ④ 일본뇌염

해설

17
② 쯔쯔가무시 : 절지동물 매개 감염병
백일해 : 호흡기계 감염병
③ A형간염 : 소화기계 감염병
성홍열 : 호흡기계 감염병
④ 장티푸스 : 소화기계 감염병
풍진 : 호흡기계 감염병

01
일본뇌염은 돼지가 가진 바이러스가 작은 빨간집모기를 통해 사람으로 전파되어 발생하는 급성 바이러스성 감염병이다. 일본뇌염은 중국, 한국, 일본을 비롯하여 캄보디아, 라오스, 필리핀, 대만 등 동남아시아 지역에서 주로 발생하는 것으로 알려져 있다. 최근에는 인도와 네팔에서 많은 환자발생이 보고되고 있으며 인근 국가인 방글라데시와 부탄에서의 일본뇌염 환자 발생도 보고되고 있다.

정답 17 ① 18 ④ / 01 ④

PART 03

02 감염병과 원인균의 연결이 옳지 않은 것은? 20 울산

① 말라리아 – 프란시셀라 튤라렌시스(Francisella tularensis)
② 파상풍 – 클로스트리디움 테타니(Clostridium tetani)
③ 탄저 – 바실루스 안트락시스(Bacillus Anthracis)
④ 큐열 – 콕시엘라 부르네티(Coxiella burmetii)

PLUS

말라리아	• 제3급 감염병 • 삼일열형(P. vivax)은 온대, 아열대, 열대 지방으로 가장 넓은 지역에 걸쳐 유행 • 치명적인 열대형(P. falciparum)은 열대지방과 아열대 지방에 걸쳐 분포 • 사일열형(P. malariae)과 난원형(P. ovale)은 가장 적은 빈도로 국내에선 거의 발견되지 않는다.
병원체	3일 원충(Plamodium Vivax), 4일열 원충(Plamodium Malariae), 열대성 원충(Plamodium Falciparum), 난형열 원충(Plamodium Ovalae)
전파	말라리아모기에 물리거나 간혹 수혈 또는 마약 중독자 간의 주사기 공동사용 등에 의하여 감염될 수 있음 ㉠ 삼일열형(P. Vivax)은 온대, 아열대, 열대 지방으로 가장 넓은 지역에 걸쳐 유행한다. 인체에 가장 치명적인 열대형(P. Falciparum)은 열대지방과 아열대 지방에 걸쳐 분포 ㉡ 감염된 모기(학질모기) → 사람 → 말라리아 원충이 혈액 내로 들어감 → 간 → 적혈구로 침입하여 발열원충이 적혈구에서 다시 성장하면서 암수 생식모체라는 것이 만들어지는데 이때 말라리아 매개모기인 중국 얼룩날개모기가 사람의 피를 흡혈하면 이들이 다시 모기를 감염시킴으로써 점차 전파된다.
잠복기	• 약 7~39일로 다양 삼일열 말라리아의 경우 길게는 1년 정도(5개월~1년 6개월) 간 속에 잠복해 있기도 • 국내에서 발생하는 삼일열의 경우 6~12개월
증상	• 삼일열 – 초기: 권태감과 서서히 상승하는 발열이 수일간 지속 – 오한, 발열, 발한 후 해열이 주기적으로 나타남 • 열대열 – 초기증상은 삼열 말라리아와 유사, 발열이 주기적이지 않은 경우도 많고 오한, 기침, 설사 등의 증상이 나타남 – 심한 경우에는 황달과 혈액응고 지연, 간 기능저하와 신부전, 혼미, 혼수로 진행
예방	• 예방적 화학요법 – 말라리아가 흔히 발생하는 지역 여행 시 약 복용 – 예방약을 복용하는 즉시 예방효과가 생기는 것은 아니므로, 말라리아 유행지역을 일시적으로 방문하는 사람들은 입국 2주 전부터 약을 복용하기 시작해야 하며 출국 후 4주까지 예방약을 계속 복용해야 한다. – 아직 말라리아에 대한 백신은 없으므로 주의해야 한다.

해설

02
말라리아의 병원체는 3일 원충(Plamodium Vivax), 4일열 원충(Plamodium Malariae), 열대성 원충(Plamodium Falciparum), 난형열 원충(Plamodium Ovalae)이다. 프란시셀라 툴라렌시스(Francisella tularensis)는 야토병의 원인균이다.

정답 02 ①

03 제3급 감염병 중 털진드기가 매개하며 임상적으로 고열, 오한 등의 증상이 있다가 전신 피부에 홍반이 생기는 질병은? 21 광주보건연구사

① 발진티푸스　② 쯔쯔가무시증
③ 발진열　④ 렙토스피라증

PLUS

쯔쯔가무시증	• 제3급 감염병 • 일본, 동남아시아, 호주 등에서 호발하며, 계절적으로 10~12월과 4~7월 사이에 야외 활동이 많은 농부, 군인 등에서 많이 발생한다.
병원체	Rickettsia tsutsugamushi
병원소	사람
전파	• 들쥐가 가진 리케차가 진드기를 통해 사람에게 전파 • 들쥐에 기생하는 털진드기의 유충이 사람을 물 때
잠복기	감염된 모기에 물린 후 2~14일의 잠복기가 있다.
증상	• 진드기 유충에 물린 부위에 나타나는 가피(피부궤양)는 진단에 큰 도움이 된다. • 심한 두통, 발열, 오한이 갑자기 발생함, 두통, 근육통, 전신 신경증, 발진 등 • 발병 5일 이후 구진성 발진이 몸통부터 시작하여 사지로 퍼짐 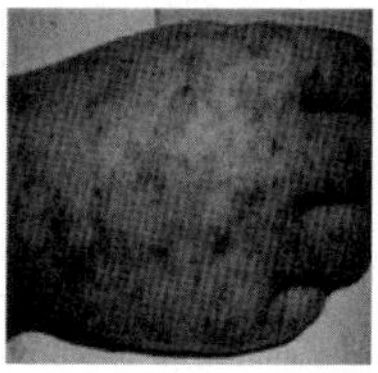 발진 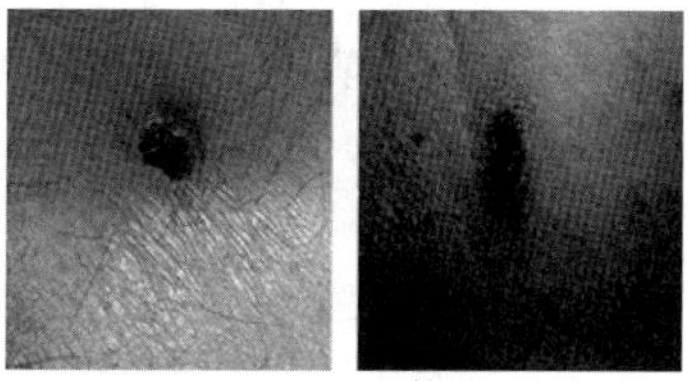 물린 자국
예방	〈치료〉 의사의 처방에 따른 약물요법 〈예방〉 • 야외활동 시 주의사항 － 밭에서 일할 때에는 되도록 긴 옷을 입을 것 － 수풀에서 작업하는 사람들은 피부나 옷에 진드기 구충제를 사용

04 털진드기에 물린 뒤 물린 자리에 피부궤양이 발생하며 고열, 오한, 두통, 피부발진 등이 나타나는 질병은 무엇인가? 21 부산보건연구사

① 성홍열　② 신증후군출혈열
③ 쯔쯔가무시증　④ 렙토스피라증

해설

03
① 발진티푸스: 이
② 쯔쯔가무시증: 진드기
③ 발진열: 벼룩
④ 렙토스피라증: 상처(쥐 배설물)

04
쯔쯔가무시증(Tsutsugamushi): 제3급 감염병으로 들쥐가 가진 리케차가 진드기를 통해 사람에게 전파됨으로써 발생하는 질환이다. 일본, 동남아시아, 호주 등에서 호발하며, 계절적으로 10~12월과 4~7월 사이에 야외 활동이 많은 농부, 군인 등에서 많이 발생한다. 임상적으로 고열, 오한 등의 증상이 있다가 전신 피부에 홍반이 생긴다. 진드기가 문 자리에는 피부궤양이 발생하며, 이는 진단에 큰 도움이 된다.

정답 03 ② 04 ③

PART 03

05 **다음의 내용에 해당하는 감염병은?** 22 경기의료기술

- 털진드기 유충에 의해 매개한다.
- 인수공통감염병이다.
- 진단 시 24시간 이내 신고하여야 한다.

① 발진티푸스 ② 세균성이질
③ 쯔쯔가무시 ④ 신증후군출혈열

06 **들쥐에 기생하는 털진드기를 통해 감염되며, 잠복기가 10일 정도인 감염병은?** 22 경북의료기술

① 페스트 ② 말라리아
③ 쯔쯔가무시증 ④ 유행성출혈열

07 **동물 매개 감염병에 대한 설명으로 가장 옳지 않은 것은?** 22 서울시고졸보건직(10월)

① 말라리아의 임상 증상은 오한, 고열 등이 있다.
② 일본뇌염은 주로 모기에 의해 감염되며 뇌에 염증을 일으킬 수 있다.
③ 발진티푸스는 사마귀에 매개되어 안구진탕, 시야 호림 등의 증상이 발생 한다.
④ 페스트는 쥐벼룩에 의해 전파되며, 패혈증 등이 발생한다.

PLUS

발진티푸스

발진티푸스	제3급 감염병
병원체	발진티푸스리케치아(Rickettsia Prowazekia)
병원소	사람
전파	리케차에 감염된 이가 사람 몸에 있을 때 사람이 가려움에 피부를 긁게 되면 피부에 상처가 나고, 이때 이의 배설물로 탈출한 리케차가 그 상처를 통해 침입되거나 이의 배설물이 건조되어 호흡기를 통해 감염된다.
잠복기	감염된 모기에 물린 후 2~14일의 잠복기가 있다.
증상	오한과 함께 40℃ 전후의 고열, 두통, 근육통, 전신 신경증, 발진 등
예방	예방 환자에게 이가 있는 경우 환자 격리, 환자와 의복·침구 등 소독.

해설

05
3급 감염병

정답 05 ③ 06 ③ 07 ③

08 신증후군출혈열에 대한 설명으로 옳지 않은 것은? 24 보건직

① 등줄쥐가 매개체이다.
② 10~12월에 가장 많이 발생한다.
③ 병원체가 리케차이다.
④ 임상양상 중 이뇨기가 있다.

제9절 인수공통 감염병

01 쥐가 매개하는 가을철 유행병이 아닌 것은? 19 전북보건연구사

① 렙토스피라증 ② 쯔쯔가무시증
③ 유행성출혈열 ④ 장티푸스

02 인수공통감염병에 대한 설명으로 옳지 않은 것은? 20 전북

① 인수공통감염병의 병원체는 리케치아다.
② 공수병, 발진열, 살모넬라 등이 해당된다.
③ 소가 병원소인 질병으로는 탄저, 살모넬라, 브루셀라증이 있다.
④ 사람과 척추동물 간에 공통으로 발생하는 감염질환을 말한다.

PLUS

인수공통감염병

(1) 인수공통감염병(zoonosis)은 척추동물과 인간 사이에 상호 전파되는 병원체에 의해서 발생하는 질병을 말한다.
(2) 인수공통감염병은 척추동물에서 인간으로 전염되는 것과 비록 동물이 감염 생활사에 중요한 역할을 하지 않더라도 인간과 동물에 공통으로 감염될 수 있는 질환들을 총칭한다.
(3) 동물 병원소는 가축과 같이 인류 친화도가 높은 경우와 박쥐나 사향고양이와 같이 친화도가 낮은 경우에 따라 예방과 대처방법이 달라진다.
(4) 인수공통감염병은 인류에게 새로운 신종감염병의 발생에 중요한 역할을 한다는 점에서 높은 관심을 가져야 한다.

03 1975년도 가을에 괴질로 유행하였으며 원인을 찾지 못하다가 1984년 가을에 원인이 밝혀진 질환으로 L. interrogans와 L. biflexa에 의해 발생한다. 인플루엔자와 유사한 폐렴 증상이 나타나며 도시와 농촌, 농부, 사탕수수밭 종사자 등 다양한 국가와 다양한 직업군에서 발생하는 감염병은 무엇인가? 20 대구

① 렙토스피라 ② 브루셀라
③ 신증후군출혈열 ④ 큐열

해설

08
③ 병원체는 한탄 바이러스.
제3급 감염병으로 들쥐(등줄쥐)의 배설물이 건조되면서 호흡기를 통해 전파되어 발생하는 바이러스성 감염질환으로 늦가을(10~11월)에 많이 발생한다.

01
렙토스피라증, 쯔쯔가무시증, 유행성출혈열은 대표적으로 쥐가 매개하고 가을철에 유행하는 감염병이다. 장티푸스는 물이나 음식이 매개하는 소화기계 감염병이다.

02
① 인수공통감염병의 병원체는 세균, 바이러스, 리케차, 진균, 기생충 등으로 다양하다.

정답 08 ③ / 01 ④ 02 ① 03 ①

PLUS

렙토스피라증

렙토스피라증(Leptospirosis)은 발열, 오한, 근육통 및 두통 등 인플루엔자와 비슷한 전구 증상을 시작하여 흉통, 기침, 호흡 곤란 등의 증상을 보이는 질병으로 1975년 가을에 괴질로 유행하였으나 원인을 찾지 못하다가 1984년 가을에 다시 발생한 유행을 계기로 역학조사를 통하여 그 원인이 렙토스피라균이라고 밝혀 존재가 확인되었다.

병원체는 렙토스피라 속(Leptospira species)이다.

지구상에 널리 퍼져(산발적 발생) 있어 도시와 농촌, 선진국과 원시적 생활을 하는 지역 등 모든 곳에서 발생한다. 일종의 직업성 질환으로 농부, 사탕수수밭 종사자, 하수청소부, 광부, 수의사, 축산업자, 도축장 종사자, 군인 등의 직업군에서 많이 감염된다. 환자는 대부분 남자이다.

※ 출처: 대한예방의학회, 예방의학과 공중보건학(제4판), 계축문화 AL 2021, p.430.

04 다음의 내용에 해당하는 감염병은? 20 서울보건연구사

- 우리나라 제3급 감염병이다.
- 병원체는 한탄 바이러스이다.
- 병원소는 등줄쥐 및 집쥐이다.
- 바이러스 고위험군에 해당하는 사람은 백신접종 권고대상이다.

① 중증열성혈소판감소증후군 ② 쯔쯔가무시병
③ 신증후군출혈열 ④ 브루셀라병

05 다음 중 인수공통감염병에 해당하는 것은? 21 대구

① 장티푸스 ② 브루셀라증
③ 홍역 ④ 유행성이하선염

PLUS

브루셀라증	제3급 감염병
병원체	브루셀라균(Brucella)
전파	염소, 양, 소의 소독되지 않은 젖이나 젖으로 만든 치즈를 먹고 산발적 집단적 발생. 멸균 처리되지 않은 유제품 등 식품 매개 감염 및 비말 감염 가능
잠복기	1~3주 정도이나 수개월인 경우도 있음
증상	열, 오한, 발한, 두통, 근육통, 관절통
예방관리	감염된 동물의 조직, 체액의 직접 접촉을 피한다. 가축 대상 예방접종 실시 우유 및 유제품 살균

해설

04

신증후군출혈열(유행성출혈열)은 제3급 감염병으로 들쥐가 가진 바이러스가 사람으로 전파되어 발생하는 바이러스성 감염 질환이다. 경기도 북부 및 강원도 등지에서 강우량이 적은 건조기인 늦봄(5~6월)과 늦가을(10~11월)에 많이 발생한다. 임상적으로 발열, 출혈, 신장 이상이 특징이며, 임상 경과는 발열기, 저혈압기, 핍뇨기, 이뇨기, 회복기의 다섯 단계로 진행한다. 병원체는 한탄바이러스(Hantan Virus), 서울바이러스(Seoul Virus)이고 병원소는 들이다. 들쥐의 배설물에 접촉하지 말고 늦가을과 늦봄 건조기에 잔디에 눕거나 잠을 자지 말아야 한다. 감염의 위험이 높은 농부와 군인은 예방접종을 시행한다.

05

브루셀라증은 제3급 감염병으로 염소, 양, 소의 소독되지 않은 젖이나 젖으로 만든 치즈를 먹고 산발적 또는 집단적으로 발생할 수 있다. 임상적으로 열, 오한, 발한, 두통, 근육통, 관절통 등의 증상이 나타난다. 주요 병원소가 말, 소, 돼지, 양, 개 등으로 대표적인 인수공통감염병에 해당한다.

정답 04 ③ 05 ②

06 법정감염병 중 제3급 감염병으로 분류되어 있는 브루셀라증에 대한 설명으로 가장 옳지 않은 것은? 22 서울시(2월)

① 주요 병원소는 소, 돼지, 개, 염소 등 가축이다.
② '파상열'이라고도 하며, 인수공통감염병이다.
③ 야외에서 풀밭에 눕는 일을 삼가고 2~3년마다 백신접종을 하는 것이 좋다.
④ 감염경로는 주로 오염된 음식이며, 브루셀라균으로 오염된 먼지에 의해서도 감염이 가능하다.

07 다음에서 동물병원소와 감염병을 옳게 짝지은 것은? 22 서울시고졸보건직(10월)

ㄱ. 돼지 – 일본뇌염	ㄴ. 말 – 라이(Reye)증후군
ㄷ. 양 – 레지오넬라증	ㄹ. 소 – 브루셀라증

① ㄱ, ㄴ　② ㄱ, ㄹ
③ ㄴ, ㄷ　④ ㄴ, ㄹ

제10절 만성감염병

01 감염병과 진단방법의 연결이 옳지 않은 것은? 18 경북

① 장티푸스 – Widal test
② 한센병 – Lepromin test
③ 성홍열 – Dick test
④ 유행성이하선염 – Schick test

PLUS

감염병 진단방법

장티푸스	Widal Test	매독	바서만(Wassermann) Test VDRL Test
성홍열	Dick Test	피부	Patch Test
디프테리아	Schick Test	에이즈	Elisa Test
한센병	레프로민(Lepromin) Test	결핵	PPD 또는 TB Test

해설

07
라이(Reye syndrome) : 감기나 수두 등의 바이러스에 감염된 어린이나 사춘기 청소년들이 치료 말기에 뇌압 상승과 간 기능 장애 때문에 갑자기 심한 구토와 혼수 상태에 빠져서 생명이 위험한 상태에까지 이르는 질환을 말한다. 뇌압 상승, 혈중 암모니아 상승, 황달이 없는 간효소 수치의 상승, 혈액 응고 시간의 연장 등이 특징적인 임상 소견이다. 레지오넬라증의 병원소는 물이다.

정답 06 ③　07 ② / 01 ④

02 **다음 중 에이즈(AIDS)에 대한 설명으로 옳지 않은 것은?** 18 충북

① 혈액을 수혈할 때 혈액에 의해 감염된다.
② Lepromin test로 진단한다.
③ 식욕저하, 피로, 근육통, 구토 등의 증상이 나타난다.
④ 병원체는 HIV이다.

03 **어린이의 폐결핵 집단검진 순서로 가장 옳은 것은?** 18 서울(6월)

① X-ray 간접촬영 → X-ray 직접촬영 → 객담검사
② X-ray 간접촬영 → 객담검사 → X-ray 직접촬영
③ 투베르쿨린 검사 → X-ray 간접촬영 → X-ray 직접촬영
④ 투베르쿨린 검사 → X-ray 직접촬영 → 객담검사

04 **B형간염에 대한 설명으로 올바르지 않은 것은?** 19 전북

① 간염, 간경변, 간세포암을 유발한다.
② 수혈로는 감염되지만 수직감염은 일어나지 않는다.
③ 감염자와 함께 식사를 해도 문제 되지 않는다.
④ 자연항체가 생기기도 한다.

PLUS

B형간염

B형간염	제3급 감염병 / 5~10% 만성 간염으로 이행되며 이 중 10% 정도 간경화증, 간암으로 진행
병원체	B형간염바이러스(hepalllis B virus)
전파	• 감염된 사람의 혈청과 접촉(수혈, 오염된 바늘, 주사기) • 정액 및 체액을 통해 감염(동성연애자, 약물중독자들에게 흔히 발생), 수직감염
잠복기	28~180일(평균 60~90일)
증상	① 급성 감염: 피로감, 식욕 부진 등의 전구증상 후 황달 ② 만성 감염: 15~25%는 간경화나 간암으로 진행 감염 시 만성감염으로 진행하는 데 관여하는 요소는 감염연령이 가장 중요하다. 신생아 감염의 90% 5세 미만 감염의 30%가 만성으로 진행
예방관리	B형간염 백신 예방접종, 수직 감염이 주로 문제가 되기 때문에 모든 산모에 대하여 B형간염 검사 실시

해설

02
② AIDS의 대표적인 진단방법은 ELISA test이다. Lepromin test는 한센병 진단방법이다.

03
폐결핵 집단검진 순서
• 소아 집단검진: 투베르쿨린검사 → X-ray 직접촬영 → 객담검사
• 성인 집단검진: X-ray 간접촬영 → X-ray 직접촬영 → 객담검사

정답 02 ② 03 ④ 04 ②

05 **간염(hepatitis)에 대한 설명으로 가장 옳지 않은 것은?** 19 서울

① A형은 분변 – 경구 감염이 주된 감염경로이다.
② B형은 주로 유행성 간염을 일으키고 대부분 쉽게 회복된다.
③ C형은 대부분 무증상으로 건강검진 등에서 우연히 확인되는 경우가 많다.
④ B형은 수혈이나 오염된 주사기 및 모체로부터 수직감염이 잘 이루어진다.

06 **다음 중 만성감염병에 대한 설명으로 옳지 않은 것은?** 19 경북보건연구

① 매독은 수직감염된다.
② B형간염은 면역이 형성되지 않기 때문에 재감염된다.
③ 한센병은 lepromin test로 진단한다.
④ 결핵은 모든 장기에서 질병발생이 가능하다.

07 **에이즈에 대한 설명으로 옳지 않은 것은?** 19 충북보건연구사

① 웨스턴블롯(Western Blot)법으로 진단한다.
② 선별검사는 ELISA, P.A법 등을 이용한다.
③ 에이즈는 수직감염이 되지 않아서 산전관리가 필요하지 않다.
④ 에이즈를 완치하는 약은 없다.

PLUS

후천성면역결핍증(AIDS; Acquired Immunodeficiency Syndrome)

후천성면역결핍증	제3급 감염병으로 인간면역결핍바이러스(HIV)에 의해 후천적으로 면역 기능이 떨어지면서 다양한 기회감염증에 이환되며 다양한 악성 종양이 발생하는 질병이다. 1981년 처음 진단된 이후 세계적으로 그 환자가 급속히 증가하고 있다. 성접촉에 의한 감염이 – 99.2%, 수혈 또는 혈액제재 – 0.7%, 수직감염 – 0.1%
병원체	HIV(human immunodeficiency virus)
HIV 항체검사	ELISA test, P.A법(선별검사), Western blot(확인검사), 보건소, 검역소, 보건환경연구원, 병·의원 등에서 익명으로 검사를 받을 수 있으며 병·의원을 제외하고는 모두 무료이다.
전파	성적접촉, 혈액 및 혈액 제제 접촉, 모체 전파(수직감염)
잠복기	1~6주 정도이지만 수년간이라는 보고도 있으며 감염 후 2~3개월이면 항체가 양성 반응을 보인다.
증상	무증상의 건강한 보균자로부터 각종 기회감염 악성종양 신경계통의 합병증까지 다양하다. 감염 자체보다 합병증이 주요 사망원인이다 다발성 기회감염(카르니 폐염(Pneumocystis carnii pneumonia : PCP)이나 악성종양(카포시육종)
치료	• AIDS의 원인인 HIV를 죽이는 약은 없다. • 항바이러스제제(지도부딘 등)의 병합요법은 HIV를 효과적으로 공격하여 질병의 진전 속도를 늦추어 평균 생존기간을 효과적으로 연장시키고 HIV의 전파력을 억제시킬 수 있다.

해설

05
② A형은 주로 유행성 간염을 일으키고 대부분 쉽게 회복된다.

06
B형 간염은 면역이 형성되기 때문에 예방접종을 시행한다.

07

웨스턴 블롯	• 웨스턴블롯(Western Blot)법 • 단백항체에 특이적으로 결합하는 특이 단백질을 검출하는 방법
ELISA	ELISA(Enzyme-Linked Immunosorbent Assay : 효소 결합 면역 흡착제 분석) 항체복합체 형성유무를 확인하는 검사

정답 05 ② 06 ② 07 ③

PART 03

08 **다음 중 결핵에 대한 설명으로 옳지 않은 것은?** 20 인천

① 열, 빛에 강하다.
② 원인균은 Mycobacterium tuberculosis이다
③ 최종검사는 객담검사이다.
④ 비말을 통해 감염된다.

09 **결핵에 관한 설명으로 옳은 것은?** 20 경북보건연구사

① 결핵의 원인균은 항산성의 그람음성간균이다.
② 환자가 기침하거나 말할 때 객담, 비말과 함께 나와 전파된다.
③ 원인균은 Chlamydia trachomatis이다.
④ 활동성 결핵환자와 접촉할 경우 비밀에 의한 직접전파가 이루어지는 반면 간접전파는 이루어지지 않는다.

PLUS

결핵의 병원체 및 임상적 특징

(1) 결핵은 그람양성이면서 항산성 간균인 Mycobacterium tuberculosis에 의해서 발병된다.
※ 항산성균(Mycobacterium)은 acid tast beilli(AFB)라고도 하며 보통 염색으로는 쉽게 염색되지 않으며 가온하여 일단 염색이 되면 산이나 알코올, 알카리에 강하고 탈색이 되지 않는 성질을 가지고 있으므로 항산성(acid tastness) 또는 항산성균(AFB)이라고 한다.
(2) 결핵균의 증식은 산소분압과 관련이 있어서 체내에서 폐 특히 폐첨부에서 잘 발생한다.
(3) 결핵균은 환자가 기침하거나 말할 때 호흡기 비말과 함께 나와 전파되고, 특히 비말의 수분성분이 마르고 남은 비말핵 형태로 공기 중 떠다니며 상당기간 공기매개전파를 일으킬 수 있다.
(4) 활동성 결핵 환자와 밀접한 접촉을 하는 경우는 33~65%에서 감염이 이루어지며 환자가 도말 양성인 경우 감염률이 더 높다. 일단 감염이 되면 10%는 발병하고 90%는 잠재감염으로 남게 된다고 알려져 있다.
(5) 폐결핵이 발병해도 병변이 심하게 진행되기 전까지는 기침이나 객혈 등의 증상이 없고, 미열이나 약간발한, 피로감, 체중 감소와 같은 비특이적 증상뿐이어서 조기발견이 어려워 유행관리가 어려운 질환이다.

10 **다음 중 만성감염병에 대한 설명으로 옳지 않은 것은?** 21 경기경력경쟁

① B형간염은 1개월 이내에 BCG예방접종을 시행한다.
② 한센병은 나병이라고도 하며 제2급 감염병에 해당한다.
③ AIDS는 공기나 물을 통해서는 감염되지 않는다.
④ C형간염은 예방접종이 중요한 예방대책이며 감염 시 임상증상은 2개월 정도 지속된다.

해설

08
결핵균은 강한 산이나 알칼리에도 잘 견디는 항산성균이지만 열과 햇볕에 약해 직사광선을 쪼이면 몇 분 내에 사멸한다.

10
C형 간염(Hepatitis C)
(1) 제3급 감염병으로 B형간염과 함께 만성 간질환과 간암의 주요 원인이다.
(2) 성적인 접촉이나 수혈, 혈액을 이용한 의약품, 오염된 주사기의 재사용, 소독되지 않은 침의 사용, 피어싱, 문신을 새기는 과정 등에서 감염된다.
(3) 잠복기는 2주~6개월이고 초기 감염은 대부분 무증상이거나 경미하지만 감염자의 50~80%는 만성 감염으로 발전하여 이 중 약 절반은 간경화나 간암으로 발전한다.
(4) 백신은 아직 개발되어 있지 않았으며, 예방 및 관리 기준은 B형간염과 유사하다.

정답 08 ① 09 ② 10 ④

11 **결핵에 대한 설명으로 옳은 것은?** 21 경기보건연구사

① 젊은 연령층에서 발생률이 높다.
② 전체적으로 남자보다 여자의 발생률이 높다.
③ 감염되면 10%는 발병하고, 90%는 잠재감염으로 남는다.
④ 우리나라의 발생률은 OECD 평균과 비슷하다.

PLUS

(1) 감수성: 일단 감염되면 10%는 발병하고 90%는 잠재감염으로 남는다. 감수성은 저체중아나 영양불량자들 중에 증가하며, 규폐증, 당뇨병 혹은 위절제술을 한 사람들, 알코올 중독자들과 면역 억제 상태에 있는 사람들의 경우 증가한다.
(2) 역학적 특성
① 연령별 발생률: 80세 이상에서 가장 높으며 그 다음이 70대, 60대순(10대 후반에 크게 증가한 후 25~29세에 한 번 정점을 이루는데, 이 연령대에서의 높은 발생률은 결핵 후진국의 모습에서 아직 벗어나고 있지 못하고 있음을 의미)
② 전체적으로 남자가 여자보다 발생률이 높다.
③ 도시가 농촌보다 유병률이 높은데, 이는 도시외곽 빈민지역의 결핵 유병률이 높기 때문이다.
④ 우리나라 인구 10만 명당 결핵 발생률은 80.0명으로 OECD 평균(11.4명)보다 높게 나타나고 있다. OECD 회원국 중 한국(80.0명)이 가장 높은 결핵발생률을 기록해 OECD 회원국 34개국 중 한국은 1위로 나타났다.

12 **다음의 설명에 해당하는 질병의 원인균은 무엇인가?** 21 인천

- 신체의 모든 장기에 감염된다.
- 호흡기감염으로 폐결핵의 원인이 된다.
- 피로, 권태감, 체중감소, 미열의 증상이 나타난다.
- 감염되면 10%는 발병하고 나머지는 잠재감염으로 남는다.

① Mycobacterium leprae
② Hepatitis B virus
③ Mycobacterium Tuberculosis
④ Human Immunodeficiency Virus

13 **다음 중 한센병에 대한 내용으로 옳지 않은 것은?** 21 경남보건연구사

① 병원체는 바이러스이다.
② 피부와 피하신경을 침범하는 만성 감염 질환이다.
③ Lepramin Test로 감별한다.
④ 전세계 인구의 95%는 나병에 자연 저항을 갖고 있기 때문에 병원체가 피부 또는 호흡기를 통하여 체내로 들어오더라도 쉽게 병에 걸리지는 않는다.

해설

12
내용은 결핵에 대한 설명이다.
① Mycobacterium leprae : 한센병
② Hepatitis B virus : B형간염
③ Mycobacterium Tuberculosis: 결핵
④ Human Immunodeficiency Virus: AIDS

정답 11 ③ 12 ③ 13 ①

PART 03

PLUS

한센병

한센병	제2급 감염병으로 결핵균과 매우 비슷한 나균(Mycobacterium Leprae)이 피부와 피하신경을 침범하는 만성 감염 질환
병원체	나균(Mycobacterium Leprae)
전파	환자의 배설물이나 분비물 등에 오염된 물건을 통한 간접 전파나 사람과 사람의 접촉에 의한 직접 전파가 있다(약한 피부나 상처, 상부호흡기계 점막 감염, 비말 감염).
잠복기	9개월~20년(평균 4년)/4~10년
감수성과 저항성	감수성은 약한 편이다. 균의 전파력이 약해 사람에게는 긴 기간 접촉으로 전염되는 것으로 알려져 있다. 환자로부터 태어난 아기는 미감아라 하며 격리 관찰되고 평균 잠복기간을 5년으로 보고 정기검진을 한다.
증상	피부 병변으로 소결절, 구진, 반점 등이 나타나고, 무감각, 마비 등의 말초신경 증상을 보이며, 비강점막이 침범되면 코가 내려앉아 호흡이 막히거나 출혈이 일어날 수 있다.
예방관리	환자 발견 · 격리 · 치료 환자 접촉자 관리 및 소독, 적절한 항나치료를 받은 환자는 전염력이 없다.

14 **한센병에 대한 설명 중 옳지 않은 것은?** 21부산

① 병원체는 Mycoplasma이다.
② 피부반응검사로 확인한다.
③ 피부신경증상이 있다.
④ 상처를 통해 감염될 수 있다.

제11절 성 접촉 매개 감염병

01 **성매개 감염병에 관련하여 옳지 않은 것은?** 19 광주보건연구사

① 임질은 매독보다 잠복기가 짧으며 불임을 유발할 수 있다.
② 성기단순포진은 감염 시 증상이 거의 나타나지 않는 경우가 흔하다.
③ 매독, 임질은 감염 면역만 나타난다.
④ 클라미디아 감염증의 잠복기는 1~3일이며 임상적 특징은 매독과 거의 유사하다.

해설

14
한센병(Leprosy, Hansen's Disease) : 제2급 감염병으로 결핵균과 매우 비슷한 나균(Mycobacterium Leprae)이 피부와 피하신경을 침범하는 만성 감염 질환이다. 가장 흔히 보이는 증상은 지각상실이고 감각신경 이상에 의한 수지 및 사지 상실, 운동신경 장애에 의한 마비 등의 후유증을 동반하며, 한센병의 병형별(부정형, 결핵형, 나종형, 중간이행형)로 증상은 차이가 있다. 한센병의 전파는 환자의 배설물이나 분비물 등에 오염된 물건을 통한 간접 전파나 사람과 사람의 접촉에 의한 직접 전파가 있다. 주로 약한 피부나 상처, 상부호흡기계 점막감염, 비말감염을 통해 이루어진다. 한센병의 진단검사는 피부반응검사인 Lepromin Test이다.

01
① 임질의 잠복기는 3~10일 정도이며 남자는 요도염, 부고환염, 여자는 자궁경부염이나 요도염이 증상으로 나타나고 합병증으로 자궁내막염, 난관염이 있을 수 있어 불임을 유발할 수 있다. 매독의 잠복기는 10일~3개월이며 통상적으로 3주 정도이다.
② 성기단순포진은 성 접촉으로 전파되는 성기 부위의 수포성 피부질환으로 잠복기는 2~14일이다. 초기 감염자들에게는 성기 부위에 수포가 형성된 후 궤양이 나타나기도 하지만 아무 증상이 없는 경우도 흔하다.
③ 매독, 임질 등은 감염 면역만 나타난다.
④ 클라미디아감염증의 잠복기는 1~3주이다. 임상적 특성은 임질과 거의 유사하며 남성에게는 요도염으로 여성에게는 농점액성 자궁경부염의 형태로 나타난다.

정답 14 ① / 01 ④

02 클라미디아감염증의 원인 병원체로 옳은 것은? 19 대구보건연구사

① 루벨라바이러스 ② 보렐리아균
③ 트라코마티스균 ④ 발진티푸스리케차

제12절 신종 및 재출현 감염병

01 세계적으로 신종감염병 발생 시 발생국가는 다음 중 어떤 국제기구에 보고하여야 하는가? 20 충남

① 국제연합인구기금(UNFPA) ② 세계보건기구(WHO)
③ 세계노동기구(ILO) ④ 국제연합환경계획(UNEP)

02 1980년 세계보건기구(WHO)가 지구상에서 박멸을 선언한 감염병은 무엇인가? 21 경기7급

① 천연두 ② 콜레라
③ 페스트 ④ 디프테리아

03 다음 중 감염병에 대한 설명으로 옳지 않은 것은? 22 경기의료기술(11월)

① 대부분 신종감염병은 RNA 바이러스로 인한 것이다.
② 예방접종을 받은 사람이 병원체가 있는 지역에서 생활할 경우 백신 효과가 더 좋아질 수 있다.
③ 집단면역이 충분히 높으면 감수성자가 일상적 접촉에서 전염성을 가진 환자와 접촉하게 될 확률이 낮으므로 유행이 발생하지 않는다.
④ 백신개발과 치료제의 개발로 종식이 가능하다.

PLUS

① 인플루엔자, COVID-19 등 RNA 바이러스는 높은 돌연변이율(DNA 바이러스 대비 300배 이상) 때문에 신종 바이러스가 지속적으로 발생한다.
② 예방접종을 받은 사람이 자연감염이 많은 사회에서 살게 되면 병원체와 접촉하여 면역력이 추가로 높아질 기회를 갖게 되어 백신 효과가 더 좋아질 수 있으나, 자연감염이 적은 사회라면 시간이 지나면서 항체가가 감소되어 소실되는 2차 백신 실패가 일어나서 백신 효과가 줄어들 수 있다.
③ 집단면역이 충분히 높으면 감수성자가 일상적 접촉에서 전염성을 가진 환자와 접촉하게 될 확률이 낮으므로 유행이 발생하지 않는다. 따라서 예방접종을 통하여 지역사회의 집단면역 수준을 높이게 되면 지역사회에서 해당 감염병의 유행 발생을 막을 수 있으며 특히 인간만이 숙주인 경우는 감염병을 퇴치할 수도 있다.
④ 감염병의 종류에 따라 백신 및 치료제로 종식이 가능한 경우도 있으나 동물병원소인 감염병, 매개체감염병, 항원 변이가 이루어지는 감염병 등은 종식이 어렵다.

해설

02
클라미디아감염증은 제4급 감염병이며 원인 병원체는 클라미디아 트라코마티스균(Chlamydia Trachomatis)이다. 성접촉으로 전파되며, 잠복기는 1~3주이다. 임상적 특성은 임질과 거의 유사하며 남성에게는 요도염으로 여성에게는 농점액성 자궁경부염의 형태로 나타난다.

01
국제 보건에 대한 지도와 조정을 담당하는 기구는 세계보건기구(WHO)이다.

02
1980년 세계보건기구가 지구상에서 천연두(두창) 박멸을 선언하였다.

정답 02 ③ / 01 ② 02 ① 03 ④

PART 03

CHAPTER 02 만성질환관리

제1절 만성질환의 이해

01 만성 퇴행성 질환에 대한 설명으로 옳지 않은 것은? 18 경기

① 원인이 명확하지 않으며 기능장애를 동반한다.
② 발생률이 높고 유병률이 낮다.
③ 호전과 악화를 반복하며 점점 나빠진다.
④ 연령이 증가할수록 만성질환 발생이 증가한다.

02 만성질환에 관한 설명으로 옳지 않은 것은? 18 충북

① 직접적인 원인이 존재하지 않는다.
② 여러 가지 원인에 의해 발생한다.
③ 호전과 악화를 반복하다 차츰 회복된다.
④ 연령이 증가할수록 유병률이 증가한다.

03 WHO에서 밝힌 만성질환의 특징으로 옳지 않은 것은? 18 전남

① 주로 고소득 국가에 영향을 준다.
② 대체로 남녀에게 비슷하게 영향을 준다.
③ 가난한 사람이 부유한 사람보다 만성질환 사망위험이 높다.
④ 만성질환에 대한 중재는 비용대비 효과적으로 실행할 수 있다.

해설

01
만성질환은 발생률은 낮지만 유병률은 높다.

02
만성질환은 호전과 악화를 반복하다가 결과적으로 나쁜 방향으로 진행한다.

정답 01 ② 02 ③ 03 ①

PLUS

만성질환에 대한 10가지 오해 (WHO, 2005)	1. 주로 고소득 국가에 영향을 준다. → 만성질환 사망자 5명 중 4명은 저·중소득 국가에서 발생한다. 2. 저·중소득 국가에서는 만성질환에 앞서 감염성질환을 통제해야 한다. → 저·중소득 국가에서는 감염성 질환 문제도 있으나 급증하는 만성질환이 미래의 큰 문제로 떠오르고 있다. 3. 주로 부유한 사람들에게 영향을 준다. → 거의 모든 나라에서 가난한 사람이 부유한 사람보다 만성질환 발생위험 및 사망위험이 높으며, 만성질환의 경제적 부담으로 더욱 가난하게 된다. 4. 주로 노인들에게 영향을 준다. → 만성질환의 반 정도가 70세 이전에 조기사망을 초래한다. 5. 주로 남성들에게 영향을 준다. → 심장병을 포함해서 만성질환은 대체로 남녀에게 비슷하게 영향을 준다. 6. 불건강한 생활양식의 결과이며 개인의 책임이다. → 건강을 위한 의료자원의 배분이 적절하고 건강에 대한 교육이 충분히 이루어지는 경우가 아니라면 개인에게 책임을 물을 수 없다. 7. 예방할 수 없다. → 알려진 주요 위험요인이 제거된다면 심장병, 뇌졸중, 당뇨병의 80%와 암의 40%를 예방할 수 있다. 8. 예방과 관리는 비용이 지나치게 많이 든다. → 세계 어디서나 만성질환에 대한 중재는 매우 비용 효과적이며 값싸게 실행할 수 있다. 9. 위험요인이 많아도 건강히 오래살 수 있고 위험요인이 없어도 젊어서 만성질환으로 죽을 수 있다(반쪽진실). → 드물게 예외가 있으나 대다수의 만성질환은 공통적인 위험 요인이 있으며 이들을 제거함으로써 예방될 수 있다. 10. 누구나 무슨 원인으로든 죽게 마련이다(반쪽진실). → 죽음은 피할 수 없으나, 서서히 고통스럽게 일찍부터 죽을 필요도 없다.

04 만성질환의 역학적 특성으로 가장 옳지 않은 것은? 19 서울

① 악화와 호전을 반복하며 결과적으로 나쁜 방향으로 진행한다.
② 원인이 대체로 명확하지 않고, 다요인 질병이다.
③ 완치가 어려우며 단계적으로 기능이 저하된다.
④ 위험요인에 노출되면, 빠른 시일 내에 발병한다.

PLUS

만성질환의 역학적 특성	① 직접적인 원인이 존재하지 않는다. ② 원인이 다인적이다. ③ 잠재 기간이 길다. ④ 질병 발생 시점이 불분명하다. ⑤ 증상이 호전과 악화 과정을 반복하면서 결과적으로 나쁜 방향으로 진행한다(불가역적 병리변화를 동반한다). ⑥ 발병 후 완치되기 어려우며 진행 경과가 오래 걸리면서 단계적으로 기능 저하나 장애가 심화되는 경우가 많다. ⑦ 연령이 증가하면 유병률도 증가한다. ⑧ 만성 대사성 퇴행성 질환이 대부분이다. ⑨ 집단 발생 형태가 아닌 개인적·산발적인 질병이다. ⑩ 여러 가지 질환이 동시에 이환된다.

해설

정답 04 ④

PART 03

05 **다음 중 만성질환에 대한 설명으로 옳지 않은 것은?** 19 경기의료기술

① 발생원이 불명확하고 여러 가지 위험요인이 복합적으로 작용하여 발생한다.
② 모든 만성질환은 비감염성 질환이므로 감염에 의해 발생하지 않는다.
③ 만성질환은 대체로 남녀에게 비슷하게 영향을 준다.
④ 호전과 악화를 반복하면서 병리적 변화는 커지고 생리적 상태로의 복귀 가능성은 낮아진다.

06 **우리나라 영아 사망 원인으로 가장 높은 비율을 차지하는 요인은?** 19 충남보건연구사

① 선천성 기형　② 패혈증
③ 영양결핍　④ 사고

07 **다음 중 만성질환에 대한 설명으로 가장 옳지 않은 것은?** 20 충북

① 질병 발생 시점이 불분명하다.
② 여러 가지 요인이 복합적으로 작용한다.
③ 발생 후 완치되기 어렵다.
④ 진행이 빠르다.

08 **우리나라의 사망원인 통계상 10년 동안 감소추세인 사망원인은?** 20 경북보건연구사

① 폐렴　② 심장질환
③ 뇌혈관질환　④ 암

PLUS

	2021	2022
10대 사망 원인	1. 악성신생물(암) 2. 심장질환 3. 폐렴 4. 뇌혈관질환 5. 고의적 자해(자살) 6. 당뇨병 7. 알츠하이머병 8. 간질환 9. 패혈증 10. 고혈압성질환	1. 악성신생물(암) 2. 심장질환 3. 코로나19 4. 폐렴 5. 뇌혈관질환 6. 고의적 자해(자살) 7. 알츠하이머병 8. 당뇨병 9. 고혈압성질환 10. 간질환

해설

05
대부분의 만성질환은 비감염성 또는 비전염성 질환으로 감염병과 같이 접촉 등 매개체에 의해 전파되지 않는다. 그러나 일부 만성질환은 감염에 의해 질병이 발생할 수도 있다. 간암의 주요 위험요인인 B 및 C형간염 바이러스, 위암의 위험요인인 헬리코박터, 혹은 자궁경부암과 두경부암, 피부상피암의 위험요인인 인간유두종바이러스 등은 감염 인자가 만성질환에 기여한다.

06
2021년 0세(생후 1년 이내) 주요 사망원인 : 출생전후기에 기원한 특징 병태 선천기형 변형 및 염색체 이상, 영아 돌연사 증후군

07
만성질환은 잠재기간이 길며 서서히 진행된다.

08
사망원인통계상 암, 심장질환, 폐렴, 알츠하이머병은 증가추세이고 뇌혈관질환, 당뇨병은 감소추세이다.
알츠하이머병(257.6%), 패혈증(217.2%), 폐렴(190.9%)이 10년 전보다 사망률이 크게 증가했다.

정답 05 ② 06 ① 07 ④ 08 ③

09 WHO에서는 주요 만성질환의 위험요인의 유병 정도를 파악하여 만성질환 예방과 관리를 위한 정책개발에 활용할 수 있도록 국가 단위의 감시활동을 권장하고 있으며 한 예로, WHO STEPS 사업이 있다. 이에 대한 설명으로 옳지 않은 것은? 20 대전

① 암, 고혈압, 뇌혈관, 에이즈가 사업대상이다.
② 생활습관 관련 위험요인으로 흡연, 음주, 나쁜 식이습관, 신체활동 부족을 조사한다.
③ 생체요인에 의한 위험요인으로는 비만과 과체중, 혈압상승, 혈당상승, 이상지질에 대해 조사한다.
④ 각국에서는 나라의 상황에 맞추어 감시체계를 수행하며 정기적인 유병조사자료를 이용하여 위험요인의 추세를 지속적으로 관찰할 수 있고, 관련정책을 세우는 주요 근거를 마련하게 된다.

PLUS

만성질환 감시 원칙과 방법

만성질환 감시	① 만성질환에 관련 만성질환 발생과 해당 위험요인 노출에 대한 자료를 체계적으로 수집 분석 해석하여 정책결정자나 그 밖의 수요자에게 적시에 제공하는 활동이다. ② WHO에서는 주요 만성질환의 위험요인의 유병 정도를 파악하여 만성질환 예방과 관리를 위한 정책개발에 활용할 수 있도록 국가 단위의 감시활동을 권장하고 있다.
WHO STEPS 사업	① 네 가지 주요 만성질환(심혈관질환, 암, 만성폐질환, 당뇨)를 일으키는 위험요인으로 4가지 생활습관과 관련된 요인(흡연, 음주, 나쁜 식이습관, 신체활동 부족)과 4가지 생체요인(비만과 과체중, 혈압상승, 혈당상승 중 지질이상)에 대한 조사이다. ② 각국에서는 나라의 상황에 맞추어 감시체계를 수행하며 정기적인 유병조사자료를 이용하여 위험요인의 추세를 지속적으로 관찰할 수 있고, 관련정책을 세우는 주요 근거를 마련하게 된다. ③ WHO는 그 자료를 이용하여 국가 간 비교를 할 수 있다.

한국의 주요 만성질환 감시체계

이름	국민건강 영양조사	지역사회 건강조사	손상감시 사업	암등록사업
담당기관	질병관리청	질병관리청	질병관리청	중앙암등록본부 (국립암센터)
시작년도	1988	2008	2005	1980
목표인구	전국	(시군구)	전국	전국
자료수집 방법	표본조사	표본조사	병원기반	인구기반
주요대상 지표	만성질환 및 위험요인 유병률	만성질환 및 위험요인 유병률	심뇌혈관질환 및 손상 발생률	발생률, 생존율, 사망률

해설

정답 09 ①

PART 03

10 **만성질환에 관련된 위협요인 중 중간단계 위험요인에 해당하는 것은?** 21 세종보건연구사

① 고혈압 ② 당뇨병
③ 흡연 ④ 나이

PLUS

만성질환의 결정요인

사회경제문화정치 환경 결정요인		교정가능 위험요인 • 불건강식이 • 신체활동부족 • 흡연		중간 단계 위험요인		주요 만성질환
• 세계화 • 도시화 • 고령화	➡	교정 불가능 위험요인 • 나이 • 유전	➡	• 고혈압 • 고혈당 • 혈중지질이상 • 과체중 / 비만	➡	• 심장병 • 뇌졸중 • 암 • 만성호흡기 질환 • 당뇨

11 **다음 중 만성질환의 증가 요인으로 보기 어려운 것은?** 21 충북보건연구사

① 정신적 완화 ② 인구 고령화
③ 진단기술의 발전 ④ 식사 및 생활습관의 변화

12 **다음 중 만성질환의 특징으로 옳지 않은 것은?** 22 경기

ㄱ. 잠재기간이 길다.
ㄴ. 뚜렷한 병인이 있다.
ㄷ. 질병발생 시점이 불분명하다.
ㄹ. 연령과 반비례하여 유병률이 증가한다.

① ㄱ, ㄷ ② ㄴ, ㄹ
③ ㄱ, ㄴ, ㄷ ④ ㄱ, ㄴ, ㄷ, ㄹ

PLUS

만성질환의 역학적 특성	① 직접적인 원인이 존재하지 않는다. ② 원인이 다인적이다. ③ 잠재 기간이 길다. ④ 질병 발생 시점이 불분명하다. ⑤ 증상이 호전과 악화 과정을 반복하면서 결과적으로 나쁜 방향으로 진행한다. (불가역적 병리변화를 동반한다) ⑥ 발병 후 완치되기 어려우며 진행 경과가 오래 걸리면서 단계적으로 기능 저하나 장애가 심화되는 경우가 많다. ⑦ 연령이 증가하면 유병률도 증가한다. ⑧ 만성 대사성 퇴행성 질환이 대부분이다. ⑨ 집단 발생 형태가 아닌 개인적 · 산발적인 질병이다. ⑩ 여러 가지 질환이 동시에 이환된다.

해설

11

현대에 와서 급성질환의 유병률은 감소하고 만성질환의 유병률은 급격히 증가하고 사망원인도 악성신생물, 심장질환, 폐렴, 뇌혈관질환 등 만성질환이며 감염성 질환은 10위권 밖이다. 이러한 사망 및 질병력 변화의 이유는 다음과 같다.

(1) 사회, 경제 수준의 향상에 따른 위상수준의 향상
(2) 국민 영양 향상
(3) 생활양식의 변화
(4) 인구의 노령화
(5) 의학기술의 발전
(6) 의료보장제도

정답 10 ① 11 ① 12 ②

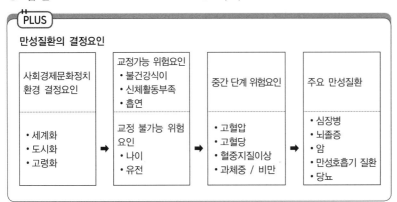

제2절 만성질환 종류

해설

01 「암관리법」에 의해 시행되는 암검진의 주기와 대상이 되는 연령의 연결이 옳은 것은? 18 부산

① 폐암 – 2년 – 50세 이상
② 대장암 – 2년 – 50세 이상
③ 유방암 – 2년 – 40세 이상
④ 자궁경부암 – 1년 – 20세 이상

PLUS

암종	검진대상	검진주기	검진방법
위암	만 40세 이상 남녀	2년	기본검사: 위내시경검사 (단, 위내시경검사를 실시하기 어려운 경우 위장조영검사를 선택적으로 시행)
간암	만 40세 이상 남녀 간암발생 고위험군	6개월	간초음파검사+혈청알파태아단백검사
대장암	만 50세 이상 남녀	1년	분변잠혈검사: 이상소견시 대장내시경검사(단, 대장내시경을 실시하기 어려운 경우 대장이중조영검사 선택적 시행)
유방암	만 40세 이상 여성	2년	유방촬영술
자궁경부암	만 20세 이상 여성	2년	자궁경부세포검사
폐암	만 54세 이상 만 74세 이하의 남·여 中 폐암 발생 고위험군	2년	저선량흉부 CT검사(3차원적 검사로 –3~5mm 크기의 결절들도 발견 가능)

간암 발생 고위험군	간경변증, B형간염 항원 양성, C형간염 항체 양성, B형 또는 C형간염 바이러스에 의한 만성 간질환 환자
폐암 발생 고위험군	30갑년[하루 평균 담배소비량(갑)×흡연기간(년)] 이상의 흡연력(吸煙歷)을 가진 현재 흡연자와 폐암 검진의 필요성이 높아 보건복지부장관이 정하여 고시하는 사람을 말한다.

02 우리나라 대사증후군의 진단 기준 항목으로 가장 옳은 것은? 18 서울

① 허리둘레: 남자 ≥ 90cm, 여자 ≥ 85cm
② 중성지방: ≥ 100mg/dl
③ 혈압: 수축기/이완기 ≥ 120/80mmHg
④ 혈당: 공복혈당 ≥ 90mg/dl

PLUS

	허리둘레	중성지방	HDL	고혈압	공복혈당
대사증후군	남자≥90cm, 여자≥85cm	≥150mg/dL	남자<40mg/dL, 여자<50mg/dL	≥130/85mmHg	≥100mg/dL

정답 01 ③ 02 ①

PART 03

03 당뇨병(Diabetes mellitus)의 분류별 병인에 대한 설명으로 가장 옳지 않은 것은? 18 서울(6월)

① 1형 당뇨병: 원인이 분명하지 않고 체질적, 가계적 유전과 깊은 관계가 있다.
② 2형 당뇨병: 중년기에 주로 발생하며 활동인구의 인력 손실을 가져오는 병으로 다량의 음주습관이 원인이다.
③ 소아형 당뇨병: 인슐린 양의 감소로 생기며, 갑작스러운 다뇨, 다식, 다갈증의 증상과 함께 비만아에게 많다.
④ 성인형 당뇨병: 인슐린 본래의 기능장애에서 비롯되며, 중년기 이후(45세가 가장 절정기)에 많이 발생한다.

PLUS

종류	1형 당뇨(인슐린 의존형 당뇨)	2형 당뇨(인슐린 비의존형 당뇨)
일차적인 결함	췌장의 베타세포를 파괴하여 인슐린 분비가 안 되거나 거의 안 됨	인슐린 분비는 되지만 인슐린에 대한 세포반응 저하
원인	• 면역학적요인, 환경요인 • 바이러스감염(췌장의 β세포를 파괴)	• 비만 • 가족력 • 임신성당뇨 • 고혈압 및 고지혈증, 약물, 스트레스 • 다낭성 난소난종
증상	갈증, 다뇨, 다음, 피로, 체중감소	피로, 잦은 감염, 보통 증상 없음
비만증	비만증과 관련이 없음. 마르는 특성	비만한 사람에게 발생률이 높음

04 다음 중 대사증후군의 진단기준에 해당하지 않는 것은? 18 대전

① 중성지방
② 고혈압
③ 고혈당
④ 단백뇨

PLUS

	허리둘레	중성지방	HDL	고혈압	공복혈당
대사증후군	남자≥90cm, 여자≥85cm	≥150mg/dL	남자<40mg/dL, 여자<50mg/dL	≥130/85mmHg	≥100mg/dL

05 만성질환인 고혈압에 대한 설명으로 옳지 않은 것은? 19 세종

① 고혈압의 진단기준은 140/90 이상이다.
② 고혈압의 대부분은 속발성 고혈압이다.
③ 연령과 성은 고혈압과 관련이 있다.
④ 고혈압의 1차 예방을 위해서는 생활습관의 개선이 필요하다.

해설

03
"다량의 음주가 원인"이라고 할 수는 없음 / 소아당뇨는 비만과 관련성이 없다.
②와 ③ 두 선택지가 옳지 않은 내용이었으나 당시 정답은 ②로 발표되었고 이의제기도 없었기 때문에 그대로 인정되었던 문제이다.

정답 03 ②, ③ 04 ④ 05 ②

PLUS

고혈압		심장의 수축/이완할 때의 힘과 동맥의 저항하는 힘 사이에 생기는 혈관의 압력으로 수축기혈압이 140mmHg 이상이거나 이완기혈압이 90mmHg 이상인 경우
분류	1차성 고혈압 (본태성 고혈압)	원인이 불명확한 것으로 대부분이 본태성 고혈압으로 85~90% 차지
	2차성 고혈압 (속발성 고혈압)	원인이 알려져 있고 그 증상의 하나로 고혈압이 나타나는 것으로 동맥경화증, 심혈관 질환 및 신성, 내분비성 원인으로 인한 증후성 고혈압
위험요인		연령과 성, 유전과 가족력, 소금섭취, 칼륨섭취 부족, 비만, 운동부족, 음주, 정신적 스트레스
예방	1차 예방	개인의 생활습관을 바꾸는 지역사회의 보건사업 전개
	2차 예방	혈압을 조기에 발견하고 항고혈압제 복용과 생활습관 개선을 통해 고혈압으로 인한 합병증 방지

PART 03

06 대사증후군은 대사이상 징후들이 복합적으로 발생하는 상태로 만성질환으로의 진행되는 중간단계를 관리를 통해 악화를 방지하여 만성질환을 예방할 수 있다. 이렇게 관리되어야 할 중간요소에 해당하지 않는 것은?

19 경남

① 당뇨병 ② 고혈압
③ 고혈당 ④ 허리둘레

PLUS

대사증후군 진단 기준

진단 항목	진단 수치(5가지 지표 가운데 3가지 이상이 기준치를 넘을 경우)	
허리둘레	복부비만	남자≥90cm, 여자≥85cm
중성지방	상승된 중성지방	≥150mg/dL 또는 약물치료
고혈당	상승된 혈당(공복혈당)	공복혈당≥100mg/dL 또는 약물치료
고혈압	상승된 혈압	수축기/이완기≥130/85mmHg 또는 약물치료
고밀도지단백 콜레스테롤	• 저하된 고밀도지질단백질 • 콜레스테롤(HDL)	남자<40mg/dL, 여자<50mg/dL 또는 약물 치료

07 손상(injury)을 발생시키는 역학적 인자 3가지에 해당하지 않는 것은?

19 서울

① 인적 요인 ② 장애 요인
③ 환경적 요인 ④ 매개체 요인

해설

07
손상(Injury)은 숙주, 환경, 매개체의 상호작용에 의해 일어나는 물리적 상해와 이로 인한 만성 장애와 정신적 고통을 수반하는 질환으로 통칭된다.

정답 06 ① 07 ②

08 **뇌혈관질환에 대한 기여위험도가 가장 큰 요인은 무엇인가?** 19 경기

① 흡연 ② 고지혈증
③ 고혈압 ④ 당뇨병

09 **다음 중 대사증후군의 진단기준으로 옳은 것은?** 19 울산보건연구사

① 체중 ② 총콜레스테롤
③ 맥박수 ④ 허리둘레

PLUS

	허리둘레	중성지방	HDL	고혈압	공복혈당
대사증후군	남자≥90cm, 여자≥85cm	≥150mg/dL	남자<40mg/dL, 여자<50mg/dL	≥130/85mmHg	공복혈당 ≥100mg/dL

10 **다음의 다섯 명은 대사증후군 검진을 받았고, 그 결과가 표에 제시되었다. 다음 중 검진 결과 대사증후군이 예상되는 사람은 누구인가?** 19 강원

	허리둘레	중성지방	HDL	고혈압	공복혈당
가(남자)	100cm	약물치료	50mg/dL	120/80mmHg	98mg/dL
나(여자)	86cm	140mg/dL	60mg/dL	140/90mmHg	120mg/dL
다(남자)	90cm	145mg/dL	40mg/dL	140/90mmHg	98mg/dL
라(여자)	80cm	150mg/dL	50mg/dL	130/85mmHg	90mg/dL
마(남자)	95cm	148mg/dL	42mg/dL	135/85mmHg	96mg/dL
바(남자)	86cm	160mg/dL	40mg/dL	130/85mmHg	110mg/dL

① 가, 다 ② 나, 바
③ 다, 라 ④ 라, 마

PLUS

	허리둘레	중성지방	HDL	고혈압	공복혈당
대사증후군	남자≥90cm, 여자≥85cm	≥150mg/dL	남자<40mg/dL, 여자<50mg/dL	≥130/85mmHg	≥100mg/dL

11 **국가암검진사업의 암의 종류와 연령기준에 대한 설명으로 틀린 것은?** 19 경남

① 위암 – 40세 ② 간암 – 40세 고위험군
③ 대장암 – 40세 ④ 유방암 – 40세

해설

08
심혈관질환 관련요인 중 인구집단 기여위험도
- 허혈성 심장질환: 흡연(41%), 고혈압(21%), 고지혈증(9%)
- 뇌혈관 질환: 고혈압(35%), 흡연(26%), 고지혈증(5%)

정답 08 ③ 09 ④ 10 ② 11 ③

PLUS

암의 종류별 검진주기와 연령 기준 등(암관리법 시행령 별표1)

암종	검진 대상	검진 주기
위암	만 40세 이상 남녀	2년 주기
대장암	만 50세 이상 남녀	1년 주기
간암	만 40세 이상 남녀 중 간암 발생 고위험군 해당자	6개월 주기
유방암	만 40세 이상 여성	2년 주기
자궁경부암	만 20세 이상 여성	2년 주기
폐암	만 54세 이상 만 74세 이하의 남녀 중 폐암 발생 고위험군	2년 주기

[비고]
1. "간암 발생 고위험군"이란 간경변증, B형간염 항원 양성, C형간염 항체 양성, B형 또는 C형 간염 바이러스에 의한 만성 간질환 환자를 말한다.
2. "폐암 발생 고위험군"이란 30갑년(하루 평균 담배소비량(갑)×흡연기간(년)) 이상의 흡연력을 가진 현재 흡연자와 폐암 검진의 필요성이 높아 보건복지부장관이 정하여 고시하는 사람을 말한다.

해설

12 **대표적 만성질환인 당뇨병의 국내 유병률은 전반적으로 증가하는 양상을 보이고 있으며 40여년에 걸쳐 약 6배 증가되었다. 다음 중 당뇨에 대한 설명으로 옳지 않은 것은?** 19 경남보건연구사

① 소변의 양이 적어진다.
② 급격하게 살이 빠진다.
③ 성인당뇨는 인슐린 비의존형이다.
④ 체력의 저하, 탈력감, 피로, 무기력, 식후의 나른함, 졸음 등을 느낀다.

13 **대사증후군의 진단기준으로 옳은 것을 고르면?** 18 경남보건연구사

ㄱ. 고혈압	ㄴ. 총콜레스테롤
ㄷ. 허리둘레	ㄹ. 고밀도콜레스테롤

① ㄱ, ㄴ, ㄷ　② ㄴ, ㄷ, ㄹ
③ ㄱ, ㄷ, ㄹ　④ ㄱ, ㄴ, ㄷ, ㄹ

PLUS

	허리둘레	중성지방	HDL	고혈압	공복혈당
대사증후군	남자≥90cm, 여자≥85cm	≥150mg/dL	남자<40mg/dL, 여자<50mg/dL	≥130/85mmHg	≥100mg/dL

정답 12 ① 13 ③

14 **국제암연구소(IARC)의 분류상 인체발암추정물질로 정의되는 등급은 무엇인가?** 20 대구보건구사

① Group1　② Group2A
③ Group2B　④ Group3

15 **국제암연구소(IARC)에서 1급 발암물질로 분류된 물질로 폐암과 중피종을 일으키는 물질은?** 20 경기

① 석면　② 벤젠
③ 포름알데히드　④ 톨루엔

16 **당뇨병은 췌장에서 분비되는 인슐린 부족이나 세포에서의 인슐린 저항으로 탄수화물, 지방, 단백질 대사에 이상이 발생하는 만성적이고 지속적으로 진행하는 질병이다. 다음 중 혈당과 관련된 기준으로 옳은 것은?**

20 경기의료기술(11월)

① 공복 시 혈당 100-125mg/dL이면 공복혈당장애이다.
② 공복 시 혈당 139mg/dl 이상은 당뇨병 진단기준이다.
③ 당 부하 후 2시간 혈장혈당 190mg/dL 이상은 당뇨병 진단기준이다.
④ 당 부하 후 2시간 혈장혈당 140-199mg/dL이면 정상이다.

PLUS

당화혈색소	≥6.5%
8시간 이상 공복혈장혈당	≥126mg/dL
75g 경구포도당부하검사 후 2시간 혈장혈당	≥200mg/dL
당뇨병의 전형적인 증상(다뇨, 다음, 설명되지 않는 체중감소)과 임의 혈장혈당	≥200mg/dL

당뇨병 진단기준	공복혈당과 당부하 후 2시간 혈당을 기준으로 한 당대사 이상의 분류 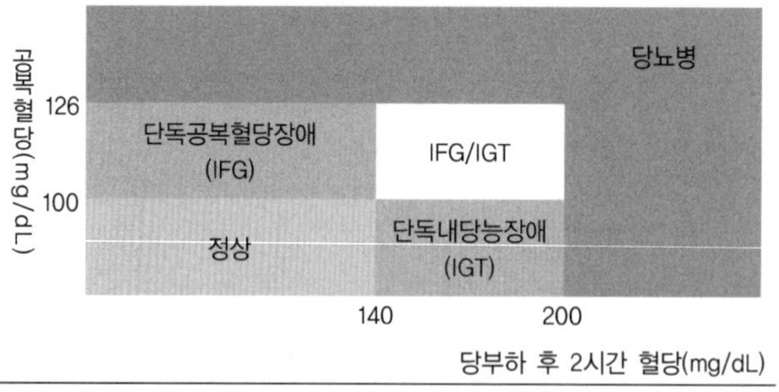
당뇨 전 단계의 기준	① 당화혈색소 5.7% 이상 6.4% 이하 ② 8시간 이상 공복혈장혈당 100mg/dL 이상 125mg/dL 이하(공복혈당장애) ③ 75g 경구포도당부하검사 후 2시간 혈장혈당 140mg/dL 이상 199mg/dL 이하(내당능장애)

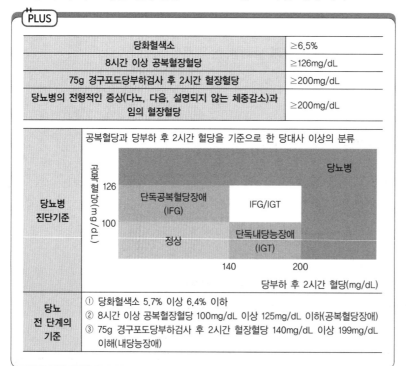

해설

14

등급	정의
Group 1	인체발암물질
Group 2A	인체발암추정물질
Group 2B	인체발암가능물질
Group 3	발암물질 미분류
Group 4	인체비발암성추정물질

15
석면은 제1급 발일물질로 흡인된 석면섬유가 세소기관지에 부착하여 그 부위의 섬유 증식을 유발한다. 석면폐증 자체로 인한 사망은 거의 없고 주로 폐암과 중피종으로 인하여 사망(중피종: 늑막에 발생하는 악성종양)한다.

정답 14 ② 15 ① 16 ①

17 **국가 암건강검진 시기와 주기가 알맞은 것은?** 20 충북보건연구사

① 위암 만 40세 이상의 남・여 1년주기
② 간암 만 40세 이상의 남・여 중 간암 발생 고위험군 2년주기
③ 유방암 만 30세 이상의 여성 2년주기
④ 폐암 만 54세 이상 만 74세 이하의 남・여 중 폐암 발생 고위험군 2년주기

PLUS

암종	검진 대상	검진 주기
위암	만 40세 이상 남녀	2년 주기
대장암	만 50세 이상 남녀	1년 주기
간암	만 40세 이상 남녀 중 간암 발생 고위험군 해당자	6개월 주기
유방암	만 40세 이상 여성	2년 주기
자궁경부암	만 20세 이상 여성	2년 주기
폐암	만 54세 이상 만 74세 이하의 남녀 중 폐암 발생 고위험군	2년 주기

18 **당뇨병에 대한 설명으로 옳지 않은 것은?** 20 충북

① 제1형 당뇨는 췌장에서 인슐린을 만들지 못하기 때문에 발생하며, 증상이 갑자기 나타나고 소아나 청소년에서 발생하게 된다.
② 제2형 당뇨는 인슐린 분비가 되지만 인슐린 저항성이 생겨서 인슐린이 제 기능을 하지 못하는 데서 발생하게 된다.
③ 제1형 당뇨는 흔히 소아당뇨라고도 불리며 인슐린비의존형(Non Insulin ependent) 당뇨라고도 불린다.
④ 제2형 당뇨는 흔히 40~50세 중년나이에서 발생하며 주로 비만, 불량한 생활습관으로 인해 발생하게 된다.

PLUS

당뇨병

(1) 제1형 당뇨병 : 인슐린 의존형 당뇨병(IDDM : Insulin Dependent Diabetes Mellitus)으로 소아형당뇨라고도 한다. 췌장 베타 세포의 파괴로 인한 인슐린 결핍을 특징으로 하며 만 14세 이전에 발생하며 갑자기 나타난다. 위험요인은 병리학적 인자와 가족력 등이다.
(2) 제2형 당뇨병 : 인슐린 비의존형 당뇨병(NIDDM : Non-insulin Dependent Diabetes Mellitus). 성인당뇨로 당뇨병의 95%가 해당된다. 인슐린 저항성과 상대적인 인슐린 부족을 특징으로 하며 대부분이 40세 이후 성인에서 발병된다. 주요 위험요인은 나이, 비만도, 가족력, 인종, 운동량, 영양상태, 도시화 및 문명화된 환경변화 등이다.

해설

정답 17 ④ 18 ③

PART 03

19 우리나라의 암검진 연령 및 주기, 검사항목의 연결이 옳은 것은? 20 광주

① 위암 – 만 50세 이상 남녀, 2년, 위내시경
② 유방암 – 만 40세 이상 여성, 2년 유방촬영술
③ 자궁경부암 – 만 50세 이상 여성, 2년, 자궁경부세포검사
④ 폐암 – 만 55세 이상 74세 이하 남녀 중 폐암 발생 고위험군, 2년, 저선량 흉부 CT 검사

PLUS

암의 종류별 검진주기와 연령 기준 등(암관리법 시행령 별표1)

암종	검진 대상	검진 주기	검사 항목
위암	만 40세 이상 남녀	2년 주기	위내시경 검사
대장암	만 50세 이상 남녀	1년 주기	분변잠혈검사, 대장내시경검사, 조직검사, 대장이중조영검사
간암	만 40세 이상 남녀 중 간암 발생 고위험군 해당자	6개월 주기	간초음파 검사, 혈청알파태아 단백검사
유방암	만 40세 이상 여성	2년 주기	유방촬영
자궁경부암	만 20세 이상 여성	2년 주기	자궁경부세포검사
폐암	만 54세 이상 만 74세 이하의 남녀 중 폐암 발생 고위험군	2년 주기	저선량 흉부CT 검사

[비고]
1. "간암 발생 고위험군"이란 간경변증, B형간염 항원 양성, C형간염 항체 양성, B형 또는 C형 간염 바이러스에 의한 만성 간질환 환자를 말한다.
2. "폐암 발생 고위험군"이란 30갑년(하루 평균 담배소비량(갑)×흡연기간(년)) 이상의 흡연력을 가진 현재 흡연자와 폐암 검진의 필요성이 높아 보건복지부장관이 정하여 고시하는 사람을 말한다.

20 만성질환에 대한 설명으로 옳은 것은? 20 울산보건연구사

① 흡연은 관상동맥질환을 촉진한다.
② 30~50대 고혈압 유병률은 여자가 높은 반면 60대 이후에는 남자의 유병률이 더 높다.
③ 제1형 당뇨병은 인슐린비의존형으로 인슐린에 대한 저항성이 원인이다.
④ 본태성 고혈압은 원인이 뚜렷하게 밝혀지지 않은 고혈압으로 고혈압 환자의 10~20%가 이에 해당된다.

PLUS

흡연

(1) 흡연과 심혈관질환의 관련성은 많은 연구에서 입증되었으며 우리나라에서 시행된 환자–대조군 연구에서도 흡연과 허혈성심질환 발생과의 용량–반응 관계가 분명하게 나타났다.
(2) 흡연은 허혈성심질환뿐 아니라, 허혈성뇌졸중, 출혈성뇌졸중, 말초동맥질환 등 주요 심혈관질환의 공통적인 위험 요인이다. 흡연율이 감소하고 있지만 여전히 다른 위험요인에 비하여 유병률이 높아서 인구집단 기여위험도가 매우 크며, 통제할 수 있는 위험요인이기 때문에 심혈관질환 예방에 있어 가장 중요한 위험요인이다.

해설

20
② 30~50대 고혈압 유병률은 남자가 높은 반면 60대 이후에는 여자의 유병률이 더 높다.
③ 제1형 당뇨병은 인슐린의존형으로 인슐린 결핍으로 인한 것이다. 제2형 당뇨병은 인슐린 비의존형으로 인슐린에 대한 저항성이 원인이다.
④ 본태성 고혈압은 원인이 뚜렷하게 밝혀지지 않은 고혈압으로 고혈압 환자의 85~90%가 이에 해당된다.

정답 19 ② 20 ①

21 **다음 중 심혈관 질환에 대한 설명으로 옳은 것은?** 20 전북

① 허혈성심장질환 연령표준화사망률은 2000년대 중반 이후부터 증가하기 시작하였다.
② 혈압이 낮을수록 심혈관질환의 위험이 증가한다.
③ 뇌혈관질환 연령표준화사망률은 2000년대 중반 이후부터 증가하기 시작하였다.
④ 심혈관질환의 주요 위험요인은 흡연, 고지혈증, 고혈압이다.

PLUS

심혈관질환의 기술역학적 특성

(1) OECD 국가들의 질병 통계를 보면 2013년 기준으로 우리나라는 일본, 프랑스와 함께 허혈성심질환 사망률이 가장 낮은 국가에 속한다. 그러나 우리나라의 뇌졸중 사망률은 OECD 전체 평균보다 높다.
(2) 1983년부터 2018년까지 36년간 사망원인통계자료를 보면, 전체 순환기계질환 사망률은 약간의 변동은 있지만 전반적으로 2009년까지는 감소하다가 그 이후로 다시 증가하는 양상이다. 최근의 사망률 증가는 한국의 인구구조가 빠르게 고령화하고 있기 때문인 것으로 파악된다.
(3) 전체 심장질환의 사망률은 1990년대 중반까지는 감소하였고, 수년간 변화가 없다가 2000년대 이후에는 다시 증가세로 바뀌었다.
(4) 하지만 허혈성심질환으로 한정한 사망률은 2000년대 중반까지 지속적으로 증가하다 그 이후에는 증가속도가 둔화되어 최근에는 큰 변화가 없다.
(5) 1983년부터 2012년까지 30년간 심뇌혈관질환 사망률 변화를 파악한 연구에 의하면, 허혈성심장질환의 연령표준화사망률은 1983년에서 2002년까지 약 5배 증가하였지만 그 이후 증가세가 둔화되고 2000년대 중반 이후부터는 다행히 감소하기 시작하였다.
(6) 뇌혈관질환 연령표준화사망률은 전 기간 동안 매우 빠르게 감소하였다.
(7) 심혈관 질환의 위험요인을 밝히기 위하여 가장 타당성이 높은 역학적 연구 설계는 전향적 코호트 연구이다.
(8) 밝혀진 위험요인은 고혈압, 흡연, 고콜레스테롤혈증, 비만, 당뇨병, 운동 부족, 음주, 가족력 및 개인 성격 등이 있다.
(9) 한국인의 심혈관 질환의 주요 위험요인 : 고혈압, 흡연, 고콜레스테롤혈증, 당뇨병

※ 출처 : 대한예방의학회, 예방의학과 공중보건학(제4판), 계축문화사, p.486.

22 **한국에서의 심뇌혈관 질환에 관한 설명으로 옳은 것은?** 20 대전보건연구사

① 우리나라의 뇌졸중 사망률은 OECD 전체 평균보다 낮다.
② 우리나라의 허혈성심질환 연령표준화사망률은 2000년대 중반 이후 감소하기 시작하였다.
③ 우리나라의 뇌혈관질환 연령표준화사망률은 매우 빠르게 증가하고 있다.
④ 우리나라의 허혈성심장질환 사망률은 OECD 평균보다 높다.

해설

21
①, ③ 연령표준화사망률은 감소됨
② 혈압이 높을수록 심혈관질환의 위험이 증가

정답 21 ④ 22 ②

PART 03

PLUS

심혈관질환 기술역학적 특성

(1) 심혈관질환은 세계적으로 발생 규모와 질병 부담이 매우 큰 질환이다. 전 세계 사망원인 1위가 허혈성 심장질환이며 2위가 뇌혈관질환이다. 세계보건기구는 2030년까지 이 두 질환이 사망원인 수위를 유지할 것으로 예상하고 있다.
(2) OECD 국가들의 질병 통계를 보면 2013년 기준으로 우리나라는 일본, 프랑스와 함께 허혈성심질환 사망률이 가장 낮은 국가에 속한다. 그러나 우리나라의 뇌졸중 사망률은 OECD 전체 평균보다 높다.
(3) 1983년부터 2018년까지 36년간 사망원인통계자료를 보면, 전체 순환기계질환 사망률은 약간의 변동은 있지만 전반적으로 2009년까지는 감소하다가 그 이후로 다시 증가하는 양상이다. 최근의 사망률 증가는 한국의 인구구조가 빠르게 고령화하고 있기 때문인 것으로 파악된다.
(4) 전체 심장질환의 사망률은 1990년대 중반까지는 감소하였고, 수년간 변화가 없다가 2000년대 이후에는 다시 증가세로 바뀌었다.
(5) 하지만 허혈성심질환으로 한정한 사망률은 2000년대 중반까지 지속적으로 증가하다 그 이후에는 증가속도가 둔화되어 최근에는 큰 변화가 없다.
(6) 1983년부터 2012년까지 30년간 심뇌혈관질환 사망률 변화를 파악한 연구에 의하면, 허혈성심장질환의 연령표준화사망률은 1983년에서 2002년까지 약 5배 증가하였지만 그 이후 증가세가 둔화되고 2000년대 중반 이후부터는 다행히 감소하기 시작하였다.
(7) 뇌혈관질환 연령표준화사망률은 전 기간 동안 매우 빠르게 감소하였다.

※ 출처: 대한예방의학회 예방의학과 공중보건학(제4판). 계축문화사. p.486.

23 만성질환은 어원상으로 이환기간이 긴 질환을 말하며, 대표적으로 암과 심혈관질환, 당뇨, 천식 등 다수의 질환들이 포함된다. 다음 중 대표적인 만성질환인 당뇨병에 대한 설명으로 옳은 것은? 20 세종보건연구사

① 제1형 당뇨병의 90% 이상이 40세 이후에 발병한다.
② 당뇨병의 합병증으로 망막증, 신증, 신경병증이 나타난다.
③ 당뇨가 진행될수록 체중이 증가하고 소변이 감소한다.
④ 우리나라에서는 인슐린의존형인 제1형 당뇨가 대부분이다.

24 치매에 대한 설명으로 옳은 것은? 20 세종

① 치매는 선천적 뇌질환으로 기억장애를 포함한 다영역에 걸친 인지기능 장애를 겪는 상태이다.
② 여러 원인질환이 있으나 혈관성 치매가 전체 원인의 60~70%를 차지한다.
③ 경도인지장애(mild cognitive impairment, MCI)는 정상에서 치매로 이행되는 중간단계인데 인지기능장애가 있어 일상생활 수행능력의 장애가 함께 있는 상태이다.
④ 생애초기부터 시작하여 전생에 걸쳐 진행되므로 조기예방이 매우 중요하다.

해설

23
① 제1형 당뇨병의 90% 이상이 만 14세 이후에 발병한다.
③ 당뇨가 진행될수록 체중이 감소하고, 당뇨병의 증상으로 다뇨, 다음, 다식이 대표적이다.
④ 우리나라에서는 인슐린의존형인 제2형 당뇨가 대부분이다.

24
① 치매는 후천적 뇌질환으로 기억장애를 포함한 다영역에 걸친 인지기능장애를 겪는 상태이다.
② 여러 원인질환이 있으나 알츠하이머병이 전체 원인의 60~70%를 차지한다.
③ 경도인지장애(mild cognitive impairment, MC)는 정상에서 치매로 이행되는 중간단계인데 인지기능장애가 있으나 일상생활 수행능력의 장애는 없는 상태이나 연간 10~15%가 치매로 이행한다.

정답 23 ② 24 ④

25 **대사증후군의 진단 기준은 ATPⅢ 기준을 적용한다. 다음 중 진단기준 항목에서 빠진 것은 무엇인가?** 21 경기의료기술

고혈압, 고혈당, 고밀도 콜레스테롤, 중성지방

① 체중 ② GOT
③ 허리둘레 ④ 크레아티닌

PLUS

	허리둘레	중성지방	HDL	고혈압	공복혈당
대사증후군	남자≥90cm, 여자≥85cm	≥150mg/dL	남자<40mg/dL, 여자<50mg/dL	≥130/85mmHg	≥100mg/dL

26 **다음 중 대사증후군의 진단기준으로 옳은 것은?** 21 경북의료기술(4월)

① 허리둘레: 남자 ≥ 85cm
② 중성지방: ≥150mg/dL
③ 고혈압: 수축기 혈압 ≥ 120mmHg
④ 고혈당: 식후혈당 ≥ 100mg/dL

PLUS

	허리둘레	중성지방	HDL	고혈압	공복혈당
대사증후군	남자≥90cm, 여자≥85cm	≥150mg/dL	남자<40mg/dL, 여자<50mg/dL	≥130/85mmHg	≥100mg/dL

27 **다음 중 당뇨병에 대한 설명으로 옳은 것은?** 21 대구

① 제1형 당뇨병은 인슐린 저항성과 상대적인 인슐린 부족이 특징이다.
② 제2형 당뇨병은 주로 40세 이상 성인에서 발병한다.
③ 임신성 당뇨병 진단기준은 제2형 당뇨병의 진단기준과 같다.
④ 제2형 당뇨병은 인슐린치료가 필수적이다.

PLUS

당뇨병

(1) 제1형 당뇨병(인슐린 의존형 당뇨병, IDDM: Insulin Dependent Diabetes Mellitus)
  ① 췌장 베타 세포의 파괴로 인한 인슐린 결핍을 특징으로 하며 만 14세 이전에 발생한다.
  ② 인슐린 치료가 이루어지지 않을 경우 케톤산증으로 사망할 수 있다.
(2) 제2형 당뇨병(인슐린 비의존형 당뇨병, NIDDM: Non-Insulin Dependent Diabetes Mellitus)
  ① 성인당뇨로 당뇨병의 95%는 제2형 당뇨병이다.
  ② 인슐린 저항성과 상대적인 인슐린 부족이 특징이다.
  ③ 대부분 40세 이후에 발병한다.
(3) 임신성 당뇨병: 임신중 당뇨병 증상이 처음 발현되는 것으로 제2형 당뇨병의 진단기준과 차이가 있다.

해설

정답 25 ③ 26 ② 27 ②

PART 03

28 **다음 중 당뇨병에 대한 설명으로 옳지 않은 것은?** 21 부산

① 인슐린 부족이나 저항으로 인해 발생한다.
② 소변으로 당분이 빠져나가면서 많은 양의 물을 함께 끌고 나가 다뇨 증상이 일어난다.
③ 인슐린 비의존성 당뇨인 제1형 당뇨는 소아에게 많이 발생한다.
④ 공복시 혈당 120mg/dL 이상이면 당뇨로 판정한다.

29 **동맥경화증 3대요인으로 옳은 것은?** 21 충남

① 흡연, 고콜레스테롤혈증, 고혈압
② 고콜레스테롤혈증, 고혈압, 음주
③ 흡연, 고혈압, 음주
④ 흡연, 고콜레스테롤혈증, 음주

30 **염좌 발생 시 응급처치에 대한 설명으로 가장 옳지 않은 것은?** 21 서울

① 염좌 부위를 높여 준다.
② 염좌 발생 후 12시간 동안은 얼음찜질을 해준다.
③ 염좌 부위에 마사지를 실시하여 혈액 순환을 돕는다.
④ 체중을 지탱하지 않도록 하고 안정을 취하도록 한다.

PLUS

염좌 응급처치 RICE요법

1) 휴식(안정) (Rest)	상해 시 적어도 24~48시간 동안은 휴식을 취해야 한다. 목발이나 지팡이 등을 이용하여 보행 시 체중을 분산시키거나 손상 부위에 대해 석고 부목 고정을 대는 것도 국소 안정을 위해 좋은 방법이 될 수 있다.
2) 냉각(Ice)	혈관을 수축하게 하여 상처 범위를 제한시키고 통증과 경련을 감소시키며 부종과 염증을 줄이고 회복시간 단축
3) 압박 (Compression)	압박붕대 등을 사용하여 부기를 억제하고 회복기간을 단축시킨다. 단, 너무 오래 압박하지 않도록 주의
4) 환부올림 (Elevation)	상처부위를 심장보다 높이 하여 부종을 억제한다. 수면 시에도 계속 높인 상태를 유지하도록

31 **심장의 관상동맥이 혈전에 의해 막혀서 심장의 전체 또는 일부분에 산소 와 영양공급이 줄어들어서 심장 근육의 조직이나 세포가 죽는 질환은 무엇인가?** 21 울산

① 심근경색증 ② 협심증
③ 부정맥 ④ 심근증

해설

28
제1형 당뇨인 소아 당뇨는 인슐린 의존형이다.
인슐린 비의존형은 제2형 당뇨이다.

29
동맥경화증 :
동맥의 탄력성이 감소하고 동맥벽 내면에 기름기가 끼고 이상조직이 증식하여 동맥벽의 폭이 좁아지는 현상을 동맥경화라고 한다. 동맥의 폭이 좁아지면 자연히 좁아진 부분을 통과하는 혈액의 흐름은 장애를 받게 되는데, 어느 정도까지는 불편한 증상이 나타나지 않다가 어느 수준 이상으로 좁아지면 비로소 그 증상이 나타나게 된다.
동맥경화란 말 자체는 병명이 아니고 동맥의 병적 변화를 말하는 용어이다. 동맥경화증에 의해 문제가 생긴 장기에 따라서 구체적 병명이 붙게 되며 뇌동맥 경화에 의한 뇌경색, 관상동맥경화에 의한 심근경색이 대표적이다. 이를 통틀어 심뇌혈관질환이라 한다. 심뇌혈관질환의 주요 원인은 고혈압, 흡연, 고콜레스테롤혈증, 당뇨병이다.

정답 28 ③ 29 ① 30 ③ 31 ①

PLUS

② 협심증: 관상동맥 중 어느 한 곳에서라도 급성이나 만성으로 협착(수축 등의 원인에 의해 혈관 등의 통로의 지름이 감소하는 것)이 일어나는 경우, 심장의 전체 또는 일부분에 혈류 공급이 감소하면서 산소 및 영양 공급이 급격하게 줄어들어 심장근육이 이차적으로 허혈 상태에 빠지게 된다. 이러한 상황을 협심증이라고 한다.
③ 부정맥: 심장이 정상적으로 뛰지 않는 것을 말하며 종류가 매우 많다. 부정맥이 생기면 곧바로 심장 박동이나 맥박이 불규칙해지거나, 분당 50회 미만으로 느려지거나(서맥증), 분당 90회 이상으로 빨라지는 이상이 발생한다(빈맥증).
④ 심근증: 심장 근육(심근)에 이상이 생겨서 심장 근육이 두꺼워지거나 늘어나고 기능이 나빠지는 심장병이다.

심근경색증	심장은 크게 3개의 심장혈관(관상동맥)에 의해 산소와 영양분을 받고 활동한다. 이 3개의 관상동맥 중 어느 하나라도 혈전증이나 혈관의 빠른 수축(연축) 등에 의해 급성으로 막히는 경우, 심장의 전체 또는 일부분에 산소와 영양 공급이 급격하게 줄어들어서 심장 근육의 조직이나 세포가 죽는(괴사) 상황을 심근경색증이라 한다.

32 **우리나라 암 사망 중에서 2005~2018년까지 사망률이 계속해서 감소추세인 것은?** 21 광주보건연구사

① 위암 ② 전립선암
③ 췌장암 ④ 대장암

33 **국가 암검진사업에 따른 간암의 건강검진에서 검진대상이 되는 고위험군에 해당하지 않는 경우는?** 21 경남보건연구사

① 간경변 환자
② A형바이러스로 인한 급성간염
③ B형바이러스로 인한 만성감염
④ C형바이러스로 인한 만성감염

PLUS

암의 종류별 검진주기와 연령 기준 통관리법 시행령 별표1)

암종	검진 대상	검진 주기
위암	만 40세 이상 남녀	2년 주기
대장암	만 50세 이상 남녀	1년 주기
간암	만 40세 이상 남녀 중 간암 발생 고위험군 해당자	6개월 주기
유방암	만 40세 이상 여성	2년 주기
자궁경부암	만 20세 이상 여성	2년 주기
폐암	만 54세 이상 만 74세 이하의 남녀 중 폐암 발생 고위험군	2년 주기

[비고]
1. "간암 발생 고위험군"이란 간경변증, B형간염 항원 양성, C형간염 항체 양성, B형 또는 C형 간염 바이러스에 의한 만성 간질환 환자를 말한다.
2. "폐암 발생 고위험군"이란 30갑년(하루 평균 담배소비량(갑)×흡연기간(년)) 이상의 흡연력을 가진 현재 흡연자와 폐암 검진의 필요성이 높아 보건복지부장관이 정하여 고시하는 사람을 말한다.

해설

32
악성신생물(암) 사망률(2021년)
(1) 암 사망률은 폐암(36.8명), 간암(200명), 대장암(17.5명), 위암(14.1명), 췌장암(13.5명) 순으로 높다.
(2) 10년 전보다 대장암, 췌장암, 폐암 등의 사망률은 증가하였고, 위암, 간암 등의 사망률은 감소하였다.

정답 32 ① 33 ②

PART 03

34 **국제암연구소(IARC)의 분류에 따라 Group 1 발암물질에 해당하는 것은?**

21 대전보건연구사

① 휴대폰전자파 ② 수은
③ 톨루엔 ④ 간접흡연

PLUS

국제암연구소(IARC) 발암물질 분류

Group 1	인체발암물질: 충분한 인간대상 연구자료와 충분한 동물실험결과가 있는 경우
Group 2A	인체발암추정물질: 제한적 인간대상 연구자료와 충분한 동물실험결과가 있는 경우
Group 2B	인체발암가능물질: 제한적 인간대상 연구자료와 불충분한 동물실험결과가 있는 경우
Group 3	인체발암성미분류물질: 불충분한 인간대상 연구자료와 불충분한 동물실험결과가 있는 경우
Group 4	인체비발암성추정물질: 인간에서 발암가능성이 없으며 동물실험결과도 부족한 경우

(1) Group 1은 '1군 발암물질'로 불리며, '인체발암물질'인데 충분한 인간 대상 연구자료와 충분한 동물실험 결과가 있는 경우를 말한다. 이 등급에는 알코올(술), 그을음, 흡연(간접흡연), 햇빛(자외선, UV), 매연이나 톱밥의 분진, 벤젠, 벤조피렌, 아플라톡신, 니코틴, 니트로사민, 석면, 라돈, 음주시의 아세트알데히드(Acetaldehyde), 비소, 카드뮴, 석탄, 콜타르, 산화에틸렌(Ethylene Oxide), 포름알데히드, 헬리코박터 파이로리균, 인유두종바이러스, 간염바이러스, 에이즈, 전리방사선, 방사선핵종, 방선성요오드, 가공육 등
(2) Group 2A는 '2군 발암물질'로 불리며, '인체발암추정물질'을 말하는데 '제한적 인간 대상 연구자료와 충분한 동물 실험 결과가 있는 경우'가 해당된다. DDT, 아크릴아미드, 튀김 및 과정, 인유두종바이러스, 석유정제과정, 적색육(붉은 고기) 등
(3) Group 2B는 역시 '2군 발암물질'이며, '인체발암가능물질'로 불리는데, '제한적 인간 대상 연구자료와 불충분한 동물실험 결과가 있는 경우'가 해당된다. 아세트알데히드, 경유, 드라이클리닝, 휘발유, 니켈, 휴대폰전자기장, 메틸수은화합물
(4) Group 3은 '3군 발암물질'로 불리우며, '인체발암성미분류물질'인데 '불충분한 인간 대상 연구자료와 불충분한 동물실험 결과가 있는 경우'가 해당된다. 수은 및 무기수은 화합물, 톨루엔, 카페인 등

35 **당뇨병에 대한 설명으로 옳은 것은?** 21 대전보건연구사

① 1형 당뇨는 유전적인 영향을 가장 많이 받는다.
② 식사 후 2시간 혈당이 200mg/dL 이상인 경우 당뇨이다.
③ 2형 당뇨병의 합병증으로 저혈당뇌증, 케톤산증 등이다.
④ 1형 당뇨는 인슐린 저항성이 원인이다.

해설

34

등급	정의
Group 1	인체발암물질
Group 2A	인체발암추정물질
Group 2B	인체발암가능물질
Group 3	발암물질 미분류
Group 4	인체비발암성추정물질

35

① 2형 당뇨는 유전적 요인이 강하다. 1형 당뇨는 2형 당뇨에 비해 아주 적은 정도로 유전적 요인이 관여한다. 다만 가족 중 1형 당뇨 환자가 있고 또 다른 환자가 발생했을 경우에는 가족력에 의한 것으로 설명이 가능하다.
③ 저혈당뇌증, 케톤산증은 주로 1형 당뇨병에서 발생하는 합병증이다.
④ 1형 당뇨는 병리적 원인에 의해 인슐린의 분비가 부족하여 발생하고 2형 당뇨는 인슐린에 대한 저항성이 원인이다.

정답 34 ④ 35 ②

36 **다음 중 간암의 고위험군으로 옳지 않은 것은?** 21 부산보건연구사

① A형간염에 의한 간질환자
② B형간염에 의한 간질환자
③ C형간염에 의한 간질환자
④ 간경변증에 의한 간질환자

37 **암의 종류에 따른 건강검진 대상과 검진주기로 옳은 것은?** 22 전북의료기술

① 폐암 – 만 50세 이상의 남녀 – 1년 주기
② 대장암 – 만 50세 이상의 남녀 – 1년 주기
③ 간암 – 만 40세 이상의 남녀 – 1년 주기
④ 자궁경부암 – 만 30세 이상의 여성 – 2년 주기

PLUS

암종	검진 대상	검진 주기
위암	만 40세 이상 남녀	2년 주기
대장암	만 50세 이상 남녀	1년 주기
간암	만 40세 이상 남녀 중 간암 발생 고위험군 해당자	6개월 주기
유방암	만 40세 이상 여성	2년 주기
자궁경부암	만 20세 이상 여성	2년 주기
폐암	만 54세 이상 만 74세 이하의 남녀 중 폐암 발생 고위험군	2년 주기

38 **다음 중 암 예방을 위한 10대 생활수칙으로 옳지 않은 것은?** 22 충남의료기술

① 성매개감염병에 걸리지 않도록 안전한 성생활 하기
② 인수공통감염병에 걸리지 않도록 관리하기
③ 주 5회 이상, 하루 30분 이상 땀이 날 정도로 운동하기
④ B형간염, 자궁경부암 예방접종 받기

39 **다음 중 동맥경화증에 대한 설명으로 옳은 것은?** 22 충남

① 동맥경화는 뇌졸중, 심혈관질환의 원인이 된다.
② 과로와 스트레스 자극을 줄이고 단백질과 탄수화물을 충분히 섭취한다.
③ 동맥경화는 혈관외벽에 지질이 쌓이는 것이다.
④ 약물치료로 혈액순환을 개선하여 혈관이 막히는 것을 예방하며 이미 좁아진 혈관병변 자체도 제거할 수 있다.

해설

36
'간암 발생 고위험군'이란 간경변증, B형간염 항원 양성, C형 간염 항체 양성, B형 또는 C형 간염 바이러스에 의한 만성 간질환 환자를 말한다.

38

암 예방을 위한 국민 암 예방 수칙
(1) 담배를 피우지 말고, 남이 피우는 담배연기도 피하기 (2) 채소와 과일을 충분하게 먹고 다채로운 식단으로 균형 잡힌 식사하기 (3) 음식을 짜지 않게 먹고, 탄 음식을 먹지 않기 (4) 암 예방을 위하여 하루 한두 잔의 소량 음주도 피하기 (5) 주 5회 이상 하루 30분 이상 땀이 날 정도로 걷거나 운동하기 (6) 자신의 체격에 맞는 건강 체중 유지하기 (7) 예방접종 지침에 따라 B형 간염과 자궁경부암 예방접종 받기 (8) 성 매개 감염병에 걸리지 않도록 안전한 성 생활하기 (9) 발암성 물질에 노출되지 않도록 작업장에서 안전보건 수칙 지키기 (10) 암 조기 검진지침에 따라 검진을 빠짐없이 받기

정답 36 ① 37 ② 38 ② 39 ①

PART 03

PLUS

동맥경화증

(1) 혈액 중에 콜레스테롤이 많아져 동맥 혈관의 안쪽 벽에 쌓여서 혈관이 좁아지거나 막히므로 병이 생긴다. 동맥경화증에 의한 대표적인 질병으로는 심장병(협심증, 심근경색증, 심장마비, 중풍(뇌졸중), 말초혈관질환 등이 있다. 동맥경화증을 일으키는 질환으로는 고혈압과 당뇨등이 있다.
(2) 치료: 말초동맥 질환의 치료에는 식사요법, 운동요법 그리고 약물요법이 있다. 또한 동맥질환을 일으키거나 악화시킬 수 있는 흡연, 고지혈증, 고혈압, 당뇨 등을 치료해야 한다. 약물 치료는 혈관을 확장시켜 혈액 순환을 돕거나 혈관이 완전히 막히는 것을 예방하는 데 도움을 주지만, 동맥 경화증으로 이미 좁아진 혈관 병변 자체를 제거하지는 못한다.
(3) 예방: 과로와 자극을 피하고 규칙적인 생활을 하여야 한다. 동물성 지방을 제한하고 비타민, 단백질을 충분히 섭취하며 과식을 피하는 것이 좋다. 콜레스테롤을 감소시키는 약을 복용하는 것도 한 방법이다.

※ 출처: 한국지질동맥경화학회 홈페이지, 서울성모병원 홈페이지

40 다음 중 1형 당뇨병에 해당하는 것은? 22 충북

① 당뇨병의 대부분은 1형 당뇨병이다.
② 인슐린 저항성이 특징이다.
③ 인슐린치료가 이루어지지 않을 경우 케톤산증으로 사망할 수 있다.
④ 대부분 40세 이후 발생한다.

41 간경변증이 있는 45세 남자의 간암 검사주기로 옳은 것은? 22 전남

① 6개월 ② 1년
③ 2년 ④ 3년

PLUS

암의 종류별 검진주기와 연령 기준 등(암관리법 시행령 별표1)

암종	검진 대상	검진 주기
위암	만 40세 이상 남녀	2년 주기
대장암	만 50세 이상 남녀	1년 주기
간암	만 40세 이상 남녀 중 간암 발생 고위험군 해당자	6개월 주기
유방암	만 40세 이상 여성	2년 주기
자궁경부암	만 20세 이상 여성	2년 주기
폐암	만 54세 이상 만 74세 이하의 남녀 중 폐암 발생 고위험군	2년 주기

[비고]
1. "간암 발생 고위험군"이란 간경변증, B형간염 항원 양성, C형간염 항체 양성, B형 또는 C형 간염 바이러스에 의한 만성 간질환 환자를 말한다.
2. "폐암 발생 고위험군"이란 30갑년(하루 평균 담배소비량(갑)×흡연기간(년)) 이상의 흡연력을 가진 현재 흡연자와 폐암 검진의 필요성이 높아 보건복지부장관이 정하여 고시하는 사람을 말한다.

해설

40
당뇨병
(1) 제1형 당뇨병(인슐린 의존형 당뇨병, IDDM: Insulin Dependent Diabetes Mellitus)
① 췌장 베타 세포의 파괴로 인한 인슐린 결핍을 특징으로 하며 만 14세 이전에 발생한다.
② 인슐린 치료가 이루어지지 않을 경우 케톤산증으로 사망할 수 있다.
(2) 제2형 당뇨병(인슐린 비의존형 당뇨병, NIDDM: Non-Insulin Dependent Diabetes Mellitus)
① 성인당뇨로 당뇨병의 95%는 제2형 당뇨병이다.
② 인슐린 저항성과 상대적인 인슐린 부족이 특징이다.
③ 대부분 40세 이후에 발병한다.

정답 40 ③ 41 ①

42 당뇨병에 대한 설명으로 옳지 않은 것은? 22 강원의료기술

① 제1형당뇨는 14세 이전에 발생한다.
② 제2형당뇨는 인슐린 저항성이 특징이다.
③ 제1형당뇨는 치료하지 않으면 케톤산증으로 사망할 수 있다.
④ 제2형당뇨는 반드시 인슐린 치료를 해야 한다.

PLUS

구분	과거 유사명칭	정의/특징
제1형 당뇨병	• 아동(juvenile)당뇨병 • 인슐린의존형 당뇨병 (IDDM)	• 주로 소아, 청소년, 젊은 성인들이 발병 • 신체면역체계가 인슐린을 분비하는 췌장(pancreas)의 베타세포를 파괴하여 인슐린을 생성하지 못해서 발생
제2형 당뇨병	• 성인(adult-onset)당뇨병 • 인슐린비의존형 당뇨병 (NIDDM)	• 어느 연령층에서나 발병 • 인슐린 저항성(근육 · 간 · 지방세포 등이 인슐린을 제대로 사용하지 못하는 상태)이 생겨서 발생 – 초기에는 베타세포가 더 많은 인슐린을 분비하여 정상 혈당치 유지 가능 – 결국에서는 당뇨병으로 진행함

제3절 만성질환 관리

01 집단검진의 목적이 아닌 것은?

① 질병의 역학적인 연구
② 질병의 조기진단
③ 질병의 종류 확인
④ 보건교육적 효과

02 임상경과가 빠른 질병보다 임상경과가 느린 질병이 건강검진에서 잘 발견되어 건강검진의 효과로 예후가 더 좋은 것처럼 판단되는 바이어스는? 18 전남

① 버크슨 바이어스(Berkson's bias)
② 기간차이 바이어스(Length bias)
③ 조기발견 바이어스(Lead time bias)
④ 과진단 바이어스(Overdiagnosis bias)

해설

01
집단검진의 목적: 질병의 조기진단 보건교육, 질병의 자연사와 발생기전 규명, 질병의 역학적인 연구

정답 42 ④ / 01 ③ 02 ②

PLUS

집단검진에서 생길 수 있는 편견(bias)

조기발견 바이어스 (lead time bias)	진단 시기를 앞당김으로 검진을 받은 사람들의 생존률이 높아 보이게 되는 바이어스
기간차이 바이어스 (length bias)	집단검진은 대부분 진행 속도가 느린 질병의 발견에 유용하며 느리게 진행되는 질병이 집단검진으로 더 많이 발견됨으로써 환자의 예후가 더 좋은 것처럼 나타나는 바이어스
선택 바이어스 (self-selection bias)	집단검진 프로그램에 자발적으로 참여하는 사람들이 그렇지 아니한 사람들과 다른 집단일 수 있어서 발생하는 바이어스
과다진단 바이어스 (overdiagnosis bias)	정상인데 위양성으로 판단되어 질병이 있는 군으로 잘못 분류되는 경우
선택바이어스	• 버커슨바이어스: 연구대상을 특정병원에만 한정하여 뽑을 때 연구대상자의 특성에 따라 병원입원률이 달라서 발생하는 바이어스 • 무응답바이어스: 답변참여 거부, 즉 참가한 사람과 다름으로 발생 • 선택생존바이어스(네이만의 오류): 치명적인 질병으로 사망한 사람은 다수 제외 • 자발적 참여자 바이어스: 건강에 관심 있는 사람들이 참여관심이 높음
정보바이어스	정보의 부정확으로 잘못 분류되어 생기는 바이어스 • 회상바이어스: 특정 질병을 가진 사람이 특정 사실을 더 잘 기억(감기약 섭취와 심장기형아 출산) • 기억소실바이어스: 기억력에 의존하여 정보수집 시 정확성이 떨어져 타당성↓ • 출판바이어스: 연구결과가 유의하지 않은 경우 출판하지 않아 생김 • 호손효과: 특별중재 없이 연구 참여 시 위험유인의 행동변화를 유발하여 요인 자체의 변화를 가져와 생기는 바이어스
교란바이어스	독립변수 종속변수 외 제3의 변수에 의해 영향을 받아 그릇된 결론 유도 예 커피를 마시는 사람이 담배를 피우는 경향이 많아서 실제 관상동맥질환은 흡연으로 발생했음에도 불구하고 커피가 원인으로 해석되는 경우

03 **지역사회 주민들을 대상으로 집단검진을 시행하고자 할 때 적절한 조건으로 보기 어려운 것은?** 20 제주의료기술

① 비용이 저렴해야 한다.
② 지역사회에 유병률이 높은 질병이어야 한다.
③ 조기에 발견하기 어려운 질병이어야 한다.
④ 질병발전 후 적절한 의료서비스가 준비되어 있어야 한다.

04 **현재 우리나라는 고령사회이다. 앞으로 노인증가추세와 사망률을 고려해 봤을 때 진행해야 할 사업으로 가장 적합한 것은?** 20 경북보건연구사

① 예방접종사업 ② 만성질환 관리사업
③ 장애 재활사업 ④ 정신건강사업

해설

03

집단검진의 조건 (WHO, Wilson & Jungner)
(1) 선별해 내려는 상태는 중요한 건강문제이어야 함 (2) 질병의 자연사가 잘 알려져 있어야 함 (3) 질병을 조기에 발견할 초기 단계가 있어야 함 (4) 증상이 발생하기 전에 치료하는 것이 후기에 치료하는 것보다 효과적이어야 함 (5) 적절한 검사방법이 있어야 함 (6) 검사방법은 수용가능해야 함 (7) 검사반복기간이 결정되어 있어야 함 (8) 선별검사로 인한 부가적인 의료부담을 위한 적절한 의료 서비스가 준비되어 있어야 함

04

노인인구가 증가하면 만성질환의 유병률이 증가하게 된다. 우리나라 5대 사망원인은 암, 심장질환, 폐렴, 뇌혈관질환, 자살이다. 이에 따라 가장 필요한 사업은 만성질환 관리사업으로 보아야 한다.

정답 03 ③ 04 ②

05 다음과 같은 만성질환의 예방활동과 관련된 설명으로 옳은 것은? 20 광주

- 당뇨병환자에 대한 자가관리 심층교육
- 관상동맥환자의 심장재활
- 심혈관질환 환자의 신체기능 재활

① 건강증진을 위한 활동이다.
② 만성질환의 발생률을 감소시킬 수 있다
③ 만성질환의 유병률을 증가시킬 수 있다.
④ 위험평가 활동이다.

06 만성질환의 2차예방으로 옳은 것은? 20 울산

① 당뇨병환자에 대한 자가관리 심층교육
② 심장질환 가족력이 있는 사람들의 심전도 검사
③ 신장병 환자의 영양의학적 치료
④ 관상동맥 수술환자의 심장 재활

07 다음 중 만성질환의 예방에 대한 설명으로 옳지 않은 것은? 21 광주 · 전남 · 전북

① 1차 예방에 성공하면 만성질환의 발생률을 줄인다.
② 2차 예방이 가장 근본적인 예방대책이다.
③ 2차 예방의 성공은 질병으로 인한 사망률을 줄인다.
④ 3차 예방은 성공은 질병의 유병률을 증가시킨다.

08 우리나라에서 사망과 질병양상 등이 변화하는 역학적 변천 상황에 대한 설명으로 옳지 않은 것은? 21 광주 · 전남 · 전북

① 1940~1950년대 범유행 감축의 시대
② 1970년대 만성퇴행성질환의 시대
③ 1990년대 중반부터 지연된 퇴행성 질환의 시대와 신종감염병 시대가 공존
④ 역학적 변천이 빠르게 진행된 가속형국가에 속한다.

PLUS

우리나라의 역학적 변천단계
① 1940~1950년까지 '역질과 기근의 시대'가 지속하다가 이후 '범유행 감축의 시대'를 거침
② 1970년대에 '퇴행성 인조 질환 시대'로 들어섬(3단계)
③ 1990년대 중반부터 '지연된 퇴행성 질환 시대'에 진입(4단계)
④ 현재 새로 출현하는 감염병 시대가 공존하는 '하이브리드 시대'에 있다고 할 수 있다.
⑤ 서구사회의 국가들은 범유행의 감축 시대가 지나가는 데 100~200여 년이 소요되어 '고전형 국가'에 해당하는데 한국은 이 경과 기간이 30~40년으로 변천이 빠르게 진행된 '가속형 국가'에 속한다.

해설

05
제시된 설명은 모두 3차 예방에 대한 내용이다. 1차 예방은 병의 발생을 막아 발생률과 유병률을 감소시키는 반면 2차 예방과 3차 예방은 이미 질병이 발생한 뒤 관리를 통해 사망률을 감소시키므로 유병률을 증가시키는 영향이 있다
① 건강증진을 위한 활동이다. : 1차 예방
② 만성질환의 발생률을 감소시킬 수 있다. : 1차 예방
④ 만성질환의 유병률을 증가시킬 수 있다. : 2차, 3차 예방
④ 위험평가 활동이다. : 2차 예방

06
① 당뇨병환자에 대한 자가관리 심층교육 : 3차 예방
③ 신장병 환자의 영양의학적 치료 : 3차 예방
④ 관상동맥 수술환자의 심장 재활 : 3차 예방

07
만성질환의 근본적인 예방대책은 1차 예방이다. 1차 예방의 성공은 질병의 발생률을 줄이는 효과가 있고 2차 예방과 3차 예방의 성공은 질병의 중증화를 감소시켜 사망률을 줄이게 되고 그로인해 질병의 이환기간이 길어지므로 유병률이 증가하게 된다.

정답 05 ③ 06 ② 07 ② 08 ③

PART 03

09 **집단검진의 열정으로 인하여 정상인데 위양성으로 판단되어 질병이 있는 군으로 잘못 분류되는 경우 집단검진이 더 유효한 것으로 결과를 오도할 수 있음을 의미하는 바이어스는 무엇인가?** 21 경기7급

① 조기발견 바이어스(lead time bias)
② 기간차이 바이어스(length bias)
③ 선택 바이어스(self-selection bias)
④ 과진단 바이어스(overdiagnosis bias)

PLUS

집단검진 효과 평가에 개입될 수 있는 편견

조기발견 바이어스 (lead time bias)	조기발견기간(lead time)이란 무증상시기에 집단검진을 시행하여 질병을 조기 진단하는 시점과 증상 또는 증후가 있어서 질병을 진단받게 되는 시점 사이의 기간이다. 실제 검진이 효과적이지 않을 경우, 질병의 자연사면에서 보면 사망하는 시점은 똑같은데 조기발견기간만큼 검진을 받은 사람들의 생존율이 길어진 것처럼 보이는 바이어스이다.
기간차이 바이어스 (length bias)	집단검진은 대부분 진행 속도가 느린 질병의 발견에 유용하고, 반면에 성장 속도가 빠르면 집단검진을 시행하여 진단을 받게 되는 확률이 적어지게 된다. 기간차이 바이어스는 집단검진에서 질병의 진행 속도가 느린 질병이 더 많이 발견됨으로 인하여, 집단검진으로 발견된 환자의 예후가 더 좋은 것처럼 나타나는 경우를 의미
선택 바이어스 (self-selection bias)	집단검진 프로그램에 자발적으로 참여하는 사람들은 그렇지 아니한 사람들과 다른 집단일 수 있으며, 생존에 영향을 미치는 여러 가지 요인이 다를 수 있는 것을 말한다. 일반적으로 집단 검진 참여자는 보다 건강하며 일반인구보다 낮은 사망률을 가짐. 반면 위험도가 높은 사람들이 참여자가 될 가능성도 있음. 이런 경우 집단검진 프로그램의 효과에도 불구하고 사망률이 높을 수 있다.
과다진단 바이어스 (overdiagnosis bias)	집단검진의 열정으로 인하여 정상인데 위양성으로 판단되어 질병이 있는 군으로 잘못 분류되는 경우 집단검진이 더 유효한 것으로 결과를 오도할 수 있다. 또한 집단검진이 아니었다면 평생 질병이 있는지도 모르고 아무런 문제없이 지낼 수 있었으나 집단검진으로 인하여 질병자로 구분되는 과다진단 바이어스 등이 있다.

10 **무증상시기에 집단검진을 시행하여 질병을 조기진단하는 시점과 증상이 나타나 질병을 진단하게 되는 시점 사이의 기간 차이로 인해 발생하는 집단검진 효과 평가의 바이어스는 무엇인가?** 22 울산의료기술

① 조기발견 바이어스(lead time bias)
② 기간차이 바이어스(length bias)
③ 선택 바이어스(self-selection bias)
④ 과다진단 바이어스(overdiagnosis bias)

해설

정답 09 ④ 10 ①

CHAPTER

03 기생충질환 관리

제1절 기생충

01 다음 중 기생충과 중간숙주의 연결이 옳은 것은? 18 충남의료기술, 보건진료

① 광절열두조충 – 청어
② 아니사키스 – 대구, 명태
③ 무구조충 – 돼지
④ 간흡충 – 게, 가재

02 기생충의 생물행태학적 분류로 옳게 연결된 것은? 18 경기

① 원충류 – 사상충, 이질아메바
② 선충류 – 요충, 편충
③ 흡충류 – 간흡충, 십이지장충
④ 조충류 – 유구조충, 구충

PLUS

기생충의 분류

원충류	근족충류	이질아메바, 대장아메바, 소형아메바 등
	편모충류	람불편모충, 메닐편모충, 질트리코모나스 리슈마니아 등
	섬모충류	대장발란티듐
	포자충류	말라리아원충, 톡소플라스마곤디 등
윤충류	윤충류는 솜털 왕관을 사용하여 물 소용돌이를 만들어 먹이 입자를 가두고 입으로 바로 가져간다.	
	선충류	회충, 요충, 편충, 구충(십이지장충), 동양모양 선충, 말레이사상충, 로마사상충, 아니사키스 등
	조충류	무구조충, 유구조충, 왜소조충, 광절열두조충 등
	흡충류	간흡충, 폐흡충, 요코가와흡충, 주혈흡충 등

03 다음 중 소고기에 의해 매개되는 기생충 감염병은 무엇인가? 18 전남 · 전북

① 유구조충
② 무구조충
③ 선모충
④ 광절열두조충

04 다음 중 기생충의 중간숙주 연결이 옳은 것은? 19 경북

① 무구조충 – 붕어, 잉어
② 페디스토마 – 소고기
③ 회충, 요충, 편충 – 채소
④ 아니사키스 – 숭어, 농어

해설

01
① 광절열두조충 – 물벼룩, 담수어(연어, 송어, 농어 등)
② 아니사키스 – 갑각류, 바다생선(오징어, 대구, 청어, 고등어, 꽁치, 명태 등)
③ 무구조충 – 소
④ 간흡충 – 왜우렁이, 담수어(잉어, 붕어)

03
① 유구조충: 돼지
② 무구조충: 소
③ 선모충: 돼지
④ 광절열두조충: 물벼룩 – 담수어(연어 송어, 농어 등)

정답 01 ② 02 ② 03 ② 04 ③

PLUS

기생충	중간숙주	
	1중간숙주	2중간숙주
무구조충(민촌충)	소고기	
폐흡충	다슬기	민물 게, 가재
광절열두조충	물벼룩	담수어(연어, 송어, 농어 등)
요코가와흡충	다슬기	담수어(은어, 황어, 숭어)
아니사키스	갑각류	바다생선(오징어, 대구, 청어, 고등어)

05 다음 중 민물고기에 의해 감염되는 기생충 감염증은? 19 경기

① 아니사키스
② 광절열두조충
③ 선모충
④ 십이지장충

PLUS

기생충	중간숙주	
	1중간숙주	2중간숙주
유구조충(갈고리촌충)과 선모충	돼지고기	
광절열두조충	물벼룩	담수어(연어, 송어, 농어 등)
요코가와흡충	다슬기	담수어(은어, 황어, 숭어)
아니사키스	갑각류	바다생선(오징어, 대구, 청어, 고등어)

06 기생충 생태학적 분류 연결이 옳지 않은 것은? 19 경남

① 선충류 – 회충, 편충
② 조충류 – 관절열두조충, 무구조충
③ 원충류 – 동양모양선충, 말레이사상충
④ 흡충류 – 간흡충, 주혈흡충

PLUS

기생충의 분류

원충류	근족충류	이질아메바, 대장아메바, 소형아메바 등
	편모충류	람불편모충, 메닐편모충, 질트리코모나스 리슈마니아 등
	섬모충류	대장발란티듐
	포자충류	말라리아원충, 톡소플라스마곤디 등
윤충류	윤충류는 솜털 왕관을 사용하여 물 소용돌이를 만들어 먹이 입자를 가두고 입으로 바로 가져간다.	
	선충류	회충, 요충, 편충, 구충(십이지장충), 동양모양 선충, 말레이사상충, 로마사상충, 아니사키스 등
	조충류	무구조충, 유구조충, 왜소조충, 광절열두조충 등
	흡충류	간흡충, 폐흡충, 요코가와흡충, 주혈흡충 등

해설

05
① 아니사키스: 갑각류, 바다생선(오징어, 대구, 청어, 고등어, 조기, 명태, 꽁치 등)
② 광절열두조충: 물벼룩, 민물고기(연어, 송어, 농어 등)
③ 선모충: 돼지
④ 십이지장충: 채소류

정답 05 ② 06 ③

07 다음 중 오징어, 고등어 등이 중간숙주가 되는 기생충은? 19 제주

① 요코가와흡충 ② 아니사키스
③ 광절열두조충 ④ 무구조충

08 다음 중 담수어에 의해 매개되는 기생충 질환이 아닌 것은? 19 부산

① 간흡충 ② 아니사키스
③ 요코가와흡충 ④ 광절열두조충

PLUS

기생충	중간숙주	
	1중간숙주	2중간숙주
간흡충	왜우렁이	담수어(잉어, 붕어, 참붕어, 모래무지, 피라미)
광절열두조충	물벼룩	담수어(연어, 송어, 농어 등)
요코가와흡충	다슬기	담수어(은어, 황어, 숭어)
아니사키스	갑각류	바다생선(오징어, 대구, 청어 고등어, 조기, 명태, 꽁치 등)

09 민물고기 생식을 통해 감염되는 기생충은? 19 서울

① 회충 ② 요충
③ 간흡충 ④ 무구조충

PLUS

기생충	중간숙주	
	1중간숙주	2중간숙주
간흡충	왜우렁이	담수어(잉어, 붕어)
광절열두조충	물벼룩	담수어(연어, 송어, 농어 등)
요코가와흡충	다슬기	담수어(은어, 황어, 숭어)

해설

07
① 요코가와흡충 : 다슬기 – 담수어(은어, 황어, 숭어)
② 아니사키스 : 갑각류 – 바다생선(오징어, 대구, 청어, 고등어, 조기, 명태, 꽁치 등)
③ 광절열두조충 : 물벼룩 – 담수어(연어, 송어, 농어 등)
④ 무구조충 : 소

09
① 회충 : 채소류
② 요충 : 채소류
② 간흡충 : 왜우렁이 – 담수어(잉어, 붕어, 참붕어, 모래무지, 피라미)
④ 무구조충 : 소

정답 07 ② 08 ② 09 ③

감염원	종류	서식장소	감염경로	증상
채소	회충	소장	회충 알에 오염된 물, 흙, 채소 등의 섭취	복통, 설사
	편충	맹장, 대장상부		빈혈, 설사, 복통
	구충	공장		홍반, 수포, 빈혈
	요충	맹장		피부염, 습진
육류	무구조충	소장	소고기	항문소양증
	유구조충	소장 상부	덜 익힌 돼지고기	가벼운 복통, 설사
	선모충			설사, 복부경련
	톡소포자충		고양이의 분변, 덜 익힌 닭	증상 거의 없음
어패류	폐흡충 (폐디스토마)	폐	덜 익힌 참가재 칡게즙, 가재즙 섭취	오한, 미열
	간흡충 (간디스토마)	담관	자연산 민물고기를 회로 섭취	일시적 발열, 복통
	유극악구충		가물치, 메기, 뱀장어, 잉어 등의 회섭취	상복부통증, 오심
	아나사키스	위장 벽	바다생선(오징어, 대구, 청어, 고등어)	심한복통, 구토
양서 파충류	만손열두조충		개구리나 뱀 등을 날것으로 섭취	염증, 발작

10 기생충의 분류로 옳지 않은 것은? 19 충북보건연구사

① 요충 – 선충류
② 말레이사상충 – 흡충류
③ 이질아메바 – 근족충류
④ 말라리아원충 – 포자충류

PLUS

기생충의 분류

원충류	근족충류	이질아메바, 대장아메바, 소형아메바 등
	편모충류	람블편모충, 메닐편모충, 질트리코모나스 리슈마니아 등
	섬모충류	대장발란티듐
	포자충류	말라리아원충, 톡소플라스마곤디 등
윤충류	윤충류는 솜털 왕관을 사용하여 물 소용돌이를 만들어 먹이 입자를 가두고 입으로 바로 가져간다.	
	선충류	회충, 요충, 편충, 구충(십이지장충), 동양모양 선충, 말레이사상충, 로마사상충, 아니사키스 등
	조충류	무구조충, 유구조충, 왜소조충, 광절열두조충 등
	흡충류	간흡충, 폐흡충, 요코가와흡충, 주혈흡충 등

11 기생충 감염의 중간숙주 연결이 옳은 것은? 20 대전

① 아니사키스 – 청어, 고등어
② 광절열두조충 – 게, 갑각류
③ 유구조충 – 소
④ 폐흡충 – 왜우렁이

해설

11
① 아니사키스 – 갑각류 – 바다생선(오징어, 대구, 청어, 고등어 등)
② 광절열두조충 – 물벼룩 – 연어, 송어, 농어
③ 유구조충(갈고리촌충)과 선모충 – 돼지
④ 폐흡충 – 다슬기 – 민물게, 가재
간흡충 – 왜우렁이

정답 10 ② 11 ①

12 오징어, 대구 등이 중간숙주가 되는 기생충 감염증은? 20 인천

① 아니사키스 ② 요코가와흡충
③ 무구조충 ④ 폐흡충

13 기생충의 종류 중 선충류에 해당하는 것은? 20 경북보건연구사

① 요충 ② 폐흡충
③ 간흡충 ④ 광절열두조충

PLUS

기생충의 분류

원충류	근족충류	이질아메바, 대장아메바, 소형아메바 등
	편모충류	람블편모충, 메닐편모충, 질트리코모나스 리슈마니아 등
	섬모충류	대장발란티듐
	포자충류	말라리아원충, 톡소플라스마곤디 등
윤충류	윤충류는 솜털 왕관을 사용하여 물 소용돌이를 만들어 먹이 입자를 가두고 입으로 바로 가져간다.	
	선충류	회충, 요충, 편충, 구충(십이지장충), 동양모양 선충, 말레이사상충, 로마사상충, 아니사키스 등
	조충류	무구조충, 유구조충, 왜소조충, 광절열두조충 등
	흡충류	간흡충, 폐흡충, 요코가와흡충, 주혈흡충 등

14 기생충 질환에 대한 설명으로 옳은 것은? 20 세종

① 간디스토마의 중간숙주는 담수어, 가재이다.
② 광절열두조충은 주로 바다생선에 의해 감염된다.
③ 무구조충의 감염은 쇠고기를 익혀 먹으면 예방할 수 있다.
④ 아니사키스는 담수어를 생식하는 사람들에게서 주로 발생한다.

PLUS

기생충	중간숙주	
	1중간숙주	2중간숙주
간흡충	왜우렁이	담수어(잉어, 붕어, 참붕어, 모래무지, 피라미)
광절열두조충	물벼룩	담수어(연어, 송어, 농어 등)
요코가와흡충	다슬기	담수어(은어, 황어, 숭어)
아니사키스	갑각류	바다생선(오징어, 대구, 청어 고등어, 조기, 명태, 꽁치 등)
무구조충(민촌충)	소고기	

해설

12
① 아니사키스 : 갑각류 – 바다생선(오징어, 대구, 청어, 고등어, 조기, 명태, 꽁치 등)
② 요코가와흡충 : 다슬기 – 담수어(은어, 황어, 숭어)
③ 무구조충 : 소
④ 폐흡충 : 다슬기 – 민물게, 가재

정답 12 ① 13 ① 14 ③

15 **다음 중 바다생선을 먹고 감염될 수 있는 기생충은?** 21 경기

① 폐흡충 ② 아니사키스
③ 간흡충 ④ 요꼬가와흡충

16 **기생충감염병과 제2중간숙주의 연결이 옳지 않은 것은?** 21 전북

① 간흡충 – 잉어, 붕어 ② 폐흡충 – 게, 가재
③ 광절열두조충 – 은어, 숭어 ④ 아니사키스 – 바다생선

PLUS

기생충	중간숙주	
	1중간숙주	2중간숙주
간흡충	왜우렁이	담수어(잉어, 붕어, 참붕어, 모래무지, 피라미)
폐흡충	다슬기	게, 가재
광절열두조충	물벼룩	담수어(연어, 송어, 농어 등)
요코가와흡충	다슬기	담수어(은어, 황어, 숭어)
아니사키스	갑각류	바다생선(오징어, 대구, 청어 고등어, 조기, 명태, 꽁치 등)

17 **다음 중 원충류에 대한 설명으로 옳지 않은 것은?** 21 제주

① 후생동물에 속한다.
② 이질아메바의 증상은 급성 이질, 간, 폐 등의 합병증이다.
③ 말라리아원충은 모기의 몸 안에서 유성생식을 한다.
④ 람블편모충, 질트리코모나스 등은 원충류 중 편모충류에 해당한다.

18 **기생충 질환에 대한 설명으로 옳지 않은 것은?** 21 충북

① 유구조충은 돼지를 통해 감염된다.
② 요코가와흡충 제1숙주는 다슬기 제2숙주는 게, 가재이다
③ 유극악구충 제1숙주는 물벼룩 제2숙주는 가물치이다
④ 요충은 어린이들에게 잘 발생된다.

PLUS

기생충	중간숙주	
	1중간숙주	2중간숙주
유구조충(갈고리촌충)과 선모충	돼지고기	
유극악구충	물벼룩	담수어(가물치, 메기, 뱀장어 등)
요코가와흡충	다슬기	담수어(은어, 황어, 숭어)

해설

15
① 폐흡충: 다슬기 – 민물게, 가재
② 아니사키스: 갑각류 – 바다생선(오징어, 대구, 청어, 고등어, 조기, 명태, 꽁치 등)
③ 간흡충: 왜우렁이 – 담수어(잉어, 붕어, 참붕어, 모래무지, 피라미 등)
④ 요코가와흡충: 다슬기 – 담수어(은어, 황어, 숭어)

17
① 기생충은 크게 원생동물(원충류)와 후생동물(윤충류)로 구분할 수 있다.
③ 말라리아원충은 사람의 간세포와 적혈구 안에서는 무성생식(다수분열)을 하며, 매개곤충인 말라리아모기의 몸 안에서는 유성생식(포자형성)과 무성생식을 하므로 동물학적으로는 사람이 중간숙주, 모기가 최종숙주가 된다.

정답 15 ② 16 ③ 17 ① 18 ②

19 **다음 중 날것의 돼지고기 섭취 후 감염될 수 있는 기생충은 무엇인가?** 21 복지부

① 무구조충 ② 십이지장충
③ 회충 ④ 유구조충
⑤ 편충

20 **기생충의 종류 중 선충류에 해당하지 않는 것은?** 21 충북보건연구사

① 무구조충 ② 회충
③ 요충 ④ 편충

PLUS

기생충의 분류

원충류	근족충류	이질아메바, 대장아메바, 소형아메바 등
	편모충류	람불편모충, 메닐편모충, 질트리코모나스 리슈마니아 등
	섬모충류	대장발란티듐
	포자충류	말라리아원충, 톡소플라스마곤디 등
윤충류	윤충류는 솜털 왕관을 사용하여 물 소용돌이를 만들어 먹이 입자를 가두고 입으로 바로 가져간다.	
	선충류	회충, 요충, 편충, 구충(십이지장충), 동양모양 선충, 말레이사상충, 로마사상충, 아니사키스 등
	조충류	무구조충, 유구조충, 왜소조충, 광절열두조충 등
	흡충류	간흡충, 폐흡충, 요코가와흡충, 주혈흡충 등

21 **다음 중 어패류에 의해 매개되는 기생충에 해당하는 것은?** 21 전남

① 무구조충 ② 요충
③ 간흡충 ④ 선모충

22 **매개물에 의한 기생충 분류와 그 예시를 잘못 짝지은 것은?** 22 서울시(2월)

① 토양매개성 기생충 – 회충, 편충, 십이지장충
② 어패류매개성 기생충 – 간흡충, 폐흡충, 요시가와흡충
③ 모기매개성 기생충 – 말라리아원충
④ 물·채소매개성 기생충 – 유구조충, 선모충

해설

19
① 무구조충: 소
② 십이지장충: 채소
③ 회충: 채소
④ 유구조충: 돼지
⑤ 편충: 채소

21
① 무구조충: 소
② 요충: 채소
③ 간흡충: 왜우렁이, 잉어, 붕어 등
④ 선모충: 돼지

22
유구조충과 선모충의 중간숙주: 돼지

정답 19 ④ 20 ① 21 ③ 22 ④

제2절 기생충 질환

01 **강에서 가재와 게를 섭취하고 감염되어 기침, 객혈, 흉통 등의 증상을 일으킬 수 있는 기생충감염병은?** 20 경북의료기술

① 간흡충 ② 폐흡충
③ 요코가와흡충 ④ 광절열두조충

02 **다음 중 간흡충증에 대한 설명으로 옳은 것은?** 20 경북

① 산이나 계곡인근 주민에게 많이 유행한다.
② 성충은 간이나 담관에 기생한다.
③ 제1중간숙주는 잉어, 붕어 등이다.
④ 제2중간숙주는 민물 게, 가재이다

PLUS

간흡충(간디스토마 Clonorchiasis)	민물고기를 생식하는 지역주민에게 많이 유행하여 낙동강, 영산강, 섬진강 등의 강 유역 주민이 많이 감염된다.
병원체	간흡충(Clonorchis sinensis)
전파	사람, 개, 고양이 등의 담도 내에 기생하면서 분변으로 충란 배출 → 왜우렁이(제1중간숙주) → 유미유충 → 민물고기(잉어, 참붕어, 피라미 등, 제2중간숙주) → 감염된 민물고기 생식 조리과정 중 조리기구를 통한 경구감염 발생 → 소장에서 탈낭 → 담관(성충)이 되는 과정을 거친다.
증상	증상은 충체의 수 등으로 달라지나 충체의 기계적 또는 독소에 의하여 담관에 병변을 가져오고 심해지면 간경변의 원인과 원발성 간암의 원인이 될 수도 있다. • 간비대, 복수, 비장비대, 부종, 빈혈, 소화장애, 황달, 야맹증 등
예방관리	민물고기 생식은 금지하고 조리기구의 청결을 유지하며 만연지역의 위생적인 분변처리가 필요하다. • 치료: 구충제 프라지콴텔(디스토시드)

03 **민물고기를 생식하는 지역 주민에게 많이 유행하며 제1중간숙주가 왜우렁이인 기생충감염증은 무엇인가?** 20 광주·전남·전북

① 폐흡충 ② 간흡충
③ 사상충증 ④ 유구낭미충증

해설

01
폐흡충
(1) 객담이나 대변으로 충란 배출 → 다슬기(제1중간숙주) → 갑각류(가재, 게 등, 제2중간숙주) → 가재, 게 등 생식 시 감염 → 소장에서 탈낭 → 복강을 거쳐 횡격막을 뚫고 폐에 침입
(2) 증상: 기침, 객혈 흉통, 위장장애, 일부 뇌로 간 폐흡충으로 인한 반신불수증, 국소마비, 실어증, 시력장애 등

03
간흡충은 민물고기를 생식하는 지역 주민에게 많이 유행한다. 낙동강, 영산강, 섬진강 등의 강 유역 주민이 많이 감염된다. 간흡충의 제1중간숙주는 왜우렁이, 제2중간숙주는 민물고기(잉어, 참붕어, 피라미 등)이다.

정답 01 ② 02 ② 03 ②

04 성인보다 아동에게 더 많이 걸리고 직장 내에서 기생하는 기생충은?

20 인천의료기술(10월)

① 요충 ② 회충
③ 선모충 ④ 간흡충

05 다음이 설명하는 기생충 질환으로 알맞은 것은? 20 경기의료기술

> A는 돼지고기를 먹고 두통, 불쾌감, 격심한 복통, 설사, 구토 등의 증상을 느끼고 병원에서 기생충 질환에 걸렸다고 진단을 받았다.

① 무구조충 ② 유구조충
③ 광절열두조충 ④ 아니사키스

PLUS

기생충 질병의 종류

채소를 통한	회충(Ascaris lumbricoides), 구충(Hookworm), 편충(Trichuris trichiura), 동양모양선충(Trichostrongylus orientalis), 유구낭충증(Cysticerus cellulose), 람블편모충(Giardia lamblia)
수육을 통한	• 쇠고기: 무구조충(Taenia saginata) • 돼지고기: 유구조충(Taenia solium), 선모충(Trichinella spiralis)
담수어를 통한	• 담수산게, 참게, 가제: 페디스토마(Paraginimus westermani) • 담수어(참붕어 등): 간디스토마(Clonorchis sinensis) • 은어, 숭어: 요코가와 흡충(Metagonimus yokogawai), 이형흡충(Heterophyes hetorophyes)
해수어류를 통한	아나사키스증(Anasakis simple, A. physeteris)

06 기생충의 감염경로에 대한 설명으로 옳지 않은 것은? 20 울산보건연구사

① 회충은 오염된 채소를 통해 충란상태로 감염된다.
② 요충은 항문 밖으로 기어 나와 성충상태로 감염된다.
③ 십이지장충은 피부로 침입하여 유충상태로 감염된다.
④ 간흡충은 잉어, 붕어 등 민물고기를 생식할 경우 유충상태로 감염된다.

07 다음 중 폐흡충증에 대한 설명으로 옳은 것은? 20 대구보건연구사

① 우리나라의 산간지역에서 주로 발생한다.
② 예방을 위해 소고기를 익혀먹어야 한다.
③ 제1중간숙주는 가재, 게와 같은 갑각류이다.
④ Clonorchis sinensis가 원인균이다.

해설

04
요충은 성숙충란이 불결한 손이나 음식물을 통해서 경구적으로 침입하며 소장 상부에서 부화하며, 맹장 부위에서 성충이 될 때까지 발육한다. 성충은 야간이행을 통해 장으로 이동하고 직장 내에서 기생하다가 45일 전후면 항문 주위로 나와 산란한다.

05
유구조충(갈고리촌충)은 전 세계적으로 분포되어 있고 특히 돼지고기를 생식하는 지역 주민에게 많이 있다. 성충 감염보다는 충관 섭취로 뇌, 안구, 근육, 장비, 심장, 폐 등에 낭충 감염이 많다. 성충이 소장 상부에서 기생하여 두통, 불쾌감, 격심한 복통, 설사, 구토, 식욕감퇴, 공복통 등 소화기 증상을 일으키고 인체의 근육, 피하조직, 뇌, 심근, 신장 등에 낭충이 기생하여 인체 낭충증을 일으킨다.

06
① 회충은 분변으로 탈출 후 회충 수정란에 오염된 야채, 불결한 손, 파리의 매개에 의한 음식물 오염 등으로 경구 침입한다. 자충포장란(충란)의 형태로 감염된다.
② 요충은 성숙충란이 불결한 손이나 음식물을 통해서 경구적으로 침입하며 소장 상부에서 부화하며, 맹장 부위에서 성충이 될 때까지 발육한다. 성충은 야간이행을 통해 직장으로 이동하고, 직장 내에서 기생하다가 45일 전후면 항문 주위로 나와 산란한다.
③ 십이지장충은 유충이 피부를 통하여 인체에 침입하게 되며 그 부위에 소양감, 작열감을 일으킨다.
④ 간흡충은 유미유충에 감염된 민물고기(잉어, 참붕어, 피라미 등, 제2중간숙주) 생식, 조리 과정 중 조리 기구를 통한 경구감염이 발생한다.

정답 04 ① 05 ② 06 ② 07 ①

PART 03

PLUS

폐흡충(페디스토마, Paragonimiasis)

폐흡충	우리나라의 산간 지역에 많이 분포
병원체	폐흡충(Paragonimus westermani)
전파	객담이나 대변으로 충란 배출 → 다슬기(제1중간 숙주) → 갑각류(가재, 게 등, 제2중간숙주) → 가재, 게 생식 시 감염 → 소장에서 탈낭 → 복강을 거쳐 횡격막을 뚫고 폐에 침입
증상	기침, 객혈, 흉통, 위장장애, 일부 뇌로 간 폐흡충으로 인한 반신불수증, 국소마비, 실어증, 시력장애 등
예방관리	① 게, 가재 등 생식 금지 ② 유행 지역에는 생수 음용 금지 ③ 환자의 객담 처리(매장하거나 태움)

08 **집단생활을 하는 사람들 사이에 집단으로 감염되기 쉬우며 성충이 항문주위에 산란하여 항문주변 소양증이 있으며 스카치테이프법으로 검사하는 기생충감염증은 무엇인가?** 21 전남

① 요충 ② 회충
③ 십이지장충 ④ 편충

PLUS

요충

(1) 집단 생활을 하는 사람들 사이에서 집단으로 감염되기 쉬운데 그 이유는 요충의 충란이 건조한 실내에서도 장기간 생존이 가능하기 때문이다
(2) 성숙충란이 불결한 손이나 음식물을 통해서 경구적으로 침입하며 소장 상부에서 부화하며, 맹장 부위에서 성충이 될 때까지 발육한다. 성충은 야간이행을 통해 직장으로 이동하고 직장 내에서 기생하다가 45일 전후면 항문 주위로 나와 산란한다.
(3) 항문 주변에 소양증이 있어 긁게 되면 습진이 생기고 세균에 의한 2차 감염으로 염증을 일으킬 수 있다. 체중 감소, 경련, 수면장애, 야뇨증, 주의력 산만 등의 증상이 나타난다.

09 **다음 중 기생충질환에 대한 설명으로 옳지 않은 것은?** 21 경기보건연구사

① 유구조충은 돼지고기를 통해 감염되며 항문주변의 소양증이 특징적인 증상으로 나타난다.
② 무구조충은 소고기를 먹는 나라에서 발견되며 소장 상부에 기생한다.
③ 간흡충은 왜우렁이, 민물고기가 중간숙주이며 성충은 담관에 기생한다.
④ 폐흡충은 우리나라의 산간 지역에 많이 분포하며 기침, 객혈, 흉통 등의 증상이 특징이다.

해설

09
항문소양증은 요충감염 시의 특징이다.
유구조충은 돼지고기를 통해 감염된다. 돼지고기를 생식할 때 소장에서 낭충은 약 2개월 내에 성충이 되며 인체 내에서 산란하면 충란은 장 내에서 부화하여 장벽을 뚫고 혈류를 따라 각 장기로 이동하기도 한다. 성충이 소장 상부에서 기생하여 두통, 불쾌감, 격심한 복통, 설사, 구토, 식욕 감퇴, 공복통 등 소화기 증상이 나타난다.

정답 08 ① 09 ①

10 광절열두조충에 대한 설명으로 옳지 않은 것은? 22 전북의료기술

① 제1중간숙주는 물벼룩이다.
② 경구감염이 특징이다.
③ 담수어를 통해 감염된다.
④ 선충류에 속하며 긴촌충이다.

PLUS

기생충	중간숙주	
	1중간숙주	2중간숙주
간흡충	왜우렁이	담수어(잉어, 붕어, 참붕어, 모래무지, 피라미)
광절열두조충	물벼룩	담수어(연어, 송어, 농어 등)
요코가와흡충	다슬기	담수어(은어, 황어, 숭어)
아니사키스	갑각류	바다생선(오징어, 대구, 청어 고등어, 조기, 명태, 꽁치 등)

11 다음의 내용에 해당하는 기생충은 무엇인가? 22 부산의료기술

- 다슬기, 만물게, 가재가 중간숙주이다.
- 기침, 객혈, 흉통, 위장장애 등이 증상으로 나타난다.

① 요코가와흡충 ② 간흡충
③ 주혈흡충 ④ 폐흡충

PLUS

폐흡충(폐디스토마, Paragonimiasis)
(1) 우리나라의 산간 지역에 많이 분포한다.
(2) 전파 : 객담이나 대변으로 충란 배출 → 다슬기(제1중간 숙주) → 갑각류(가재, 게 등, 제2중간숙주) → 가재, 게 등 생식 시 감염 → 소장에서 탈낭 → 복강을 거쳐 횡격막을 뚫고 폐에 침입
(3) 증상 : 기침, 객혈, 흉통, 위장장애, 일부 뇌로 간 폐흡충으로 인한 반신불수증, 국소마비 실어증, 시력장애 등

해설

10
광절열두조충은 긴촌충이며 조충류에 속한다.
광절열두조충(긴촌충, Fish Tapeworm)
(1) 담수어를 식용하는 지방에서 많이 발견되며 우리나라에서는 최근 희귀하게 발견된다.
(2) 전파 : 충란 → 수중(Coracidium) → 물벼룩(제1중간숙주) → 송어, 연어 등(제2중간숙주) → 감염된 민물고기 생식 시 인체 감염 → 소장에서 성충으로 성숙하여 산란
(3) 증상 : 빈혈, 식욕 감퇴, 신경장애, 영양 불량, 복통 등

정답 10 ④ 11 ④

PART 03

신희원 공중보건
단원별 기출문제집

Part

04

환경관리

CHAPTER 01 환경위생

제1절 환경위생의 개념

01 다음 지문에 해당하는 환경보건의 원칙은? 18 대구

> 환경유해인자와 수용체의 피해 사이에 과학적 상관성이 명확히 증명되지 아니하는 경우에도 그 환경유해인자의 무해성이 최종적으로 증명될 때까지 경제적·기술적으로 가능한 범위에서 수용체에 미칠 영향을 예방하기 위한 적절한 조치와 시책을 마련하여야 한다.

① 사전주의 원칙
② 수용체 지향 접근 원칙
③ 환경보건 정의의 실현
④ 참여 및 알권리 보장

PLUS

환경보건의 기본 원칙

사람·생태계 중심의 통합 환경 관리	환경 정책의 최종 수요자인 사람의 건강과 생태계 안전성 확보에 중심을 두고, 관련 오염 매체 관리 정책을 통합 조정, 선도
사전주의 원칙(Precautionary Principle)의 적용 및 강화	환경오염에 의한 건강 피해의 심각성을 고려하여 환경오염의 무해성이 최종 입증될 때까지는 유해한 것으로 간주, 예방 정책을 수립·추진함
환경보건 정의의 실현	산모, 어린이, 노인 등 환경오염에 가장 취약하고 민감한 계층에 정책의 눈높이를 둠으로써 국민 전체의 건강 보호 담보 및 환경보건 정의 실현
이해관계자 참여 및 알 권리 보장	환경보건 정책 추진에 있어 일반 국민과 이해관계자들이 직접 참여하고 평가할 수 있는 체계 확립

02 다음 중 유해물질 노출에 대한 생물학적 모니터링의 대상이 아닌 것은? 19 충북보건연구사

① 호기
② 공기
③ 소변
④ 혈액

03 건강위해성평가에서 특정화학물질과 질병의 인과성을 확인하는 정성적인 평가 단계는? 19 울산

① 위험성확인
② 양 반응 평가
③ 노출평가
④ 위해도 결정

해설

02

생물학적 노출지수(BEIs)
유해물질의 공기 중 농도로는 호흡기를 통한 흡수를 예측할 수 있으나 피부와 소화기를 통한 흡수는 평가할 수 없다. 근로자의 전체적인 유해물질 노출 및 흡수 정도를 평가하는 데 생물학적 측정이 필요하다. 공기 중 농도 측정의 보완으로 적용되며, 유해물질의 대사산물, 유해물질 자체 및 생화학적 변화 등 측정하는 것으로 소변, 호기, 혈액 등이 주로 이용된다.

03

특정 화학물질과 질병의 인과성을 결정하는 것은 유해성확인 단계이다. 유해성확인 단계에서는 특정 물질이 인간에게 어떠한 질병을 일으킬 수 있는 위험성 여부를 확인하는 단계이므로 해당물질이 질병의 원인이 될 수 있는지 여부가 결정된다.

정답 01 ① 02 ② 03 ①

PLUS

유해성 확인 (Hazard Identification)	특정 물질에 노출되었을 때의 그 영향(물질의 위험성)을 정성적으로 평가하는 것
용량-반응 평가 (Dose-Response Assessment)	유해물질의 농도에 따른 독성을 평가하는 것
노출 평가 (Exposure Assessment)	다양한 경로(흡입, 경구 섭취, 피부 접촉 등)를 통해 유해물질에 노출되는 빈도와 양을 평가하는 것
위해성 결정 (Characterization of Risks)	• 유해물질에 얼마나 노출되어야 위험한지를 평가하는 것 • 대상 인구 집단에서 유해 영향이 발생할 확률 결정

해설

04 「화학물질 위해성평가의 구체적 방법 등에 관한 규정」에서 노출 집단과 비노출 집단간 악영향의 빈도가 통계적으로 유의적인 증가를 보이는 최솟값을 나타내는 것은? 19 대구보건연구사

① NOAEL ② LOAEL
③ RfD ④ BMD

PLUS

용어의 정의(「화학물질 위해성평가의 구체적 방법 등에 관한 규정」 제2조)

위해성평가 (Risk Assessment)	유해성이 있는 화학물질이 사람과 환경에 노출되는 경우 사람의 건강이나 환경에 미치는 결과를 예측하기 위해 체계적으로 검토하고 평가하는 것을 말한다.
유해성확인 (Hazard Identification)	화학물질의 특성, 유해성 및 작용기 등에 대한 연구자료를 바탕으로 화학물질이 사람의 건강이나 환경에 좋지 아니한 영향을 미치는 것을 규명하고 그 증거의 확실성을 검증하는 것을 말한다.
노출평가 (Exposure Assessment)	환경 중에 화학물질의 정성 및 정량 분석자료를 근거로 화학물질이 인체 또는 기타 수용체 내부로 들어오는 노출 수준을 추정하는 것을 말한다.
무영향관찰용량 (NOAEL, NOEC)	• 무영향관찰용량/농도(No Observed Adverse Effect Level/No Observed Effect Concentration, NOAEL 또는 NOEC) : 만성독성 등 노출량-반응시험에서 노출집단과 적절한 무처리 집단간 악영향의 빈도나 심각성이 통계적으로 또는 생물학적으로 유의한 차이가 없는 노출량 또는 노출농도를 말한다. 다만, 이러한 노출량에서 어떤 영향이 일어날 수도 있으나 특정 악영향과 직접적으로 관련성이 없으면 악영향으로 간주되지 않는다. • 최소영향관찰용량/농도(Lowest Observed Adverse Effect Level/Lowest Observed Effect Concentration, LOAEL 또는 LOEC) : 노출량-반응시험에서 노출집단과 적절한 무처리 집단 간 악영향의 빈도나 심각성이 통계적으로 또는 생물학적으로 유의성 있는 증가를 보이는 노출량 중 처음으로 관찰되기 시작하는 가장 최소의 노출량을 말한다.
기준용량 (Benchmark Dose, BMD)	독성영향이 대조집단에 비해 5% 또는 10%와 같은 특정 증가분이 발생했을 때 이에 해당되는 노출량을 추정한 값을 말하며, "기준용량 하한값"이란 노출량-반응 모형에서 추정된 기준용량의 신뢰구간의 하한값을 말하며 BMDL(Benchmark Dose Lower bound)로 나타낸다.
독성참고치 (Reference Dose, RfD)	식품 및 환경매체 등을 통하여 화학물질이 인체에 유입되었을 경우 유해한 영향이 나타나지 않는다고 판단되는 노출량을 말한다. 내용일일섭취량(Tolerable Daily Intake, TDI), 일일섭취허용량(Acceptable Daily Intake, ADI), 잠정 주간섭취허용량(Provisional Tolerable Weekly Intake, PTWI) 또는 흡입독성참고치(Reference Concentration, RfC) 값도 충분한 검토를 거쳐 RfD와 동일한 개념으로 사용할 수 있다.

정답 04 ②

PART 04

05 위해성 평가를 위한 순서로 옳은 것은? 19 대구

① 노출평가 – 유해성 확인 – 위해도 결정
② 유해성 확인 – 위해도 결정 – 노출평가
⑤ 유해성 확인 – 노출평가 – 위해도 결정
④ 위해도 결정 – 노출평가 – 유해성 확인

PLUS

위해성평가

유해성 확인 (Hazard Identification)	특정 물질에 노출되었을 때의 그 영향(물질의 위험성)을 정성적으로 평가하는 것
용량-반응 평가 (Dose-Response Assessment)	유해물질의 농도에 따른 독성을 평가하는 것
노출 평가 (Exposure Assessment)	다양한 경로(흡입, 경구 섭취, 피부 접촉 등)를 통해 유해물질에 노출되는 빈도와 양을 평가하는 것
위해성 결정 (Characterization of Risks)	• 유해물질에 얼마나 노출되어야 위험한지를 평가하는 것 • 대상 인구 집단에서 유해 영향이 발생할 확률 결정

06 건강영향위해성평가에 대한 설명으로 옳지 않은 것은? 20 충북

① 위험성확인이란 인체대상으로 한 자료 동물대상자료 등 이용할 수 있는 모든 자료를 이용하여 해당물질의 독성여부를 확인하는 과정이다.
② 노출평가란 다양한 매체와 다양한 경로를 통해 위험성이 확인된 유해물질에 과연 얼마나 노출되는가를 결정하는 단계이다.
③ 용량–반응 평가란 오염물질의 단위 노출 또는 체내 용량과 특정 인체 반응과의 상관관계를 정량화하는 과정이다.
④ 발암성물질의 경우 독성위험값이 1을 초과할 때 유혜영향(독성)이 발생한다고 본다.

PLUS

위해성 평가

위험성 확인 (Hazard Identification)	① 대상물질의 위험성 여부(독성이나 발암성)를 확인하는 정성적인 평가 단계이다. ② 위험성 확인의 기본자료 : 역학자료, 독성자료, 인체를 대상으로 한 인위적 실험자료, in vivo/iv vitro 실험자료, 물리화학적 성질에 관한 자료
용량-반응 평가 (Dose-Response Assessment)	① 오염물질의 단위 노출 또는 체내 용량에 대한 특정 인체 반응과의 상관관계를 정량화하는 과정이다. ② 발암물질 : 발암잠재력(carcinogenic potency), 단위위해도(unit risk) 확인 ③ 비발암물질 : 만성참고치법(Referencd Dose, RfD) 사용 ㉠ 만성참고치란 인체에 독성 영향을 미치지 않을 것으로 기대되는 최대용량이다. ㉡ RfD와 동일하거나 이하 수준의 농도에 노출된 경우에는 노출기간과 상관없이 유해영향이 발생하지 않을 것으로 판정하는 반면, RfD 이상의 노출 수준이라고 해서 반드시 유해영향이 발생하는 것을 의미하지는 않는다.

해설

06
발암물질의 위해도는 평생노출에 의한 초과발암위해도로 산출한다. 비발암성 물질의 위해도 RfD와 비교하여 일일노출량이 초과하는지를 평가하는 독성위험값으로 산출되며, 1을 초과하는 경우에는 독성의 가능성이 있다고 평가한다.

정답 05 ③ 06 ④

노출평가	① 사람이 다양한 매체(공기, 음용수, 식품, 토양 등)와 경로(피부, 흡입, 섭취)를 통해 위험성이 확인된 유해물질에 얼마나 노출되는가를 결정하는 단계이다. ② 노출평가의 방법 ㉠ 인체 조직 내 독성 물질에 대한 생체 모니터링 ㉡ 유해물질에 대해 대기, 실내 공기 먹는 물 등 일반 환경 매체 모니터링 ㉢ 다양한 환경 매체 또는 매체 간 유해물질 이동에 기초한 오염물질 거동 및 예측
위해도 결정	① 특정 노출 수준에서의 초과 위해(비노출군에서의 배경 위해도 수준보다 큰 위해도)를 정량적으로 평가하는 것이다. ② 발암물질의 위해도는 평생노출에 의한 초과발암 위해도로 산출한다. 초과발암위해도 = 발암잠재력×알일평균노출량 = 단위위해도×환경매체오염도 ③ 비발암성 물질의 위해도는 RfD와 비교하여 일일노출량이 초과하는지를 평가하는 독성위험값(hazard quotient)으로 산출되며, 1을 초과하는 경우에는 독성의 가능성이 있다고 평가한다. 독성위험값 = $\frac{\text{일일평균노출량}}{\text{만성노출참고치(RfD)}}$

※ 출처: KMLE 예방의학, 퍼시픽북스, 2021, p.202~203.

해설

07 **어떤 독성 물질이나 위험 상황에 노출되어 나타날 수 있는 개인 혹은 인구 집단의 건강 피해 확률을 추정하는 과학적인 과정인 건강위해성 평가를 시행할 때 가장 먼저 조사해야 하는 것은?** 21 충남

① 위험물질의 유해성 확인
② 사람이 어느 정도 노출되는지 확인
③ 용량에 대한 인체 반응과의 상관관계를 확인하기 위해 실험동물 연구자료를 확인
④ 특정 노출수준에서의 초과 위해도 평가

PLUS

위해성 평가 방법

유해성 확인(위험성 확인, Hazard Identification)	대상 물질에 대한 모든 동물 실험 자료 및 사람에 대한 자료(역학 연구)를 토대로 그 물질의 위험성 여부를 확인하는 정성적인 평가 단계이다.
용량-반응 평가 (Dose-Response Assessment)	오염 물질의 노출 또는 체내 용량과 특정 인체 반응과의 상관관계를 정량화하는 과정
노출 평가 (Exposure Assessment)	사람이 다양한 매체와 다양한 경로(흡입, 경구 섭취, 피부 접촉 등)를 통해 위험성이 확인된 유해물질에 얼마나 노출되는가를 결정하는 단계
위해도 결정 (Risk Characterization)	대상 인구 집단에서 유해 영향이 발생할 확률 특정 노출 수준에서의 초과 위해도(유해물질에 노출되지 않은 인구 집단에서의 배경 위해도 수준보다 큰 위해도)를 정량적으로 평가하는 것

정답 07 ①

PART 04

08 **다음 중 위해성평가에 대한 설명으로 옳은 것은?** 21 경기

① 어떤 독성물질이나 위험 상황에 노출되어 나타날 수 있는 건강 피해 확률을 추정하는 과정이다.
② 환경오염 발생지역 주민의 건강상태를 직접적으로 확인하는 과정이다.
③ 오염수준을 얼마나 깨끗하게 해야 하는지에 대한 판단 과정이다.
④ 환경노출이 인구집단의 질병과 건강상태에 미치는 영향을 연구하는 과정이다.

09 **「보건의료기본법」에 따라 국민의 건강을 보호 · 증진하기 위하여 기후보건영향평가를 실시하는 자는?** 21 세종보건연구사

① 보건복지부장관 ② 환경부장관
③ 질병관리청장 ④ 대통령

PLUS

기후변화에 따른 국민건강영향평가 등(「보건의료기본법」 제 37조의2)

기후변화에 따른 국민건강영향평가 등	(1) 질병관리청장은 국민의 건강을 보호 · 증진하기 위하여 지구 온난화 등 기후변화가 국민건강에 미치는 영향을 5년마다 조사 · 평가(이하 "기후보건영향평가"라 한다)하여 그 결과를 공표하고 정책수립의 기초자료로 활용하여야 한다. (2) 질병관리청장은 기후보건영향평가에 필요한 기초자료 확보 및 통계의 작성을 위하여 실태조사를 실시할 수 있다. (3) 질병관리청장은 관계 중앙행정기관의 장, 지방자치단체의 장 및 보건의료 관련 기관이나 단체의 장에게 기후보건영향평가에 필요한 자료의 제공 또는 제2항에 따른 실태조사의 협조를 요청할 수 있다. 이 경우 자료제공 또는 실태조사 협조를 요청 받은 관계 중앙행정기관의 장 등은 정당한 사유가 없으면 이에 따라야 한다. (4) 기후보건영향평가와 실태조사의 구체적인 내용 및 방법 등에 필요한 사항은 대통령령으로 정한다.

10 **다음 중 건강위해성 평가의 내용에 해당하지 않는 것은?** 21 충남보건연구사

① 유해성 확인 ② 용량-반응 평가
③ 노출평가 ④ 위해요소 제거

PLUS

위해성 평가 방법

유해성 확인 (위험성 확인)	대상 물질에 대한 모든 동물 실험 자료 및 사람에 대한 자료(역학 연구)를 토대로 그 물질의 위험성 여부를 확인하는 정성적인 평가 단계이다.
용량-반응 평가	오염 물질의 노출 또는 체내 용량과 특정 인체 반응과의 상관관계를 정량화하는 과정
노출 평가	사람이 다양한 매체와 다양한 경로(흡입, 경구 섭취, 피부 접촉 등)를 통해 위험성이 확인된 유해물질에 얼마나 노출되는가를 결정하는 단계
위해도 결정	대상 인구 집단에서 유해 영향이 발생할 확률 특정 노출 수준에서의 초과 위해도(유해물질에 노출되지 않은 인구 집단에서의 배경 위해도 수준보다 큰 위해도)를 정량적으로 평가하는 것

해설

08
건강위해성평가는 어떤 독성 물질이나 위험 상황에 노출되어 나타날 수 있는 개인 혹은 인구 집단의 건강 피해 확률을 추정하는 과학적인 과정으로 정의된다. 즉 건강위해성평가는 알려진 독성 자료를 이용하여 현 노출상황이 장기적으로 지속될 경우 발생할 수 있는 인체 위해를 추정하는 과정으로 위험성 확인(hazard identification), 노출평가(exposure assessment), 용량-반응 평가(dose-response assessment) 그리고 위해도 결정(risk characterization)의 주요 4단계로 구성된다.

정답 08 ① 09 ③ 10 ④

제2절 기후

01 공기 1^3 중에 포함된 수증기의 양을 의미하는 것은 무엇인가? 18 전남 · 전북

① 포화습도 ② 절대습도
③ 상대습도 ④ 포차

PLUS

기습	일반적으로 공기는 약 4%의 수증기를 함유하고 있으며, 기온이 상승하면 공기 중에 포함될 수 있는 수증기량은 증가한다. 기습은 낮에는 태양의 복사열을 흡수하고 지표면의 과열을 막으며 밤에는 지열복사를 차단하여 기후를 완화시키는 작용을 한다.
포화습도	일정 공기가 함유할 수 있는 수증기량에는 한계가 있는데, 한계에 달했을 때를 포화 상태 이때의 공기 중 수증기량(g)이나 수증기장력(mmHg)
절대습도	현재 공기 $1m^3$ 중에 함유된 수증기량
상대습도	• 현재 공기 $1m^3$ 포화 상태에서 함유할 수 있는 수증기량과 현재 그중에 함유되어 있는 수증기량과의 비를 %로 표시한 것 • 상대습도(%) = 절대습도/포화습도×100
포차	• 공기 $1m^3$가 포화 상태에서 함유할 수 있는 수증기량과 현재 그중에 함유한 수증기량과의 차이 • 포차 = 포화습도－절대습도

02 불쾌지수에 대한 설명으로 가장 옳은 것은? 18 서울

① 불쾌지수가 70이면 약 50%의 사람이 불쾌감을 느낀다.
② 불쾌지수가 82면 거의 모든 사람이 불쾌감을 느낀다.
③ 지수 산출을 위해 진구, 습구, 흑구 온도계 모두 필요하다.
④ 우리나라 고용노동부에서 적용하고 있는 고온작업에 대한 노출기준이다.

03 새로운 환경조건에 세포 또는 기관이 적용하는 현상은? 18 복지부

① 대상성 순응 ② 자극적 순응
③ 수동적 순응 ④ 능동적 순응
⑤ 기계적 순응

PLUS

기후순화

기후 순화 (Acclimatization)	기온이 변화하면 인간은 신체적 · 정신적으로 변화를 일으키게 되어 질병이 발생될 수 있다. 하지만 인간은 새로운 환경에 적응하기 위하여 자신을 변화시키는 기후 순화를 일으킨다. 즉, 한 기후 지역에서 시간의 경과에 따라 체질 변화 등을 일으켜 그 기후에 적응하게 되는 것을 말한다.
대상성 순응	새로운 환경조건에 세포 또는 기관이 그 기능을 적용하는 것
자극적 순응	환경자극에 의해 저하되었던 기능이 정상적으로 회복되는 것
수동적 순응	약한 개체가 자신에 대한 최적의 기능을 찾는 것

해설

02
① 불쾌지수가 70이면 약 10%의 사람이 불쾌감을 느낀다.
③ 지수 산출을 위해 건구, 습구 온도계가 필요하다
④ 우리나라 고용노동부에서 적용하고 있는 고온작업에 대한 노출기준은 습구, 흑구, 온도지수이다.

정답 01 ② 02 ② 03 ①

PART 04

04 **일반적으로 성인의 안정 시 적당한 착의 상태에서 쾌적함을 느끼는 온도와 습도는?** 18 대구

① 12℃, 10~20%　② 15℃, 30~40%
③ 17℃, 60~65%　④ 20℃, 70~75%

05 **최소의 에너지 소모로 최대의 생리적 기능을 발휘할 수 있는 온도를 의미하는 것은?** 19 경기

① 생리적 지적온도　② 주관적 지적온도
③ 생산적 지적온도　④ 쾌적 감각온도

PLUS

지적온도

생리적 지적온도(= 기능 지적온도)	최소의 에너지 소모로 최대의 생리적 기능을 발휘할 수 있는 온도
주관적 지적온도(= 쾌적 감각온도)	감각적으로 가장 쾌적하게 느끼는 온도
생산적 지적온도(= 최고 생산온도)	생산 능률을 가장 많이 올릴 수 있는 온도

06 **다음 중 온열지수에 대한 설명으로 옳지 않은 것은?** 19 호남권

① 쾌감대는 신체적 조건 의복의 착용 상태, 활동량 등의 영향을 받지 않는다.
② 감각온도는 포화습도, 무풍(0.1m/sec) 상태의 기온을 기준으로 한다.
③ 불쾌지수는 건구온도와 습구온도를 조합하여 나타내는 수치이다.
④ 카타냉각력은 인체의 열을 빼앗는 힘을 의미한다.

07 **다음 중 기류에 대한 설명으로 옳은 것은?** 19 대구

① 실내기류는 카타온도계로 측정한다.
② 단위는 mmHg이다.
③ 0.5m/sec는 무풍이다.
④ 기류는 신체의 발열작용을 촉진시킨다.

해설

04

쾌감대(Comfort Zone)

(1) 기온, 기습, 기류의 종합적인 작용에 의하여 쾌감과 불쾌감을 느끼게 되며, 신체적 조건, 의복의 착용 상태, 활동량 등 여러 가지 여건에 따라서 달라진다.
(2) 안정 시 적당한 착의 상태에서 쾌감을 느낄 수 있는 조건: 기류 0.5m/sec 이하, 온도 17~18℃, 습도 60~65% 일 때

06

기온, 기습, 기류의 종합적인 작용에 의하여 쾌감과 불쾌감을 느끼게 되며, 신체적 조건, 의복의 착용 상태, 활동량 등 여러 가지 여건에 따라서 달라진다. 쾌감대는 안정 시 착의 상태에서 쾌감을 느낄 수 있는 조건을 나타낸 것이다.

07

② 단위는 m/sec이다.
③ 0.5m/sec는 불감기류이고 0.1m/sec는 무풍이다.
④ 기류는 신체의 방열작용을 촉진시킨다.

정답 04 ③　05 ①　06 ①　07 ①

PLUS

기류	• 기압과 기온의 차에 의해서 형성되는 공기의 흐름 • 기류는 신체의 신진대사와 방열 작용을 촉진시키고 가옥 내 자연환기의 원동력이 되며, 대기의 확산과 희석에 향을 미쳐 기후 변화의 원동력이 된다.
기류의 강도	풍속(m/sec) ① 무풍 : 0.1m/sec 이하 ② 불감기류 : 0.5m/sec 이하 ③ 쾌적기류 : 실내 0.2~0.3m/sec, 실외 1.0m/sec
기류의 측정 도구	실내 : 카타 온도계 실외 : 풍차 속도계, 아네모미터, 피토튜브
카타온도계	알코올이 100°F의 선에서 95°F 선까지 강하한 시간(초)을 멈춤시계로 재고, 이를 4~5회 저온 되풀이한 다음 평균을 낸다.

해설

PART 04

08 기습에 대한 설명으로 옳지 않은 것은? 19 강원의료기술(10월)

① 쾌적기습은 40~70%이다.

② 절대습도는 현재 공기 $1m^3$ 중에 함유된 수증기량(g)을 말한다.

③ 포화습도는 일정 공기 $1cm^3$가 함유할 수 있는 수증기량의 한계에 달했을 때의 공기 중의 수증기량(g)을 말한다.

④ 상대습도는 절대습도와 포화습도의 비를 %로 나타낸 습도를 말한다.

PLUS

기습	일반적으로 공기는 약 4%의 수증기를 함유하고 있으며, 기온이 상승하면 공기 중에 포함될 수 있는 수증기량은 증가한다. 기습은 낮에는 태양의 복사열을 흡수하고 지표면의 과열을 막으며 밤에는 지열복사를 차단하여 기후를 완화시키는 작용을 한다.
포화습도	일정 공기가 함유할 수 있는 수증가량에는 한계가 있는데, 한계에 달했을 때를 포화 상태 이때의 공기 중 수증기량(g)이나 수증기장력(mmHg)
절대습도	현재 공기 $1m^3$ 중에 함유된 수증기량
상대습도	• 현재 공기 $1m^3$ 포화 상태에서 함유할 수 있는 수증기량과 현재 그중에 함유되어 있는 수증기량과의 비를 %로 표시한 것 • 상대습도(%) = 절대습도/포화습도×100
포차	• 공기 $1m^3$가 포화 상태에서 함유할 수 있는 수증기량과 현재 그중에 함유한 수증기량과의 차이 • 포차 = 포화습도－절대습도
온도에 따른 습도의 변화	기온↑ ⇒ 포화습도↑, 상대습도↓, 절대습도 일정
쾌적습도	40~70% 범위로서 15℃에서 70~80%, 18~20℃에서 60~70%, 24℃ 이상에서 40~60%가 적절하다. 실내 습도가 너무 건조하면 호흡기계 질병, 너무 습하면 피부 질환이 발생하기 쉽다.
측정	아스만 통풍 온습계, 아우구스 건습계, 모빌 습도계, 자기습도계 등

정답 08 ③

09 **다음 중 기후의 3요소에 해당하는 것은?** 19 인천의료기술(10)

① 기온, 기습, 복사열 ② 기온, 기습, 기압
③ 기온, 기습, 기류 ④ 기습, 기류, 복사열

10 **온열요소와 온도조건에 관한 종합지수인 온열지수에 대한 설명으로 옳은 것은?** 19 광주보건연구사

① 여름철 쾌적 감각온도는 18~26℃이고, 겨울철 쾌적 감각온도는 13~20℃이다.
② 생리적 지적온도는 노동 생산 능률을 최고로 올릴 수 있는 온도이다.
③ 불쾌지수가 75 이상이면 대부분의 사람들이 불쾌감을 느끼는 상태이다.
④ 감각온도는 기온, 기습, 기류 3인자가 종합하여 실제 인체에 주는 온감이다.

PLUS

감각온도(Effective Temperature, 체감온도, 실효온도, EF)

감각온도	기온, 기습, 기류의 요소를 종합한 체감온도 습도 100%, 무풍 상태의 기온을 감각온도의 기준으로 하고 있다. 피복, 계절, 성별, 연령 및 기타 조건에 따라 변한다.
무풍상태	0.1m/sec의 상태, 정지기류
쾌감 감각온도	여름철 64~79°F(18~26℃), 겨울철 60~74°F(15.6~23.3℃)
최적 감각온도	여름철 71°F(21.7℃), 겨울철 66°F(18.9℃)

11 **날씨에 따라 인간이 느끼는 불쾌감 정도를 나타내는 불쾌지수의 주요 인자는 무엇인가?** 20 제주

① 기온, 기류 ② 기습, 기류
③ 기류, 복사열 ④ 기온, 기습

12 **기류에 대한 설명으로 옳지 않은 것은?** 20 대전

① 카타온도계는 풍속이 작고 일정하지 않은 실내 기류 측정에 쓰인다.
② 카타온도계는 알코올이 100°F의 선에서 95°F 선까지 강하한 시간(초)을 측정하는 방식이다.
③ 풍속 0.5m/sec 이하는 무풍상태이다.
④ 쾌적함을 느낄 수 있는 적절한 실내기류는 0.2~0.3m/sec이다.

해설

09
기후의 3요소: 기온, 기습, 기류

10
① 여름철 쾌적 감각온도는 18~26℃이고, 겨울철 쾌적 감각온도는 15~23℃이다.
② 생리적 지적온도는 최소의 에너지 소모로 최대의 생리적 기능을 발휘할 수 있는 온도이다.
③ 불쾌지수가 80 이상이면 대부분의 사람들이 불쾌감을 느끼는 상태이다.

11
불쾌지수는 날씨에 따라 인간이 느끼는 불쾌감 정도를 기온과 습도를 조합하여 나타낸 수치이다.

정답 09 ③ 10 ④ 11 ④ 12 ③

PLUS

기류

기류	• 기압과 기온의 차에 의해서 형성되는 공기의 흐름 • 기류는 신체의 신진대사와 방열 작용을 촉진시키고 가옥 내 자연환기의 원동력이 되며, 대기의 확산과 희석에 향을 미쳐 기후 변화의 원동력이 된다.
기류의 강도	풍속(m/sec) ① 무풍: 0.1m/sec 이하 ② 불감기류: 0.5m/sec 이하 ③ 쾌적기류: 실내 0.2~0.3m/sec, 실외 1.0m/sec
기류의 측정 도구	• 실내: 카타 온도계 • 실외: 풍차 속도계, 아네모미터, 피토튜브
카타온도계	알코올이 100°F의 선에서 95°F 선까지 강하한 시간(초)을 멈춤시계로 재고, 이를 4~5회 저온 되풀이한 다음 평균을 낸다.

13 **다음 중 기후에 대한 설명으로 옳지 않은 것은?** 20 부산

① 대륙성기후는 일교차가 크고, 여름은 고온 저기압이 잘 형성되며, 겨울에는 쾌청한 날이 많은 것이 특징이다.
② 해양성기후는 기온 변화가 적고 고습다우성이며 자외선량, 오존량이 많은 것이 특징이다.
③ 산악성기후는 풍량이 많으며, 자외선은 많고 오존량은 적은 것이 특징이다.
④ 산림성기후는 온화하고 온도차가 적으며, 습도는 비교적 높은 것이 특징이다.

14 **〈보기 1〉의 (가)에 대한 설명으로 옳은 것을 〈보기 2〉에서 모두 고른 것은?** 20 서울

보기 1

기후요소 중 인간의 체온조절에 영향을 미치는 것을 온열요소라고 하며, 4대 온열요소로 기온, 기습, (가), 복사열이 있다.

보기 2

ㄱ. 대류를 통해 열이 전달되지 않고 직접 이동하는 것을 말한다.
ㄴ. 낮에는 태양열을 흡수하여 대지의 과열을 방지한다.
ㄷ. 대기의 온도변화에 따라 생성된 기압차에 의한 바람을 의미한다.
ㄹ. 인체의 방열작용을 촉진시키고 자연환기의 원동력이 된다.

① ㄱ, ㄴ ② ㄱ, ㄷ
③ ㄴ, ㄷ ④ ㄷ, ㄹ

해설

13
기후의 유형
(1) 대륙성 기후: 일교차가 심하고, 여름에 고온 및 저기압이 잘 형성되며, 겨울에는 쾌청한 날이 많은 것이 특징이다.
(2) 해양성 기후: 일교차가 대륙성 기후보다 적고, 다습다우성이며, 자외선량·오존량이 많은 것이 특징이다.
(3) 사막성 기후: 대륙성 기후의 극단적 현상이 많은 것이 특징이다.
(4) 산악성 기후: 바람이 많고, 자외선과 오존량이 많은 것이 특징이다.
(5) 산림성 기후: 기후가 온화하고 온도차가 적으며, 습도가 비교적 높은 것(적은 것)이 특징이다.

14
4대 온열요소: 기온, 기습, 기류, 복사열
ㄱ. 대류를 통해 열이 전달되지 않고 직접 이동하는 것을 말한다. – 복사열
ㄴ. 낮에는 태양열을 흡수하여 대지의 과열을 방지한다. – 기습

정답 13 ③ 14 ④

PART 04

15 **약한 개체가 자신에 대한 최적의 기능을 찾아 환경에 적응하는 현상은?**

20 울산보건연구사

① 대상성 순응 ② 자극성 순응
③ 수동적 순응 ④ 생산적 순응

PLUS

기후 순화 (Acclimatization)	기온이 변화하면 인간은 신체적·정신적으로 변화를 일으키게 되어 질병이 발생될 수 있다. 하지만 인간은 새로운 환경에 적응하기 위하여 자신을 변화시키는 기후 순화를 일으킨다. 즉, 한 기후 지역에서 시간의 경과에 따라 체질 변화 등을 일으켜 그 기후에 적응하게 되는 것을 말한다.
대상성 순응	새로운 환경조건에 세포 또는 기관이 그 기능을 적용하는 것
자극적 순응	환경자극에 의해 저하되었던 기능이 정상적으로 회복되는 것
수동적 순응	약한 개체가 자신에 대한 최적의 기능을 찾는 것

16 **온열인자의 복합적인 작용에 의해 만들어지는 온열환경 조건을 객관적인 값으로 나타낸 온열지수 중 감각온도의 조건으로 옳은 것은?**

20 부산보건연구사

① 쾌적습도(50~60%), 불감기류(0.5m/sec)
② 포화습도(50~60%), 정지기류(0.5m/sec)
③ 쾌적습도(100%), 불감기류(0m/sec)
④ 포화습도(100%), 정지기류(0m/sec)

PLUS

감각온도(EF : Effective Temperature, 체감온도, 실효온도)

감각온도	기온, 기습, 기류의 요소를 종합한 체감온도 습도 100%, 무풍 상태의 기온을 감각온도의 기준으로 하고 있다.
무풍상태	0.1m/sec의 상태, 정지기류
쾌감 감각온도	여름철 64~79°F(18~26℃), 겨울철 60~74°F(15.6~23.3℃)

17 **다음 중 인체의 체온조절 작용에 영향을 미치는 대표적인 온열지수로 바르게 연결된 것은?** 20 세종

① 기온, 기습, 기류, 복사열 ② 기온, 기압, 기류, 복사열
③ 기온, 강우, 강설, 기습 ④ 기온, 기류, 강설, 기압

해설

17
공기의 물리적 성상인 기온, 기습, 기류 및 복사열 등을 온열 인자(Thermal Factor) 또는 4대 요소라 하며, 이들 온열 인자에 의하여 덥고 추운 감각을 느끼고, 이에 따라 체온을 조절하게 된다. 이들 온열 인자가 각각 독립적이기보다는 상호 복합적으로 작용하여 인체의 체온 조절에 영향을 미친다.

정답 15 ③ 16 ④ 17 ①

18 다음 중 4대 온열인자에 해당하지 않는 것은? 21 강원

① 기온 ② 기습
③ 기압 ④ 복사열

19 안정 시 체열의 생산량과 방산량이 가장 높은 신체기관은? 21 강원

① 심장/폐포 ② 골격근/피부복사전도
③ 간/호흡 ④ 호흡/분뇨

20 공기의 물리적 성상인 기습에 대한 설명으로 옳지 않은 것은? 21 경남

① 낮에는 태양의 복사열을 흡수하고 지표면의 과열을 막으며 밤에는 지열 복사를 차단하여 기후를 완화시키는 작용을 한다.
② 기온이 상승하면 공기 중에 포함될 수 있는 수증기의 양은 줄어든다.
③ 절대습도는 현재 공기 중에 함유되어 있는 수증기의 양이다.
④ 실내 습도가 너무 건조하면 호흡기계 질병, 너무 습하면 피부 질환이 발생하기 쉽다.

PLUS

기습	일반적으로 공기는 약 4%의 수증기를 함유하고 있으며, 기온이 상승하면 공기 중에 포함될 수 있는 수증기량은 증가한다. 기습은 낮에는 태양의 복사열을 흡수하고 지표면의 과열을 막으며 밤에는 지열복사를 차단하여 기후를 완화시키는 작용을 한다.
포화습도	일정 공기가 함유할 수 있는 수증기량에는 한계가 있는데, 한계에 달했을 때를 포화 상태 이때의 공기 중 수증기량(g)이나 수증기장력(mmHg)
절대습도	현재 공기 $1m^3$ 중에 함유된 수증기량
상대습도	• 현재 공기 $1m^3$ 포화 상태에서 함유할 수 있는 수증기량과 현재 그중에 함유되어 있는 수증기량과의 비를 %로 표시한 것 • 상대습도(%) = 절대습도/포화습도×100
포차	• 공기 $1m^3$가 포화 상태에서 함유할 수 있는 수증기량과 현재 그중에 함유한 수증기량과의 차이 • 포차 = 포화습도−절대습도
온도에 따른 습도의 변화	기온↑ ⇒ 포화습도↑, 상대습도↓, 절대습도 일정
쾌적습도	40~70% 범위로서 15℃에서 70~80%, 18~20℃에서 60~70%, 24℃ 이상에서 40~60%가 적절하다. 실내 습도가 너무 건조하면 호흡기계 질병, 너무 습하면 피부 질환이 발생하기 쉽다.
측정	아스만 통풍 온습계, 아우구스 건습계, 모빌 습도계, 자기습도계 등

해설

18
4대 온열인자: 기온, 기습, 기류, 복사열

19
• 체열생산량: 골격근 > 간 > 신장 > 심장 > 호흡 > 기타
• 체열방산량: 피부복사전도 > 피부증발 > 폐포증발 > 호흡 > 분뇨

20
② 공기 중에 포함될 수 있는 수증기의 양은 포화습도를 의미한다. 포화습도는 기온이 상승하면 증가한다.

정답 18 ③ 19 ② 20 ②

PART 04

21 **다음 중 온열인자에 대한 설명으로 옳은 것은?** 21 부산

① 온열인자는 인체의 체온에 영향을 미치는 내재적 요인이다.
② 실외 건구온도는 45cm 높이에서 측정한다.
③ 상대습도는 절대습도에 대한 포화습도의 비이다.
④ 건구 온도와 습구 온도의 차가 클수록 건조한 것이다.

22 **인체의 체온유지에 중요한 온열요소의 종합작용에 대한 설명으로 가장 옳은 것은?** 21 서울

① 실외에서의 불쾌지수는 기온과 기습으로부터 산출한다.
② 계절별 최적 감각온도는 겨울이 여름보다 높은 편이다.
③ 쾌감대는 기온이 높은 경우 낮은 습도 영역에서 형성된다.
④ 기온과 습도가 낮고 기류가 커지면 체열 발산이 감소한다.

23 **불감기류와 같은 미풍을 정확히 측정할 수 있으며 인체의 열을 뺏는 힘을 의미하는 온열지수는 무엇인가?** 21 복지부

① 카타냉각력 ② 불쾌지수
③ 습구흡구온도지수 ④ 감각온도
⑤ 지적온도

PLUS

카타 냉각력 (Kata Cooling Power)	기온, 기습, 기류의 3인자가 종합하여 인체의 열을 뺏는 힘을 그 공기의 냉각력이라 함
측정방법	기온, 기습이 낮고 기류가 클 때는 인체의 체열 방산량이 증대된다. 힐(Leonard Hill, 1916)은 인간이 더위와 추위를 느끼는 것은 체열 방산량에 의해 결정된다고 생각하고, 인체를 모델로 하여 알코올 온도계가 37.8℃(100°F)에서 35℃(95°F)까지 하강하는 시간을 측정하여 방산열량을 단위시간에 단위면적에서 손실되는 열량(cal/cm^2/sec)으로 냉각력을 표시하였다.
산출공식	H = F/T • H : 카타 냉각력(millical/cm^2/sec) • T : 100°F에서 95°F까지 내려가는 데 필요한 시간(초) 온도계의 상부 눈금에서 하부 눈금에 강하할 때까지의 시간 T(sec) • F : 카타계수를 F 각 온도계 고유의 계수이고, 온도계의 알코올 기둥이 100~95°F까지 하강하는 동안에 온도계 구부 표면의 단위면적에서 방출되는 열량(단위 : 밀리칼로리)
카타 온도계	불감기류와 같은 미풍을 정확히 측정할 수 있기 때문에 기류 측정의 미풍계로 사용된다.

해설

21
① 온열인자는 인간 입장에서 외부요인인 공기의 물리적 성상인 기온, 기습, 기류 및 복사열을 의미하여 온열인자에 의하여 사람은 덥고 추운 감각을 느끼고 이에 따라 체온을 조절하게 된다.
② 실외 건구온도는 1.2~1.5m 높이에서 측정한다.
③ 상대습도는 포화습도에 대한 절대습도의 비이다.

22
① 실내에서의 불쾌지수는 기온과 기습으로부터 산출한다.
② 계절별 최적 감각온도는 겨울이 여름보다 낮은 편이다. 최적 감각온도 : 여름철 71°F (21.7℃), 겨울철 66°F(18.9℃)
④ 기온과 습도가 낮고 기류가 크면 체열 발산이 증가한다.

정답 21 ④ 22 ③ 23 ①

24 **다음 중 인간의 체온조절에 영향을 미치는 인자로 옳은 것은?**

21 광주보건연구사

① 기온, 기압, 기류, 복사열
② 기온, 기습, 기압, 기류
③ 기온, 기습, 기압, 복사열
④ 기온, 기습, 기류, 복사열

25 **다음 중 불쾌지수에 대한 설명으로 옳지 않은 것은?** 21 인천

① 70 이상이면 약 10%의 사람이 불쾌감을 느낀다.
② 80 이상이면 대부분의 사람이 불쾌감을 느낀다.
③ 기온과 습도로 나타낸 수치이다.
④ 카타온도계로 측정한다.

26 **불쾌지수는 날씨에 따라 인간이 느끼는 불쾌감 정도를 기온과 습도를 조합하여 나타낸 수치이다. 불쾌지수 80에 대한 설명으로 옳은 것은?**

21 부산보건연구사

① 10%의 사람들이 불쾌감을 느끼는 상태
② 50%의 사람들이 불쾌감을 느끼는 상태
③ 거의 모든 사람들이 불쾌감을 느끼는 상태
④ 참을 수 없는 상태

PLUS

불쾌지수(DI : Discomfort index)

불쾌지수	• 날씨에 따라 인간이 느끼는 불쾌감 정도를 기온과 습도를 조합하여(건구온도, 습구온도) 나타낸 수치 • 여름철 실내의 무더위를 예보하는 데 주로 이용되는 온습도지수 • 각종 기상조건에 따라 공장, 사무실 등에서 전력소비량을 예측하기 위해서 고안된 것으로 E. Thom 등에 의해서 개발되었으며 미국에서는 1959년 이래 불쾌지수(DI)로 이용되었다.
산출공식	DI = (건구온도+습구온도)℃×0.72+40.6 = (건구온도+습구온도)°F×0.4+15
불쾌지수와 불쾌감의 관계 (동양인과 서양인이 다름)	• DI ≥ 70 : 약 10%의 사람들이 불쾌감을 느끼는 상태 • DI ≥ 75 : 약 50%의 사람들이 불쾌감을 느끼는 상태 • DI ≥ 80 : 대부분의 사람들이 불쾌감을 느끼는 상태 • DI ≥ 85 : 대부분의 사람들이 참을 수 없는 상태

해설

24
공기의 물리적 성상인 기온 기습 기류 및 복사열 등을 온열 인자(Thermal Factor) 또는 4대 온열 요소라 하며, 이들 온열 인자에 의하여 덥고 추운 감각을 느끼고, 이에 따라 체온을 조절하게 된다. 이들 온열인자가 각각 독립적이기보다는 상호 복합적으로 작용하여 인체의 체온조절에 영향을 미친다.

26
카타온도계는 실내의 기류같은 미풍을 측정하는 온도계이다.

정답 24 ④ 25 ④ 26 ③

PART 04

27 기온에 대한 설명으로 가장 옳지 않은 것은? 22 서울

① 일반적으로 기온이란 지상 1.5m 높이에서의 대기의 건구온도를 말한다.
② 인간이 의복에 의하여 체온을 조절할 수 있는 외기온도의 범위는 대략 10~26℃이다.
③ 성층권에서는 고도가 높을수록 온도가 하락한다.
④ 연교차는 저위도보다는 고위도에서 크다.

PLUS

기온	℃ = 5/9(°F−32)
측정	• 옥외 : 1.5m에서 건구온도 측정 • 실내 : 45cm에서 측정
일교차	하루 중 최저기온인 일출 30분 전과 최고기온인 오후 2시경 온도의 차이 (내륙 > 해안 > 산림지대), 고위도 > 저위도
연교차	1년 동안의 최고기온과 최저기온의 차이(한대 > 온대 > 열대), 고위도 > 저위도
적정 실내 온도	거실 18±2℃, 침실 15±1℃, 병실 21±2℃
대기권의 기온	지상 12km 이하의 대기권(대류권)에서는 100m 상승 시마다 0.6~1.0℃ 정도 낮아지며, 성층권에 서는 고도가 높을수록 온도가 상승한다.

28 온열인자의 복합적 작용에 의한 온열지수에 대한 설명으로 옳은 것은? 22 강원

① 감각온도는 기온, 기습, 기압을 종합하여 나타내는 체감온도이다.
② 불쾌지수는 날씨에 따라 인간이 느끼는 불쾌감 정도를 기온과 기류를 조합하여 나타낸 수치이다.
③ 감각온도는 피복, 계절, 성별 등과 무관하다.
④ 불쾌지수가 80 이상이면 대부분의 사람이 불쾌감을 느끼는 상태이다.

PLUS

온열지수

• 감각온도(Effective Temperature, 체감온도, 실효온도, EF)

감각온도	기온, 기습, 기류의 요소를 종합한 체감온도 습도 100%, 무풍 상태의 기온을 감각온도의 기준으로 하고 있다. 피복, 계절, 성별, 연령 및 기타 조건에 따라 변한다.
무풍상태	0.1m/sec의 상태, 정지기류
쾌감 감각온도	여름철 64~79°F(18~26℃), 겨울철 60~74°F(15.6~23.3℃)
최적 감각온도	여름철 71°F(21.7℃), 겨울철 66°F(18.9℃)

• 불쾌지수(DI : Discomfort Index)

해설

정답 27 ③ 28 ④

29 **다음의 특징을 가지고 있는 온열 요소에 대한 설명으로 가장 옳지 않은 것은?** 22 서울

- 공기 중에 포함된 수분의 양을 의미한다.
- 낮에는 태양열을 흡수하여 대지의 과열을 방지하고 밤에는 지열의 복사를 방지하여 기후조건을 완화시킨다.

① 하루 중 변화 곡선이 대체로 기온과 역관계를 보인다.
② 일반적으로 쾌적한 수치는 40~60%이다.
③ 수치가 너무 높으면 건강에 좋지 않다.
④ 호구 온도계를 통해 측정할 수 있다.

PLUS

불쾌지수	• 날씨에 따라 인간이 느끼는 불쾌감 정도를 기온과 습도를 조합하여(건구온도, 습구온도) 나타낸 수치 • 여름철 실내의 무더위를 예보하는 데 주로 이용되는 온습도지수 • 각종 기상조건에 따라 공장, 사무실 등에서 전력소비량을 예측하기 위해서 고안된 것으로 E. Thom 등에 의해서 개발되었으며 미국에서는 1959년 이래 불쾌지수(DI)로 이용되었다.
산출공식	DI = (건구온도+습구온도)℃×0.72+40.6 = (건구온도+습구온도)°F×0.4+15
불쾌지수와 불쾌감의 관계 (동양인과 서양인이 다름)	• DI ≥ 70 : 약 10%의 사람들이 불쾌감을 느끼는 상태 • DI ≥ 75 : 약 50%의 사람들이 불쾌감을 느끼는 상태 • DI ≥ 80 : 대부분의 사람들이 불쾌감을 느끼는 상태 • DI ≥ 85 : 대부분의 사람들이 참을 수 없는 상태

기습

기습	일반적으로 공기는 약 4%의 수증기를 함유하고 있으며, 기온이 상승하면 공기 중에 포함될 수 있는 수증기량은 증가한다. 기습은 낮에는 태양의 복사열을 흡수하고 지표면의 과열을 막으며 밤에는 지열복사를 차단하여 기후를 완화시키는 작용을 한다.
포화습도	일정 공기가 함유할 수 있는 수증기량에는 한계가 있는데, 한계에 달했을 때를 포화 상태 이때의 공기 중 수증기량(g)이나 수증기장력(mmHg)
절대습도	현재 공기 $1m^3$ 중에 함유된 수증기량
상대습도	• 현재 공기 $1m^3$ 포화 상태에서 함유할 수 있는 수증기량과 현재 그중에 함유되어 있는 수증기량과의 비를 %로 표시한 것 • 상대습도(%) = 절대습도/ 포화습도×100
포차	• 공기 $1m^3$가 포화 상태에서 함유할 수 있는 수증기량과 현재 그중에 함유한 수증기량과의 차이 • 포차 = 포화습도−절대습도
온도에 따른 습도의 변화	기온↑ ⇒ 포화습도↑, 상대습도↓, 절대습도 일정
쾌적습도	40~70% 범위로서 15℃에서 70~80%, 18~20℃에서 60~70%, 24℃ 이상에서 40~60%가 적절하다. 실내 습도가 너무 건조하면 호흡기계 질병, 너무 습하면 피부 질환이 발생하기 쉽다.
측정	아스만 통풍 온습계, 아우구스 건습계, 모빌 습도계, 자기습도계 등

해설

정답 29 ④

30 불쾌지수 측정에 필요한 온열요소만을 모두 고르면? 24 보건직

ㄱ. 기온	ㄴ. 기습
ㄷ. 기류	ㄹ. 복사열

① ㄱ, ㄴ　② ㄱ, ㄷ
③ ㄴ, ㄹ　④ ㄷ, ㄹ

제3절 태양광선

01 자외선의 인체에 대한 작용으로 옳지 않은 것은? 18 경기

① Vit D 생성을 촉진하고 핵단백을 파괴하여 살균작용을 한다.
② 피부에 홍반을 일으키고 심하면 부종, 피부박리 등이 유발된다.
③ 눈을 자극하여 눈물, 통증 등을 동반한 각막염 및 결막염을 일으킨다.
④ 망막을 자극하여 색채식별을 가능하게 하며 과다 시 시력장애, 시야 협착을 유발한다.

02 일광에 장시간 노출된 후 일사병 증상이 나타났다면 주로 영향을 미친 광선은? 18 서울(10월)

① 자외선　② 가시광선
③ 적외선　④ X선

03 다음 글에 해당하는 비전리방사선은 무엇인가? 18 복지부

- 인간의 눈에 보이지 않는 광선으로, 열선으로도 불린다.
- 인체에 흡수되어 체온을 높이고 혈액순환을 촉진한다.
- 만성적으로 폭로될 경우에 초자공백내장, 대장공백내장을 일으킨다.

① 적외선　② 자외선
③ 가시광선　④ 저주파
⑤ 마이크로파

해설

30
불쾌지수(DI : Discomfort index); 온습도지수

불쾌지수
날씨에 따라 인간이 느끼는 불쾌감 정도를 기온과 습도를 조합하여(건구온도, 습구온도) 나타낸 수치

01
망막을 자극하여 색채식별을 가능하게 하며 과다 시 시력장애, 시야 협착을 유발하는 태양광선은 가시광선이다.

02
적외선은 열을 방출하는 가장 중요한 파장 영역으로 복사선의 대부분은 적외선이다.
적외선의 생물학적 작용 : 국소혈관의 확장, 혈액 순환 촉진 및 진통 작용, 적외선백내장[초자공 백내장, 대장공 백내장 : 화상을 일으키지 않을 정도의 에너지 수준이라도 만성 노출(10~15년) 시 생길 수 있음], 홍반, 화상, 두통, 현기증, 열경련, 일사병 등

03
적외선(Intrared Pay)은 7,000~30,000Å으로 열을 방출하는 가장 중요한 파장 영역이다. 복사선의 대부분은 적외선이다.
적외선의 생물학적 작용 : 국소혈관의 확장, 혈액 순환 촉진 및 진통 작용, 적외선백내장[초자공 백내장, 대장공 백내장 : 화상을 일으키지 않을 정도의 에너지 수준이라도 만성 노출(10~15년) 시 생길 수 있음], 홍반, 화상, 두통, 현기증, 열경련, 일사병 등

정답 30 ① / 01 ④ 02 ③ 03 ①

04 태양광선 중 자외선에 대한 설명으로 옳지 않은 것은? 19 부산

① 가시광선, 적외선보다 파장이 짧다.
② 비타민 D 생성한다.
③ 두통, 백내장, 열사병을 일으킨다.
④ 2,800~3,200 파장은 Dorno's ray라고 부른다.

> **PLUS**
>
> **자외선**
> ① 자외선은 눈에 보이지 않는 태양의 복사에너지이며, 가시광선과 전리방사선 사이의 2,000~4,000Å 대의 파장이다.
> ② 순기능: 체내에서 프로비타민 D가 비타민 D로 전환되어 구루병을 예방하고, 피부결핵과 관절염의 치료 작용을 한다. 또한 신진대사 및 적혈구, 백혈구, 혈소판 생성을 촉진하고, 혈압과 혈당 강하작용을 하며 살균작용(280~320m)도 한다.
> ③ 유해영향: 피부의 홍반작용, 부종, 수포형성, 피부암, 눈의 동통, 결막염, 각막염, 전기성안염, 백내장

05 자외선의 작용으로 가장 옳지 않은 것은? 19 서울

① 피부의 홍반 및 색소 침착을 일으킨다.
② 살균작용을 한다.
③ 안정피로의 원인이 되며 안구진탕증을 초래한다.
④ 결막염, 백내장을 일으키며 비타민 D의 형성작용을 한다.

> **PLUS**
>
> **자외선의 생물학적 작용**
> (1) 순기능: 체내에서 프로비타민 D가 비타민 D로 전환되어 구루병을 예방하고 피부결핵과 관절염의 치료작용을 한다. 또한 신진대사 및 적혈구, 백혈구, 혈소판 생성을 촉진하고 혈압과 혈당 강하작용을 하며 살균작용(280~320nm)도 한다.
> (2) 피부에 대한 작용: 홍반작용, 부종, 수포형성 피부박리, 궤양, 피부암
> (3) 눈에 대한 작용: 동통, 이물감, 결막염, 각막염 전기성 안염, 설염, 백내장
> (4) 전신 작용: 대사가 항진 적혈구, 백혈구, 혈소판이 증가 두통, 흥분, 피로, 불면

06 태양광선 중 비타민 D 생성을 도와 구루병 예방의 작용을 하는 파장은? 20 경기

① 2,400~2,800Å ② 2,800~3,200Å
③ 3,200~4,000Å ④ 7,000~14,000Å

해설

04
두통, 열사병을 주로 일으키는 태양광선은 적외선이다.

05
③ 안정피로의 원인이 되며 안구진탕증을 초래하는 것은 가시광선이다.

06
자외선의 파장은 2,800~4,000Å이다. 이 중 비타민 D 생성을 도와 구루병 예방작용을 하는 파장은 도르노선(UV-B)으로 파장은 2,800~3,200Å이다.

정답 04 ③ 05 ③ 06 ②

PART 04

07 태양광선 중 자외선이 인체에 미치는 영향에 해당하지 않는 것은? 20 경북

① 안구진탕증　② 백내장
③ 피부암　④ 전기성 안염

08 태양광선 중 자외선에 대한 설명으로 옳은 것은? 20 충북

① 800nm~1200nm 사이의 파장을 일컫는다.
② 열선이라고도 하며 주요작용은 대기 중의 탄산가스에 흡수되어 온실효과를 일으키게 된다.
③ 주로 초자공, 대장장이 직업에서 노출될 수 있는 파장이다.
④ 중자외선인 Dorno선은 생물학적 작용을 하여 생명선이라고도 부른다.

PLUS

자외선은 눈에 보이지 않는 태양의 복사에너지이며, 가시광선과 전리방사선 사이의 200~400nm의 파장을 가지는데 주파수에 따라 3가지 대역으로 나뉜다. 이 중 중자외선인 UV-B를 Dorno선(생명선, 건강선)이라고 하고, 소독작용, 비타민 D 생성, 피부색소반응 등 생물학적 활성을 나타내며 피부나 눈에 유해작용을 일으킨다.

09 태양광선 중 가시광선에 의한 영향으로 옳은 것은? 21 경기

① 피부온도를 상승시킨다.
② 관절염 치료작용을 한다.
③ 체내에서 비타민 D를 생성시킨다.
④ 명암과 색채식별을 가능하게 한다.

PLUS

가시광선은 눈의 망막을 자극하여 명암과 색채를 구별하게 하는 파장으로 일반적으로 4,000~7,700Å의 파장이며 5,500Å에서 가장 강한 빛을 느끼게 된다.

10 태양광선 중 가시광선에 대한 설명으로 옳은 것은? 21 경북

① 도르노선이라고 불린다.
② 망막에 빛을 반사시켜 색채를 구별하게 하는 파장이다.
③ 온실효과의 원인이 된다.
④ 열을 방출하는 파장이다.

PLUS

가시광선은 눈의 망막을 자극하여 명암과 색채를 구별하게 하는 파장으로 일반적으로 4,000~7,700Å의 파장이다.

해설

07
안구진탕증은 가시광선의 영향으로 발생하는 건강문제이다.
자외선 생물학적 작용: 신진대사 촉진, 비타민 D 생성, 홍반, 색소침착, 피부암, 각막염, 결막염, 전기성 안염 등

08
① 자외선의 파장은 200~400m이다.
② 열선이라고도 하며 주요작용은 대기 중의 탄산가스에 흡수되어 온실효과를 일으키게 된다. – 적외선
③ 주로 초자공, 대장장이 직업에서 노출될 수 있는 파장이다. – 적외선

09
① 피부온도를 상승시킨다. – 적외선
② 관절염 치료작용을 한다. – 자외선
③ 체내에서 비타민 D를 생성시킨다. – 자외선

10
① 도르노선이라고 불린다. – 자외선 중 중자외선(UV-B)인 2,800~3,200Å
③ 온실효과의 원인이 된다. – 적외선
④ 열을 방출하는 파장이다. – 적외선

정답 07 ① 08 ④ 09 ④ 10 ②

11 **태양광선 중 자외선의 생물학적 작용으로 옳지 않은 것은?** 21 울산보건연구사

① 구루병 예방 ② 관절염 치료
③ 일사병 발생 ④ 피부암 발생

PLUS

자외선의 생물학적 작용
(1) 순기능 : 체내에서 프로비타민 D가 비타민 D로 전환되어 구루병을 예방하고, 피부결핵과 관절염의 치료 작용을 한다. 또한 신진대사 및 적혈구, 백혈구, 혈소판 생성을 촉진하고, 혈압과 혈당 강하작용을 하며 살균작용(280~320nm)도 한다.
(2) 피부에 대한 작용 : 홍반작용, 부종, 수포형성, 피부박리 궤양, 색소 침착, 피부암
(3) 눈에 대한 작용 : 결막염, 각막염, 전기성 안염, 백내장

12 **태양광선 중 가시광선으로 인한 질병으로 옳은 것은?** 21 광주

① 피부박리, 피부암 ② 전기성안염, 결막염
③ 화상, 일사병 ④ 안구진탕증, 안정피로

PLUS

가시광선에 의한 생물학적 작용
(1) 조명 과다 : 망막을 자극하여 잔상을 동반한 시력장애, 시야협착, 망막변성, 결막이 자극되어 수명(Photophobia, 광선기피증), 두통 등 유발
(2) 조명 부족 : 안정피로(Asthenopia : 40세 이상에서 호발, 두통, 눈의 피로감, 자극 증세 나타남), 안구진탕증

13 **태양광선 중 적외선에 대한 설명으로 옳지 않은 것은?** 21 전남

① 열을 방출하는 파장이다.
② 파장은 7,000~30,000Å 범위이다.
③ 만성노출 시 백내장을 유발할 수 있다.
④ 살균작용을 한다.

PLUS

적외선(Infrared Ray)
(1) 파장 : 7,000~30,000Å
(2) 열을 방출하는 가장 중요한 파장 영역 : 복사선의 대부분은 적외선
(3) 생물학적 작용
① 국소혈관의 확장
② 혈액 순환 촉진 및 진통 작용
③ 적외선 백내장(초자공 백내장, 대장공 백내장) : 화상을 일으키지 않을 정도의 에너지 수준이라도 만성 노출(10~15년) 시 생길 수 있음
④ 홍반 화상, 두통, 현기증, 열경련, 일사병 등

해설

12
① 피부박리, 피부암 – 자외선
② 전기성안염, 결막염 – 자외선
③ 화상, 일사병 – 적외선

13
④ 살균작용은 자외선의 작동이다.

정답 11 ③ 12 ④ 13 ④

14 **다음 중 태양광선에 대한 설명 중 옳은 것은?** 22 충남

① 적외선은 혈압과 혈당 강하작용을 한다.
② 자외선은 국소혈관 확장 및 혈액순환을 촉진하며 열선이라고도 한다.
③ 적외선은 홍반, 화상, 두통, 열사병을 일으킨다.
④ 자외선은 초자공 백내장, 대장공 백내장의 원인이다.

PLUS

태양광선

(1) 자외선
① 자외선은 눈에 보이지 않는 태양의 복사에너지이며, 가시광선과 전리방사선 사이의 2,000~4,000대의 파장이다.
② 순기능 : 체내에서 프로비타민 D가 비타민 D로 전환되어 구루병을 예방하고, 피부결핵과 관절의 치료 작용을 한다. 또한 신진대사 및 적혈구, 백혈구, 혈소판 생성을 촉진하고 혈압과 혈당 강하작용을 하며 살균작용(280~320nm)도 한다.
③ 유해영향 : 피부의 홍반작용, 부종, 수포형성, 피부암, 눈의 동통, 결막염, 각막염, 전기성안염, 백내장

(2) 가시광선
① 눈의 망막을 자극하여 명암과 색채를 구별하게 하는 파장으로 일반적으로 4,000~7,700A의 파장이다.
② 조명 과다 : 망막을 자극하여 잔상을 동반한 시력장애, 시야협착성, 망막변성, 결막이 자극되어 수명(Photophobia, 광선기피증), 두통 등 유발
③ 조명 부족 : 안정피로(Asthenopia : 40세 이상에서 호발, 두통, 눈의 피로감, 자극증세 나타남), 안구진탕증

(3) 적외선
① 열을 방출하는 파장으로 7,000~30,000Å대의 파장이다.
② 순기능 : 국소혈관의 확장, 혈액 순환 촉진 및 진통 작용
③ 유해영향 : 적외선 백내장(초자공 백내장, 대장공 백내장), 홍반, 화상, 두통, 현기증, 열경련, 일사병 등

제4절 공기

01 **다음 중 이산화탄소(CO)에 대한 설명 옳은 것은?** 19 경남

① 대기의 공기 중에 0.3% 존재한다.
② 실내와 실외 공기의 오염 지표이다.
③ 무색, 무취의 맹독성 가스이다.
④ 서한량은 0.1%이다.

02 **공기의 성분이 건강에 미치는 영향으로 옳지 않은 것은?** 19 부산

① 이산화탄소는 7% 이상 시 호흡곤란을 일으킨다.
② 산소 10% 이하 시 호흡곤란을 일으킨다.
③ 일산화탄소는 공기보다 무거우며 산소보다 Hb친화도가 20~30배 높다.
④ 질소는 정상기압 시 인체에 영향이 없다.

해설

01
① 대기의 공기 중에 0.03% 존재한다.
② 실내 공기의 오염 지표이다. 대기(실외)오염의 지표는 아황산가스이다.
③ 무색 무취의 비독성 가스이다.

정답 14 ③ / 01 ④ 02 ③

03 일산화탄소는 산소에 비해 헤모글로빈과의 친화력이 몇 배 정도 높은가? 19 인천의료기술

① 20~50배
② 50~100배
③ 100~200배
④ 200~300배

04 산소 부족으로 질식사할 수 있는 농도로 옳은 것은? 19 경남

① 7%
② 10%
③ 14%
④ 18%

05 대기오염에 대한 공기의 자정작용에 해당하지 않는 것은? 20 경기

① 자외선에 의한 살균작용
② 오존, 과산화수소 등에 의한 환원작용
③ 식물의 탄소 동화 작용에 의한 CO_2와 O_2 교환작용
④ 강우, 강설에 의한 분진이나 용해성가스의 세정작용

06 대기 중의 산소농도는 약 21%이다. 흡기 중의 산소 함유량이 몇 % 이하일 때 호흡곤란이 나타나는가? 20 부산

① 14% 이하
② 10% 이하
③ 7% 이하
④ 5% 이하

07 공기의 자정작용에 대한 설명으로 옳지 않은 것은? 20 세종

① 강우, 강설에 의한 세정작용
② 자외선에 의한 살균작용
③ 과산화수소에 의한 여과작용
④ 산소에 의한 산화작용

PLUS

공기의 자정 작용
(1) 공기 자체의 희석 작용: 바람에 의한 희석
(2) 강우, 강설 등에 의한 분진이나 용해성 가스의 세정 작용
(3) 산소, 오존, 과산화수소 등에 의한 산화 작용
(4) 태양광선 중 자외선에 의한 살균 작용
(5) 식물의 탄소 동화 작용에 의한 CO_2와 O_2 교환 작용
(6) 중력에 의한 침강 작용

해설

03
일산화탄소(CO)는 공기보다 약간 가벼워 공기와 잘 섞이고 헤모글로빈(Hb)과의 친화성이 산소에 비해 250~300배 강하므로 CO–Hb를 형성하고 HbO_2를 방해하여, 산소운반장애와 산소해리 촉진 작용으로 생체 조직의 산소결핍증을 일으킨다.

04
저산소증: 흡기 중의 산소 함유량이 약 14% 이하에서는 생체 조직에 공급되는 산소의 절대량이 감소되므로 저산소증이 나타나게 된다.
- 14%: 호흡 수 증가, 맥박 증가, 중노동 곤란
- 10%: 호흡 곤란
- 7% 이하: 정신 착란, 감각 둔화, 질식 혼수

05
공기의 자정 작용
(1) 공기 자체의 희석 작용: 바람에 의한 희석
(2) 강우, 강설 등에 의한 분진이나 용해성 가스의 세정 작용
(3) 산소, 오존, 과산화수소 등에 의한 산화 작용
(4) 태양광선 중 자외선에 의한 살균 작용
(5) 식물의 탄소 동화 작용에 의한 CO_2와 O_2 교환 작용
(6) 중력에 의한 침강 작용

06
저산소증: 흡기 중의 산소 함유량이 약 14% 이하에서는 생체 조직에 공급되는 산소의 절대량이 감소되므로 저산소증이 나타나게 된다.
- 14%: 호흡 수 증가, 맥박 증가, 중노동 곤란
- 10%: 호흡 곤란
- 7% 이하: 정신 착란, 감각 둔화, 질식 혼수

PART 04

정답 03 ④ 04 ① 05 ② 06 ② 07 ③

08 다음 중 실내 공기오염의 지표 및 범위로 옳은 것은? 21 강원

① CO_2 0.01%　② CO 0.01%
③ CO_2 0.1%　④ CO 0.1%

09 다음 중 공기의 구성성분에 대한 설명으로 옳지 않은 것은? 21 충북

① 일산화탄소는 무색, 무취, 무자극성 기체로 공기보다 약간 가볍다.
② 산소가 10% 이하 시 호흡곤란이 발생한다.
③ 이산화탄소는 공기 중 0.03% 차지하며 실내공기 오염의 지표이다.
④ 질소는 3기압에서 마취작용을 일으키고, 10기압 이상 시 사망할 수 있다.

10 실내공기오염 지표로 쓰이며 무색, 무취, 비독성의 특성이 있는 가스는? 21 인천

① SO_2　② NO_2
③ CO_2　④ CO

11 다음 중 이산화탄소에 대한 설명으로 옳은 것은? 21 경남

① 대기 중 0.3% 존재한다.
② 지구에서 방출되는 장파에너지인 복사열을 흡수한다.
③ 식품 호흡과정과 불완전 연소 시 생성된다.
④ 대기오염의 지표로 사용된다.

PLUS

이산화탄소는 지구에서 방출되는 복사열을 흡수하여 지구의 기온을 상승시키는 온실가스이다. 장파에너지란 지구가 내보내는 복사를 말하며 태양복사에 비해 지구복사의 파장이 길기 때문에 장파복사라고 한다.

12 대기의 자정작용에 대한 설명으로 옳은 것은? 21 대전

① 식균작용　② 세정작용
③ 여과작용　④ 응집작용

해설

08
실내공기오염의 지표는 이산화탄소(CO_2)이며 서한량은 0.1%(1,000 ppm)이다.

09
질소(N_2)
(1) 공기 78%로 정상 기압에서는 인체에 직접적인 피해가 없으나 고기압 환경이나 감압 시에는 영향을 받게 된다.
(2) 건강장애: 잠함병, 감압병
① 3기압 이상: 자극 작용
② 4기압 이상: 마취 작용, 환각
③ 10기압 이상: 의식 소실, 사망

10
이산화탄소(CO_2)는 대기의 0.03% 정도를 차지하고 무색, 무취, 비독성가스이다.
• 이산화탄소는 실내 공기의 오염도 판정 기준으로 사용된다.
• 서한량: 실내 공기 중 이산화탄소의 허용 농도 0.1%(1,000ppm)

11
① 대기 중 0.03% 존재한다.
③ 식물은 호흡과정에서 이산화탄소를 흡수하고 산소를 방출한다. 물체가 불완전연소 시 일산화탄소가 생성된다.
④ 대기오염의 지표는 아황산가스다. 이산화탄소는 실내오염의 지표다.

12
공기의 자정작용
(1) 공기 자체의 희석 작용: 바람에 의한 희석
(2) 강우, 강설 등에 의한 분진이나 용해성 가스의 세정 작용
(3) 산소, 오존, 과산화수소 등에 의한 산화 작용
(4) 태양광선 중 자외선에 의한 살균 작용
(5) 식물의 탄소 동화 작용에 의한 CO_2와 O_2 교환 작용
(6) 중력에 의한 침강 작용

정답 08 ③　09 ④　10 ③　11 ②　12 ②

13 **다음 중 실내공기오탁도의 지표로 사용되는 오염물질은?** 22 충남

① 이산화탄소　② 일산화탄소
③ 이산화질소　④ 아황산가스

14 **다음 특징을 모두 가지는 공기의 조성 성분은?** 24 보건직

- 공기의 78%를 차지한다.
- 이상기압일 때 발생하는 잠함병의 원인이 된다.
- 호흡할 때 단순히 기도를 출입할 뿐 생리적으로 불활성인 기체이다.

① 산소　② 질소
③ 이산화탄소　④ 일산화탄소

제5절 상수

01 **다음 중 염소소독의 특성으로 옳지 않은 것은?** 18 경북

① 잔류효과가 있다.
② 저렴하다.
③ 바이러스를 사멸시킨다.
④ 냄새가 난다.

PLUS

염소소독법	장점	강한 소독력, 큰 잔류 효과, 값싼 경비, 간단한 조작
	단점	냄새가 많고 트리할로메탄 생성에 의한 독성이 있다.

02 **상수처리 방법에서 급속여과법에 대한 설명으로 옳은 것은?** 18 경기

① 역류세척　② 1차 사용일수 20~60일
③ 광대한 면적　④ 많은 건설비

03 **상수처리 과정에서 약품 침전 시 사용하는 응집제에 해당하는 것은?** 18 전남 · 전북

① 수소알루미늄　② 탄소알루미늄
③ 질소알루미늄　④ 황산알루미늄

해설

13
실내 공기오염 지표
- 이산화탄소는 실내 공기의 오염도 판정 기준으로 사용된다.
- 서한량: 실내 공기 중 이산화탄소의 허용 농도 0.1%(1,000ppm)

14

질소
• 공기 중의 약 78% • 정상기압에서는 영향을 미치지 않지만, 이상고기압(마취, 의식상실) 시나 급격한 기압 강하 시 인체영향 　– 고기압에서 저기압으로 갑자기 복귀할 때에는 잠함병(또는 감압병)이 발생 • 고기압 시 중추신경계 마취작용

01
염소소독은 바이러스를 사멸시키지 못한다. 오존은 세균과 바이러스를 사멸시킨다.

02
급속여과법
- 생물막 제거방법: 역류세척
- 1차 사용일수: 1일
- 소요면적: 좁은 면적도 가능
- 건설비: 완속사여과법에 비해 적게 든다.

03
상수의 정수처리과정에서 약품침전 시 사용되는 응집제로는 황산알루미늄, 염화제2철, 황산제1철, 황산제2철 등이 있다.

정답 13 ① 14 ② / 01 ③ 02 ① 03 ④

PART 04

04 **염소소독의 장점으로 가장 옳지 않은 것은?** 18 서울

① 소독력이 강하다.
② 잔류효과가 약하다.
③ 조작이 간편하다.
④ 경제적이다.

PLUS

염소소독법	장점	강한 소독력, 큰 잔류 효과, 값싼 경비, 간단한 조작
	단점	냄새가 많고 트리할로메탄 생성에 의한 독성이 있다.

05 **염소소독에서 염소가 물 속의 휴민(humin)질, 풀브산, 아세톤 등 유기물과 반응하여 생성되는 소독부산물로서 동물실험 결과 암을 유발하는 독성 물질로 확인된 물질은?** 18 제주

① 오존 ② 트리할로메탄
③ 질산성 질소 ④ 클로라민

PLUS

총트리할로메탄

- 동식물의 사체나 배설물 등으로 상수원수에 함유되어 있는 휴민(humin)질, 풀브산(fulvic acid), 아세톤(acetone) 등의 유기물(부식질)이 살균소독으로 사용되는 염소와 반응하여 생성되는 물질로 클로로포름, 브로모디클로로메탄, 디트로모클로로메탄, 브로모포름 4가지 화합물을 지칭한다.
- 총트리할로메탄 중 대표적인 물질 클로로포름은 마취약으로 알려져 있으나, 동물 실험 결과 발암성 물질인 것이 밝혀졌다. 총트리할로메탄은 염소와의 반응시간이 길고, pH가 높을수록, 그리고 휴민산의 농도가 높을수록 많이 생성된다.
- 정수처리에서 총트리할로메탄을 처리하는 방법으로는 입상 활성탄에 의한 흡착이나 폭기에 의해 휘산하는 방법이 있다.

06 **수중에 많이 함유된 철, 망간을 제거하기 위한 방법으로 옳은 것은?** 18 전북

① 석회소다법 ② 폭기법
③ 자비법 ④ 불소주입법

07 **물속에 함유되어 많이 마실 경우 소아에게 메트헤모글로빈혈 등을 일으켜 청색아(blue baby) 질환을 일으킬 수 있는 오염물질은?** 18 복지부

① 불소 ② 암모니아
③ 암모니아성질소 ④ 질산성질소
⑤ 과망간산칼륨

해설

06
폭기법 : 물속 산소를 증가시킴과 동시에 물속에서 나오기 어려운 과잉 유해한 물질 제거를 위해 물속에 공기를 분무하는 과정으로 냄새와 맛을 제거하고, pH를 높이고 Fe, Mn 등을 제거한다.

07
질산성 질소(NO_3-N)는 오염된 지 오래되었음을 추정하는 지표이다. 단백질이 질산화 과정을 거친 후 생긴 최종 산물로 과거의 유기오염 정도를 나타낸다. 질산성 질소가 함유된 물을 유아가 장기간 섭취 시 청색아(Blue Baby) 증상을 유발할 수 있다.

정답 04 ② 05 ② 06 ② 07 ④

08 수질검사에서 검출 시 분변에 의한 오염이 발생한 지 얼마 되지 않았음을 나타내는 물질은? 19 경북

① 암모니아 ② 암모니아성 질소
③ 아질산성 질소 ④ 질산성 질소

09 유리잔류염소와 암모니아가 결합하여 만들어지는 물질은? 19 경기

① 클로라민 ② THM
③ 치아염소산 나트륨 ④ OCI

PLUS

염소 소독 시 수중 반응

유리잔류염소	① $Cl_2+H_2O \rightarrow HCl+HOCl$(차아염소산) ② $HOCL \rightarrow H^{+}+OCl^{-}$
결합잔류염소 (클로라민)	① 염소(HOCL 차아염소산)가 암모니아나 질소화합물과 반응하여 존재하는 형태로 대표적인 형태가 클로라민임 ② 살균력이 약하고 냄새가 감소하며 잔류 효과가 증대됨

10 먹는 물 수질기준으로 옳지 않은 것은? 19 경기

① 잔류염소 기준은 4mg/L를 넘지 아니할 것
② 비소는 0.1mg/L를 넘지 아니할 것
③ 대장균은 100mL 검출되지 아니하여야 하고, 연쇄상구균, 살모넬라, 쉬겔라는 250mL에서 검출되지 아니할 것
④ 일반세균 1mL 중 100CFU를 넘지 아니할 것

11 다음 중 염소소독의 단점으로 옳지 않은 것은? 19 전북

① 냄새가 난다.
② 잔류효과가 있다.
③ THM이 발생하여 발암성이 있다.
④ 부식성이 있다.

12 다음 중 상수처리과정에서 염소소독을 하는 이유로 옳지 않은 것은? 19 경기

① 냄새가 없고 독성이 없다.
② 조작이 간편하다.
③ 강한 잔류효과가 있다.
④ 가격이 저렴하여 경제적이다.

해설

08
암모니아성 질소(NH_3-N) : 하수, 공장폐수, 분뇨, 기타 배설물에 혼입된 요소나 아미노산 오염을 추정하는 지표로 음용수에서 검출되어 분변오염이 증명되면 오염 기간이 짧아 병원균이 생존해 있을 위험이 있다는 의미

10
비소 : 0.01mg/L 넘지 아니할 것

12
염소소독법의 장점
- 강한 잔류 효과가 있다.
- 가격이 저렴하여 경제적이다.
- 조작이 간편하다.

염소소독법의 단점
- 염소의 고유냄새가 심하다.
- 독성이 있다(THM 생성).
- 바이러스를 사멸시키지 못한다.
- 부식성이 있다.

정답 08 ② 09 ① 10 ② 11 ② 12 ①

PART 04

13 **먹는 물 수질검사에서 세균학적 지표로 대장균 검사를 시행하는 이유로 옳은 것은?** 19 경기

① 수질오염의 원인균 중 가장 유해하기 때문이다.
② 대장균 오염이 발생하기 가장 쉽기 때문이다.
③ 대장균이 많으면 병원성 미생물이 존재할 가능성이 있기 때문이다.
④ 대장균이 많으면 공장폐수에 의한 물의 오염을 추측할 수 있기 때문이다.

14 **다음 중 먹는 물 수질기준에 맞는 것을 모두 고른 것은?** 19 호남

ㄱ. 납은 0.01mg/L을 넘지 아니할 것
ㄴ. 카드뮴은 0.01mg/L을 넘지 아니할 것
ㄷ. 벤젠은 0.01mg/L를 넘지 아니할 것
ㄹ. 총 대장균군은 100ml에서 검출되지 아니할 것
ㅁ. 잔류염소는 4.0mg/L을 넘지 아니할 것
ㅂ. 과망간산칼륨소비량은 100mg/L을 넘지 아니할 것
ㅅ. 비소는 0.01mg/L을 넘지 아니할 것

① ㄱ, ㄴ, ㄹ, ㅁ, ㅂ
② ㄴ, ㄷ, ㄹ, ㅁ, ㅅ
③ ㄱ, ㄷ, ㄹ, ㅁ, ㅅ
④ ㄷ, ㄹ, ㅁ, ㅂ, ㅅ

15 **물의 정수과정 중 소독과정에서 시행하는 염소소독의 장점이 아닌 것은?** 19 대전

① 트리할로메탄을 생성하지 않는다.
② 가격이 저렴하다.
③ 잔류효과가 강하다.
④ 조작이 간편하다.

16 **다음 중 먹는 물 수질기준으로 미생물에 관한 기준에 해당하는 항목은?** 19 부산

① 대장균, 분원성대장균
② 대장균, 병원성대장균
③ 일반세균, 분원성시겔라균
④ 일반세균, 병원성대장균

해설

13
대장균군(E, Coli)은 수질오염의 세균학적 지표로 쓰이는 세균이다. 대장균군이 많으면 분뇨를 포함한 하수가 유입되었음을 추측할 수 있으며 수중에 대장균군이 많으면 병원성 미생물이 존재할 가능성이 있다.

14
ㄴ. 카드뮴은 0.005mg/L을 넘지 아니할 것
ㅂ. 과망간산칼륨소비량은 10mg/L을 넘지 아니할 것

15
염소소독법: 염소는 살균 효과가 좋고 잔류 효과가 있으며, 조작이 간편하고 경제성이 있으므로 광범위하게 이용되고 있으나 강한 냄새와 트리할로메탄 생성에 의한 독성은 단점이 된다.

16
먹는물 수질 기준 중 미생물에 관한 기준: 일반세균, 총대장균군, 대장균, 분원성대장균군, 분원성 연쇄상구균, 녹농균, 살모넬라, 쉬겔라, 아황산환원혐기성포자형성균, 여시니아균

정답 13 ③ 14 ③ 15 ① 16 ①

17 **먹는 물 수질기준에서 건강상 유해영향 무기물질에 관한 기준으로 옳은 것은?** 19 인천

① 납은 0.001mg/L를 넘지 아니할 것
② 크롬은 0.5mg/L을 넘지 아니할 것
③ 수은은 0.01mg/L를 넘지 아니할 것
④ 질산성 질소는 10mg/L을 넘지 아니할 것

18 **물의 염소소독에 대한 설명으로 가장 옳지 않은 것은?** 19 서울시7급

① 수중의 유기물질을 산화시키는 데 필요한 염소의 양을 염소요구량이라 한다.
② pH4 이하에서 유리잔류염소는 HOCl의 형태로 존재하며 이때 살균력이 강하다.
③ 순수한 물의 연소요구량은 물의 질량과 일치하며 물의 질량을 초과할 때 유리잔류염소를 생성한다.
④ 수중에 암모니아 물질이 함유되어 있는 경우 결합잔류염소가 거의 0(zero)인 상태를 불연속점이라 한다.

19 **수원(source of water)에 대한 설명으로 가장 옳은 것은?** 19 서울

① 지표수는 화학적으로 가장 순수한 물로, 탁도가 낮으며 경도는 높다.
② 복류수는 하천, 저수지, 호수 따위의 바닥이나 변두리 자갈, 모래층 속을 흐르는 물을 말하며, 수원으로 가장 많이 사용되고 있다.
③ 해수는 식염이 함유되어 있고, 역삼투막 여과작용을 이용하여 음용수로 사용할 수 있다.
④ 지하수는 지하에 있는 모든 물을 말하며, 지표수와 달리 수온의 변화가 기온의 변화에 많은 영향을 받는다.

PLUS

지표수	하천수, 호수, 저수지수 → 용수 및 상수원수로 가장 많이 이용 지표를 흐르기 때문에 오염물질의 혼입으로 오염가능성이 크고 지하수에 비해 경도는 낮다. 화학적으로 가장 순수한 물은 천수
복류수	하천, 저수지 호수 따위의 바닥이나 변두리 자갈, 모래층 속을 흐르는 물
지하수	• 지하에 있는 모든 물 • 지표수와 달리 수온의 변화가 기온의 변화에 많은 영향을 받지 않아 연중 수온이 거의 일정하다.

해설

17
① 납은 0.01mg/L를 넘지 아니할 것
② 크롬은 0.05mg/L를 넘지 아니할 것
③ 수은은 0.001mg/L를 넘지 아니할 것

18

잔류염소 처리	염소요구량 +잔류염소
염소 요구량	수중에 있는 유기의 파산화성 물질들에 의하여 환원되어 소모되는 염소의 양, 불연속점 이전까지의 소요염소량
잔류염소	염소를 주입하였을 때 염소요구량에 의해 소모되고 남아 있는 염소

19
해수는 3%의 식염을 포함하고 있어 해수 담수화 과정을 거쳐 음용수로 사용할 수 있으나, 비용이 많이 들어 장기간 항해를 위한 함상에서 이용하는 정도이다.

정답 17 ④ 18 ③ 19 ③

PART 04

20 **수질검사 항목 중 대장균지수(Coli index)란 무엇인가?** 19 인천

① 검수 100mL 중 대장균의 수
② 검수 100mL 중 대장균 수의 역수
③ 대장균을 검출할 수 있는 최소수량
④ 대장균을 김출할 수 있는 최소수량의 역수

21 **다음 중 소아에게 청색증(Blue baby)를 일으키는 물질은?** 19 전북

① 납 ② 카드뮴
③ 질산성 질소 ④ 암모니아성 질소

22 **먹는 물 수질기준에 따른 정수장 수질검사 항목 중 매일 1회 이상 검사하는 항목에 해당하지 않는 것은?** 19 울산

① 탁도 ② 잔류염소
③ 수소이온농도 ④ 암모니아성 질소

23 **먹는 물 수질 기준에 대한 설명으로 잘못된 것은?** 19 강원

① 페놀은 0.005mg/L를 넘지 아니할 것
② 불소는 2.0mg/L을 넘지 아니할 것
③ 일반세균은 1mL 중 100CFU를 넘지 아니할 것
④ 총 대장균군은 100mL에서 검출되지 아니할 것

24 **상수처리 과정에 사용되는 여과법에 대한 설명 중 옳지 않은 것은?** 19 광주

① 급속여과법은 완속여과법에 비해 경상비가 많이 든다.
② 완속여과법은 급속여과법보다 세균 제거율이 높다.
③ 수면이 동결되기 쉬운 장소에서는 급속여과법보다 완속여과법이 더 유리하다.
③ 급속여과법은 역류세척을 이용하여 생물막을 제거한다.

해설

20
대장균지수는 대장균이 검출된 최소 검수량의 역수를 말한다. 물 10cc에서 대장균이 검출되었다면 대장균지수는 0.1이다.

21
질산성 질소(NO_3–N)는 단백질이 질산화 과정을 거친 후 생긴 최종 산물로 과거의 유기오염 정도를 나타낸다. 유아가 장기간 섭취 시 청색(Blue Baby) 증상을 유발할 수 있다.

22
매일 1회 이상 검사: 먹는물 수질 기준 중에서 냄새, 맛, 색도, 탁도, 수소이온농도, 잔류염소에 관한 검사(6개 항목)

23
② 불소는 1.5mg/L를 넘지 아니할 것

24
수면이 동결되기 쉬운 장소에서는 급속여과법이 유리하다.

정답 20 ④ 21 ③ 22 ④ 23 ② 24 ③

PLUS

여과처리법

완속사 여과법	1829년 영국 런던에서 템스 강물을 완속사 여과법에 의해서 최초로 처리하였기 때문에 영국식 여과법이라고도 한다. 여과속도는 일반적으로 3m(6~7m)/day이며, 1회 사용일수는 1~2개월이다. 여과막(생물막)이 너무 두꺼워져서 여과속도가 떨어지면 1~2cm의 사면을 대치하는 작업에 의하여 여과막을 제거한다.
급속사 여과법	• 1872년 시작된 미국식 여과법 • 여과속도로 적당한 것은 120~150m/day로 완속여과의 40배 정도 • 수원의 탁도 · 색도가 높거나, 수조류 · 철분량 등이 많을 때 적당하며, 추운 지방이나 대도시에서 이용하기에 알맞다. • 여과막(생물막)이 빨리 두터워지므로 보통 1일 1회 역류세척한다. • 약품침전법을 이용하며 좁은 면적에서도 가능하고 건설비는 적게 들지만 유지관리비는 많이 든다. 세균제거율은 95~98%이다.

25 **염소소독에 대한 설명으로 옳지 않은 것은?** 19 대구

① 유리잔류염소가 결합잔류염소보다 살균력이 우수하다.
② 염소요구량이란 불연속점까지의 주입 염소량이다.
③ 불연속점이 지나면 주입염소량에 비례하여 결합잔류염소가 증가한다.
④ 불연속점처리는 부활현상을 방지한다.

PLUS

불연속점	상수처리에서 암모니아를 포함한 물에 염소를 이용하여 소독하게 되면 클로라민의 양은 염소 주입량에 비례하여 증가하다가 일정량 이상으로 염소를 주입하면 클로라민의 양이 급격히 줄어들어 최소농도가 된다. 이 점을 불연속점이라 부른다.
염소요구량	• 불연속점까지 주입된 염소량 • 수중에 있는 유기성 산화 물질들에 의하여 환원되어 소모되는 염소의 양, 불연속점 이전까지의 소요염소량
잔류염소처리 (불연속점 염소처리)	• 염소요구량+잔류염소 • 불연속점보다 더 많은 염소를 주입하는 소독법을 불연속점 염소처리라 하고, 대부분의 상수도에서 염소 살균에 사용된다. 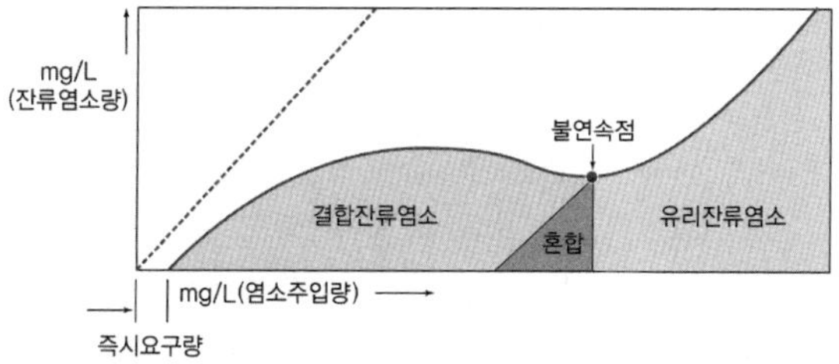
잔류염소	• 염소를 주입하였을 때 염소요구량에 의해 소모되고 남아 있는 염소 • 불연속점 이후에는 클로라민은 대부분 없어지고 HOCl(유리잔류염소)가 생성되어 소독이 된다.
유리잔류염소	① $Cl_2+H_2O \rightarrow HCl+HOCl$(차아염소산) ② $HOCL \rightarrow H^{+}+OCl^{-}$
결합잔류염소 (클로라민)	① 염소(HOCL 차아염소산)가 암모니아나 질소화합물과 반응하여 존재하는 형태로 대표적인 형태가 클로라민임 ② 살균력이 약하고 냄새가 감소하며 잔류 효과가 증대됨

해설

25
불연속점이 지나면 주입염소량에 비례하여 유리잔류염소가 증가한다.

정답 25 ③

PART 04

26 다음 중 먹는 물의 수질검사 항목과 검사주기의 연결이 옳은 것은? 20 경기

① 대장균 – 매주 1회 이상 검사
② 잔류염소 – 매월 1회 이상 검사
③ 일반세균 – 매일 1회 이상 검사
④ 수소이온농도 – 매주 1회 이상 검사

PLUS

정수장 수질 검사
(1) 매일 1회 이상 검사: 먹는 물 수질기준 중에서 냄새, 맛, 색도, 탁도, 수소이온농도 잔류염소에 관한 검사 – 6항목
(2) 매주 1회 이상 검사: 일반세균, 총 대장균군, 대장균 또는 분원성 대장균군, 암모니아성 질소, 질산성 질소, 과망간산칼륨, 소비량 및 증발잔류물에 관한 검사 – 8항목
(3) 매월 1회 이상 검사: 먹는 물 수질 기준 중 제1호부터 제3 호까지 및 제5호에 관한 검사
(4) 수도꼭지에서의 검사: 매월 1회 이상 일반 세균, 총 대장균군, 대장균 또는 분원성 대장균군, 잔류염소에 관한 검사 – 5항목

27 상수의 소독방법인 염소소독에 대한 설명으로 옳지 않은 것은? 20 제주

① 잔류효과가 강하다.
② 조작이 간편하다.
③ 살균력이 약하다
④ 독성이 있다.

28 상수의 여과처리방법 중 급속여과법의 특징으로 옳은 것은? 20 제주

ㄱ. 사면대치	ㄴ. 빠른 여과속도
ㄷ. 높은 세균제거율	ㄹ. 동절기에 유리

① ㄱ, ㄴ, ㄷ ② ㄱ, ㄷ
③ ㄴ, ㄹ ④ ㄱ, ㄴ, ㄷ, ㄹ

29 상수의 정수처리과정에서 적용되는 급속여과법에 대한 설명으로 옳지 않은 것은? 20 광주 · 전남 · 전부

① 예비처리 시 약품침진이 필요하다.
② 색도, 탁도가 높을 때 유리하다.
③ 건설비는 완속여과법보다 많이 든다.
④ 유지비가 완속여과법보다 많이 든다.

해설

26
② 잔류염소: 매일 1회 이상 검사
③ 일반세균: 매주 1회 이상 검사
④ 수소이온농도: 매일 1회 이상 검사

27
염소는 살균 효과가 좋고 잔류 효과가 있으며, 조작이 간편하고 경제성이 있으므로 광범위하게 이용되고 있으나 강한 냄새와 트리할로메탄 생성에 의한 독성은 단점이 된다.

28
급속여과법의 생물막 제거 방법은 역류세척이다. 세균제거율은 완속사여과법에서 더 높다.

29
건설비는 완속사여과법에서 더 많이 든다.

정답 26 ① 27 ③ 28 ③ 29 ③

30 **다음 중 먹는 물 수질기준으로 옳지 않은 것은?** 20 광주 · 전남 · 전북

① 색도는 5도를 넘지 아니할 것
② 일반세균은 1ml에 1000CFU를 넘지 아니할 것
③ 총 대장균군은 100ml에서 검출되지 아니할 것
④ 수소이온농도는 pH 5.8 이상 8.5 이하이어야 할 것

31 **급속여과법에 대한 설명으로 옳은 것은?** 20 대구

① 역류세척을 통해 여과막을 관리한다.
② 보통침전법으로 영국형이라고도 한다.
③ 경상비용이 적게 소모된다.
④ 탁도와 색도가 높을 때 적용하긴 어렵다.

32 **다음 중 먹는 물 수질기준으로 옳지 않은 것은?** 20 대전

① 일반세균은 1ml 중 500CFU를 넘지 아니할 것
② 분원성 연쇄상구균, 녹농균, 살모넬라 및 쉬겔라는 250ml에서 검출되지 아니할 것
③ 총 대장균군은 100ml에서 검출되지 아니할 것
④ 대장균, 분원성 대장균은 100ml에서 검출되지 아니할 것

33 **다음 중 수돗물 수질기준에 해당하는 것은?** 20 부산

① 총인 ② 총질소
③ 알루미늄 ④ 클로로필-a

PLUS

- 수돗물 수질검사 및 관리항목 : 국민에게 보다 안전한 먹는 물을 공급하기 위해 정부의 2011년 먹는 물 수질기준 58항목을 포함하여 총 250 항목(먹는물 수질기준 58항목+수질감시항목 26항목+자체검사항목 166항목)을 운영하고 있다.
- 알루미늄은 먹는 물 수질기준항목으로 0.2mg/L를 넘지 아니하여야 한다.
- 총인, 총질소, 클로로필-a는 호소의 생활환경기준에 해당한다.

34 **다음 중 염소소독의 특징이 아닌 것은?** 20 부산

① 소독력이 강하고 잔류효과가 있다.
② 냄새가 나고 금속관을 부식시킨다.
③ THM을 생성한다.
④ 세균과 바이러스를 사멸시킨다.

해설

30
일반세균은 1ml에서 100CFU를 넘지 아니하여야 한다.

31
② 급속여과법은 약품침전법으로 처리하며 미국형이다.
③ 급속여과법은 건설비가 적게 드는 반면 경상비가 많이 소모된다.
④ 급속사여과법은 탁도와 색도가 높을 때 적용하기 유리하다.

32
일반세균은 1ml 중 100CFU를 넘지 아니하여야 한다.

34
염소소독은 바이러스를 사멸시키지는 못한다.
오존소독으로 바이러스 사멸이 가능하다

정답 30 ② 31 ① 32 ① 33 ③ 34 ④

PART 04

35 **상수의 처리과정인 소독에 대한 설명으로 가장 옳은 것은?** 20 충남

① 오존소독은 강한 잔류효과가 있다.
② 염소소독은 트리할로메탄이 생성되는 단점이 있다.
③ 오존소독은 살균력이 염소보다 약하다.
④ 염소소독은 맛과 냄새가 거의 없다.

PLUS

구분	오존법	염소소독법
장점	• 살균력이 염소보다 강하다(바이러스 사멸). • THM이 생성되지 않는다. • 맛과 냄새가 거의 없다. • 공기와 전기만 있으면 쉽게 만들 수 있다.	• 강한 잔류 효과가 있다. • 가격이 저렴하여 경제적이다. • 조작이 간편하다.
단점	• 잔류 효과가 없다. • 2차오염의 위험이 있다. • 가격이 비싸다. • 고도의 운전 기술이 필요하다. • 처리장에 오존발생기가 필요하다.	• 염소의 고유냄새가 심하다. • 독성이 있다(THM 생성). • 바이러스를 죽이지 못한다. • 부식성이 있다.

36 **다음 중 먹는 물 수질기준에 대한 설명으로 옳지 않은 것은?** 20 충북

① 색도는 5도를 넘지 않아야 한다.
② 잔류염소는 4.0mg/L를 넘지 않아야 한다.
③ 대장균군은 250ml에서 검출되지 않아야 한다.
④ 일반세균은 1ml 중 100CFU를 넘지 않아야 한다.

37 **먹는 물 수질기준 항목 중 소독제 및 소독부산물에 관한 기준에 해당하지 않는 것은?** 20 울산

① 디클로로메탄 ② 총트리할로메탄
③ 디클로로아세토니트릴 ④ 브로모디클로로메탄

38 **먹는 물 수질기준으로 옳지 않은 것은?** 20 충북보건연구사

① 색도는 1도를 넘지 않아야 한다.
② 일반세균은 1ml 중 100CFU를 넘지 않아야 한다.
③ 암모니아성질소는 0.5mg/L를 넘지 않아야 한다.
④ 탁도는 1NTU를 넘지 않아야 한다.

해설

35
① 오존소독은 잔류효과가 없다.
③ 오존소독은 살균력이 염소보다 강하다.
④ 염소소독은 맛과 냄새가 있고, 트리할로메탄의 독성이 있다.

36
대장균은 100mL에서 검출되지 않아야 한다.

37
① 디클로로메탄: 건강상 유해영향 유기물질에 관한 기준으로 0.02mg/L를 넘지 않아야 한다.
② 총트리할로메탄: 0.1mg/L를 넘지 아니할 것
③ 디클로로아세토니트릴: 0.09 mg/L을 넘지 아니할 것
④ 브로모디클로로메탄: 0.03 mg/L을 넘지 아니할 것

38
색도는 5도를 넘지 않아야 한다.

정답 35 ② 36 ③ 37 ① 38 ①

39 **먹는 물 수질기준 항목 중 소독제 및 소독부산물에 관한 기준 항목에 해당하지 않는 것은?** 20 경북보건연구사

① 트리클로로에틸렌 ② THM
③ 잔류염소 ④ 디브로모아세토나이트릴

PLUS

소독제 및 소독부산물질에 관한 기준	• 잔류염소(유리잔류염소를 말한다)는 4.0mg/L를 넘지 아니할 것 • 총트리할로메탄은 0.1mg/L를 넘지 아니할 것 • 클로로포름은 0.08mg/L를 넘지 아니할 것 • 브로모디클로로메탄은 0.03mg/L를 넘지 아니할 것 • 디브로모클로로메탄은 0.1mg/L를 넘지 아니할 것 • 클로랄하이드레이트는 0.03mg/L를 넘지 아니할 것 • 디브로모아세토니트릴은 0.1mg/L를 넘지 아니할 것 • 디클로로아세토니트릴은 0.09mg/L를 넘지 아니할 것 • 트리클로로아세토니트릴은 0.004mg/L를 넘지 아니할 것 • 할로아세틱에시드(디클로로아세틱에시드와 트리클로로아세틱에시드의 합으로 한다)는 0.1mg/L를 넘지 아니할 것 • 포름알데히드는 0.5mg/L를 넘지 아니할 것

40 **상수의 처리과정을 순서대로 바르게 나열한 것은?** 20 대전

① 도수 – 취수 – 송수 – 정수 – 배수 – 급수
② 도수 – 송수 – 정수 – 취수 – 배수 – 급수
③ 취수 – 도수 – 정수 – 송수 – 배수 – 급수
④ 취수 – 정수 – 도수 – 송수 – 배수 – 급수

41 **「먹는물 수질기준 및 검사 등에 관한 규칙」상 먹는물의 수질기준에 대한 설명으로 가장 옳은 것은?** 20 서울보건연구사

① 녹농균은 300mL에서 검출되지 않아야 한다.
② 불소는 5mg/L를 넘지 않아야 한다.
③ 아황산환원혐기성포자형성균은 50ml에서 검출되지 않아야 한다.
④ 황산이온은 300mg/L를 넘지 않아야 한다.

42 **먹는 물 수질기준으로 옳지 않은 것은?** 20 인천

① 수은은 0.001mg/L를 넘지 아니할 것
② 일반세균은 100ml 중 100CFU를 넘지 아니할 것
③ 페놀은 0.005mg/1를 넘지 아니할 것
④ 크롬은 0.05mg/L를 넘지 아니할 것

해설

39
트리클로로에틸렌은 먹는 물 수질기준 중에서 '건강상 유해영향 유기물질에 관한 기준' 항목에 해당한다.

40
상수의 처리과정

취수	수원에서 필요한 원수를 확보
도수	취수한 원수를 도수로를 통해 정수 시설까지 이송
정수	정수 시설에서 음용수 수질 기준에 맞게 정화하는 과정(침전 → 폭기 → 여과 → 소독)
송수	정수된 물을 정수지에서 배수지까지 이송
배수	정화된 물을 적당한 수압하에 필요한 양만큼 분배
급수	각 수요자의 수도관까지 보내지는 과정

41
① 녹농균은 250mL에서 검출되지 않아야 한다.
② 불소는 1.5mg/L를 넘지 않아야 한다.
④ 황산이온은 200mg/L를 넘지 않아야 한다.

42
일반세균은 1mL 중 100CFU를 넘지 아니할 것

정답 39 ① 40 ③ 41 ③ 42 ②

43 **우리나라 정수장의 먹는 물 수질기준 항목으로 해당하지 않는 것은?**

21 전북의료기술

① 미생물에 관한 기준
② 소독제 및 소독부산물질 기준
③ 건강상 유해영향 무기물질 기준
④ 방사능에 관한 기준

44 **먹는 물 수질기준 중 심미적 영향물질로 바르게 연결된 것은?** 21 강원

① 일반세균, 대장균, 냄새
② 냄새와 맛, 암모니아성질소
③ 염소이온, 과망간산칼륨 소비량, 색도
④ 일반세균, 탁도, 수소이온농도

PLUS

심미적 영향물질에 관한 기준	• 경도(硬度)는 1000mg/L(수돗물의 경우 300mg/L, 먹는염지하수 및 먹는해양심층수의 경우 1,200mg/L)를 넘지 아니할 것. 다만, 샘물 및 염지하수인 경우에는 적용하지 아니한다. • 과망간산칼륨 소비량은 10mg/L를 넘지 아니할 것 • 냄새와 맛은 소독으로 인한 냄새와 맛 이외의 냄새와 맛이 있어서는 아니 될 것 • 동은 1mg/L를 넘지 아니할 것 • 색도는 5도를 넘지 아니할 것 • 세제(음이온 계면활성제)는 0.5mg/L를 넘지 아니할 것. 다만, 샘물 · 먹는샘물, 염지하수 · 먹는염지하수 및 먹는해양심층수의 경우에는 검출되지 아니하여야 한다. • 수소이온 농도는 pH 5.8 이상 pH 8.5 이하이어야 할 것 • 아연은 3mg/L를 넘지 아니할 것 • 염소이온은 250mg/L를 넘지 아니할 것 • 증발잔류물은 500mg/L를 넘지 아니할 것. 다만, 샘물의 경우에는 적용하지 아니하며, 먹는염지하수 및 먹는해양심층수의 경우에는 미네랄 등 무해성분을 제외한 증발잔류물이 500mg/L를 넘지 아니하여야 한다. • 철은 0.3mg/L를 넘지 아니할 것. 다만, 샘물 및 염지하수의 경우에는 적용하지 아니한다. • 망간은 0.3mg/L(수돗물의 경우 0.05mg/L)를 넘지 아니할 것. 다만, 샘물 및 염지하수의 경우에는 적용하지 아니한다. • 탁도는 INTU(Nephelometric Turbidity Unit)를 넘지 아니할 것. 다만 지하수를 원수로 사용하는 마을상수도, 소규모급수시설 및 전용상수도를 제외한 수돗물의 경우에는 0.5NTU를 넘지 아니하여야 한다. • 황산이온은 200mg/L를 넘지 아니할 것. 다만 샘물 · 먹는샘물 및 먹는물 공동시설의 물은 250mg/L를 넘지 아니하여야 하며, 염지하수의 경우에는 적용하지 아니한다. • 알루미늄은 0.2mg/L를 넘지 아니할 것

45 **수질오염에 의한 현상 중 블루베이비의 원인이 되는 오염물질은 무엇인가?**

21 경기

① 질산성질소 ② 메틸수은
③ 카드뮴 ④ 페놀

해설

43
방사능에 관한 기준은 염지하수의 경우에만 적용한다.

45
질산성질소(NO-N) : 오염된 지 오래되었음을 추정하는 지표
(1) 단백질이 질산화 과정을 거친 후 생긴 최종 산물
(2) 과거의 유기오염 정도를 나타냄
(3) 유아가 장기간 섭취 시 청색아(Blue Baby) 증상을 유발할 수 있음

정답 43 ④ 44 ③ 45 ①

46 먹는 물 수질기준으로 옳지 않은 것은? 21 경북

① 수소이온농도는 pH 5.8 이상 pH 8.5 이하이어야 한다.
② 총 대장균군은 100ml 중에서 검출되지 아니하여야 한다.
③ 일반세균은 1ml 중 100CFU를 넘지 아니하여야 한다.
④ 색도는 10도를 넘지 아니하여야 한다.

47 정수장 수질검사 항목 중 매주 검사하는 것은? 21 광주 · 전남 · 전북

① 색도 ② pH
③ 잔류염소 ④ 대장균

PLUS

정수장 수질 검사

매일 1회 이상 검사	먹는 물 수질기준 중에서 냄새, 맛, 색도, 탁도, 수소이온농도 잔류염소 – 6항목
매주 1회 이상 검사	일반세균, 총 대장균군, 대장균 또는 분원성 대장균군, 암모니아성 질소, 질산성 질소, 과망간산칼륨, 소비량 및 증발잔류물에 관한 검사 – 8항목
매월 1회 이상 검사	먹는물 수질 기준 중 제1호부터 제3호까지 및 제5호에 관한 검사
수도꼭지에서의 검사	매월 1회 이상 일반 세균, 총 대장균군, 대장균 또는 분원성 대장균군, 잔류염소에 관한 검사 – 5항목

48 상수 처리를 위한 급속여과법에 대한 설명으로 옳은 것은? 21 충북

① 여과를 시행하기 전 약품에 의한 처리가 필요하다.
② 완속사여과법에 비해 건설비가 많이 든다.
③ 완속사여과법에 비해 유지비가 적게 든다.
④ 사면대치를 이용하여 생물막을 제기한다.

49 정수장 수질검사에 대한 내용으로 옳은 것은? 21 충북

① 냄새, 맛, 색도, 탁도, 일반세균은 매일 1회 검사한다.
② 일반세균, 잔류염소, 질산성 질소, 대장균 등은 매주 1회 검사한다.
③ 수도꼭지는 5만 명 이상 10만 명 미만 지역에서는 7천명당 1곳 이외 1곳을 더한다.
④ 수도꼭지는 인구가 10만 명 이상 50만 명 미만 지역에는 8천 명당 1곳 이외 4곳을 더한다.

해설

46
색도는 5도를 넘지 아니하여야 한다.

48
급속여과법은 약품침전법을 시행 후 여과가 이루어진다.
② 완속사여과법에 비해 건설비가 적게 든다.
③ 완속사여과법에 비해 유지비가 많이 든다.
④ 완속사여과법은 사면대치를 이용하여 생물막을 제거하고, 급속여과법은 역류 세척을 통해 생물막을 제거한다.

정답 46 ④ 47 ④ 48 ① 49 ④

PART 04

PLUS

정수장 수질 검사

매일 1회 이상 검사	먹는 물 수질기준 중에서 냄새, 맛, 색도, 탁도, 수소이온농도 잔류염소 – 6항목
매주 1회 이상 검사	일반세균, 총 대장균군, 대장균 또는 분원성 대장균군, 암모니아성 질소, 질산성 질소, 과망간산칼륨, 소비량 및 증발잔류물에 관한 검사 – 8항목
매월 1회 이상 검사	먹는 물 수질 기준 중 제1호부터 제3호까지 및 제5호에 관한 검사
수도꼭지에서의 검사	매월 1회 이상 일반 세균, 총 대장균군, 대장균 또는 분원성 대장균군, 잔류염소에 관한 검사 – 5항목

검사대상 수도꼭지의 추출기준(먹는물 수질기준 및 검사 등에 관한 규칙 제4조 제3항 관련)

급수인구(명)	수질검사대상 수도꼭지의 수(개)
5,000 미만	1곳
5,000 이상~50,000 미만	급수인구 5,000명당 1
50,000 이상~100,000 미만	급수인구 7,000명당 1+2
100,000 이상~500,000 미만	급수인구 8,000명당 1+4
500,000 이상~1,000,000 미만	급수인구 15,000명당 1+33
1,000,000 이상	급수인구 30,000명당 1+66

해설

50 **다음 중 물의 소독에 대한 설명으로 옳지 않은 것은?** 21 전남경력경쟁(7월)

① 깨끗한 물이어도 소독은 생략할 수 없다.
② 오존소독은 잔류효과가 없다.
③ 오존소독은 트리할로메탄이 생성되는 단점이 있다.
④ 오존소독은 관리가 어려우며 만들기 어렵다.

PLUS

구분	오존법	염소소독법
장점	• 살균력이 염소보다 강하다(바이러스 사멸). • THM이 생성되지 않는다. • 맛과 냄새가 거의 없다. • 공기와 전기만 있으면 쉽게 만들 수 있다.	• 강한 잔류 효과가 있다. • 가격이 저렴하여 경제적이다. • 조작이 간편하다.
단점	• 잔류 효과가 없다. • 2차오염의 위험이 있다. • 가격이 비싸다. • 고도의 운전 기술이 필요하다. • 처리장에 오존발생기가 필요하다.	• 염소의 고유냄새가 심하다. • 독성이 있다(THM 생성). • 바이러스를 죽이지 못한다. • 부식성이 있다.

정답 50 ③

51 물을 여과 급수함으로써 나타나는 밀즈-레인케(Mills-Reincke) 현상과 관련이 깊은 감염병을 다음에서 모두 고른 것은? 21 서울고졸

㉠ 디프테리아	㉡ 장티푸스
㉢ 세균성이질	㉣ 발진티푸스

① ㉠, ㉡
② ㉡, ㉢
③ ㉠, ㉡, ㉢
④ ㉡, ㉢, ㉣

52 다음 중 급속여과법의 특징으로 옳지 않은 것은? 21 울산

① 약품침전법
② 역류세척
③ 여과속도 3m/day
④ 세균제거율 95~99%

PLUS

완속사여과법과 급속사여과법의 비교

구분	완속사여과법	급속여과법
침전법	보통침전법	약품침전법
생물막 제거법	사면대치	역류세척
여과 속도	3m(6~7m)/day	120m/day
1회 사용일수	20~60일(1~2개월)	12시간~2일(1일)
탁도, 색도가 높을 때	불리하다	좋다
이끼류가 발생하기 쉬운 장소	불리하다	좋다
수면이 동결되기 쉬운 장소	불리하다	좋다
면적	광대한 면적 필요	좁은 면적도 가능
건설비	많이 든다.	적게 든다.
유지비	적게 든다.	많이 든다.
세균 제거율	98~99%	95~98%

53 다음 중 먹는물 수질 기준으로 옳지 않은 것은? 21 인천

① 일반세균은 1ml 중 100CFU를 넘지 아니할 것
② 총대장균군은 100mL를 넘지 아니할 것
③ 색도는 10도를 넘지 아니할 것
④ 수소이온농도는 PH 5.8 이상 PH 8.5 이하이어야 할 것

54 먹는물 수질 기준상 미생물에 관한 기준으로 옳은 것은? 21 울산보건연구사

① 일반세균 100ml 중 100CFU를 넘지 않아야 한다.
② 총대장균군은 100ml에서 검출되지 않아야 한다.
③ 분원성연쇄상구균은 100mL에서 검출되지 않아야 한다.
④ 쉬겔라는 25ml에서 검출되지 않아야 한다.

해설

51
- 디프테리아: 호흡기계 감염병
- 장티푸스, 세균성이질: 소화기계 감염병(수인성 감염병)
- 발진티푸스: 절지동물 매개 감염병

밀스 라인케(Mills-Reincke) 현상
정수시설은 침사지, 침전지, 여과지, 정수지로 되어있다. 이막에 의해 세균이 99%까지 제거될 수 있다. 1893년 미국의 밀즈(Mills)가 로렌스시의 물을 여과급수하여 장피푸스, 이질, 설사, 장염 등의 환자와 사망자가 감소하였고, 독일의 라인케(Reincke)도 강물을 여과하여 함부르크 시민에게 공급한 결과 동일한 결과를 얻게 되어 밀즈-라인케 현상이라고 한다.

53
색도는 5도를 넘지 아니할 것

정답 51 ② 52 ③ 53 ③ 54 ②

PART 04

PLUS

먹는물 수질기준 중 미생물에 관한 기준	가. 일반세균은 1mL 중 100CFU(Colony Forming Unit)를 넘지 아니할 것 나. 총 대장균군은 100mL(샘물 · 먹는샘물, 염지하수 · 먹는염지하수 및 먹는 해양심층수의 경우에는 250ml)에서 검출되지 아니할 것 다. 대장균 · 분원성 대장균군은 100mL에서 검출되지 아니할 것 라. 분원성 연쇄상구균, 녹농균 · 살모넬라 및 쉬겔라는 250mL에서 검출되지 아니할 것(샘물 · 먹는샘물, 염지하수 · 먹는염지하수 및 먹는해양심층수의 경우에만 적용한다. 마. 아황산환원혐기성포자형성균은 50mL에서 검출되지 아니할 것(샘물 · 먹는 샘물, 염지하수 · 먹는 염지하수 및 먹는 해양심층수의 경우에만 적용한다) 바. 여시니아균은 2에서 검출되지 아니할 것(먹는물 공동시설의 물의 경우에만 적용한다)

해설

55 여과법에 대한 비교이다. 옳지 않은 것은? 21 광주보건연구사

	완속사여과법	급속사여과법
ㄱ. 침전법	보통침전법	약품침전법
ㄴ. 여과속도	3m/day	120m/day
ㄷ. 세균제거율	98~99%	95~98%
ㄹ. 건설비와 유지비	건설비가 적게 들고 유지비가 많이 든다.	건설비가 많이 들고 유지비가 적게 든다.

① ㄱ ② ㄴ
③ ㄷ ④ ㄹ

PLUS

완속사여과법과 급속여과법의 비교

구분	완속사여과법	급속여과법
침전법	보통침전법	약품침전법
생물막 제거법	사면대치	역류세척
여과 속도	3m(6~7m)/day	120m/day
1회 사용일수	20~60일(1~2개월)	12시간~2일(1일)
탁도, 색도가 높을 때	불리하다	좋다
이끼류가 발생하기 쉬운 장소	불리하다	좋다
수면이 동결되기 쉬운 장소	불리하다	좋다
면적	광대한 면적 필요	좁은 면적도 가능
건설비	많이 든다.	적게 든다.
유지비	적게 든다.	많이 든다.
세균 제거율	98~99%	95~98%

정답 55 ④

56 **먹는 물 수질검사 중 심미적 영향물질에 관한 기준으로 옳지 않는 것은?**

21 광주

① 탁도 lNTU를 넘지 아니할 것
② 과망간산칼륨소비량은 5mg/L를 넘지 아니할
③ 세제는 0.5mg/L를 넘지 아니할 것
④ 색도는 5도를 넘지 아니할 것

PLUS

심미적 영향물질에 관한 기준	• 경도(硬度)는 1000mg/L(수돗물의 경우 300mg/L, 먹는염지하수 및 먹는해양심층수의 경우 1,200mg/L)를 넘지 아니할 것. 다만, 샘물 및 염지하수인 경우에는 적용하지 아니한다. • 과망간산칼륨 소비량은 10mg/L를 넘지 아니할 것 • 냄새와 맛은 소독으로 인한 냄새와 맛 이외의 냄새와 맛이 있어서는 아니 될 것 • 동은 1mg/L를 넘지 아니할 것 • 색도는 5도를 넘지 아니할 것 • 세제(음이온 계면활성제)는 0.5mg/L를 넘지 아니할 것. 다만, 샘물·먹는샘물, 염지하수·먹는염지하수 및 먹는해양심층수의 경우에는 검출되지 아니하여야 한다. • 수소이온 농도는 pH 5.8 이상 pH 8.5 이하이어야 할 것 • 아연은 3mg/L를 넘지 아니할 것 • 염소이온은 250mg/L를 넘지 아니할 것 • 증발잔류물은 500mg/L를 넘지 아니할 것. 다만, 샘물의 경우에는 적용하지 아니하며, 먹는염지하수 및 먹는해양심층수의 경우에는 미네랄 등 무해성분을 제외한 증발잔류물이 500mg/L를 넘지 아니하여야 한다. • 철은 0.3mg/L를 넘지 아니할 것. 다만, 샘물 및 염지하수의 경우에는 적용하지 아니한다. • 망간은 0.3mg/L(수돗물의 경우 0.05mg/L)를 넘지 아니할 것. 다만, 샘물 및 염지하수의 경우에는 적용하지 아니한다. • 탁도는 lNTU(Nephelometric Turbidity Unit)를 넘지 아니할 것. 다만 지하수를 원수로 사용하는 마을상수도, 소규모급수시설 및 전용상수도를 제외한 수돗물의 경우에는 0.5NTU를 넘지 아니하여야 한다. • 황산이온은 200mg/L를 넘지 아니할 것. 다만 샘물·먹는샘물 및 먹는물 공동시설의 물은 250mg/L를 넘지 아니하여야 하며, 염지하수의 경우에는 적용하지 아니한다. • 알루미늄은 0.2mg/L를 넘지 아니할 것

해설

PART 04

정답 56 ②

57 특수정수법으로 경수연화법에 해당하는 것은? 21 전남

① 오존소독법 ② 염소소독법
③ 오르도톨루딘법 ④ 제올라이트법

PLUS

경수연화법	경수는 경도의 원인이 되는 칼슘, 마그네슘, 철, 동 등의 이온을 많이 함유한 물로 비누거품이 일지 않는 등의 특징이 있다.
일시경수	• 끓이면 경수의 특성이 없어지는 물 • $Ca(HCO_3)_2$ 중탄산칼슘이나 $Mg(HCO_3)_2$ 중탄산마그네슘을 함유하는 물을 끓이면 물에 불용성인 $CaCO_3$ 탄산칼슘, $Mg(OH)_2$ 수산화마그네슘이 생겨 침전되므로 물이 부드럽게 됨
영구경수	• 끓여도 연화되지 않는 물 • $CaSO_4$ 황산칼슘, $MgSO_3$ 황산마그네슘 등의 황산염은 끓여도 불변하기 때문에 영구경수라 함 • 경도의 원인이 되는 이온을 제거하여 연화 • 제올라이트(Zeolite, 이온교환법)법, 석회소다법

58 수돗물 위생관리를 위한 수치로 옳은 것은? 22 경기

① 일반세균 – 1mL에 200CFU를 넘지 아니할 것
② 질산성질소 – 10mg/L를 넘지 아니할 것
③ 암모니아성질소 – 5mg/L를 넘지 아니할 것
④ 과망간산칼륨 – 20mg/L를 넘지 아니할 것

59 염소소독에 대한 설명으로 옳은 것을 바르게 나열한 것은? 22 전북

ㄱ. 일반적으로 클로라민이 차아염소산 보다 강한 살균력을 가진다.
ㄴ. 불연속점 처리법은 불연속점 이상으로 염소량을 주입하는 것이다.
ㄷ. 염소성분이 소실되면 아포형성균이 발아 증식하는 것을 부활현상이라 한다.
ㄹ. 트리할로메탄은 염소소독으로 인해 발생하는 독성성분이다.
ㅁ. 차아염소산은 pH 3~6에서 많다.

① ㄱ, ㄷ, ㄹ ② ㄴ, ㄷ, ㄹ, ㅁ
③ ㄱ, ㄹ, ㅁ ④ ㄱ, ㄴ, ㄷ, ㄹ

해설

57
① 오존소독법: 상수처리과정의 소독법
② 염소소독법: 상수처리과정의 소독법
③ 오르도톨루딘법: 잔류염소 측정법

58
① 일반세균: 1mL에 100CFU를 넘지 아니할 것
③ 암모니아성질소: 0.5mg/L를 넘지 아니할 것
④ 과망간산칼륨: 10mg/L를 넘지 아니할 것

정답 57 ④ 58 ② 59 ②

PLUS

염소소독

(1) 염소는 살균 효과가 좋고 잔류 효과가 있으며, 조작이 간편하고 경제성이 있으므로 광범위하게 이용되고 있으나 강한 냄새와 트리할로메탄 생성에 의한 독성은 단점이 된다.
(2) 유리잔류염소(HOCl, OCl^-) : 수중 HOCl이나 OCl^-로 존재하는 염소로 강한 살균력을 가지며 냄새가 난다. 살균력을 지배하는 HOCl(차아염소산)은 pH 3~6에서 많고, pH 7 이상에서는 OCl^-가 많다.
(3) 결합잔류염소(클로라민) : 염소(HOCl, 치아염소산)가 암모니아나 질소화합물과 반응하여 존재하는 형태로 대표적인 형태가 클로라민이다. 살균력이 약하고 냄새가 감소하며 잔류 효과가 증대된다.
(4) 불연속점처리법은 불연속점 이상으로 염소량을 주입하여 잔류염소가 검출되도록 염소를 주입하는 방법을 말한다.
(5) 부활 현상이란 염소 소독할 때는 세균이 사멸되었다가 일정 시간이 경과하면 수중에 염소 성분이 없어지고 다시 세균이 증가하는 현상이다.

해설

60 다음 중 염소소독법에 대한 설명으로 옳지 않은 것은? 22 광주

① 독성이 있다.
② 세균은 제거할 수 있지만 바이러스는 제거가 불가능하다.
③ 불연속점까지 염소량을 주입하여 잔류염소가 검출되도록 하는 것을 불연속점 처리라고 한다.
④ 강력한 살균효과가 있지만 잔류효과가 없다.

PLUS

오존법과 염소소독법의 비교

구분	오존법	염소소독법
장점	• 살균력이 염소보다 강하다(바이러스 사멸). • THM이 생성되지 않는다. • 맛과 냄새가 거의 없다. • 공기와 전기만 있으면 쉽게 만들 수 있다	• 강한 잔류 효과가 있다. • 가격이 저렴하여 경제적이다. • 조작이 간편하다.
단점	• 잔류 효과가 없다. • 2차오염의 위험이 있다. • 가격이 비싸다. • 고도의 운전 기술이 필요하다. • 처리장에 오존발생기가 필요하다.	• 염소의 고유냄새가 심하다. • 독성이 있다(THM 생성). • 바이러스를 죽이지 못한다. • 부식성이 있다.

정답 60 ④

PART 04

61 먹는물 수질기준 중 심미적 영향물질 기준으로 옳지 않은 것은?

22 대전의료기술

① 동 ② 불소

③ 염소이온 ④ 망간

PLUS

심미적 영향물질에 관한 기준	• 경도(硬度)는 1000mg/L(수돗물의 경우 300mg/L, 먹는염지하수 및 먹는해양심층수의 경우 1,200mg/L)를 넘지 아니할 것. 다만, 샘물 및 염지하수인 경우에는 적용하지 아니한다. • 과망간산칼륨 소비량은 10mg/L를 넘지 아니할 것 • 냄새와 맛은 소독으로 인한 냄새와 맛 이외의 냄새와 맛이 있어서는 아니 될 것 • 동은 1mg/L를 넘지 아니할 것 • 색도는 5도를 넘지 아니할 것 • 세제(음이온 계면활성제)는 0.5mg/L를 넘지 아니할 것. 다만, 샘물·먹는샘물, 염지하수·먹는염지하수 및 먹는해양심층수의 경우에는 검출되지 아니하여야 한다. • 수소이온 농도는 pH 5.8 이상 pH 8.5 이하이어야 할 것 • 아연은 3mg/L를 넘지 아니할 것 • 염소이온은 250mg/L를 넘지 아니할 것 • 증발잔류물은 500mg/L를 넘지 아니할 것. 다만, 샘물의 경우에는 적용하지 아니하며, 먹는염지하수 및 먹는해양심층수의 경우에는 미네랄 등 무해성분을 제외한 증발잔류물이 500mg/L를 넘지 아니하여야 한다. • 철은 0.3mg/L를 넘지 아니할 것. 다만, 샘물 및 염지하수의 경우에는 적용하지 아니한다. • 망간은 0.3mg/L(수돗물의 경우 0.05mg/L)를 넘지 아니할 것. 다만, 샘물 및 염지하수의 경우에는 적용하지 아니한다. • 탁도는 INTU(Nephelometric Turbidity Unit)를 넘지 아니할 것. 다만 지하수를 원수로 사용하는 마을상수도, 소규모급수시설 및 전용상수도를 제외한 수돗물의 경우에는 0.5NTU를 넘지 아니하여야 한다. • 황산이온은 200mg/L를 넘지 아니할 것. 다만 샘물·먹는샘물 및 먹는물공동시설의 물은 250mg/L를 넘지 아니하여야 하며, 염지하수의 경우에는 적용하지 아니한다. • 알루미늄은 0.2mg/L를 넘지 아니할 것

해설

61
불소는 건강상 유해영향 무기물질에 관한 기준에 해당한다(1.5mg/L를 넘지 아니할 것).

62 먹는물 수질기준으로 틀린 것은? 22 충남의료기술

① 총 대장균군은 100ml에서 검출되지 않아야 한다.

② 일반세균은 1ml 중 300CFU를 넘지 않아야 한다.

③ 대장균·분원성 대장균군은 100ml에서 검출되지 않아야 한다.

④ 분원성 연쇄상구균·녹농균·살모넬라·쉬겔라는 250ml에서 검출되지 않아야 한다.

정답 61 ② 62 ②

63 **다음 중 먹는물 수질기준으로 옳은 것은?** 22 충북의료기술

① 아황산환원형기성포자형성균은 250ml에서 검출되지 아니할 것
② 총 대장균군은 100mL에서 검출되지 아니할 것
③ 일반세균은 10mL 중 100CFU를 넘지 아니할 것
④ 여시니아균은 50mL에서 검출되지 아니할 것

PLUS

먹는물 수질기준 중 미생물에 관한 기준	가. 일반세균은 1mL 중 100CFU(Colony Forming Unit)를 넘지 아니할 것 나. 총 대장균군은 100mL(샘물 · 먹는샘물, 염지하수 · 먹는염지하수 및 먹는 해양심층수의 경우에는 250ml)에서 검출되지 아니할 것 다. 대장균 · 분원성 대장균군은 100mL에서 검출되지 아니할 것 라. 분원성 연쇄상구균, 녹농균 · 살모넬라 및 쉬겔라는 250mL에서 검출되지 아니할 것(샘물 · 먹는샘물, 염지하수 · 먹는염지하수 및 먹는해양심층수의 경우에만 적용한다. 마. 아황산 환원혐기성 포자형성균은 50mL에서 검출되지 아니할 것(샘물 · 먹는샘물, 염지하수 · 먹는 염지하수 및 먹는 해양심층수의 경우에만 적용한다) 바. 여시니아균은 2에서 검출되지 아니할 것(먹는물 공동시설의 물의 경우에만 적용한다)

64 **지표수의 자정작용 중 화학적 작용에 해당하는 것은?** 22 전남

① 침전　　② 희석
③ 여과　　④ 폭기

PLUS

물의 자정 작용 종류
(1) 물리적 작용 : 희석 작용, 침전 작용(침강 작용), 확산 작용, 여과 작용 등
(2) 화학적 작용 : 산화 · 환원 작용, 응집 작용, 폭기
(3) 생물학적 작용 : 미생물에 의한 유기물질 분해 작용과 식균 작용
(4) 살균 작용 : 자외선에 의한 살균
※ 폭기는 물속 산소를 증가시킴과 동시에 물속에서 나오기 어려운 과잉 유해한 물질 제거를 위해 물속에 공기를 분무하는 과정이다.

65 **상수의 염소소독법에 대한 설명으로 옳은 것은?** 22 강원

① 살균력이 강하나 잔류효과가 없다.
② 맛과 냄새가 거의 없다.
③ 독성이 있다.
④ 가격이 비싸다.

해설

64
산소(O_2)를 이산화탄소(CO_2), 메탄(CH_4), 황화수소(H_2S), 암모니아(NH_3) 등과 교환하는 과정으로 화학적인 처리방법에 해당한다.

정답 63 ② 64 ④ 65 ③

PART 04

PLUS

오존법과 염소소독법의 비교

구분	오존법	염소소독법
장점	• 살균력이 염소보다 강하다(바이러스 사멸). • THM이 생성되지 않는다. • 맛과 냄새가 거의 없다. • 공기와 전기만 있으면 쉽게 만들 수 있다.	• 강한 잔류 효과가 있다. • 가격이 저렴하여 경제적이다. • 조작이 간편하다.
단점	• 잔류 효과가 없다. • 2차오염의 위험이 있다. • 가격이 비싸다. • 고도의 운전 기술이 필요하다. • 처리장에 오존발생기가 필요하다.	• 염소의 고유냄새가 심하다. • 독성이 있다(THM 생성). • 바이러스를 죽이지 못한다. • 부식성이 있다.

66 **상수의 특수정수법 망간제거법에 해당하지 않는 것은?** 22 울산

① 석회소다법 ② 망간제올라이트법

③ 이온교환법 ④ 과망간산칼륨법

PLUS

경수연화법	영구경수－제올라이트법(이온교환법), 석회소다법
조류제거법	수준의 동물성 생물로 여과막이 빨리 생기므로 수원지에서 미리 제거할 필요가 있음
철과 망간제거	• 철 망간이 0.3mg/L를 넘으면 세탁, 음료, 식품요리에 부적당함 • 철 → 폭기, 여과로 제거 • 망간 → 과망간산칼륨 주입에 의한 산화법 망간제올라이트법(이온교환법), 양이온 교환수지에 의한 교환처리법

67 **먹는물 수질기준 항목 중 심미적 영향물질의 기준에 해당하지 않는 것은?** 22 인천의료기술(10월)

① 동 ② 염소이온

③ 불소 ④ 알루미늄

해설

66
석회소다법은 영구경수의 연화법이다.
망간제거법 : 과망간산칼륨 주입에 의한 산화법, 망간제올라이트법(이온교환법), 양이온 교환수지에 의한 교환처리법

67
불소는 건강상 유해영향 무기물질에 관한 기준으로 1.5mg/L를 넘지 아니하여야 한다.

정답 66 ① 67 ③

68 다음에서 설명하는 정수 처리 과정으로 옳게 짝지은 것은? 22 서울

> (가) 응집물질을 가라앉혀 찌꺼기는 버리고 맑은 물을 보내는 곳
> (나) 깨끗하게 걸러진 물을 염소 소독한 후 가정으로 보내기 전 저장하는 곳

	(가)	(나)
①	침전지	정수지
②	여과지	배수지
③	여과지	정수지
④	침전지	배수지

PLUS

물의 정수처리 과정: 침전 → 폭기 → 여과 → 소독

침전지	물속에 함유된 각종 부유물질을 응집, 침전시켜 깨끗한 물을 여과지로 보내는 시설
폭기	물속 산소를 증가시킴과 동시에 물속에서 나오기 어려운 과잉 유해한 물질 제거를 위해 물속에 공기를 분무하는 과정
여과지	자갈, 모래 등의 층을 통과시켜 물속의 부유물질, 미생물 등을 제거·감소시키는 정수 시설
정수지	완성된 제품, 즉 수돗물을 임시 저장하는 곳
배수지	정수지에서 보내온 물은 배수지에 저장

69 「먹는물 수질기준 및 검사 등에 관한 규칙」상 건강상 유해영향 무기물질에 관한 기준으로 옳은 것은? 23 보건직

① 암모니아성 질소는 1.0 mg/L를 넘지 아니할 것
② 납은 0.1 mg/L를 넘지 아니할 것
③ 비소는 0.001 mg/L를 넘지 아니할 것
④ 질산성 질소는 10 mg/L를 넘지 아니할 것

제6절 수영장 및 공중 목욕탕

01 수영장의 수질기준으로 옳지 않은 것은? 12 강원

① 수소이온농도는 5.8부터 8.6까지 되도록 하여야 한다.
② 탁도는 1.5NTU 이하이어야 한다.
③ 과망간산칼륨 소비량은 12mg/L 이하이어야 한다.
④ 대장균군은 10밀리리터들이 시험대상 욕수 5개 중 양성이 1개 이하이어야 한다.

해설

69
① 암모니아성 질소는 1.0 mg/L를 넘지 아니할 것 → 암모니아성 질소 0.5mg/L
② 납은 0.1 mg/L를 넘지 아니할 것 → 납은 0.01mg/L를 넘지 아니할 것
③ 비소는 0.001 mg/L를 넘지 아니할 것 → 비소는 0.01mg/L을 넘지 아니할 것

01
수영장의 수질 기준
(1) 유리잔류염소는 0.4mg/L부터 1.0mg/L까지의 범위 내이어야 한다.
(2) 수소이온농도는 5.8부터 8.6까지 되도록 하여야 한다.
(3) 탁도는 1.5 NTU 이하이어야 한다.
(4) 과망간산칼륨의 소비량은 12 mg/L 이하로 하여야 한다.
(5) 총대장균군은 10밀리리터들이 시험대상 욕수 5개 중 양성이 2개 이하이어야 한다.
(6) 비소는 0.05mg/L 이하이고, 수은은 0.007mg/L 이하이며, 알루미늄은 0.5mg/L 이하이어야 한다.
(7) 결합잔류염소는 최대 0.5mg/L 이하이어야 한다.

정답 68 ① 69 ④ / 01 ④

PART 04

제7절 하수

01 「환경정책기본법」에 의한 하천의 생활환경기준에 해당하지 않는 것은?

① BOD ② DO
③ SS ④ T-N

PLUS

하천의 생활환경기준 (흐르는 물)	수소이온농도(pH), 생물화학적산소 요구량(BOD), 총유기탄소량(TOC), 부유물질(SS), 용존산소량(DO), 총인(T-P), 대장균군(총대장균군, 분원성대장균군)
호소 생활환경 기준 (고인물)	수소이온농도(pH), 총유기탄소량(TOC), 부유물질(SS), 용존산소량(DO), 총인(T-P), 총질소(T-N), 클로로필-a(Chl-a), 대장균군(총대장균군, 분원성대장균군)

02 하수의 생물학적 처리방법 중 혐기성처리에 해당하는 것은? 18 강원

① 활성오니법 ② 임호프탱크
③ 살수여상법 ④ 산화지법

03 다음 중 혐기성처리 방법은 무엇인가? 18 충북

① 부패조 ② 활성오니법
③ 살수여상법 ④ 산화지법

04 다음 중 수질이 좋은 물이라고 볼 수 있는 경우는? 19 전북의료기술

① PH 4.5인 물
② DO가 높고 BOD가 낮은 물
③ BOD가 높고 COD가 높은 물
④ BOD가 낮고 SS가 높은 물

해설

02
하수처리과정에서 생물학적 처리는 본 처리과정을 의미한다. 생물학적 처리방법에는 혐기성 처리와 호기성 처리가 있다.
- 혐기성 처리: 부패조, 임호프탱크, 혐기성 소화법(메탄발효법)
- 호기성 처리: 활성오니법, 살수여상법, 회전원판법, 산화지법

03
임호프탱크, 부패조는 혐기성처리법에 해당한다.
활성오니법, 살수여상법, 산화지법은 호기성처리법이다.

04
DO가 높고 BOD, COD, SS는 낮을수록 수질이 좋은 물이다. 하천, 호소의 pH는 6.5~8.5가 적당하다.

정답 01 ④ 02 ② 03 ① 04 ②

05 하천의 생활환경 기준 항목 중 기준치가 다음과 같은 항목은 무엇인가? 19 경남 · 부산

매우 좋음 Ⅰa	7.5
좋음 Ⅰb	5.0
약간좋음 Ⅱ	5.0
보통 Ⅲ	5.0
약간나쁨 Ⅳ	2.0
나쁨 Ⅴ	2.0
매우 나쁨 Ⅵ	2.0

① PH ② DO
③ 부유물질 ④ COD

06 하수의 처리 과정에서 혐기성 처리방법으로 옳은 것은? 19 경남

① 임호프탱크 ② 활성오니법
③ 살수여상법 ④ 회전원관법

07 하수의 처리방법 중 호기성 처리법에 해당하지 않는 것은? 19 대전

① 부패조 ② 활성오니법
③ 살수여상법 ④ 산화지법

08 생물학적인 하수처리 방법 중 조류와 세균의 공생관계로 이루어지는 처리방법은 무엇인가? 19 경북보건연구사

① 활성오니법 ② 산화지법
③ 관계법 ④ 임호프법

해설

05
하천의 생활환경 기준 중 용존산소(DO)의 기준이다.

06
하수처리과정에서 생물학적 처리는 본 처리과정을 의미한다. 생물학적 처리방법에는 혐기성 처리와 호기성 처리가 있다.
- 혐기성 처리 : 부패조, 임호프탱크, 혐기성 소화법(메탄발효법)
- 호기성 처리 : 활성오니법, 살수여상법, 회전원판법, 산화지법

07
하수처리는 예비처리, 본처리, 오니처리의 단계로 진행된다. 본처리에는 혐기성 처리와 호기성 처리 방법이 있다.
- 혐기성처리 : 부패조, 임호프탱크
- 호기성처리 : 활성오니법, 살수여상법, 산화지법, 회전원판법

08
산화지법은 물의 자정 작용을 이용한 하수처리 방법이다. 호기성 균이 유기물을 분해하고, 조류(Algae)는 분해된 유기물을 영양소로 사용해 광합성을 하여 산소를 방출하면 세균은 조류가 방출한 산소를 이용하여 다시 유기물을 분해하게 된다.

정답 05 ② 06 ① 07 ① 08 ②

09 **하수처리과정에 대한 설명으로 옳지 않은 것은?** 19 대전

① 호기성 처리는 혐기성 처리보다 비교적 유지비가 많이 든다.
② 활성오니법은 혐기성 균처리를 한다.
③ 산화지법은 물의 자정작용을 이용한 하수처리법이다.
④ 활성오니법은 운전관리가 어렵다.

PLUS

활성오니(Activated Sludge Process)는 하수처리의 본 처리과정 중 호기성 균에 의한 산화작용 처리방법이다. 활성오니법은 가장 현대적인 처리방법으로 1912년 영국에서 시작하였으며, 도시의 하수처리법으로 이용되고 있다. 호기성 균이 풍부한 오니를 하수량의 25%로 첨가하여 충분한 산소를 공급함으로써 호기성 균의 활동을 촉진시켜 유기물을 산화시킨다. F/M비는 유입 유기물량과 제거하려는 미생물량과의 비를 말하며 최적 F/M비는 0.3~0.6이다. 1차 처리된 하수는 2차 처리를 위해 주로 이용되며, 주요 공정은 폭기조, 최종침전조, 슬러지 반송설비로 구성되어 있다.

10 **활성슬러지법에서 활성슬러지 일부를 폭기조로 다시 보내는 목적으로 옳은 것은?** 19 전북보건연구사

① 응집과 침전을 촉진하기 위해서
② 폭기조의 미생물 농도를 맞추기 위해서
③ 분해되지 않은 무기고형물의 산화를 추진하기 위해
④ 분해되지 않은 고분자 유기물질의 산화를 추진하기 위해

11 **하수의 처리과정은 본처리 - 생물학적처리 - 오니처리의 단계를 거친다. 생물학적 처리 방법 중 혐기성 처리방법에 해당하는 것은?** 20 대전

① 활성오니법 ② 살수여상법
③ 임호프탱크 ④ 산화지법

12 **다음 중 하수처리를 위한 방법에 해당하지 않는 것은?** 20 제주

① 활성오니법 ② 살수여상법
③ 급속사여과법 ④ 산화지법

13 **하천의 사람건강보호기준 중 디에틸헥실프탈레이트(DEHP)의 기준으로 옳은 것은?** 20 울산

① 0.04 ② 0.08
③ 0.004 ④ 0.008

해설

10
일부 활성슬러지를 반송하는 이유는 폭기조의 미생물 농도를 일정하게 유지하기 위해서이다.

11
하수처리는 예비처리, 본처리, 오니처리의 단계로 진행된다.
본처리에는 혐기성 처리와 호기성 처리방법이 있다.
- 혐기성처리: 부패조, 임호프탱크
- 호기성처리: 활성오니법, 살수여상법, 산화지법, 회전원판법

12
급속여과법은 상수의 처리방법이다. 하수처리방법으로는 혐기성처리인 부패조, 임호프탱크와 호기성처리인 활성오니법, 살수여상법, 산화지법, 회전원판법 등이 있다.

정답 09 ② 10 ② 11 ③ 12 ③ 13 ④

PLUS

하천 및 호소의 사람 건강보호 기준

항목	기준값(mg/L)
카드뮴(Cd)	0.005 이하
비소(As)	0.05 이하
시안(CN)	검출되어서는 안됨(검출한계 0.01)
수은(Hg)	검출되어서는 안됨(검출한계 0.001)
유기인	검출되어서는 안됨(검출한계 0.0005)
폴라클로리네이티드비페닐(PCB)	검출되어서는 안됨(검출한계 0.0005)
납(Pb)	0.05 이하
6가 크롬(Cr^{6+})	0.05 이하
음이온 계면활성제(ABS)	0.5 이하
사염화탄소	0.004 이하
1,2-디클로로에탄	0.03 이하
테트라클로로에틸렌(PCE)	0.04 이하
디클로로메탄	0.02 이하
벤젠	0.01 이하
클로로포름	0.08 이하
디에틸헥실프탈레이트(DEHP)	0.008 이하
안티몬	0.02 이하
1,4-다이옥세인	0.05 이하
포름알데히드	0.5 이하
헥사클로로벤젠	0.00004 이하

14 다음이 설명하는 하수 처리 방법으로 옳은 것은? 20 경기의료기술

- 상부에는 호기적 활동, 하부에는 혐기적 활동이 이루어지는 통성혐기성 처리 방법이다.
- 수량변동에 유리하다.

① 부패조 ② 임호프 탱크
③ 살수여상법 ④ 활성오니법

15 우리나라에서 가장 많이 사용하며, 도시에서 주로 사용하는 현대적인 하수 처리법으로 옳은 것은? 21 전북의료기술

① 활성오니법 ② 살수여상법
③ 임호프랭크법 ④ 산화지법

해설

14
살수여상법: 큰 돌을 겹쳐서 여과조를 만들고 여기에 하수를 살포하면 돌에 증식되는 미생물과 더불어 생물막을 형성하게 하는데, 표면의 미생물은 호기적 활동을 하며, 막의 저부에서는 산소의 공급이 단절되므로 혐기성 미생물의 증식에 의한 혐기성 작용이 진행되므로 살수여상법은 통성 혐기성 처리라 할 수 있다. 살수여상법은 주로 산업폐수처리나 분뇨의 소화처리 후 탈리액의 처리에 이용되는 방법으로 수량이 갑자기 바뀌어도 조치가 가능(수량변동에 유리함)한 장점이 있으나, 여름철에 위생 해충의 발생 및 악취가 심하며 높은 수압이 필요하다.

15
활성오니법은 가장 현대적인 처리 방법으로 1912년 영국에서 시작하였으며, 도시의 하수처리법으로 이용되고 있다. 호기성균이 풍부한 오니를 하수량의 25%를 첨가하여 충분한 산소를 공급함으로써 호기성균의 활동을 촉진시켜 유기물을 산화시키는 방법이다.

정답 14 ③ 15 ①

PART 04

16 「환경정책기본법」에 따른 해역의 생활환경 기준 항목에 해당하지 않는 것은?

21 경북

① 인
② 용매추출유분
③ 수소이온농도
④ 총대장균군

PLUS

해역의 생활환경 기준

항목	수소이온농도 (pH)	총 대장균군 (총 대장균군 수/100mL)	용매 추출유분 (mg/L)
기준	6.5~8.5	1,000 이하	0.01 이하

17 다음의 설명에 해당하는 하수처리 방법은 무엇인가? 21 대전

• 하수에 산소를 공급하여 호기성 균의 활동을 촉진시키는 처리방법이다.
• 도시의 하수처리방법으로 이용되고 있다.
• 처리면적이 적어도 가능하다.

① 살수여상법
② 산화지법
③ 활성오니법
④ 관개법

PLUS

활성오니법 (Activated Sludge Process)	호기성 균이 풍부한 오니를 하수량의 25%를 첨가하여 충분한 산소를 공급함으로써 호기성 균의 활동을 촉진시켜 유기물을 산화시키는 방법이다. 활성오니법은 처리면적이 적어도 가능하나, 고도로 숙련된 기술을 필요로 하는 방법으로 근래 도시하수의 처리에 가장 많이 이용되고 있다.
살수여상법	큰 돌을 겹쳐서 만든 여과조에 하수를 살포하면 돌에 증식되는 미생물과 더불어 생물막을 형성하게 하는데, 표면의 미생물은 호기적 활동을 하며, 막의 저부에서는 산소의 공급이 단절되므로 혐기성 미생물의 증식에 의한 혐기성 작용이 진행되므로 살수여상법은 통성 혐기성 처리라 할 수 있다.
산화지법	물의 자정 작용을 이용한 하수처리 방법이다. 호기성균이 유기물을 분해하고, 조류(Algae)는 분해된 유기물을 영양소로 사용해 광합성을 하여 산소를 방출하고 세균은 조류가 방출한 산소를 이용하여 다시 유기물을 분해하게 된다.
관개법	하수의 처분 방법 중에서 가장 오래된 방법의 하나로서 하수를 논밭에 간헐적으로 공급하는 방법인데, 비료효과가 있는 질소성분을 준다는 점에서 중요하게 여겨져 왔다

18 다음 중 호소의 생활환경기준 항목에 해당하는 것은? 21 부산

① 색도
② 일반세균
③ 클로로필a
④ BOD

해설

정답 16 ① 17 ③ 18 ③

PLUS

하천의 생활환경기준 (흐르는 물)	수소이온농도(pH), 생물화학적산소 요구량(BOD), 총유기탄소량(TOC), 부유물질(SS), 용존산소량(DO), 총인(T-P), 대장균군(총대장균군, 분원성대장균군)
호소 생활환경 기준 (고인물)	수소이온농도(pH), 총유기탄소량(TOC), 부유물질(SS), 용존산소량(DO), 총인(T-P), 총질소(T-N), 클로로필-a(Chl-a), 대장균군(총대장균군, 분원성대장균군)

19 하수의 처리방법 중 호기성처리에 대한 설명으로 옳은 것은? 21 경기

① 부패조를 이용한다.
② 혐기성처리보다 소요시간이 길다.
③ 혐기성처리보다 슬러지발생량이 많다.
④ 혐기성처리보다 유기물질 제거율이 낮다.

20 환경정책기본법에 따른 하천의 생활환경기준이 매우 좋음 등급에 해당하는 기준으로 옳은 것은? 21 전남보건연구사

① DO – 6.0mg/L 이상
② BOD – 1mg/L 이하
③ 총인 – 0.2mg/L 이하
④ 총대장균군 – 100마리/100mL 이하

PLUS

하천의 생활환경기준

등급		기준								
		수소이온농도 (pH)	생물 화학적 산소 요구량 (BOD) (mg/L)	화학적 산소 요구량 (COD) (mg/L)	총유기탄소량 (TOC) (mg/L)	부유물질량 (SS) (mg/L)	용존산소량 (DO) (mg/L)	총인 (T-P) (mg/L)	대장균군 (군수/100ml)	
									총 대장균군	분원성 대장균군
매우 좋음	Ia	6.5~8.5	1 이하	2 이하	2 이하	25 이하	7.5 이상	0.02 이하	50 이하	10 이하
좋음	Ib	6.5~8.5	2 이하	4 이하	3 이하	25 이하	5.0 이상	0.04 이하	500 이하	100 이하
약간 좋음	II	6.5~8.5	3 이하	5 이하	4 이하	25 이하	5.0 이상	0.1 이하	1,000 이하	1,000 이하
보통	III	6.5~8.5	5 이하	7 이하	5 이하	25 이하	5.0 이상	0.2 이하		
약간 나쁨	IV	6.0~8.5	8 이하	9 이하	6 이하	100 이하	2.0 이상	0.3 이하		
나쁨	V	6.0~8.5	10 이하	11 이하	8 이하	쓰레기 등이 떠 있지 않을 것	2.0 이상	0.5 이하		
매우 나쁨	VI		10 초과	11 초과	8 초과		2.0 미만	0.5 초과		

※ 화학적 산소요구량(COD) 기준은 2015년 12월 31일까지 적용한다.

해설

19
부패조는 혐기성처리법에 해당한다. 혐기성처리는 호기성 처리에 비하여 유기물질의 제거율이 다소 낮고 소요시간이 긴 반면에 산소 공급이 불필요하며 오니(슬러지)의 발생량이 적다.

정답 19 ③ 20 ②

PART 04

21 **하수의 생물학적 처리방법인 호기성처리가 아닌 것은?** 22 경기

① 오니처리법 ② 살수여상법
③ 산화지법 ④ 활성슬러지법

22 **하수처리방법 중 주로 산업폐수처리나 분뇨의 소화처리 후 탈리액의 처리에 이용되는 방법은 무엇인가?** 22 부산의료기술

① 산화지법 ② 임호프탱크법
③ 활성오니법 ④ 살수여상법

PLUS

살수여상법(Trickling Filter Process)
(1) 살수여상법은 큰 돌을 겹쳐서 여과조로 사용하고 여기에 하수를 살포하면 돌에 증식되는 미생물과 더불어 생물막을 형성하게 하는데, 표면의 미생물은 호기적 활동을 하며, 막의 저부에서는 산소의 공급이 단절되므로 혐기성 미생물의 증식에 의한 혐기성 작용이 진행되므로 살수여상법은 동성 혐기성 처리라 할 수 있다.
(2) 살수여상법은 주로 산업폐수처리나 분뇨의 소화처리 후 탈리액의 처리에 이용되는 방법으로 수량이 갑자기 바뀌어도 조치가 가능한 장점이 있으나, 여름철에 위생 해충의 발생 및 악취가 심하며 높은 수압이 필요하다.

23 **호기성 균이 풍부한 오니를 하수에 첨가하고 충분한 산소를 공급하여 유기물을 산화시키는 하수처리방법은 무엇인가?** 22 충북의료기술

① 살수여상법 ② 산화지법
③ 활성오니법 ④ 부패조

24 **다음에 해당하는 하수처리 방법은?** 23 보건직

> 1차 침전지를 거친 폐수를 미생물 막으로 덮인 자갈이나 쇄석, 기타 매개층 등 여재 위에 뿌려서 폐수가 여재 사이를 흘러내리며 미생물과 접촉하면서 오염물질이 분해·처리된다.

① 살수여상법 ② 활성오니법
③ 산화지법 ④ 임호프조

제8절 폐기물 분뇨

01 **폐기물 관리방법 중 재사용(reuse)에 해당하지 않는 것은?** 18 전남

① 공병보증금제도 ② 리필제품 사용 촉진
③ 알뜰시장 ④ 분리수거

해설

21
하수처리 과정
(1) 예비처리(물리적 처리): 스크리닝, 침사법, 침전법
(2) 본처리(생물학적 처리)
① 혐기성 처리법: 부패조, 임호프탱크
② 호기성 처리법: 활성오니법(활성슬러지법), 살수여상법, 산화지법, 회전원판법
(3) 오니처리: 건조법, 소화법, 퇴비법 등

23
활성오니법(Activated Sludge Process): 호기성 균이 풍부한 오니를 하수량의 25%를 첨가하여 충분한 산소를 공급함으로써 호기성 균의 활동을 촉진시켜 유기물을 산화시키는 방법이다. 활성오니법은 처리면적이 적어도 가능하나 고도로 숙련된 기술을 필요로 하는 방법으로 근래 도시의 처리에 가장 많이 이용되고 있다.

24
살수여상법(Trickling Filter Process)
(1) 살수여상법은 큰 돌을 겹쳐서 여과조로 사용하고 여기에 하수를 살포하면 돌에 증식되는 미생물과 더불어 생물막을 형성하게 하는데, 표면의 미생물은 호기적 활동을 하며, 막의 저부에서는 산소의 공급이 단절되므로 혐기성 미생물의 증식에 의한 혐기성 작용이 진행되므로 살수여상법은 동성 혐기성 처리라 할 수 있다.
(2) 살수여상법은 주로 산업폐수처리나 분뇨의 소화처리 후 탈리액의 처리에 이용되는 방법으로 수량이 갑자기 바뀌어도 조치가 가능한 장점이 있으나, 여름철에 위생 해충의 발생 및 악취가 심하며 높은 수압이 필요하다.

01
분리수거는 재활용(recycle)에 해당한다.

정답 21 ① 22 ④ 23 ③ 24 ① / 01 ④

PLUS

재사용(rouse)
① 공병보증금제도
② 리필제품 생산권고(리필정책) : 세제, 샴푸, 린스 등
③ 알뜰시장(벼룩시장, 녹색가게) : 생활용품 재사용

02 **폐기물부과금 부과 대상이 아닌 것은?** 19 경기의료기술

① 기저귀 ② 담배
③ 우유팩 ④ 껌

03 **폐기물처리법 중 가장 위생적인 방법은?** 19 울산보건연구사

① 매립법 ② 소각법
③ 비료분화법 ④ 해양투기법

04 **토양에 폐기물 매립 시 주로 발생하는 가스는 무엇인가?** 19 경남 · 부산보건연구사

① 이산화탄소, 메탄 ② 이산화탄소, PFC
③ 일산화탄소, 메탄 ④ 일산화탄소, PFC

PLUS

폐기물 매립 시 발생 가스
(1) 매립지에서는 매립된 폐기물의 유기물성분이 혐기성 상태에서 분해됨에 따라 메탄, 이산화탄소의 주요 성분과 휘발성유기화합물, 악취유발성분 등의 미량성분으로 구성된 매립가스가 발생한다.
(2) 매립가스 발생의 주요인자는 쓰레기의 성상, 쓰레기 매립 형태, 매립지 규모 매립층 두께, 복토재 성상 및 두께 등에 의해서 복합적으로 작용하고 있고 매립가스의 발생기간은 매립된 폐기물의 성상에 차이가 있지만 통상적으로 매립 시작 후 20여 년 정도까지 발생할 수 있다.
(3) 특히 매립가스 성분 중 메탄은 대체 에너지 연료로서 각광 받고 있고, 최근에는 메탄가스가 지구온난화물질로 그 기여도가 이산화탄소에 비해 21배에 달하고 있어 관심이 집중되고 있다.
(4) 선진 외국에서는 매립가스를 발전시설의 연료로 사용하여 전기를 생산하고 있고, 일부에서는 메탄가스를 정제하여 자동차의 연료로 사용하고, 셀전지 등 대체에너지 개발에 대한 연구가 활발히 이루어지고 있다.
(5) 우리나라는 매립지가 광역화되면서 매립된 폐기물량이 100만m^3 이상의 매립지가 13개소에 이르며, 전국 폐기물매립의 절반을 차지하고 있는 수도권매립지는 오는 2022년까지 매립하기 때문에 매립가스를 향후 25년간 안정적으로 사용할 수 있다.
(6) 대부분의 매립가스가 소각되고 있고, 일부 연료로 사용하고 있어 하루에도 엄청난 양의 자원이 낭비가 되고 있다. 따라서 우리나라도 고유가시대에 즈음하여 미활용 에너지인 폐기물에서 발생되고 있는 온실가스인 메탄가스를 이용한 대체에너지 개발에 대하여 관심을 가져야 할 시기라고 생각되고, 특히 지구온난화와 관련하여 각종 국제회의에서 온실가스 의무감축, 배출권거래제도 등이 논의되고 있기 때문에 청정개발체제사업과 연계하여 매립가스 자원화사업을 추진하는 것이 바람직할 것으로 판단된다. 전환하여 이용하여 온실가스 저감효과는 물론 경제적인 효과를 얻고자 하는 노력이 계속되고 있다.

※ 출처 : 국가환경산업기술정보시스템 KONETIC

해설

02
폐기물부담금제도
(1) 유해물질을 함유하고 있거나, 재활용이 어렵고 폐기물관리상 문제를 일으킬 수 있는 제품/재료/용기의 제조업자 또는 수입업자에게 그 폐기물 처리에 드는 비용을 부담하도록 하는 제도이다.
(2) 폐기물부담금 부과대상
① 살충제(유리병, 플라스틱용기), 유독물(금속캔, 유리병, 플라트틱용기) 부동액, 껌, 1회용 기저귀, 담배(전자담배 포함)의 제조 · 수입업자 또는 도 · 소매업자
② 플라스틱을 재료로 사용한 제품으로서 별표1의2에 따른 업종의 제조업을 경영하는 자 또는 도 · 소매업자가 제조하거나 수입한 제품
※ 다만, 합성수지 섬유제품은 제외한다(소비자에게 판매하기 위하여 시장에 유통되는 최종단계의 제품).

03
소각법은 감량비가 크고 잔사가 안정화되기 때문에 각종 가연성 쓰레기의 처리에 가장 널리 이용되고 있고 위생적이며, 소각에서 발생하는 열을 이용할 수도 있다. 병원성 균, 부패성 유기물, 유독성 성분을 소각하면 연소 과정을 통해 위생적으로 처리되는 것이 장점이다.

정답 02 ③ 03 ② 04 ①

PART 04

05 자원순환제도 중 폐기물을 순환 이용할 수 있음에도 불구하고 소각 또는 매립의 방법으로 폐기물을 처분하는 처리의무자에게 부과하여 최대한 재활용을 유도하는 제도는? 20 울산보건연구사

① 폐기물부담금제도
② 폐기물처분부담금제도
③ 재활용부담금제도
④ 생산자책임재활용제도

PLUS

자원순환제도

폐기물 부담금제도 (PPP)	유해물질을 함유하고 있거나, 재활용이 어렵고 폐기물관리상 문제를 일으킬 수 있는 제품/재료/용기의 제조업자 또는 수입업자에게 그 폐기물 처리에 드는 비용을 부담하도록 하는 제도
자발적 협약제도	플라스틱 폐기물 회수·재활용 자발적 협약, 폐기물부담금 대상이 되는 플라스틱 제품의 제조·수입업자(협약의무이행생산자) 및 협약의무이행단체가 환경부장관과 '플라스틱 폐기물 회수·재활용 자발적 협약'을 체결하고 이를 이행할 경우 폐기물부담금을 면제하는 제도
생산자책임 재활용제도 (EPR)	생산자책임재활용(EPR : Extended Producer Responsibility) 제도는 제품 생산자나 포장재를 이용한 제품의 생산자에게 그 제품이나 포장재의 폐기물에 대하여 일정량의 재활용의무를 부여하여 재활용하게 하고 이를 이행하지 않을 경우 재활용에 소요되는 비용 이상의 재활용 부과금을 생산자에게 부과하는 제도
환경성 보장제도	전기·전자제품 및 자동차의 재활용 촉진을 위하여 유해물질 사용 억제, 재활용 용이성 제고 및 그 폐기물을 적정하게 재활용하는 등 제품의 설계·생산부터 폐기 시까지의 전 과정을 관리함으로써 자원순환체계 구축 및 환경부하 최소화를 유도하는 제도
분리배출 표시제도	분리배출표시제도란 생산자책임 재활용 제도의 시행에 따라 재활용의무대상 포장재의 분리배출을 쉽게 하고 재활용 가능한 폐기물의 분리수거율을 높여 생산자들의 재활용 의무를 원활하게 수행할 수 있도록 하는 제도
빈용기 보증금제도	사용된 용기의 회수 및 재사용 촉진을 위하여 출고가격과는 별도의 금액(빈용기 보증금)을 제품의 가격에 포함시켜 판매한 뒤 용기를 반환하는 자에게 빈용기 보증금을 돌려주는 제도
폐기물처분 부담금제도	소각 또는 매립의 방법으로 폐기물을 처분하는 처리의무자(지자체 및 사업장 폐기물 배출자)에게 부담금을 부과하여 최대한 재활용되도록 유도하는 제도
포장재재질 구조평가제도	포장재 재질·구조 및 재활용 용이성을 평가하여 제품 설계·생산 단계부터 재활용 용이성을 고려하도록 유도하기 위한 제도
자원순환 성과관리제도	국가의 중장기 단계별 자원순환목표를 달성하기 위하여 시·도 및 폐기물 다량 배출 사업자 별로 자원순환 목표를 설정하고 관리하는 제도
재활용 환경성평가	재활용 기술 및 방법의 환경영향을 사전에 예측·평가하여 안전한 폐기물 재활용을 도모하고, 재활용 신기술의 시장진입을 쉽게 유도하기 위한 선진화된 제도

해설

정답 05 ②

06 의료관련폐기물에 대한 설명으로 옳지 않은 것은? 20 충남

① 환자의 혈액이 묻은 기저귀는 혈액오염폐기물로 본다.
② 채혈진단에 사용된 혈액이 담긴 검사튜브는 조직물류폐기물로 본다.
③ 격리병실에 들어가기 위해 입은 방호복은 격리의료폐기물로 본다.
④ 주사바늘, 파손된 유리재질의 시험기구는 손상성폐기물로 본다.

PLUS

의료폐기물 종류(법 시행령 제4조 별표2)

격리의료폐기물		「감염병의 예방 및 관리에 관한 법률」에 따른 감염병으로부터 타인을 보호하기 위하여 격리된 사람에 대한 의료행위에서 발생한 일체의 폐기물
위해 의료 폐기물	조직물류폐기물	인체 또는 동물의 조직·장기·기관·신체의 일부, 동물의 사체, 혈액, 고름 및 혈액생성물(혈청, 혈장, 혈액제제)
	병리계폐기물	시험·검사 등에 사용된 배양액 배양용기 보관균주, 폐시험관, 슬라이드, 커버글라스, 패배지, 폐장갑
	손상성폐기물	주사바늘, 봉합바늘, 수술용 칼날, 한방침, 치과용침, 파손된 유리재질의 시험기구
	생물·화학폐기물	폐백신, 폐항암제, 폐화학치료제
	혈액오염폐기물	폐혈액백, 혈액투석 시 사용된 폐기물, 그밖에 혈액이 유출될 정도로 포함되어 있어 특별한 관리가 필요한 폐기물
일반의료폐기물		혈액, 체액, 분비물, 배설물이 함유되어 있는 탈지면, 붕대, 거즈, 일회용 기저귀, 생리대, 일회용 주사기, 수액세트
비고		1. 의료폐기물이 아닌 폐기물로서 의료폐기물과 혼합되거나 접촉된 폐기물은 혼합되거나 접촉된 의료폐기물과 같은 폐기물로 본다. 2. 채혈진단에 사용된 혈액이 담긴 검사튜브, 용기 등은 제2호가목의 조직물류폐기물로 본다. 3. (3) 중 일회용 기저귀는 다음의 일회용 기저귀로 한정한다. 가. 「감염병의 예방 및 관리에 관한 법률」 제2조 제13호부터 제15호까지의 규정에 따른 감염병환자, 감염병의사환자 또는 병원체보유자(이하 "감염병환자등"이라 한다)가 사용한 일회용 기저귀. 다만, 일회용 기저귀를 매개로 한 전염 가능성이 낮다고 판단되는 감염병으로서 환경부장관이 고시하는 감염병 관련 감염병환자등이 사용한 일회용 기저귀는 제외한다. 나. 혈액이 함유되어 있는 일회용 기저귀

의료폐기물 종류별 보관시설, 전용용기 및 보관기간

종류		전용용기	도형색상	보관기간
격리의료폐기물		상자형(합성수지)	붉은색	7일
위해 의료 폐기물	조직물류	상자형(합성수지)	노란색	15일
	조직물류(재활용태반)	상자형(합성수지)	녹색	15일
	병리계	봉투형	검정색	15일
		상자형(골판지)	노란색	
	손상성	상자형(합성수지)	노란색	30일
	생물 화학	봉투형	검정색	15일
		상자형(골판지)	노란색	
일반의료폐기물		봉투형	검정색	15일
		상자형(골판지)	노란색	

해설

정답 06 ①

PART 04

07 산업장폐기물 중 의료폐기물에 해당하는 것은? 22 울산의료기술(10월)

① 폐합성 수지, 폐합성 고무 ② 폐농약, 폐산
③ 폐백신, 생물화학폐기물 ④ 폐유, 폐석면

PLUS

의료폐기물 종류 (법 시행령 제4조 별표2)	(1) 격리의료폐기물 : 「감염병의 예방 및 관리에 관한 법률」에 따른 감염병으로부터 타인을 보호하기 위하여 격리된 사람에 대한 의료행위에서 발생한 일체의 폐기물 (2) 위해의료폐기물 가. 조직물류폐기물 : 인체 또는 동물의 조직·장기·기관·신체의 일부 동물의 사체 혈액, 고름 및 혈액생성물(혈청, 혈장, 혈액제제) 나. 병리계폐기물 : 시험·검사 등에 사용된 배양액, 배양용기, 보관균주, 폐시험관, 슬라이드, 커버글라스, 폐배지, 폐장갑 다. 손상성폐기물 : 주사바늘, 봉합바늘, 수술용 칼날, 한방침, 치과용침, 파손된 유리재질의 시험기구 라. 생물화학폐기물 : 폐백신, 폐항암제, 폐화학치료제 마. 혈액오염폐기물 : 폐혈액백, 혈액투석 시 사용된 폐기물 그 밖에 혈액이 유출될 정도로 포함되어 있어 특별한 관리가 필요한 폐기물 (3) 일반의료폐기물 : 혈액, 체액, 분비물, 배설물이 함유되어 있는 탈지면, 붕대, 거즈, 일회용 기저귀, 생리대, 일회용 주사기, 수액세트

해설

07
"의료폐기물"이란 보건·의료기관, 동물병원, 시험·검사기관 등에서 배출되는 폐기물 중 인체에 감염 등 위해를 줄 우려가 있는 폐기물과 인체 조직 등 적출물, 실험 동물의 사체 등 보건·환경보호상 특별한 관리가 필요하다고 인정되는 폐기물로서 대통령령으로 정하는 폐기물을 말한다.

제9절 주택 및 의복위생

01 중력환기에 대한 설명 중 옳은 것은? 19 울산

① 음압으로 인한 압력차이로 발생한다.
② 실내공기가 실외공기보다 온도가 낮을 때 발생한다.
③ 중성대는 천장 가까이에 있을수록 환기량이 크다.
④ 유입공기가 위로 흐르고 유출공기가 아래로 흐른다.

PLUS

자연 환기

중력환기	실내외의 온도차에 의하여 공기의 밀도차가 형성되고 밀도차는 압력차를 생성하여 공기의 흐름이 생기게 된다. 이러한 공기의 흐름에 의하여 이루어지는 환기를 중력환기라고 한다. • 실내 기온이 실외 기온보다 높을 때 압력의 차이에 의해서 거실의 하부로는 공기가 들어오고 상부로는 배출되는데 그 중간의 압력 0의 지대가 형성된다. 이를 중성대(neutral zone)라 한다. • 중성대는 천장에 가까이 형성되는 것이 환기량이 크고 인간활동에 좋다
풍력환기	환기작용은 풍량의 압력증대로 생기는 양압과 풍향배측의 압력 감소에 기인하는 음압에 의한 압력차에 의하여 형성되는 환기로써 풍압은 풍속의 제곱에 비례. 자연환기를 위한 창의 면적은 방바닥 면적의 1/20 이상이어야 한다.

01
① 음압으로 인한 압력차이로 발생한다. – 풍력환기
② 실내공기가 실외공기보다 온도가 높을 때 발생한다.
④ 유입공기가 아래로 흐르고 유출공기가 위로 흐른다.

정답 07 ③ / 01 ③

02 주택의 자연조명에 대한 설명으로 옳지 않은 것은? 20 광주보건연구사

① 창의 면적은 방바닥 면적의 1/7~1/5일 때 적당하다.
② 동일한 면적의 창이라도 가로로 긴 창이 세로로 긴 창보다 좋다.
③ 개각은 4~5℃가 좋고 개각이 클수록 밝다.
④ 빛의 양이 적으면 흰색 벽지를 선택하는 것이 좋다.

03 거실 자연조명을 위한 창의 면적으로 적절한 것은? 21 전북의료기술(5월)

① 거실면적의 1/5 미만
② 거실면적의 1/7~1/5
③ 거실면적의 1/10~1/20
④ 거실면적의 1/20 이상

제10절 위생해충관리

01 모기에 의한 매개질병의 연결이 옳지 않은 것은? 18 울산

① 중국얼룩날개모기(Anopheles sinensis) – 말라리아
② 작은빨간집모기(Culexn Tritaeniorhynchus) – 일본뇌염
③ 토고숲모기(Aedes Togoi) – 재귀열
④ 열대숲모기(Aedes Egypti) – 황열, 뎅기열

02 다음 중 쥐에 의해 전파되는 질병이 아닌 것은? 18 경북

① 세균성 이질　　② 아메바성이질
③ 페스트　　④ 천열

PLUS

쥐가 전파할 수 있는 질병	질병
세균성질병	페스트, 와일씨병, 서교열, 살모넬라증
리케치아 질병	발진열, 쯔쯔가무시
바이러스	신증후군 출혈열, 천열(이즈미열)
기생충질병	아메바성이질, 선모충증, 레슈마니아증 등

해설

02
동일한 면적의 창이라도 세로로 긴 창(실내가 밝다)이 가로로 긴 창보다 좋음

03
자연조명(채광을 위한 창의 방향은 남향이 바람직하며 일조 시간은 1일 6시간이 좋으나 최소 4시간 이상은 햇빛이 비추어야 한다. 창의 면적은 방바닥 면적의 1/7~1/5(14~20%)이 적당하고 동일한 면적의 창이라도 세로로 긴 창(실내가 밝다)이 가로로 긴 창보다 좋다.

01
토고숲모기는 사상충증을 매개한다.

정답 02 ② 03 ② / 01 ③ 02 ①

03 **다음 중 쥐가 매개하는 질병이 아닌 것은?** 19 대전

① 유행성출혈열 ② 살모넬라증
③ 페스트 ④ 탄저

04 **다음 중 모기가 전파하는 질병의 연결이 옳지 않은 것은?** 19 경기

① 일본뇌염 – 작은빨간집모기
② 황열 – 열대숲모기
③ 뎅기열 – 토고숲모기
④ 말라리아 – 중국얼룩날개모기

PLUS

모기	모기에 의한 매개질병
열대숲모기	황열, 뎅기열(Aedes Aegypti)
중국얼룩날개모기	말라리아(Anopheles Sinensis)
작은빨간집모기	일본뇌염(Culex Tritaeniorhynchus)
토고숲모기	말레이사상충(Aedes Togoi)

05 **쥐가 매개하는 질병 중 원인 병원체가 리케치아인 것은?** 19 경북

① 쯔쯔가무시증 ② 신증후군출혈열
③ 렙토스피라증 ④ 살모넬라증

06 **우리나라 전역에 분포하고 있으며 말라리아를 매개하는 모기는?** 19 서울시7급

① 작은빨간집모기 ② 흰줄숲모기
③ 중국얼룩날개모기 ④ 토고숲모기

07 **모기에 의해 매개되는 감염병 중 Aedes togoi에 의해 매개되는 질환은?** 19 충북

① 사상충증 ② 황열
③ 말라리아 ④ 일본뇌염

해설

03
탄저의 동물병원소: 소, 돼지, 양 등

05
① 쯔쯔가무시증: 리케치아
② 신증후군출혈열: 바이러스
③ 렙토스피라증: 세균
④ 살모넬라증: 세균

정답 03 ④ 04 ③ 05 ① 06 ③ 07 ①

PLUS

모기	모기에 의한 매개질병
열대숲모기	황열, 뎅기열(Aedes Aegypti)
중국얼룩날개모기	말라리아(Anopheles Sinensis)
작은빨간집모기	일본뇌염(Culex Tritaeniorhynchus)
토고숲모기	말레이사상충(Aedes Togoi)

해설

08 **다음 중 질병을 매개하는 위생해충의 연결로 옳지 않은 것은?** 21 강원

① 모기 – 뎅기열, 사상충증
② 바퀴 – 살모넬라, 장티푸스
③ 이 – 발진티푸스, 재귀열
④ 진드기 – 유행성출혈열, 콜레라

PLUS

	위생해충 매개질병
파리	장티푸스, 파라티푸스, 이질, 콜레라, 결핵
모기	일본뇌염, 황열, 뎅기열, 사상충증, 말라리아
이	발진티푸스 재귀열, 참호열
진드기	쯔쯔가무시증, 재귀열, 야토병
벼룩	페스트, 발진열, 재귀열
바퀴	장티푸스, 살모넬라
쥐	페스트, 렙토스피라, 서교열, 살모넬라, 발진열, 유행성출혈열 등

09 **다음 중 모기가 매개하는 질병의 연결이 옳지 않은 것은?** 21 울산보건연구사

① 작은빨간집모기 – 일본뇌염
② 중국얼룩날개모기 – 말라리아
③ 토고숲모기 – 뎅기열
④ 이집트숲모기 – 황열

PLUS

모기	모기에 의한 매개질병
열대숲모기	황열, 뎅기열(Aedes Aegypti)
중국얼룩날개모기	말라리아(Anopheles Sinensis)
작은빨간집모기	일본뇌염(Culex Tritaeniorhynchus)
토고숲모기	말레이사상충(Aedes Togoi)

정답 08 ④ 09 ③

PART 04

제11절 소독

01 화학적 소독제의 구비조건으로 옳지 않은 것은? 18 경북의료기술

① 석탄산 계수가 높을 것
② 물품의 부식성이 없을 것
③ 용해성이 낮을 것
④ 침투력이 강할 것

PLUS

소독약의 구비 조건	(1) 살균력이 강할 것(석탄산 계수가 높을 것) (2) 물품의 부식성, 표백성이 없을 것 (3) 용해성(Solubility)이 높고, 안정성(Stability)이 있을 것 (4) 경제적이고, 구입이 쉬워야 할 것 (5) 생체의 조직에 대한 독성이 낮아서 인체에 무독, 무해할 것 (6) 사용 방법이 간편할 것 (7) 침투력이 강할 것 (8) 잔류 작용이 있을 것	
소독제 구비조건	살균력↑	• 각종 미생물에 대한 광범위하고 일정한 소독효과 • 석탄산 계수가 높을 것 • 신속한 작용시간 • 사용표면에서의 소독력지속
	부식성 ↓	부식성, 표백성이 없을 것
	용해성↑	사용 후 물에 잘 헹구어질 것
	안전성↑	• 환경에 의한 적은 영향력 • 사용자나 환자에게 독성이나 자극이 없고 환경에 유해하지 않을 것 • 원액이나 희석된 상태에서의 안정성
	불쾌감↓	무취제품이 좋으나 있더라도 불쾌감을 주지 않을 것
	경제성↑	경제적이고 구입이 쉬워야 할 것

02 소독방법에 대한 설명으로 옳지 않은 것은? 18 울산

① 자비소독: 식칼, 도자기류, 주사기, 의류 등을 100℃의 끓는 물에서 15~20분간 처리하는 방법으로 완전히 멸균되지는 않는다.
② 저온 소독법: 결핵균, 소 유산균, 살모넬라균 등 포자를 형성하는 세균의 멸균을 위해 사용되는 방법으로 우유는 63℃에서 30분간, ice cream 원료는 80℃에서 30분간 소독한다.
③ 건열멸균법: 유리기구, 주사기, 주사바늘, 글리세린, 분말 금속류, 자기류 등 습열이 침투하기 어려운 제품들의 소독에 주로 사용된다.
④ 고압증기멸균법: 포자형성균 멸균에 제일 좋은 방법으로 주로 초자기구, 의류, 고무제품, 자기류, 거즈 및 약액 등의 멸균에 사용된다.

해설

02

저온소독법
결핵균, 소 유산균, 살모넬라균 등 포자를 형성하지 않는 세균의 멸균을 위해 사용되는 방법으로 우유는 63℃에서 30분간, ice cream 원료는 80℃에서 30분간 소독한다.

정답 01 ③ 02 ②

03 **소독방법에 대한 설명으로 옳지 않은 것은?** 18 전남 · 전북

① 자비소독: 식칼, 도자기류, 주사기, 의류 등을 100℃의 끓는 물에서 15~20분간 처리하는 방법으로 완전히 멸균되지는 않는다.
② 저온 소독법: 결핵균, 소 유산균, 살모넬라균 등 포자를 형성하지 않는 세균의 멸균을 위해 사용되는 방법으로 우유는 63℃에서 30분간, ice cream 원료는 80℃에서 30분간 소독한다.
③ 건열멸균법: 유리기구, 주사기, 주사바늘, 글리세린, 분말 금속류, 자기류 등 습열이 침투하기 어려운 제품들의 소독에 주로 사용되며 포자형성 멸균에 가장 좋은 방법이다.
④ 고압증기멸균법: 포자형성균 멸균에 제일 좋은 방법으로 주로 초자기구, 의류, 고무제품, 자기류, 거즈 및 약액 등의 멸균에 사용된다.

04 **이학적(물리적) 소독법에 해당하는 것들로 옳게 짝지은 것은?** 18 서울

① 초음파 살균법 – 오존살균법
② 화염멸균법 – 석탄산살균법
③ 방사선살균법 – 오존살균법
④ 화염멸균법 – 초음파살균법

PLUS

물리적(이학적) 소독법	① 가열멸균법: 화염멸균법, 건열별균법, 자비소독법, 고압증기멸균법, 유통증기(간헐)멸균법, 저온소독법 ② 무가열멸균법: 자외선멸균법, 초음파멸균법, 방사선멸균법 ③ 기타방법: 냉동법, 세균여과법, 무균조작법, 희석
화학적 소독법	석탄산, 크레졸, 알코올, 과산화수소, 승홍, 생석회, 알코올, 머큐로크롬, 역성비누, 약용비누, 포르말린, 질산은, 오존소독 등

05 **소독에 관한 정의로 가장 옳은 것은?** 18 전남

① 병원성 미생물의 생활력을 파괴 또는 멸살시키나 아포까지 파괴시키지는 못한다.
② 모든 미생물의 영양형은 물론 포자까지도 멸살시키는 조작이다.
③ 미생물을 단시간 내에 멸살시키는 작용이다.
④ 병원성 미생물의 발육과 활동을 저지 또는 소멸시켜 식품 등의 부패나 발효를 방지하는 조작이다.

해설

03
③ 건열멸균법: 유리기구, 주사기, 주사바늘, 글리세린, 분말 금속류, 자기류 등 습열이 침투하기 어려운 제품들의 소독에 주로 사용된다.
포자형성 멸균에 가장 좋은 방법은 고압증기멸균법이다.

05
② 멸균
③ 살균
④ 방부

정답 03 ③ 04 ④ 05 ①

PLUS

멸균 (Sterilization)	• 모든 생물을 전부 사멸 • 강한 살균력을 작용시켜, 모든 미생물의 영양형은 물론 포자까지도 멸살 또는 파괴시키는 조작
살균	어떤 환경 제품에서 미생물에 물리적·화학적 자극을 가하여 미생물수를 줄이는 것
소독 (Disinfection)	• 병원성 미생물의 생활력을 파괴 또는 멸살시켜 감염 및 증식력을 없애는 것 • 아포를 제외한 모든 병원성 미생물을 파괴
방부 (Antiseptic)	병원성 미생물의 발육과 그 활동성을 저지 또는 소멸시켜 식품 등의 부패나 발효를 방지하는 조작

06 **소독, 방부, 살균, 멸균 중 강도가 높은 순서로 바르게 나열된 것은?** 18 군무원

① 소독 > 멸균 > 살균 > 방부
② 멸균 > 소독 > 살균 > 방부
③ 살균 > 멸균 > 소독 > 방부
④ 멸균 > 살균 > 소독 > 방부

07 **살균에 대한 설명으로 옳지 않은 것은?** 19 경기

① 초음파는 진동에 의한 살균력이 있다.
② 방사선은 미생물 세포 내 핵의 DNA나 RNA에 작용하여 단시간 내 살균작용을 한다.
③ 저온살균법은 포자형성균까지 멸균한다.
④ 자외선 살균에 이용되는 주요 파장은 280nm이다.

08 **소독의 방법 중 이학적 소독법에 대한 설명으로 옳지 않은 것은?** 19 충남

① 고압증기멸균법은 포자형성균에 대한 효과가 적다.
② 자외선멸균법에 사용되는 파장은 240nm~280nm이다.
③ 초음파는 8,800Hz의 음파에서 살균력이 있다.
④ 방사선멸균법은 일반적으로 50Co, 137Cs 등에서 발생하는 방사선을 이용한다.

09 **가열소독법에 대한 설명으로 옳지 않은 것은?** 19 충남

① 건열멸균법은 170℃에서 1~2시간 가열하는 방법이다.
② 저온살균법은 60℃에서 30분간 가열하여 처리한다.
③ 고압증기멸균법은 100℃에서 30분간 가열하여 처리한다.
④ 자비소독법은 식기류, 도자기류 등에 사용할 수 있다.

해설

06
소독력의 강도 : 멸균 > 살균 > 소독 > 방부

07

저온살균법
결핵균, 소 유산균, 살모넬라균 등 포자를 형성하지 않은 세균의 멸균을 위해서 사용하는 방법

08

고압증기멸균법
포자 형성균의 멸균에 제일 좋은 방법으로 초자기구, 의료, 고무제품, 자기류, 거즈 및 약액 등의 멸균에 사용된다.

09
가열소독법에는 건열멸균법과 습열멸균법이 있다.
- 건열멸균법은 건열멸균기(Dry Over)를 이용하여 170℃에서 1~2시간 가열하는 방법으로 유리기구, 주사기, 주사바늘, 글리세린, 분말 금속류, 자기류 등 습열이 침투하기 어려운 제품들의 소독에 주로 사용한다.
- 습열멸균법으로는 자비소독법, 고압증기멸균법, 유통증기멸균법 저온살균법 등이 있다.
- 고압증기멸균법은 10Lbs(115.5℃)에서 30분간, 15LDS(121.5℃)에서 20분간, 20Lbs(126.5℃)에서 15분간 처리한다.

정답 06 ④ 07 ③ 08 ① 09 ③

10 소독제에 대한 설명으로 옳지 않은 것은? 19 광주

① 약용비누는 과일소독에 사용가능하다.
② 역성비누의 작용기전은 균체 효소 불활성화이다.
③ 승홍은 금속 부식성이 강하지만 손소독에 가능하다.
④ 과산화수소는 구내염에 사용한다.

11 다음 중 멸균법에 대한 설명으로 옳은 것은? 19 인천보건연구사

① 상압증기멸균법은 1회 시행으로 포자를 완전히 멸균하지 못한다.
② 자외선 멸균법은 도르노선(200~300Å)을 이용한다.
③ 건열법은 63℃에서 30분간 실시한다.
④ 끓는 물에서 소독하면 포자형성균까지 살균된다.

PLUS

① 상압증기멸균(= 유통증기멸균법) : 100℃의 증기 유통. 고압증기멸균에 견디기 어려운 불안정한 배지 멸균에 사용한다. 상압증기소독은 포자를 파괴할 수 없기 때문에 포자형성균의 오염이 예상되는 경우 포자를 멸살하기 위해서 간헐멸균(1일 1회씩 100℃의 증기로 30분간씩 3회 실시)을 실시한다.
② 자외선멸균법에 사용되는 파장은 2,400~2,800Å이다. 도르노선(생명선, 건강선)은 자외선 파장범위 2900~3100Å으로 살균↑ 비타민 D형성으로 구루병예방, But 피부 색소침착, 피부암 유발
③ 건열멸균법은 건열멸균기(Dry Oven)를 이용하여 170℃에서 1~2시간 가열하는 방법이다.
④ 자비소독법은 100℃의 끓는 물에서 15~20분간 처리하는 방법으로 완전히 멸균되지 않는다. 아포는 죽지 않지만 결핵균은 80℃로 5분이면 죽는다.

12 물에 잘 녹고 무색, 무취, 무미, 무해하여 환자 및 식품종사자의 손소독이나 식품소독, 식기류 소독에 많이 사용되는 소독약은? 20 경기

① 석탄수 ② 크레졸
③ 알코올 ④ 역성비누

해설

10

① 약용비누는 비누의 기제에 각종 살균제를 첨가하여 만든 것이다. 세척 효과와 살균제에 의한 소독 효과를 얻기 위해 만들어졌다. 손이나 피부소독 등에 주로 사용된다.
② 역성비누의 작용기전은 균체 효소 불활성화이다. 물에 잘 녹고 무색, 무취, 무미, 무해하여 환자 및 환자접촉자, 식품종사자의 손소독에 많이 사용되며 식품소독에 좋다(조리기구, 식기류, 점막이나 의료기구 소독 및 실내 분무 소독). 자극성 및 독성이 없고 침투력 살균력도 강하다. 포도상구균, 이질균(Shigella), 결핵균에 유효하다.
③ 승홍은 성인의 치사량이 1g 정도로 맹독성이어서 식기구나 피부소독에는 적당하지 않다. 금속 부식성이 강하고 단백질과 결합하여 침전이 잘 일어나므로 주의를 요한다. 승홍 1에 식염 1과 물 1,000의 비율(약 0.1%)로 희석한 승홍은 손소독에 사용한다.
④ 과산화수소는 3% 수용액이 사용된다. 무포자균을 빨리 살균할 수 있다. 자극성이 적어서 구내염, 인두염, 입안 세척, 화농성 상처에 사용된다.

12

역성비누는 물에 잘 녹고 무색, 무취, 무미, 무해하여 환자 및 환자접촉자, 식품종사자의 손소독에 많이 사용되며, 식품소독에 좋다(조리기구, 식기류, 점막이나 의료기구 소독 및 실내 분무 소독).

정답 10 ① 11 ① 12 ④

PART 04

13 물리적인 소독법 중 자비소독에 대한 설명으로 옳은 것은? 20 경북

① 불꽃 속에 15~20초 노출시킨다.
② 100도씨 끓는 물에서 15~20분간 처리한다.
③ 포자 형성균의 멸균에 제일 좋은 방법이다.
④ 건열멸균법에 해당한다.

14 자극성이 적어서 구내염, 인두염, 화농성 상처에 주로 사용되는 소독약은? 20 제주

① 크레졸 ② 과산화수소
③ 석탄산 ④ 알코올

PLUS

소독약	농도	소독대상
석탄산 (Phenol)	3%	• 피부점막에 자극성 강함 • 오염의류, 용기, 오물, 시험대, 배설물, 토사물
크레졸	3%	• 자극성이 적음 • 손, 오물, 객담 등의 소독에 사용
과산화수소 (H_2O_2)	3%	• 자극성이 적음 • 구내염, 인두염, 입안 세척, 화농성 상처에 사용
승홍	0.1%	• 맹독성, 살균력 강함 • 손소독
생석회	석회유 분말2+물8	습기가 있는 분변, 하수, 오수, 오물, 토사물 소독

15 살균력이 강하고 자극성이나 독성이 낮아 식품이나 식기류의 소독에 주로 사용되는 소독약은? 20 울산보건연구사

① 역성비누 ② 과산화수소
③ 크레졸 ④ 석탄산

16 다음의 설명에 해당하는 화학적 소독약품은 무엇인가? 21 경북

• 3~5% 수용액을 사용한다.
• 저온에서 잘 용해되지 않는다.
• 산성도가 높다.
• 열탕수로 사용하는 것이 좋다.

① 석탄산 ② 크레졸
③ 과산화수소 ④ 생석회

해설

13
① 불꽃 속에 15~20초 노출시킨다. – 화염멸균
② 100도씨 끓는 물에서 15~20분간 처리한다. – 자비소독
③ 포자 형성균의 멸균에 제일 좋은 방법이다. – 고압증기멸균
④ 건열멸균법에 해당한다. – 자비소독은 습열멸균에 해당한다.

14
과산화수소(H_2O_2)는 무모자균을 빨리 살균할 수 있다. 자극성이 적어서 구내염, 인두염, 입안 세척, 화농성 상처에 사용된다.

15
① 역성비누: 물에 잘 녹고 무색, 무취, 무미, 무해하여 환자 및 환자접촉자, 식물종사자의 손 소독에 많이 사용되며, 식품소독에 좋다(조리기구, 식기류, 점막이나 의료기수 소독 및 실내 분무소독), 자극성 및 독성이 없고 침투력 살균력도 강하다.
② 과산화수소: 자극성이 적어서 구내염, 인두염, 입안 세척, 화농성 상처에 사용된다.
③ 크레졸: 손, 오물, 객담 등의 소독에 사용한다.
④ 석탄산: 환자의 오염의류, 용기, 오물, 시험대, 배설물, 토사물 등 소독에 사용한다.

정답 13 ② 14 ② 15 ① 16 ①

PLUS

① 석탄산(Phenol)
- 방역용 석탄산 3%(3~5%)의 수용액을 사용한다.
- 저온에서는 용해가 잘 되지 않으며, 산성도가 높다.
- 고온일수록 소독 효과가 크기 때문에 열탕수로 사용하는 것이 좋다.
- 소독 대상물 : 환자의 오염의류, 용기, 오물, 시험대, 배설물, 토사물 등

② 크레졸
- 석탄산보다 2배 살균력이 강하다(석탄산 계수 : 2).
- 물에 잘 녹지 않아 보통 비누액에 50%를 혼합한 크레졸비누액에 3% 수용액 만들어 사용한다.
- 손, 오물, 객담 등의 소독에 사용한다.

③ 과산화수소
- 3% 수용액이 사용된다.
- 자극성이 적어서 구내염, 인두염, 입안 세척, 화농성 상처에 사용된다.

④ 생석회
- 습기가 있는 분변, 하수, 오수, 오물, 토사물 소독에 적당하다.
- 석회유[수산화칼슘 $Ca(OH)_2$]는 생석회 분말 2 : 물 8의 비율로 만들어 건조한 소독 대상물에 사용한다.

해설

PART 04

17 화학적 소독약 중 피부에 자극성이 없으나 냄새가 강한 단점이 있으며 주로 손, 오물, 객담 등의 소독에 사용되는 것은? 21 대전

① 크레졸　② 생석회
③ 역성비누　④ 포르말린

PLUS

크레졸	• 석탄산보다 2배 살균력이 강하다(석탄산 계수 : 2). • 물에 잘 녹지 않아 보통 비누액에 50%를 혼합한 크레졸비누액에 3% 수용액 만들어 사용한다. • 손, 오물, 객담 등의 소독에 사용한다. • 바이러스에는 소독 효과가 적으나 세균 소독에는 효과가 크다. • 유기물에 소독 효과가 약화되지 않는다. • 피부에 자극성이 없다. • 냄새가 강한 단점이 있다.
생석회 (CaO)	• 습기가 있는 분변, 하수, 오수, 오물, 토사물 소독에 적당하다. • 공기에 오래 노출되면 살균력이 저하되므로 주의를 요한다. • 석회유[수산화칼슘, $Ca(OH)_2$]는 생석회 분말 2 : 물 8의 비율로 만들어 건조한 소독 대상물에 사용한다.
역성비누 (Invert Soap)	• 0.01~0.1%액을 사용한다. • 물에 잘 녹고 무색, 무취, 무미, 무해하여 환자 및 환자접촉자, 식품종사자의 손소독에 많이 사용되며, 식품소독에 좋다(조리기구 식기류, 점막이나 의료기수 소독 및 실내 분무 소독). • 자극성 및 독성이 없고 침투력, 살균력도 강하다. • 포도상구균, 이질균(Shigella), 결핵균에 유효하다.
포르말린	• 세균단백질을 응고시켜 강한 살균력을 보인다. • 포르말린 가스의 소독에는 수증기가 필요하므로 포르말린 1에 물 34의 비율로 사용 전에 조제하여야 한다(0.02~0.1% 포르말린 : 훈증소독).

정답 17 ①

18 다음 중 자비소독에 대한 설명으로 옳은 것은? 21 대전

① 100℃에서 10분 동안 가열한다.
② 100℃에서 20분 동안 가열한다.
③ 100℃에서 60분 동안 가열한다.
④ 100℃에서 120분 동안 가열한다.

19 화학적 소독약인 알코올에 대한 설명으로 옳은 것은? 21 부산

① 알코올의 소독 기전은 산화작용이다.
② 에틸알코올은 독성이 강해서 메틸알코올을 소독약으로 사용한다.
③ 자극성이 적어서 상처와 구강의 소독에 사용한다.
④ 원액보다 70%로 희석한 것이 소독효과가 좋다.

PLUS

① 알코올의 소독 기전은 균단백응고작용이다.
② 메틸알코올은 에틸알코올에 비해 인체에 대한 독성이 강하다. 소독용으로는 에틸알코올을 사용한다.
③ 자극성이 강하기 때문에 상처 눈, 구강, 비강 등의 점막에는 사용하지 않는다.
④ 에틸알코올은 농도가 지나치게 높으면 살균력이 없다. 70% 이상은 되어야 충분한 살균, 소독효과를 기대할 수 있기 때문에 70~75% 에틸알코올을 피부 및 기구 소독에 사용한다.

20 소독방법에 대한 설명으로 옳은 것은? 21 충북

① 질산은은 분변, 하수, 오물, 토사물 소독에 사용한다.
② 알코올은 상처, 눈, 비강 등의 점막에 사용한다.
③ 석탄산은 구내염, 인두염에 사용된다.
④ 손, 오물, 객담 소독에 크레졸을 사용한다.

21 소독약의 희석배수가 다음과 같을 때 석탄산계수는 얼마인가? 21 복지부

석탄산의 희석배수 40배와 동일한 소독효과를 내는 소독약의 희석배수는 10배이다.

① 0.25
② 4
③ 40
④ 400
⑤ 10

PLUS

석탄산 계수(Phenol Coefficient)는 소독약의 살균을 비교하기 위하여 쓰여지는 것인데, 성상이 안정되고 순수한 석탄산을 표준으로 한다.
• 석탄산 계수 : 20℃에서 10분 이내 멸균 페놀(Phenol)의 최저 농도와 비교한 수치 = 소독약의 희석 배수/ 석탄산 희석배수 = 10/40 = 0.25

해설

18
자비소독법
(1) 100℃의 끓는 물에서 15~20분간 처리하는 방법으로 완전히 멸균되지는 않는다. 아포는 죽지 않지만 결핵균은 80℃로 5분이면 죽는다.
(2) 석탄산(5%)이나 크레졸(2~3%)을 첨가하면 소독 효과가 커진다.
(3) 식기류, 도자기류, 주사기, 의류 등에 사용한다.

20
① 1%의 질산은 용액은 임균성 신생아 안염을 예방하기 위해 출산 직후 신생아의 눈에 점안하는 데 사용된다. 0.1~0.5%의 질산은은 화상이나 병소의 젖은 드레싱으로써 사용된다.
② 70~75% 에틸알코올은 피부 및 기구소독에 사용하며 상처, 눈, 구강, 비강 등의 점막에는 사용하지 않는 것이 좋다.
③ 석탄산은 환자의 오염의류, 용기, 오물, 시험대 배설물, 토사물 등에 사용한다.

정답 18 ② 19 ④ 20 ④ 21 ①

22 소독약에 대한 설명으로 옳지 않은 것은? 21 대구

① 석탄산은 고온에서 소독효과가 크며 산성도가 높다.
② 균체 단백응고작용을 하는 소독약으로는 석탄산, 알코올, 크레졸이 있다.
③ 머큐로크롬은 자극성은 없으나 살균효과가 뛰어나다.
④ 생석회는 수분이 있는 분변, 하수, 오물에 사용한다.

23 화학적 소독제의 살균기전이 바르게 짝지어진 것은? 21 울산보건연구사

① 강산, 강알칼리, 열탕수 – 가수분해작용
② 승홍 – 균체의 효소 불활성화 작용
③ 석탄, 알코올, 크레졸 – 산화작용
④ 과산화수소, 산소, 오존 – 탈수 작용

PLUS

산화 작용	염소(Cl_2)와 그 유도체, H_2O_2, O_2, O_3 $KMnO_4$
균단백응고 작용	석탄산, 알코올, 크레졸, 포르말린, 승홍
균체의 효소 불활화 작용	알코올, 석탄산, 중금속염, 역성비누
가수분해 작용	강산, 강알칼리, 열탕수
탈수 작용	식염, 설탕, 포르말린, 알코올
중금속염의 형성 작용	승홍, 머큐로크롬, 질산은
균체막의 삼투압 변화 작용	염화물, 석탄산, 중금속염

24 화학적 소독약 중 알코올의 소독기전에 해당하는 것은? 22 울산

① 산화작용 ② 균체 단백응고 작용
③ 가수분해 작용 ④ 삼투압 변화 작용

PLUS

소독약의 살균기전

산화 작용	염소(Cl_2)와 그 유도체, H_2O_2, O_2, O_3 $KMnO_4$
균단백응고 작용	석탄산, 알코올, 크레졸, 포르말린, 승홍
균체의 효소 불활화 작용	알코올, 석탄산, 중금속염, 역성비누
가수분해 작용	강산, 강알칼리, 열탕수
탈수 작용	식염, 설탕, 포르말린, 알코올
중금속염의 형성 작용	승홍, 머큐로크롬, 질산은
균체막의 삼투압 변화 작용	염화물, 석탄산, 중금속염

해설

22
① 석탄산은 3% 수용액을 사용한다. 저온에서는 용해가 잘 되지 않으며, 산성도가 높다. 고온일수록 소독 효과가 크기 때문에 열탕수로 사용하는 것이 좋다. 환자의 오염의류, 용기, 오물, 시험대, 배설물, 토사물 등의 소독에 주로 사용한다.
② 균단백응고 작용: 석탄산, 알코올, 크레졸, 포르말린, 승홍
③ 머큐로크롬은 점막 및 피부 상처에 사용된다. 자극성은 없으나 살균력이 강하지 않다.
④ 생석회는 습기가 있는 분변, 하수, 오수, 오물, 토사물 소독에 적당하다.

정답 22 ③ 23 ① 24 ②

CHAPTER 02 환경보건

제1절 환경오염

01 런던, 로스앤젤레스, 뮤즈 계곡 및 도노라 지역에서 발생한 대기오염사건에서 공통적으로 존재했던 환경요소는?

① 기온역전층 현상
② 계곡 및 분지 지역의 상승기류
③ 자동차 배기가스 과다유출
④ 공장배출가스 과다유출

02 다음 중 몬트리올의정서에 규정된 오존층 파괴의 원인 물질로 옳은 것은?

18 경북

① 사염화탄소　② 이산화탄소
③ 메탄　④ 탄화수소

PLUS

1987년 몬트리올 의정서

몬트리올의정서 (1987)	오존층 파괴물질의 규제에 관한 국제 협약으로 염화불화탄소(CFC)와 할론으로 된 여러 종류의 생산과 소비를 1994년까지 1986년 수준의 80%까지 줄이고, 1999년까지는 1986년 수준의 50%까지 줄이는 것으로 설계되었다. 그 이후로 사염화탄소와 트리클로로에탄, 수소화플루오르화탄소(HFCs), 수소염화플루오르화탄소(HCFCs), 수소브로모플루오르카본(HBFCs), 브롬화메틸, 그 외 다른 오존 파괴물질들의 제조와 사용뿐만 아니라 CFC와 할론의 사용을 점차 줄이다가 전폐시키는 것으로 협약이 개정되어 왔다. 오존층 파괴물질인 염화불화탄소(CFCs)의 생산과 사용규제
몬트리올의정서 오존층파괴물질	• 씨에프씨(CFCs) • 할론 • 완전히 할로겐화된 그밖의 씨에프씨 • 사염화탄소 • 1,1,1-트라클로로에탄(메틸클로로포름) • 염화불화탄화수소 • 브롬화불화탄화수소 • 브롬화메틸 • 불화염화메탄

해설

01
대기오염사건의 환경요소

런던	무풍, 기온역전 석탄 연소에 따른 아황산가스 배출
LA	해안분지, 기온역전, 자동차의 배기가스
뮤즈 계곡	분지, 무풍, 기온역전, 저온, 공장에서 배출된 이산화황(SO_2)과 입자상 물질
도노라 계곡	분지, 무풍, 기온역전, 연무, 공업지대

정답 01 ① 02 ①

03 세계적인 환경오염사건에 대한 설명으로 옳지 않은 것은? 18 강원

① 가네미사건 – PCB 오염
② 멕시코 포자리카 – MIC 유출
③ 러브커낼사건 – 다이옥신 토양오염
④ 스모크 – 광화학스모그

04 다음 중 인간의 활동이 기후 변화에 미치는 영향을 평가하고 국제적인 대책을 마련하기 위해 설립된 국제협의체는 무엇인가? 18 부산

① UNEP ② IPCC
③ IEA ④ UNFOCC

PLUS

UNEP 국제연합환경계획	(UNEP : United Nations Environmental Program) 1972년 스웨덴 스톡홀름에서 개최된 최초의 유엔인간환경회의 권고에 따라 1973년 2월 1일 UNEP가 출범하였다.
IPCC	(Intergovernmental Panel on Climate Change) 기후변화에 관한 정부 간 협의체 기후변화에 관한 정부 간 협의체(IPCC)는 기후변화 문제에 대처하기 위해 세계기상기구(WMO)와 유엔환경계획(UNEP)이 1988년에 공동 설립한 국제기구로, 기후변화에 관한 과학적 규명에 기여하고 있다.
IEA	국제 에너지 기구(International Energy Agency) 1974년 벨기에 브뤼셀에서 열린 석유 소비와 관련된 회의의 합의에 따라 같은 해에 발족한 국제적 석유 긴급 유통 계획 기구이다. 본부는 프랑스 파리에 있다.
UNFCCC	기후변화에 관한 유엔 기본 협약(The United Nations Framework Convention on Climate Change, 유엔기후변화협약 혹은 기후변화협약, UNFCCC, FCCC) : 온실 기체에 의해 벌어지는 지구 온난화를 줄이기 위한 국제 협약이다. 기후변화협약은 1992년 브라질 리우데자네이루에서 열렸다. 기후 변화 협약은 선진국들이 이산화탄소를 비롯 각종 온실 기체의 방출을 제한하고 지구 온난화를 막는 데 주요 목적이 있다. 본 협약 자체는 각국의 온실 가스 배출에 대한 어떤 제약을 가하거나 강제성을 띄고 있지는 않다는 점에서 법적 구속력은 없다. 대신 협약은 시행령에 해당하는 의정서(protocol)를 통해 의무적인 배출량 제한을 규정하고 있다. 이에 대한 주요 내용을 정의한 것이 교토 의정서인데, 지금은 UNFCCC보다도 널리 알려져 있다.

05 환경오염의 연결이 옳은 것은? 19 경북

① 런던스모그 – 아황산가스
② LA스모그 – 탄화수소
③ 뮤즈계곡사건 – PAN
④ 도노라사건 – 질소산화물

해설

03
멕시코 포자리카 : 석유정제공장에서 황화수소가스 누출(H_2S)

정답 03 ② 04 ② 05 ①

PLUS

LA스모그	오존
뮤즈계곡 사건	세계 최초의 대기오염 사고로서 1930년 12월 1일부터 약 5일간 발생한 역전층에 의해 오염공기가 뮤즈강 계곡에 정체되어 63명이 사망하고 수천 명의 주민이 심한 통증을 호소하였다. 대기오염의 원인 물질은 아황산가스로 추정하고 있다.
도노라 사건	도노라에서 1948년 아연제련소와 제철소로부터 철과 아연을 생산하고 있었고, 주택가의 위치와 굴뚝공장의 높이가 거의 같은 상황에서 10월에 기온역전이 발생하여 계곡이 봉인되어 대기오염농도가 증가하였다. 대기오염의 원인물질은 아황산가스로 추정되고 있으며, 그로 인해 17명이 사망하고 많은 주민들이 입원하게 된 사건이다.

06 다음에서 설명하는 교토의정서의 메커니즘은 무엇인가? 19 전북

> 선진국인 A국가가 개발도상국인 B국가에서 온실가스 배출감축 프로젝트를 수행하여 공인된 감축분(CERs)의 형태로 배출권을 받았다.

① 공동이행제도 ② 청정개발사업
③ 탄소배출권 거래 제도 ④ 배출권 포인트 제도

PLUS

교토 메커니즘	교토 의정서에는 각국의 온실가스 배출 감축의무 이행에 유연성을 확보하고 온실가스 저감 비용을 최소화시키기 위해 공동이행제도, 청정개발 체제, 배출권거래제도 등과 같은 체제를 도입하였는데 이를 교토 메커니즘이라고 한다.
공동이행제도 (JI)	공동이행제도(JI : Joint Implementation) 부속서[국가(선진국 A국)가 다른 부속서] 국가(선진국 B국)에 투자하여 온실가스 배출을 감축하면 그 가운데 일부를 A국의 감축으로 인정
청정개발사업 (CDM)	(CDM : Clean Development Mechanism) 부속서[국가(선진국 A국)가 비부속서] 국가(개발도상국 C국)에 투자하여 온실가스배출을 감축하면 그 가운데 일부를 A국의 감축으로 인정
배출권 거래제도 (ET)	(ET : Emission Trading) 온실가스 감축 의무가 있는 국가들에 배출 할당량을 부여한 후, 해당 국가들이 서로 배출권을 거래할 수 있도록 허용

07 환경보전을 위한 국제 협약으로 유엔기후변화당사국 총회에서 온실가스를 줄이는 데 합의하여 지구 평균 기온 상승을 제한하기 위한 목표가 제시된 회의는 무엇인가? 19 호남

① 런던협약 ② 바젤협약
③ 몬트리올 의정서 ④ 파리기후협약

해설

정답 06 ② 07 ④

PLUS

2015년 파리 기후변화협약(제21차 유엔 기후변화협약 COP21)

파리기후협약	세계 195개국 정부 대표들이 프랑스 파리에 모여 2015년 12월 12일 폐막한 유엔 기후변화협약 당사국 총회에서 온실가스를 줄이는 데 합의한 신 기후체제인 파리협정을 만장일치로 채택하였다.
목표	지구 평균 기온 상승을 산업화 이전 대비 2도보다 훨씬 낮은 수준으로 유지하고, 1.5도로 제한하기 위해 노력한다.
주요내용	극한적인 홍수와 가뭄 등 글로벌 기후변화에 대응하기 위해 교토의정서를 채택한 지 18년 만에 기후·환경·경제 부문을 망라해서 영향을 미치는 새로운 국제 행동규범이 마련되었다.

08 **2020년 이후 선진개도국 모두 온실가스 감축에 동참하는 신기후체제 근간을 마련하여 기존 교토의정서를 대체하는 협정을 체결한 기후변화협약 당사국 총회는?** 19 서울

① 제19차 당사국 총회(폴란드 바르샤바)
② 제20차 당사국 총회(페루 리마)
③ 제21차 당사국 총회(프랑스 파리)
④ 제22차 당사국 총회(모로코 마라케시)

09 **환경오염 사건의 원인물질 중 동일한 특정 물질에 의한 사건이 바르게 연결된 것은?** 19 부산

① 보팔, 포자리카, 러브커넬
② 도노라, 뮤즈계곡, 런던스모그
③ 미나마타, 욧가이, 뮤즈계곡
④ 세베소, LA스모그, 런던스모그

10 **환경보건과 관련된 국제협약으로 우리나라가 1992년에 가입한 몬트리올 의정서의 내용으로 옳은 것은?** 19 경북보건연구사

① 단 하나뿐인 지구를 보존하자는 공동 인식으로 인간환경선언을 선포한 환경협약이다.
② 오존층 파괴물질인 염화불화탄소의 사용을 규제한 협약이다.
③ 종의 보전을 위한 생물학적 다양성 보전조약이다.
④ 지구온난화 방지를 위한 기후변화협약이다.

PLUS

몬트리올의정서 (1987)	• 오존층 파괴물질의 규제에 관한 국제 협약 • 염화불화탄소(CFCs)와 할론의 생산과 사용규제 • 1987년 채택되어 1989년 1월 발효 / 한국은 1992년 2월 의정서에 가입 • 1994년까지 1986년 수준의 80%까지 줄이고, 1999년까지는 1986년 수준의 50%까지 줄이는 것으로 설계

해설

09
① 보팔: MIC(메틸이소시안염 methylisocyanate)
포자리카: H_2S
러브커넬: PCB, 다이옥신 등
② 도노라, 뮤즈계곡, 런던스모그: 아황산가스(SO_2)
③ 미나마타: 수은
욧가이: 이산화황(SO_2), 이산화질소(NO_2), 포름알데히드 등
뮤즈곡
④ 세베소(이탈리아): 염소가스 다이옥신에 의한 토양오염
LA스모그: 오존
런던스모그: 아황산가스(SO_2)

10
① 단 하나뿐인 지구를 보존하자는 공동 인식으로 인간환경선언을 선포: 스톡홀름선언, 1972
③, ④: 리우

정답 08 ③ 09 ② 10 ②

PART 04

11 **오존층에 대한 국제회의로 옳은 것은?** 19 경남

① 리우회의 ② 교토의정서
③ 몬트리올의정서 ④ 오타와회의

12 **환경오염에 관한 역사에서 오염사건과 그 원인물질로 옳지 않은 것은?** 19 대구보건연구사

① 고이아니아 사건 – 세슘 ② 아모코카디즈 사건 – 합성세제
③ 보팔 사건 – 메틸이소시안염 ④ 러브커낼 사건 – PCB

PLUS

(1) 고이아니아사건: 1987년 브라질 고이아니아 지방에서 방사성 원소(Caesium-137)가 노출되었던 사건이다.
(2) 아모코카디즈 사건: 미국 아모코 석유회사 소유의 22만 톤급 유조선 아모코카디즈 호가 160만 배럴의 중동산 원유를 만재하고 항해하던 중 선장의 실수로 암초와 충돌하였고, 이 유조선에서 160만 배럴의 원유가 유출되어 해양이 오염된 사건이다.
(3) 보팔 사건: 살충제 공장(미국 화학기업)에서 메틸이소시안염(MIC: methylisocyanate)이라는 독가스가 유출되어 노동자 주택을 중심으로 3천 명의 사상자와 수십 만 명의 피해자가 발생한 사건이다.
(4) 러브커낼 사건: 1940년대 폐기물 매립으로 PCB, 다이옥신(Dioxin) 등에 의해 토양이 오염되었고 1970년대에 유산, 선천성 기형 발생 등의 건강 문제가 제기된 사건이다.

13 **환경 및 개발에 대한 국제연합회의와 가장 관련이 없는 것은?** 19 충북보건연구사

① 리우 회의 ② 교토의정서
③ 파리협약 ④ 바젤협약

PLUS

지구온난화 방지 협약(기후변화협약)

리우 회의 (1992)	각국의 온실가스 배출 감축에 관한 기본내용규정 채택
교토의정서 (1997)	온실가스 감축 목표치 규정 : CO_2, CH_4(메테인), N_2O, PFC(과불화탄소), HFC(수소화불화탄소), SF_6(육불화황)
파리기후변화협약 (2015)	지구 평균온도 상승폭을 산업화 이전과 비교하여 1.5도까지 제한
리우회의 (Rio Summit) 기후변화협약	• 리우에서 지구 정상 회의(Earth Summit), 지구의 환경 보전 문제를 논의한 회의 • '리우 선언'과 '의제 21(Agenda 21)'을 채택하고, 지구온난화 방지 협약, '생물다양성 보존 협약' 등이 각 수십 개국에 의해 별도 서명됨으로써 지구환경보호 활동의 수준이 한 단계 높아지는 성과를 낳았다.
바젤협약 (1989)	유해폐기물의 국가 간 이동 및 처분 규제에 관한 협약으로, 기본 취지는 병원성 폐기물을 포함한 유해폐기물의 국가 간 이동 시, 사전통보 등의 조치를 취함으로써 유해 폐기물의 불법이동을 줄이기 위한 것

해설

11

몬트리올의정서(1987)
• 오존층 파괴물질의 규제에 관한 국제 협약
• 염화불화탄소(CFCs)와 할론의 생산과 사용규제
• 1987년 채택되어 1989년 1월 발효 / 한국은 1992년 2월 의정서에 가입
• 1994년까지 1986년 수준의 80%까지 줄이고, 1999년까지는 1986년 수준의 50%까지 줄이는 것으로 설계

13
바젤협약은 유해폐기물의 국가 간 이동 및 처분 규제에 관한 협약

정답 11 ③ 12 ② 13 ④

14 **환경보건 관련 국제회의에 대한 설명으로 옳지 않은 것은?** 20 대구

① 스톡홀롬회의에서 오직 하나뿐인 지구라는 슬로건을 채택했다.
② 리우선언에서 환경적으로 건전하고 지속가능한 개발을 실현하기 위한 행동원칙을 구성하였다.
③ 교토의정서에서 미세먼지에 대한 규제를 마련하였다.
④ 파리협정에서 온실가스를 줄이기 위한 협약이 이루어졌다.

15 **유해폐기물 방출에 의한 해양오염 방지 협약은?** 20 전남의료기술

① 바젤협약
② 비엔나협약
③ 런던협약
④ 파리협약

16 **다음 중 지구온난화 방지를 위한 국제협약에 해당하지 않는 것은?** 20 울산의료기술

① 리우회의
② 바젤협약
③ 교토의정서
④ 파리협약

PLUS

유해폐기물	바젤협약 (1989)	유해폐기물의 국가 간 이동 및 그 처리의 통제에 관한 협약 • 유해 폐기물의 불법교역 : 유해 폐기물의 처분 • 관리능력이 부족한 국가로의 이동에 의한 환경오염 증폭방지

17 **다음 중 대기오염에 해당하지 않는 것은?** 20 경기보건연구사

① 러브커낼 사건
② 도노라사건
③ LA스모그
④ 런던스모그

PLUS

러브커낼 사건	1940년대 매립, 1970년대 건강문제	미국 뉴욕주 나이아가라시에서 1940년대 산업폐기물을 매립한 뒤 PCB, 다이옥신(Dioxin) 등에 의한 토양 오염으로 1970년대에 지역주민에게 건강문제가 발생한 사건
도노라 사건	1948	미국 펜실바니아주 도노라 공업지구공장 대기배출물(아황산가스)이 원인물질이며 기온역전으로 인하여 지역주민에게 호흡기 증상을 일으켰던 사건
LA스모그	1942~1955	미국 로스앤젤레스에서 자동차 배기가스에 의한 광화학스모그가 발생(침강성 기온역전)하여 호흡기 자극증상, 천식, 발작 등을 일으킨 사건
런던스모그	1952	영국 런던에서 주거용 난방가스 매연 등으로 배출된 아황산가스로 인하여(복사성 기온역전) 호흡기질환 및 심장질환을 일으킨 사건

해설

14
교토의정서는 선진국의 온실가스 배출량 강제적 감축의무를 규정하였다.

15
① 바젤협약(1989년) : 유해폐기물의 국가 간 이동 및 처분 규제에 관한 협약
② 비엔나협약(1985년) : 오존층 보호를 위한 협약
③ 런던협약(1972년) : 폐기물 등 기타 물질의 방출에 의한 해양오염 방지 협약
④ 파리협약(2015년) : 기후변화 협약

정답 14 ③ 15 ③ 16 ② 17 ①

18 **교토의정서에서 각국의 온실가스 배출 감축 의무 이행에 유연성을 확보하고 온실가스 저감 비용을 최소화시키기 위해 도입한 메커니즘으로 온실가스 감축 의무가 있는 국가들에 배출할당량을 부여한 후 해당 국가들이 서로 배출권을 거래할 수 있도록 허용한 제도는?** 20 경북보건연구사

① 공동이행제도 ② 청정개발사업
③ 배출권 거래제도 ④ 배출신고이행제도

PLUS

교토 메커니즘	교토 의정서에는 각국의 온실가스 배출 감축의무 이행에 유연성을 확보하고 온실가스 저감 비용을 최소화시키기 위해 공동이행제도, 청정개발 체제, 배출권거래제도 등과 같은 체제를 도입하였는데 이를 교토 메커니즘이라고 한다.
공동이행제도 (JI)	공동이행제도(JI : Joint Implementation) 부속서[국가(선진국 A국)가 다른 부속서] 국가(선진국 B국)에 투자하여 온실가스 배출을 감축하면 그 가운데 일부를 A국의 감축으로 인정
청정개발사업 (CDM)	(CDM : Clean Development Mechanism) 부속서[국가(선진국 A국)가 비부속서] 국가(개발도상국 C국)에 투자하여 온실가스배출을 감축하면 그 가운데 일부를 A국의 감축으로 인정
배출권 거래제도 (ET)	(ET : Emission Trading) 온실가스 감축 의무가 있는 국가들에 배출 할당량을 부여한 후, 해당 국가들이 서로 배출권을 거래할 수 있도록 허용

19 **온실가스 감축에 노력하자는 기후변화협약만으로는 지구온난화 방지가 불충분함을 인식하고 강제적으로 온실가스 감축의무 부담을 부여한 회의는?** 20 세종

① 리우 선언 ② 몬트리올의정서
③ 교토의정서 ④ 파리협약

20 **대기오염 사건 중 자동차 배기가스로 배출된 오염물질에 의해 발생한 것은?** 21 경기의료기술

① 1948년 도노라 사건 ② 1952년 런던 스모그
③ 1942년 LA 스모그 ④ 1930년 뮤즈계곡 사건

해설

19
교토의정서(1997년)는 유엔 기후변화협약의 구체적 이행 방안에 대한 국제 협약이며, 1997년 12월 교토에서 열린 기후 변화협약 제3차 당사국 총회에서 합의되었다. 선진국의 온실 가스 배출량 강제적 감축 의무 규정, 교토 메커니즘 등이 주요 내용이다.

20
① 도노라 사건: 공장 대기배출물질(아황산가스)
② 런던 스모그: 주거용 난방연료(아황산가스)
③ LA 스모그: 자동차 배기가스에 의한 광화학 스모그(질소산화물, 오존)
④ 뮤즈계곡 사건: 공장 대기배출물질(아황산가스)

정답 18 ③ 19 ③ 20 ③

21 역사적인 환경오염 사건 중 토양오염에 해당하는 것은? 21 경북

① 러브커낼 사건 ② 보팔 사건
③ 포자리카 사건 ④ 도노라 사건

22 다음 중 기후 협약에 대한 설명으로 옳은 것은? 21 부산

① 람사협약은 폐기물 등 기타 물질의 방출에 의한 해양오염 방지협약이다.
② 바젤협약은 유해 폐기물의 국가 간 이동 및 처리에 관한 협약이다.
⑧ 몬트리올의정서는 기후변화협약이다.
④ 런던협약은 국제습지보호조약이다.

23 다음에서 설명하는 기후변화 대응을 위한 국제협약은?

- 2020년부터 모든 국가가 참여하는 신기후체제의 근간이 된다.
- 선진국에만 온실가스 감축 의무를 부과하던 기존 체제를 극복하였다.
- 지구 평균기온 상승을 산업화 이전 대비 2℃보다 상당히 낮은 수준으로 목표를 설정하였다.
- 모든 국가가 5년 주기 이행점검을 통해 점차 노력을 강화하도록 규정하고 있다.

① 교토의정서 ② 비엔나협약
③ 몬트리올의정서 ④ 파리협정

PLUS

2015년 파리 기후변화협약(제21차 유엔 기후변화협약 COP21)

파리기후협약	세계 195개국 정부 대표들이 프랑스 파리에 모여 2015년 12월 12일 폐막한 유엔기후변화협약 당사국 총회에서 온실가스를 줄이는 데 합의한 신 기후체제인 파리협정을 만장일치로 채택하였다. 극한적인 홍수와 가뭄 등 글로벌 기후변화에 대응하기 위해 교토의정서를 채택한 지 18년 만에 기후·환경·경제 부문을 망라해서 영향을 미치는 새로운 국제 행동규범이 마련되었다. • 파리협정은 2020년 말 교토의정서가 만료되는 직후인 2021년 1월부터 적용
목표	지구 평균 기온 상승을 산업화 이전 대비 2도보다 훨씬 낮은 수준으로 유지하고, 1.5도로 제한하기 위해 노력한다.
주요내용	① 기후변화 대응을 위해 선진국과 개도국 모두 참여한다. ② 지구 평균 기온 상승을 산업화 이전 대비 2도보다 훨씬 낮은 수준으로 유지하고, 1.5도로 제한하기 위해 노력한다. ③ 개도국을 포함한 모든 국가가 자발적 온실가스 감축 목표(NDC)를 5년 단위로 제출하고, 이행하기로 합의 한다. ④ 기여방안을 의무 제출하되, 이행은 각국이 자체 노력한다(제재조치 없음).

※ 출처: 남철현 외 공중보건학(제9편 계축문화사, 2020. p.229~230. 환경부(2016.5) 파리협정 길라잡이, p.30.

해설

21
① 러브커낼(러브운하, LoveCanal Accident) 사건은 1940년대 폐기물을 매립한 지역에 마을이 조성되고 1970년대에 그 지역에 살던 주민들의 건강문제가 발생한 사건으로 PCB, 다이옥신(Dioxin) 등에 의한 토양오염 사건이다.
② 보팔 사건(1984년): 살충제 공장(미국 화학기업에서 메틸이소시안염(MIC: methylisocyanate)이라는 독가스 유출, 대기오염 사건
③ 포자리카 사건(1951년): 멕시코 공업지대 포자리카에서 석유 정제공장에서 황화수소(H_2S) 가스가 누출된 안전불감증의 대표적인 인재사건. 황화수소는 인간에게 호흡기 장애와 중추신경계에 이상을 주며 이로 인해 인구 22,000명 중 320명이 급성 중독, 22명이 사망, 다수의 국민이 기침·호흡곤란·점막 자극 등으로 시달린 대기오염사건. 분지를 이룬 곳에 기온역전으로 피해를 키웠다.
④ 도노라 사건(1948년): 공장 대기배출물에 의한 대기오염사건(아황산가스)

22
① 람사협약(1971)은 국제습지조약으로 물새의 서식지인 습지를 보호하기 위한 협약이다.
② 바젤협약(1989)은 유해 폐기물의 국가 간 이동 및 처리에 관한 협약이다.
③ 몬트리올 의정서(1987)는 오존층 파괴물질의 규제에 관한 국제 협약이다.
④ 런던협약(1972)은 폐기물 등 기타 물질의 방출에 의한 해양오염 방지 협약이다.

정답 21 ① 22 ② 23 ④

PART 04

24 **지구 평균 기온 상승을 산업화 이전 대비 2도보다 훨씬 낮은 수준으로 유지하고, 1.5도로 제한하기 위해 노력하기로 하면서 모든 국가가 자발적 온실가스 감축목표(NDC)를 제출하고, 이행하기로 합의한 국제협약은 무엇인가?** 21 복지부

① 교토의정서 ② 코펜하겐협정
③ 파리협정 ④ 비엔나협약
⑤ 몬트리올 협약

25 **다음의 설명에 해당하는 국제회의는 무엇인가?**

> 온실 기체에 의해 벌어지는 지구온난화를 줄이기 위한 국제 협약으로 1992년 6월에 채택되었다.

① 기후변화협약 ② 몬트리올의정서
③ 런던협약 ④ 바젤협약

PLUS

리우회의

리우회의 (Rio Summit, 1992)	• 1992년 6월 3일부터 6월 14일까지 브라질 리우데자네이루에서 열린 국제회의 • 환경 및 개발에 관한 국제 연합 회의(UNCED : United Nations Conference on Environment and Development) • '리우 선언'과 '의제 21(Agenda 21)'을 채택 • '지구온난화 방지 협약', '생물다양성 보존 협약' 등이 각각 수십 개국에 의해 별도 서명됨으로써 지구환경보호 활동의 수준이 한 단계 높아지는 성과를 낳았다. • 온실 기체에 의해 벌어지는 지구온난화를 줄이기 위한 국제 협약 • 주요목적 : 이산화탄소를 비롯한 각종 온실 기체의 방출을 제한하고 지구온난화를 막는 데 주요 목적이 있다

26 **기후변화협약인 교토의정서와 파리협약을 비교했을 때 파리협약의 내용으로 옳은 것은?** 21 대구

① 선진국 ② 하향식
③ 징벌적 ④ 진전원칙

해설

24
2015년 파리 기후변화협약
(제21차 유엔 기후변화협약 COP21)

파리기후협약
지구 평균 기온 상승을 산업화 이전 대비 2도보다 훨씬 낮은 수준으로 유지하고 1.5도로 제한하기 위해 노력한다. 개도국을 포함한 모든 국가가 자발적 온실가스 감축목표(NDC)를 5년 단위로 제출하고, 이행하기로 합의한다. 기여방안을 의무 제출하되, 이행은 각국이 자체 노력한다(제재조치 없음).

정답 24 ③ 25 ① 26 ④

PLUS

교토의정서와 파리협정 비교표

구분	교토의정서	파리협정
목표	온실가스 배출량 감축 (1차 : 5.2%, 2차 : 18%)	2℃ 목표, 1.5℃ 목표 달성 노력
범위	주로 온실가스 감축에 초점	온실가스 감축이 아니라 적응, 재원, 기술이전, 역량배양, 투명성 등을 포괄
감축 의무국가	주로 선진국	모든 당사국
목표 설정방식	하향식	상향식
목표 불이행시 징벌 여부	징벌적(미달성량의 1.3배를 다음 공약 기간에 추가)	비징벌적
목표 설정기준	특별한 언급 없음	진전원칙
지속 가능성	공약기간에 종료 시점이 있어 지속 가능한지 의문	종료 시점을 규정하지 않아 지속가능한 대응 가능
행위자	국가 중심	다양한 행위자의 참여 독려

27 다음의 내용에 해당하는 협약은?

> 이 협약은 병원성 폐기물을 포함한 유해폐기물의 국가 간 이동 시, 사전 통보 등의 조치를 취함으로써 유해폐기물의 불법 이동을 줄이기 위한 취지로 이루어졌다.

① 비엔나협약 ② 런던협약
③ 바젤협약 ④ 몬트리올 의정서

28 다음 중 지구온난화 방지협약에 해당하는 것은? 21 충남보건연구사

① 파리협정 ② 비엔나협약
③ 몬트리올의정서 ④ 바젤협약

PLUS

① 파리협정 : 제21차 유엔기후변화협약, 2015년 12월 12일 폐막한 유엔기후변화협약 당사국 총회에서 온실가스를 줄이는 데 합의한 신(新) 기후체제인 파리협정을 만장일치로 채택하였다.
② 비엔나협약 : 1985년, 오존층 보호를 위한 협약
③ 몬트리올의정서 : 1987년, 오존층파괴물질 규제에 관한 협약
④ 바젤협약 : 1989년, 유해폐기물의 국가 간 이동 및 처분 규제에 관한 협약

해설

27
① 비엔나협약 : 1985년 오스트리아의 비엔나에서 채택된 협약으로, 오존층 보호를 위한 협약이다. 오존층 파괴의 영향으로부터 지구와 인류를 보호하기 위해 최초로 만들어진 보편적인 국제협약이며, 이후 1987년 몬트리올 의정서에서 그 내용이 구체화되었다.
② 런던협약 : 1972년 폐기물 등 기타 물질의 방출에 의한 해양오염 방지 협약이다.
③ 바젤협약 : 1989년 유해폐기물의 국가 간 이동 및 처분 규제에 관한 협약으로 기본 취지는 병원성 폐기물을 포함한 유해폐기물의 국가 간 이동 시, 사전 통보 등의 조치를 취함으로써 유해폐기물의 불법 이동을 줄이기 위한 것이다.
④ 몬트리올의정서 : 1987년, 오존층 파괴물질의 규제에 관한 국제 협약으로 염화불화탄소(CFC)와 할론으로 된 여러 종류의 생산과 소비를 1994년까지 1986년 수준의 80%까지 줄이고, 1999년까지는 1986년 수준의 50%까지 줄이는 것으로 설계되었다.

정답 27 ③ 28 ①

PART 04

29 **대기오염 사건 중 병인에 아황산가스가 포함되지 않은 것은?** 22 서울시(2월)

① Meuse Valley(벨기에), 1930년 12월
② Donora(미국), 1948년 10월
③ Poza Rica(멕시코), 1950년 11월
④ London(영국), 1952년 12월

PLUS

① Meuse Valley(벨기에), 1930년 12월: 벨기에 뮤즈계곡 공업지구에서 공장대기배출물(아황산가스)에 의한 대기오염사건+기온역전현상
② Donora(미국), 1948년 10월: 미국 펜실베이니아주 도노라 공업지구에서 공장대기배출물(아황산가스)에 의한 대기오염사건+기온역전현상
③ Poza Rica(멕시코), 1950년 11월: 멕시코 포자리카의 석유정제공장에서 황화수소가스(H_2S) 누출
④ London(영국), 1952년 12월: 영국 런던에서 주거용 난방연료 대기오염물질(아황산가스)로 인한 대기오염사건+기온역전현상

30 **농약성분인 메틸이소시엄 가스가 유출되었던 환경오염사건은?** 22 경북의료기술

① 보팔 사건 ② 도노라 사건
③ 가네미 사건 ④ LA형 스모그

PLUS

보팔사건
1948년 12월 인도 보팔시의 살충제 공장(미국 화학기업)에서 메틸이소시안염(MIC : methylisocyanate)이라는 독가스가 유출되었던 사건으로 노동자 주택을 중심으로 3천 명의 사상자와 수십 만 명의 피해자가 발생하였다.

31 **다음 중 교토의정서에서 제시된 6대 온실가스에 해당하지 않는 것은?** 22 대전의료기술

① 메탄(CH_4) ② 아산화질소(N_2O)
③ 오존(O_3) ④ 육불화황(SF_6)

해설

30
② 도노라 사건: 1948년 미국 펜실베이니아주 도노라 공업지구에서 공장의 대기배출물질(아황산가스)에 의한 대기오염사건으로 당시 기온역전현상이 있어서 오염이 5일간 지속되었다.
③ 가네미 사건: 1968년 일본의 기타큐슈에 있는 가네미회사에서 사료 원료로 판매한 미강유의 탈취 공정 중에 혼입된 PCB로 인해 발생한 사건이다.
④ LA형 스모그: 1940년대 이후 미국 로스앤젤레스에서 자동차 배기가스에 의한 광화학 스모그로 대기가 오염되었던 사건으로 당시 침강성역전이 있었다.

31
1997년 교토의정서 6대 온실가스: 이산화탄소(CO_2), 메탄(CH_4), 아산화질소(N_2O), 과불화탄소(PFC), 수소불화탄소(HFC), 육불화황(SF_6)

정답 29 ③ 30 ① 31 ③

32 **환경관련 국제협약 중 기후변화협약으로 지구온난화의 원인이 되는 온실가스를 규정하고 선진국의 온실가스 배출량 강제적 감축 의무를 규정한 것은?**

22 충북의료기술

① 바젤협약 ② 몬트리올의정서
③ 런던협약 ④ 교토의정서

PLUS

교토의정서
유엔 기후변화협약의 구체적 이행 방안에 대한 국제 협약이며 1997년 12월 교토에서 열린 기후변화협약 제3차 당사국 총회에서 합의되었다. 선진국의 온실가스 배출량 강제적 감축 의무 규정, 교토 메커니즘 등이 주요 내용이다.

감축 대상 가스
이산화탄소(CO_2), 메탄(CH_4), 아산화질소(N_2O), 과불화탄소(PFC), 수소불화탄소(HFC), 육불화황(SF_6)

제2절 내분비계 교란물질

01 **내분비계 교란물질과 이에 들어있는 물질이 올바르게 연결된 것은?**

19전북의료기술

① 컵라면용기 – 파라벤 ② 합성세제 – 알킬페놀
③ 음료캔 – 파라벤 ④ 폐건전지 – 비스페놀A

PLUS

대표적 내분비계 교란물질
(1) 비스페놀 A: 식품이나 음료수 캔의 코팅물질 등에 사용. 플라스틱 용기, 병마개, 수도관의 내장코팅제, 치과 치료 시 사용되는 코팅제
(2) DDT, PCB: 과거 농약이나 변압기절연유로 사용되었으나 현재는 사용 금지됨
(3) 다이옥신류: 소각장에서 주로 발생
(4) 알킬페놀: 합성세제원료
(5) 프탈레이트: 플라스틱 용기, 접착제 전기용품, 어린이 장난감, 의약품, 페인트, 아교, 프린트 잉크, 코팅제 건축용품, 합성세제
(6) 파라벤: 화장품, 식품첨가물
(7) 스티렌다이머, 트리머: 컵라면 용기
(8) 수은: 폐건전지

02 **환경오염물질 중에서도 자연계에서 잘 분해되지 않고 먹이연쇄의 상위단계로 갈수록 농축되어 함량이 많아지는 생물농축 현상이 일어나는 물질에 해당하지 않는 것은?** 19 경기

① 유기인 ② PCB
③ DDT ④ 수은

해설

32
① 바젤협약: 1989년, 유해폐기물의 국경을 넘는 이동 및 그 처분의 규제에 관한 조약
② 몬트리올의정서: 1987년, 오존층 파괴물질의 규제에 관한 국제 협약(CFC, 할론 등)
③ 런던협약: 1972년, 폐기물 등 기타 물질의 방출에 의한 해양오염 방지 협약

02
(1) 생물농축: 자연계에서 잘 분리되지 않는 농약이나 중금속 이온 등의 물질이 먹이연쇄의 상위 단계로 갈수록 농축되어 함량이 많아지는 현상이다.
(2) 생물농축 물질
- 농축이 일어나는 물질: DDT, PCB, Hg, Cd, Pb, Cr, Zn, 방사능물질 등
- 농축이 되지 않는 물질: 영양염류(N, P), ABS, Na 등

정답 32 ④ / 01 ② 02 ①

PART 04

03 내분비계 교란물질에 대한 설명으로 옳지 않은 것은? 19 대전

① 대표적으로 농약류, 유기중금속류, 다이옥신류 등이 있다.
② 인체에서 만들어지는 호르몬보다는 불안정한 편이다.
③ 인체에 들어가서 내분비계의 정상적인 작용을 방해한다.
④ 지용성 물질로 체내에 축적된다.

PLUS

내분비교란물질

(1) 우리나라에 환경호르몬이라는 용어로 먼저 소개된 내분비계교란물질이란 DDT, PCB 등 환경 중의 화학물질이 사람이나 생물체의 몸속에 들어가서 성장 생식 등에 관여하는 호르몬(내분비계)의 정상적인 작용을 방해하여 정자 수의 감소, 암수변환, 암 등을 유발할 수 있다고 지적되는 화학물질이다.
(2) 생체호르몬과는 달리 쉽게 분해되지 않고 안정되어 있다.
(3) 환경 중 생체 내에 잔존하며 심지어 수년간 지속되기도 한다.
(4) 인체 등 생물체의 지방 및 조직에 농축되는 성질이 있다.
(5) 인체에 들어가 호르몬의 정상적인 작용을 방해한다.

04 내분기계 교란물질로 옳지 않은 것은? 19 충북보건연구사

① PCB
② 벤젠
③ 비스페놀A
④ Hg

PLUS

대표적 내분비계 교란물질

(1) 비스페놀 A : 식품이나 음료수 캔의 코팅물질 등에 사용. 플라스틱 용기, 병마개, 수도관의 내장코팅제, 치과 치료 시 사용되는 코팅제
(2) DDT, PCB : 과거 농약이나 변압기절연유로 사용되었으나 현재는 사용 금지됨
(3) 다이옥신류 : 소각장에서 주로 발생
(4) 알킬페놀 : 합성세제원료
(5) 프탈레이트 : 플라스틱 용기, 접착제 전기용품, 어린이 장난감, 의약품, 페인트, 아교, 프린트 잉크, 코팅제 건축용품, 합성세제
(6) 파라벤 : 화장품, 식품첨가물
(7) 스티렌다이머, 트리머 : 컵라면 용기
(8) 수은 : 폐건전지

05 다이옥신에 대한 설명으로 가장 옳지 않은 것은? 22 서울시

① 다이옥신은 주로 불소화합물의 연소과정에서 발생된다.
② 소각장이나 화학공장에서 배출된 다이옥신으로 주변의 목초지나 토양이 오염된다.
③ 오염된 목초나 곡물을 소, 돼지, 닭 등의 사료로 이용하면 다이옥신이 가축에 2차적으로 축적된다.
④ 오염된 하천이나 바다의 어류를 먹음으로써 다이옥신이 인체 내에 3차적으로 축적된다.

해설

03
내분비계 교란물질은 정상 호르몬보다 불안정한 특성을 가진 것이 아니라, 정상 호르몬과 유사하게 작용하면서 정상 호르몬보다 강하거나 약한 신호를 전달하여 내분비계의 교란작용을 유발한다.

04
벤젠은 휘발성유기화합물에 해당한다.

정답 03 ② 04 ② 05 ①

PLUS

다이옥신

다이옥신 생성	다이옥신은 제조되거나 사용되는 물질은 아니며, 보통 염소나 브롬을 함유하는 산업공정에서 화학적인 오염물로서 생성되고, 또 염소가 들어있는 화합물을 태울 때 생긴다. 일반적으로 다이옥신은 쓰레기를 태울 때 제일 많이 생기며, 특히 PVC제제가 많이 포함되어 있는 병원폐기물(약 62%)과 도시쓰레기(약 36.5%)를 태울 때 제일 많이 나온다. 심지어 담배연기에서도 다이옥신이 발생된다.
다이옥신 특성	생물체 내로 유입되면 수십 년 혹은 수백 년까지도 존재할 수 있다. 다이옥신은 물에 잘 녹지 않으므로 생물체 안으로 들어온 다이옥신은 소변으로 잘 배설되지 않는다. 그러나 지방에는 잘 녹기 때문에 생물체 안으로 들어온 다이옥신은 생물체의 지방조직에 잘 축적된다.
다이옥신의 인체 내 섭취 경로	사람은 음식물을 통하여 97~98%의 다이옥신을 섭취하고 있으며, 호흡기를 통한 섭취는 2~3% 정도인 것으로 알려져 있다. 다이옥신은 소고기와 낙농 유제품, 우유, 닭고기, 계란, 돼지고기, 양고기, 어패류 등을 통해 섭취하는 것이 대부분이고 식수를 통한 섭취는 무시해도 좋은 수준이다.
다이옥신의 인체 내 섭취 과정	소각장에서 생성된 다이옥신(미국의 경우 98.8%)은 먼저 대기를 오염시키며 산림자원, 농산물, 토양 등을 오염시킨다. 다이옥신은 물에 잘 녹지 않고 지방에 잘 녹는 성질이 있어 물에 금방 씻겨 내려가기 때문에 우리가 먹는 물이나 채소들에서는 거의 무시해도 좋다. 씻겨 내려간 다이옥신은 강이나 연안해양의 바닥에 침전물이 쌓여 오염이 밑바닥에서 심해져 어패류에 오염을 일으키며, 작은 물고기가 섭취한 다이옥신은 물고기 체내의 지방조직에 축정되고 먹이사슬을 통해 점차 큰 물고기에 점점 더 많은 양의 다이옥신이 축적되게 된다. 육지에서도 소, 돼지, 양, 닭, 등의 가축에 오랜 시간에 걸쳐 다이옥신의 축적이 지방조직에서 이루어지고 계란이나 우유에도 다이옥신이 축적된다. 사람은 육류나 어패류 및 낙농 제품의 최종소비자이기 때문에 먹이사슬을 통해 축적된 최고로 높은 양의 다이옥신을 섭취하게 된다.

※ 출처: 한국환경공단 에어코리아 홈페이지

06 다음의 설명에 해당하는 것은?

- 대표적인 내분비계 교란물질로 플라스틱 제조의 원료로 사용된다.
- 에스트로겐과 유사한 작용을 한다.
- 남성에게 무정자증을 유발하거나 여성에게 이상징후를 나타낼 수 있다.

① 비스페놀 A ② 알킬페놀
③ 파라벤 ④ DDT

PLUS

비스페놀 A

(1) 에폭시수지, 폴리카보네이트 등 플라스틱 제조의 주원료로 사용된다. 일부 영수증용 감열지 현상제, 치아 밀봉재(레진) 등에도 사용되는 유기화합물이다.
(2) 식품용 포장이나 용기, 물병, 스포츠 장비, CD · DVD 등에 사용되는 폴리카보네이트 제조과정에 사용되며 식품용 캔 내부, 수도관 등의 코팅용 에폭시수지에도 사용되기 때문에 식품이나 물을 통해 노출될 수 있다.
(3) 식품, 화장품, 개인 위생용품, 환경 등을 통해 노출 가능하며, 이 중 식품이 주요 노출원으로 알려져 있다.
(4) 여성호르몬인 에스트로겐과 유사한 작용을 하여 남성에게 무정자증을 유발하거나 여성에게 이상징후를 나타낼 수 있는 것으로 알려져 있다.

해설

정답 06 ①

PART 04

07 **내분비계 교란물질(환경호르몬)과 오염 경로의 연결이 옳지 않은 것은?** 22 지방직

① 다이옥신 − 폐건전지 ② 프탈레이트 − 플라스틱 가소제
③ DDT − 합성살충제 ④ 비스페놀A − 합성수지 원료

PLUS

대표적 내분비계 교란물질
(1) 비스페놀 A: 식품이나 음료수 캔의 코팅물질 등에 사용. 플라스틱 용기, 병마개, 수도관의 내장코팅제, 치과 치료 시 사용되는 코팅제
(2) DDT, PCB: 과거 농약이나 변압기절연유로 사용되었으나 현재는 사용 금지됨
(3) 다이옥신류: 소각장에서 주로 발생
(4) 알킬페놀: 합성세제원료
(5) 프탈레이트: 플라스틱 용기, 접착제 전기용품, 어린이 장난감, 의약품, 페인트, 아교, 프린트 잉크, 코팅제 건축용품, 합성세제
(6) 파라벤: 화장품, 식품첨가물
(7) 스티렌다이머, 트리머: 컵라면 용기
(8) 수은: 폐건전지

제3절 대기오염

01 **호흡기질환의 원인이 되며 대기오염의 지표로 사용되는 것은?** 18 충남보건진료

① SO_2 ② NO_2
③ CO ④ CO_2

02 **휘발성 유기화합물(VOCs)에 대한 설명으로 옳지 않은 것은?** 18 경기

① 호흡기에 자극증상을 일으키며 두통 등 비특이적인 증상을 유발하기도 한다.
② 유기용제를 다루는 과정이나 주유소에서 연료를 넣을 때 배출될 수 있다.
③ 나무나 풀 같은 식물에서도 배출된다.
④ 기온이 낮을 때 더욱 많이 배출된다.

PLUS

휘발성 유기화합물 (VOCs)	• 벤젠, 클로로포름, 메탄올, 사염화탄소, 포름알데하이드 등 • 질소산화물과 마찬가지로 오존의 전구물질인 동시에 자체로 호흡기에 자극 증상을 일으키며 두통 등 비특이적인 증상을 유발 • 페인트 등 유기용제를 다루는 과정이나, 자동차 배기가스 그리고 주유소에서 연료를 넣을 때도 상당량 배출 • 휘발성유기화합물은 특히 기온이 높을 때 더욱 많이 배출된다.

해설

01

아황산가스(SO_2)
• 대기오염의 지표 • 액화성이 강한 가스, 호흡기 장애 및 눈, 코, 목의 점막을 자극

정답 07 ① / 01 ① 02 ④

03 **다음에서 설명하는 대기오염 물질은 무엇인가?** 18 경기

- 화력발전소나 주거난방과정에서 배출된다.
- 폐나 호흡기의 질환을 유발한다.
- 부식성이 강한 미스트를 형성하며 산성비의 원인이 된다.

① 일산화탄소 ② 질소산화물
③ 황산화물 ④ 오존

04 **대기오염 중 자연오염이 아닌 것은?** 18 충북

① 매연 ② 모래
③ 산불에서 발생하는 먼지 ④ 화산폭발

05 **호흡기에 직접적으로 미치는 영향이 적은 것은?** 18 충북

① CO ② 미세먼지
③ NO_2 ④ SO_2

06 **염화불화탄소와 염소원자에 대한 설명으로 옳지 않은 것은?** 18 부산

① 염화불화탄소는 안정적으로 대기에 오랜기간 존재한다.
② 염화불화탄소는 대류권에서 지구온난화현상을 유발한다.
③ 성층권에서 염화불화탄소는 자외선에 의해 분해되어 염소원자를 유리시켜 이것이 오존층을 파괴한다.
④ 염화불화탄소는 냉매제, 스프레이 등으로부터 나오는 2차오염물질이다.

PLUS

염화불화탄소 (CFCs)	• 냉매제, 스프레이, 분사제 등 발생원에서 직접 대기로 방출되는 1차 대기오염물질 • 대류권에서 체류기간이 길고 불활성이며 대기 중에서는 쉽게 분해되지 않는다. • 대기권에서는 거의 분해되지 않고 성층권에서 자외선을 받으면 분해된다. • 프레온가스가 성층권에 도달하는 기간은 대략 15년이며 성층권에서 분해된 CFC에서 나오는 염소원자 하나가 100년 가량 존속하면서 약 10만개의 오존분자를 파괴하는 것으로 알려져 있다. 일단 성층권까지 올라간 염화불화탄소는 강한 자외선과 접할 경우, 즉 단파 복사에 의한 광분해로 염소원자(Cl)를 유리시킨다. 염소원자가(Cl)가 분리된 후 오존(O_3)과 반응하여 일산화염소(ClO)와 산소(O_2)로 변화면서 오존층을 파괴한다.

해설

03

황산화물
(Sulfu Oxide, SOx : SO_2, SO_3, H_2SO_4) • 석탄이나 석유 연소 시 산화되어 발생하는 대기오염물질 • 호흡기 장애(상기도 자극), 눈·코·목의 점막 자극(급성 결막염), 폐질환등을 유발 • 액화성이 강한 가스로 미스트를 형성하고 금속 부식력이 강한 가스이며 산성비의 주요 원인

04
용어 정의로 매연은 대기오염을 의미한다.

「대기환경보전법」의 대기오염물질
"매연"이란 연소 시 발생하는 유리탄소를 주로 하는 미세한 입자상 물질

05

일산화탄소(CO)
• 무색·무취의 가스로 연료의 불완전 연소 시에 발생 Hb과 결합 산소운반 능력 감소. 산소보다 CO와의 친화력이 200배 이상 산소결핍을 유발하는 독작용이 강하다.

PART 04

정답 03 ③ 04 ① 05 ① 06 ④

07 **연료가 연소할 때 완전히 타지 않고 남는 1㎛ 이하 크기의 고체물질은 무엇인가?** 18 전북의료기술

① 흄(fume) ② 매연(smoke)
③ 검댕(soot) ④ 연무(mist)

PLUS

① 흄(훈연, Fume): 보통 광물질의 용해나 산화 등의 화학 반응에서 증발한 가스가 대기 중에서 응축하여 생기는 0.001~1㎛의 고체입자(납, 산화아연, 산화우라늄 등에서 생성)
②, ③ 매연(Smoke) 및 검댕(Sool): 연료가 연소할 때 완전히 타지 않고 남는 고체물질로 매연은 1㎛ 이하 크기의 탄소입자 검댕은 1㎛ 이상의 크기를 갖고 있는 유리탄소 및 타르 물질이 응결된 것
④ 연무(액적 Mist): 가스나 증기의 응축에 의하여 생성된 대략 2~200㎛ 크기의 입자상 물질로 매연이나 가스상 물질보다 입자의 크기가 큼

08 **가스나 증기의 응축에 의하여 생성되는 입자상 물질로 비교적 입자의 크기가 큰 물질은?** 18 군무원

① 훈연(Fume) ② 매연(Smoke)
③ 검댕(soot) ④ 액적(Mist)

09 **초미세먼지 150ppm 농도로 몇 시간 이상 지속될 때 주민들에게 실외활동 금지 등을 요청하는가?** 19 경기의료기술

① 1시간 ② 2시간
③ 3시간 ④ 4시간

PLUS

대기오염경보 단계별 대기오염물질의 농도기준(제14조 관련 별표7)

대상 물질	경보 단계	발령기준	단계별 조치
미세먼지 (PM-10)	주의보	기상조건 등을 고려하여 해당지역의 대기자동측정소 PM-10 시간당 평균 농도가 150㎍/m³ 이상 2시간 이상 지속인 때	주민의 실외활동 및 자동차 사용의 자제 요청 등
	경보	기상조건 등을 고려하여 해당지역의 대기자동측정소 PM-10 시간당 평균 농도가 300㎍/m³ 이상 2시간 이상 지속인 때	주민의 실외활동 제한 요청, 자동차 사용의 제한 및 사업장의 연료사용량 감축 권고 등
초미세먼지 (PM-2.5)	주의보	기상조건 등을 고려하여 해당지역의 대기자동측정소 PM-2.5 시간당 평균 농도가 75㎍/m³ 이상 2시간 이상 지속인 때	주민의 실외활동 및 자동차 사용의 자제 요청 등
	경보	기상조건 등을 고려하여 해당지역의 대기자동측정소 PM-2.5 시간당 평균 농도가 150㎍/m³ 이상 2시간 이상 지속인 때	주민의 실외활동 제한 요청, 자동차 사용의 제한 및 사업장의 연료사용량 감축 권고 등

해설

08
① 훈연(Fume): 보통 광물질의 용해나 산화 등의 화학 반응에서 증발한 가스가 대기 중에서 응축하여 생기는 0.001~1㎛의 고체입자(납, 산화아연, 산화우라늄 등에서 생성)
② 매연(Smoke): 연료가 연소할 때 완전히 타지 않고 남는 고체물질로 매연은 1㎛ 이하 크기의 탄소입자
③ 검댕(Soot): 연료가 연소할 때 완전히 타지 않고 남는 고체물질로 검댕은 1㎛ 이상의 크기를 갖고 있는 유리탄소 및 타르 물질이 응결된 것
④ 액적(Mist): 가스나 증기의 응축에 의하여 생성된 대략 2~200㎛ 크기의 입자상 물질로 매연이나 가스상 물질보다 입자의 크기가 큼

정답 07 ② 08 ④ 09 ②

10 **다음 중 오존(O_3)에 대한 설명으로 옳지 않은 것은?** 19 호남

① 눈, 코를 자극하고 폐의 부종을 유발한다.
② 농도가 높으면 농작물에 피해를 준다.
③ 오존 경보는 0.03ppm 이상 시 발령한다.
④ 산화작용에 의한 살균작용이 있다.

PLUS

오존경보 단계	• 주의보: 오존농도 0.12ppm 이상인 때 • 경보: 오존농도 0.3ppm 이상인 때 • 중대경보: 오존농도 0.5ppm 이상인 때
오존이 식물에 미치는 영향	식물은 광합성과 관계가 되는 낮이나 밤, 또는 수분량과 기공의 열림 정도에 따라서 피해에 차이를 보인다. 일반적으로 기공이 열리는 아침과 낮에 피해가 크고, 수분이 많은 시간대에 피해가 커질 수 있다. 오존에 의해 피해를 받는 경우에는 잎의 해면조직이 손상되어 회백색 또는 갈색의 반점이 생기게 된다. 오존에 약한 식물에는 무, 담배, 시금치, 파 등이 있다. 무의 경우는 0.05ppm에 1일 8시간씩 20일간 노출되면 수확량이 50%나 감소하는 것으로 알려져 있다. 한편, 오존에 강한 식물에는 사과, 해바라기, 양배추, 국화 등이 있다.

※ 출처: 국립환경연구원 오존의 이해와 대응, 2001년 p.12.

11 **대기오염물질 중 1차오염물질의 2차적 반응으로 생성된 물질에 해당하지 않는 것은?** 19 대구

① Fume ② HCHO
③ 오존 ④ 스모크

12 **「대기환경보전법」에 따른 대기오염물질의 정의로 옳지 않은 것은?** 19 인천

① 훈연은 가스나 증기의 응축에 의하여 생성된 대략 2~200㎛ 크기의 입자상 물질이다.
② 온실가스란 적외선 복사열을 흡수하거나 다시 방출하여 온실효과를 유발하는 대기 중의 가스상태 물질로서 이산화탄소, 메탄, 아산화질소, 수소불화탄소, 과불화탄소, 육불화황을 말한다.
③ 입자상물질은 물질이 파쇄 · 선별 · 퇴적 · 이적될 때, 그 밖에 기계적으로 처리되거나 연소 · 합성 · 분해될 때에 발생하는 고체상 또는 액체상의 미세한 물질이다.
④ 매연은 연료가 연소할 때 완전히 타지 않고 남는 고체물질로 매연은 1㎛ 이하 크기의 탄소입자이다.

PLUS

액적(연무, Mist)은 가스나 증기의 응축에 의하여 생성된 대략 2~200㎛ 크기의 입자상 물질이다.

해설

11

Fume(흄)
입사상 물질인 1차오염물질로 보통 광물질의 용해나 산화 등의 화학 반응에서 증발한 가스가 대기 중에서 응축하여 생기는 0.001~1㎛의 고체입자(납, 산화아연, 산화우라늄 등에서 생성)이다.

12
① 훈연(흄, Fume)은 보통 광물질의 용해나 산화 등의 화학반응에서 증발한 가스가 대기 중에서 응축하여 생기는 0.001~1㎛의 고체입자(납, 산화아연, 산화우라늄 등에서 생성)이다.

정답 10 ③ 11 ① 12 ①

PART 04

13 다음에 모두 해당하는 대기오염 물질은? 19 서울시7급

- 코와 인후를 자극하고 호흡기에 영향을 미친다.
- 화석연료의 연소과정에서 생산되는 1차오염물질이며 가스상 물질이다.
- 대기 중에서 탄화수소화합물과 공존하는 경우 광화학스모그를 형성한다.

① 오존(O_3) ② 먼지(Dust)
③ 아황산가스(SO_2) ④ 이산화질소(NO_2)

14 다음 대기오염물질 중 2차오염물질에 해당하지 않는 것은?

19 강원의료기술(10월)

① 오존 ② 알데히드
③ 흄(fume) ④ 스모그

15 「대기환경보전법 시행규칙」에 따라 다음에 해당하는 경보제의 기준으로 옳은 것은? 19 강원의료기술(10월)

가. 초미세먼지(PM2.5) 주의보 발령기준(시간당 평균농도 ㎍/m^3)
나. 미세먼지(PM10) 주의보 발령기준(시간당 평균농도 ㎍/m^3)

	가	나
①	75	150
②	150	75
③	75	300
④	150	300

PLUS

미세먼지 경보

대상 물질	경보 단계	발령기준
미세먼지 (PM-10)	주의보	기상조건 등을 고려하여 해당지역의 대기자동측정소 PM-10 시간당 평균 농도가 150㎍/m^3 이상 2시간 이상 지속인 때
	경보	기상조건 등을 고려하여 해당지역의 대기자동측정소 PM-10 시간당 평균 농도가 300㎍/m^3 이상 2시간 이상 지속인 때
초미세먼지 (PM-2.5)	주의보	기상조건 등을 고려하여 해당지역의 대기자동측정소 PM-2.5 시간당 평균 농도가 75㎍/m^3 이상 2시간 이상 지속인 때
	경보	기상조건 등을 고려하여 해당지역의 대기자동측정소 PM-2.5 시간당 평균 농도가 150㎍/m^3 이상 2시간 이상 지속인 때

해설

13

이산화질소(NO_2)

석탄이나 석유 등 연료의 고온 연소 과정에서 생성되는 가스상의 1차오염물질이며 대도시에서는 자동차배기가스가 주요 배출원이다. 탄화수소와 결합하고 자외선의 촉매반응으로 광화학스모그를 형성하는 주범이다. 이산화질소는 호흡기의 방어기전을 약화시켜 호흡기 감염을 증가시키고 기도에 손상을 입혀 호흡기 증상을 유발하며 폐 기능을 감소시킨다.

14

Fume(흄)

입사상 물질인 1차오염물질로 보통 광물질의 용해나 산화 등의 화학 반응에서 증발한 가스가 대기 중에서 응축하여 생기는 0.001~1㎛의 고체입자(납, 산화아연, 산화우라늄 등에서 생성)이다.

2차오염물질

- 1차오염물질이 대기 중에서 오염물질 간 상호작용, 가수분해, 산화, 광화학반응 등 물리·화학적 반응을 거쳐 새롭게 형성되어진 오염물질
- 오존(O_3), PAN, 알데하이드(자극성 가스), 스모그 등

정답 13 ④ 14 ③ 15 ①

16 **다음 중 미세먼지에 대한 설명으로 옳지 않은 것은?** 19 경기

① 발생원으로는 연료의 연소, 흡연 등이 있다.
② 아주 작은 입자들은 혈류로 이동이 가능하다.
③ 아주 작은 입자들은 폐포에 도달할 가능성이 낮다.
④ 폐 속으로 쉽게 흡입된다.

PLUS

미세먼지

(1) 먼지의 입경이 10㎛ 이하인 먼지는 PM-10, 먼지의 입경이 2.5㎛ 이하인 작은 먼지는 PM-2.5라고 한다.
(2) 미세먼지는 폐 속으로 쉽게 흡입되고, 이 중 아주 작은 입자들은 폐포에 도달할 가능성이 높으며, 폐에 장기간 남아있고 혈류 속으로 흡수될 수도 있다.
(3) PM-10의 실내 발생원은 대부분 연료의 연소, 흡연, 진드기, 먼지 등이 있으며 외부 유입 먼지도 포함된다.
(4) 최근 문제가 되고 있는 미세먼지(PM-2.5)는 대표적인 발생원으로는 경유 차량의 배출가스 및 타이어 마모 먼지 등에서 발생되고, 실내에서는 주방 난방연료의 연소과정에서 발생될 가능성이 많다.

17 **기상관측결과 대기오염물질의 농도가 다음과 같을 때 대기오염경보 단계는 무엇인가?** 19 경북

• 미세먼지(PM-10) 350㎍/m^3 이상 2시간 이상 지속
• 초미세먼지(PM-2.5) 85㎍/m^3 이상 2시간 이상 지속
• 오존 0.7ppm 이상

① 미세먼지 – 주의보, 초미세먼지 – 주의보, 오존 – 중대경보
② 미세먼지 – 경보, 초미세먼지 – 경보, 오존 – 중대경보
③ 미세먼지 – 경보, 초미세먼지 – 주의보, 오존 – 경보
④ 미세먼지 – 경보, 초미세먼지 – 주의보, 오존 – 중대경보

PLUS

대상 물질	경보 단계	발령기준
미세먼지 (PM-10)	주의보	기상조건 등을 고려하여 해당지역의 대기자동측정소 PM-10 시간당 평균 농도가 150㎍/m^3 이상 2시간 이상 지속인 때
	경보	기상조건 등을 고려하여 해당지역의 대기자동측정소 PM-10 시간당 평균 농도가 300㎍/m^3 이상 2시간 이상 지속인 때
초미세먼지 (PM-2.5)	주의보	기상조건 등을 고려하여 해당지역의 대기자동측정소 PM-2.5 시간당 평균 농도가 75㎍/m^3 이상 2시간 이상 지속인 때
	경보	기상조건 등을 고려하여 해당지역의 대기자동측정소 PM-2.5 시간당 평균 농도가 150㎍/m^3 이상 2시간 이상 지속인 때
오존(O_3)	주의보	오존농도가 0.12ppm 이상인 때
	경보	오존농도가 0.3ppm 이상인 때
	중대경보	오존농도가 0.5ppm 이상인 때

해설

정답 16 ③ 17 ④

PART 04

18 **대기오염경보 단계별 대기오염물질의 농도기준 중 PM-2.5 주의보 발령 기준은?** 19 충북

① 35㎍/m^3 이하의 농도로 2시간 이상 지속인 때
② 35㎍/m^3 이상의 농도로 2시간 이상 지속인 때
③ 75㎍/m^3 이하의 농도로 2시간 이상 지속인 때
④ 75㎍/m^3 이상의 농도로 2시간 이상 지속인 때

19 **가스상 오염물질인 일산화탄소에 대한 설명으로 옳은 것은?** 19 충남

ㄱ. 산소와의 결합력이 Hb보다 200배 가량 높다.
ㄴ. 무색, 무미, 무취의 맹독성 가스이다.
ㄷ. 만성중독 시 기억력 감퇴, 지각이상 등의 건강장애를 유발한다.
ㄹ. 실내 공기오염의 지표이다.

① ㄱ, ㄴ ② ㄴ, ㄷ
③ ㄷ, ㄹ ④ ㄱ, ㄹ

20 **일산화탄소 중독이 일어났을 때 인체에서 일어나는 일로 가장 알맞은 것은?** 19 강원보건연구사

① 카르복시헤모글로빈을 생성하여 헤모글로빈을 파괴한다.
② 혈액의 산소운반능력을 저하시켜 조직세포의 무산소증을 초래한다.
③ 호흡기의 질식으로 인해 폐포의 활동 중지시킨다.
④ 화학적 질식제로서 동맥혈의 공급을 차단한다.

PLUS

질식제
(1) 단순질식제: 그 자체는 유해성이 없으나 공기 중 산소농도를 낮출 수 있는 물질(수소, 질소, 헬륨, 메탄, 에탄, 탄산가스 등 불활성가스)
(2) 화학적 질식제: 혈액 중 산소운반능력을 방해하는 물질(일산화탄소, 아닐린, 니트로소아민, 아비반 등)

일산화탄소(CO)
(1) 물체가 불완전 연소할 때 많이 발생, 주로 석탄, 디젤, 휘발유 등의 불완전 연소로 인해 발생한다.
(2) 무색, 무미, 무취 맹독성 가스
(3) 중독 기전: 일산화탄소(CO)는 헤모글로빈(Hb)과의 친화성이 산소에 비해 250~300배 강하므로 CO-Hb를 형성하고 HbO_2를 방해하여, 산소운반장애와 산소해리 촉진 작용으로 생체 조직의 산소결핍증을 일으킨다(화학성 질식제).
(4) 증상
  ① 급성 증상: 전두부 긴박감, 두통, 피부혈관 확장, 현기증, 시력 저하, 구토, 호흡과 맥박 증가, 허탈 상태. 심한 경우 경련, 혼수, 사망
  ② 만성 증상: 기억력 감퇴, 불면증, 지각이상, 파킨슨병

해설

18
PM-2.5 대기오염 경보 단계별 농도
- 주의보: 시간당 평균농도가 75 g/m^2 이상 2시간 이상 지속인 때
- 경보: 시간당 평균농도가 150 ug/m^2 이상 2시간 이상 지속인 때

19
ㄱ. Hb와의 결합력이 산소보다 200배 가량 높다.
ㄹ. 실내 공기오염의 지표는 이산화탄소이다.

20
① 카르복시헤모글로빈을 생성하여 헤모글로빈과 산소의 결합을 방해한다.
③ 일산화탄소는 폐 기능에 영향을 주는 것은 아니고 헤모글로빈의 산소 운반장애를 초래한다.
④ 화학적 질식제는 혈액 중 산소 운반능력을 방해하는 물질로 일산화탄소는 화학적 질식제에 해당한다. 하지만 동맥혈의 공급을 차단하는 것은 아니다.

정답 18 ④ 19 ② 20 ②

21 **다음의 설명 중 맞는 것을 고르시오.** 19 경남보건연구사

ㄱ. 분진은 크기가 클수록 폐포에 잘 흡착된다.
ㄴ. 잠함병은 질소와 관련이 있다.
ㄷ. NO는 CO보다 Hb과의 결합력이 수백 배 강하다.
ㄹ. 염화불화탄소(CFCs)는 오존층파괴물질이면서 지구온난화를 유발하는 물질이다.

① ㄱ, ㄴ, ㄷ　　② ㄴ, ㄷ, ㄹ
③ ㄱ, ㄷ, ㄹ　　④ ㄱ, ㄴ, ㄷ, ㄹ

PLUS

분진의 종류
(1) 흡입성 분진: 호흡기 어느 부위에서도 독성을 나타내는 분진, 입경 크기 1~100㎛
(2) 흉곽성 분진: 기도나 하기도에 침착하여 독성을 나타내는 분진, 평균 입경 10㎛
(3) 호흡성 분진: 폐포에 침착하여 독성을 나타내는 분진, 평균 입경 4㎛

22 **겨울철 연탄 사용 시 일산화탄소(CO)가 가장 많이 발생하는 시기는 언제인가?** 19 광주

① 온도가 가장 높을 때
② 연소하기 시작할 때와 끝날 때
③ 이산화탄소 분압이 높을 때
④ 이산화질소 분압이 낮을 때

23 **일산화탄소가 주로 발생하는 시기는?** 20 광주

① 불이 타기 시작할 때와 타다 꺼질 때
② 불이 활활 타오를 때
③ 산소가 충분히 공급될 때
④ 물체가 완전연소될 때

24 **입자상 물질 중 연료가 불완전 연소되어 남는 고체물질로 1㎛ 이하 크기의 탄소입자는 무엇인가?** 20 경북

① 매연　　② 분진
③ 흄　　④ 연무

해설

21
분진은 대기 중에 부유하거나 비산강하하는 미세한 고체상의 입자상 물질(「대기오염방지법」, 1981)로 산업보건 기준에 관한 규칙에서는 근로자가 작업하는 장소에서 발생하거나 흩날리는 미세한 분말상의 물질이다. 폐포 침착률이 가장 큰 분진의 크기는 0.5~5.0㎛이다.

22
일산화탄소는 물체가 불완전연소할 때 주로 발생한다. 연소하기 시작할 때와 타다 꺼질 때가 이에 해당한다.

23
일산화탄소는 물체가 불완전 연소할 때 많이 발생한다. 주로 석탄, 디젤, 휘발유 등의 불완전 연소로 인해 발생한다. 불이 활활 타오를 때, 산소가 충분이 공급될 때 완전 연소가 이루어진다.

정답 21 ② 22 ② 23 ① 24 ①

PART 04

PLUS

분진(dust)	일반적으로 미세한 독립 상태의 액체 또는 고체상의 알맹이, 10㎛ 이상의 크기를 가지며 비교적 무거워서 침강하기 쉬운 것을 강하분진, 입자가 10㎛ 이하의 크기로 가벼워서 가라앉지 않고 장시간 공기 중에 부유하는 것을 부유분진이라 함
흄(fume)훈연	보통 광물질의 용해나 산화 등의 화학 반응에서 증발한 가스가 대기 중에서 응축하여 생기는 0.001~1㎛의 고체입자(납, 산화아연, 산화우라늄 등에서 생성)
매연(smoke) 및 검댕(soot)	연료가 연소할 때 완전히 타지 않고 남는 고체물질(불완전 연소로 생성되는 미세입자)
	매연은 1㎛ 이하 크기의 탄소입자
	검댕은 1㎛ 이상의 크기를 갖고 있는 유리탄소 및 타르물질이 응결된 것
연무 (액적, mist)	• 가스나 증기의 응축에 의하여 생성된 대략 2~200㎛ 크기의 액체 입자 물질 • 매연이나 가스상 물질보다 입자의 크기가 큼

25 대기오염물질 중 1차오염물질에 해당하는 것은? 20 제주의료기술

① 황산화물 ② 오존
③ 광화학스모그 ④ PAN

26 다음 중 2차대기오염물질에 해당하는 것은? 20 대전

① PAN, 오존, 알데히드
② 매연, 흄, 오존
③ 아황산가스, 일산화탄소, 탄화수소
④ 이산화질소, 알데히드, 일산화탄소

27 대기오염 물질 중 2차오염물질이 아닌 것은? 20 전남의료기술

① 오존 ② 아크롤레인
③ 스모그 ④ 일산화탄소

28 1차오염물질이 광화학 반응을 일으켜 생긴 2차오염물질로 옳은 것은? 20 경기기술

① 분진 ② 탄화수소
③ 황산화물 ④ 알데히드

PLUS

2차오염물질	• 1차오염물질이 대기 중에서 오염물질 간 상호작용, 가수분해, 산화, 광화학반응 등 물리·화학적 반응을 거쳐 새롭게 형성되어진 오염물질 • 오존(O_3), PAN, 알데하이드(자극성 가스), 스모그 등

해설

25

2차오염물질
• 1차오염물질이 대기 중에서 오염물질 간 상호작용, 가수분해, 산화, 광화학반응 등 물리·화학적 반응을 거쳐 새롭게 형성되어진 오염물질 • 오존(O_3), PAN, 알데하이드(자극성 가스), 스모그 등

27
아크롤레인은 알데히드류에 해당하는 물질이다. 일산화탄소는 1차오염물질이다.

2차오염물질
• 1차오염물질이 대기 중에서 오염물질 간 상호작용, 가수분해, 산화, 광화학반응 등 물리·화학적 반응을 거쳐 새롭게 형성되어진 오염물질 • 오존(O_3), PAN, 알데하이드(자극성 가스), 스모그 등

정답 25 ① 26 ① 27 ④ 28 ④

29 **대기 중으로 쉽게 증발되며, 대기 중에서 광화학반응을 일으켜 오존 등의 유해한 옥시던트(Oxidant)를 생성하는 대기오염물질은?** 20 서울보건연구사

① 이산화황 ② 납
③ 미세먼지 ④ 휘발성 유기화합물

30 **유해가스 중에서 화석연료의 연소과정에서 발생되는 가스로 수용성이며, 눈, 코, 목 점막에 자극을 주고, 주로 상기도에 흡수되는 것은 무엇인가?** 20 인천보건연구사

① 아황산가스 ② 암모니아
③ 질소산화물 ④ 오존

PLUS

아황산가스	• 석탄이나 석유와 같은 화석연료의 연소와 정유나 정련공정에서 발생 • 섬유나 종이펄프 모직 등의 표백제와 곡물의 훈증제로 사용되며, 공기 중에서 낮은 농도로 노출될 수 있다. 액화성이 강한 특성이 있어서 수용성이며 눈, 코, 목, 점막을 자극하고 주로 상기도에 흡수되어 호흡기 증상을 일으킨다.
암모니아	수용성의 무색 자극성 가스로 점막에서는 수산화암모늄을 생성하고 이는 점막의 용해성 괴사를 일으킨다. 여러 가지 세척제의 흄이 가정에서 노출원이 될 수 있다. 직업적으로는 냉동시설이나 플라스틱, 폭약, 비료산업에서 사고성 노출에 의해 발생될 수 있다. 눈, 피부, 상기도의 점막에 자극제로서 후두부에 부종을 유발하여 상기도 폐색을 가져올 수 있고, 화학적 기관지염, 기관지경련, 비심인성(non-cardiogenic) 폐부종을 초래하기도 한다.

31 **다음은 초미세먼지(PM-2.5)의 비상저감조치 발령 기준이다. 빈칸에 들어갈 숫자로 올바른 것은?** 20 인천보건연구사

> • 당일 평균농도 (ㄱ)㎍/m³ 이상, 다음날 평균농도 (ㄴ)㎍/m³ 초과 예보일 때
> • 당일 주의보나 경보 발령, 다음날 평균농도 (ㄷ)㎍/m³ 초과 예보일 때
> • 다음날 평균농도 (ㄹ)㎍/m³ 초과 예보일 때

	ㄱ	ㄴ	ㄷ	ㄹ
①	50	50	50	75
②	25	50	50	50
③	10	25	50	75
④	10	25	50	75

해설

29

휘발성유기화합물(VOCs)

• 벤젠, 클로로포름, 메탄올, 사염화탄소, 포름알데하이드 등
• 질소산화물과 마찬가지로 오존의 전구물질인 동시에 자체로 호흡기에 자극증상을 일으키며 두통 등 비특이적인 증상을 유발
• 페인트 등 유기용제를 다루는 과정이나, 자동차 배기가스 그리고 주유소에서 연료를 넣을 때도 상당량 배출.
• 휘발성유기화합물은 특히 기온이 높을 때 더욱 많이 배출된다.

PART 04

정답 29 ④ 30 ① 31 ①

PLUS

「미세먼지 저감 및 관리에 관한 특별법」

(1) 비상저감조치 시행기준(법 시행규칙 제7조)

① 당일(비상저감조치 시행일의 전날을 말한다. 이하 같다) 초미세먼지(PM-2.5) 평균 농도가 50㎍/m³ 초과하고 다음 날(비상저감조치 시행일을 말한다. 이하 같다)의 초미세먼지 24시간 평균 농도가 50㎍/m³ 초과할 것으로 예측되는 경우
② 당일에 「대기환경보전법 시행령」에 따른 초미세먼지 주의보 또는 경보가 발령되고, 다음 날의 초미세먼지 24시간 평균 농도가 50㎍/m³ 초과할 것으로 예측되는 경우
③ 다음 날의 초미세먼지 24시간 평균 농도가 75㎍/m³을 초과할 것으로 예측되는 경우

(2) 고농도 미세먼지 비상저감조치(법 제18조)

① 시·도지사는 환경부장관이 정하는 기간 동안 초미세먼지 예측 농도가 환경부령으로 정하는 기준에 해당하는 경우 미세먼지를 줄이기 위한 다음 각 호의 비상저감조치를 시행할 수 있다. 다만 환경부장관은 2개 이상의 시·도에 광역적으로 비상저감조치가 필요한 경우에는 해당 시·도지사에게 비상저감조치 시행을 요청할 수 있고, 요청 받은 시·도지사는 정당한 사유가 없으면 이에 따라야 한다.
1. 대통령령으로 정하는 영업용 등 자동차를 제외한 자동차의 운행 제한
2. 「대기환경보전법」 제2조 제11호에 따른 대기오염물질 배출시설 중 환경부령으로 정하는 시설의 가동시간 변경, 가동률 조정 또는 같은 법 제2조 제12호에 따른 대기오염 방지시설의 효율 개선
3. 비산먼지 발생사업 중 건설공사장의 공사시간 변경·조정
4. 그 밖에 비상저감조치와 관련하여 대통령령으로 정하는 사항
② 시·도지사는 제1항에 따른 비상저감조치를 시행할 때 관련 기관의 장 또는 사업자에게 대통령령으로 정하는 바에 따라 휴업, 탄력적 근무제도 등을 권고할 수 있다.
③ 제1항에 따라 비상저감조치를 요구받은 자는 정당한 사유가 없으면 이에 따라야 한다.
④ 제1항에 따른 비상저감조치의 대상지역 발령의 기준·기간절차 등에 필요한 사항은 대통령령으로 정한다. 다만, 제1항 제1호에 해당하는 자동차 운행 제한의 방법·대상지역·대상차량·발령시간·발령절차 등에 필요한 사항은 시·도의 조례로 정한다.

(3) 비상저감조치의 해제(법 제19조)

① 시·도지사는 비상저감조치 발령 사유가 없어진 경우에는 비상저감조치를 즉시 해제하여야 한다.
② 그 밖에 비상저감조치의 해제 요건 및 절차 등에 필요한 사항은 환경부령으로 정한다.

32 우리나라 대기오염 경보 단계 상 PM-2.5의 주의보 기준으로 옳은 것은?

21 전북의료기술(5월)

① 35㎛/m³ 이상, 1시간 지속 ② 75㎛/m³ 이상, 2시간 지속
③ 150㎛/m³ 이상, 1시간 지속 ④ 150㎛/m³ 이상, 2시간 지속

PLUS

대상 물질	경보 단계	발령기준
미세먼지 (PM-10)	주의보	기상조건 등을 고려하여 해당지역의 대기자동측정소 PM-10 시간당 평균 농도가 150㎍/m³ 이상 2시간 이상 지속인 때
	경보	기상조건 등을 고려하여 해당지역의 대기자동측정소 PM-10 시간당 평균 농도가 300㎍/m³ 이상 2시간 이상 지속인 때
초미세먼지 (PM-2.5)	주의보	기상조건 등을 고려하여 해당지역의 대기자동측정소 PM-2.5 시간당 평균 농도가 75㎍/m³ 이상 2시간 이상 지속인 때
	경보	기상조건 등을 고려하여 해당지역의 대기자동측정소 PM-2.5 시간당 평균 농도가 150㎍/m³ 이상 2시간 이상 지속인 때

해설

정답 32 ②

33 **다음 설명 중 ㉠에 해당하는 값은?** 21 경기

> 「미세먼지 저감 및 관리에 관한 특별법」에 의하면 당일(비상저감조치 시행일 전날) 초미세먼지 평균 농도가 1세제곱미터당 (㉠)마이크로그램을 초과하고, 다음 날(비상저감조치 시행일)의 초미세먼지 24시간 평균 농도가 1세제곱미터당 (㉠)마이크로그램을 초과할 것으로 예측되는 경우 시·도지사는 비상저감조치를 시행할 수 있다.

① 10 ② 25
③ 50 ④ 150

PLUS

「미세먼지 저감 및 관리에 관한 특별법」 제18조(고농도 미세먼지 비상저감조치)

① 시·도지사는 환경부장관이 정하는 기간 동안 초미세먼지 예측 농도가 환경부령으로 정하는 기준에 해당하는 경우 미세먼지를 줄이기 위한 다음 각 호의 비상저감조치를 시행할 수 있다. 다만, 환경부장관은 2개 이상의 시·도에 광역적으로 비상저감조치가 필요한 경우에는 해당 시·도지사에게 비상 저감조치 시행을 요청할 수 있고, 요청받은 시·도지사는 정당한 사유가 없으면 이에 따라야 한다.

> 미세먼지 저감 및 관리에 관한 특별법 시행규칙 제7조(비상저감조치의 시행기준)
> ① 시·도지사는 법 제18조 제1항 각 호 외의 부분 본문에서 "환경부령으로 정하는 기준에 해당하는 경우"란 다음 각 호의 어느 하나에 해당하는 경우를 말한다.
> 1. 당일(비상저감조치 시행일의 전날을 말한다. 이하 같다) 초미세먼지 평균 농도가 1세제곱미터당 50마이크로그램을 초과하고, 다음 날(비상저감조치 시행일을 말한다. 이하 같다)의 초미세먼지 24시간 평균 농도가 1세제곱미터당 50마이크로그램을 초과할 것으로 예측되는 경우
> 2. 당일에 「대기환경보전법 시행령」 제2조 제3항 제2호에 따른 초미세먼지 주의보 또는 경보가 발령되고, 다 음 날의 초미세먼지 24시간 평균 농도가 1세제곱미터당 50마이크로그램을 초과할 것으로 예측되는 경우
> 3. 다음 날의 초미세먼지 24시간 평균 농도가 1세제곱미터당 75마이크로그램을 초과할 것으로 예측되는 경우

1. 대통령령으로 정하는 영업용 등 자동차를 제외한 자동차의 운행 제한
2. 「대기환경보전법」 제2조 제11호에 따른 대기오염물질배출 시설 중 환경부령으로 정하는 시설의 가동시간 변경, 가동률 조정 또는 같은 법 제2조 제12호에 따른 대기오염방지시설의 효율 개선
3. 비산먼지 발생사업 중 건설공사상의 공사시간 변경·조정
4. 그 밖에 비상저감조치와 관련하여 대통령령으로 정하는 사항

② 시·도지사는 제1항에 따른 비상저감조치를 시행할 때 관련 기관의 장 또는 사업자에게 대통령령으로 정하는 바에 따라 휴업, 탄력적 근무제도 등을 권고할 수 있다.
③ 제1항에 따라 비상저감조치를 요구받은 자는 정당한 사유가 없으면 이에 따라야 한다.
④ 제1항에 따른 비상저감조치의 대상지역 발령의 기준, 기간절차 등에 필요한 사항은 대통령령으로 정한다. 다만 제1항 제1호에 해당하는 자동차 운행 제한의 방법 대상지역, 대상차량 발령시간, 발령절차 등에 필요한 사항은 시·도의 조례로 정한다.

해설

정답 33 ③

PART 04

34 **대기오염물질에 대한 설명으로 옳지 않은 것은?** 경남

① 가스는 물질이 연소·합성·분해될 때에 발생하거나 물리적 성질로 인하여 발생하는 기체상 물질이다.
② 매연은 연소 시 발생하는 유리탄소가 응결하여 입자의 지름이 1㎛ 이상이 되는 입자상 물질이다.
③ 휘발성 유기화합물은 탄화수소류 중 석유화학제품, 유기용제 등이다.
④ 입자상 물질은 물질이 기계적으로 처리되거나 연소·합성·분해될 때에 발생하는 고체상 또는 액체상의 미세한 물질이다.

PLUS

대기환경보존법 제2조 대기오염물질의 주요 용어

가스	물질이 연소, 합성, 분해될 때에 발생하거나 물리적 성질로 인하여 발생하는 기체상 물질
입자상 물질	물질이 파쇄·선별·퇴적·이적될 때, 그 밖에 기계적으로 처리되거나 연소·합성·분해될 때에 발생하는 고체 또는 액체상의 미세한 물질
먼지	대기 중에 떠다니거나 흩날려 내려오는 입자상 물질
매연	연소 시 발생하는 유리탄소를 주로 하는 미세한 입자상 물질
검댕	연소 시 발생하는 유리탄소가 응결하여 입자의 지름이 1㎛ 이상이 되는 입자상 물질
휘발성 유기화합물	탄화수소류 중 석유화학제품, 유기용제, 그 밖의 물질로서 환경부장관이 관계 중앙행정기관의 장과 협의하여 고시하는 것

35 **연료가 연소할 때 완전히 타지 않고 남는 고체물질로 1㎛ 이하 크기의 입자상 물질은 무엇인가?** 21 광주·전남·전북

① 매연 ② 흄
③ 연무 ④ 분진

PLUS

입자상 물질(PM; Particulate Matter)
대기 중에 존재하는 미세한 크기의 고체 및 액체의 입자들(1차오염물질)

분진(dust)	일반적으로 미세한 독립 상태의 액체 또는 고체상의 알맹이, 10㎛ 이상의 크기를 가지며 비교적 무거워서 침강하기 쉬운 것을 강하분진, 입자가 10㎛ 이하의 크기로 가벼워서 가라앉지 않고 장시간 공기 중에 부유하는 것을 부유분진이라 함
흄(fume)훈연	보통 광물질의 용해나 산화 등의 화학 반응에서 증발한 가스가 대기 중에서 응축하여 생기는 0.001~1㎛의 고체입자(납, 산화아연, 산화우라늄 등에서 생성)
매연(smoke) 및 검댕(soot)	연료가 연소할 때 완전히 타지 않고 남는 고체물질(불완전 연소로 생성되는 미세입자)
	매연은 1㎛ 이하 크기의 탄소입자
	검댕은 1㎛ 이상의 크기를 갖고 있는 유리탄소 및 타르물질이 응결된 것
연무(액적, mist)	• 가스나 증기의 응축에 의하여 생성된 대략 2~200㎛ 크기의 액체 입자 물질 • 매연이나 가스상 물질보다 입자의 크기가 큼

해설

34
② 검댕

정답 34 ② 35 ①

36 **대기오염물질 중 입자상 물질에 대한 설명으로 옳지 않은 것은?** 21 부산

① 분진(dust)은 미세한 독립상태의 액체 또는 고체상의 알맹이로 10㎛ 이상의 크기는 강하분진, 10㎛ 이하의 크기는 부유분진이라 한다.
② 매연(smoke)은 1㎛ 이하 크기의 탄소입자다.
③ 미스트(mist)는 가스나 증기의 응축에 의하여 생성된 물질로 가스상 물질보다 입자의 크기가 작다.
④ 흄(fume)은 광물질의 화학 반응에서 증발한 가스가 대기 중에서 응축하여 생기는 0.001~1㎛ 크기의 고체입자다.

PLUS

입자상 물질

분진(dust)	일반적으로 미세한 독립 상태의 액체 또는 고체상의 알맹이, 10㎛ 이상의 크기를 가지며 비교적 무거워서 침강하기 쉬운 것을 강하분진, 입자가 10㎛ 이하의 크기로 가벼워서 가라앉지 않고 장시간 공기 중에 부유하는 것을 부유분진이라 함
흄(fume)훈연	보통 광물질의 용해나 산화 등의 화학 반응에서 증발한 가스가 대기 중에서 응축하여 생기는 0.001~1㎛의 고체입자(납, 산화아연, 산화우라늄 등에서 생성)
매연(smoke) 및 검댕(soot)	• 연료가 연소할 때 완전히 타지 않고 남는 고체물질(불완전 연소로 생성되는 미세입자) • 매연은 1㎛ 이하 크기의 탄소입자, 검댕은 1㎛ 이상의 크기를 갖고 있는 유리탄소 및 타르물질이 응결된 것
연무(액적, mist)	• 가스나 증기의 응축에 의하여 생성된 대략 2~200㎛ 크기의 액체 입자 물질 • 매연이나 가스상 물질보다 입자의 크기가 큼

37 **오존(O_3)에 대한 설명으로 가장 옳은 것은?** 21 서울

① 오존은 지표면에 오존층을 만들어 지구 보호막을 만든다.
② 오존층은 적외선을 흡수하여 지구 생명체를 보호한다.
③ 오존은 자동차, 사업장 등에서 직접 배출되는 오염물질은 아니다.
④ 오존 농도가 높을수록 실외 활동에 제약이 없다.

38 **다음에서 아황산가스(SO_2)에 대한 설명으로 옳은 것을 모두 고른 것은?** 21 서울

> ㉠ 공기보다 가볍다.
> ㉡ 대기 오염의 지표 중 하나이다.
> ㉢ 산성비를 내리게 하는 주요 원인이다.
> ㉣ 호흡기 질환으로 기관지염 및 폐렴 등을 일으킨다.

① ㉠, ㉡
② ㉡, ㉢
③ ㉠, ㉡, ㉢
④ ㉡, ㉢, ㉣

해설

37
① 오존은 성층권에 오존층을 만들어 지구 보호막을 만든다.
② 오존층은 자외선을 흡수하여 지구 생명체를 보호한다.
③ 오존은 자동차, 사업장 등에서 직접 배출되는 오염물질은 아니고 1차오염물질인 질소산화물과 탄화수소가 자외선과 만나 광화학반응에 의해 만들어지는 2차오염물질이다.
④ 오존 농도가 높을 때는 실외 활동을 제한한다.

정답 36 ③ 37 ③ 38 ④

PART 04

PLUS

아황산가스 (SO_2)	• 석탄이나 석유와 같은 화석연료의 연소와 정유나 정련공정에서 발생 • 산업화 초기에 심각한 대기오염을 일으켰고 런던 스모그의 주범으로 알려져 있다. 가스 형태이지만 대기 중에서 황산염으로 변화하기 때문에 입자의 형태로도 흡수가 된다. • 아황산가스는 용해도가 높기 때문에 상기도에서 많이 흡수되고 폐로도 침투된다. • 아황산가스의 비중은 공기 1에 대하여 2.263으로 공기보다 무겁다.
특성	① 대기오염지표 ② 황산제조공장, 석탄 연소 시 많이 배출되며, 감소 추세 ③ 무색, 자극성이 강한 냄새가 남 ④ 액화성이 강한 가스 ⑤ 금속 부식력이 강함 ⑥ 건강 장애 : 호흡기 장애(상기도 자극), 눈 · 코 · 목의 점막 자극(급성 결막염) ⑦ 환원성 표백제 ⑧ 산성비의 원인 ⑨ 농작물에 가장 피해를 주는 물질

39 **입자상 물질 중 연료가 연소할 때 완전히 타지 않고 남는 고체물질로 1㎛ 이하의 탄소입자는?** 21 복지부

① 매연　② 연무
③ 액적　④ 박무
⑤ 훈연

PLUS

분진(dust)	일반적으로 미세한 독립 상태의 액체 또는 고체상의 알맹이, 10㎛ 이상의 크기를 가지며 비교적 무거워서 침강하기 쉬운 것을 강하분진, 입자가 10㎛ 이하의 크기로 가벼워서 가라앉지 않고 장시간 공기 중에 부유하는 것을 부유분진이라 함
흄(fume)훈연	보통 광물질의 용해나 산화 등의 화학 반응에서 증발한 가스가 대기 중에서 응축하여 생기는 0.001~1㎛의 고체입자(납, 산화아연, 산화우라늄 등에서 생성)
매연(smoke) 및 검댕(soot)	• 연료가 연소할 때 완전히 타지 않고 남는 고체물질(불완전 연소로 생성되는 미세입자) • 매연은 1㎛ 이하 크기의 탄소입자, 검댕은 1㎛ 이상의 크기를 갖고 있는 유리탄소 및 타르물질이 응결된 것
연무 (액적, mist)	• 가스나 증기의 응축에 의하여 생성된 대략 2~200㎛ 크기의 액체 입자 물질 • 매연이나 가스상 물질보다 입자의 크기가 큼
박무(mist)	• 대기 중 수증기에 의하여 형성된 것으로 시야를 방해하는 입자상의 물질 • 수분, 오염물질 및 먼지 등으로 구성 • 안개보다 사정이 좋은 상태(안개보다는 투명함)를 가리킨다.

해설

정답 39 ①

40 다음 중 오존경보를 발령하는 기준은? 22 경기의료기술

① 0.12 ② 0.2
③ 0.3 ④ 0.5

PLUS

구분	발령 기준	단계별 조치
주의보	기상조건 등을 고려하여 해당 지역의 대기자동측정소 오존 농도가 0.12ppm 이상인 때	주민의 실외 활동 및 자동차 사용의 자제 요청 등
경보	기상조건 등을 고려하여 해당지역의 대기자동측정소 오존 농도가 0.3ppm 이상인 때	주민의 실외 활동 제한 요청, 자동차 사용의 제한 및 사업장의 연료 사용량 감축 권고 등
중대 경보	기상조건 등을 고려하여 해당 지역의 대기자동측정소 오존 농도가 0.5ppm 이상인 때	주민의 실외 활동 금지 요청, 자동차의 통행금지 및 사업장의 조업시간 단축 명령 등

41 다음에서 설명하는 공기오염물질은 무엇인가? 22 경기

- 공장에서 석탄이나 석유 연소 시 발생하며 폐, 호흡기 질환을 일으킨다.
- 산성비의 원인이다.
- 식물 성장에 방해가 된다.

① 오존 ② 아황산가스
③ 질소산화물 ④ 일산화탄소

PLUS

아황산가스 (SO_2)	• 석탄이나 석유와 같은 화석연료의 연소와 정유나 정련공정에서 발생 • 산업화 초기에 심각한 대기오염을 일으켰고 런던 스모그의 주범으로 알려져 있다. 가스 형태이지만 대기 중에서 황산염으로 변화하기 때문에 입자의 형태로도 흡수가 된다. • 아황산가스는 용해도가 높기 때문에 상기도에서 많이 흡수되고 페로도 침투된다. • 아황산가스의 비중은 공기 1에 대하여 2.263으로 공기보다 무겁다.
특성	① 대기오염지표 ② 황산제조공장, 석탄 연소 시 많이 배출되며, 감소 추세 ③ 무색, 자극성이 강한 냄새가 남 ④ 액화성이 강한 가스 ⑤ 금속 부식력이 강함 ⑥ 건강 장애 : 호흡기 장애(상기도 자극), 눈 · 코 · 목의 점막 자극(급성 결막염) ⑦ 환원성 표백제 ⑧ 산성비의 원인 ⑨ 농작물에 가장 피해를 주는 물질

해설

40
오존경보제 : 대기 중 오존의 농도가 일정 기준 이상 높게 나타났을 때 경보를 발령함으로써 지역 거주 주민들의 건강과 생활 환경상의 피해를 최소화하기 위해 실시되는 제도(주의보, 경보, 중대경보 3단계로 발령)

41
황산화물은 석탄이나 석유 연소 시 산화되어 발생하며, 아황산가스(SO_2), 삼산화황(SO_3), 황산(H_2SO_4) 등이 있다.

정답 40 ③ 41 ②

PART 04

42 **연료의 고온연소 과정에서 생성되며 자동차 배기가스가 주요 배출원인 대기오염물질은 무엇인가?** 22 대전의료기술

① 황산화물 ② 유기화합물
③ 오존 ④ 질소산화물

PLUS

질소산화물 (Nitrogen Oxide, NOx)	석탄이나 석유 등 연료의 고온 연소 과정에서 생성되는데, 대도시에서는 자동차 배기가스가 주요 배출원이다.
특성	① 수용성이 낮아 상기도보다 하기도에 자극증상을 일으킴 ② 심한 중독 시에 폐울혈, 폐부종을 일으킬 수 있음 ③ 호흡기의 방어기전을 약화시켜 호흡기 감염을 증가시킴
종류	일산화질소(NO), 이산화질소(NO_2), 아산화질소(N_2O)

해설

43 **자동차 배기가스가 주요 배출원인 대기오염 물질은 무엇인가?** 22 충남

① 황산화물 ② 질소산화물
③ 이산화탄소 ④ 휘발성 유기화합물

44 **다음 중 기체상 물질에 대한 설명으로 옳지 않은 것은?** 22 강원의료기술(10월)

① 아황산가스는 용해도가 낮기 때문에 하기도에서 많이 흡수되고 폐로도 침투된다.
② 아황산가스는 산성비의 원인이 된다.
③ 아산화질소는 지구온난화를 유발한다.
④ 이산화질소는 호흡기감염을 증가시킨다.

PLUS

아황산가스(SO_2)

아황산가스 (SO_2)	• 석탄이나 석유와 같은 화석연료의 연소와 정유나 정련공정에서 발생 • 산업화 초기에 심각한 대기오염을 일으켰고 런던 스모그의 주범으로 알려져 있다. 가스 형태이지만 대기 중에서 황산염으로 변화하기 때문에 입자의 형태로도 흡수가 된다. 아황산가스는 용해도가 높기 때문에 상기도에서 많이 흡수되고 폐로도 침투된다. • 아황산가스의 비중은 공기 1에 대하여 2.263으로 공기보다 무겁다.
특성	• 대기오염지표 • 무색, 자극성이 강한 냄새가 남, 액화성이 강한 가스 • 금속 부식력이 강함 • 건강 장애 : 호흡기 장애(상기도 자극), 눈·코·목의 점막 자극(급성 결막염) • 환원성 표백제 • 산성비의 원인 • 농작물에 가장 피해를 주는 물질 • 아황산가스의 비중은 공기에 대하여 2.263으로 공기보다 무겁다.

정답 42 ④ 43 ② 44 ①

질소산화물 (Nitrogen Oxide, NOx)	석탄이나 석유 등 연료의 고온 연소 과정에서 생성되는데, 대도시에서는 자동차 배기가스가 주요 배출원이다.
특성	① 수용성이 낮아 상기도보다 하기도에 자극증상을 일으킴 ② 심한 중독 시에 폐울혈, 폐부종을 일으킬 수 있음 ③ 호흡기의 방어기전을 약화시켜 호흡기 감염을 증가시킴
종류	일산화질소(NO), 이산화질소(NO_2), 아산화질소(N_2O)
이산화질소 (NO_2)	① 호흡기의 방어기전을 약화시켜 호흡기 감염을 증가시키고, 기도에 손상을 입혀 호흡기 증상을 유발하며 폐기능을 감소시킴 ② 사일로우 중독(Silo-Filler Disease) 농부병 : 농작물 저장소에서 근무하는 사람들에게 기침, 호흡 곤란, 객혈 등의 증상이 나타남
아산화질소 (N_2O)	① 단시간 실시하는 수술의 마취제로 사용되며 장기간 흡입 시 사망할 수 있음 ② 일명 스마일가스(Smile Gas)라고 함 ③ 오존층 파괴와 온난화 유발

45 미세먼지에 대한 설명으로 가장 옳지 않은 것은? 22 서울시고졸보건직

① 초미세먼지는 지름이 10㎛보다 작은 미세먼지로 머리카락 지름의 약 1/20~1/30 작은 크기이다.

② 미세먼지가 높은 날에는 외출은 가급적 자제하고 외출 시 보건용 마스크(식품의약품안전처 인증)를 착용한다.

③ 미세먼지는 지표면의 흙먼지와 화석연료의 연소과정 등에서 발생한다.

④ 미세먼지가 우리 몸속으로 들어와 염증반응이 발생하면 천식, 호흡기계, 심혈관계 질환 등이 유발될 수 있다.

PLUS

미세먼지

미세먼지	대기 중에 떠다니거나 흩날려 내려오는 입자상물질인 먼지 중 다음의 흡입성 먼지
분류	① 미세먼지 : 입자의 지름이 10마이크로미터(㎛) 이하인 먼지(PM-10) ② 초미세먼지 : 입자의 지름이 2.5마이크로미터(㎛) 이하인 먼지(PM-2.5) ※ 초미세먼지는 머리카락 직경(약 60㎛)의 1/20~1/30 크기보다 작다.
배출원	미세먼지 및 미세먼지 생성물질은 대기오염물질을 대기에 배출하는 대기오염물질배출시설과 자동차, 선박, 건설기계 등에 의해 배출된다.
건강에 미치는 영향	① 미세먼지는 사람 머리카락 굵기의 5분의 1 크기에 불과하다. 따라서 코나 기관지에서 걸러지지 않고 몸속에 스며들 가능성이 높다. 몸에 들어와 폐까지 침투한 미세먼지는 천식과 폐질환의 원인이 되고 이를 제거하기 위한 면역세포의 작용으로 염증을 일으키기도 한다. ② 초미세먼지는 더 많은 유해물질들이 흡착될 수 있고, 크기가 작아 혈관으로 침투해 다른 인체기관으로 이동할 가능성도 높아 일반적으로 미세먼지보다 건강에 해로운 것으로 알려져 있다.

해설

정답 45 ①

PART 04

46 다음에 해당하는 오염물질은? 23 보건직

> • 2차오염물질로 산화력이 매우 강하다.
> • 대기환경보전법령상 대기오염경보 대상이다.
> • 질소산화물이 자외선과 광화학 반응을 일으키는 과정에서 생성된다.

① 오존 ② 스모그
③ 라돈 ④ 폼알데하이드

제4절 실내공기오염

01 새집증후군에 대한 설명으로 옳지 않은 것은? 18 경기

① 새로 지은 건물이나 보수공사 후에 더 많은 불쾌감을 느낀다.
② 포름알데히드나 중금속 등으로 인한 두통, 비중격천공 등이 유발된다.
③ 일시적으로 눈, 코, 목의 자극과 기침, 현기증, 가려움이 있을 수 있고 오랜 기간 노출 시 호흡기 질환을 유발한다.
④ 시간이 지날수록 감소한다.

02 다음 설명에 해당하는 오염물질은? 18 복지부

> • 휘발성유기화합물의 일종으로 자극성 냄새를 갖는 가연성 무색 기체이다.
> • 우레아 단열재, 실내가구의 칠, 접착제, 흡연, 생활용품, 접착제 등에 의해 발생한다.
> • 국제암연구기구(IARC)에서 인체발암물질로 분류하고 있다.

① 벤젠 ② 라돈
③ 석면 ④ 포름알데히드
⑤ 납

PLUS

포름알데히드	(1) 휘발성유기화합물의 일종으로 자극성 냄새를 갖는 가연성 무색 기체이며, 인화점이 낮아 폭발의 위험성을 가지며, 휘발성유기화합물과 함께 새집증후군의 원인물질로 알려져 있다. (2) 실내에서 포름알데히드 농도는 온도와 습도 건축물의 수명, 실내 환기율에 따라 크게 좌우된다. 특히 지하생활환경에서 발생되는 실내공기 중의 포름알데히드는 건축자재, 상가, 포목점 등에서 많이 방출되어 효과적인 환기시설의 운영이 요구된다. (3) 우레아 단열재, 실내가구의 칠, 가스난로 등의 연소과정, 접착제, 흡연, 생활용품, 의약품, 접착제 등에 의해 발생되며, 일반적으로 방출되는 기간은 수십 년간으로 추정되고 있다. (4) 국제암연구기구(IARC)에서 인체발암물질로 분류하고 있다.

해설

46

2차오염물질
• 1차오염물질이 대기 중에서 오염물질 간 상호작용, 가수분해, 산화, 광화학반응 등 물리·화학적 반응을 거쳐 새롭게 형성되어진 오염물질 • 오존(O_3), PAN, 알데하이드(자극성 가스), 스모그 등

01

새집증후군의 원인은 휘발성유기화합물(벤젠, 톨루엔, 클로로포름, 아세톤, 스틸렌, 포름알데히드 등)이다. 짧은 기간 노출 시 두통, 눈·코·목의 자극, 기침, 가려움증, 현기증, 피로감, 집중력 저하가 있으며 오랜 기간 노출 시 호흡기 질환, 심장병, 암 등의 질병을 유발할 수 있다. 새로 지은 건물 혹은 보수공사 후 2개월까지 증가, 입주 후 약 6개월이 경과하면 입주 후 최고농도의 약 50% 이하로 감소하고 19개월 이후에는 약 20% 내외의 농도로 안정화된다.

정답 46 ① / 01 ② 02 ④

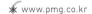

03 **다음 중 라돈에 대한 설명으로 옳지 않은 것은?** 19 대전

① 비활성 기체이다.
② 무색, 무미, 무취의 성질을 가진다.
③ 알파선을 방출한다.
④ 공기보다 가볍다.

04 **다음에서 설명하는 오염물질은 무엇인가?** 19 경기

- 새집증후군의 원인이다.
- 건물 신축 또는 보수공사 직후에 많이 나온다.
- 주증상은 현기증, 피부증상, 피로감, 집중력 저하, 호흡기 증상 등이다.

① 오존 ② 라돈
③ 일산화탄소 ④ 휘발성유기화합물

PLUS

휘발성 유기화합물	벤젠, 클로로포름, 메탄올, 사염화탄소, 포름알데하이드 등 다양한 물질을 포함하고 있다. 호흡기에 자극증상을 일으키며 두통 등 비특이적인 증상을 유발하기도 한다. 페인트 등 유기용제를 다루는 과정이나 자동차 배기가스 그리고 주유소에서 연료를 넣을 때도 상당량 배출될 수 있고 나무나 풀 같은 식물에서도 배출되는데 특히 기온이 높을 때 더욱 많이 배출된다. 새집증후군은 집이나 건물을 새로 지을 때 사용하는 건축자재나 벽지 등에서 나오는 유해물질로 인해 거주자들이 느끼는 건강상 문제 및 불쾌감으로 주요 원인이 휘발성유기화합물이다.

05 **「다중이용시설 등 실내공기질 관리법」에 따라 다중이용시설 내부의 좌석 한 공기 질을 유지하기 위한 기준에 해당하지 하지 않는 것은?** 19 충북

① 일산화탄소(CO) ② 라돈
③ 포름알데히드 ④ 총부유세균

PLUS

「다중이용시설 등의 실내공기질 관리법」 실내공기 오염물질

실내 공기 오염물질	미세먼지(PM-10), 미세먼지(PM-2.5), 이산화탄소, 포름알데히드, 총부유세균(TAB : Total Airborne Bacteria), 일산화탄소, 이산화질소, 라돈, 휘발성유기화합물(VOCs), 석면, 오존, 초미세먼지, 곰팡이, 벤젠, 톨루엔, 에틸벤젠, 자일렌, 스티렌
실내 공기질 유지 기준	미세먼지(PM-10), 미세먼지(PM-2.5), 이산화탄소(CO_2), 포름알데히드(HCHO), 총부유세균, 일산화탄소(CO)

해설

03
라돈(Radon)은 화학 원소로 기호는 Rn, 원자 번호는 86이다. 라돈은 방사성 비활성기체로서 무색, 무미, 무취의 성질을 가지고 있으며 공기보다 무겁다. 자연에서는 우라늄과 토륨의 자연 붕괴에 의해서 발생된다. 가장 안정적인 동위 원소는 Rn-222으로 반감기는 3.8일이고, 이를 이용하여 방사선 치료 등에 사용된다. 라돈의 방사능을 흡입하게 되면 폐의 건강을 위협할 수 있다. 이러한 이유로 많은 과학자들이 라돈에 대한 화학적 연구를 꺼리고 있고, 그로 인해 아직까지 알려진 화학적 합성물질은 매우 극소수에 불과하다. 라돈의 붕괴과정에서 생성되는 라돈자손은 호흡을 통해 흡입하게 되면, 폐에 흡착하여 붕괴하면서 방출되는 알파에너지를 주변 조직에 부여함으로써 장기적으로 폐암을 유발할 수 있는 생물학적 손상을 야기한다.

정답 03 ④ 04 ④ 05 ②

PART 04

06 **「실내공기질 관리법」에 의한 실내 공기질 유지 기준에 해당하지 않는 것은?** 19 충북

① PM-10 ② 포름알데히드
③ 총 부유세균 ④ 라돈

PLUS

「다중이용시설 등의 실내공기질 관리법」에 따른 실내공기질 유지기준대상이 되는 오염물질

실내 공기 오염물질	미세먼지(PM-10), 미세먼지(PM-2.5), 이산화탄소, 포름알데히드, 총부유세균(TAB : Total Airborne Bacteria), 일산화탄소, 이산화질소, 라돈, 휘발성유기화합물(VOCs), 석면, 오존, 초미세먼지, 곰팡이, 벤젠, 톨루엔, 에틸벤젠, 자일렌, 스티렌
실내 공기질 유지 기준	미세먼지(PM-10), 미세먼지(PM-2.5), 이산화탄소(CO_2), 포름알데히드(HCHO), 총부유세균, 일산화탄소(CO)

07 **무색의 자극성 냄새가 나며 가구의 접착제, 건물의 단열재, 건축자재에 사용되고, 노출 시 눈, 코 및 호흡기 자극을 일으키는 오염물질은 무엇인가?** 20 경북

① 석면 ② 라돈
③ 오존 ④ 포름알데히드

08 **「실내공기질 관리법」에 대한 내용으로 옳지 않은 것은?** 20 대구

① 실내 주차장은 실내 오염 기준에 포함된다.
② 지하역사의 일산화탄소 농도는 25ppm 이하여야 한다.
③ PM-2.5은 실내 공기질 유지기준 물질에 포함된다.
④ 산후조리원 총부유세균은 800 이하여야 한다.

PLUS

실내 공기질 유지 기준(법 시행규칙 제3조 관련)
(1) 미세먼지(PM-10), 미세먼지(PM-2.5). 이산화탄소(CO_2), 포름알데히드(HCHO), 총부유세균, 일산화탄소(CO)
(2) 6개 물질에 대해 유지 기준을 설정하고 위반 시 과태료 부과 등 행정조치를 함

항목 / 시설	PM-10 (㎍/m^3)	PM-2.5 (㎍/m^3)	CO (ppm)	포름알데히드 (㎍/m^3)	총 부유 세균 (CFU/m^3)	CO (ppm)
가	100 이하	50 이하	1,000 이하	100 이하	–	10 이하
나	75 이하	35 이하		80 이하	800 이하	
다	200 이하	–		100 이하	–	25 이하
라	200 이하	–	–	–	–	–

해설

07

포름알데히드

(1) 휘발성유기화합물의 일종으로 자극성 냄새를 갖는 가연성 무색 기체이며, 인화점이 낮아 폭발의 위험성을 가지며, 휘발성유기화합물과 함께 새집증후군의 원인물질로 알려져 있다.
(2) 실내에서 포름알데히드 농도는 온도와 습도 건축물의 수명, 실내 환기율에 따라 크게 좌우된다. 특히 지하생활환경에서 발생되는 실내공기 중의 포름알데히드는 건축자재, 상가, 포목점 등에서 많이 방출되어 효과적인 환기시설의 운영이 요구된다.
(3) 우레아 단열재, 실내가구의 칠, 가스난로 등의 연소과정, 접착제, 흡연, 생활용품, 의약품, 접착제 등에 의해 발생되며, 일반적으로 방출되는 기간은 수십 년간으로 추정되고 있다.
(4) 국제암연구기구(IARC)에서 인체발암물질로 분류하고 있다.

08

지하역사의 일산화탄소 농도는 10ppm 이하이다.

정답 06 ④ 07 ④ 08 ②

- "가" 시설 : 지하역사, 지하도 상가, 철도역사의 대합실, 여객자동차 터미널의 대합실, 항만시설 중 대합실, 공항시설 중 여객터미널, 도서관 · 박물관 및 미술관, 대규모 점포, 장례식장, 영화상영관, 학원, 전시시설, 인터넷컴퓨터게임시설제공업의 영업시설, 목욕장업 외 영업시설
- "나" 시설 : 의료기관, 산후조리원, 노인요양시설, 어린이집
- "다" 시설 : 실내주차장
- "라" 시설 : 실내 체육시설, 실내 공연장, 업무시설, 둘 이상의 용도에 사용되는 건축물

09 **실내공기오염에 대한 설명으로 옳은 것은?** 20 충북

① 군집독이란 많은 사람들이 밀폐된 공간에 있을 때 공기의 물리화학적 변화에 의한 것으로 두통, 권태, 현기증, 불쾌감을 일으키는 것을 말한다.
② 새집증후군은 건축자재나 벽지 등에서 나오는 유해물질로 인해 거주자들이 느끼는 건강문제로 주로 잔류성유기오염물질들이 원인이 된다.
③ PM10은 실내공기질 유지기준에 해당하고 PM2.5는 실내공기질 권고기준에 해당한다.
④ 군집독의 주요 원인물질은 포름알데히드이다.

10 **실내공기질 유지기준 중 어린이집, 실내 어린이 놀이시설, 산후조리원의 총부유세균 기준은 얼마인가?** 20 인천의료기술(10월)

① 800 ② 200
③ 50 ④ 100

11 **실내공기오염물질과 건강장애의 연결이 옳은 것은?** 20 경북보건연구사

① 포름알데히드 – 피부암 ② 석면 – 폐암
③ 오존 – 규폐증 ④ 라돈 – 중피종

12 **휘발성유기화합물의 일종으로 자극성 냄새를 갖는 가연성 무색 기체이며, 인화점이 낮아 폭발의 위험성을 가지며, 휘발성유기화합물과 함께 새집증후군의 원인물질로 알려져 있다. 국제암연구기구(IARC)에서 인체발암물질로 분류한 이 오염물질은 무엇인가?**

① 라돈 ② 톨루엔
③ 오존 ④ 포름알데히드

해설

09
② 새집증후군은 건축자재나 벽지 등에서 나오는 유해물질로 인해 거주자들이 느끼는 건강문제로 주로 휘발성유기화합물이 원인이 된다.
③ PM-10, PM-2.5는 실내공기질 유지기준에 해당한다.
④ 포름알데히드는 새집증후군의 주요 원인이다.

11
① 포름알데히드 : 눈, 코 및 호흡기에 만성 자극, 정서적 불안정, 기억력 상실, 정신집중의 곤란, 인체발암물질
② 석면 : 석면폐증, 악성 중피종, 폐암
③ 오존 : 눈, 코, 목 자극
④ 라돈 : 폐암

정답 09 ① 10 ① 11 ② 12 ④

PART 04

PLUS

포름알데히드	(1) 휘발성유기화합물의 일종으로 자극성 냄새를 갖는 가연성 무색 기체이며, 인화점이 낮아 폭발의 위험성을 가지며, 휘발성유기화합물과 함께 새집증후군의 원인물질로 알려져 있다. (2) 실내에서 포름알데히드 농도는 온도와 습도 건축물의 수명, 실내 환기율에 따라 크게 좌우된다. 특히 지하생활환경에서 발생되는 실내공기 중의 포름알데히드는 건축자재, 상가, 포목점 등에서 많이 방출되어 효과적인 환기시설의 운영이 요구된다. (3) 우레아 단열재, 실내가구의 칠, 가스난로 등의 연소과정, 접착제, 흡연, 생활용품, 의약품, 접착제 등에 의해 발생되며, 일반적으로 방출되는 기간은 수십 년간으로 추정되고 있다. (4) 국제암연구기구(IARC)에서 인체발암물질로 분류하고 있다.

13 **다음 중 실내 공기질 유지기준에 해당하는 것은?** 20 전북보건연구사

① 이산화탄소　② 이산화질소
③ 라돈　④ 휘발성유기화합물

PLUS

「다중이용시설 등의 실내공기질 관리법」에 따른 실내공기질 오염물질

실내 공기 오염물질	미세먼지(PM-10), 미세먼지(PM-2.5), 이산화탄소, 포름알데히드, 총부유세균(TAB : Total Airborne Bacteria), 일산화탄소, 이산화질소, 라돈, 휘발성유기화합물(VOCs), 석면, 오존, 초미세먼지, 곰팡이, 벤젠, 톨루엔, 에틸벤젠, 자일렌, 스티렌
실내 공기질 유지 기준	미세먼지(PM-10), 미세먼지(PM-2.5), 이산화탄소(CO_2), 포름알데히드(HCHO), 총부유세균, 일산화탄소(CO)

14 **실내공기오염 중 군집독의 원인 및 증상에 해당하지 않는 것은?** 21 전북의료기술

① 오한　② 고온
③ 고습　④ 두통

15 **다음 중 의료기관, 산후조리원, 노인요양시설 등의 실내공기질 유지기준으로 옳지 않은 것은?** 21 제주의료기술(5월)

① 폼알데하이드 80$\mu g/m^3$ 이하
② 미세먼지(PM-10) 80$\mu g/m^3$ 이하
③ 미세먼지(PM-2.5) 35$\mu g/m^3$ 이하
④ 이산화탄소 1,000ppm 이하

해설

14
군집독(Crowd Poisoning)은 다수인이 밀폐된 공간에 있을 때 실내공기의 물리·화학적 변화현상으로 주요 영향요인은 고온·고습·구취·채취 등의 냄새, CO 및 CO_2 등의 가스 무기류, 분진 등이다. 주요증상은 불쾌감, 두통, 권태, 현기증, 구토, 식욕저하 등이며 예방을 위해 주위 공기를 환기해야 한다.

정답 13 ① 14 ① 15 ②

PLUS

실내 공기질 유지 기준(법 시행규칙 제3조 관련)

(1) 미세먼지(PM-10), 미세먼지(PM- 2.5), 이산화탄소(CO_2), 포름알데히드, 총부유세균, 일산화탄소(CO)

(2) 6개 물질에 대해 유지 기준을 설정하고 위반 시 과태료 부과 등 행정조치를 함

항목 시설	PM-10 (㎍/m³)	PM-2.5 (㎍/m³)	CO (ppm)	포름알데히드 (㎍/m³)	총 부유 세균 (CFU/m³)	CO (ppm)
가	100 이하	50 이하	1,000 이하	100 이하	-	10 이하
나	75 이하	35 이하		80 이하	800 이하	
다	200 이하	-		100 이하	-	25 이하
라	200 이하	-	-	-	-	-

- "가" 시설: 지하역사, 지하도 상가, 철도역사의 대합실, 여객자동차 터미널의 대합실, 항만시설 중 대합실, 공항시설 중 여객터미널, 도서관·박물관 및 미술관, 대규모 점포, 장례식장, 영화상영관, 학원, 전시시설, 인터넷컴퓨터게임시설제공업의 영업시설, 목욕장업 외 영업시설
- "나" 시설: 의료기관, 산후조리원, 노인요양시설, 어린이집
- "다" 시설: 실내주차장
- "라" 시설: 실내 체육시설, 실내 공연장, 업무시설, 둘 이상의 용도에 사용되는 건축물

16 실내 공기질 유지기준에 해당하는 것은? 21 충남

ㄱ. CO	ㄴ. PM10
ㄷ. CO_2	ㄹ. SO_2
ㅁ. NO_2	ㅂ. O_3

① ㄱ, ㄴ, ㄷ　② ㄹ, ㅁ, ㅂ
③ ㄱ, ㄷ, ㅁ　④ ㄴ, ㄹ, ㅂ

PLUS

실내 공기질 유지 기준(법 시행규칙 제3조 관련)

실내 공기질 유지 기준	(1) 미세먼지(PM-10), 미세먼지(PM-2.5), 이산화탄소(CO_2), 포름알데히드, 총부유세균, 일산화탄소(CO) (2) 6개 물질에 대해 유지 기준을 설정하고 위반 시 과태료 부과 등 행정조치를 함 • 실내 공기질 권고 기준(법 시행규칙 제4조 관련) ① 이산화질소(NO_2), 라돈(Rn), 총휘발성유기화합물(TVOC), 곰팡이 ② 4개 물질에 대해 권고 기준을 설정하여 자율적으로 준수하도록 하고 있음

17 다음 중 실내공기에 대한 설명으로 옳지 않은 것은? 21 전남경력경쟁(7월)

① 이산화탄소의 서한량은 0.1%이다.
② 질소는 공기 중 78%를 차지한다.
③ 이산화탄소가 많으면 군집독의 문제가 생길 수 있다.
④ CO는 실내공기 오염을 나타내는 대표적인 지표이다.

해설

17
실내공기오염의 지표는 이산화탄소다.

정답 16 ① 17 ④

PART 04

18 **다음 중 실내 공기질 관리법에 따른 실내 공기질의 ㉠ 유지기준과 ㉡ 권고기준이 옳게 짝지어진 것은?** 21 충북보건연구사

	㉠	㉡
①	일산화탄소	총부유세균
②	포름알데히드	미세먼지
③	이산화탄소	이산화질소
④	라돈	곰팡이

PLUS

실내 공기질 관리법

「다중이용시설 등의 실내공기질 관리법」(법 시행규칙 제3조 관련) [별표2][별표3]

실내 공기질 유지 기준	• 미세먼지(PM-10), 미세먼지(PM-2.5), 이산화탄소(CO_2), 포름알데히드(HCHO), 총부유세균, 일산화탄소(CO) • 6개 물질에 대해 유지 기준을 설정하고 위반 시 과태료 부과 등 행정조치
실내 공기질 권고기준	• 이산화질소(NO_2), 라돈(Rn), 총휘발성유기화합물(TVOC), 곰팡이 • 4개 물질에 대해 권고 기준을 설정하여 자율적으로 준수하도록 하고 있음

19 **새집증후군의 원인 물질인 휘발성유기화합물(VOCs)이 아닌 것은?** 23 보건직

① 일산화탄소(CO) ② 벤젠(benzene)
③ 톨루엔(toluene) ④ 스티렌(styrene)

제5절 대기오염과 기상

01 **런던 스모그(London smog)에 대한 설명으로 가장 옳지 않은 것은?** 19 서울

① 석유류의 연소물이 광화학 반응에 의해 생성된 산화형스모그(oxidizing smog)이다.
② 주된 성분에는 아황산가스와 입자상 물질인 매연 등이 있다.
③ 기침, 가래와 같은 호흡기계 질환을 야기한다.
④ 가장 발생하기 쉬운 달은 12월과 1월이다.

해설

19
「다중이용시설 등의 실내공기질 관리법」 시행규칙 제7조

신축 공동주택의 실내공기질 측정항목	
1. 폼알데하이드	2. 벤젠
3. 톨루엔	4. 에틸벤젠
5. 자일렌	6. 삭제
7. 스티렌	8. 라돈

01
런던스모그는 석탄과 석유계 연소물의 열적 반응에 의해 생성된 아황산가스가 주요 원인인 환원형 스모그이다. 석유계 연료 연소물의 광화학 반응에 의해 생성된 산화형 스모그는 LA스모그이다.

정답 18 ③ 19 ① / 01 ①

02 환경오염 사건 중 광화학적 스모그와 관련한 상황들로 옳지 않은 것은? 19 대구

① LA스모그 ② 석탄연료 사용과 관련
③ 주로 낮에 발생 ④ 연무형 스모그

03 태평양 해수면의 온도가 0.5도 이상 오른 상태가 5~6개월 이상 지속되는 현상을 의미하는 것은? 19 경기

① 열대야 ② 라니냐
③ 엘니뇨 ④ 열섬

04 대기오염사건 중 런던형스모그 발생 시의 특징으로 옳지 않은 것은? 19 충북

① 일반 가정 난방 시설 등에서 배출되는 아황산가스에 의하여 발생하였다.
② 호흡기계질환을 유발하였다.
③ 낮 동안 증가한 자동차 배기가스가 원인이 되었다.
④ 겨울철에 발생하였다.

05 온실효과를 일으키는 것을 온실가스라고 한다. 온실효과 기여물질 중 지구온난화지수가 가장 큰 것은 무엇인가? 19 강원

① 육불화항 ② 이산화탄소
③ 아산화질소 ④ 수소불화탄소

PLUS

CO_2를 기준으로 한 온실가스별 지구온난화지수와 주요 발생원

온실가스	지구온난화지수	주요 발생원	배출량
이산화탄소	1	에너지 사용, 산림벌채	77%
메탄	21	화석원료, 폐기물, 농업, 축산	14%
아산화질소	310	산업공정, 비료 사용, 소각	8%
수소불화탄소	140~11,700	에어컨 냉매, 스프레이 분사제	1%
과불화탄소	6,500~9,200	반도체 세정용	
육불화황	23,900	전기절연용	

※ 출처 : IPCC : Intergovernmental Panel on Climate Change 4차 보고서, 2007.

해설

02
LA스모그는 대표적인 광화학적 스모그에 의한 오염사건이었다. 당시 주된 사용 연료는 석유계 연료였다. 주로 자동차 배기가스 속에 함유된 올레핀계 탄화수소와 질소산화물의 혼합물에 태양광선이 작용해서 생기는 광화학 반응에 의한 것이다. 태양광선 작용이 있어야 하므로 낮에 주로 발생하며 오존이 주요 오염물질로 연무형 스모그이다.

03
엘니뇨란 동풍이 약해지고(적도 무역풍의 약화) 동태평양의 바닷물 온도가 올라가면서 바닷물의 방향을 역전시키면서 동태평양의 해수면의 온도가 평년보다 0.5℃ 이상 높게 6개월 이상 지속되는 상태이다.

04
런던형스모그는 주로 주거용 난방가스의 오염물질인 아황산가스(SO_2)가 주 원인이었다.

정답 02 ② 03 ③ 04 ③ 05 ①

06 다음 중 열섬현상의 원인으로 옳지 않은 것은? 19 광주보건연구사

① 도시는 농촌보다 콘크리트 벽이 보존하는 열이 많다.
② 도시는 농촌보다 이산화탄소와 인공열이 많다.
③ 도시는 농촌보다 열 증발에 의한 열 소비가 많다.
④ 도시는 농촌에 비해 바람 생성이 적다.

PLUS

열섬 현상	도시 도로의 포장률 증가, 인위적인 열 생산량의 증가, 도시의 대형 건물과 공장들은 불규칙한 지면을 형성하여 자연적인 공기의 흐름이나 바람을 지연시켜 도심의 온도는 변두리보다 약 5℃ 정도 높게 되어 국지적인 기상의 변화가 생긴다. 따뜻한 공기는 상승하고 도시 주위로부터 찬바람이 지표로 흐르게 되는데 이때 대기오염물질이 상승하여 먼지 지붕을 형성하여 태양열에 의한 지표 가열을 방해하게 되므로 공기의 수직 이동이 감소되어 오염이 심화된다.
열섬 효과의 인자	① 도시가 시골보다 열 보전 능력이 큼(아스팔트, 콘크리트 벽 등) ② CO_2가 많음, 인공열이 많음 ③ 물 증발에 의한 열 소비가 적음 ④ 바람이 적음
열섬 효과가 주로 발생하는 때	① 고기압의 영향으로 하늘이 맑고 바람이 약할 때 주로 발생함 ② 밤에 주로 발생 ③ 여름보다 겨울에 주로 발생

07 런던형 스모그에 대한 설명으로 옳지 않은 것은? 19 충남보건연구사

① 스모그의 원인물질은 주로 상기도를 자극한다.
② 자동차 운행량이 많은 곳에서 주로 발생한다.
③ 도심에서 주로 발생한다.
④ 겨울철에 주로 발생한다.

08 기후변화(지구온난화)의 원인이 되는 온실가스 중 배출량이 가장 많은 물질은? 20 서울

① 일산화탄소(CO)
② 메탄가스(CH_4)
③ 질소(N_2)
③ 이산화탄소(CO_2)

해설

07
자동차배기가스가 주요 원인이 된 것은 LA스모그이다. 런던 스모그의 주요 원인물질은 주거용 난방가스에 의해 배출된 황산화물이다.

08
온실가스 중 배출량이 가장 많아 온난화 기여도가 가장 많은 물질은 이산화탄소(CO_2)이다.

정답 06 ③ 07 ② 08 ④

09 **다음 중 지구온난화의 주요 원인이 되는 가스에 해당하지 않는 것은?** 20 제주

① HC ② CO_2
③ CH_4 ④ N_2O

10 **다음과 관련 있는 대기오염 현상은?** 20 서울

• 뮤즈계곡 사건	• 도노라 사건	• 런던스모그 사건

① 열섬 현상 ② 열대야 현상
③ 지구온난화 현상 ④ 기온역전 현상

11 **다음에서 설명하는 현상은 무엇인가?** 20 인천보건연구사

- 적도 무역풍이 강해지면서 적도 부근 태평양의 수온이 정상보다 낮게 나타나는 현상이다.
- 서태평양 지역에서는 극심한 장마, 호우현상을 보인다.
- 동태평양 지역에서는 가뭄을 유발한다.

① 엘니뇨 ② 라니냐
③ 기온역전 ④ 열섬현상

PLUS

라니냐 현상	(1) 동풍인 무역풍이 강해지면서 적도 부근의 동태평양 해수 온도가 평소보다 낮아지는 현상으로 해수면의 온도가 평년보다 0.5℃ 이상 낮게 6개월 이상 지속된다. (2) 스페인어로 '작은 소녀'라는 뜻으로 엘니뇨와 반대 현상을 말한다. (3) 지구온난화의 영향으로 인도네시아 등 동남아시아에는 극심한 장마가, 페루 등 중남미에는 가뭄이, 그리고 미국에서는 심한 경우 극지방 같은 추위가 도래한다.

12 **다음 중 기온역전현상에 대한 설명으로 옳은 것은?** 21 대구

① 하층부의 기온이 상층부의 기온보다 높다.
② 복사성 역전, 참강성 역전, 이류성 역전 등이 있다.
③ 오염물질의 수직확산이 잘 일어난다.
④ 복사성역전은 여름철에 주로 발생한다.

해설

09
주요 온실가스: CO_2, OH_4, CFC, N_2O, HFCs, PFCs, SF_6, O_3

10
뮤즈계곡 사건과 도노라 사건은 공업지구의 대기배출물이 기온역전현상에 의해 희석 확산되지 않고 정체되어 있으며 건강 문제를 일으켰던 사건이다.
런던스모그 사건은 주거용 난방연료에 의한 매연이 기온역전현상에 의해 희석 확산되지 않고 정체되어 있으며 건강문제를 일으켰던 사건이다.

12
① 상층부의 기온이 하층부의 기온보다 높은 상태이다.
② 복사성 역전, 참강성 역전, 이류성 역전, 전선성 역전, 지형성 역전 등이 있다.
- 이류성역전: 차가운 지표상에 외부에서 따뜻한 공기가 흘러 들어왔을 때, 하층의 기온이 상층의 기온보다 낮은 경우 이류에 의해 발생하는 역전층을 이류 역전층이라고 한다. 이러한 조건은 해안 지역에서 차가운 바다 위로 바람이 불어와서 발생한다. 이류역전은 연중 어느 시기에나 상대적으로 찬 수면 위로 바람이 불어올 때 발생하는데, 보통은 밤의 짧은 시간에 나타난다.

③ 오염물질의 수직확산이 잘 이루어지지 않는다.
④ 복사성역전은 겨울철 새벽에 주로 발생한다.

정답 09 ① 10 ④ 11 ② 12 ②

PART 04

13 **겨울철 차가운 밤공기에 지표면이 상층보다 기온이 낮아서 지표면 공기의 상승이 억제되는 기온현상은 무엇인가?** 21 경북

① 지형성 역전 ② 복사성 역전
③ 침강성 역전 ④ 전선성 역전

PLUS

기온 역전

기온 역전	정상적인 경우 대류권에서는 고도가 상승함에 따라 대기의 온도는 하강하지만, 경우에 따라서 지표면이 상층보다 기온이 낮아서 지표면 공기의 상승이 억제되는 것을 기온역전이라고 한다. 기온역전은 지표면뿐만 아니라 대기층의 도중에서 층상으로 일어나는 때도 있다. 기온역전이 있을 때에는 안개가 발생하기 쉽다. 뮤즈계곡, 도노라, 런던스모그 등의 대기오염 사건은 대기오염물질이 다량 배출된 상태에서 기온역전이 형성되어 오염물질의 희석·확산이 이루어지지 않고 대기층에 머물러 있으면서 지역주민에게 건강피해를 입힌 경우이다.
복사성 역전 (방사성 역전, Radiational Inversion)	① 태양의 복사열에 의해 지표는 대기보다 쉽게 가열되고 주간에 충분히 가열됐던 지표가 야간에 냉각되면 지표 부근의 대기 온도가 상층의 대기보다 낮아져 역전층을 형성하게 되어 오염물질이 확산되지 않고 하층에서 정체된다. ② 지표 가까이서 발생하므로 접지역전, 지표성 역전 또는 방사성 역전이라고도 하며, 지표 200m 이하에서 주로 발생한다. ③ 아침 햇빛이 비치면 쉽게 파괴되는 야행성의 특징이 있다. ④ 날씨가 맑고 바람이 적으며 습도가 낮을 때, 야간에서 새벽 사이에 주로 발생하며 밤이 긴 겨울철에 발생빈도가 높다.
침강성 역전 (Subsidence Inversion)	① 고기압 중심에서는 상층의 공기가 서서히 침강하게 되며 이것을 채우기 위해 넓은 지역에 걸쳐 상공으로부터 하강하는 기류는 단열압축에 의해 온도가 상승하여 하층의 공기보다 온도가 높아지는 현상으로 이 때, 역전층이 형성된다. ② 이 층은 대개 지표 상층 부분에서 발생되어 대기가 매우 안정하여 하층의 대기에 대하여 덮개 역할을 함으로써 오염물질의 연직 확산을 억제하며, 해가 뜬 후 복사열에 의한 지표면이 가열되면서 소멸되기 시작
전선성 역전 (Frontal Inversion)	한랭전선이나 온난전선에 의하여 발생하는 역전으로 대기 중에서는 보통 상공으로 올라가면서 기온이 낮아지지만 더운 공기가 찬 공기의 위를 타고 상승하는 전선면(Frontal Surface) 부근에서는 그 전이층에서 기온의 역전 현상이 발생(전선 역전층)한다.
지형성 역전 (Goegraphical Inversion)	해안 지대에서 낮 동안에 찬 해풍이 불어와 육지의 더운 공기가 상승함으로써 생기는 역전이다. 산 너머에서 바람이 불 때 바람이 불어가는 쪽에서는 공기가 남거나 약한 열풍이 생겨 양자 사이에 역전면이 생길 수 있다.

14 **냉각된 지표부근의 대기온도가 낮아져서 형성되는 역전현상은 무엇인가?** 21 경북

① 침강성 역전 ② 전선성 역전
③ 지형성 역전 ④ 복사성 역전

해설

정답 13 ② 14 ④

15 **지표가 야간에 냉각되면 지표 부근의 대기 온도가 상층의 대기보다 낮아져서 형성되는 기온역전으로 날씨가 맑고 바람이 적으며 습도가 낮을 때, 야간에서 새벽사이에 주로 발생하며 밤이 긴 겨울철에 발생빈도가 높은 것은?** 21 대전

① 복사성 역전 ② 침강성 역전
③ 전선성 역전 ④ 지형성 역전

16 **다음에서 설명하는 기온역전에 해당하는 것은?**

- 야간에서 새벽사이에 주로 발생하며 밤이 긴 겨울철에 발생빈도가 높다.
- 지표로부터 100~120M 상공에서 주로 생성된다.

① 복사성 역전 ② 전선성 역전
③ 침강성 여전 ④ 지형성 역전

17 **대기오염 물질 중 지구의 온실효과에 가장 기여도가 큰 물질은?** 21 충남보건연구사

① CO_2 ② SO_2
③ O_3 ④ CO

18 **대표적인 대기오염 사건으로 뮤즈계곡, 도노라, 런던 스모그 사건들과 관련된 기상현상인 이것은 무엇인가?** 22 전북의료기술

① 지구온난화 ② 기온역전
③ 엘니뇨 ④ 오존층파괴

PLUS

기온 역전	대기오염이 가장 잘 발생하는 기상 조건 정상적인 경우 대류권에서는 고도가 상승함에 따라 대기의 온도는 하강하지만, 경우에 따라서 지표면이 상층보다 기온이 낮아서 지표면 공기의 상승이 억제되는 것을 기온역전이라고 한다. 기온역전은 지표면뿐만 아니라 대기층의 도중에서 층상으로 일어나는 때도 있다. 기온역전이 있을 때에는 안개가 발생하기 쉽다. 뮤즈계곡, 도노라, 런던스모그 등의 대기오염 사건은 대기오염물질이 다량 배출된 상태에서 기온역전이 형성되어 오염물질의 희석·확산이 이루어지지 않고 대기층에 머물러 있으면서 지역주민에게 건강피해를 입힌 경우이다.

해설

17
- 온실 효과란 대기 중의 탄산가스가 지표로부터 복사하는 적외선을 흡수하여 열의 방출을 막을 뿐만 아니라, 흡수한 열을 다시 지상에 복사하여 지구 기온을 상승시키는 것을 말한다. 석유, 석탄, 연료 사용 및 숲 파괴로 인한 이산화탄소 증가가 원인이 된다.
- 온실 효과 기여물질: CO_2 > CH_4, CFC > N_2O > HFCs, PFCs, SF_6, O_3 등

정답 15 ① 16 ① 17 ① 18 ②

PART 04

19 기온역전이 발생하는 상태에 대한 설명으로 옳은 것은? 22 광주

① 찬공기가 아래에 있고 따뜻한 공기가 위에 있는 상태이다.
② 찬공기가 위에 있고 따뜻한 공기가 아래에 있는 상태이다.
③ 찬공기와 따뜻한 공기가 섞여 있는 상태이다.
④ 상층부와 하층부의 기온차이가 없는 상태이다.

제6절 월경성 환경오염

01 다음 중 오존층 파괴와 관련된 설명으로 옳지 않은 것은? 18 경기

① 분무기나 냉매제 등의 프레온가스가 성층권에 도달하여 오존층을 파괴한다.
② 비엔나협약은 국제적 차원에서 오존층을 보호하기 위한 기본골격을 정하였다.
③ 교토의정서에서 오존층파괴물질에 대한 생산 및 사용을 규제하였다.
④ 성층권 오존농도가 감소하면 피부암, 안질환의 발생률이 높아진다.

02 황사경보 발령 기준으로 옳은 것은? 18 울산

① PM-2.5 농도가 400㎍/m^3 이상, 2시간 이상 지속 예상
② PM-10 농도가 400㎍/m^3 이상, 2시간 이상 지속 예상
③ PM-2.5 농도가 800㎍/m^3 이상, 2시간 이상 지속 예상
④ PM-10 농도가 800㎍/m^3 이상, 2시간 이상 지속 예상

제7절 대기 환경기준

01 대기환경 기준 수치가 1시간 기준이 다음과 같은 항목을 순서대로 바르게 나열한 것은? 18 울산

(가) 0.1ppm 이하	(나) 0.15ppm 이하	(다) 25ppm 이하

	(가)	(나)	(다)
①	아황산가스	이산화질소	일산화탄소
②	이산화질소	아황산가스	이산화탄소
③	아황산가스	오존	일산화탄소
④	이산화질소	아황산가스	일산화탄소

해설

19
정상적인 경우 대류권에서는 고도가 상승함에 따라 대기의 온도는 하강하지만, 경우에 따라서 지표면이 상층보다 기온이 낮아서 지표면 공기의 상승이 억제되는 것을 기온역전이라고 한다. 즉 찬공기가 아래에 있고 따뜻한 공기가 위에 있는 상태이다.

01
오존층파괴물질에 대한 생산 및 사용을 규제한 조약은 몬트리올 의정서이다. 교토의정서는 기후변화협약으로 온실기체에 대해 규제하였다.

02
황사경보 발령기준은 먼지농도(PM-10)가 800㎍/m^3 이상 2시간 이상 지속 예상되는 경우이다.

01

아황산가스 (SO_2)	연간평균치 0.02ppm 이하, 24시간 평균치 0.05ppm 이하, 1시간 평균치 0.15ppm 이하
일산화탄소 (CO)	8시간 평균치 9ppm 이하, 1시간 평균치 25ppm 이하
이산화질소 (NO_2)	연간평균치 0.03ppm 이하, 24시간 평균치 0.06ppm 이하, 1시간 평균치 0.10ppm 이하

정답 19 ① / 01 ③ 02 ④ / 01 ④

02 우리나라 대기환경기준에 포함되지 않는 물질은? 19 서울

① 아황산가스(SO_2)　② 이산화질소(NO_2)
③ 이산화탄소(CO_2)　④ 오존(O_3)

03 다음 중 「환경정책기본법」에 따른 대기환경 기준 오염물질이 아닌 것은? 19 호남권

① CO_2　② SO_2
③ PM-10　④ PM-2.5

04 「환경정책기본법」에 따른 대기환경 기준 중 미세먼지의 24시간 기준으로 옳은 것은? 19 대구

① PM10 : 50㎍/m^3 이하, PM2.5 : 15㎍/m^3 이하
② PM10 : 100㎍/m^3 이하, PM2.5 : 35㎍/m^3 이하
③ PM10 : 150㎍/m^3 이하, PM2.5 : 50㎍/m^3 이하
④ PM10 : 200㎍/m^3 이하, PM2.5 : 100㎍/m^3 이하

05 다음 중 우리나라의 대기환경 기준에 해당하지 않는 것은? 19 대전

① 이산화질소　② 일산화탄소
③ 이산화탄소　④ 아황산가스

06 「환경정책기본법 시행령」상 대기 환경 항목과 그 기준을 옳게 짝지은 것은? 19 서울

① 아황산가스(SO_2) – 1시간 평균치 0.15ppm 이하
② 일산화탄소(CO) – 1시간 평균치 30ppm 이하
③ 이산화질소(NO_2) – 1시간 평균치 0.5ppm 이하
④ 오존(O_3) – 1시간 평균치 0.5ppm 이하

07 대기환경 기준으로 옳은 것은? 19 광주보건연구사

① 아황산가스의 연평균 수치는 0.05ppm 이하이다.
② 이산화질소의 연평균 수치는 0.06ppm 이하이다.
③ 오존의 1시간 평균 수치는 0.15ppm 이하이다.
④ 일산화탄소의 8시간 평균 수치는 9ppm 이하이다.

해설

02
대기환경기준 : 아황산가스(SO_2), 일산화탄소(CO), 이산화질소(NO_2), 미세먼지(PM-10), 초미세먼지(PM-2.5), 오존(O_3), 납(Pb), 벤젠

04

미세먼지 (PM-10)	연간평균 50㎍/m^3 이하, 24시간 평균치 100㎍/m^3 이하
초미세먼지 (PM-2.5)	연간평균치 15㎍/m^3 이하, 24시간 평균치 35㎍/m^3 이하

05
대기환경기준 : 아황산가스(SO_2), 일산화탄소(CO), 이산화질소(NO_2), 미세먼지(PM-10), 초미세먼지(PM-2.5), 오존(O_3), 납(Pb), 벤젠

06
② 일산화탄소(CO) – 1시간 평균치 25ppm 이하
③ 이산화질소(NO_2) – 1시간 평균치 0.10ppm 이하
④ 오존(O_3) – 1시간 평균치 0.1 ppm 이하

07
① 아황산가스의 연평균 수치는 0.02ppm 이하이다.
② 이산화질소의 연평균 수치는 0.03ppm 이하이다.
③ 오존의 1시간 평균 수치는 0.1 ppm 이하이다.

정답 02 ③ 03 ① 04 ② 05 ③ 06 ① 07 ④

PART 04

08 인체에 대한 유해성과 체감 오염도를 반영하여 만든 대기 오염도 표현방식인 대기환경오염지수(CAI, Comprehensive air-quality index)에 대한 설명으로 옳지 않은 것은? 19 대구

① 오염지수는 총 5단계(매우 나쁨, 나쁨, 보통, 좋음, 매우 좋음)으로 구성된다.
② 0~500점으로 이루어져 있으며 점수가 클수록 오염이 심함을 뜻한다.
③ 지수에 포함되는 오염물질은 미세먼지, 오존, 일산화탄소, 이산화질소, 아황산가스이다.
④ '보통'은 환자군에게 만성노출 시 경미한 영향이 유발될 수 있는 수준을 의미한다.

PLUS

통합대기환경지수(Comprehensive air-quality index, CAI)

통합대기환경지수(CAI)	대기오염도 측정치를 국민이 알기 쉽게 수치와 색상으로 나타낸 것으로, 대기오염도에 따른 인체 위해성과 체감오염도를 고려하여 개발된 대기오염도 표현 방식
지수 산출방법	① 6개 대기오염물질별로 통합대기환경지수 점수를 산정하며 가장 높은 점수를 통합 지수값으로 사용한다. ② 산출된 각각의 오염물질별 지수점수가 '나쁨' 이상의 등급이 2개 물질 이상일 경우 통합지수값에 가산점을 부여한다. - 1개일 경우: 점수가 가장 높은 지수점수를 통합지수로 사용 - 2개일 경우: 가장 높은 점수가 나온 오염물질을 영향 오염물질로 표시하고 그 오염물질의 점수에 50점을 가산 - 3개 이상일 경우: 가장 높은 점수가 나온 오염물질을 영향 오염물질로 표시하고 그 오염물질의 점수에 75점 가산 ③ 통합대기환경지수는 0에서 500까지의 지수를 4단계로 나누어 점수가 커질수록 대기상태가 좋지 않음을 나타냄 ④ 지수산출 오염물질: 아황산가스, 일산화탄소, 오존, 이산화질소, 미세먼지, 초미세먼지
지수구간별 개요	(아래 표)

지수구분	구간의미
좋음(0~50)	대기오염 관련 질환자군에서도 영향이 유발되지 않을 수준
보통(51~100)	환자군에게 만성 노출 시 경미한 영향이 유발될 수 있는 수준
나쁨(101~250)	환자군 및 민감군(어린이, 노약자 등에게 유해한 영향 유발, 일반인도 건강상 불쾌감을 경험할 수 있는 수준
매우 나쁨(250~)	환자군 및 민감군에게 급성 노출 시 심각한 영향 유발, 일반인도 약한 영향이 유발될 수 있는 수준

09 「환경정책기본법」에 따른 대기환경기준으로 옳은 것은? 20 제주

① 아황산가스 – 연간 평균치 0.12ppm 이하
② 오존 – 1시간 평균치 0.001ppm 이하
③ PM2.5 – 연간 평균치 15$\mu g/m^3$ 이하
④ 이산화질소 – 24시간 평균치 0.16ppm 이하

해설

08
① 오염지수는 총 4단계(좋음, 보통, 나쁨, 매우 나쁨)로 구성된다.

09
① 아황산가스 – 연간 평균치 0.02 ppm 이하
② 오존 – 1시간 평균치 0.1ppm 이하
④ 이산화질소 – 24시간 평균치 0.06ppm 이하

정답 08 ① 09 ③

10 **다음 중 대기오염에 대한 설명으로 옳지 않은 것은?** 20 충북

① 대기오염이 주로 기온역전 현상에 의해 일어난다.
② 링겔농도표에서 3도는 매연농도 30%에 해당한다.
③ 광화학스모그의 주요 원인물질은 O_3이다.
④ SO_2의 대기환경기준 연간 평균치는 0.02ppm 이하로 하고 있다.

11 **「환경정책기본법」에 따른 대기환경 기준에서 PM-10의 24시간 평균치 기준으로 옳은 것은?** 20 전남

① 50㎛μg/m³　② 100μg/m³
③ 15μg/m³　④ 35μg/m³

PLUS

미세먼지(PM-10)	연간평균 50㎍/m³ 이하, 24시간 평균치 100㎍/m³ 이하
초미세먼지(PM-2.5)	연간평균치 15㎍/m³ 이하, 24시간 평균치 35㎍/m³ 이하

12 **「환경정책기본법 시행규칙」에 의한 대기환경 기준에서 1시간 및 8시간 평균치만 설정되어 있는 대기오염물질은?** 21 서울

① 오존, 아황산가스
② 오존, 일산화탄소
③ 일산화탄소, 아황산가스
④ 아황산가스, 초미세먼지(PM-2.5)

13 **다음 중 「환경정책기본법」에 따른 대기환경 기준에 해당하는 것은?** 21 충남

ㄱ. CO_2	ㄴ. CO
ㄷ. SO_2	ㄹ. NO_3
ㅁ. Pb	ㅂ. O_3

① ㄱ, ㄴ, ㄷ, ㄹ　② ㄴ, ㄷ, ㅁ, ㅂ
③ ㄷ, ㄹ, ㅁ, ㅂ　④ ㄱ, ㄷ, ㅁ, ㅂ

해설

10
링겔만농도표

0도	매연농도 0%
1도	매연농도 20%
2도	매연농도 40%
3도	매연농도 60%
4도	매연농도 80%
5도	매연농도 100%

12
- 오존: 8시간 평균 0.06ppm 이하, 1시간 평균치 0.1ppm 이하
- 일산화탄소: 8시간 평균치 9 ppm 이하, 1시간 평균치 25ppm 이하
- 아황산가스: 연간 평균치 0.02 ppm 이하, 24시간 평균치 0.05 ppm 이하, 1시간 평균치 0.15 ppm 이하
- 초미세먼지(PM-2.5): 연간 평균치 15㎍/m³ 이하, 24시간 평균치 35㎍/m³ 이하

13
「환경정책기본법 시행령」 제2조 관련 대기환경기준: 아황산가스(SO_2), 일산화탄소(CO), 미세먼지(PM-10), 초미세먼지(PM-2.5), 오존(O_3), 납(Pb), 벤젠

미세먼지(PM-10)	연간평균 50㎍/m³ 이하, 24시간 평균치 100㎍/m³ 이하
초미세먼지(PM-2.5)	연간평균치 15㎍/m³ 이하, 24시간 평균치 35㎍/m³ 이하

정답 10 ② 11 ② 12 ② 13 ②

PART 04

14 **환경정책기본법 시행령상 대기환경기준에서 초미세먼지(PM-2.5)의 기준은?**

21 서울보건연구사/7급

	연간 평균치	24시간 평균치
①	15㎍/m^3 이하	35㎍/m^3 이하
②	35㎍/m^3 이하	15㎍/m^3 이하
③	50㎍/m^3 이하	100㎍/m^3 이하
④	100㎍/m^3 이하	50㎍/m^3 이하

15 **다음 중 「환경정책기본」에 의한 대기환경기준에 해당하지 않은 것은?**

21 경기

① 아황산가스　② 이산화탄소
③ 벤젠　④ 납

16 **우리나라의 대기환경기준에서 PM-10 24시간 기준치는 얼마인가?** 21 대전

① 15㎍/m^3 이하　② 35㎍/m^3 이하
③ 50㎍/m^3 이하　④ 100㎍/m^3 이하

17 **「환경정책기본법」에 따른 우리나라 대기환경기준으로 옳지 않은 것은?**

22 부산

① SO_2, 1시간 평균치 0.15ppm 이하
② NO_2, 24시간 평균치 0.06ppm 이하
③ PM-2.5, 24시간 평균치 35㎍/m^3 이하
④ O_3, 8시간 평균치 0.1ppm 이하

PLUS

「환경정책기본법 시행령」상 환경기준의 대기 항목

항목	기준
아황산가스(SO_2)	연간평균치 0.02ppm 이하, 24시간 평균치 0.05ppm 이하, 1시간 평균치 0.15ppm 이하
일산화탄소(CO)	8시간 평균치 9ppm 이하, 1시간 평균치 25ppm 이하
이산화질소(NO_2)	연간평균치 0.03ppm 이하, 24시간 평균치 0.06ppm 이하, 1시간 평균치 0.10ppm 이하
미세먼지(PM-10)	연간평균 50㎍/m^3 이하, 24시간 평균치 100㎍/m^3 이하
미세먼지(PM-2.5)	연간평균치 15㎍/m^3 이하, 24시간 평균치 35㎍/m^3 이하
오존(O_3)	8시간 평균치 0.006ppm 이하, 1시간 평균치 0.1ppm 이하
납(Pb)	연간평균치 0.5㎍/m^3 이하
벤젠	연간평균치 5㎍/m^3 이하

해설

15
「환경정책기본법 시행령」 제2조 관련 대기환경기준 : 아황산가스(SO_2), 일산화탄소(CO), 미세먼지(PM-10), 초미세먼지(PM-2.5), 오존(O_3), 납(Pb), 벤젠

16
미세먼지 대기환경기준

미세먼지 (PM-10)	연간평균 50㎍/m^3 이하, 24시간 평균치 100㎍/m^3 이하
초미세먼지 (PM-2.5)	연간평균치 15㎍/m^3 이하, 24시간 평균치 35㎍/m^3 이하

정답 14 ① 15 ② 16 ④ 17 ④

18 「환경정책기본법 시행령」상 환경기준의 대기 항목으로 옳지 않은 것은? 22 지방직

① 벤젠 ② 미세먼지
③ 오존 ④ 이산화탄소

제8절 수질오염

01 우리나라에서 사용하고 있는 COD의 산화제는? 19 경북

① 황산알루미늄 ② 과망간산칼륨
③ 염소산나트륨 ④ 과산화수소

02 물 속 용존산소(DO)의 일반적인 특성으로 가장 옳은 것은? 19 서울

① BOD가 높은 물은 용존산소량이 낮다.
② 물 속 유기물이 많을수록 용존산소량이 높다.
③ 물 속 온도가 높을수록 용존산소량이 높다.
④ 기압이 높을수록 용존산소량이 낮다.

03 용존산소에 대한 설명으로 가장 옳은 것은? 19 서울

① 용존산소는 수온이 낮아지면 함께 감소한다.
② 물고기 서식을 위해서는 0.5ppm 이상을 유지해야 한다.
③ BOD가 높을수록 용존산소 수치도 높아진다.
④ 용존산소는 일반적으로 그 값이 클수록 깨끗한 수질을 나타낸다 할 수 있다.

04 과망간산칼륨소비량이 나타내는 것은 무엇인가? 19 경기의료기술

① 용존산소량 ② 유기물의 양
③ 미생물의 양 ④ 독성물질의 양

05 수질오염평가에서 오염도가 낮을수록 결과치가 커지는 지표는? 20 서울

① 화학적 산소요구량(COD)
② 과망가니즈산칼륨 소비량($KMnO_4$ demand)
③ 용존산소(DO)
④ 생화학적 산소요구량(BOD)

해설

18
대기환경기준 : 아황산가스(SO_2), 일산화탄소(CO), 이산화질소(NO_2), 미세먼지(PM-10), 초미세먼지(PM-2.5), 오존(O_3), 납(Pb), 벤젠

01
COD의 산화제로는 과망간산칼륨, 중크롬산칼륨이 있으며 우리나라에서 주로 사용되는 산화제는 과망간산칼륨이다.

02
DO의 변화
(1) 수온이 낮을수록 기압이 높을수록 높음
(2) 염류의 농도가 높을수록 감소하기 때문에 해수나 경수는 산소 용해도가 낮음
(3) BOD가 높으면 낮음

03
① 용존산소는 수온이 낮을수록 높다.
② 물고기 서식을 위해서는 5ppm 이상을 유지해야 한다.
③ BOD가 높을수록 용존산소는 감소한다.

04
과망간산칼륨 소비량은 먹는물 중의 산화성 물질에 의하여 소비되는 과망간산칼륨의 양을 계산하는 것이다. 유기물의 오염 정도(양)를 과망간산칼륨으로 측정하는 방법이다.

05
화학적산소요구량, 과망간산칼륨 소비량, 생화학적산소요구량은 오염도가 높을수록 값이 커지는 지표이다. 용존산소는 값이 클수록 오염도가 낮은 것이다.

정답 18 ④ / 01 ② 02 ① 03 ④ 04 ② 05 ③

PART 04

06 다음 중 물의 오염도에 대한 설명으로 옳은 것은? 20 경기

① DO가 낮고 BOD가 낮으면 오염도가 낮다.
② DO가 낮고 BOD도 높으면 오염도가 낮다.
③ DO가 높고 HOD가 낮으면 오염도가 낮다.
④ DO가 높고 BOD도 높으면 오염도가 낮다.

07 다음 중 (ㄱ), (ㄴ)에 해당하는 알맞은 말로 짝지어진 것을 고르시오. 20 충북보건연구사

(ㄱ) 하수 중의 유기물질이 미생물에 의해 분해·산화되어 안정화되기까지 필요한 산소요구량이다.
(ㄴ) 직경이 0.1㎛ 이상인 고형물질을 말하며 여과되어 분리되는 물질이다. 이것이 유기물일 경우 용존산소를 소비하게 된다.

	(ㄱ)	(ㄴ)
①	BOD	DO
②	COD	DO
③	BOD	SS
④	COD	SS

08 수질오염에 대한 설명으로 옳지 않은 것은? 20 광주보건연구사

① DO는 수온이 낮을수록, 기압이 높을수록 높다.
② BOD가 높으면 물에 유기물질이 많다는 의미이다.
③ 물의 염류 농도가 높을수록 DO는 감소한다.
④ 비점오염원은 한 지점 또는 좁은 구역에서 다량의 오염물질이 배출되는 오염원이다.

PLUS

	점오염원	비점오염원
개념	한 지점 또는 좁은 구역에서 다량의 오염물질이 하천에 배출되는 오염원이다.	오염원이 한 장소 또는 좁은 구역에 국한되어 있지 않고 넓은 장소에 산재되어 있는 경우이다.
배출원	생활하수, 공장폐수, 축산폐수 등	농경지로부터의 배수, 거리 청소로 인한 배수, 강우로 인한 배수
특징	• 인위적 • 배출지점이 특정 • 한 지점으로 집중적 배출 • 자연적 요인에 영향을 적게 받아 연중 배출량의 차이가 일정함 • 모으기 용이하고 처리효율 높음	• 인위적 및 자연적 • 배출지점이 불특정 • 희석, 확산되면서 넓은 지역으로 배출 • 강우 등 자연적 요인에 따른 배출량의 변화가 심하여 예측이 곤란(계절에 따른 변화 크다.) • 모으기 어렵고 처리효율이 일정하지 않음

해설

06
• DO는 용존산소로 높을수록 오염도가 낮다.
• BOD는 생물학전산소요구량으로 낮을수록 오염도가 낮다.

07
(1) BOD: 생물학적 산소요구량, 하수 폐수 내의 오염물질(유기물)이 호기성 상태에서 미생물에 의해 분해되어 안정화되는데 소비하는 산소량을 말한다. BOD가 높다는 것은 미생물에 의해 분해되기 쉬운 유기물질이 많다는 것을 의미한다.
(2) SS: 부유물질 무기, 유기물질을 함유한 고형물질로 물에 용해되지 않는 0.1㎛ 이상의 물질을 의미한다.
(3) DO: 용존산소량, 하수 중에 용존 산소량으로 오염도를 측정하는 방법이다.
(4) COD: 화학적 산소요구량, 물속의 피산화성 물질인 유기물질이 산화제에 의해 산화될 때 소비되는 산소량을 mg/L(ppm) 단위로 나타낸 것이다. 산화제로는 과망간산칼륨, 중크롬산칼륨을 사용한다.

정답 06 ③ 07 ③ 08 ④

09 **다음 중 환경오염지표의 연결이 옳지 않은 것은?** 20 광주

① 먹는 물 오염 – 대장균
② 대기오염 – 아황산가스
③ 실내공기오염 – 일산화탄소
④ 하수오염 – BOD

10 **물속의 피산화성 물질인 유기물질이 산화제에 의해 산화될 때 소비되는 산소량을 의미하는 것은?** 20 전북보건연구사

① BOD　　② COD
③ DO　　④ SS

11 **다음 중 용존산소에 대한 설명으로 옳은 것은?** 20 대전보건연구사

① 염류의 농도가 높을수록 용존산소량이 증가한다.
② 수온이 높을수록 용존산소량이 증가한다.
③ 기압이 낮을수록 용존산소량이 증가한다.
④ 유속이 빠를수록 용존산소량이 증가한다.

12 **수질오염의 주요 지표와 그 설명을 옳게 짝지은 것은?** 20 서울보건연구사

① 용존산소(DO) – DO가 클수록 수질이 나쁘다.
② 화학적산소요구량(COD) – 깨끗한 물에서 생활하수로 갈수록 COD가 낮아진다.
③ 총유기탄소(TOC) – TOC가 클수록 수질이 나쁘다.
④ 생물화학적산소요구량(BOD) – BOD가 클수록 수질이 좋다.

해설

09
① 먹는물 수질기준에는 대장균이 포함된다.
② 대기오염지표인 오염물질은 아황산가스이다.
③ 실내공기오염의 지표가 되는 오염물질은 이산화탄소이다.
④ 하수오염의 지표로는 BOD, COD, DO, SS, 대장균군 등이 있다.

10
화학적 산소요구량(Chemical Oxygen Demand, COD)은 폐수, 해수의 오염지표로 물속의 피산화성 물질인 유기물질이 산화제에 의해 산화될 때 소비되는 산소량을 mg/L(ppm) 단위로 나타낸 것이다. 산화제로는 과망간산칼륨($KMnO_4$), 중크롬산칼륨($K_2Cr_2O_7$)이 사용된다.

11
- 용존산소는 수온이 낮을수록, 기압이 높을수록, 유속이 빠를수록 증가한다.
- 물의 염류농도가 높을수록 용존산소는 감소한다.

12
① 용존산소(DO) – DO가 클수록 수질이 좋다.
② 화학적산소요구량(COD) – 깨끗한 물에서 생활하수로 갈수록 COD가 높아진다.
③ 총유기탄소(TOC) – TOC가 클수록 수질이 나쁘다.
④ 생물화학적산소요구량(BOD) – BOD가 클수록 수질이 나쁘다.

정답 09 ③　10 ②　11 ④　12 ③

PART 04

13 다음 중 생물학적 산소요구량(BOD)에 대한 설명으로 옳은 것은? 20 세종

① 물 속의 유기물질이 호기성 미생물에 의해 분해되는 데 요구되는 산소량
② 수중의 각종 오염물질을 화학적으로 산화시키는 데 소비되는 산소량
③ 하수 중에 용존된 산소량
④ 수중에 존재하는 수소이온량을 나타내는 지수

14 수질오염 중 미생물이나 분변에 의한 오염이 의심될 때 가장 정확하고 간편한 검사방법은? 21 경기의료기술

① 과망간산칼륨 ② 대장균군
③ 불소 ④ 탁도

15 다음 중 비점오염원에 대한 설명으로 옳지 않은 것은? 21 경북의료기술4월

① 오염물질의 유출 및 배출 경로가 명확하지 않다.
② 모으기 용이하고 처리효율이 높다.
③ 계절에 영향을 많이 받는다.
④ 배출지점이 불특정하다.

PLUS

	점오염원	비점오염원
개념	한 지점 또는 좁은 구역에서 다량의 오염물질이 하천에 배출되는 오염원이다.	오염원이 한 장소 또는 좁은 구역에 국한되어 있지 않고 넓은 장소에 산재되어 있는 경우이다.
배출원	생활하수, 공장폐수, 축산폐수 등	농경지로부터의 배수, 거리 청소로 인한 배수, 강우로 인한 배수
특징	• 인위적 • 배출지점이 특정 • 한 지점으로 집중적 배출 • 자연적 요인에 영향을 적게 받아 연중 배출량의 차이가 일정함 • 모으기 용이하고 처리효율 높음	• 인위적 및 자연적 • 배출지점이 불특정 • 희석, 확산되면서 넓은 지역으로 배출 • 강우 등 자연적 요인에 따른 배출량의 변화가 심하여 예측이 곤란(계절에 따른 변화 크다.) • 모으기 어렵고 처리효율이 일정하지 않음

16 다음 중 수질오염지표로 옳지 않은 것은? 21 경북의료기술(4월)

① COD가 높으면 DO는 낮다.
② 수온이 낮을수록 DO가 높다.
③ BOD가 낮으면 DO가 높다.
④ 폐수는 COD가 BOD보다 낮다.

해설

13
생물학적 산소요구량(BOD)은 생존에 산소를 필요로 하는 세균(산소성 또는 호기성 미생물이나 박테리아)이 일정 기간(보통 20℃에서 5일간) 수중의 유기물을 산화, 분해시켜 정화하는 데 소비되는 산소량이다.
② 수중의 각종 오염물질을 화학적으로 산화시키는 데 소비되는 산소량 – 화학적 산소요구량(COD)
③ 하수 중에 용존 산소량 – 용존산소(DO)
④ 수중에 존재하는 수소이온량을 나타내는 지수 – 수소이온농도(pH)

14
대장균군(E. Coli)은 수질오염의 세균학적 지표로 쓰이는 세균이다. 대장균군이 많으면 분뇨를 포함한 하수가 유입되었음을 추측할 수 있으며, 수중에 대장균군이 많으면 병원성 미생물이 존재할 가능성이 있다.

16
폐수는 독성물질이 있을 수 있기 때문에 BOD가 정확하지 않을 수 있다. COD는 독성물질이 있을 때도 측정할 수 있다. 그렇기 때문에 BOD 값이 COD 값보다 낮게 나올 수 있다.

정답 13 ① 14 ② 15 ② 16 ④

17 **다음 중 물의 부영양화와 관련이 가장 적은 오염물질은 무엇인가?** 21 전북

① 가축 분뇨　② 합성세제
③ 질소(N), 인(P)　④ PCB

18 **물의 생물학적 오염지표로서 20도에서 5일 동안 관찰하여 측정하는 지표이며, 물속의 생물이 필요로 하는 산소량을 의미하는 것은?** 21 전북의료기술

① SS　② DO
③ BOD　④ COD

PLUS

① SS : 부유물질 무기, 유기물질을 함유한 고형물질로 물에 용해되지 않는 0.1㎛ 이상의 물질을 의미한다.
② DO : 용존산소량, 하수 중에 용존 산소량으로 오염도를 측정하는 방법이다.
③ BOD : 생물학적 산소요구량, 하수 폐수 내의 오염물질(유기물)이 호기성 상태에서 미생물에 의해 분해되어 안정화되는 데 소비하는 산소량을 말한다. BOD가 높다는 것은 미생물에 의해 분해되기 쉬운 유기물질이 많다는 것을 의미한다.
④ COD : 화학적 산소요구량, 물속의 피산화성 물질인 유기물질이 산화제에 의해 산화될 때 소비되는 산소량을 mg/L(ppm) 단위로 나타낸 것이다. 산화제로는 과망간산칼륨, 중크롬산칼륨을 사용한다.

19 **다음 중 물에 대한 설명으로 옳은 것은?** 21 제주의료기술(5월)

① COD가 높을수록 깨끗한 물이다.
② BOD가 낮을수록 오염된 물이다.
③ DO가 낮으면 오염도가 높은 탁한 물이다.
④ pH가 높으면 깨끗한 물이다.

20 **수질 오염에 대한 설명으로 가장 옳은 것은?** 21 서울

① 물의 pH는 보통 7.0 전후이다.
② 암모니아성 질소의 검출은 유기성 물질에 오염된 후 시간이 많이 지난 것을 의미한다.
③ 물속에 녹아있는 산소량인 용존산소는 오염된 물에서 거의 포화에 가깝다.
④ 생물화학적 산소요구량이 높다는 것은 수중에 분해되기 쉬운 유기물이 적다는 것을 의미한다.

해설

17
부영양화는 정체수역에 합성세제, 비료, 축산폐수 등에서 유래되는 질소(N), 인(P)과 같은 영양염류가 다량 유입 시 미생물로 인한 유기물 분해로 인하여 수중에 영양물질이 많아지는 현상이다.

19
① COD가 높을수록 유기물에 의한 오염 정도가 심한 것이다.
② BOD가 낮을수록 유기물에 의한 오염 정도가 낮고 깨끗한 물이다.
③ DO가 낮으면 오염도가 높은 것이고 DO가 높으면 오염도가 낮고 깨끗한 물이다.
④ pH는 7정도(중성)가 적절하고 높으면 알칼리성, 낮으면 산성을 띠게 된다.

20
② 암모니아성 질소의 검출은 유기성 물질에 최근 오염된 것을 의미하고 질산성 질소는 오염된 후 시간이 많이 지난 것을 의미한다.
③ 물속에 녹아있는 산소량인 용존산소는 오염된 물에서 낮아진다.
④ 생물화학적 산소요구량이 높다는 것은 수중에 호기성 미생물에 의해 분해되기 쉬운 유기물이 많다는 것을 의미한다.

정답 17 ④　18 ③　19 ③　20 ①

PART 04

21 **용존산소(DO)에 대한 설명으로 옳지 않은 것은?** 21 충북

① 용존산소가 낮으면 오염도가 높다
② 수온이 낮을수록 용존산소가 높다
③ 압력이 낮을수록 용존산소가 높다.
④ 용존산소가 낮으면 어류가 생존할 수 없는 상태가 된다.

PLUS

용존산소량(DO; Dissolved Oxygen)

(1) 하수 중에 용존 산소량으로 오염도를 측정하는 방법으로 용존산소의 부족은 오염도가 높음을 의미한다.
(2) DO의 변화
① 수온이 낮을수록, 기압이 높을수록 높음
② 염류의 농도가 높을수록 감소하기 때문에 해수나 경수는 산소 용해도가 낮음
③ 5ppm 이하가 되면 어류가 생존할 수 없는 오염 상태가 됨

22 **다음 중 용존산소량에 대한 것으로 옳지 않은 것은?** 21 전남

① 수온이 낮을수록 용존산소는 높다.
② 기압이 낮을수록 용존산소는 높다.
③ BOD가 높을수록 용존산소는 감소한다.
④ 염류농도가 높을수록 감소한다.

23 **물에서 부영양화 발생 시 특징으로 옳은 것은?** 21 인천의료기술

① BOD 증가 ② 질소 감소
③ COD 감소 ④ DO 증가

24 **다음 중 용존산소에 대한 설명으로 옳은 것은?** 21 경기경력경쟁

① 물의 온도가 높아지면 용존산소는 감소한다.
② 물의 BOD가 높으면 용존산소 증가한다.
③ 물에 유기물의 양이 적으면 용존산소는 감소한다.
④ 수면의 교란상태가 크거나 물의 기압이 높을수록 용존산소는 감소한다.

해설

23
부영양화는 정체수역에 합성세제, 비료 등에서 유래되는 질소(N), 인(P)과 같은 영양염류가 다량 유입 시 미생물로 인한 유기물 분해로 인하여 수중에 영양물질이 많아지는 현상이다. 부유물질이 많아짐으로 인해 수질의 색도가 증가하고 투명도는 저하된다. 용존산소 농도가 표수층은 과포화되고 심수층은 감소된다. COD와 BOD는 모두 증가한다.

24
① 물의 온도가 높아지면 용존산소는 감소한다. 수온이 낮을수록 용존산소가 높다.
② 물의 BOD가 높으면 용존산소는 감소한다.
③ 물에 유기물의 양이 많으면 용존산소는 감소한다.
④ 수면의 교란상태가 크거나 물의 기압이 높을수록 용존산소는 증가한다.

정답 21 ③ 22 ② 23 ① 24 ①

25 **환경보건상 수질오염에 대한 설명으로 옳은 것은?** 21 세종

① BOD 10ppm 이하여야 물고기가 살 수 있다.
② pH는 물의 산성과 알칼리성을 나타내며 7.5 정도로 유지하는 것이 좋다.
③ BOD는 COD에 비해 측정소요시간이 짧다.
④ DO는 온도와 기압이 높을수록 값이 높다.

26 **수질오염 지표에 대한 설명으로 옳지 않은 것은?** 21 대전보건연구사

① TOC는 산화제에 의해 산화되는 산소의 양을 말한다.
② BOD는 미생물에 의해 분해되는 유기물의 양을 말한다.
③ DO는 수온이 낮을수록, 기압이 높을수록 높다.
④ COD는 오염도가 높을수록 값이 높다.

27 **수질검사 결과 BOD가 높을 때 알 수 있는 것은?** 21 전남보건연구사

① 물의 산도가 높다.
② 세균이 번식하기 좋은 환경이다.
③ 미생물에 의해 분해되기 쉬운 유기물질이 많다.
④ 수중에 녹아있는 용존산소가 많다.

PLUS

생물학적 산소요구량(Biochemical Oxygen Demand, BOD)
(1) 하수 · 폐수 내의 오염물질(유기물)이 호기성 상태에서 미생물에 의해 분해되어 안정화되는 데 소비하는 산소량을 말한다.
(2) BOD가 높다는 것은 미생물에 의해 분해되기 쉬운 유기물질이 많다는 것을 의미한다.

28 **다음에서 설명하는 수질오염의 지표는?** 22 서울시(2월)

> 수중의 유기물질이 호기성 상태에서 미생물에 의해 분해되어 안정화되는 데 소비되는 산소량으로, 유기물질 함량을 간접적으로 측정하여 하수의 오염도를 확인할 때 사용하는 지표이다.

① 수소이온 농도(pH)
② 용존산소량(Dissolved Oxygen, DO)
③ 화학적 산소요구량(Chemical Oxygen Demand, COD)
④ 생물화학적 산소요구량(Biochemical Oxygen Demand, BOD)

해설

25
① BOD 5ppm 이하여야 물고기가 살 수 있다.
② pH는 수중에 존재하는 수소이온량을 나타내는 지수로서 물의 산성 또는 알칼리성을 나타낸다. pH가 7인 경우 중성에 해당하며 하천이나 호소의 생활환경기준에서 기준은 6.5~8.5이다.
③ BOD 측정하는 데 5일의 시간이 소요되고 COD는 2시간이면 측정이 가능하다.
④ DO는 온도가 높을수록 낮고 기압이 높을수록 높다.

26
TOC는 총유기탄소량으로 물 속 유기오염물질이 가진 탄소의 총량으로 수질오염 정도를 나타내는 주요 지표다. 미생물에 의한 자연분해가 어려운 난분해성 유기물질 측정지표인데 물속의 탄소량을 의미한다.

28
① 수소이온 농도(pH): 수중에 존재하는 수소이온량을 나타내는 지수로서 물의 산성 또는 알칼리성을 나타낸다.
② 용존산소량(Dissolved Oxygen, DO): 하수 중에 용존된 산소량으로 오염도를 측정하는 방법, 용존산소의 부족 → 오염도가 높음을 의미
③ 화학적 산소요구량(Chemical Oxygen Demand, COD): 물 속의 피산화성 물질인 유기물질이 산화제에 의해 산화될 때 소비되는 산소량을 mg/L(ppm) 단위로 나타낸 것
④ 생물화학적 산소요구량(Biochemical Oxygen Demand, BOD): 하수, 폐수 내의 오염물질(유기물)이 호기성 상태에서 미생물에 의해 분해되어 안정화되는 데 소비하는 산소량

정답 25 ② 26 ① 27 ③ 28 ④

PART 04

29 **공장폐수나 축산폐수 등 특정한 곳에서 다량의 오염물질이 하천에 배출되는 오염원을 의미하는 것은?** 22 부산

① 점오염원 ② 비점오염원
③ 특이오염원 ④ 비특이오염원

PLUS

수질오염원의 분류

	점오염원	비점오염원
개념	한 지점 또는 좁은 구역에서 다량의 오염물질이 하천에 배출되는 오염원이다.	오염원이 한 장소 또는 좁은 구역에 국한되어 있지 않고 넓은 장소에 산재되어 있는 경우이다.
배출원	생활하수, 공장폐수, 축산폐수 등	농경지로부터의 배수, 거리 청소로 인한 배수, 강우로 인한 배수
특징	• 인위적 • 배출지점이 특정 • 한 지점으로 집중적 배출 • 자연적 요인에 영향을 적게 받아 연중 배출량의 차이가 일정함 • 모으기 용이하고 처리효율 높음	• 인위적 및 자연적 • 배출지점이 불특정 • 희석, 확산되면서 넓은 지역으로 배출 • 강우 등 자연적 요인에 따른 배출량의 변화가 심하여 예측이 곤란(계절에 따른 변화 크다.) • 모으기 어렵고 처리효율이 일정하지 않음

30 **일본 미나마타시에서 발생했던 환경오염 사건의 원인으로 중추신경계에 작용하여 환청, 언어장애, 정신장애 등을 유발하는 물질은?** 22 충남

① 납 ② 카드뮴
③ 유기수은 ④ 망간

PLUS

수은	• 상온에서 액체 상태를 이루고 있는 유일한 금속 • 직업병 및 오염된 폐수에서 자란 어패류의 먹이연쇄 현상에 의해 경구적으로 인체 내에 수은이 침입할 수 있다.
유기수은 (미나마타병)	신경계 증상이 나타나는데, 정신장애, 조화운동 불능 또는 경직, 감각이상, 시각 및 청각장애 등이 주로 나타나며 무기수은과 다르게 신장의 손상은 거의 없음(임신 중 노출 : 심한 뇌성마비, 정신운동부진, 저체중, 성장지연 발달지연)

31 **수질오염의 지표 중 DO, BOD에 대한 설명으로 옳은 것은?** 22 충북

① DO가 높고 BOD가 낮으면 깨끗한 물이다.
② DO와 BOD가 모두 높으면 깨끗한 물이다.
③ DO가 낮고 BOD가 높으면 깨끗한 물이다.
④ DO와 BOD가 모두 낮으면 깨끗한 물이다.

해설

31
(1) 생물학적 산소요구량(BOD, Biochemical Oxygen Demand)
① 하수, 폐수 내의 오염물질(유기물)이 호기성 상태에서 미생물에 의해 분해되어 안정화되는 데 소비하는 산소량을 말한다.
② BOD가 높다는 것은 미생물에 의해 분해되기 쉬운 유기물질이 많다는 것을 의미한다.
(2) 용존산소량(DO : Dissolved Oxygen)
① 하수 중에 용존 산소량으로 오염도를 측정하는 방법이다.
② 용존산소의 부족은 오염도가 높음을 의미한다.

정답 29 ① 30 ③ 31 ①

32 수질오염 지표에 대한 설명으로 옳은 것은? 22 강원의료기술(10월)

① BOD가 높으면 미생물에 의해 분해되기 어려운 유기물질이 많다는 것을 의미한다.

② DO는 수온이 낮을수록 높다.

③ COD는 5일간 측정한다.

④ SS는 고형물질로 물에 용해되는 0.1㎛ 이상의 물질이다.

PLUS

수질오염지표

BOD	생물학적 산소요구량(BOD : Biochemical Oxygen Demand) ① 하수·폐수 내의 오염물질(유기물)이 호기성 상태에서 미생물에 의해 분해되어 안정화되는 데 소비하는 산소량을 말한다. ② BOD가 높다는 것은 미생물에 의해 분해되기 쉬운 유기물질이 많다는 것을 의미한다. ③ 측정 : BOD 5 → 20℃에서 5일간 BOD를 mg/L(ppm)으로 표기한 것
DO	용존산소량(DO : Dissolved Oxygen) ① 하수 중에 용존 산소량으로 오염도를 측정하는 방법이다. ② 용존산소의 부족은 오염도가 높음을 의미 ③ 용존산소는 수온이 낮을수록, 기압이 높을수록 높고 염류의 농도가 높을수록 낮다
COD	화학적 산소요구량(COD : Chemical Oxygen Demand) : 폐수·해수 오염지표 ① 물속의 피산화성 물질인 유기물질이 산화제에 의해 산화될 때 소비되는 산소량을 mg/L(ppm) 단위로 나타낸 것으로 산화제로는 과망간산칼륨($KMnO_4$), 중크롬산칼륨($K_2Cr_2O_7$)을 사용한다. ② COD는 미생물이 분해하지 못하는 유기물도 측정 가능하여 BOD보다 짧은 시간 내에 측정 가능(2시간 정도면 측정 가능)하다.
SS	부유물질(SS : Suspended Solid) : 무기·유기물질을 함유한 고형물질로 물에 용해되지 않는 0.1㎛ 이상의 물질이다.

물리적 반감기	대기, 토양 등 몸 밖에 있는 방사성 물질이 방출하는 방사선량이 절반으로 줄어드는 데 걸리는 시간
생물학적 반감기	우리 몸에 들어온 방사성 물질의 양이 절반으로 줄어드는 데 걸리는 시간
유효 반감기	우리 몸에 들어온 방사성 물질이 실제 영향을 미치는 반감기

세슘-137(방사선 세슘)의 반감기

물리적 반감기	생물학적 반감기	유효 반감기
30년	109일	108일

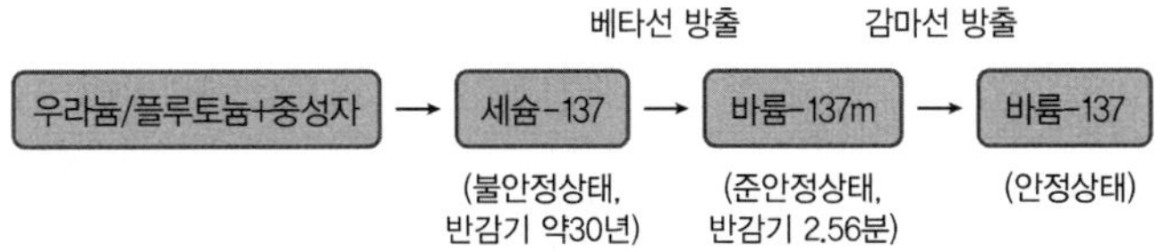

방사선	불안정한 상태의 원자들은 특정한 입자나 빛을 방출하면서 안정적인 원자핵으로 바뀌려는 성질이 있는데, 이때 나오는 파동 또는 입자의 형태를 가지고 있는 에너지의 흐름을 방사선이라고 한다.
감마선	방사선의 하나인 감마선은 파장이 짧은 전자파로, 투과력이 가장 세기 때문에 납이나 콘크리트로 막을 수 있다.
베타선	알파선에 비해 다소 투과력이 강한 베타선은 의료기기 생산 시 기기 소독, 섬유 두께 측정 등에 사용한다. 베타선은 얇은 금속판으로 막을 수 있다.

해설

정답 32 ②

PART 04

신희원 공중보건

단원별 기출문제집

Part

05

산업보건

제1절 산업보건의 개념

01 「산업보건법」에서 명시하고 있는 사업주의 의무에 해당하는 것은? 19 경북보건연구사

① 근로자의 신체적 피로와 정신적 스트레스 등을 줄일 수 있는 쾌적한 작업환경 조성 및 근로조건 개선
② 산업안전·보건정책의 수립·집행·조정 및 통제
③ 산업재해 예방 지도 및 지원
④ 산업재해에 관한 조사 및 통계의 유지·관리

02 상시근로자 20명 이상 50명 미만인 사업장에 안전보건관리 담당자를 선임해야 하는 직종이 사업이 아닌 것은? 22 부산의료기술

① 임업
② 환경 정화 및 복원업
③ 보건업
④ 제조업

PLUS

산업안전보건법 안전보건관리담당자 관련 규정

안전보건 관리담당자 (법 제19조)	① 사업주는 사업장에 안전 및 보건에 관하여 사업주를 보좌하고 관리감독자에게 지도·조언하는 업무를 수행하는 사람(이하 '안전보건관리담당자'라 한다)을 두어야 한다. 다만, 안전관리자 또는 보건관리자가 있거나 이를 두어야 하는 경우에는 그러하지 아니하다. ② 안전보건관리담당자를 두어야 하는 사업의 종류와 사업장의 상시근로자 수, 안전보건관리담당자의 수·자격·업무·권한·선임방법 그 밖에 필요한 사항은 대통령령으로 정한다. ③ 고용노동부장관은 산업재해 예방을 위하여 필요한 경우로서 고용노동부령으로 정하는 사유에 해당하는 경우에는 사업주에게 안전보건관리담당자를 제2항에 따라 대통령령으로 정하는 수 이상으로 늘리거나 교체할 것을 명할 수 있다. ④ 대통령령으로 정하는 사업의 종류 및 사업장의 상시근로자수에 해당하는 사업장의 사업주는 안전관리전문기관 또는 보건관리전문기관에 안전보건관리담당자의 업무를 위탁할 수 있다.

해설

정답 01 ① 02 ③

안전보건 관리담당자의 선임 등 (법 시행령 제24조)	① 다음 각 호의 어느 하나에 해당하는 사업의 사업주는 법 제19조 제1항에 따라 상시근로자 20명 이상 50명 미만인 사업장에 안전보건관리담당자를 1명 이상 선임해야 한다. 1. 제조업 2. 제임업 3. 하수, 폐수 및 분뇨 처리업 4. 폐기물 수집 운반, 처리 및 원료 재생업 5. 환경 정화 및 복원업 ② 안전보건관리담당자는 해당 사업장 소속 근로자로서 다음 각 호의 어느 하나에 해당하는 요건을 갖추어야 한다. 1. 제17조에 따른 안전관리자의 자격을 갖추었을 것 2. 제21조에 따른 보건관리자의 자격을 갖추었을 것 3. 고용노동부장관이 정하여 고시하는 안전보건교육을 이수했을 것 ③ 안전보건관리담당자는 제25조 각 호에 따른 업무에 지장이 없는 범위에서 다른 업무를 겸할 수 있다. ④ 사업주는 제1항에 따라 안전보건관리담당자를 선임한 경우에는 그 선임 사실 및 제25조 각 호에 따른 업무를 수행했음을 증명할 수 있는 서류를 갖추어 두어야 한다.
보건관리자 자격 (시행령 21조 별표6)	보건관리자는 다음 각 호의 어느 하나에 해당하는 사람으로 한다. 1. 법 제143조 제1항에 따른 산업보건지도사 자격을 가진 사람 2. 「의료법」에 따른 의사 3. 「의료법」에 따른 간호사 4. 「국가기술자격법」에 따른 산업위생관리산업기사 또는 대기환경산업기사 이상의 자격을 취득한 사람 5. 「국가기술자격법」에 따른 인간공학기사 이상의 자격을 취득한 사람 6. 「고등교육법」에 따른 전문대학 이상의 학교에서 산업보건 또는 산업위생 분야의 학위를 취득한 사람(법령에 따라 이와 같은 수준 이상의 학력이 있다고 인정되는 사람을 포함한다)

제2절 건강과 근로작업

01 기초대사량이 2000kcal인 사람이 10시간 작업할 때 작업 시 소비에너지는 7kcal/min이고 안정 시 소비에너지는 2kcal/min라면 작업강도는?

① 경노동 ② 중등노동
③ 강노동 ④ 중노동

PLUS

에너지 대사율 = 작업 시 소비에너지-같은 시간 안정 시 소비에너지/기초대사량
- 작업 시 소비에너지 = 7kcal×60분×10시간 = 4,200kcal
- 안정 시 소비에너지 = 2kcal×60분×10시간 = 1,200kcal
- 에너지대사율(RMR) = (4,200−1,200)/2,000 = 1.5

에너지 대사율에 따른 작업강도	• 경노동 : RMR 0~1 • 중등노동 : RMR 1~2 • 강노동 : RMR 2~4 • 중노동 : RMR 4~7 • 격노동 : RMR 7 이상

해설

정답 01 ②

PART 05

02 다음 에너지 대사율(RMR)에 대한 설명 중 옳지 않은 것은? 19 광주보건연구사

① 여성근로자의 주작업 근로강도는 RMR 2 이하여야 한다.
② RMR 1~2는 경노동이다.
③ RMR을 구하는 공식은 근로대사량/기초대사량이다.
④ 단위 시간에 있어서 작업강도가 크면 클수록 피로도가 커진다.

PLUS

근로 강도

(1) 오래 지속된 작업은 피로를 느끼게 하고 지나치면 근로자의 작업 능률 감소와 건강을 위협하는 결과까지도 초래한다.
(2) 근로자의 근로 강도나 양을 조사하여 근로자의 건강 관리, 작업 능률을 향상시켜야 한다.
(3) 에너지 대사율(Relative Metabolic Rate, RMR): 육체적 작업 강도의 지표
에너지 대사율 = 근로대사량/기초대사량
(4) 에너지 대사율에 따른 작업강도

노동 강도	RMR	비고
경노동	0~1	의자에 앉아서 손으로 하는 작업
중동노동	1~2	지적 작업, 6시간 이상 쉬지 않고 하는 작업
강노동	2~4	전형적인 지속 작업
중노동	4~7	휴식의 필요가 있는 작업, 노동 시간단축
격노동	7~	중도적 작업(중량물 작업을 과격하게 하는 정도)

03 근로자의 건강과 관련된 내용으로 옳지 않은 것은? 20 대구

① 산후 1년이 지나지 아니한 여성은 도덕상 또는 보건상 유해·위험한 사업에 사용하지 못한다.
② 여성근로자가 청구하면 월 1일의 생리휴가를 주어야 한다.
③ 직업병은 임상적 소견이 일반 질병과 구분하기 어렵다.
④ 격노동은 RMR 5 이상인 작업이다.

PLUS

에너지 대사율에 따른 작업강도

노동 강도	RMR	비고
경노동	0~1	의자에 앉아서 손으로 하는 작업
중동노동	1~2	지적 작업, 6시간 이상 쉬지 않고 하는 작업
강노동	2~4	전형적인 지속 작업
중노동	4~7	휴식의 필요가 있는 작업, 노동 시간단축
격노동	7~	중도적 작업(중량물 작업을 과격하게 하는 정도)

해설

03

여성 근로자의 보호
① 임산부(임신 중이거나 산후 1년 지나지 않은 여성)는 보건상 유해·위험한 사업에 사용하지 못한다. ② 주작업의 근로강도는 RMR 2.0 이하 ③ 중량물 취급 작업에 있어서 중량 제한(16세 이하는 5kg, 16~18세는 8kg, 18세 이상은 20kg) ④ 서서 하는 작업의 경우 시간 조건과 휴식 시간 조정 ⑤ 공업독물(납, 벤젠, 비소, 수은) 취급 작업 시 유산·조산의 우려가 있으므로 고려 ⑥ 고·저온 작업에서는 작업 조건과 냉·난방 고려 ⑦ 산전·산후휴가: 90일 다태아일 경우 120일 ⑧ 청구 시 월 1일의 생리휴가 지급

정답 02 ② 03 ④

04 근로자의 건강을 보호하기 위한 조치로 가장 옳지 않은 것은? 20 서울

① 「근로기준법」 및 동법 시행령에 따라 취직인허증을 지니지 않은 15세 미만인 자는 근로자로 사용하지 못한다.
② 「근로기준법」 및 동법 시행령에는 임산부를 위한 사용금지 직종을 규정하고 있다.
③ 근로 의욕과 생산성을 위하여 근로자를 적재적소에 배치한다.
④ 「근로기준법」상 수유시간은 보장되지 않는다.

05 다음에서 제시된 증상들은 산업피로의 자각증상 중 몇 군에 해당하는가? 20 경북

• 머리가 아프다.	• 어깨가 걸린다.
• 숨이 차다.	• 입안이 마른다.
• 목소리가 변한다.	• 현기증이 난다.
• 손과 발이 불안하다.	

① 1군 ② 2군
③ 3군 ④ 4군

PLUS

산업피로의 자각증상

1군 〈졸음과 권태〉	2군 〈주의집중 곤란〉	3군 〈적재된 신체 이화감〉
1. 머리가 무겁다.	11. 생각이 잘 정리되지 않는다.	21. 머리가 아프다
2. 온몸이 노곤하다.	12. 말하기가 싫어진다.	22. 어깨가 걸린다.
3. 발이 무겁다.	13. 초조해진다.	23. 등이 아프다.
4. 머리가 띵하다.	14. 마음이 산란해 진다.	24. 숨이 차다.
5. 하품이 난다.	15. 일에 마음이 쏠리지 않는다.	25. 입안이 마른다.
6. 졸음이 온다.	16. 간단한 일에도 생각이 잘 안 난다.	26. 목소리가 변한다.
7. 눈이 피로하다.	17. 하는 일에 실수가 많아진다.	27. 현기증이 난다.
8. 동작이 어색해 진다.	18. 사소한 일에도 신경이 많이 간다.	28. 눈 두덩이와 근육이 실룩거린다.
9. 발걸음이 불안하다.	19. 단정하게 있을 수가 없다.	29. 손과 발이 불안하다.
10. 옆으로 눕고 싶다.	20. 끈기가 없어진다.	30. 기분이 나쁘다.

※ 출처: 노동과 건강연구회

해설

04

「근로기준법」상 여성과 소년에 관한 규정 (법 제64조~75조)

① 15세 미만인 자(중학교에 재학 중인 18세 미만인 자를 포함한다)는 근로자로 사용하지 못한다. 다만, 대통령령으로 정하는 기준에 따라 고용노동부장관이 발급한 취직인허증을 지닌 자는 근로자로 사용할 수 있다.
② 사용자는 임신 중이거나 산후 1년이 지나지 아니한 여성(임산부)과 18세 미만자를 도덕상 또는 보건상 유해·위험한 사업에 사용하지 못한다.
③ 근로 의욕과 생산성을 위하여 근로자를 적재적소에 배치한다(법에 명시된 내용은 아니지만 근로자의 건강을 보호하기 위한 조치로는 적절하다).
④ 생후 1년 미만의 유아를 가진 여성 근로자가 청구하면 1일 2회 각각 30분 이상의 유급 수유 시간을 주어야 한다.

05

산업피로(Industrial fatigue)
(1) 산업피로: 수면이나 휴식을 잘 취하지 못하고 과로 등이 누적되어서 정신·신체적 생체현상
(2) 산업피로의 증상
① 머리가 무겁고, 전신이 나약해지고, 어깨 가슴이 결리고 숨쉬기가 어렵고, 팔, 다리가 쑤시고, 입이 마르고, 하품이 나며, 식은땀이 나는 등의 신체적 증상이 있다.
② 머리가 띵하고 생각이 정리되지 않으며, 졸음이 오고 주의력이 산만해지고, 집중력이 떨어지며 관절의 강직과 이완이 오게 되며, 상태가 더 악화되면 얼굴에 부종, 근육통, 호흡곤란 이상 발한, 소화기장애, 두통과 현기증, 허탈감 등의 증세가 나타난다.

정답 04 ④ 05 ③

PART 05

06 **「근로기준법」에 따른 임산부와 연소자의 근로에 대한 설명으로 옳지 않은 것은?** 20 대구보건연구사

① 18세 미만자를 도덕상 또는 보건상 유해 · 위험한 사업에 사용하지 못한다.

② 생후 1년 미만의 유아를 가진 여성 근로자가 청구하면 1일 2회 각각 30분 이상의 유급 수유 시간을 주어야 한다.

③ 임신 중인 여성에게 출산 전과 출산 후를 통하여 60일의 출산전후 휴가를 주어야 한다.

④ 산후 1년이 지나지 아니한 여성에 대하여는 1주에 6시간을 초과하는 시간외근로를 시키지 못한다.

07 **「산업안전보건법」에 규정된 근로자 안전보건교육이 아닌 것은?** 20 서울보건연구사

① 정기교육

② 채용 시 교육

③ 작업내용 변경 시 교육

④ 휴직 및 복직 시 교육

PLUS

「안전보건규정」 제2조 정의	1. "안전보건교육"이란 「산업안전보건법」에 따라 근로자 및 특수형태근로종사자에게 실시하여야 하는 다음 각 목의 교육을 말한다. 가. 정기교육: 해당 사업장의 사무직 종사 근로자, 사무직 종사 근로자 외의 근로자, 관리감독자의 지위에 있는 사람을 대상으로 정기적으로 실시하여야 하는 교육 나. 채용 시 교육: 해당 사업장에 채용한 근로자를 대상으로 직무 배치 전 실시하여야 하는 교육 다. 작업내용 변경 시 교육: 해당 사업장의 근로자가 기존에 수행하던 작업내용과 다른 작업을 수행하게 될 경우 변경된 작업을 수행하기 전 의무적으로 실시하여야 하는 교육 라. 특별교육: 특수형태근로종사자를 배치하기 전 또는 작업 내용을 변경할 때 실시하여야 하는 교육 마. 최초 노무 제공 시 교육: 특수형태근로종사자로부터 노무를 제공받는 자가 노무를 제공하는 특수형태근로종사자를 대상으로 작업 배치 전 실시하여야 하는 교육

08 **산업안전보건표지의 색상에 대한 설명 중 옳지 않은 것은?** 20 인천보건연구사

① 빨강색 – 금지

② 노란색 – 경고

③ 녹색 – 지시

④ 검정색 – 경고에 대한 보조색

해설

06

「근로기준법」상 여성과 소년에 관한 규정

(1) 15세 미만인 자(중학교에 재학 중인 18세 미만인 자를 포함한다)는 근로자로 사용하지 못한다. 다만, 대통령령으로 정하는 기준에 따라 고용노동부장관이 발급한 취직인허가증을 지닌 자는 근로자로 사용할 수 있다.

(2) 사용자는 임신 중이거나 산후 1년이 지나지 아니한 여성(임산부)과 18세 미만자를 도덕상 또는 보건상 유해 · 위험한 사업에 사용하지 못한다.

(3) 15세 이상 18세 미만인 자의 근로시간은 1일에 7시간, 1주에 35시간을 초과하지 못한다. 다만, 당사자 사이의 합의에 따라 1일에 1시간, 1주에 5시간을 한도로 연장할 수 있다.

(4) 사용자는 여성 근로자가 청구하면 월 1일의 생리휴가를 주어야 한다.

(5) 사용자는 임신 중의 여성에게 출산 전과 출산 후를 통하여 90일(한 번에 둘 이상 자녀를 임신한 경우에는 120일)의 출산전후휴가를 주어야 한다. 이 경우 휴가 기간의 배정은 출산 후에 45일(한 번에 둘 이상 자녀를 임신한 경우에는 60일) 이상이 되어야 한다.

(6) 생후 1년 미만의 유아를 가진 여성 근로자가 청구하면 1일 2회 각각 30분 이상 유급 수유 시간을 주어야 한다.

(7) 사용자는 산후 1년이 지나지 아니한 여성에 대하여는 단체협약이 있는 경우라도 1일에 2시간, 1주에 6시간, 1년에 150시간을 초과하는 시간외 근로를 시키지 못한다.

정답 06 ③ 07 ④ 08 ③

PLUS

「산업안전보건법 시행규칙」 제38조(안전보건표지의 종류 · 형태 · 색채 및 용도 등)

안전보건표지의 색도기준 및 용도(제38조 제3항 관련)

색채	색도기준	용도	사용례
빨간색	7.5R 4 / 14	금지	정지신호, 소화설비 및 그 장소, 유해행위의 금지
		경고	화학물질 취급장소에서의 유해 · 위험 경고
노란색	5Y 8.5 / 12	경고	화학물질 취급장소에서의 유해 · 위험경고 이외의 위험경고, 주의표지 또는 기계방호물
파란색	2.5PB 4 / 10	지시	특정 행위의 지시 및 사실의 고지
녹색	2.5G 4 / 10	안내	비상구 및 피난소, 사람 또는 차량의 통행표지
흰색	N9.5		파란색 또는 녹색에 대한 보조색
검은색	N0.5		문자 및 빨간색 또는 노란색에 대한 보조색

(참고)

1. 허용 오차 범위 H = ±2, V = ±0.3, C = ±1(H는 색상, V는 명도, C는 채도를 말한다)
2. 위의 색도기준은 한국산업규격(KS)에 따른 색의 3속성에 의한 표시방법(KSA 0062 기술표준원 고시 제2008-0759)에 따른다.

09 지적작업 또는 6시간 이상 쉬지 않고 하는 작업에 해당하는 중등 노동은 무엇인가? 20 인천보건연구사

① RMR 1~2 ② RMR 2~4
③ RMR 4~7 ④ RMR 7~10

PLUS

에너지 대사율에 따른 작업강도

노동 강도	RMR	비고
경노동	0~1	의자에 앉아서 손으로 하는 작업
중동노동	1~2	지적 작업, 6시간 이상 쉬지 않고 하는 작업
강노동	2~4	전형적인 지속 작업
중노동	4~7	휴식의 필요가 있는 작업, 노동 시간단축
격노동	7~	중도적 작업(중량물 작업을 과격하게 하는 정도)

10 다음 중 에너지대사율(RMR)에 대한 설명으로 옳은 것은? 21 제주의료기술(5월)

① 기초대사량에 대한 근로대사량의 값으로 측정한다.
② 작업강도는 4개로 구분한다.
③ 작업강도가 5 이상이면 격노동이다.
④ 작업강도가 7 이상이면 중노동이다.

해설

정답 09 ① 10 ①

PART 05

PLUS

(1) 에너지 대사율(RMR : Relative Metabolic Rate) : 육체적 작업 강도의 지표

$$\text{에너지 대사율} = \frac{\text{작업 시 소비에너지} - \text{그와 같은 시간에 안정 시 소비에너지}}{\text{기초대사량}} = \frac{\text{근로대사량}}{\text{기초대사량}}$$

(2) 에너지 대사율에 따른 작업강도

노동 강도	RMR	비고
경노동	0~1	의자에 앉아서 손으로 하는 작업
중등노동	1~2	지적 작업, 6시간 이상 쉬지 않고 하는 작업
강노동	2~4	전형적인 지속 작업
중노동	4~7	휴식의 필요가 있는 작업, 노동 시간단축
격노동	7~	중도적 작업(중량물 작업을 과격하게 하는 정도)

제3절 근로자 건강진단

01 근로자의 건강진단 결과 중 직업병 유소견자의 판정 구분은 무엇인가? 19 대전

① A ② C2
③ D1 ④ R

02 근로자의 건강진단 결과 중 일반질병 요관찰자를 나타내는 것은? 20 경북

① C1 ② C2
③ D1 ④ D2

03 같은 유해인자에 노출되는 근로자들에게 유사한 질병의 증상이 발생한 경우 시행할 수 있는 근로자 건강진단은 무엇인가? 20 경북

① 수시건강진단 ② 임시건강진단
③ 특수건강진단 ④ 배치전건강진단

해설

01

A	건강한 근로자
C1	직업병 요관찰자
C2	일반질병 요관찰자
D1	직업병 유소견자
D2	일반질병 유소견자
R	질환의심자

03
① 수시건강진단 : 특수건강진단 실시 시기 외에 건강장해를 의심하게 하는 증상을 보이거나 의학적 소견이 있는 근로자에 대하여 사업주가 특수건강진단기관에서 실시하는 건강진단
② 임시건강진단 : 같은 유해인자에 노출되는 근로자들에게 유사한 질병의 증상이 발생한 경우 등 고용노동부령으로 정하는 경우에는 근로자의 건강을 보호하기 위하여 사업주에게 특정 근로자에 대한 건강진단이다.
③ 특수건강진단 : 유해요인을 취급하는 업무에 종사하는 근로자에 대하여 직업병의 조기발견을 위해 특수건강진단기관에서 실시하는 정기건강진단
④ 배치 전 건강진단 : 근로자가 신규채용 또는 직업부서 전환으로 특수건강진단 대상 업무에 종사할 근로자에 대하여 사업주가 실시하는 건강진단으로 특수건강진단기관에서 실시

정답 01 ③ 02 ② 03 ②

04 근로자의 건강진단 결과 작업성 유소견으로 관리가 필요한 대상자는? 20 전북

① A ② C1
③ D1 ④ D2

05 같은 부서에 근무하는 근로자 또는 같은 유해인자에 노출되는 근로자에게 유사한 질병의 자각 · 타각 증상이 발생한 경우, 직업병 유소견자가 발생하거나 여러 명이 발생할 우려가 있는 경우, 또는 그 밖에 지방고용노동관서 의장이 필요하다고 판단하는 경우 실시하는 건강진단은? 20 경기

① 수시건강진단 ② 임시건강진단
③ 특수건강진단 ④ 일반건강진단

06 근로자 건강진단 중 특수건강진단을 실시하는 가장 중요한 목적으로 옳은 것은? 21 인천보건연구사

① 추후 직업병 발생 시 참고자료로 쓰기 위하여
② 업무배치의 적절성을 위하여
③ 직업병의 조기발견을 위하여
④ 기초건강자료를 축적하기 위하여

PLUS

특수건강진단
(1) 특수건강진단 유해요인을 취급하는 업무에 종사하는 근로자에 대하여 직업병의 조기 발견을 위해 실시하는 정기 건강진단으로 특수건강진단기관에서 실시
(2) 직업성 질환을 조기에 발견함으로써 질병의 악화와 재발을 방지하며 더 나아가 얻어진 자료를 통해 직업병 발생을 예방함으로써 근로자의 건강 보호와 유지에 기여하고 노동력을 보호하는 데 목적이 있음
(3) 화학물질 제조 및 취급자는 6개월에 1회, 기타 근로자는 1년에 1회 시행

07 다음 같은 상황에서 실시하는 근로자 건강진단은 무엇인가? 22 경북의료기술

- 같은 부서에 근무하는 근로자 또는 같은 유해인자에 노출되는 근로자에게 유사한 질병의 자각. 타각 증상이 발생한 경우
- 직업병 유소견자가 발생하거나 여러 명이 발생할 우려가 있는 경우

① 배치전 건강진단 ② 수시 건강진단
③ 임시 건강진단 ④ 특수 건강진단

해설

04
근로자 건강진단 후 건강관리 구분

A	건강한 근로자
C1	직업병 요관찰자
C2	일반질병 요관찰자
D1	직업병 유소견자
D2	일반질병 유소견자
R	질환의심자

05
① 수시건강진단: 특수건강진단 실시 시기 외에 건강장해를 의심하게 하는 증상을 보이거나 의학적 소견이 있는 근로자에 대하여 사업주가 특수건강진단 기관에서 실시하는 건강진단
② 임시건강진단: 같은 유해인자에 노출되는 근로자들에게 유사한 질병의 증상이 발생한 경우 등 고용노동부령으로 정하는 경우에는 근로자의 건강을 보호하기 위하여 사업주에게 특정 근로자에 대한 건강진단이다.
③ 특수건강진단: 유해요인을 취급하는 업무에 종사하는 근로자에 대하여 직업병의 조기발견을 위해 특수건강진단기관에서 실시하는 정기건강진단
④ 배치 전 건강진단: 근로자가 신규채용 또는 직업부서 전환으로 특수건강진단 대상 업무에 종사할 근로자에 대하여 사업주가 실시하는 건강진단으로 특수건강진단기관에서 실시

07
① 배치 전 건강진단: 근로자가 신규채용 또는 작업부서 전환으로 특수건강진단 대상 업무에 종사할 근로자에 대하여 사업주가 실시하는 건강진단으로 특수건강진단기관에서 실시
② 수시건강진단: 특수건강진단 실시 시기 외에 건강장해를 의심하게 하는 증상을 보이거나 의학적 소견이 있는 근로자에 대하여 사업주가 특수건강진단 기관에서 실시하는 건강진단
④ 특수건강진단: 유해요인을 취급하는 업무에 종사하는 근로자에 대하여 작업병의 조기발견을 위해 특수건강진단 기관에서 실시하는 정기건강진단

정답 04 ③ 05 ② 06 ③ 07 ③

PART 05

PLUS

임시건강진단

(1) 같은 유해인자에 노출되는 근로자들에게 유사한 질병의 증상이 발생한 경우 등 고용노동부령으로 정하는 경우에는 근로자의 건강을 보호하기 위하여 사업주에게 특정 근로자에 대한 건강진단이다.

(2) "고용노동부령으로 정하는 경우"란 특수건강진단 대상 유해인자 또는 그 밖의 유해인자에 의한 중독 여부, 질병에 걸렸는지 여부 또는 질병의 발생 원인 등을 확인하기 위하여 필요하다고 인정되는 경우를 말한다.

① 같은 부서에 근무하는 근로자 또는 같은 유해인자에 노출되는 근로자에게 유사한 질병의 자각·타각 증상이 발생한 경우

② 직업병 유소견자가 발생하거나 여러 명이 발생할 우려가 있는 경우

③ 그 밖에 지방고용노동관서의 장이 필요하다고 판단하는 경우

08 특수건강진단 대상 업무로 인하여 해당 유해인자에 의한 직업성 천식, 직업성 피부 질환 등을 의심하게 하는 증상을 보이거나 의학적 소견이 있는 근로자에 대하여 실시하는 건강진단은? 22 대전의료기술

① 배치 전 건강진단 ② 임시건강진단

③ 수시건강진단 ④ 일반건강검진진단

PLUS

근로자 건강진단

채용 시 건강진단	일반 근로자가 채용 시점에서 이환되고 있는 질병이나 건강 상태를 밝힘으로써 취업으로 인하여 자신의 건강에 해가 되거나 타인에게 영향을 미칠 수 있는 질병의 유무를 알아내기 위해 실시한다.
일반 건강진단	근로자의 질병을 조기에 찾아내어 적절한 사후 관리와 치료를 신속히 받도록 하여 근로자의 건강을 유지 및 보호하기 위해 실시한다. 사무직의 경우 2년에 1회 사무직 이외 기타 근로자의 경우 1년에 1회 정기적으로 실시한다(국민건강보험법에 의한 직장가입자 건강진단).
특수 건강진단	특수건강진단 유해요인을 취급하는 업무에 종사하는 근로자에 대하여 직업병의 조기발견을 위해 실시하는 정기건강진단으로 특수건강진단기관에서 실시한다. 직업성 질환을 조기에 발견함으로써 질병의 악화와 재발을 방지하며, 더 나아가 얻어진 자료를 통해 직업병 발생을 예방함으로써 근로자의 건강 보호와 유지에 기여하고 노동력을 보호하는 데 목적이 있다. 화학물질 제조 및 취급자는 6개월에 1회, 기타 근로자는 1년에 1회 시행.
배치 전 건강진단	근로자가 신규채용 또는 작업부서 전환으로 특수건강진단 대상 업무에 종사자에 대하여 사업주가 실시하는 건강진단으로 특수건강진단기관에서 실시한다.
수시 건강진단	특수건강진단 대상 연구로 인하여 해당 유해인자에 의한 작업성 천식, 직업성 피부질환 등을 의심하게 하는 증상을 보이거나 의학적 소견이 있는 근로자에 대하여 실시한다.
임시 건강진단	같은 유해인자에 노출되는 근로자들에게 유사한 질병의 증상이 발생한 경우 등 고용노동부령으로 정하는 경우에는 근로자의 건강을 보호하기 위하여 사업주에게 특정 근로자에 대한 건강진단이다.

해설

정답 08 ③

제4절 작업환경 유해요인 및 관리

01 유해물질 허용한계 기준 중에서 어떤 경우에도 초과해서는 안 되는 기준을 의미하는 것은? 18 충남의료기술, 보건진료

① TLV-STEL ② TLV-TWA
③ TLV-C ④ TLV-CTWA

PLUS

화학물질 및 물리적 인자의 노출기준(TLV)	'거의 모든 근로자가 건강 장해를 입지 않고 매일 반복하여 노출될 수 있다고 생각되는 공기 중 유해인자의 농도 또는 강도'를 말한다. 그러나 개인의 감수성에 따라 질병이 발생할 가능성이 있다.
구분	**기준**
8시간 노출 기준 시간가중평균노출기준(TWA) (Time-weighted Average)	• 1일 8시간 1주 40시간의 작업을 기준으로 하여 유해인자의 측정치에 발생시간을 곱하여 8시간으로 나눈 값 • 이 기준에 반복적으로 노출되어도 거의 모든 자에게서 건강상 상해가 일어나지 않는 수준 • 정상노동시간 중의 평균농도 • 대부분의 작업자가 매일 노출되어도 건강상 악영향이 없을 것으로 여겨지는 수치
단시간 노출기준(TLV-STEL) (Short Term Exposure Limit)	• 근로자가 1회에 15분간 유해인자에 노출되는 경우 근로자가 자극, 만성 또는 불가역적 조직 장해, 사고 유발, 응급 대처 능력 저하 및 작업 능률 저하를 초래할 정도의 마취를 일으키지 않고 단시간(15분) 동안 노출될 수 있는 농도 • 단시간노출기준은 8시간 노출 기준에 대한 보완 기준이어 유해 작용이 주로 만성이고 고농도에서 급성 중독을 일으키는 물질에 작용한다. • 노출량이 TLV-TWA와 TLV-STEL 사이일 경우 15분 이상 지속적으로 노출되면 안 되며, 1일 4회를 초과하면 안 되고, 노출과 노출 사이에는 60분 이상의 간격이 있어야 한다.
천정값 (최고허용농도, TLV-C; Ceiling)	• 1일 작업시간 동안 잠시라도 노출되어서는 아니 되는 기준 • 순간적이라 하더라도 절대적으로 초과하여서는 안 되는 농도 • 노출기준 앞에 'C'를 붙여 표시한다.

02 작업자에게 건강장애를 일으킬 수 있는 유해 작업 환경에 대한 관리 대책으로 가장 근본적인 방법에 해당하는 것은? 18 서울

① 개인보호구 ② 격리(isolation)
③ 대치(substitution) ④ 환기(ventilation)

해설

02

대치(substitution)
유해하지 않은 물질을 사용하거나 유해하지 않은 공정으로 변경해 주는 것으로 위생대책의 근본방법이며 때로는 비용이 적게 들기도 하지만, 기술적인 어려움이 따른다.

정답 01 ③ 02 ③

03 **미국산업위생전문가협회(ACCIH)의 분류기준에서 인체에 대한 발암성 확인물질에 해당하는 것은?** 19 경북

① A1 ② A2
③ A3 ④ A4

PLUS

미국산업위생사협회(American Conference of Governmental Industrial Hygienists; ACGIH)
ACGIH에서는 직업적으로 노출될 수 있는 물질의 발암성을 A1~A5까지 구분하고 있다.

A1	• 인체 발암성 확인물질 • 지금까지의 연구를 통하여 발암성을 가지고 있는 것으로 확인된 물질
A2	인체 발암성 의심물질: 역학적 증거가 제한적이거나 1종 이상의 동물실험에서 발암성이 확인된 경우로서 암을 유발할 것으로 의심되는 물질을 말한다.
A3	동물 발암성 확인물질이지만 인체 발암성은 알 수 없는 물질
A4	인체 발암성 분류가 불가능한 물질
A5	인체 비발암 물질

04 **미국산업위생가협회(ACGIH)의 유해물질 노출 기준 중 잠시라도 노출되어서 안되는 기준을 의미하는 것은?** 19 전북

① TWA ② TLV-C
③ TLV-STEL ④ TLV-TWA

PLUS

미국산업위생가협회(ACGIH)의 노출 기준(TLV; Threshold Limit Value)

8시간 노출 기준 시간가중평균노출기준 (TWA)	• 1일 8시간 1주 40시간의 작업 기준 • 반복 노출되어도 건강상 상해가 일어나지 않는 수준
단시간 노출기준 (TLV-STEL)	• 근로자가 1회에 15분간 유해인자에 단시간(15분) 동안 노출될 수 있는 농도 • 노출량이 TLV-TWA와 TLV-STEL 사이일 경우 15분 이상 지속적으로 노출되면 안 되며, 1일 4회를 초과하면 안 되고, 노출과 노출 사이에는 60분 이상의 간격이 있어야 한다.
천정값(최고허용농도, TLV-C; Ceiling)	잠시라도 노출되어서는 아니되는 기준(노출기준 앞에 'C'표시)

05 **유해인자에 대한 노출기준의 종류 중 '작업시간 동안 잠시도 초과되어서는 안 되는 농도'에 해당하는 것은?** 19 서울시7급

① 천정값(TLV-C)
② 노출상한치(Excursion limits)
③ 단시간 노출기준(TLV-STEL)
④ 8시간 노출기준(TLV-TWA)

해설

정답 03 ① 04 ② 05 ①

06 **유해물질 허용 기준 중 시간가중평균허용농도를 의미하는 것은?** 19 경기

① BEIs ② TLV-C
③ TLV-TWA ④ TLV-STEL

07 **미국산업위생가협회(ACGIH)의 유해물질 노출 기준 중 단시간노출기준의 시간조건으로 옳은 것은?** 19 충북

① 5분 ② 10분
③ 15분 ④ 30분

08 **유해물질 노출 기준에 대해 옳지 않은 것은?** 19 대전

① 유해물질의 노출이 TLV-STEL기준 이하이면 TLV-TWA기준을 넘어도 안전하다.
② TLV-STEL은 15분간 폭로되어도 건강장해가 거의 없는 농도이다.
③ TLV-C는 자극성 가스나 독작용이 빠른 물질의 경우에 설정하는 기준치로 잠시도 초과되어서는 안 된다.
④ 근로자의 유해물질 노출수준이 TLV 기준을 넘지 않아도 질병이 발생할 수 있다.

09 **근로자의 보호조치로 가장 최후의 수단에 해당하는 것은?** 20 전북

① 공정의 대치 ② 물질의 대치
③ 장벽에 의한 격리 ④ 개인보호구

10 **어떤 조직이나 기관에 독성을 일으키지 않는 물질이 다른 물질의 독성을 크게 하는 작용은 무엇인가?** 20 대구

① 상승작용 ② 상가작용
③ 잠재작용 ④ 길항작용

PLUS

종류	내용	독성의 크기
독립 작용	혼합물질이 서로 영향을 주지 않고 각각 독립적인 독성을 나타내는 경우	2 | 3 = 2 | 3
상승 작용	혼합물질이 각각 독립적인 독성의 영향의 합보다 더 큰 경우	2+3 = 15
잠재 작용	어떤 조직이나 기관에 독성을 일으키지 않는 물질이 다른 물질의 독성을 크게 하는 작용. 주로 고농도에서 영향을 일으킨다.	2+0 = 10
길항 작용	두 가지 물질이 같이 있을 때 서로 영향을 방해하는 작용	2+3 = 1
상가 작용	혼합물질이 각각 독립적인 독성의 영향의 합과 같은 경우	2+3 = 5

해설

09
유해인자 작업환경의 관리대책 중 개인보호구는 유해인자가 인체 내에 들어오는 것을 막아주는 최후의 방어수단으로, 보호구 성능상 완벽하게 유해인자를 차단해 주지는 못하기 때문에 우선순위가 제일 낮다.

10
혼합물질 노출기준
(1) 산업장에는 여러 종류의 유해물질이 동시에 사용되므로 각각에 대하여 정성 및 정량분석을 실시해야 한다. 독성이 비슷한 물질이 공기 중에 존재하고 표적장기가 동일하다면 이들은 상가작용(additive effect)을 일으킨다고 가정한다.
(2) 독성이 서로 다른 물질이 혼합되어 있을 경우 각각에 대하여 독립적으로 노출기준을 적용한다.

정답 06 ③ 07 ③ 08 ① 09 ④ 10 ③

PART 05

11 **다음 중 공학적인 작업환경 관리 대책에 해당하지 않는 것은?** 20 대전

① 격리(isolation) ② 대치(substitution)
③ 환기(ventilation) ④ 교육(education)

PLUS

작업환경 관리 대책의 종류

행정적 대책	경영진의 참여, 근로자 훈련 및 교육, 순환 배치, 의학적 건강진단, 정리정돈 및 청소
공학적 대책	대치, 격리, 환기 등
개인보호구 사용	호흡보호구, 청력보호구, 작업복, 장갑, 장화, 안전모, 보안경 등

12 **페인트 도장 공정에서 페인트를 분사하지 않고 페인트 통에 담그는 작업으로 변경하거나 페인트 입자를 정전기를 이용하여 흡착식 페인트 살포 방법으로 변경하는 것은 어떠한 작업환경 관리대책에 해당하는가?** 21 경북

① 격리 ② 대치
③ 환기 ④ 보호구

13 **다음에서 설명하는 작업환경관리 방법으로 가장 옳은 것은?** 21 서울

- 덜 위험한 물질로 변경해 사용하는 것
- 유해하지 않은 공정으로 변경하는 것
- 작업관리방법 중 가장 기본이 되고 우선시되는 것

① 벤젠을 이용한 세척 공정을 원격 조정 및 자동화한다.
② 소음이 심한 공정에서 귀마개를 사용하도록 한다.
③ 가연성 물질을 유리병 대신 철제에 저장한다.
④ 작업장 후드를 설치하여 오염물질을 제거한다.

14 **다음 중 유해요인 노출기준에 대한 설명으로 옳은 것은?** 21 경기

① TLV-C는 실제로 순간농도 측정이 불가능하므로 보통 15분간 추정한다.
② TLV-STEL은 안전농도와 위험농도를 구분하는 경계선이다.
③ Excursion limits는 Ceiling이 설정되지 않은 물질이 TLV-C를 넘을 때 적용한다.
④ TLV-TWA을 초과하고 TLV-STEL 이하인 경우에는 각 노출 간격이 30분 이상이어야 한다.

해설

12

대치
• 유해하지 않은 물질을 사용하거나 유해하지 않은 공정으로 변경해 주는 것 • 위생대책의 근본방법이며 때로는 비용이 적게 들기도 하지만, 기술적인 어려움이 따른다. • 대치의 종류로는 물질의 대치, 장비의 대치, 공정의 대치가 있다. • 제시된 페인트 도정 공정을 변경하는 것은 공정의 대치에 해당한다.

13
작업환경 관리 방법 중 대치에 대한 설명이다.
① 벤젠을 이용한 세척 공정을 원격 조정 및 자동화한다. – 격리
② 소음이 심한 공정에서 귀마개를 사용하도록 한다. – 개인 보호구
③ 가연성 물질을 유리병 대신 철제통에 저장한다. – 대치(공정 변경)
④ 작업장 후드를 설치하여 오염물질을 제거한다. – 환기

14
① TLV-C는 작업시간 동안 잠시도 초과되어서는 안 되는 농도이지만 실제 순간농도 측정이 어렵기 때문에 15분간 물질을 포집하여 측정한다.
② TLV의 기준(TWA, STEL 모두)은 안전농도와 위험농도를 명확하게 구분하는 경계로 볼 수 없다. 거의 모든 근로자에게 건강장애를 일으키지 않는 농도의 기준이지만 완벽하게 안전한 농도를 의미하는 것은 아니다.
③ 노출상한치(Excursion limits)는 8시간 노출기준은 설정되어 있으나 독성 자료가 부족하여 단시간 노출기준이 설정되지 않은 물질에 대하여 적용한다.
④ TLV-TWA을 초과하고 TLV-STEL 이하인 경우에는 각 노출 간격이 1시간 이상이어야 한다.

정답 11 ④ 12 ② 13 ③ 14 ①

15 **TLV-STEL에 대한 설명으로 옳지 않은 것은?** 21 충북보건연구사

① 잠시라도 노출이 될 경우 15분 동안 노출될 수 있는 농도이다.
② 1일 노출회수는 4회 이하여야 한다.
③ 8시간 노출기준이다.
④ 노출과 노출 사이에는 60분 이상의 간격이 있어야 한다.

PLUS

노출 기준 종류

8시간 노출 기준 시간가중평균노출기준 (TWA)	• 1일 8시간 1주 40시간의 작업 기준 • 반복 노출되어도 건강상 상해가 일어나지 않는 수준
단시간 노출기준 (TLV-STEL)	• 근로자가 1회에 15분간 유해인자에 단시간(15분) 동안 노출될 수 있는 농도 • 노출량이 TLV-TWA와 TLV-STEL 사이일 경우 15분 이상 지속적으로 노출되면 안 되며, 1일 4회를 초과하면 안 되고, 노출과 노출 사이에는 60분 이상의 간격이 있어야 한다.
천정값(최고허용농도, TLV-C; Ceiling)	잠시라도 노출되어서는 아니되는 기준(노출기준 앞에 'C' 표시)

16 **산업장의 작업환경관리 중 격리에 해당하는 것은?** 22 서울시(2월)

① 개인용 위생보호구를 착용한다.
② 위험한 시설을 안전한 시설로 변경한다.
③ 유해 물질을 독성이 적은 안전한 물질로 교체한다.
④ 분진이 많을 때 국소배기장치를 통해 배출한다.

PLUS

격리(Isolation)
(1) 작업자와 유해인자 사이에 장벽이 놓여 있는 상태를 뜻한다.
(2) 장벽이 물체일 수도, 거리일 수도, 시간일 수도 있으며, 근로자를 격리시키는 것이나 개인보호구를 착용하는 것도 격리의 한 방법이다.
(3) 방사선 동위원소를 취급할 때의 격리와 밀폐는 원격 장치의 대표적인 것으로 꼽을 수 있다.
(4) 공장 단위로 볼 때 현대적인 정유공장의 원격자동조정이 대표적이다.

17 **유해작업에 대한 대책 중 격리에 해당하는 것은?** 22 울산의료기술(10월)1

① 페인트를 분사하지 않고 통에 담그는 작업으로 변경하는 것
② 금속을 접합할 때 용접 대신 볼트로 이어주는 방법
③ 페인트의 납을 아연으로 교체하는 것
④ 개인보호구 착용

해설

17
① 페인트를 분사하지 않고 통에 담그는 작업으로 변경하는 것 – 대치(공정변경)
② 금속을 접합할 때 용접 대신 볼트로 이어주는 방법 – 대치(공정변경)
③ 페인트의 납을 아연으로 교체하는 것 – 대치(물질변경)

정답 15 ③ 16 ① 17 ④

PART 05

제5절 산업재해

01 산업재해 지표 중 재해의 경중정도를 알 수 있는 것은? 18 경북의료기술

① 도수율　② 강도율
③ 재해일수율　④ 건수율

PLUS

강도율(severity rate, intensity rate)

강도율	• 1,000 연 작업 시간당 작업손실일수 • 재해 손상정도의 파악지표	근로(작업)손실일수/연작업시간수×1,000

02 다음 공식을 통해 알 수 있는 산업재해 지표는 무엇인가? 18 강원

$$\frac{\text{재해건수}}{\text{연 작업시간 수}} = 1{,}000{,}000$$

① 건수율　② 도수율
③ 강도율　④ 발생율

PLUS

도수율	• 100만 연 작업 시간당 재해 발생 건수 • 산업재해 발생상황 파악의 표준적 지표	재해건수/연작업시간×1,000,000
강도율	• 1,000 연 작업 시간당 작업손실일수 • 재해 손상정도의 파악지표	근로(작업)손실일수/연작업시간수×1,000
건수율	• 근로자 1,000명당 재해 발생 건수 • 산업재해 발생상황을 총괄적으로 파악	재해건수/평균근로자수×1,000
재해율(천인율)	근로자 100명당 재해자수(재해건수)	재해자수/근로자수×100(1,000)
사망만인율	근로자 10,000명당 연간 사망자 수	연간사망자수/근로자수×10,000
평균작업 손실일수	작업손실일수/재해건수	

03 산업재해 지표 중 강도율과 관련된 내용으로 옳은 것은? 18 울산

가. 평균 근로자수　나. 연간 작업시간 수
다. 재해건수　라. 작업손실일수

① 가, 나, 다　② 가, 다
③ 나, 라　④ 가, 나, 다, 라

해설

03

강도율 (severity rate, intensity rate)	
• 1,000 연 작업 시간당 작업 손실일수 • 재해 손상정도의 파악지표	$\frac{\text{근로(작업) 손실일수}}{\text{연작업시간수}}$ ×1,000

정답 01 ② 02 ② 03 ③

04 산업재해 지표의 내용이 옳지 않은 것은? 18 전남

① 이환율 = 업무관련 질병/평균실근로자 수×1,000
② 빈도율 = 재해건수/연간 근로자 수×1,000,000
③ 천인율 = 재해건수/평균 실근로자 수×1,000
④ 강도율 = 작업손실일수/연간근로시간수×1,000

PLUS

도수율	• 100만 연 작업 시간당 재해 발생 건수 • 산업재해 발생상황 파악의 표준적 지표	재해건수/연작업시간×1,000,000
강도율	• 1,000 연 작업 시간당 작업손실일수 • 재해 손상정도의 파악지표	근로(작업)손실일수/연작업시간수×1,000
건수율	• 근로자 1,000명당 재해 발생 건수 • 산업재해 발생상황을 총괄적으로 파악	재해건수/평균근로자수×1,000
재해율(천인율)	근로자 100명당 재해자수(재해건수)	재해자수/근로자수×100(1,000)
사망만인율	근로자 10,000명당 연간 사망자 수	연간사망자수/근로자수×10,000
평균작업 손실일수	작업손실일수/재해건수	

05 산업재해 보상보험의 원리가 아닌 것은? 19 서울

① 사회보험방식 ② 무과실책임주의
③ 현실우선주의 ④ 정액보상방식

PLUS

산업재해보상보험의 원리

무과실책임주의	사용자의 과실유무에 상관없이 고용으로 인하여 또는 고용 중에 근로자에게 발생한 사고와 업무상 질병에 대해 사용자에게 책임을 부과하는 것을 의미한다.
정률보상방식	피해근로자의 연령, 직종, 근무 기간 등의 제반 조건을 고려하지 아니하고 당해 근로자의 평균 임금을 기초로 법령에서 정하는 기준에 따라 획일적으로 산정하여 보상하는 방식
사회보험방식	기업의 사회적 책임이란 인식하에 총체로서의 기업인 국가가 보상 주체가 되는 것을 의미
현실우선주의	업무상 재해로 인하여 보험급여를 지급하는 경우에 현실의 부양 상태를 고려하는 특징이 있다. 따라서 사실혼 관계에 의하여 유족보상금을 지급하는 경우에 그 수급권자의 순위에 있어서 사망 당시 부양하고 있던 배우자를 우선 순위로 하여 지급하도록 하고 있다.

해설

정답 04 ② 05 ④

PART 05

06 연간 1,000 작업시간당 작업손실일수로 구할 수 있는 산업재해지표는? 19 경기

① 강도율　② 도수율
③ 건수율　④ 재해율

PLUS

도수율	• 100만 연 작업 시간당 재해 발생 건수 • 산업재해 발생상황 파악의 표준적 지표	재해건수/연작업시간×1,000,000
강도율	• 1,000 연 작업 시간당 작업손실일수 • 재해 손상정도의 파악지표	근로(작업)손실일수/연작업시간수×1,000
건수율	• 근로자 1,000명당 재해 발생 건수 • 산업재해 발생상황을 총괄적으로 파악	재해건수/평균근로자수×1,000
재해율(천인율)	근로자 100명당 재해자수(재해건수)	재해자수/근로자수×100(1,000)
사망만인율	근로자 10,000명당 연간 사망자 수	연간사망자수/근로자수×10,000
평균작업 손실일수	작업손실일수/재해건수	

07 산업재해 발생과 관련한 하인리히 법칙에서 제시된 현성 재해 : 불현성 재해 : 잠재성 재해의 비율로 옳은 것은? 19 대구

① 1 : 29 : 300　② 1 : 30 : 300
③ 1 : 29 : 600　④ 1 : 30 : 600

PLUS

하인리히 재해발생의 비율 1 : 29 : 300	하인리히는 「산업재해의 예방」이라는 저서에서 330건의 산업재해를 분석하여 피해 정도에 따라 큰 재해와 작은 재해 그리고 사소한 재해의 발생 비율을 "현성 재해(휴업재해) : 불현성 재해 : 잠재성 재해 = 1 : 29 : 300으로 발표하였다.	
	의미	산업재해는 어떤 우연한 사건에 의해 발생하는 것이 아니라 충분히 그러할 개연성이 있었던 경미한 재해가 반복되는 과정 속에서 발생하는 것을 보여 준다. 따라서 큰 재해는 항상 사소한 것들을 방치할 때 발생한다는 것을 의미한다.

해설

정답 06 ① 07 ①

08 **다음 중 분모가 연작업시간수로 계산되지 않는 것은?** 19 대전

① 건수율　　② 도수율
③ 강도율　　④ 재해일수

PLUS

도수율	• 100만 연 작업 시간당 재해 발생 건수 • 산업재해 발생상황 파악의 표준적 지표	재해건수/연작업시간×1,000,000
강도율	• 1,000 연 작업 시간당 작업손실일수 • 재해 손상정도의 파악지표	근로(작업)손실일수/연작업시간수×1,000
건수율	• 근로자 1,000명당 재해 발생 건수 • 산업재해 발생상황을 총괄적으로 파악	재해건수/평균근로자수×1,000
재해율(천인율)	근로자 100명당 재해자수(재해건수)	재해자수/근로자수×100(1,000)
사망만인율	근로자 10,000명당 연간 사망자 수	연간사망자수/근로자수×10,000
평균작업 손실일수	작업손실일수/재해건수	

09 **사고확산의 연쇄성을 설명하는 하인리히의 도미노 이론에서 제시된 사고확산의 단계 중 2단계에 해당하는 것은?** 19 인천

① 유적적 요인　　② 인간의 단점(결함)
③ 사고발생　　④ 재해

PLUS

하인리히의 도미노 이론 - 사고 확산의 단계

하인리히의 (Heinrich) 사고발생 연쇄과정	(1) • 사회적 요소 • 가정적 요소 • 유전적 요소 ➡ (2) 개인적 결함 ➡ (3) • 불안전 행동 • 불안전 상태 ➡ (4) 사고 ➡ (5) 재해 • 제1요인: 인간의 유전적 내력 또는 사회적으로 바람직하지 못한 현상 • 제2요인: 제1요인에 의해 생기는 개인(인간)의 결함 • 제3요인: 제2요인에 따른 불안전한 행동 및 불안전한 상태(기계적·물리적 위험) • 제4요인: 사고 • 제5요인: 재해(상해)
의미	위와 같이 (1), (2), (3), (4), (5)를 일정한 간격으로 세워 놓고, (1)에 힘을 가해 쓰러뜨리면 (2), (3), (4), (5)로 연속으로 넘어지나 (1), (2)가 넘어져도 (3)을 제거하면 사고나 재해로 연결되지 않는다는 것이다. 하인리히는 이 이론을 제시함으로써 사고 예방대책이 인간의 불안전한 상태의 제거에 직결되어 있음을 제안하였다.
하인리히 재해발생 비율	큰 재해와 작은 재해 그리고 사소한 재해의 발생 비율 → "현성 재해(휴업재해): 불현성 재해: 잠재성 재해 = 1 : 29 : 300 산업재해는 어떤 우연한 사건에 의해 발생하는 것이 아니라 충분히 그러할 개연성이 있었던 경미한 재해가 반복되는 과정 속에서 발생하는 것을 보여 준다.
의미	큰 재해는 항상 사소한 것들을 방치할 때 발생한다는 것을 의미한다.

해설

정답 08 ① 09 ②

PART 05

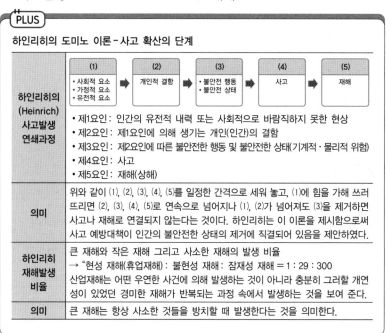

10 **어느 해의 재해 현황이 다음과 같다. 산업재해 손상의 정도를 알 수 있는 지표는 얼마인가?** 19 충북보건연구사

- 근로자수: 5000명
- 재해건수 3건
- 연간작업시간: 20,000시간
- 손실일수: 330일

① 0.6
② 16.5
③ 4
④ 15

11 **산업장에서 재해의 경중 및 손상의 정도와 재해 위험 공정을 변경하고 난 뒤 재해예방 효과를 확인할 수 있는 지표에 해당하는 것은?** 19 충남보건연구사

ㄱ. 강도율
ㄴ. 건수율
ㄷ. 도수율
ㄹ. 이환율

① ㄱ, ㄴ, ㄷ
② ㄴ, ㄷ, ㄹ
③ ㄱ, ㄷ, ㄹ
④ ㄱ, ㄴ, ㄷ, ㄹ

PLUS

도수율	• 100만 연 작업 시간당 재해 발생 건수 • 산업재해 발생상황 파악의 표준적 지표	재해건수/연작업시간×1,000,000
강도율	• 1,000 연 작업 시간당 작업손실일수 • 재해 손상정도의 파악지표	근로(작업)손실일수/연작업시간수 ×1,000
건수율	• 근로자 1,000명당 재해 발생 건수 • 산업재해 발생상황을 총괄적으로 파악	재해건수/평균근로자수×1,000
재해율(천인율)	근로자 100명당 재해자수(재해건수)	재해자수/근로자수×100(1,000)
사망만인율	근로자 10,000명당 연간 사망자 수	연간사망자수/근로자수×10,000
평균작업 손실일수	작업손실일수/재해건수	

12 **도수율에 대한 설명 중 옳은 것을 고르면?** 19 경남

ㄱ. 국가 간 비교가 가능하다
ㄴ. 연 근로시간당 재해건수를 말한다.
ㄷ. 산업재해 발생상황을 파악하기 위한 표준적 지표이다.
ㄹ. 도수에서 사용하는 상수는 1000이다.

① ㄱ, ㄴ, ㄷ
② ㄴ, ㄷ, ㄹ
③ ㄱ, ㄷ, ㄹ
④ ㄱ, ㄴ, ㄷ, ㄹ

해설

10

강도율 (severity rate, intensity rate)	
• 1,000 연 작업 시간당 작업 손실일수 • 재해 손상정도의 파악지표	$\frac{\text{근로(작업) 손실일수}}{\text{연작업시간수}} \times 1,000$

11
이환율은 산업재해 전체를 나타내는 지표가 아니고 업무상 질병자 수만 나타내므로 재해예방효과를 확인하기에 적절하지 않다.

12

도수율(Frequency Rate)	
• 100만 연 작업 시간당 재해 발생 건수 • 산업재해 발생 상황 파악의 표준적 지표	$\frac{\text{재해건수}}{\text{연작업시간}} \times 1,000,000$

정답 10 ② 11 ① 12 ①

13 **다음에서 설명하는 산업재해보상보험법의 종류로 옳은 것을 고르시오.** 19 광주보건연구사

> 업무상 사유로 부상을 당하거나 질병에 걸린 근로자에게 요양으로 취업하지 못한 기간에 대하여 지급하되, 1일당 지급액은 평균임금의 100분의 70에 상당하는 금액으로 한다. 다만, 취업하지 못한 기간이 3일 이내이면 지급하지 아니한다.

① 요양급여 ② 휴업급여
③ 상병보상연금 ④ 직업재활급여

PLUS

「산업재해보상보험법」에 따른 보험급여의 종류

요양급여	근로자가 업무상의 사유로 부상을 당하거나 질병에 걸린 경우에 그 근로자에게 지급한다(진찰 및 검사, 약제 또는 진료재료와 의지, 그 밖의 보조기의 지급, 처치, 수술, 그 밖의 치료, 재활치료, 입원, 간호 및 간병, 이송, 그 밖에 고용노동부령으로 정하는 사항).
간병급여	요양급여를 받은 자 중 치유 후 의학적으로 상시 또는 수시로 간병이 필요하여 실제로 간병을 받는 사람에게 지급한다.
휴업급여	휴업급여는 업무상 사유로 부상을 당하거나 질병에 걸린 근로자에게 요양으로 취업하지 못한 기간에 대하여 지급하되, 1일당 지급액은 평균임금의 100분의 70에 상당하는 금액으로 한다. 다만, 취업하지 못한 기간이 3일 이내이면 지급하지 아니한다.
장해급여	장해급여는 근로자가 업무상의 사유로 부상을 당하거나 질병에 걸려 치유된 후 신체 등에 장해가 있는 경우에 그 근로자에게 지급한다. 장해급여는 장해보상 금 또는 장해보상일시금으로 한다.
유족급여	근로자가 업무상의 사유로 사망한 경우에 유족에게 지급한다.
상병보상연금	요양급여를 받는 근로자가 요양을 시작한 지 2년이 지난 날 이후에 요건 모두에 해당하는 상태가 계속되면 휴업급여 대신 상병보상연금을 그 근로자에게 지급한다.
장례비	장례비는 근로자가 업무상의 사유로 사망한 경우에 지급하되, 평균임금의 120일분에 상당하는 금액을 그 장례를 지낸 유족에게 지급한다.
직업재활급여	장해급여자 중 취업을 위하여 직업훈련이 필요한 사람("훈련대상자")에 대하여 실시하는 직업훈련에 드는 비용 및 직업훈련수당, 업무상의 재해가 발생할 당시의 사업에 복귀한 장해급여자에 대하여 사업주가 고용을 유지하거나 직장적응훈련 또는 재활운동을 실시하는 경우에 각각 지급하는 직장복귀지원금, 직장적응훈련비 및 재활운동비.

14 **A작업장에서는 평균 근로자 수 1000명이 매년 300일 동안 하루 8시간씩 작업한다. 이 작업장의 근로손실일수가 120일이라고 할 때 재해에 의한 손상정도를 나타내는 지표는 얼마인가?** 19 광주보건연구사

① 0.05 ② 5
③ 25 ④ 50

해설

14
강도율(severity rate, intensity rate)
- 연 작업시간수
  $=1,000\times300\times8=2,400,000$
- 강도율
  $=\frac{\text{근로손실일수}}{\text{연 작업시간 수}}\times1,000$
  $=120/2,400,000\times1,000$
  $=0.05$

강도율	
• 1,000 연 작업시간당 작업손실일수 • 재해 손상정도의 파악지표	$\frac{\text{근로(작업) 손실일수}}{\text{연작업시간수}}\times1,000$

정답 13 ② 14 ①

15 하인리히가 주장한 현성, 불현성, 잠재성 재해의 발생비율로 옳은 것은?

19 충북보건연구사

① 1 : 29 : 200
② 1 : 29 : 300
③ 1 : 39 : 200
④ 1 : 39 : 300

PLUS

하인리히 재해발생의 비율 1 : 29 : 300	하인리히는 「산업재해의 예방」이라는 저서에서 330건의 산업재해를 분석하여 피해 정도에 따라 큰 재해와 작은 재해 그리고 사소한 재해의 발생 비율을 "현성 재해(휴업재해) : 불현성 재해 : 잠재성 재해 = 1 : 29 : 300으로 발표하였다.	
	의미	산업재해는 어떤 우연한 사건에 의해 발생하는 것이 아니라 충분히 그러할 개연성이 있었던 경미한 재해가 반복되는 과정 속에서 발생하는 것을 보여 준다. 따라서 큰 재해는 항상 사소한 것들을 방치할 때 발생한다는 것을 의미한다.

16 산업재해보험 급여 중 요양을 시작한 지 2년이 지났음에도 치유되지 않고 중증요양상태에 해당되는 환자에게 지급하는 것은 무엇인가?

20 인천보건연구사

① 장해급여
② 휴업급여
③ 상병보상연금
④ 간병급여

PLUS

「산업재해보상보험법」에 따른 보험급여의 종류

요양급여	근로자가 업무상의 사유로 부상을 당하거나 질병에 걸린 경우에 그 근로자에게 지급한다(진찰 및 검사, 약제 또는 진료재료와 의지, 그 밖의 보조기의 지급, 처치, 수술, 그 밖의 치료, 재활치료, 입원, 간호 및 간병, 이송, 그 밖에 고용노동부령으로 정하는 사항).
간병급여	요양급여를 받은 자 중 치유 후 의학적으로 상시 또는 수시로 간병이 필요하여 실제로 간병을 받는 사람에게 지급한다.
휴업급여	휴업급여는 업무상 사유로 부상을 당하거나 질병에 걸린 근로자에게 요양으로 취업하지 못한 기간에 대하여 지급하되, 1일당 지급액은 평균임금의 100분의 70에 상당하는 금액으로 한다. 다만, 취업하지 못한 기간이 3일 이내이면 지급하지 아니한다.
장해급여	장해급여는 근로자가 업무상의 사유로 부상을 당하거나 질병에 걸려 치유된 후 신체 등에 장해가 있는 경우에 그 근로자에게 지급한다. 장해급여는 장해보상 금 또는 장해보상일시금으로 한다.
유족급여	근로자가 업무상의 사유로 사망한 경우에 유족에게 지급한다.
상병보상연금	요양급여를 받는 근로자가 요양을 시작한 지 2년이 지난 날 이후에 요건 모두에 해당하는 상태가 계속되면 휴업급여 대신 상병보상연금을 그 근로자에게 지급한다.
장례비	장례비는 근로자가 업무상의 사유로 사망한 경우에 지급하되, 평균임금의 120일분에 상당하는 금액을 그 장례를 지낸 유족에게 지급한다.
직업재활급여	장해급여자 중 취업을 위하여 직업훈련이 필요한 사람("훈련대상자")에 대하여 실시하는 직업훈련에 드는 비용 및 직업훈련수당, 업무상의 재해가 발생할 당시의 사업에 복귀한 장해급여자에 대하여 사업주가 고용을 유지하거나 직장적응훈련 또는 재활운동을 실시하는 경우에 각각 지급하는 직장복귀지원금, 직장적응훈련비 및 재활운동비.

해설

정답 15 ② 16 ③

17 재해지표에서 근로자 즉, 사람을 분모로 계산하는 지표로 옳지 않은 것은?

20 대구

① 건수율 ② 도수율
③ 이환율 ④ 재해율

PLUS

도수율	• 100만 연 작업 시간당 재해 발생 건수 • 산업재해 발생상황 파악의 표준적 지표	재해건수/연작업시간×1,000,000
강도율	• 1,000 연 작업 시간당 작업손실일수 • 재해 손상정도의 파악지표	근로(작업)손실일수/연작업시간수×1,000
건수율	• 근로자 1,000명당 재해 발생 건수 • 산업재해 발생상황을 총괄적으로 파악	재해건수/평균근로자수×1,000
재해율(천인율)	근로자 100명당 재해자수(재해건수)	재해자수/근로자수×100(1,000)
사망만인율	근로자 10,000명당 연간 사망자 수	연간사망자수/근로자수×10,000
평균작업 손실일수	작업손실일수/재해건수	

18 100만 연 작업 시간당 재해 발생건수로 파악하는 재해지표는 무엇인가?

20 대전

① 건수율 ② 강도율
③ 도수율 ④ 근로손실일수

PLUS

도수율	• 100만 연 작업 시간당 재해 발생 건수 • 산업재해 발생상황 파악의 표준적 지표	재해건수/연작업시간×1,000,000
강도율	• 1,000 연 작업 시간당 작업손실일수 • 재해 손상정도의 파악지표	근로(작업)손실일수/연작업시간수×1,000
건수율	• 근로자 1,000명당 재해 발생 건수 • 산업재해 발생상황을 총괄적으로 파악	재해건수/평균근로자수×1,000
재해율(천인율)	근로자 100명당 재해자수(재해건수)	재해자수/근로자수×100(1,000)
사망만인율	근로자 10,000명당 연간 사망자 수	연간사망자수/근로자수×10,000
평균작업 손실일수	작업손실일수/재해건수	

해설

18
④ 근로손실일수: 신체장해자 등급별 손실일수+사망자 손실일수(7,500일 계산)+부상자·업무상 질병 요양자의 요양일수

정답 17 ② 18 ③

PART 05

19 **'(근로손실일수/연 근로시간 수)×1,000'으로 산출하는 산업재해 지표는?** 20 서울

① 건수율　② 강도율
③ 도수율　④ 평균손실일수

PLUS

도수율	• 100만 연 작업 시간당 재해 발생 건수 • 산업재해 발생상황 파악의 표준적 지표	재해건수/연작업시간×1,000,000
강도율	• 1,000 연 작업 시간당 작업손실일수 • 재해 손상정도의 파악지표	근로(작업)손실일수/연작업시간수×1,000
건수율	• 근로자 1,000명당 재해 발생 건수 • 산업재해 발생상황을 총괄적으로 파악	재해건수/평균근로자수×1,000
재해율(천인율)	근로자 100명당 재해자수(재해건수)	재해자수/근로자수×100(1,000)
사망만인율	근로자 10,000명당 연간 사망자 수	연간사망자수/근로자수×10,000
평균작업 손실일수	작업손실일수/재해건수	

20 **근로자 수는 800명, 재해건수 4건, 근로손실일수 6일, 1인당 평균 근로시간 수 2000시간일 때 건수율로 옳은 것은?** 20 광주 · 전남 · 전북

① 3　② 5
③ 6　④ 2000

21 **산업재해 지표에 대한 내용으로 옳지 않은 것은?** 20 충북

① 근로손실일수 = 장애등급별 손실일수+사망자 손실일수(7500일)+요양자 요양일수
② 건수율 = 재해건수/연작업시간 수×1,000
③ 도수율 = 재해건수/연작업시간 수×1,000,000
④ 강도율 = 근로손실일수/연작업시간 수×1,000

PLUS

도수율	• 100만 연 작업 시간당 재해 발생 건수 • 산업재해 발생상황 파악의 표준적 지표	재해건수/연작업시간×1,000,000
강도율	• 1,000 연 작업 시간당 작업손실일수 • 재해 손상정도의 파악지표	근로(작업)손실일수/연작업시간수×1,000
건수율	• 근로자 1,000명당 재해 발생 건수 • 산업재해 발생상황을 총괄적으로 파악	재해건수/평균근로자수×1,000
재해율(천인율)	근로자 100명당 재해자수(재해건수)	재해자수/근로자수×100(1,000)
사망만인율	근로자 10,000명당 연간 사망자 수	연간사망자수/근로자수×10,000
평균작업 손실일수	작업손실일수/재해건수	

해설

20
건수율
= 재해건수/평균 근로자수×1,000
= 4/800×1,000 = 5

정답 19 ② 20 ② 21 ②

22 산업재해 지표 중 산출식이 $\frac{\text{재해 건수}}{\text{평균 근로자수}}\times 1,000$에 해당하는 것은? 20 전남의료기술(7월)

① 건수율 ② 도수율
③ 강도율 ④ 재해일수율

23 다음에서 우리나라 산업재해보상보험과 관련된 설명으로 옳은 것을 모두 고른 것은? 20 서울

> ㄱ. 보험료는 사업주와 근로자가 절반씩 부담한다.
> ㄴ. 현재 상시근로자 1명 이상인 모든 사업장에 적용된다.
> ㄷ. 가입자와 수혜자가 상이한 보험이다.
> ㄹ. 산재보험은 소득보장이 포함되지 않는다.

① ㄴ, ㄷ ② ㄴ, ㄹ
③ ㄱ, ㄷ, ㄹ ④ ㄴ, ㄷ, ㄹ

PLUS

우리나라 산업재해보상보험의 개요

자진 신고 및 자진 납부의 원칙	산재보험 가입대상이 되는 사업주는 보험가입에 필요한 제반 절차를 자발적으로 이행하고 보험료도 스스로 납부해야 한다.
사업주 100% 부담	보험사업에 소요되는 재원인 보험료는 사업주가 전액 부담한다. 수급자는 가입된 사업의 산재근로자이다.
사업장 중심 관리	타 사회보험은 개별보험자 단위의 관리가 이루어지고 있으나, 산재보험은 사업장 중심의 관리가 이루어지고 있다. 산재보험은 사업장 단위로만 가입이 이루어지고 개별근로자들의 관리는 별도로 이루어지지 않고 있다.
모든 사업장에 적용	산재 보험은 1명 이상의 근로자를 고용하는 모든 사업장을 대상으로 한다.
사회보장	소득보장과 의료보장의 기능을 동시에 한다.

24 사업장의 총 근로자수는 500명이며, 재해발생건수는 총 24건, 근로손실일수는 1,382일이다. 이때 도수율로 옳은 것은? (1인당 하루에 8시간씩, 1년에 총 300일 근무함) 20 경기보건연구사

① 2.0 ② 2.5
③ 20 ④ 25

해설

22
건수율은 근로자 1,000명당 재해 발생건수이다.
① 건수율
$=\frac{\text{재해 건수}}{\text{평균 근로자 수}}\times 1,000$
② 도수율
$=\frac{\text{재해 건수}}{\text{연 작업시간 수}}$
$\times 1,000,000$
③ 강도율
$=\frac{\text{근로손실일수}}{\text{연 작업시간 수}}\times 1,000$
④ 재해일수율
$=\frac{\text{연 재해 일수}}{\text{연 근로시간 수}}\times 100$

23
ㄱ. 보험료는 사업주가 부담한다.
ㄹ. 산재보험은 소득과 의료를 보장하는 사회보험제도이다.

24
- 연근로시간수
  = 500명×8시간×300일
  = 1,200,000시간
- 도수율
  = (연간재해발생건수/연간근로시간수)×1,000,000
  = 24/1,200,000×1,000,000
  = 20

정답 22 ① 23 ① 24 ③

PART 05

25 **다음 중 산업재해 지표의 내용으로 옳지 않은 것은?** 20 경북보건연구사

① 건수율 = 재해건수/평균 근로자 수×1,000
② 강수율 = 근로손실일수/연 작업시간 수×1,000
③ 도수율 = 재해건수/연 작업시간 수×1,000,000
④ 평균작업손실일수 = 작업손실일수/연 작업시간 수

26 **산업재해 및 업무상 질병의 효과적인 예방을 위한 기초 자료로서 필수적인 도구로 활용되는 산업재해에 대한 내용으로 옳은 것은?** 20 대전

① 건수율 = 재해일수/평균근로자수×1,000
② 도수율 = 재해건수/평균근로자수×1,000,000
③ 재해율 = 재해건수/연간근로시간수×1,000,000
④ 강도율 = 작업손실일수/연간근로시간수×1,000

PLUS

도수율	• 100만 연 작업 시간당 재해 발생 건수 • 산업재해 발생상황 파악의 표준적 지표	재해건수/연작업시간×1,000,000
강도율	• 1,000 연 작업 시간당 작업손실일수 • 재해 손상정도의 파악지표	근로(작업)손실일수/연작업시간수×1,000
건수율	• 근로자 1,000명당 재해 발생 건수 • 산업재해 발생상황을 총괄적으로 파악	재해건수/평균근로자수×1,000
재해율(천인율)	근로자 100명당 재해자수(재해건수)	재해자수/근로자수×100(1,000)
사망만인율	근로자 10,000명당 연간 사망자 수	연간사망자수/근로자수×10,000
평균작업 손실일수	작업손실일수/재해건수	

27 **산업재해 현황을 파악하기 위해 근로손실일수[신체장해자등급별 손실일수 + 사망자 손실일수(7,500일) + 부상자 · 업무상 질병 요양자의 요양일수]와 근로시간을 이용하는 지표는?** 20 서울보건연구사

① 재해율 ② 사망만인율
③ 도수율 ④ 강도율

PLUS

도수율	• 100만 연 작업 시간당 재해 발생 건수 • 산업재해 발생상황 파악의 표준적 지표	재해건수/연작업시간×1,000,000
강도율	• 1,000 연 작업 시간당 작업손실일수 • 재해 손상정도의 파악지표	근로(작업)손실일수/연작업시간수×1,000
건수율	• 근로자 1,000명당 재해 발생 건수 • 산업재해 발생상황을 총괄적으로 파악	재해건수/평균근로자수×1,000

해설

25
평균작업손실일수
= 작업손실일수/재해건수

정답 25 ④ 26 ④ 27 ④

재해율(천인율)	근로자 100명당 재해자수(재해건수)	재해자수/근로자수×100(1,000)
사망만인율	근로자 10,000명당 연간 사망자 수	연간사망자수/근로자수×10,000
평균작업 손실일수	작업손실일수/재해건수 • 근로손실일수 = 신체 장애자 등급별 손실일수+사망자 손실일수(7,500일 계산)+부상자·업무상 질병 요양자의 요양일수	

28 산업재해 지표 중 연간 1,000 작업시간 당 근로손실일수로 계산되는 값은? 21 경기의기술

① 강도율　② 건수율
③ 도수율　④ 근로손실일수

PLUS

도수율	• 100만 연 작업 시간당 재해 발생 건수 • 산업재해 발생상황 파악의 표준적 지표	재해건수/연작업시간×1,000,000
강도율	• 1,000 연 작업 시간당 작업손실일수 • 재해 손상정도의 파악지표	근로(작업)손실일수/연작업시간수×1,000
건수율	• 근로자 1,000명당 재해 발생 건수 • 산업재해 발생상황을 총괄적으로 파악	재해건수/평균근로자수×1,000
재해율(천인율)	근로자 100명당 재해자수(재해건수)	재해자수/근로자수×100(1,000)
사망만인율	근로자 10,000명당 연간 사망자 수	연간사망자수/근로자수×10,000
평균작업 손실일수	작업손실일수/재해건수	

29 업무상 사고로 인한 산업재해의 발생이 많은 시기 및 업종으로 옳지 않은 것은? 21 대구

① 10월, 11월에 빈발
② 오후 2~4시경 빈발
③ 건설업과 제조업에서 빈발
④ 소규모 사업장에서 빈발

PLUS

업무상 사고의 특징

업무상 사고 부위	① 손과 발이 전체 재해의 70~80% 차지 ② 손(30~50%) > 발(25~35%)
업무상 사고 발생 주요 시기와 업종	① 시간별: 오전 10시~12시경, 오후 2시~4시경 빈발 ② 주일별: 목·금요일 빈발 ③ 계절별: 7, 8, 9월과 12, 1, 2월에 빈발 ④ 업종별: 건설업과 제조업에서 빈발 ⑤ 규모별: 소규모 사업장에서 빈발 ⑥ 숙련도: 6개월 미만의 미숙련 근로자에게 빈발

해설

28
④ 근로손실일수 = 신체장애자 등급별 손실일수+사망자 손실일수(7,500일 계산)+부상자·업무상 질병 요양자의 요양일수

정답 28 ① 29 ①

PART 05

30 **100만 연 작업 시간당 재해 발생 건수를 나타내는 산업재해지표는?** 21 강원

① 건수율　② 도수율
③ 강도율　④ 천인율

PLUS

도수율	• 100만 연 작업 시간당 재해 발생 건수 • 산업재해 발생상황 파악의 표준적 지표	재해건수/연작업시간×1,000,000
강도율	• 1,000 연 작업 시간당 작업손실일수 • 재해 손상정도의 파악지표	근로(작업)손실일수/연작업시간수×1,000
건수율	• 근로자 1,000명당 재해 발생 건수 • 산업재해 발생상황을 총괄적으로 파악	재해건수/평균근로자수×1,000
재해율(천인율)	근로자 100명당 재해자수(재해건수)	재해자수/근로자수×100(1,000)
사망만인율	근로자 10,000명당 연간 사망자 수	연간사망자수/근로자수×10,000
평균작업 손실일수	작업손실일수/재해건수	

31 **산업재해 지표 중 재해에 의한 손상의 정도를 파악하는 데 도움을 주는 지표는 무엇인가?** 21 경남

① 도수율　② 건수율
③ 빈도율　④ 강도율

PLUS

도수율	• 100만 연 작업 시간당 재해 발생 건수 • 산업재해 발생상황 파악의 표준적 지표	재해건수/연작업시간×1,000,000
강도율	• 1,000 연 작업 시간당 작업손실일수 • 재해 손상정도의 파악지표	근로(작업)손실일수/연작업시간수×1,000
건수율	• 근로자 1,000명당 재해 발생 건수 • 산업재해 발생상황을 총괄적으로 파악	재해건수/평균근로자수×1,000
재해율(천인율)	근로자 100명당 재해자수(재해건수)	재해자수/근로자수×100(1,000)
사망만인율	근로자 10,000명당 연간 사망자 수	연간사망자수/근로자수×10,000
평균작업 손실일수	작업손실일수/재해건수	

32 **산업재해의 지표로 옳은 것은?** 21 경북

① 강도율 = 작업손실일수/연간근로시간×1,000
② 재해율 = 재해건수/연간근로시간수×1,000,000
③ 도수율 = 재해건수/평균근로자수×1,000
④ 중독률 = 재해건수/작업손실일수

해설

정답 30 ② 31 ④ 32 ①

PLUS

도수율	• 100만 연 작업 시간당 재해 발생 건수 • 산업재해 발생상황 파악의 표준적 지표	재해건수/연작업시간×1,000,000
강도율	• 1,000 연 작업 시간당 작업손실일수 • 재해 손상정도의 파악지표	근로(작업)손실일수/연작업시간수×1,000
건수율	• 근로자 1,000명당 재해 발생 건수 • 산업재해 발생상황을 총괄적으로 파악	재해건수/평균근로자수×1,000
재해율(천인율)	근로자 100명당 재해자수(재해건수)	재해자수/근로자수×100(1,000)
사망만인율	근로자 10,000명당 연간 사망자 수	연간사망자수/근로자수×10,000
평균작업 손실일수	작업손실일수/재해건수	

33 산업재해 현황이 다음과 같다. 이 작업장의 도수율은 얼마인가? 21 대구

• 평균근로자수: 5,000명
• 재해건수: 10건
• 작업시간: 3,000,000
• 손해일수: 12,000일

① 2 ② 2.4
③ 3.3 ④ 4

PLUS

도수율	• 100만 연 작업 시간당 재해 발생 건수 • 산업재해 발생상황 파악의 표준적 지표	재해건수/연작업시간×1,000,000

34 산업재해 지표 중 연간 1,000근로시간당 근로손실일수를 의미하는 것은? 21 대전

① 건수율 ② 도수율
③ 강도율 ④ 재해일수율

PLUS

도수율	• 100만 연 작업 시간당 재해 발생 건수 • 산업재해 발생상황 파악의 표준적 지표	재해건수/연작업시간×1,000,000
강도율	• 1,000 연 작업 시간당 작업손실일수 • 재해 손상정도의 파악지표	근로(작업)손실일수/연작업시간수×1,000
건수율	• 근로자 1,000명당 재해 발생 건수 • 산업재해 발생상황을 총괄적으로 파악	재해건수/평균근로자수×1,000
재해율(천인율)	근로자 100명당 재해자수(재해건수)	재해자수/근로자수×100(1,000)
사망만인율	근로자 10,000명당 연간 사망자 수	연간사망자수/근로자수×10,000
평균작업 손실일수	작업손실일수/재해건수	

해설

33
도수율
= 10/3,000,000×1,000,000
= 3.3

정답 33 ③ 34 ③

PART 05

35 산업재해 지표 중 옳지 않은 것은? 21 부산

① 도수율은 연간 100만근로시간당 재해사망자수이다.
② 하인리히는 재해발생을 1 : 29 : 300의 법칙으로 설명했다.
③ 강도율은 연간 1,000근로시간당 근로손실일수이다.
④ 산업재해의 발생요인은 환경적 요인과 인적 요인이 있다.

36 산업재해 발생의 특징으로 옳지 않은 것은? 21 충남

① 손과 발이 전체 재해의 70~80%를 차지한다.
② 주로 봄과 가을철에 빈발한다.
③ 소규모 사업장에서 빈발한다.
④ 6개월 미만의 미숙련 근로자에게 빈발한다.

PLUS

업무상 사고의 특징

업무상 사고 부위	① 손과 발이 전체 재해의 70~80% 차지 ② 손(30~50%) > 발(25~35%)
업무상 사고 발생 주요 시기와 업종	① 시간별: 오전 10시~12시경, 오후 2시~4시경 빈발 ② 주일별: 목·금요일 빈발 ③ 계절별: 7, 8, 9월과 12, 1, 2월에 빈발 ④ 업종별: 건설업과 제조업에서 빈발 ⑤ 규모별: 소규모 사업장에서 빈발 ⑥ 숙련도: 6개월 미만의 미숙련 근로자에게 빈발

37 산업재해 발생을 설명하는 다수요인이론에 포함되지 않는 것은?

ㄱ. 사람	ㄴ. 요인	ㄷ. 매체
ㄹ. 관리	ㅁ. 기계	ㅂ. 행동

① ㄱ, ㄹ　　② ㄴ, ㅂ
③ ㄷ, ㅁ　　④ ㄹ, ㅂ

PLUS

다수요인이론(Multiple Factor Theory)

그로스(V. L. Grose)		4M을 사용하여 사고의 원인을 설명하였다.
다수요인 이론	사람(Man)	사람의 심리적 상태, 성별, 나이, 생리적 차이, 인지 요인 등
	기계(Machine)	기계의 형태, 유형, 크기, 안전장치, 기계운전, 사용된 에너지의 유형 등
	매체(Media)	기상 조건, 바닥의 물기, 건물의 온도 등
	관리(Management)	다른 3가지 요인을 관리하는 것
의미		작업장의 잠재적이거나 숨겨진 사고의 원인을 다양한 측면에서 밝혀내는 데 유용하다

해설

35
도수율은 연간 100만근로시간당 재해발생건수이다.

정답 35 ① 36 ② 37 ②

38 **연근로시간과 근로손실일수로 산출이 가능한 지표는?** 21 전남

① 강도율 ② 도수율
③ 재해율 ④ 건수율

PLUS

도수율	• 100만 연 작업 시간당 재해 발생 건수 • 산업재해 발생상황 파악의 표준적 지표	재해건수/연작업시간×1,000,000
강도율	• 1,000 연 작업 시간당 작업손실일수 • 재해 손상정도의 파악지표	근로(작업)손실일수/연작업시간수 ×1,000
건수율	• 근로자 1,000명당 재해 발생 건수 • 산업재해 발생상황을 총괄적으로 파악	재해건수/평균근로자수×1,000
재해율(천인율)	근로자 100명당 재해자수(재해건수)	재해자수/근로자수×100(1,000)
사망만인율	근로자 10,000명당 연간 사망자 수	연간사망자수/근로자수×10,000
평균작업 손실일수	작업손실일수/재해건수	

39 **산업재해지표에서 국제적 표준척도?** 21 인천

① 도수율 ② 강도율
③ 건수율 ④ 사망만인율

PLUS

산업재해지표

도수율	• 100만 연 작업 시간당 재해 발생 건수 • 산업재해 발생상황 파악의 표준적 지표	재해건수/연작업시간×1,000,000
강도율	• 1,000 연 작업 시간당 작업손실일수 • 재해 손상정도의 파악지표	근로(작업)손실일수/연작업시간수 ×1,000
건수율	• 근로자 1,000명당 재해 발생 건수 • 산업재해 발생상황을 총괄적으로 파악	재해건수/평균근로자수×1,000
재해율(천인율)	근로자 100명당 재해자수(재해건수)	재해자수/근로자수×100(1,000)
사망만인율	근로자 10,000명당 연간 사망자 수	연간사망자수/근로자수×10,000
평균작업 손실일수	작업손실일수/재해건수	

40 **산업재해 발생에 대한 이론 중 인간요인 이론에 따른 주요 요인에 해당하지 않는 것은?** 21 대구

① 과부하 ② 부적절한 관리
③ 부적절한 대응 ④ 부적절한 행동

해설

정답 38 ① 39 ① 40 ②

PART 05

PLUS

인간인 이론(Human factor theory)

인간인 이론	사고가 인간의 실수의 결과로 나타난다는 개념에 근거하고 있으며 인간의 실수를 유발하는 요인은 과부하, 부적절한 행동, 부적절한 반응의 세 가지로 요약된다.
과부하(overload)	근로자가 맡은 업무 또는 책임이 과중한 것을 의미
부적절한 행동 (inappropriate activities)	근로자의 실수와 같은 의미
부적절한 반응 (inappropriate worker response)	근로자가 위험한 상황을 인지했지만, 그 상황에 적절한 대처를 하지 못하거나 생산성 향상을 위하여 기계의 안전장치를 제거하는 등의 행위를 의미

41 산업재해 발생상황을 비교하기 위한 표준적 지표에 해당하는 것은?

21 충북보건연구사

① (연 재해건수/평균 근로자수)×1,000
② (연 재해건수/연 근로시간 수)×1,000,000
③ (연 근로손실일수/연 근로시간 수)×1,000
④ (연 근로손실일수/연 근로시간 수)×1,000,000

PLUS

도수율	• 100만 연 작업 시간당 재해 발생 건수 • 산업재해 발생상황 파악의 표준적 지표	재해건수/연 작업시간×1,000,000

42 산업재해 발생상황을 총괄적으로 파악하는 데 도움을 주는 지표는 무엇인가?

21 대전

① 건수율 ② 도수율
③ 강도율 ④ 빈도율

PLUS

산업재해지표

도수율	• 100만 연 작업 시간당 재해 발생 건수 • 산업재해 발생상황 파악의 표준적 지표	재해건수/연작업시간×1,000,000
강도율	• 1,000 연 작업 시간당 작업손실일수 • 재해 손상정도의 파악지표	근로(작업)손실일수/연작업시간수 ×1,000
건수율	• 근로자 1,000명당 재해 발생 건수 • 산업재해 발생상황을 총괄적으로 파악	재해건수/평균근로자수×1,000
재해율(천인율)	근로자 100명당 재해자수(재해건수)	재해자수/근로자수×100(1,000)
사망만인율	근로자 10,000명당 연간 사망자 수	연간사망자수/근로자수×10,000
평균작업 손실일수	작업손실일수/재해건수	

해설

정답 41 ② 42 ①

43 **산업재해 지표인 도수율에 대한 설명으로 옳은 것은?** 22 경기

① 8시간동안의 재해건수
② 근로자 1,000명당 재해발생 건수
③ 100만인 작업시간에 대한 재해발생 건수
④ 연간 1000작업 시간당 작업손실일수

44 **산업재해 지표 수식으로 옳지 않은 것은?** 22 전북의료기술

① 건수율 = 재해건수/평균근로자수×1,000
② 도수율 = 재해건수/연작업시간수×1,000,000
③ 강도율 = 근로손실일수/평균근로자수×1,000
④ 평균작업손실수 = 작업손실일수/재해건수

PLUS

산업재해지표

도수율	• 100만 연 작업 시간당 재해 발생 건수 • 산업재해 발생상황 파악의 표준적 지표	재해건수/연작업시간×1,000,000
강도율	• 1,000 연 작업 시간당 작업손실일수 • 재해 손상정도의 파악지표	근로(작업)손실일수/연작업시간수×1,000
건수율	• 근로자 1,000명당 재해 발생 건수 • 산업재해 발생상황을 총괄적으로 파악	재해건수/평균근로자수×1,000
재해율(천인율)	근로자 100명당 재해자수(재해건수)	재해자수/근로자수×100(1,000)
사망만인율	근로자 10,000명당 연간 사망자 수	연간사망자수/근로자수×10,000
평균작업 손실일수	작업손실일수/재해건수	

45 **산업재해 지표 중 작업시간당 근로손실일수를 나타내는 것은?** 22 광주

① 강도율
② 도수율
③ 건수율
④ 재해율

PLUS

도수율	• 100만 연 작업 시간당 재해 발생 건수 • 산업재해 발생상황 파악의 표준적 지표	재해건수/연작업시간×1,000,000
강도율	• 1,000 연 작업 시간당 작업손실일수 • 재해 손상정도의 파악지표	근로(작업)손실일수×1,000
건수율	• 근로자 1,000명당 재해 발생 건수 • 산업재해 발생상황을 총괄적으로 파악	재해건수/평균근로자수×1,000
재해율(천인율)	근로자 100명당 재해자수(재해건수)	재해자수/근로자수×100(1,000)

해설

43
도수율(Frequency Rate) :
① 100만 연 작업 시간당 재해발생건수
② 산업재해 발생상황을 파악하기 위한 표준적 지표로 사용
③ (재해건수/연 작업시간 수)×1,000,000

정답 43 ③ 44 ③ 45 ①

PART 05

46 **4M(사람, 기계, 매체, 관리)을 사용하여 산업재해의 원인을 설명하는 모형은 무엇인가?** 22 부산

① 도미노이론 ② 다수요인이론
③ 하인리히법칙 ④ 인간요인이론

PLUS

다수요인이론(Multiple Factor Theory)

그로스(V. L. Grose)		4M을 사용하여 사고의 원인을 설명하였다.
다수요인 이론	사람(Man)	사람의 심리적 상태, 성별, 나이 생리적 차이, 인지 요인 등
	기계(Machine)	기계의 형태, 유형, 크기, 안전장치, 기계운전, 사용된 에너지의 유형 등
	매체(Media)	기상 조건, 바닥의 물기, 건물의 온도 등
	관리(Management)	다른 3가지 요인을 관리하는 것
의미		작업장의 잠재적이거나 숨겨진 사고의 원인을 다양한 측면에서 밝혀내는 데 유용하다

47 **산업재해를 나타내는 재배지표 중 강도율 4가 의미하는 것은?** 22 지방직

① 근로자 1,000명당 4명의 재해자
② 1,000 근로시간당 4명의 재해자
③ 근로자 1,000명당 연 4일의 근로손실
④ 1,000 근로시간당 연 4일의 근로손실

48 **「산업안전보건법 시행규칙」상 중대재해에 해당하지 않는 것은?** 22 지방직

① 사망자가 1명 발생한 재해
② 3개월 이상의 요양이 필요한 부상자가 동시에 2명 발생한 재해
③ 부상자가 동시에 10명 발생한 재해
④ 직업성 질병자가 동시에 3명 발생한 재해

PLUS

중대재해 (산업안전보건법 제2조)	"중대재해"란 산업재해 중 사망 등 재해 정도가 심하거나 다수의 재해자가 발생한 경우로서 고용노동부령으로 정하는 재해를 말한다.
중대재해의 범위 (산업안전보건법 시행규칙 제3조) 법 제2조 제2호	"고용노동부령으로 정하는 재해"란 다음 각 호의 어느 하나에 해당하는 재해를 말한다. 1. 사망자가 1명 이상 발생한 재해 2. 3개월 이상의 요양이 필요한 부상자가 동시에 2명 이상 발생한 재해 3. 부상자 또는 직업성 질병자가 동시에 10명 이상 발생한 재해

해설

47

강도율 (Severity Rate, Intensity Rate)	
• 1,000 연 작업시간당 작업손실일수 • 재해 손상정도의 파악지표	$\frac{\text{근로(작업) 손실일수}}{\text{연작업시간수}} \times 1,000$

정답 46 ② 47 ④ 48 ④

49 다음의 공식을 통해 알 수 있는 지표는 무엇인가? 22 충북

$$\frac{\text{근로손실일수}}{\text{연 작업시간 수}} \times 1{,}000$$

① 도수율 ② 강도율
③ 건수율 ④ 사망만인율

PLUS

도수율	• 100만 연 작업 시간당 재해 발생 건수 • 산업재해 발생상황 파악의 표준적 지표	재해건수/연작업시간×1,000,000
강도율	• 1,000 연 작업 시간당 작업손실일수 • 재해 손상정도의 파악지표	근로(작업)손실일수/연작업시간수×1,000
건수율	• 근로자 1,000명당 재해 발생 건수 • 산업재해 발생상황을 총괄적으로 파악	재해건수/평균근로자수×1,000
재해율(천인율)	근로자 100명당 재해자수(재해건수)	재해자수/근로자수×100(1,000)
사망만인율	근로자 10,000명당 연간 사망자 수	연간사망자수/근로자수×10,000
평균작업 손실일수	작업손실일수/재해건수	

50 다음의 설명에 해당하는 지표는? 22 전남경력경쟁

- 재해로 인한 손상의 강도를 파악하기 위한 지표이다.
- 작업시간에 대한 근로손실일수로 산출한다.

① 건수율 ② 도수율
③ 강도율 ④ 재해율

PLUS

도수율	• 100만 연 작업 시간당 재해 발생 건수 • 산업재해 발생상황 파악의 표준적 지표	재해건수/연작업시간×1,000,000
강도율	• 1,000 연 작업 시간당 작업손실일수 • 재해 손상정도의 파악지표	근로(작업)손실일수/연작업시간수×1,000
건수율	• 근로자 1,000명당 재해 발생 건수 • 산업재해 발생상황을 총괄적으로 파악	재해건수/평균근로자수×1,000
재해율(천인율)	근로자 100명당 재해자수(재해건수)	재해자수/근로자수×100(1,000)
사망만인율	근로자 10,000명당 연간 사망자 수	연간사망자수/근로자수×10,000
평균작업 손실일수	작업손실일수/재해건수	

해설

정답 49 ② 50 ③

PART 05

51 **산업재해의 발생상황과 정도를 나타내는 지표에 대한 설명으로 가장 옳은 것은?** 22 서울시(10월)

① 도수율은 연 근로시간 100만 시간당 몇 건의 재해가 발생했는가를 나타낸다.
② 강도율이란 근로자 1,000명당 발생하는 재해건수이다.
③ 도수율 = 총 근로손실일수/연 근로시간 수×1,000,000
④ 강도율 = 재해건수/연 근로시간 수×1,000

PLUS

산업재해지표

도수율	• 100만 연 작업 시간당 재해 발생 건수 • 산업재해 발생상황 파악의 표준적 지표	재해건수/연작업시간×1,000,000
강도율	• 1,000 연 작업 시간당 작업손실일수 • 재해 손상정도의 파악지표	근로(작업)손실일수/연작업시간수×1,000
건수율	• 근로자 1,000명당 재해 발생 건수 • 산업재해 발생상황을 총괄적으로 파악	재해건수/평균근로자수×1,000
재해율(천인율)	근로자 100명당 재해자수(재해건수)	재해자수/근로자수×100(1,000)
사망만인율	근로자 10,000명당 연간 사망자 수	연간사망자수/근로자수×10,000
평균작업 손실일수	작업손실일수/재해건수	

52 **다음의 설명 중 산업재해보상보험에 대한 내용으로 옳은 것을 모두 고른 것은?** 22 서울시(10월)

ㄱ. 근로자의 연대책임을 강조한다.
ㄴ. 보험료는 사업주가 전액 부담한다.
ㄷ. 무과실 책임주의에 기초하여 운영한다.
ㄹ. 지방자치단체 주도의 임의보험으로 재해근로자 또는 유족을 보호하는 제도이다.

① ㄱ, ㄴ ② ㄱ, ㄹ
③ ㄴ, ㄷ ④ ㄴ, ㄹ

해설

52
ㄱ. 근로자의 연대책임을 강조한다. → 산재보험의 보험료는 사업주가 100%로 부담하므로 근로자의 연대책임은 없다.
ㄹ. 지방자치단체 주도의 임의보험으로 재해근로자 또는 유족을 보호하는 제도이다. → 산재보험은 국가주도의 강제보험이다.

정답 51 ① 52 ③

PLUS

우리나라 산업재해보상보험의 개요

자진 신고 및 자진 납부의 원칙	산재보험 가입대상이 되는 사업주는 보험가입에 필요한 제반 절차를 자발적으로 이행하고 보험료도 스스로 납부해야 한다.
사업주 100% 부담	보험사업에 소요되는 재원인 보험료는 사업주가 전액 부담한다. 수급자는 가입된 사업의 산재근로자이다.
사업장 중심 관리	타 사회보험은 개별보험자 단위의 관리가 이루어지고 있으나, 산재보험은 사업장 중심의 관리가 이루어지고 있다. 산재보험은 사업장 단위로만 가입이 이루어지고 개별근로자들의 관리는 별도로 이루어지지 않고 있다.
모든 사업장에 적용	산재 보험은 1명 이상의 근로자를 고용하는 모든 사업장을 대상으로 한다.
사회보장	소득보장과 의료보장의 기능을 동시에 한다.

해설

53 다음의 공식은 어떤 산업재해 지표를 나타내는가? 22 경기의료기술(11월)

$$\frac{\text{재해건수}}{\text{연 작업시간 수}} \times 1{,}000{,}000$$

① 도수율　　② 강도율
③ 건수율　　④ 천인율

PLUS

산업재해지표

도수율	• 100만 연 작업 시간당 재해 발생 건수 • 산업재해 발생상황 파악의 표준적 지표	재해건수/연작업시간×1,000,000
강도율	• 1,000 연 작업 시간당 작업손실일수 • 재해 손상정도의 파악지표	근로(작업)손실일수/연작업시간수×1,000
건수율	• 근로자 1,000명당 재해 발생 건수 • 산업재해 발생상황을 총괄적으로 파악	재해건수/평균근로자수×1,000
재해율(천인율)	근로자 100명당 재해자수(재해건수)	재해자수/근로자수×100(1,000)
사망만인율	근로자 10,000명당 연간 사망자 수	연간사망자수/근로자수×10,000
평균작업 손실일수	작업손실일수/재해건수	

54 산업재해 지표 중 연 근로시간 100만 시간당 재해의 발생 건수를 나타내는 지표는? 23 보건직

① 건수율　　② 사망만인율
③ 강도율　　④ 도수율

정답 53 ① 54 ④

PART 05

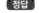

55 **산업재해보상보험에 대한 설명으로 옳은 것은?** 24 보건직

① 상시 근로자 1인 미만인 사업장은 제외된다.
② 사업주가 보험료 전액을 부담하는 것을 원칙으로 한다.
③ 사업주의 자유의사에 따라 가입을 선택할 수 있다.
④ 근로자가 통상적인 경로와 방법으로 출퇴근 중 발생하는 사고는 업무상 재해가 아니다.

PLUS

자진 신고 및 자진 납부의 원칙	산재보험 가입대상이 되는 사업주는 보험가입에 필요한 제반 절차를 자발적으로 이행하고 보험료도 스스로 납부해야 한다.
사업주 100% 부담	보험사업에 소요되는 재원인 보험료는 사업주가 전액 부담한다. 수급자는 가입된 사업의 산재근로자이다.
사업장 중심 관리	타 사회보험은 개별보험자 단위의 관리가 이루어지고 있으나, 산재보험은 사업장 중심의 관리가 이루어지고 있다. 산재보험은 사업장 단위로만 가입이 이루어지고 개별근로자들의 관리는 별도로 이루어지지 않고 있다.
모든 사업장에 적용	산재 보험은 1명 이상의 근로자를 고용하는 모든 사업장을 대상으로 한다.
사회보장	소득보장과 의료보장의 기능을 동시에 한다.

56 **다음 빈칸에 들어갈 값은?** 24 보건직

「산업재해보상보험법」상 장해보상일시금은 '장해등급표'에 따라 [　　　]개 등급으로 나누어 지급한다.

① 5　　② 7
③ 10　　④ 14

해설

56

장해급여

- 근로자가 업무상의 사유로 부상을 당하거나 질병에 걸려 치유된 후 신체 등에 장해가 있는 경우에 그 근로자에게 지급하는 산업재해보상 보험급
- 장해급여는 수급권자의 선택에 따라 다음의 장해급여표에 따른 장해보상연금 또는 장해보상일시금으로 지급
- 장해보상연금(1급~7급)
- 장해보상일시금(1급~14급)

정답 55 ② 56 ④

CHAPTER

02 직업성 질환

제1절 직업성 질환의 이해

01 다음 중 직업병의 일반적인 특징으로 옳지 않은 것은? 19 인천

① 급성으로 발병하고 조기발견하기 쉽다.
② 해당 직업에 종사하고 있으면 누구든지 이환될 가능성이 있다.
③ 임상적 또는 병리적 소견이 일반 질병과 구분하기 어렵다.
④ 많은 직업성 요인은 비직업성요인에 의해 상승작용이 일어난다.

02 다음 중 직업병의 특징에 대한 설명으로 옳지 않은 것은? 20 대전

① 일반 질병과 구분하기 어렵다.
② 많은 직업성 요인이 비직업성요인에 상승작용을 일으킨다.
③ 보상과 관련이 된다.
④ 작업환경에 노출된 후 단기간에 증상이 빠르게 발견된다.

03 직업병의 일반적인 특징으로 옳지 않은 것은? 20 울산보건연구사

① 일반질병과 구별되는 특이한 증상이나 특이한 병리소견이 흔하지 않다.
② 건설현장에서 발생한 사고와 같은 업무상 사고도 직업병으로 간주한다.
③ 노출 시작과 증상이 나타나기까지의 긴 시간적 차이가 있다.
④ 기저 질병이 있는 경우 업무와 질병과의 인과관계를 밝히기가 쉽지 않다.

PLUS

직업성질환의 정의	① 직업적인 활동 중에 작업환경에 존재하는 유해인자로 인해 발생하는 급·만성적인 질환으로 인구집단이나 다른 근로자보다 그 일에 종사하는 근로자에게 더 많이 발생하는 특징이 있다. ② 건설현장에서 발생한 사고와 같은 업무상 사고는 직업성질환으로 간주하지 않는다. ③ 업무상 사고는 업무수행 중에 신체적 외상이 발생하는 사고이므로 원인이 뚜렷한 데 반하여 직업성질환은 특이한 증상이나 특이한 병리소견이 흔하지 않다. ④ 직업관련 환경 요인과 비환경 요인들이 혼재되어 있으며 대부분 오랜 기간에 진행되어 노출과 질병 발생 간에 잠복기가 있다. ⑤ 직업성 유해인자들은 개인의 감수성에 따라 질병 발생에 큰 차이가 있으며, 기저 질병이 있는 경우 업무와 질병과의 인과관계를 밝히기가 쉽지 않은 특성이 있다.

해설

01

직업병의 일반적인 특성
직업병은 다음과 같은 특성이 있어 진단하기 어렵다. ① 열악한 작업환경에 장기간 노출된 후에 발생한다. ② 노출 시작과 첫 증상이 나타나기까지 긴 시간적 차이가 있다. ③ 인체에 대한 영향이 확인되지 않은 신물질(새로운 물질)이 많다. ④ 임상적 또는 병리적 소견이 일반 질병과 구분하기 어렵다. ⑤ 많은 직업성 요인이 비직업성 요인에 상승작용을 일으킨다. ⑥ 임상의사가 관심이 적어 이를 간과하거나 작업력을 소홀히 한다. ⑦ 보상과 관련이 된다.

02
단기간(×) → 장시간(○)

03
사고와 직업병이 일치되지 않는다.

정답 01 ① 02 ④ 03 ②

PART 05

직업병의 일반적인 특성	직업병은 다음과 같은 특성이 있어 진단하기 어렵다. ① 열악한 작업환경에 장기간 노출된 후에 발생한다. ② 노출 시작과 첫 증상이 나타나기까지 긴 시간적 차이가 있다. ③ 인체에 대한 영향이 확인되지 않은 신물질(새로운 물질)이 많다. ④ 임상적 또는 병리적 소견이 일반 질병과 구분하기 어렵다. ⑤ 많은 직업성 요인이 비직업성 요인에 상승작용을 일으킨다. ⑥ 임상의사가 관심이 적어 이를 간과하거나 작업력을 소홀히 한다. ⑦ 보상과 관련이 된다.

※ 출처: 대한예방의학회, 예방의학과 공중보건학(제4판), 계축문화사, p.833.

제2절 물리적 유해요인에 의한 직업병

01 다음 중 직업병을 일으킬 수 있는 작업의 연결이 옳지 않은 것은? 18 경기

① 잠함병 – 잠수부
② 직업성난청 – 착암작업
③ VDT증후군 – 통신 및 금속 가공업
④ 레이노드병 – 분쇄가공

02 다음 중 직업병의 물리적인 원인과 질병이 올바르게 연결된 것은? 19 경기

① 수은 – 백혈병
② 진동 – 참호족
③ 자외선 – 백내장
④ 고열 – 레이노드 병

03 방사선에 의해 유발될 수 있는 질병의 연결로 옳지 않은 것은? 19 전북

① 적외선 – 백내장
② 자외선 – 피부궤양
③ 극저주파 – 소아백혈병
④ 가시광선- 기형아

PLUS

극저주파 건강영향

(1) 극저주파가 포함하고 있는 전류의 강도가 $10mA/m^2$보다 큰 경우, 인체의 신경, 근육, 망막, 심장 박동조절기와 같은 전기적 활동성을 가지고 있는 조직의 세포막에서 영향을 미칠 수 있다.
(2) 어린이의 백혈병과 관련해서 제한적이지만 발암가능성이 있는 군(Group 2B)로 분류하고 있다.
(3) 가시광선 – 시력장애, 수명, 안구진탕, 안정피로

해설

01
VDT증후군(Visual Display Terminal Syndrome)은 사무자동화를 통해 영상표시단말기의 사용기간이 늘어남에 따라 VDT 작업자들에게 나타나는 근골격계의 건강장해, 안과적인 장해, 전자파 장해, 기타 스트레스성 질환 등을 의미한다.

02
① 수은 – 구내염, 정신증상, 근육 진전 등 / 벤젠 – 백혈병
② 진동 – 레이노드 병 / 한랭 – 참호족
④ 고열 – 열사병, 열허탈, 열경련, 열피로 등

정답 01 ③ 02 ③ 03 ④

04 다음 중 잠함병과 관련된 요소로 옳은 것은? 19 경기

① 기압 – 질소 ② 기압 – 산소
③ 기류 – 질소 ④ 기류 – 산소

05 다음 중 직업병에 대한 설명으로 옳지 않은 것은? 19 호남권

① 분진에 의한 직업병으로 석면은 폐의 섬유화를 유발한다.
② 진동은 척추 손상, 소화기계 장애를 일으킨다.
③ 소음으로 인한 난청은 4,000~6,000Hz에서 가장 많이 발생하며 장시간의 소음폭로는 비가역적인 청력손실을 초래한다.
④ 고온폭로 시 체내 수분 및 혈중 염분의 증가로 열중증이 발생한다.

06 신체의 각 기관 및 부위 중 전리방사선 노출 시 가장 민감한 부위는? 19 부산

① 갑상선 ② 수정체
③ 지방 ④ 신경세포

PLUS

	고감수성	중등도 감수성	저감수성
고저	림프구	소혈관(신, 뇌, 척수)	갑상선
	골수세포	폐	근육조직
	생식선 세포	요관	결합조직, 혈관
	골단연골	정맥 (구강, 기도, 식도, 직장, 질)	뼈, 연골
	소장점막	각막	뇌하수체
	수정체	피부	신경세포
	위장방광의 상피	에나멜 아세포	신경섬유
	타액선	신장	
	피지선, 한선	부신, 간, 췌장	

해설

04
잠함병은 고압환경에서 장시간 작업 후 감압할 때, 질소와 같은 불활성 기체가 이산화탄소나 산소와 함께 체외로 배출되지 않고 혈중으로 용해되어 혈액 순환을 방해하거나 주위 조직에 기계적 영향을 주어 발생한다.

05
고온고습 환경, 복사열이 강하게 작용하는 환경, 열 방산이 적고 격심한 근육 노동을 하는 작업환경에 의해 체온 부조절, 순환기능의 실조, 수분 및 혈중염분의 소실 등으로 열중증이 발생한다.

정답 04 ① 05 ④ 06 ②

PART 05

07 **다음 중 소음성 난청에 대한 설명으로 옳지 않은 것은?** 19 부산

① 4,000Hz에서 난청이 잘 발생한다.
② 레이노드병을 일으킨다.
③ 감각신경성 난청이다.
④ 대부분 양측성으로 온다.

PLUS

소음성 난청의 특징	(1) 소음으로 인하여 내이의음수용기인 코티기관의 외유모세포, 윤모에 손상이 발생하여 청력 저하를 보이는 감각 신경성 난청에 속함 (2) 대부분 양측성으로 진행됨 (3) 농(Profound Hearing Loss)을 일으키지 않음 (4) 일반적으로 청력의 저음한계는 40dBHL, 고음한계는 75dBHL임 (5) 기도 및 골도의 청력치가 모두 감소함 (6) 초기에는 청력손실을 잘 인식하지 못하고 이명이나 두통을 호소할 수 있다. 소음 노출이 중단되었을 때 청력손실이 진행하지 않음 (7) 과거의 소음성 난청으로 인해 소음 노출에 더 민감하게 반응하지 않음 (8) 초기 저음역(500, 1000, 2,000Hz)에서보다 고음역(3,000, 4,000 및 6,000 특히, 4,000Hz)에서 청력손실이 현저히 심하게 나타남(C5-dip현상-4,000Hz에서 난청 시작) (9) 지속적인 소음 노출은 단속적인 소음 노출보다 더 큰 장해를 초래하는데, 단속적인 소음 노출은 휴식 기간 동안 회복되기 때문임

08 **「진단용 방사선 발생장치의 안전관리에 관한 규칙」에 따르면, 방사선 관계 종사자의 연간 유효선량은 몇 mSv(millisievert) 이하여야 하는가?**

19 서울시7급

① 50mSv ② 100mSv
③ 150mSv ④ 200mSv

PLUS

진단용 방사선 발생장치의 안전관리에 관한 규칙
방사선 관계 종사자의 선량한도(제4조 제6항 관련)

피폭구분	선량한도
유효선량	연간 50mSv(5rem) 이하이어야 하며, 5년간 누적선량은 100mSv(10rem) 이하이어야 한다.
등가선량(수정체)	연간 150mSv(15rem) 이하이어야 한다.
등가선량(피부, 손 및 발)	연간 500mSv(50rem) 이하이어야 한다.

09 **고열환경에서 땀을 많이 흘린 후 말초혈관의 순환부전으로 생기는 열중증 질환은?** 19 강원의료기술

① 열사병 ② 열허탈
③ 열경련 ④ 열실신

해설

07
② 레이노드질병을 일으키는 물리적 요인은 진동이다.

09
열허탈(열탈진, 열피로)은 발한에 의한 탈수와 피부혈관 확장으로 인한 순환 부족과 저혈압이 주된 원인이다.

정답 07 ② 08 ① 09 ②

10 **다음은 전리방사선의 단위에 대한 내용이다. 단위와 설명의 연결이 옳지 않은 것은?** 19 경북보건연구사

① Ci(큐리) – 방사선의 양
② Roentgen(뢴트겐) – χ선과 γ선의 조사선량
③ Rem(렘) – 생물학적 영향을 고려한 단위
④ Blue(블루) – 흡수에너지

PLUS

베크렐(Bq)과 큐리(Ci)	• 방사선물질의 양을 나타내는 기본 단위 • 방사선물질이 일정 시간 내에 얼마나 많은 방사선을 방출하는지를 나타내는 단위를 '베크렐' 또는 '큐리'로 표기하며, 표준단위인 베크렐을 주로 사용
시버트(Sv)	• 사람이 방사선에 노출되었을 때 그 영향의 정도를 나타내는 단위 • 방사선에 노출되는 정도를 나타내는 단위 • 자연에서 받는 방사선의 경우 시버트의 단위가 너무 커서 그 1000분의 1인 밀리 시버트(mSv)를 사용 • 외부나 내부에서 받는 방사선의 영향도 시버트로 표현한다. 예를 들어, 병원에서 1회 가슴 엑스선 촬영 시 약 0.1밀리 시버트(mSv)의 양을 받게 됨 ※ 1시버트 = 1000밀리 시버트

11 **고온 작업 근로자가 두통, 이명, 피로 등의 호소와 이완기 혈압하강이 두드러지게 나타났다. 이 근로자에 대한 조치로 적절한 것은?** 19 충북

㉠ 사지마찰	㉡ 충분한 휴식
㉢ 식염과 물 공급	㉣ 항신진대사제 투여

① ㉠, ㉡　　② ㉡, ㉢
③ ㉢, ㉣　　④ ㉠, ㉣

12 **정신적, 신체적으로 인체에 유해한 소리인 소음에 대한 설명으로 옳지 않은 것은?** 19 충남

① 소음의 노출평가와 기준을 대부분 dB(A)로 측정한다.
② 소음에 의한 난청은 4,000Hz에서 가장 많이 생긴다.
③ 정상인의 달팽이관은 대략 20~20,000Hz의 주파수 범위를 지각할 수 있다.
④ 소음의 정의는 '데시벨(dB)이 큰 소리'이다.

해설

10
① 큐리(Curie): 베크렐 단위가 사용되기 전에 가장 보편적으로 사용된 방사선량 단위이다.
② 뢴트겐(Roentgen): 조사선량을 나타내는 단위
③ 렘(Rem): 생물학적 효과를 고려한 방사선 선량당량의 단위로 현재는 렘(Rem)대신 시버트(Sv)를 사용한다(등가선량).
④ 흡수선량을 나타내는 단위는 라드(Rad), 그레이(Gy)이다.

11
혈압하강(저혈압)이 두드러지게 나타나는 열중증은 열탈진(열허탈)이다. 열탈진의 치료로는 시원하고 그늘진 곳에서의 휴식, 염분과 수분보충, 생리식염수 공급, 강심제 투여 등이 있다.

12
소음의 정의는 '원하지 않는 소리' 또는 '정신적, 신체적으로 인체에 유해한 소리'이다.

정답 10 ④ 11 ② 12 ④

13 「산업안전보건기준」에 따른 소음작업의 기준은? 19 강북

① 65dB(A) ② 75dB(A)
③ 85dB(A) ④ 95dB(A)

PLUS

「산업안전보건기준에 관한 규칙」 정의

소음작업	1일 8시간 작업을 기준으로 85데시벨 이상의 소음이 발생하는 작업
강렬한 소음작업: 다음의 어느 하나에 해당하는 작업	① 90데시벨 이상의 소음이 1일 8시간 이상 발생하는 작업 ② 95데시벨 이상의 소음이 1일 4시간 이상 발생하는 작업 ③ 100데시벨 이상의 소음이 1일 2시간 이상 발생하는 작업 ④ 105데시벨 이상의 소음이 1일 1시간 이상 발생하는 작업 ⑤ 110데시벨 이상의 소음이 1일 30분 이상 발생하는 작업 ⑥ 115데시벨 이상의 소음이 1일 15분 이상 발생하는 작업
충격소음작업	소음이 1초 이상의 간격으로, 발생하는 작업으로서 다음의 어느 하나에 해당하는 작업 ① 120데시벨을 초과하는 소음이 1일 1만회 이상 발생하는 작업 ② 130데시벨을 초과하는 소음이 1일 1천회 이상 발생하는 작업 ③ 140데시벨을 초과하는 소음이 1일 1백회 이상 발생 하는 작업

14 고온으로 인한 수분부족이 원인이 되어 혈액순환이 잘 안되고 심박동이 감소하는 건강장애는? 19 부산보건연구사

① 열쇠약증 ② 열허탈증
③ 열사병 ④ 열경련

15 직업병과 그 원인으로 옳지 않은 것은? 19 충북

① 레이노증후군 – 소음 ② 진폐증 – 분진흡입
③ 규폐증 – 유리규산 ④ 감압병 – 이상기압

16 공사현장에서 근로자들이 귀마개 귀덮개를 사용하도록 하면 (　　)예방에 도움이 된다. (　)에 해당하는 것은? 20 경기

① 감압병
② 규폐증
③ 레이노드병(Raynaud's disease)
④ C5-dip 현상

해설

14
열탈진(열허탈증 · 열피로 · Heat Exhaustion)

발생기전	① 땀을 많이 흘린 후 부적절한 염분과 수분 보충 ② 발한에 의한 탈수와 피부혈관 확장으로 인한 순환 부족과 저혈압이 주된 원인임 ③ 고온작업장에서 중노동에 종사하는 미숙련공에게 많이 발생함
증상	① 심한 갈증, 쇠약, 구역, 피로, 두통, 어지러움, 혼돈 상태 ② 체온은 정상이거나 중등도로 상승(38℃ 정도) ③ 피부는 습함

15
레이노증후군은 진동에 의한 질병이다.

16
귀마개 귀덮개를 사용하면 소음성 난청의 예방에 도움이 된다. C5-dip 현상은 소음성난청이 진행될 때 나타나는 현상이다.

정답 13 ③ 14 ② 15 ① 16 ④

17 **「산재보상보험법」상 소음성난청의 업무상 질병 인정기준으로 옳지 않은 것은?** 20 대구

① 연속음으로 85dB 이상의 소음에 노출되는 작업장에서 3년 이상 종사한 사람이다.
② 한귀의 청력손실이 40dB 이상인 감각신경성 난청으로 진단받은 경우이다.
③ 고막 또는 중이에 뚜렷한 병변이 없어야 한다.
④ 순음청력검사 결과 기도청력치와 골도청력역치 사이에 뚜렷한 차이가 있어야 한다.

PLUS

소음성 난청 진단 기준 (「산업재해보상보험 시행령」 제34조 제3항 관련 별표3)	85데시벨[dB(A)] 이상의 연속음에 3년 이상 노출되어 한 귀의 청력 손실이 40데시벨 이상으로, 다음 요건 모두를 충족하는 감각신경성 난청 다만, 내이염 약물중독, 열성 질병, 메니에르증후군, 매독, 머리 외상, 돌발성 난청, 유전성 난청, 가족성 난청, 노인성 난청 또는 재해성 폭발음 등 다른 원인으로 발생한 난청은 제외한다. (1) 고막 또는 중이에 뚜렷한 손상이나 다른 원인에 의한 변화가 없을 것 (2) 순음청력검사결과 기도청력역치와 골도청력역치 사이에 뚜렷한 차이가 없어야 하며, 청력 장해가 저음역보다 고음역에서 클 것

18 **고온다습한 환경에서 육체노동을 한 근로자가 체온이 41℃ 이상 올라가고 의식장애를 보이고 있다. 어떤 건강장애로 판단할 수 있는가?** 20 울산

① 열사병 ② 열탈진
③ 열경련 ④ 열쇠약증

19 **다음 중 열경련 원인으로 옳은 것은?** 20 인천

① 탈수로 인한 염분 소실
② 만성적인 체열 소모
③ 순환부전
④ 체내 열 축적에 의한 뇌의 온도 상승

PLUS

열경련

열경련	열경련은 땀을 많이 흘린 뒤 체내 염분부족으로 인해 발생한다.
증상	근육에 1분간 지속적이고 반복적인 격렬한 경련, 피부가 습하고 차가움, 체온은 정상이거나 약간 상승, 혈액의 낮은 염분농도, 혈액농축
치료	시원한 곳에 눕히고 생리식염수를 정맥주사 혹은 섭취, 최선의 치유법은 휴식

해설

18
열사병(울열증, Heat Stroke) : 고온다습한 환경에서 격심한 육체 노동을 하는 경우 체온 발산에 장애가 발생하는 건강장애로 체내에 열이 축적되고 뇌막혈관의 충혈과 뇌의 온도가 상승하며 체온조절중추의 기능장애가 발생한다. 증상으로는 고온건조한 피부, 의식장애 등이 나타나고 체온이 41~43℃까지 상승하며 급작스러운 섬망, 혼수 상태에 빠지기도 한다.

19
② 만성적인 체열 소모 – 열쇠약증
③ 순환부전 – 열허탈
④ 체내 열 축적에 의한 뇌의 온도 상승 – 열사병

정답 17 ④ 18 ① 19 ①

PART 05

20 **시버트를 단위로 하며, 방사능의 종류를 고려하는 방사선량은?**

20 경기보건연구사

① 조사선량 ② 흡수선량
③ 등가선량 ④ 유효선량

PLUS

시버트를 단위로 하는 것은 등가선량과 유효선량이다. 등가선량은 방사선이 살아 있는 조직과 상호작용할 때의 영향으로 방사선의 유형에 따라 다르다. 방사선의 선질계수로 가중된 흡수량을 등가선량이라 한다. 유효선량은 같은 등가선량에 피폭되었다고 하더라도 인체 조직별로 영향을 미치는 정도의 차이를 고려한 것이다. 인체조직별 상대적인 위험도의 차이인 조직가중계수를 반영한 것이다.

21 **열중증의 종류 중 고온환경에서 지나친 발한에 의한 체내 수분 및 염분의 손실에 의한 것으로 옳은 것은?** 20 세종보건연구사

① 열사병 ② 열쇠약
③ 열경련 ④ 열탈진

22 **고온장애를 방지하기 위해 고안된 온열지수로서 고온환경에서 경작업을 하는 사람이 매 시간 75% 작업, 25% 휴식을 유지해야 하는 노출기준은?**

21 대구의료기술

① 습구흑구온도지수 30℃ ② 습구흑구온도지수 30.6℃
③ 불쾌지수 75 ④ 불쾌지수 80

PLUS

고온의 노출기준(「화학물질 및 물리적 인자의 노출기준」 제10조 별표3)

(단위: ℃, WBGT)

작업강도 / 작업휴식시간비	경작업	중등작업	중작업
계속 작업	30.0	26.7	25.0
매시간 75% 작업, 25% 휴식	30.6	28.0	25.9
매시간 50% 작업, 50% 휴식	31.4	29.4	27.9
매시간 25% 작업, 75% 휴식	32.2	31.1	30.0

※ 1. 경작업: 200kcal까지의 열량이 소요되는 작업을 말하며, 앉아서 또는 서서 기계의 조정을 하기 위하여 손 또는 팔을 가볍게 쓰는 일 등을 뜻함
2. 중등작업: 시간당 200~350kcal의 열량이 소요되는 작업을 말하며 물체를 들거나 밀면서 걸어다니는 일 등을 뜻함
3. 중작업: 시간당 350~500kcal의 열량이 소요되는 작업을 말하며 곡괭이질 또는 삽질하는 일 등을 뜻함

해설

20
① 조사선량 – 방사선 강도의 세기를 나타내는 양 단위: 뢴트겐, 쿨롱
② 흡수선량 – 방사선에 노출된 물질의 단위질량당 흡수된 방사선 에너지의 양 단위: 그레이, 라드

21
① 열사병: 고온다습한 환경에서 격심한 육체노동을 하면 체온 발산장애가 발생하여 체내에 열이 축적되고 뇌막혈관의 충혈과 뇌의 온도가 상승하고 체온조절중추의 기능 장애에 의하여 발생한다.
② 열쇠약: 만성적인 체열 소모와 비타민 B_1, 부족으로 일어난다.
③ 열경련: 땀을 많이 흘린 후 수분과 염분 부족으로 발생한다.
④ 열탈진: 발한에 의한 탈수와 피부혈관 확장으로 인한 순환 부족과 저혈압이 주된 원인이다.

22
습구흑구온도지수(WBGT: Wet Bulb Globe Temperature Index)는 태양복사열의 영향을 받는 옥외 환경을 평가하는 데 사용하도록 고안된 것으로 감각온도 대신 사용한다. 현재는 고열 작업장을 평가하는 지표로 이용하고 있다.

정답 20 ③ 21 ③ 22 ②

23 **다음 중 소음작업의 노출기준(dB)으로 적절한 것은?** 21 경북

① 1일 1시간 노출 허용 소음강도 – 60dB
② 1일 2시간 노출 허용 소음강도 – 90dB
③ 1일 4시간 노출 허용 소음강도 – 60dB
④ 1일 8시간 노출 허용 소음강도 – 90dB

PLUS

소음작업 노출기준	「산업안전보건법」에서 산업장 소음에 있어서의 연속음(소음 발생 간격이 1초 미만을 유지하며 계속적으로 발생되는 소음)에 대한 노출 기준이다. (1) 소음강도 90dB(A)의 8시간 노출로 규정 (2) 8시간 기준으로 하여 5dB(A) 증가할 때 노출 시간은 1/2로 감소 (3) 소음은 115dB(A)를 초과해서는 안 됨

1일 노출 시간	소음강도 dB(A)	1일 노출 시간	소음강도 dB(A)
8	90	1	105
4	95	1/2	110
2	100	1/4	115

24 **작업 시 진동으로 유발되는 직업병은 무엇인가?** 21 전북

① 레이노드병 ② 소음성 난청
③ VDT 증후군 ④ 납창백

25 **고온작업장에서 중노동에 종사하는 미숙련공에게 많이 발생하는 열중증으로 땀을 많이 흘린 후 염분과 수분보충이 부적절하여 순환부족 및 저혈압이 주된 원인이 되는 직업병은 무엇인가?** 21 대전

① 열사병 ② 열경련
③ 열탈진 ④ 열쇠약증

PLUS

열탈진(열허탈증 · 열피로 · Heat Exhaustion)

발생기전	① 땀을 많이 흘린 후 부적절한 염분과 수분 보충 ② 발한에 의한 탈수와 피부혈관 확장으로 인한 순환 부족과 저혈압이 주된 원인임 ③ 고온작업장에서 중노동에 종사하는 미숙련공에게 많이 발생함
증상	① 심한 갈증, 쇠약, 구역, 피로, 두통, 어지러움, 혼돈 상태 ② 체온은 정상이거나 중등도로 상승(38℃ 정도) ③ 피부는 습함

해설

24
Raynaud's Phenomenon(레이노 현상, dead finger, white finger) 진동에 의한 질병으로 압축공기를 사용하는 망치, 착암기, 병타기공 등에서 발병한다. 손가락에 있는 말초혈관운동의 장애로 인한 혈액순환이 저해되어 손가락이 창백해지고 동통을 느끼게 되는 것이다.

정답 23 ④ 24 ① 25 ③

PART 05

26 **다음 중 산업재해에 대한 설명으로 옳지 않은 것은?** 21 충북

① 착암기, 굴착기, 그라인더, 에어임팩트렌치, 연마기, 전기톱 등을 사용하는 노동자에게 VDT 증후군이 발생한다.
② 참호족은 오랫동안 지속적으로 습하고 차가운 곳에 노출되어 발생한다.
③ 고온장애는 고온장소에서 장시간 근무 시 많이 발생하는 증상으로 정련, 만성체력 소모, 중추성 체온기능 장애 등의 증상이 일어나는 현상을 일컫는다.
④ 석면폐증은 석면방직, 시멘트, 보일러제조, 단열재제조, 자동차 블레이크 라이닝 제조공장에 일하는 노동자에게 발생하는 폐의 섬유증식이다.

27 **고압환경에서 정상기압으로 감압하는 과정에서 질소와 같은 불활성 기체가 체외로 배출되지 않고 혈중으로 용해되어 혈액순환을 방해하는 건강장애는 무엇인가?** 21 복지부

① 참호족 ② 비중격천공
③ 이타이이타이병 ④ 잠함병
⑤ 레이노드병

28 **다음 중 C5-dip 현상과 관련이 있는 환경요인은 무엇인가?** 21 복지부

① 진동 ② 먼지
③ 소음 ④ 고온
⑤ 매연

해설

26
① 착암기, 굴착기, 그라인더, 에어임팩트렌치, 연마기, 전기톱 등을 사용하는 노동자에게 Raynaud's 증후군이 발생한다.

27
잠함병(감압병)
(1) 고압환경에서 장시간 작업 후 감압할 때, 질소와 같은 불활성 기체가 이산화탄소나 산소와 함께 체외로 배출되지 않고 혈중으로 용해되어 혈액 순환을 방해하거나 주위 조직에 기계적 영향을 주어 발생한다.
(2) 호발 작업: 압축기체공법이 이용되는 터널 굴착, 잠수 작업, 고공비행
(3) 증상: 근골격계 통증, 피부소양감, 신경학적 증상(운동마비나 지각장애), 뇌내 혈액순환 장애와 호흡기계장애

28
C5-dip 현상은 소음성 난청에서 나타나는 특징으로 4,000Hz의 극히 국한된 주파수 대역에서 청력 손실이 크고 다른 주파수 대역에서는 정상의 수평형을 보이는 소음성 난청 초기의 청각도이다.

정답 26 ① 27 ④ 28 ③

29 C5-dip 현상이 일어나는 주요 주파수 영역은? 21 울산

① 1,000Hz ② 3,000Hz
③ 4,000Hz ④ 6,000Hz

30 고온다습한 환경에서 격심한 육체노동을 하는 경우 주로 발생하며, 체온조절중추의 기능장애로 체온이 41~43도까지 상승하는 열중증은 무엇인가? 21 인천의료기술

① 열사병 ② 열경련
③ 열허탈 ④ 열실신

31 직업병의 유해인자와 질병의 연결이 옳지 않은 것은? 21 경기

① 진동 – Raynaud's syndrom ② 이상기온 – 열사병
③ 이상기압 – 잠함병 ④ 불량조명 – VDT 증후군

32 다음 중 직업성질환에 대한 설명으로 옳지 않은 것은? 21 세종

① 소음작업은 1일 8시간 작업을 기준으로 95dB 이상의 소음이 발생하는 작업장이다.
② 열사병의 원인은 체온조절중추의 기능장애이다.
③ 규폐증, 석면폐증 등은 분진에 의한 질병이다.
④ 자외선, 적외선, 가시광선 등은 비전리방사선에 해당한다.

PLUS

소음작업(「산업안전보건기준에 관한 규칙」 제512조 정의)

소음작업	1일 8시간 작업을 기준으로 85데시벨 이상의 소음이 발생하는 작업장
소음작업 노출기준	「산업안전보건법」에서 산업장 소음에 있어서의 연속음(소음 발생 간격이 1초 미만을 유지하며 계속적으로 발생되는 소음)에 대한 노출 기준이다. ① 소음강도 90dB(A)의 8시간 노출로 규정 ② 8시간 기준으로 하여 5dB(A) 증가할 때 노출 시간은 1/2로 감소 ③ 소음은 115dB(A)를 초과해서는 안 됨

해설

29
C5-dip 현상은 소음성 난청에서 나타나는 특징으로 4,000Hz의 극히 국한된 주파수 대역에서 청력 손실이 크고 다른 주파수 대역에서는 정상의 수평형을 보이는 소음성 난청 초기의 청각도이다.

30
열사병(울열증, Heat Stroke): 고온다습한 환경에서 격심한 육체노동을 하는 경우 체온 발산에 장애가 발생하는 건강장애로 체내에 열이 축적되고 뇌막혈관의 충혈과 뇌의 온도가 상승하며 체온조절 중추의 가능 장애가 발생한다. 증상으로는 고온건조한 피부, 의식장애 등이 나타나고 체온이 41~43℃까지 상승하며 급작스러운 섬망, 혼수 상태에 빠지기도 한다.

31
- 불량조명: 조도가 낮거나 지나치게 강하면 시력저하를 가져오거나 안정피로의 원인이 되며, 작업능률의 저하와 안구 진탕증을 일으킬 수 있다.
- VDT증후군은 사무자동화를 통해 영상표시단말기의 사용기간이 늘어남에 따라 VDT 작업자들에게 나타나는 근골격계의 건강장해, 안과적인 장해, 전자파 장해, 기타 스트레스성 질환 등을 의미한다.

PART 05

정답 29 ③ 30 ① 31 ④ 32 ①

33 방사선에 대한 설명으로 옳은 것은? 21 대구보건연구사

ㄱ. 조사선량은 시버트를 단위로 사용한다.
ㄴ. 감마선의 투과력은 베타선보다 강하고 중성자보다 약하다.
ㄷ. 결체조직은 고도 감수성 조직이다.
ㄹ. 연골은 저감수성조직이다.

① ㄱ, ㄴ　　② ㄱ, ㄷ
③ ㄴ, ㄹ　　④ ㄷ, ㄹ

PLUS

전리방사선

(1) 방사능 및 방사능의 단위

기술단위	정의	단위 명
방사능(Radioactivity)	1초당 원자 1개 붕괴	Becquerel(Bq)
조사선량(Exposure Dose)	공기 1kg당 2.58×10^{-4} 쿨롱	Roentgen(R)
흡수선량(Absorbed Dose)	조직에 흡수된 에너지량(1Joule/kg)	Gray(Gy)
등가선량(Equivalent Dose)	방사선의 선질계수로 가중된 흡수선량	Sievert(Sv)
유효선량(Elective Dose)	노출된 장기의 민감도 또는 가중된 등가선량	Sievert(Sv)

(2) 방사선의 투과력 크기: 중성자선 > 감마선, X-선 > 베타입자 > 알파입자
(3) 신체 조직의 감수성 크기
① 고도감수성 조직: 골수(조혈기관) 및 임파구, 임파선, 림프 조직, 생식세포 등
② 중등도 감수성 조직: 타액선, 피부 및 점막 등의 상피 세포, 혈관·복막 등 내피세포, 결체조직 등
③ 저감수성 조직: 뼈, 연골, 신경, 간, 콩팥

34 다음 작업병 중 물리적 원인에 의한 것에 해당하지 않는 것은? 21 경남보건연구사

① 미나마타병　　② VDT 증후군
③ 레이노이드　　④ 잠함병

35 고온장애 중 열쇠약증의 발생원인에 대한 설명으로 옳은 것은? 21 경남

① 비타민 B_1 결핍으로 인한 만성적인 체열소모
② 체온조절 중추 자체의 장애
③ 피부 혈관의 확장으로 인한 저혈압
④ 탈수로 인한 염분소실

PLUS

열쇠약증(Heat Prostration)은 만성적인 체열 소모와 비타민 B_1 부족으로 일어나는 만성 열중증이다. 증상은 전신 권태, 식욕 부진, 위장장애, 불면, 빈혈 등이다.

해설

33
ㄱ. 조사선량의 단위는 뢴트겐(Roentgen, R), 쿨롱(C)이다.
ㄷ. 결체조직은 중등도 감수성 조직이다.

34
① 미나마타병: 수은중독으로 화학적 원인에 해당한다.
② VDT 증후군: 사무자동화를 통해 영상표시단말기의 사용기간이 늘어남에 따라 VDT 작업자들에게 나타나는 근골격계의 건강장해, 안과적인 장해, 전자파 장해, 기타 스트레스성 질환 등을 의미한다. 다양한 요인이 원인이 되며 그중 "전자파 장해"는 물리적 원인에 해당한다.
③ 레이노이드: 진동에 의한 직업병으로 물리적 원인에 해당한다.
④ 잠함병: 기압(감압 시 발생)에 의한 직업병으로 물리적 원인에 해당한다.

35
② 체온조절 중추 자체의 장애 – 열사병
③ 피부 혈관의 확장으로 인한 저혈압 – 열허탈(열피로, 열피비, 열탈진)
④ 탈수로 인한 염분소실 – 열경련

정답 33 ③ 34 ① 35 ①

36 C5-dip 현상이 시작되는 주파수에 해당하는 것은? 21 대전보건연구사

① 500Hz ② 1,000Hz
③ 4,000Hz ④ 10,000Hz

37 방사선의 단위 중 등가선량의 단위로 사용되는 것은? 21 충남보건연구사

① 그레이 ② 시버트
③ 베크렐 ④ 뢴트겐

PLUS

전리방사선의 단위

방사능 단위	방사능물질이 붕괴될 때 1초당 방출되는 방사능의 양을 표시. 단위 : 베크렐(Becquerel, Bq)
조사선량 (Exposure, X)	공간상의 어떤 위치에서 방사선 강도의 세기를 나타내는 양, 단위 : 뢴트겐(Roentgen, R), 쿨롱(C)
흡수선량 (Absorbed Dose, D)	전리방사선에 노출된 물질의 단위질량(1kg)당 흡수된 방사선 에너지량(J)이다. 단위 : 그레이(Gray, Gy), 라드(rad)
등가선량 (Equivalent Dose, H)	방사선이 살아 있는 조직과 상호 작용할 때의 영향은 방사선의 유형에 따라 다르다. 단위 : 시버트(Sievert, Sv), 렘(rem)
유효선량 (Effective Dose, E)	인체 내부에는 다양한 장기나 조직들이 있는데, 이들 각 조직이 같은 등가선량에 피폭되었다고 해서 같은 정도로 영향을 미치는 것은 아니다. 인체 조직별 상대적인 위험도의 차이인 조직가중계수를 반영한 것이 유효선량이다. 단위 : 시버트(Sievert, Sv), 렘(rem)

38 고온장애 중 중추신경장애가 원인이 되어 고온이 증상으로 나타나는 것은? 21 충남보건연구사

① 열경련 ② 열피로
③ 열허탈 ④ 열사병

39 다음 중 레이노드 병의 원인에 해당하는 것은? 22 충북의료기술

① 소음 ② 기온
③ 진동 ④ 이상기압

해설

36
C5-dip 현상 : 4,000Hz의 극히 국한된 주파수 대역에서 청력손실이 크고 다른 주파수 대역에서는 정상의 수평형을 보이는 소음성 난청 초기의 청각도이다.

38
열사병(울열증, Heat Stroke) : 고온다습한 환경에서 격심한 육체노동을 하는 경우 체온 발산에 장애가 발생하는 건강장애로 체내에 열이 축적되고 뇌막혈관의 충혈과 뇌의 온도가 상승하며 체온조절 중추의 기능 장애가 발생한다. 증상으로는 고온건조한 피부, 의식장애 등이 나타나고 체온이 41~43℃까지 상승하며 급작스러운 섬망, 혼수상태에 빠지기도 한다.

39
레이노(레이노드) 현상은 지속적인 손의 진동에 의해 손가락 동맥들이 수축에 의해 일시적으로 폐쇄되어 발생되며 수지의 감각마비, 창백 등의 증상으로 나타나는 현상으로 진동공구를 사용하는 작업장, 망치, 착암기, 병타기공 등에서 자주 발생한다.

정답 36 ③ 37 ② 38 ④ 39 ③

PART 05

40 직업병에 대한 설명으로 가장 옳지 않은 것은? 22 서울시(10월)

① 소음성 난청이란 내이 코르티 기관의 신경말단 손상으로 인한 불가역적인 청력손실을 뜻한다.
② VDT증후군은 사무자동화로 생기는 질환으로 안정피로, 경견완증후군 등의 증상이 나타난다.
③ 소음성 난청의 초기 단계에는 고주파인 8,000Hz에서부터 청력장애가 현저히 커지는 C5-dip현상이 있다.
④ 잠함병이란 이상고압에 노출되었다가 정상기압으로 감압하는 과정에서 발생한 질소기포가 혈전현상을 일으키는 건강장애이다.

PLUS

소음성 난청의 특징	(1) 소음으로 인하여 내이의음수용기인 코티기관의 외유모세포, 윤모에 손상이 발생하여 청력 저하를 보이는 감각 신경성 난청에 속함 (2) 대부분 양측성으로 진행됨 (3) 농(Profound Hearing Loss)을 일으키지 않음 (4) 일반적으로 청력의 저음한계는 40dBHL, 고음한계는 75dBHL임 (5) 기도 및 골도의 청력치가 모두 감소함 (6) 초기에는 청력손실을 잘 인식하지 못하고 이명이나 두통을 호소할 수 있다. 소음 노출이 중단되었을 때 청력손실이 진행하지 않음 (7) 과거의 소음성 난청으로 인해 소음 노출에 더 민감하게 반응하지 않음 (8) 초기 저음역(500, 1000, 2,000Hz)에서보다 고음역(3,000, 4,000 및 6,000 특히, 4,000Hz)에서 청력손실이 현저히 심하게 나타남(C5-dip현상 – 4,000Hz에서 난청 시작) (9) 지속적인 소음 노출은 단속적인 소음 노출보다 더 큰 장해를 초래하는데, 단속적인 소음 노출은 휴식 기간 동안 회복되기 때문임

41 다음 중 감압병의 원인이 되는 성분은? 22 경기(11월)

① 이산화탄소 ② 질소
③ 산소 ④ 일산화탄소

제3절 분진에 의한 직업병

01 분진에 의한 진폐증 중 규폐증에 대한 설명으로 옳은 것은? 19 경남

① 규폐증은 비활성 먼지에 의한 진폐증이다.
② 폐결핵이 대표적인 합병증이다.
③ 주로 폐암으로 진행되어 사망한다.
④ 지연성 과민증을 유발한다.

해설

40
③ 8,000Hz에서부터 청력장애 – 노인성 난청

41
감압병은 고압환경에서 체내에 과다히 용해되었던 질소와 같은 불활성 기체가 압력이 낮아질 때 과포화 상태로 되어 혈액과 조직에 기포를 형성하여 혈액 순환을 방해하거나 주위 조직에 기계적 영향을 줌으로써 다양한 증상을 일으키는 것이다.

01
① 규폐증은 섬유화 먼지에 의한 진폐 – 결핵합병증
③ 주로 폐암으로 진행되어 사망한다. – 석면
④ 지연성 과민증을 유발 – 농부폐증

정답 40 ③ 41 ② / 01 ②

PLUS

규폐증(Silicosis)

(1) 유리규산(Silica)의 분진 흡입에 의해 유발되는 폐의 만성 섬유 증식 질환(섬유화 먼지에 의한 진폐증)
(2) 증상 : 호흡 곤란, 지속적인 기침, 흉통, 결핵의 합병
(3) 4대 합병증(가장 흔한 사망원인) : 폐결핵, 호흡부전, 비특이적 폐감염, 폐기종
(4) 직업성 폭로 경우 : 채광, 채석, 터널 공사, 주물, 분사 작업, 도기, 도료, 시멘트 등

해설

02 **다음 직업성 질환에 대한 설명으로 옳지 않은 것은?** 19 광주보건연구사

① 면폐증 – 유리규산의 분진 흡입에 의해 유발되는 폐의 만성 섬유 증식질환
② 감함병 – 고압환경에서 감압 시 질소와 같은 불활성 기체가 혈중으로 용해되어 혈액순환을 방해하여 발생
③ 레이노드 증후군 – 반복적인 진동으로 인하여 주로 손가락 끝 부분이 혈액 내 산소부족으로 손상돼 나타나는 수지감각마비, 창백 등의 증상
④ 소음성 난청 – 소음으로 인하여 내이의 코르티기관에 손상이 발생하여 청력저하를 보이는 감각신경성 난청

02
- 규폐증(Silicosis) – 유리규산의 분진 흡입에 의해 유발되는 폐의 만성 섬유 증식 질환
- 면폐증(Byssinosis) – 면이나 그 밖의 섬유먼지로 인해 생기는 진폐증으로 천식성 호흡곤란, 기침 등의 증상이 나타남

PART 05

03 **진폐증에 대한 설명으로 옳지 않은 것은?** 20 울산보건연구사

① 진폐증은 폐에 분진이 침착하여 그에 의한 폐의 조직반응이다.
② 폐포침착률이 가장 큰 분진의 크기는 0.5~5.0㎛이다.
③ 규폐증의 원인인 유리규산(SiO_2)은 유기성분진이다.
④ 규폐증의 대표적인 합병증은 폐결핵이다.

PLUS

(1) 진폐증의 정의
① 분진 흡입으로 인한 폐 내의 분진 축적과 그에 의한 폐의 조직 반응이다.
② 폐포침착률이 가장 큰 분진의 크기는 0.5~5.0㎛이다.
(2) 규폐증(Silicosis)
① 유리규산(Silica)의 분진 흡입에 의해 유발되는 폐의 만성 섬유 증식 질환
② 증상 : 호흡 곤란, 지속적인 기침, 흉통, 결핵의 합병
③ 4대 합병증(가장 흔한 사망원인) : 폐결핵, 호흡부전, 비특이적 폐감염, 폐기종
④ 직업성 폭로 경우 : 채광, 채석, 터널 공사, 주물, 분사작업, 도기 도료 시멘트 등

03
③ 유리규산은 규폐증의 원인이며 무기먼지(무기성 분진)에 해당한다.

정답 02 ① 03 ③

04 다음의 설명과 관련있는 유해물질은 무엇인가?

- 3대 직업병의 원인이다.
- 폐섬유화를 일으킨다.
- 호흡곤란, 지속적인 기침 발생, 결핵의 합병
- 채광, 채석, 도자기공업

① 석면 ② 벤젠
③ 유리규산 ④ 납

PLUS

규폐증(Silicosis)
(1) 유리규산(Silica)의 분진 흡입에 의해 유발되는 폐의 만성 섬유 증식 질환(섬유화 먼지에 의한 진폐증)
(2) 증상 : 호흡 곤란, 지속적인 기침, 흉통, 결핵의 합병
(3) 4대 합병증(가장 흔한 사망원인) : 폐결핵, 호흡부전, 비특이적 폐감염, 폐기종
(4) 직업성 폭로 경우 : 채광, 채석, 터널 공사, 주물, 분사 작업, 도기, 도료, 시멘트 등

05 다음에서 설명하는 직업병에 대한 설명으로 가장 옳은 것은? 21 서울

유리규산의 분진을 장기간 흡입하면서 발생하는 폐의 섬유 증식 질환

① 주로 중추신경계 증상이 나타난다.
② 결핵을 합병할 가능성이 높다.
③ 분진으로 인한 직업병 중 폐암 발생률이 가장 높다.
④ 주로 농부에게 발생하는 직업병이다.

06 근로자가 작업하는 장소에 발생하는 분말상의 물질인 분진은 진폐증의 원인이 된다. 다음 중 섬유화를 일으키는 무기먼지에 의한 진폐증에 해당하는 것은? 21 전남보건연구사

① 규폐증 ② 철폐증
③ 흑연폐증 ④ 면폐증

PLUS

분진 종류에 따른 진폐증의 분류
(1) 무기먼지에 의한 진폐증(광물성)
　① 비활성 먼지에 의한 진폐증 : 흑연폐증, 철폐증, 칼슘 폐증, 주석폐증
　② 섬유화 먼지에 의한 진폐증 : 규화증, 석탄광부 폐증, 석면폐증, 베릴륨폐증, 활석폐증
(2) 유기먼지에 의한 폐질환(식물성)
　① 외인성 천식 : 밀러스(Miler's) 천식, 인쇄공 천식
　② 지연성 과민증 : 농부폐증(Farmer's Lung), 조류사육자 폐증(Birdbreeder's Lung), 버섯채취자 폐증(Mushroom Picker's Lung)
　③ 직업적인 생화학 작용 : 면폐증(Byssinosis)

해설

04
3대직업병(규폐증, 납중독, 벤젠중독)

05
유리규산에 의한 폐의 섬유증식은 규폐증에 의한 질환이다. 규폐증의 대표적인 증상은 호흡 곤란, 지속적인 기침, 흉통, 결핵의 합병이다.

정답 04 ③ 05 ② 06 ①

제4절 화학적 유해요인에 의한 직업병

01 공업중독의 원인물질과 위험작업의 연결이 옳은 것은? 18 경기

① 크롬 – 도금
② 납 – 체온계 제조
③ 카드뮴 – 농약제조
④ 수은 – 축전지 제조

PLUS

유해금속

① 크롬(Chromium, Cr) 위험 작업: 전기도금, 크롬 도금, 중크롬산 제조, 화학비료공업, 염색공업, 시멘트 제조
② 납(Lead, Pb) 위험 작업: 납 제련, 납축전지 제조, 페인트공, 인쇄공 등
③ 카드뮴(Cadmium, Cd) 위험 작업: 아연 광석의 채광이나 제련 과정의 부산물, 전기도금이나 판금의 용접 및 합금, 염화비닐의 안정제, 형광등, 반도체, 축전지, 광전지 등 취급 작업장
④ 수은(Mercury, Hg) 위험 작업: 수은 온도계 및 체온계 제조업, 약품(농약 포함) 제조업, 형광등 제조업, 건전지 제조업 등(대기 중 노출되는 수은의 양이 가장 많은 곳: 화력발전소, 지역 쓰레기 소각장)

02 다음 설명에 해당하는 중금속은? 18 강원

- 생체 필수적인 금속이다.
- 중독 시 비중격 천공, 부비동염, 알레르기성 피부염의 증상이 나타난다.

① 비소
② 알루미늄
③ 망간
④ 크롬

03 중금속 관련 증상의 연결이 옳지 않은 것은? 18 전남 · 전북

① 비소 – 백혈병
② 알루미늄 – 치매
③ 6가크롬- 피부병
④ 카드뮴 – 신경증상

PLUS

① 비소(Arsenic, As)
㉠ 급성 중독: 구토, 복통, 혈변, 근육경련, 안면부종, 혼수 등
㉡ 만성 중독: 말초신경염, 피부 질환, 피부암, 폐암, 백혈병, 림프종 등
② 알루미늄(Aluminium, Al): 뼈의 통증과 골절률 증가, 뇌 장애, 루게릭병, 치매 등
③ 6가크롬(Chromium, Cr): 비중격 천공, 부비동염, 알레르기성 및 자극성 피부염, 피부궤양, 호흡기 자극증상, 기관지염, 천식, 폐암
④ 카드뮴(Cadmium, Cd)
㉠ 급성 폭로: 인후통, 두통, 근육통, 오심, 금속성 맛 호소, 금속열 유사 증상(발열, 기침, 호흡 곤란, 흉부 압박감), 기관지염, 폐부종
㉡ 만성 폭로: 신장장애, 단백뇨, 골연화증, 보행 곤란, 사지의 동통, 폐기종

해설

02
크롬(Chromium, Cr): 생체에 필수적인 금속으로서 결핍 시에는 인슐린 저하 등 탄수화물의 대사장애를 일으킨다. 중독 시 비중격 천공, 부비동염, 알레르기성 및 자극성 피부염, 피부궤양, 호흡기 자극증상, 기관지염, 천식 등의 증상이 나타나며 폐암이 발생할 수 있다.

정답 01 ① 02 ④ 03 ④

PART 05

04 **우리나라의 직업보건의 중요 사건 중 하나인 원진레이온 직업병의 원인물질은?** 18 부산

① 이산화황 ② 사염화탄소
③ 이황화탄소 ④ 황산미스트

PLUS

원진레이온 직업병

(1) 이황화탄소는 한국의 직업보건의 가장 중요한 사건 중 하나인 원진레이온 직업병으로 잘 알려져 있다.
(2) 원진레이온(주)(1900~1993년)에서 1981년 7월에 최초의 이황화탄소중독 환자가 보고되었다.
(3) 많은 논란 끝에 1993년에 원진레이온은 결국 폐업하였다. 그러나 폐업 후에도 원진레이온에서의 직업력이 입증되고 임상적으로 이황화탄소중독이라고 확진을 받은 사람은 산업재해환자로 인정해주고 있다.
(4) 원진산업피해자협회자료에 의하면 2010년까지 무려 940명(140명 사망자 포함)의 중독환자가 발생되어 한 사업장에서 단일 화학물질에 의한 중독으로는 엄청난 수의 환자가 발생된 세계적으로 드문 기록을 가지고 있다.
(5) 이들의 직업병 판정소견상 질병명은 고혈압, 감각신경성 난청, 다발성 뇌경색, 망막미세혈관류, 다발성 말초신경염, 망막 변화, 콩팥조직 이상, 정신 장애, 신경염 등의 순으로 많았다.

05 **다음에 해당하는 유해물질로 가장 옳은 것은?** 18 서울

- 기름 · 지방 등을 녹이고 휘발성이 강하다.
- 다양한 생활용품 제조에 사용되고 있으며 근로자뿐 아니라 일반인들도 일상생활에서 빈번하게 노출되는 물질이다.
- 노출되는 경우 일반적으로 신경계 독성이 많이 나타나며 물질에 따라 간독성, 신장독성, 발암성 등을 나타내기도 한다.

① 유기용제 ② 유기인제
③ 중금속 ④ 유해가스

06 **다음의 중금속 중 중독 시 비중격 천공, 피부궤양의 건강문제를 일으키는 것은?** 19 경북

① 크롬 ② 수은
③ 비소 ④ 납

해설

05
유기용제는 탄소와 수소를 함유하고 있는 화학물 중 다른 물질을 녹이는 데 쓰이는 용매이다. 화학적으로 비교적 안정하고 지방질을 녹이며 실온에서는 액체상태이고 휘발하기 쉬운 특성이 있다. 유용제는 화학제품, 합성세제, 의약품, 농약, 사진약품 폭약, 방충제, 방부제 등 광범위한 화학공업제품 제조, 접착제 금속코팅, 착색, 세척, 고무 및 가죽가공 등에 사용된다.

06
크롬(Chromium, Cr) 중독증상: 비중격 천공, 부비동염, 알레르기성 및 자극성 피부염, 피부궤양, 호흡기 자극 증상, 기관 지염, 천식, 폐암

정답 04 ③ 05 ① 06 ①

07 **다음 중 중금속 중독에 의한 질병의 연결이 옳은 것은?** 19 경기

① 납 – 빈혈
② 수은 – 이타이이타이병
③ 카드뮴 – 빈혈
④ 망간 – 비중격천공

08 **다음 중 산업장에서 발생하는 위해요소와 관련된 질병이 옳은 것으로만 연결된 것은?** 19 부산

① 크롬 – 신장장애, 단백뇨
② 수은 – 정신이상, 구내염, 근육진전
③ 납 – 부비동염, 비중격 천공, 폐암
④ 카드뮴 – 코프로폴피린, 신근마비, 연선

09 **질병유발의 원인이 되는 물질과 그로 인한 질병의 연결이 옳지 않은 것은?** 19 충북보건연구사

① 납중독 – 피부궤양, 비중격 천공
② 오존층 파괴 – 피부암
③ 수은 중독 – 구내염, 수전증
④ 금속 증기 – 발열

10 **다음 유해금속에 관한 중독증상 중 옳지 않은 것은?** 19 울산

① 납 – 중추신경장애
② 수은 – 호흡기계 독성
③ 카드뮴 – 신경계 장애
④ 6가크롬 – 피부궤양

11 **중독 시 발생되는 증상이 호염기성 적혈구가 증가하고 소변에 코프로포르피린이 검출되는 중금속은 무엇인가?** 20 경북

① 납
② 수은
③ 카드뮴
④ 망간

PLUS

납 중독의 5대 징후
납창백, 연선(연연), 소변 중 코프로폴피린 배출, 호염기성적혈구 증가(빈혈), 신근마비

해설

07
① 납 중독의 5대 징후: 납창백, 연선(연연), 소변 중 코프로폴피린 배출, 호염기성적혈구 증가(빈혈), 신근마비
② 수은: 미나마타병(구내염, 정신증상, 근육진전)
③ 카드뮴: 이타이이타이병(신장장애, 골연화증, 단백뇨)
④ 망간: 금속열, 신경계증상(파킨슨병 증상, 가면양얼굴)

08
① 크롬 – 비중격천공, 부비동염, 피부염, 피부궤양, 기관지염, 천식, 폐암 등
② 수은 – 구내염, 근육진전, 정신증상 등
③ 납 – 납창백, 연선(연연), 소변 중 코프로폴피린 배출, 호염기성적혈구 증가(→ 빈혈), 신근마비 등
④ 카드뮴 – 신장장애, 단백뇨, 골연화증, 보행장애, 폐기종(폐부종) 등

09
- 납 중독 – 납창백, 연선(연연), 소변 중 코프로폴피린 배출, 호염기성적혈구 증가(빈혈), 신근마비, 소화기계 장애, 신경계 장애
- 크롬 – 비중격천공, 부비동염, 피부염, 피부궤양, 폐암

10
카드뮴 중독증상
(1) 급성 폭로: 인후통, 두통, 근육통, 오심, 구토, 복통, 간손상, 급성신부전증, 금속성 맛 호소, 금속열 유사 증상(발열, 기침, 호흡 곤란, 흉부 압박감), 기관지염, 폐부종
(2) 만성 폭로: 신장장애, 단백뇨, 골연화증, 보행 곤란, 사지의 동통, 폐기종

11
② 수은: 구내염, 근육진전, 정신증상
③ 카드뮴: 신장장애, 단백뇨, 골연화증 등
④ 망간: 급성–금속열, 만성–신경계 증상(파킨슨병 증상, 가면양얼굴, 언어장애)

정답 07 ① 08 ② 09 ① 10 ③ 11 ①

PART 05

12 **중독 시 이타이이타이병을 유발하게 되며 폐부종, 골연화증 등의 증상이 나타나는 중금속은 무엇인가?** 20 대전

① 크롬 ② 수은
③ 납 ④ 카드뮴

13 **카드뮴(Cd) 중독으로 인한 일본의 환경오염 문제를 사회적으로 크게 부각시킨 것으로 가장 옳은 것은?** 20 서울

① 욧카이치 천식 ② 미나마타병
③ 후쿠시마 사건 ④ 이타이이타이병

14 **휘발성이 강한 유기 용제이며, 인조견, 셀로판, 수지와 고무 제품 등에 이용되는 것으로 중추신경장애, 말초신경장애 등을 일으킬 수 있는 물질은?** 20 서울보건연구사

① 벤젠 ② 이황화탄소
③ 노말헥산 ④ 톨루엔

PLUS

이황화탄소

(1) 이황화탄소(CS_2)는 휘발성이 매우 강한 용제로서 인조견, 셀로판, 사염화탄소의 제조, 수지와 고무제품의 용제, 추출용 등에 이용된다. 독성이 매우 높고 다양하며 회복이 불완전할 수도 있다.
(2) 중독증상
① 중추신경계 장애 : 뇌경색, 뇌병증, Parkison 증후군, 신경행동장애
② 말초신경병 : 감각 및 운동신경 모두 침범
③ 심장혈관계 장애 : 죽상동맥경화증, 관상동맥질환, 고혈압
④ 눈 장애 : 망막병증, 시신경염 등 말초혈관변화
⑤ 생식기능 장애 : 정자형성능 저하, 여성 호르몬 변화 및 불규칙 월경 유산증가
⑥ 신장 : 기저막 비후, 사구체경화증
⑦ 기타 : 당뇨병 유사소견, 청력저하, 소화기능 장애, 심한 경우 심한 불안과 분노, 자살성향, psychosis, 악몽, 보행장애

15 **형광등제조업에 종사하던 사람이 신장장애와 수지떨림, 인지장애, 입안에 염증 등이 나타났다. 이 증상의 원인으로 추정되는 물질은 무엇인가?** 21 경북의료기술(4월)

① 카드뮴 ② 납
③ 수은 ④ 크롬

해설

12
이타이이타이병은 카드뮴 중독에 의한 질병이다.
(1) 급성 폭로 : 인후통, 두통, 근육통, 오심, 구토, 복통, 간손상, 급성신부전증, 금속성 맛 호소, 금속열 유사 증상(발열, 기침, 호흡 곤란, 흉부 압박감), 기관지염, 폐부종
(2) 만성 폭로 : 신장장애, 단백뇨, 골연화증, 보행 곤란, 사지의 동통, 폐기종

13
이타이이타이병 : 1920~1946년 사이 일본 도야마 현의 진즈 강 인근 주민들 사이에 발생한 질병으로 미쓰이 아연공장으로부터 배출된 카드뮴이 유입된 물을 농업용수와 먹는 물로 사용한 주민들이 체내 농축으로 발병한 사건이다.

정답 12 ④ 13 ④ 14 ② 15 ③

PLUS

수은

(1) 위험 작업 : 수은 온도계 및 체온계 제조업, 약품(농약 포함) 제조업, 형광등 제조업, 건전지 제조업 등(대기 중 노출되는 수은의 양이 가장 많은 곳 : 화력 발전소, 지역 쓰레기 소각장)
(2) 3대증상 : 구내염, 근육진전, 정신증상
(3) 무기수은 중독증상
  ① 급성 : 호흡기 장애, 잇몸염, 떨림, 수줍음, 감정의 불안정과 같은 신경과민증, 단백뇨 또는 신장기능 상실 등
  ② 만성 : 주로 신경계에 영향을 주어 인격 변화, 기억력 감퇴, 정서 불안, 떨림 등 유발
(4) 유기수은 중독증상(미나마타병) : 신경계 증상이 나타나는데, 정신장애, 조화운동 불능 또는 경직, 감각이상, 시각 및 청각장애 등이 주로 나타나며 무기수은과 다르게 신장의 손상은 거의 없음(임신 중 노출 : 심한 뇌성마비, 정신 운동부진, 저체중, 성장지연, 발달지연)

16 **다음 중 중금속 중독의 주요증상에 대한 연결이 옳지 않은 것은?** 21 경남

① 납 중독 – 빈혈　　② 수은 중독 – 정신증상
③ 카드뮴 – 파킨슨병　　④ 크롬 – 폐암

17 **산업장의 유해인자 중 만성중독 시 조혈장애, 백혈병을 유발하는 유기용제는 무엇인가?** 21 경북

① 벤젠　　② 납
③ 카드뮴　　④ 비소

18 **다음에서 설명하는 물질로 가장 옳은 것은?** 21 서울

> 은백색 중금속으로 합금제조, 합성수지, 도금작업, 도료, 비료제조 등의 작업장에서 발생되어 체내로 들어가면 혈액을 거쳐 간과 신장에 축적된 후 만성중독 시 신장기능장애, 폐기종, 단백뇨 증상을 일으킨다.

① 비소　　② 수은
③ 크롬　　④ 카드뮴

해설

16
① 납 중독 – 납창백, 연선(연연), 소변 중 코프로폴피린 배출, 호염기성적혈구 증가(→ 빈혈), 신근마비 등
② 수은 중독 – 구내염, 근육진전, 정신증상
③ 카드뮴 – 신장장애, 단백뇨, 골연화증, 보행 곤란, 사지의 동통, 폐기종
④ 크롬 – 비중격천공, 부비동염, 피부염, 피부궤양, 폐암

17
① 벤젠(유기용제) : 조혈장애, 빈혈, 백혈병
② 납(중금속) : 납창백, 연선, 코프로폴피린 배출, 호염기성 적혈구 증가
③ 카드뮴(중금속) : 신장장애, 단백뇨, 골연화증, 폐기종
④ 비소(중금속) : 말초신경염, 피부 질환, 피부암, 폐암, 백혈병, 림프종 등

정답 16 ③　17 ①　18 ④

PLUS

카드뮴

(1) 푸른색을 띤 은백색의 중금속으로 주로 작업환경에서 발생하는 분진이나 흄의 형태로 흡수된다.
(2) 작업성 폭로 외에도 환경오염으로 인하여 토양이나 수질 오염에 의해 중독 증상을 일으키기도 한다(일본의 아연 광산 근처에서 발생된 이타이이타이병).
(3) 급성폭로 : 인후통, 두통, 근육통, 오심, 구토, 복통, 간손상, 급성신부전증, 금속성 맛호소, 금속열 유사 증상(발열, 기침, 호흡 곤란, 흉부 압박감, 폐부종, 급성폐실질염, 저분자단백뇨(β2-microglobulinuria), 다뇨, 고칼슘뇨증
(4) 만성폭로
   ① 화학적 폐렴, COPD, 폐섬유화, 폐기종
   ② 단백뇨
   ③ 뼈 : 골연화증(osteomalacia), 척추압박골절, 요통, Milkman 증후군(신결석증+골연화증)
   ④ 빈혈
   ⑤ 카드뮴의 발암성 : 폐암, 비뇨생식기암, 전립선암과 관련

19 **중독 시 태반을 통과할 수 있으며 구내염, 근육경련, 정신증상이 나타나는 유해물질은 무엇인가?** 21 전남경력경쟁(7월)

① 납 ② 수은
③ 카드뮴 ④ 벤젠

20 **산업장의 독성물질에 의한 건강장애 연결로 옳은 것은?** 21 경기7급

① 수은 – 빈혈 ② 카드뮴 – 구내염
③ 크롬 – 호흡기궤양 ④ 벤젠 – 결막염

21 **다음에서 설명하는 중금속의 주요 중독 증상을 옳게 짝지은 것은?** 21 서울

(가) 농약 제조업, 건전지 제조업, 형광등 제조업에 종사하는 근로자에게 중독 증상이 나타날 수 있으며 미나마타 중독 현상이 대표적인 예이다.
(나) 3대 직업병 중 하나로 축전지 제조업, 페인트 작업, 인쇄 작업 근로자에게 중독 증상이 나타날 수 있으며 체내 흡수된 후 적혈구에 결합된다.

	(가)	(나)
①	근육진전	빈혈
②	비중격 천공	유산
③	말초신경염	폐기종
④	소변의 코프로포르피린 검출	골연화증

PLUS

• 수은 중독의 3대 증상 : 구내염, 근육진전, 정신장애
• 납 중독의 5대 증상 : 납창백, 연선, 호염기성적혈구 증가(–빈혈), 소변의 코프로폴피린 검출, 신근마비

해설

20
① 수은 – 구내염, 근육진전, 정신증상
② 카드뮴 – 신장장애, 단백뇨, 골연화증, 보행 곤란, 폐기종
③ 크롬 – 비중격 천공, 부비동염, 알레르기성 및 자극성 피부염, 피부궤양, 호흡기 자극 증상, 기관지염, 천식, 폐암
④ 벤젠 – 조혈장애, 빈혈, 백혈병

21
(가) 농약 제조업, 건전지 제조업, 형광등 제조업에 종사하는 근로자에게 중독 증상이 나타날 수 있으며 미나마타 중독 현상이 대표적인 예이다.
– 수은 중독
(나) 3대 직업병 중 하나로 축전지 제조업, 페인트 작업, 인쇄 작업, 근로자에게 중독 증상이 나타날 수 있으며 체내 흡수된 후 적혈구에 결합된다.
– 납 중독

정답 19 ② 20 ③ 21 ①

22 다음의 증상을 유발하는 중금속은 무엇인가? 21 경기경력경쟁

- 경구섭취 시는 위장점막을 강하게 자극하여 오심, 구토, 복통, 급성 위장염의 원인이 된다.
- 호흡기계 흡입으로는 급성폐렴, 호흡곤란, 흉부 압박감, 두통 등이 있다.
- 만성중독의 주요 증상은 폐기종, 신장기능 장애, 단백뇨 등이 있다.

① 수은 ② 망간
③ 카드뮴 ④ 벤젠

PLUS

카드뮴 중독증상

(1) 경구섭취 시는 위장점막을 강하게 자극하여 오심, 구토, 복통, 급성 위장염의 원인이 되고 호흡기계 흡입으로는 급성폐렴, 호흡곤란, 흉부 압박감, 두통 등이 있다.
(2) 카드뮴 중독의 대표적인 증상이 견디기 힘든 통증을 유발하기 때문에 '이타이이타이병'으로 명명된다.
(3) 만성 중독의 주요 증상은 ① 폐기종, ② 신장기능 장애, ③ 단백뇨, ④ 골연화증 등이다.

※ 출처 : 구성회, 공중보건학(제23판), 고문사, 2018, p.198.

23 다음 중 유해요인과 관련된 질병의 연결이 옳지 않은 것은? 21 경기보건연구사

① 납 – 빈혈 ② 수은 – 신경과민증
③ 크롬 – 비중격천공 ④ 카드뮴 – 폐섬유증식증

24 다음 중 중금속과 중독 증상의 연결로 옳지 않은 것은? 21 부산보건구사

① 수은 – 골연화증 ② 크롬 – 비중격 천공
③ 카드뮴 – 폐기종 ④ 비소 – 백혈병

PLUS

중금속	주요증상
납	납창백, 연선, 소변 중에 코프로포르피린배출, 호염기성 적혈구(미성숙 적혈구) 증가, 빈혈, 신근마비, 위장 장애, 중추신경계장애
수은	• 3대 증상 : 구내염 근육진전 정신증상 • 유기수은(미나마타병) : 정신장애, 운동실조, 감각이상 시각 및 청각장애
카드뮴	신장장애, 단백뇨, 골연화증, 보행 곤란, 사지의 동통, 폐부종, 폐기종
크롬	비중격 천공, 부비동염, 피부염, 기관지염, 천식, 폐암
비소	말초신경염, 피부암, 폐암, 백혈병, 림프종 등
망간	금속열, 신경증상(파킨슨병, 가면양 얼굴, 언어장애)
알미늄	뼈와 뇌에 독성(뼈 골절 및 통증, 투석뇌증, 루게릭병, 파킨슨양 치매), 결막염, 습진, 상기도 자극, 알미늄폐증

해설

23

① 납 : 안면창백, 구토, 혈변, 복통, 뇌증, 급성신부전증, 용혈성 빈혈, 소변중 코프로폴피린 배출, 중추신경장애, 잇몸에 착색(연선)
② 수은–무기수은 : 호흡기 장애, 잇몸염, 떨림, 수줍음, 신경과민증, 단백뇨, 콩팥기능 손상
유기수은 : 정신장애, 조화운동불능, 경직, 감각이상, 시각 및 청각장애, 신경과민증
③ 크롬 : 부비동염, 비중격천공, 피부염, 피부궤양, 호흡기자극증상, 기관지염, 천식, 폐암
④ 카드뮴 : 인후통, 두통, 근육통, 오심, 금속열 유사증상, 단백뇨, 신결석, 골연화증, 뼈의 통증 및 골절, 폐기종, 폐암, 전립선암 발생 위험

※ 퍼시픽북스 KMLE 예방의학에서는 카드뮴 만성폭로 시 폐섬유화와 폐기종을 초래하는 것으로 명시하고 있다. 계축문화사 예방의학과 공중보건학 교재에서는 카드뮴 만성폭로 시 하부기도의 섬유증, 폐기종을 초래하는 것으로 명시하고 있다. 이 문제는 오류로 판단되지만 이의제기가 없었다. 다른 선택지가 모두 옳은 내용이기 때문에 ④가 정답이었을 것으로 추정한다.

정답 22 ③ 23 ④ 24 ①

PART 05

25 다음의 설명에 해당하는 유해물질은 무엇인가? 22 경북의료기술

- 탄소와 수소를 함유하고 있는 화학물 중 다른 물질을 녹이는 데 쓰이는 용매이다.
- 화학적으로 비교적 안정하고 지방질을 녹이며 실온에서는 액체이고 휘발하기 쉬운 특성이 있다.
- 접착제, 고무 및 가죽가공 등에 사용된다.

① 납 ② 수은
③ 유기용제 ④ 카드뮴

26 일본 미나마타시에서 발생했던 환경오염 사건의 원인으로 중추신경계에 작용하여 환청, 언어장애, 정신장애 등을 유발하는 물질은? 22 충남의료기술

① 납 ② 카드뮴
③ 유기수은 ④ 망간

PLUS

유기수은(미나마타병)
신경계 증상이 나타나는데, 정신장애, 조화운동 불능 또는 경직, 감각이상, 시각 및 청각장애 등이 주로 나타나며 무기수은과 다르게 신장의 손상은 거의 없음(임신 중 노출: 심한 뇌성마비, 정신운동부진, 저체중, 성장지연, 발달지연)

27 납 중독의 증상으로 옳지 않은 것은? 22 강원의료기술(10월)

① 빈혈 ② 위장장애
③ 중추신경장애 ④ 폐기종

PLUS

납중독 임상증상
(1) 납 중독 5대 징후
① 납창백
② 연선과 연연(Lead Line)
③ 소변 중에 코프로포르피린(Coproporphyrin) 배출
④ 호염기성 적혈구(미성숙 적혈구) 증가 → 빈혈
⑤ 신근마비(Wrist Drop)
(2) 위장장애: 초기 식욕부진, 변비, 복부팽만감, 급성 복부산통 등
(3) 신경 및 근육계통의 장애: 사지의 신근쇠약이나 마비, 관절통, 근육통
(4) 중추신경장애: 뇌중독 증상, 정신장애

해설

25
유기용제
(1) 유기용제는 탄소와 수소를 함유하고 있는 화학물 중 다른 물질을 녹이는 데 쓰이는 용매이다.
(2) 화학적으로 비교적 안정하고 지방질을 녹이며 실온에서는 액체이고 휘발하기 쉬운 특성이 있다.
(3) 유기용제의 사용: 화학제품, 합성세제 의약품, 농약, 사진약품, 폭약, 방충제, 방부제 등 광범위한 화학공업제품 제조를 비롯하여 접착제, 금속코팅, 착색, 세척, 고무 및 가죽가공 등

26
수은은 상온에서 액체 상태를 이루고 있는 유일한 금속으로 작업성 폭로 외에도 환경오염으로 인하여 중독되기도 하는데, 오염된 폐수에서 자란 어패류의 먹이연쇄 현상에 의해 경구적으로 인체 내에 수은이 침입할 수 있다. 이 같은 현상의 대표적인 예로, 일본의 미나마타 시에서 발생한 '미나마타' 중독 현상을 들 수 있다.

정답 25 ③ 26 ③ 27 ④

MEMO

신희원 공중보건

단원별 기출문제집

Part

06

식품위생과 보건영양

식품위생

제1절 식품위생의 개요

01 식품위생의 3원칙이 아닌 것은?

① 완전무결성　② 안전성
③ 건전성　④ 보관성

02 다음 중 식품위생의 대상 범위에 포함되는 것은? 18 울산

① 포장 식품첨가물　② 먹는물, 기구
③ 용기, 의약품　④ 식품첨가물, 먹는물

03 식품위생관리기준에 대한 내용으로 옳지 않은 것은? 19 전북의료기술

① 사후적 관리제도
② 식품위생 관리의 과학성 확립
③ 식품의 위해요소 예방
④ 중요 관리점 결정하여 관리

04 식품의 안전성 관리 방법에 관한 설명 중 옳지 않은 것은? 19 부산

① PP(선행요건프로그램) – 식품생산 작업장 내 가동조건을 관리하는 프로그램
② HACCP – 식품에 대한 위해요소를 규명하고 관리하는 예방적 관리 체계
③ 식품이력추적관리제도 – 식품을 제조·가공단계부터 판매단계까지 각 단계별로 정보를 기록·관리
④ GMP(우수제조관리기준) – 우수하고 균등한 제품생산을 보장하기 위한 품질 관리 방법으로 모든 가공식품에 적용

해설

01
WHO 환경위생전문위원회(1955) '식품위생(Food Hygiene)'이란 식품의 재배(성장), 생산, 제조로부터 최종적으로 사람에 섭취되기까지의 모든 단계에 걸친 식품의 안전성(Safety), 건전성(Soundness) 및 완전무결성(Wholesomeness)을 확보하기 위해 필요한 모든 수단을 말한다.

02
「식품위생법」 제2조 제11호 : 식품위생이란 식품, 식품첨가물, 기구 또는 용기·포장을 대상으로 하는 음식에 관한 위생을 말한다.

03
식품위생관리(HACCP) : 식품의 원료 및 재료 단계부터 제조, 가공, 보존, 유통, 조리를 거쳐 최종 소비자가 섭취하기 전까지의 각 단계에서 발생할 우려가 있는 위해요소를 규명하고 이를 중점적으로 관리하기 위한 중요 관리점을 결정하여 자율적이며 체계적이고 효율적인 관리를 통해 식품의 안전성을 확보하기 위한 과학적인 위생 관리 체계로 예방적 위생관리 제도이다.

정답 01 ④　02 ①　03 ①　04 ④

PLUS

식품의 안전성 관리방법

(1) GAP(good agricultural practies, 농산물우수관리인증): 농산물에 잔류할 수 있는 농약, 중금속 또는 유해 생물 등의 위해요소를 체계적으로 관리, 농산물의(재배 수확, 수확 후 처리, 저장)과정의 관리내용을 소비자가 알게 하는 제도

(2) PP(prerequisite program, 선행요건프로그램)
- 생산에 우호적인 작업환경을 조성하도록 작업장 내 가동조건을 관리하는 프로그램
- GMP or SSOP or GHP에 준해서 HACCP 전에 개발

(3) HACCP(hazard analysis critical control program): 특정 위해를 사전에 확인하고 관리하는 예방조치, 공정단계에 critical control point 설정, 관리하여 위해 발생을 사전에 예방

(4) GMP(good manufacturing program, 우수제조관리기준): 우수하고 균등한 제품 생산을 보장하기 위한 공정관리 및 품질관리방법. 국내에서 의약품과 화장품에 적용, 식품 분야에선 건강기능식품에 적용

(5) SSOP(sanitaion standard operation procedure, 표준 위생운영절차)
- 작업공정에서 특정업무 수행 시 준수해야 할 위생관리방법. HACCP 시작 전에 선행요건 프로그램에 포함되어 준비되어야 함.
- 작업전의 모든 cleaning & sanitation 과정을 작업장, 공정 조건에 맞춰 상세히 기술

(6) GHP CODEX(국제식품규격위원회): 국제권장 실행규범 식품의 안전성 및 적합성 확보를 위해 생산에서 소비자 섭취에 이르는 전과정에 작용가능한 필수적인 식품위생 관리사항

05 「식품위생법」에 따라 식품안전관리인증기준 적용업소로 인증을 받은 영업자의 인증유효기간은 몇 년인가? 19 경기

① 2년 ② 3년
③ 4년 ④ 5년

06 「식품위생법」에서 정의하는 식품위생의 범위에 해당하지 않는 것은? 19 인천보건연구사

① 의약품 ② 포장
③ 기구 ④ 식품첨가물

07 다음 「식품위생법」에 의한 식품위생의 관리 대상에 해당하지 않는 것은? 20 경기의료기술

① 기구 ② 포장
③ 영양 ④ 식품첨가물

해설

05
식품안전관리인증기준제
(식품위생법 제48조 관련)

① 식품의약품안전처장은 식품안전관리인증기준을 지켜야 하는 영업자와 그 밖에 식품안전관리인증기준을 지키기 원하는 영업자의 업소를 식품별 식품안전관리인증기준 적용업소로 인증할 수 있다. 이 경우 식품안전관리인증기준 적용업소로 인증을 받은 영업자가 그 인증을 받은 사항 중 총리령으로 정하는 사항을 변경하려는 경우에는 식품의약품안전처장의 변경 인증을 받아야 한다.
② 인증의 유효기간은 인증을 받은 날부터 3년으로 하며, 같은 항 후단에 따른 변경 인증의 유효기간은 당초 인증 유효기간의 남은 기간으로 한다.

06
식품위생이란 식품, 식품첨가물, 기구 또는 용기·포장을 대상으로 하는 음식에 관한 위생을 말한다.

07
식품위생이란 식품, 식품첨가물, 기구 또는 용기·포장을 대상으로 하는 음식에 관한 위생을 말한다.

정답 05 ② 06 ① 07 ③

PART 06

08 **HACCP의 절차상 위해요소분석 다음에 해당하는 단계는?** 20 전북보건주사

① 중요관리점 설정　② 허용한계기준 설정
③ 모니터링 설정　④ 개선조치

PLUS

HACCP 7원칙(절차)

(1) 위해요소 분석(Hazard Analysis): 위해요소를 분석하고 예방책을 식별하는 단계로 중대한 위해가 발생할 수 있는 공정의 단계를 열거하고, 각 단계별로 모든 잠재적인 생물학적·화학적·물리적 위해요소를 분석한다.
(2) 중요 관리점(CCP) 설정: CCP는 제품별·공정별로 식별될 수 있도록 설정하고, 관리가 가능하여야 한다.
(3) 허용 한계 기준(CL) 설정: CL은 모든 CCP에 적용되어야 하고 타당성이 있어야 하며 확인(Validation)되어야 하고, 또 측정 가능해야 한다.
(4) 모니터링(Monitoring) 설정: CL이 각 CCP에 준수되는지 모니터링하는 시스템을 수립하는 단계이다.
(5) 개선 조치(Corrective Action) 설정: 모니터링 결과가 관리를 벗어났을 때 시정 조치를 하는 단계이며, 여기에는 즉시적 조치와 예방적 조치가 있다.
(6) 검증(Verification) 설정: 위해의 발생 방지를 위해 HACCP 계획이 정확하고, 효과적으로 기능하는 것을 정기적으로 내부 및 외부 검증이 이루어져야 한다.
(7) 기록(Record) 보관 및 문서화시스템 설정: 기록 유지 절차를 수립하는 단계이다.

09 **식품의 안전성 평가를 위한 기준으로 사람이 일생동안 매일 섭취하더라도 현 시점에서 알려진 독성이 나타나지 않을 것으로 예상되는 1일 섭취허용량을 의미하는 것은?** 20 세종보건연구사

① LD_{50}　② ADI
③ NOAEL　④ AMES 검사

PLUS

① LD_{50}(반수치사량): 시험물질 투여 후 7~14일 정도 관찰하였을 때 반수의 시험동물이 죽는 양이다.
② 1일섭취허용량(Acceptable Daily Intake, ADI): 사람이 일생 동안 매일 섭취하더라도 현 시점에서 알려진 독성이 나타나지 않을 것으로 예상되는 1일 섭취허용량이다.
③ NOAEL: "악영향무관찰량/농도(No-Observed-Adverse-Effect-Level/No-Observed-Effect-Concentration, 이하 "NOAEL", 혹은 "NOEC"이라 한다)"란 만성독성 등 노출량-반응시험에서 노출집단과 적절한 무처리 집단 간 악영향의 빈도나 심각성이 통계적으로 또는 생물학적으로 유의성 있는 증가가 없는 노출량 혹은 그 농도를 말한다. 다만 이러한 노출량에서 어떤 영향이 일어날 수도 있으나 특정 악영향과 직접적으로 관련성이 없으면 악영향으로 간주되지 않는다.
④ AMES test(에임즈 검사): 박테리아를 사용하여 주어진 화학 물질이 테스트 유기체의 DNA에서 돌연변이를 일으킬 수 있는지 여부를 테스트하는 데 널리 사용되는 방법이다. 보다 공식적으로는 화합물의 돌연변이 유발 가능성을 평가하는 것이 생물학적 분석법이다.

해설

정답 08 ① 09 ②

10 식품의 원료 및 재료 단계부터 제조, 가공, 보존, 유통, 조리를 거쳐 최종 소비자가 섭취하기 전까지의 각 단계에서 발생할 우려가 있는 위해요소를 규명하고, 이를 중점적으로 관리하기 위한 과학적인 위생 관리 체계는 무엇인가? 21 경기의기술

① GMP ② HACCP
③ GAP ④ Cold chain

11 다음 중 HACCP에 대한 설명으로 옳지 않은 것은? 21 부산

① HA는 위해요소를 파악하고 분석하는 과정이다.
② CCP는 중점관리점을 설정하고 예방하는 과정이다.
③ CL은 중요관리점에서의 위해요소 관리가 허용범위 이내로 이루어지고 있는지 판단할 수 있는 기준이다.
④ GMP에 비해 제품분석 시간이 오래 소요된다.

PLUS

HACCP제도와 기존의 위생관리제도인 GMP 비교

항목	종래방법(GMP)	HACCP 제도
조치단계	문제발생 후의 반작용적 관리	문제발생 전의 선조치
숙련요구성	시험결과의 해석에 숙련이 요구	이화학적 항목에 의한 관리로 전문적 숙련 불필요
신속성	시험분석에 장시간 소요	필요시 즉각적 조치 가능
소요비용	제품분석에 많은 비용소요	저렴
공정관리	현장 및 실험실 관리	현장관리
평가범위	제한된 사료만 평가	각 Batch 많은 측정가능
위해요소 관리범위	제한된 위해요소와 관리	많은 위해요소 유리
제품안전성 관리자	숙련공만 가능	비숙련공도 관리가능

HACCP 7원칙(절차)

(1) 위해요소 분석(Hazard Analysis): 위해요소를 분석하고 예방책을 식별하는 단계로 중대한 위해가 발생할 수 있는 공정의 단계를 열거하고, 각 단계별로 모든 잠재적인 생물학적·화학적·물리적 위해요소를 분석한다.
(2) 중요 관리점(CCP) 설정: CCP는 제품별·공정별로 식별될 수 있도록 설정하고, 관리가 가능하여야 한다.
(3) 허용 한계 기준(CL) 설정: CL은 모든 CCP에 적용되어야 하고 타당성이 있어야 하며 확인(Validation)되어야 하고, 또 측정 가능해야 한다.
(4) 모니터링(Monitoring) 설정: CL이 각 CCP에 준수되는지 모니터링하는 시스템을 수립하는 단계이다.
(5) 개선 조치(Corrective Action) 설정: 모니터링 결과가 관리를 벗어났을 때 시정 조치를 하는 단계이며, 여기에는 즉시적 조치와 예방적 조치가 있다.
(6) 검증(Verification) 설정: 위해의 발생 방지를 위해 HACCP 계획이 정확하고, 효과적으로 기능하는 것을 정기적으로 내부 및 외부 검증이 이루어져야 한다.
(7) 기록(Record) 보관 및 문서화시스템 설정: 기록 유지 절차를 수립하는 단계이다.

해설

10
① GMP(Good Manufacturing Practice): 우수제조기준
③ GAP(Good Agricultural Practices): 농산물우수관리제도
④ Cold chain: 저온유통

11
우수 의약품 제조 및 품질관리 기준(GMP: Good manufacturing practices)이란 식품, 의약품, 화장품 및 의료기기 등의 제조·판매를 위해 인허가 기관에서 요구하는 품질 관리 기준으로서 해당 제조업자들이 사용목적에 맞게 제품을 제조함에 있어서 일관성 있는 품질수준을 유지하기 위해 필요한 최소한의 기준을 제공한다.

정답 10 ② 11 ④

12 **HACCP의 단계로 옳은 것은?** 21 경기7급

원칙 1	위해요소 분석(HA)
원칙 2	(1)
원칙 3	(2)
원칙 4	(3)
원칙 5	(4)
원칙 6	검증 절차 및 방법 수립
원칙 7	문서화 기록유지방법 실정

㉠ 허용한계기준 설정　　㉡ 중요관리점 설정
㉢ 모니터링체계 확립　　㉣ 개선조치 방법 수립

	(1)	(2)	(3)	(4)
①	㉠	㉡	㉢	㉣
②	㉡	㉠	㉢	㉣
③	㉠	㉢	㉡	㉣
④	㉡	㉣	㉢	㉠

해설

13 **식품위생관리체계인 HACCP의 실행단계에 해당하지 않는 것은?** 21 대구보건연구사

① 공정흐름도 작성　　② 중요관리점설정
③ 모니터링　　④ 허용한계 기준 설정

PLUS

HACCP 12절차와 7원칙

추진 단계	12절차	내용	7원칙
준비 단계	절차1	HACCP팀 편성	
	절차2	제품설명서 작성	
	절차3	사용 용도 확인	
	절차4	공정흐름도 작성	
	절차5	공정흐름도 현장 확인	
본 단계	절차6	위해요소 분석(HA)	원칙1
	절차7	중요 관리점(CCP) 설정	원칙2
	절차8	CCP 허용 한계 기준 설정	원칙3
	절차9	CCP 모니터링 체계 확립	원칙4
	절차10	개선 조치 방법 수립	원칙5
	절차11	검증 절차 및 방법 수립	원칙6
	절차12	문서화, 기록유지방법 설정	원칙7

정답 12 ② 13 ①

14 **HACCP의 관리원칙으로 옳지 않은 것은?** 22 경기의료기술

① 소요비용이 저렴하다.
② 최종 제품의 관리, 검사한다.
⑨ 비숙련공도 관리가 가능하다.
④ 식품생산의 모든 과정에 적용한다.

PLUS

항목	종래방법(GMP)	HACCP 제도
조치단계	문제발생 후의 반작용적 관리	문제발생 전의 선조치
숙련요구성	시험결과의 해석에 숙련이 요구	이화학적 항목에 의한 관리로 전문적 숙련 불필요
신속성	시험분석에 장시간 소요	필요시 즉각적 조치 가능
소요비용	제품분석에 많은 비용소요	저렴
공정관리	현장 및 실험실 관리	현장관리
평가범위	제한된 사료만 평가	각 Batch 많은 측정가능
위해요소 관리범위	제한된 위해요소와 관리	많은 위해요소 유리
제품안전성 관리자	숙련공만 가능	비숙련공도 관리가능

15 **다음 중 HACCP에 대한 설명으로 옳지 않은 것은?** 22 대전의료기술

① 우수제조기준(GMP)과 표준위생운영절차(SSOP)는 선행요건이다.
② 검증절차 및 방법수립은 중요관리점(CCP)보다 선행되어야 한다.
③ 개선조치 설정은 모니터링 결과가 관리를 벗어났을 때 시정 조치를 하는 단계이다.
④ 위해요소(HA) 분석시 각 단계별로 모든 잠재적인 생물학적 · 화학적 · 물리적 위해요소를 분석한다.

PLUS

HACCP
(1) 식품의 원료 및 재료 단계부터 제조, 가공, 보존, 유통, 조리를 거쳐 최종 소비자가 섭취하기 전까지의 각 단계에서 발생할 우려가 있는 위해요소를 규명하고, 이를 중점적으로 관리하기 위한 중요 관리점을 결정하여 자율적이며 체계적이고 효율적인 관리로 식품의 안전성을 확보하기 위한 과학적인 위생관리체계라고 할 수 있다
(2) HACCP의 선행요건: 우수 제조 기준(GMP: Good Manufacturing Practice), 표준위생운영절차(SSOP: Sanitation Standard Operation Procedure)
(3) HACCP 7원칙(단계)
① 위해요소 분석(Hazard Analysis): 위해요소를 분석하고 예방책을 식별하는 단계로 중대한 위해가 발생할 수 있는 공정의 단계를 열거하고, 각 단계별로 모든 잠재적인 생물학적 · 화학적 · 물리적 위해요소를 분석한다.
② 중요 관리점(CCP) 설정: CCP는 제품별 · 공정별로 식별될 수 있도록 설정하고, 관리가 가능하여야 한다.

해설

14
HACCP의 특징:
HACCP는 식품의 원료 및 재료 단계부터 제조, 가공, 보존, 유통, 조리를 거쳐 최종 소비자가 섭취하기 전까지의 각 단계에서 발생할 우려가 있는 위해요소를 규명하고, 이를 중점적으로 관리하기 위한 중요 관리점을 결정하여 자율적이며 체계적이고 효율적인 관리를 통해 식품의 안전성을 확보하기 위한 과학적인 위생 관리 체계로 예방적 위생관리제도이다.

정답 14 ② 15 ②

PART 06

③ 허용 한계 기준(CL) 설정: CL은 모든 CCP에 적용되어야 하고 타당성이 있어야 하며 확인(Validation)되어야 하고, 또 측정 가능해야 한다.
④ 모니터링(Monitoring) 설정: CL이 각 CCP에 준수되는지 모니터링하는 시스템을 수립하는 단계이다.
⑤ 개선 조치(Corrective Action) 설정: 모니터링 결과가 관리를 벗어났을 때 시정 조치를 하는 단계이며, 여기에는 즉시적 조치와 예방적 조치가 있다.
⑥ 검증(Verification) 설정: 위해의 발생 방지를 위해 HACCP 계획이 정확하고, 효과적으로 기능하는 것을 정기적으로 내부 및 외부 검증이 이루어져야 한다.
⑦ 기록(Record) 보관 및 문서화시스템 설정: 기록 유지 절차를 수립하는 단계이다.

해설

16 **식품위생 관련 용어 정의로 옳지 않은 것은?** 22 부산

① "식품첨가물"이란 식품을 제조·가공·조리 또는 보존하는 과정에서 감미, 착색, 표백 또는 산화방지 등을 목적으로 식품에 사용되는 물질을 말하며, 기구·용기·포장을 살균·소독하는 데에 사용되어 간접적으로 식품으로 옮아갈 수 있는 물질은 제외한다.
② "식품이력추적관리"란 식품을 제조·가공단계부터 판매단계까지 각 단계별로 정보를 기록·관리하여 그 식품의 안전성 등에 문제가 발생할 경우 그 식품을 추적하여 원인을 규명하고 필요한 조치를 할 수 있도록 관리하는 것을 말한다.
③ "용기·포장"이란 식품 또는 식품첨가물을 넣거나 싸는 것으로서 식품 또는 식품첨가물을 주고받을 때 함께 건네는 물품을 말한다.
④ "식품위생"이란 식품, 식품첨가물, 기구 또는 용기·포장을 대상으로 하는 음식에 관한 위생을 말한다.

PLUS

식품위생법 제2조 정의

"식품"이란	모든 음식물(의약으로 섭취하는 것은 제외한다)을 말한다.
"식품첨가물"이란	식품을 제조·가공·조리 또는 보존하는 과정에서 감미(甘味), 착색(着色), 표백(漂白) 또는 산화방지 등을 목적으로 식품에 사용되는 물질을 말한다. 이 경우 기구(器具)·용기·포장을 살균·소독하는 데에 사용되어 간접적으로 식품으로 옮아갈 수 있는 물질을 포함한다.
"기구"란	다음 각 목의 어느 하나에 해당하는 것으로서 식품 또는 식품첨가물에 직접 닿는 기계·기구나 그 밖의 물건(농업과 수산업에서 식품을 채취하는 데에 쓰는 기계·기구나 그 밖의 물건 및 「위생용품 관리법」 제2조 제1호에 따른 위생 용품은 제외한다)을 말한다. 가. 음식을 먹을 때 사용하거나 담는 것 나. 식품 또는 식품첨가물을 채취·제조·가공·조리·저장·소분[(小分): 완제품을 나누어 유통을 목적으로 재포장하는 것을 말한다. 이하 같다]·운반·진열할 때 사용하는 것
"용기·포장"이란	식품 또는 식품첨가물을 넣거나 싸는 것으로서 식품 또는 식품첨가물을 주고받을 때 함께 건네는 물품을 말한다.
"식품위생"이란	식품 식품첨가물 가구 또는 용기·포장을 대상으로 하는 음식에 관한 위생을 말한다.

정답 16 ①

"식품이력추적관리"란	식품을 제조·가공단계부터 판매단계까지 각 단계별로 정보를 기록 관리하여 그 식품의 안전성 등에 문제가 발생할 경우 그 식품을 추적하여 원인을 규명하고 필요한 조치를 할 수 있도록 관리하는 것을 말한다.
"식중독"이란	식품 섭취로 인하여 인체에 유해한 미생물 또는 유독물질에 의하여 발생하였거나 발생한 것으로 판단되는 감염성 질환 또는 독소형 질환을 말한다.

제2절 식품의 보존

01 식품이 산소가 없는 상태에서 미생물의 작용으로 분해되어 유용한 물질로 변화되는 현상은 무엇인가?

① 발효　② 변패
③ 자기소화　④ 숙성

02 식품보존방법에 대한 설명으로 옳은 것은? 18 경기

① 냉장법은 0℃~15℃로 보존하는 방법이다.
② 자외선 멸균법은 2,500~2,700Å의 파장을 이용하여 살균하는 방법이다.
③ 가열법은 120℃에서 30분간 가열하는 방법이다.
④ 건조법은 수분함량을 20% 이하로 낮추는 방법이다.

03 식품 변질에 대한 설명으로 가장 옳은 것은? 19 서울

① 부패: 탄수화물이나 지질이 산화에 의하여 변성되어 맛이나 냄새가 변하는 것
② 산패: 단백질 성분이 미생물의 작용으로 분해되어 아민류와 같은 유해물질이 생성되는 것
③ 발효: 탄수화물이 미생물의 작용을 받아 유기산이나 알코올 등을 생성하는 것
④ 변패: 유지의 산화현상으로 불쾌한 냄새나 맛을 형성하는 것

PLUS

식품의 변질

부패	미생물의 번식으로 단백질이 분해되어 아미노산 아민, 암모니아, 악취 등을 발생하는 현상
변패	당질 지방이 미생물에 의해 변화되고 풍미가 나쁘게 되어 식용으로 부적절하게 되는 현상
산패	지방이 미생물이 아닌 산소, 햇빛, 금속 등에 의하여 산화·변색·분해되어 알데히드, 케톤, 에스테르, 알코올 등이 생성되어 불쾌한 냄새나 맛을 형성하는 현상
발효	식품이 미생물의 작용으로 분해되어 유기산, 알코올 등 각종 유용한 물질이 생성되고 유용하게 변화되는 것

해설

01
발효는 식품이 미생물의 작용으로 분해되어 유기산, 알코올 등 각종 유용한 물질이 생성되어 변하는 것이다.

02
① 냉장법은 0~10℃로 보존하는 방법이다.
② 자외선멸균법은 태양광선의 자외선에 의한 소독이나 자외선 살균 등을 이용하는 방법으로 살균력이 강한 파장은 2400~2,800Å이다. 무균실, 수술실, 제약실 등에서 공기, 물, 식품, 기구, 용기 등의 소독에 이용한다.
③ 가열법은 식품에 부착되어 있는 미생물을 죽이거나 효소를 파괴하여 식품의 변질을 예방하는 방법으로 저온살균법은 62~65℃에서 30분간 가열, 고온단시간살균법은 70~75℃에서 15초간 가열, 초고온순간살균법은 130~140℃에서 2~3초간 가열한다.
④ 건조법은 수분함량을 15% 이하로 낮추는 방법이다.

정답 01 ① 02 ② 03 ③

PART 06

04 식품의 보존을 위한 방법으로 옳지 않은 것은? 19 호남권

① 120도에서 20분간 가열하면 완전멸균된다.
② 식품첨가물로 허용된 방부제로는 BHT, BHA, 아스코르빈산(vit C), 토코페롤(vit E)이 있다.
③ 냉장법은 미생물의 증식을 억제한다.
④ 훈증법은 곡류 저장에 사용된다.

05 다음 중 식품보존 방법에 대한 설명으로 옳지 않은 것은? 19 대구

① 당장법: 20%의 설탕에 저장하는 방법
② 냉장법: 0~10℃ 사이에 보관
③ 건조법: 수분 15% 이하
④ 저온살균법: 62~65℃에서 30분간 가열

06 <보기>에서 식품의 보존 방법 중 물리적 보존법으로 옳은 것을 모두 고른 것은? 19 서울고졸

보기

ㄱ. 가열법　　ㄴ. 절임법
ㄷ. 훈연법　　ㄹ. 밀봉법
ㅁ. 통조림법

① ㄱ, ㄴ, ㄷ　　② ㄱ, ㄹ, ㅁ
③ ㄴ, ㄷ, ㄹ　　④ ㄷ, ㄹ, ㅁ

PLUS

식품의 위생적인 보관방법

물리적 보존법	가열법, 냉장법, 냉동법, 건조법, 밀봉법, 움저장법, 자외선 및 방사선 이용법
물리·화학적 보존법	훈연법, 가스저장법, 훈증법
화학적 보존법	절임법(염장법, 당장법, 산저장법), 보존료첨가, 천연물의 이용

07 식품위생검사의 종류와 검사항목의 연결이 옳지 않은 것은? 19 강원의료기술(10월)

① 관능검사 – 색깔 조직의 변화 상태 검사
② 미생물학적 검사 – 초기 부패 판정 기준 세균수는 10^5~10^6이다.
③ 화학적 검사 – 식품첨가물 검사
④ 물리적 검사 – 농산물 방사능 오염검사

해설

04
① 가열법: 음식물 중의 미생물을 사멸시킴으로써 보존하는 방법이지만, 식품 중의 효소를 파괴하여, 자기소화작용을 저지함으로써 변질을 막는 방법이기도 하다. 일반적으로 포자를 형성하지 않는 미생물은 80℃에서 30분이면 사멸되나 완전멸균을 위해서는 120℃에서 20분 정도가 좋다.
② BHT, BHA, 아스코르빈산(vit C), 토코페롤(vit E)은 산화방지제로 사용된다.
③ 냉장법(0~10℃ 사이에 보관)은 미생물의 증식을 억제하여 변질이나 자기소화를 지연시킨다.
④ 훈증법은 물리·화학적인 보존법으로 곡류 저장에 사용된다.

05
• 당장법: 40~50%의 설탕에 저장하는 방법
• 염장법: 10~20%의 소금에 저장하는 방법

07
식품의 생물학적 판정에서 세균수
(1) 생균수 10^5마리/g 이하: 안전한계
(2) 생균수 10^7~10^8마리/g 이상: 초기 부패

정답 04 ② 05 ① 06 ② 07 ②

08 다음의 설명에 해당하는 것은? 19 인천

> 가. 미생물 등에 의하여 식품 중의 탄수화물이나 지방질이 미생물에 의해 변화되는 것
> 나. 탄수화물이 미생물의 작용을 받아 유기산이나 알코올 등을 생성하는 것

가　　나
① 산패　　부패
② 부패　　발효
③ 변패　　발효
④ 변패　　산패

09 다음 중 식품의 위생적인 보관을 위한 방법으로 옳지 않은 것은? 19 전북보건연구사

① 80℃에서 30분 가열하면 포자를 형성하지 않는 미생물은 사멸된다.
② 식품의 수분은 30% 이하로 유지하면 적당하다.
③ 훈연법은 연기에 함유된 포름알데히드, 아세톤, 개미산 등에 의해 살균하는 방법이다.
④ 저온 보관은 0~10℃ 사이에 보관하는 것이다.

10 식품의 변질 유형으로 미생물 등에 의하여 식품 중의 탄수화물이나 지방질이 분해되는 것과 탄수화물이 미생물의 작용을 받아 유기산이나 알코올 등을 생성하는 것으로 옳게 짝지어진 것은? 19 인천보건연구사

① 산패 – 부패　　② 부패 – 발효
③ 변패 – 발효　　④ 변패 – 산패

PLUS

식품의 변질

부패	미생물의 번식으로 단백질이 분해되어 아미노산 아민, 암모니아, 악취 등을 발생하는 현상
변패	당질 지방이 미생물에 의해 변화되고 풍미가 나쁘게 되어 식용으로 부적절하게 되는 현상
산패	지방이 미생물이 아닌 산소, 햇빛, 금속 등에 의하여 산화·변색·분해되어 알데히드, 케톤, 에스테르, 알코올 등이 생성되어 불쾌한 냄새나 맛을 형성하는 현상
발효	식품이 미생물의 작용으로 분해되어 유기산, 알코올 등 각종 유용한 물질이 생성되고 유용하게 변화되는 것

해설

08
식품의 변질

부패	미생물의 번식으로 단백질이 분해되어 아미노산 아민, 암모니아, 악취 등을 발생하는 현상
변패	당질 지방이 미생물에 의해 변화되고 풍미가 나쁘게 되어 식용으로 부적절하게 되는 현상
산패	지방이 미생물이 아닌 산소, 햇빛, 금속 등에 의하여 산화·변색·분해되어 알데히드, 케톤, 에스테르, 알코올 등이 생성되어 불쾌한 냄새나 맛을 형성하는 현상
발효	식품이 미생물의 작용으로 분해되어 유기산, 알코올 등 각종 유용한 물질이 생성되고 유용하게 변화되는 것

09
건조법은 식품의 수분을 15% 이하로 유지하여 미생물이 번식하는 데 적당한 습도를 제거함으로써 미생물의 번식을 억제하는 것이다.

정답 08 ③ 09 ② 10 ③

PART 06

11 **식품의 보존에 대한 내용으로 옳지 않은 것은?** 20 대전

① 탄수화물과 지방이 산소에 의해 분해된 것을 발효라 한다.
② 식품의 가열은 물리적 보존법이다.
③ 방사선과 자외선 소독은 물리적 보존법이다.
④ 식품을 설탕에 저장하는 방법은 화학적 보존법이다.

12 **식품의 보존방법 중 화학적 보존방법에 해당하는 것은?** 20 서울

① 절임법 ② 가열법
③ 건조법 ④ 조사살균법

13 **식품의 보존방법 중 물리적인 보존에 해당하지 않는 것은?** 20 전남의료기술(7월)

① 절임법 ② 가열법
③ 건조법 ④ 자외선 및 방사선 이용법

14 **다음 중 식품의 위생적인 보관 방법으로 옳지 않은 것은?** 20 강원보건연구사

① 염장법은 소금 50~60%를 첨가하여 미생물의 발육을 억제하는 방법이다.
② 식품을 보존하기 위해서 수분 15% 이하로 건조하는 것이 좋다.
③ 자외선 멸균법에 이용되는 파장은 2,400~2,800Å이다.
④ 냉장법은 0~10℃ 사이에 식품을 보관하는 방법이다.

15 **식품의 보존방법 중 물리적 보존법에 해당하지 않는 것은?** 21 강원

① 가열법 ② 냉장법
③ 밀봉법 ④ 훈연법

PLUS

식품의 위생적인 보관방법
(1) 물리적 보존법: 가열법, 냉장법, 냉동법, 건조법, 밀봉법, 움저장법, 자외선 및 방사선 이용법
(2) 물리·화학적 보존법: 훈연법, 가스저장법, 훈증법
(3) 화학적 보존법: 염장법, 당장법, 산저장법, 보존료첨가, 천연물의 이용
※ 절임법은 염장·당장·산저장법 등을 의미한다.

16 **식품의 보관방법 중 물리적 저장법에 해당하지 않는 것은?** 21 경남

① 가열법 ② 냉장법
③ 건조법 ④ 염장법

해설

11
변패는 당질, 지방이 미생물에 의해 변화되고 풍미가 나쁘게 되어 식용으로 부적절하게 되는 현상이다. 지방이 산소, 햇빛, 금속 등에 의하여 산화·변색·분해되는 것은 산패이다.

12
식품의 위생적인 보관방법
(1) 물리적 보존법: 가열법, 냉장법, 냉동법, 건조법, 밀봉법, 움저장법, 자외선 및 방사선 이용법
(2) 물리·화학적 보존법: 훈연법, 가스저장법, 훈증법
(3) 화학적 보존법: 염장법, 당장법, 신저장법, 보존료첨가, 천연물의 이용
※ 절임법은 염장·당장·산저장법 등을 의미한다.

14
염장법은 10~20%의 소금을 뿌려 저장하는 방법으로 삼투압에 의하여 미생물의 발육을 억제한다. 담장법이 설탕 50~60%를 첨가하여 미생물의 발육을 억제하는 방법이다.

16

물리적 보존법	가열법, 냉장법, 냉동법, 건조법, 밀봉법, 움저장법, 자외선 및 방사선 이용법
물리·화학적 보존법	훈연법, 가스저장법, 훈증법
화학적 보존법	절임법(염장법, 당장법, 산저장법), 보존료첨가, 천연물의 이용

정답 11 ① 12 ① 13 ① 14 ① 15 ④ 16 ④

17 **식품의 보관방법 중 물리적인 보존법에 해당하지 않는 것은?** 21 부산

① 가열법 ② 냉장법
③ 방사선조사 ④ 염장법

18 **식품의 보존방법 중 물리적 보존법에 해당하지 않는 것은?** 21 인천의료기술

① 자외선 및 방사선 이용법 ② 절임법
③ 가열법 ④ 냉동법

19 **식품의 변질에 대한 설명으로 옳은 것은?** 21 경기경력경쟁

① 발효는 지방 분해되어 유용하게 변화되는 것이다.
② 부패는 단백질이 분해되어 유해하게 변화되는 것이다.
③ 산패는 탄수화물이 변화된 것이다.
④ 변패는 단백질이 변화된 것이다.

20 **식품의 보존방법 중 화학적 보존법에 해당하는 것은?** 22 전남경력경쟁

① 설탕절임법 ② 저온살균법
③ 냉동보관법 ④ 자외선살균법

PLUS

식품의 위생적인 보관방법

물리적 보존법	가열법, 냉장법, 냉동법, 건조법, 밀봉법, 움저장법, 자외선 및 방사선 이용법
물리·화학적 보존법	훈연법, 가스저장법, 훈증법
화학적 보존법	절임법(염장법, 당장법, 산저장법), 보존료첨가, 천연물의 이용

21 **식품의 보존법 중 물리적 보존법에 해당하지 않는 것은?** 22 울산의료기술(10월)

① 가열법 ② 냉동법
③ 절임법 ④ 건조법

PLUS

식품의 위생적인 보관방법

물리적 보존법	가열법, 냉장법, 냉동법, 건조법, 밀봉법, 움저장법, 자외선 및 방사선 이용법
물리·화학적 보존법	훈연법, 가스저장법, 훈증법
화학적 보존법	절임법(염장법, 당장법, 산저장법), 보존료첨가, 천연물의 이용

해설

19
식품의 변질
(1) 부패 : 미생물의 번식으로 단백질이 분해되어 아미노산 아민, 암모니아, 악취 등을 발생하는 현상
(2) 변패 : 당질 지방이 미생물에 의해 변화되고 풍미가 나쁘게 되어 식용으로 부적절하게 되는 현상
(3) 산패 : 지방이 미생물이 아닌 산소, 햇빛, 금속 등에 의하여 산화·변색·분해되어 알데히드, 케톤, 에스테르, 알코올 등이 생성되어 불쾌한 냄새나 맛을 형성하는 현상
(4) 발효 : 식품이 미생물의 작용으로 분해되어 유기산, 알코올 등 각종 유용한 물질이 생성되고 유용하게 변화되는 것

정답 17 ④ 18 ② 19 ② 20 ① 21 ③

PART 06

22 식품의 화학적 보존법은? 23 보건직

① 냉장법 ② 절임법
③ 밀봉법 ④ 가열법

PLUS

식품의 위생적인 보관방법

물리적 보존법	가열법, 냉장법, 냉동법, 건조법, 밀봉법, 움저장법, 자외선 및 방사선 이용법
물리 · 화학적 보존법	훈연법, 가스저장법, 훈증법
화학적 보존법	절임법(염장법, 당장법, 산저장법), 보존료첨가, 천연물의 이용

23 식품의 보존방법 중 물리적 방법은? 24 보건직

① 방사선 처리법 ② 염장법
③ 보존료 첨가법 ④ 산 저장법

제3절 식중독

01 다음 중 세균성 식중독에 대한 설명으로 옳지 않은 것은?

18 충남의료기술, 보건진료

① 다량의 균이나 독소로 감염된다.
② 소화기계감염병에 비해 잠복기가 짧은 편이다.
③ 포도상구균식중독, 보툴리늄독소증, 노로바이러스는 감염형 식중독에 해당한다.
④ 감염 후 면역이 형성되지 않는다.

02 운동회에서 햄버거를 먹고 집에 돌아가서 구토와 복통 증상이 나타났다. 햄버거는 전날 만들어졌으며 충분히 익혔다고 한다. 어떤 식중독인가?

18 충북

① 살모넬라 식중독 ② 장염비브리오 식중독
③ 황색포도알구균 식중독 ④ 웰치균 식중독

해설

23

식품의 위생적인 보관방법

물리	가열법, 냉장법, 냉동법, 건조법, 밀봉법, 움저장법, 자외선 및 방사선 이용법
화학적	염장법, 당장법, 산저장법, 보존료첨가, 천연물의 이용

01

- 감염형 식중독 원인균: 살모넬라, 장염비브리오, 콜레라, 비브리오, 불니피쿠스, 리스테리아 모노사이토제네스, 병원성 대장균(EPEC, EHEC, EIEC, ETEC, EAEC), 쉬겔라, 여시니아, 엔테로콜리티카, 캠필로박터 제주니, 캠필로박터 콜리
- 독소형 식중독 원인균: 황색포도상구균, 클로스트리디움 퍼프린젠스, 클로스트리디움 보툴리눔

02

황색포도상구균 식중독은 균의 독소에 의한 것으로 황색포도상구균의 외독소인 장독소는 내열성이 강하여 100℃에서 30분간 가열로도 무독화되지 않는다. 평균 잠복기가 3시간 정도로 짧은 것이 특징이며 주요 원인 식품은 김밥, 떡, 도시락, 빵, 우유, 어패류와 가공품 등이다.

정답 22 ② 23 ① / 01 ③ 02 ③

03 **소화기계감염병에 비해 세균성식중독이 가지는 특성으로 옳은 것은?** 18 부산

① 주로 물에 의해 감염된다.
② 2차 감염은 없고 대부분 중증의 증상이 나타난다.
③ 적은 수의 균으로도 감염된다.
④ 자연능동면역은 형성되지 않는다.

04 **다음에서 설명하는 대표적인 식중독 원인 바이러스는?** 18 서울(6월)

- 우리나라 질병관리본부(현 질병관리청)에서 1999년부터 검사를 시작하였다.
- 저온에 강하여 겨울철에도 발생한다.

① 장출혈성 대장균　② 살모넬라
③ 비브리오　④ 노로바이러스

05 **우리나라에서 가장 많이 발생하는 포도상구균식중독에 대한 설명으로 가장 옳은 것은?** 18 서울(6월)

① 신경계 주 증상을 일으키며 사망률이 높다.
② 다른 식중독에 비해 발열증상이 거의 없는 것이 특징이다.
③ 원인물질은 장독소로 120℃에 20분간 처리하면 파괴된다.
④ 원인식품은 밀봉된 식품, 즉 통조림, 소시지 등이다.

PLUS

포도상구균 식중독의 임상 증상
구토, 복통, 설사 등의 급성 위장염 증상, 발열(38℃ 정도)은 20~30% 환자에게 나타남

06 **자연성 식중독과 유발 원인인자를 옳게 짝지은 것은?** 18 서울

① 감자 중독 – 테트로도톡신(tetrodotoxin)
② 복어 중독 – 에르고톡신(ergotoxin)
③ 바지락 중독 – 솔라닌(solanine)
④ 독버섯 중독 – 무스카린(muscarine)

해설

03
① 세균성 식중독은 주로 식품 오염에 의해 감염된다.
② 2차 감염은 없고 원인균에 따라 다르지만 대부분 가벼운 증상을 나타낸다.
③ 다량의 균으로 감염된다.

04
노로 바이러스는 1968년 미국 오하이오주 노와크 초등학교에서 발생한 집단 식중독 환자의 실사변에서 처음 발견되어 노와크 바이러스(norwak virus)라고 불려졌다. 그 이후 하와이바이러스, 몽고메리바이러스, 원형 소체바이러스 등으로 불려졌으나 최근 노로바이러스(norovirus)로 명칭이 통일되었다. 우리나라 질병관리본부(현 질병관리청)에서는 1999년부터 검사가 시작되어 매년 노로 바이러스에 의한 집단 설사환자가 발생하고 있음이 확인되었으며, 저온에 강하기 때문에 겨울철에도 발생하는 대표적인 식중독 원인 바이러스로 알려졌다.

05
① 신경계 주 증상을 일으키며 사망률이 높다. – 보툴리눔독소증
③ 원인물질은 장독소로 210℃에 30분간 처리하면 파괴된다.
④ 원인식품은 김밥, 떡, 도시락, 빵, 우유, 버터, 치즈 크림 등의 유제품, 어패류와 가공품, 두부 등이다.

06
① 감자 중독 – 솔라닌(solanine)
② 복어 중독 – 테트로도톡신(tetrodotoxin)
③ 바지락 중독 – 베네루핀(venerpin)

정답 03 ④ 04 ④ 05 ② 06 ④

PART 06

07 다음에서 식중독의 원인이 되는 미생물에 해당하는 것은? 18 서울(10월)

- 일본에서 1950년대 초반에 발생한 식중독의 원인으로 처음 발견되었고, 우리나라에서는 1969년 경북 안동에서 물치라는 생선을 먹고 집단적으로 환자가 발생한 바 있다.
- 자연 상태에서는 따뜻한 바닷물에서 흔하게 발견되며, 사람에게 위장관 증세를 일으킨다.
- 굴과 같은 조개류를 날 것으로 또는 잘 요리하지 않고 섭취한 후 24시간 내에 물과 같은 설사를 주 증상으로 복통, 오심, 구토, 열과 오한을 동반한다.

① 살모넬라　② 장염비브리오
③ 황색포도상구균　④ 캠필러박터

해설

07
장염비브리오(Vibrio) 식중독의 원인균인 장염비브리오균(Vibrio Parahemolyticus)은 호염균으로 0.5~10% 특히 3~5%의 식염수에서 발육이 잘되며, 온대 지방의 연안 해수에 존재한다. 바닷물의 온도가 19℃ 이상 되는 시기의 바닷물 중에서 활발하게 증식하여 5~11월에 발생(기온이 30℃ 넘는 7~9월에 집중적으로 발생)한다. 장염비브리오(Vibrio)로 오염된 해수가 감염원이 되어 어패류가 직접 오염시키거나 오염된 어패류에 의해 조리대, 도마, 행주, 식칼 등을 거쳐서 간접적으로 다른 식품이 2차오염이 있을 수 있고 환자나 보균자의 분변이 감염원이 되어 손을 거쳐 식품으로 오염되어 감염이 가능하다.

08 세균성식중독과 소화기계감염병의 특성에 대한 설명으로 옳지 않은 것은? 18 울산

① 세균성식중독은 비교적 잠복기가 짧고 소화기계감염병은 잠복기가 긴 편이다.
② 세균성식중독은 면역이 형성되지 않으며 소화기계감염병은 어느 정도의 면역이 형성된다.
③ 세균성식중독은 미량의 병원체로 발병하며 소화기계감염병은 다량의 균으로 발병한다.
④ 세균성 식중독은 격리가 필요 없으며 소화기계감염병은 격리가 필요하다.

PLUS

구분	세균성 식중독	소화기계 감염병(수인성 감염병)
관리법규	식품위생법	감염병의 예방 및 관리에 관한 법률
발병력	• 발병력이 약함 • 다량의 균의 수나 독소량이 많을 때 발병(대부분 음식 중에서 증식)	• 발병력이 강함 • 극히 미량의 병원체도 생체 내에 침입하면 급격히 증식
잠복기	짧다(약 12~24시간).	일반적으로 길다(2~7일).
경과	대체로 짧다.	대체로 길다.
2차 감염	없다(오염식품 섭취로 감염).	있다.
면역 형성	없다.	어느 정도 면역이 형성된다.
격리	없다.	있다.

정답 07 ② 08 ③

09 **다음 중 포도상구균 식중독에 대한 설명으로 옳지 않은 것은?** 19 경기

① 평균 잠복기가 3시간 정도로 짧다.
② 식중독의 원인은 내열성이다.
③ 원인은 neutrotoxin이다.
④ 구역질, 구토, 복통, 설사의 증상이 나타난다.

10 **식중독 잠복기기간으로 옳지 않은 것은?** 19 전북

① 장염비브리오증: 48시간
② 살모넬라 식중독: 12~72시간
③ 황색포도상구균 식중독: 1~6시간
④ 노로바이러스 식중독: 24~48시간

11 **다음 중 보툴리누스 식중독의 특징으로 옳은 것은?** 19 경기

① 예방을 위해 화농성 질환자의 조리를 금지한다.
② 통조림, 병조림, 소시지 등이 주요 원인식품이다.
③ 신경독소는 120도에서 파괴된다.
④ 신경계 증상은 일으키지만 치명적이지 않다.

PLUS

보툴리누스(Botulinus) 식중독

원인균	• 혐기성간균인 보툴리누스균(Clostridium Botulinus) • 신경독소(Neurotoxin): 열에 약하여 80℃에서 30분 가열하면 사멸 • 이 균은 토양, 바다, 하천, 연못의 바닥 등에 널리 분포하여 농작물, 어패류, 육류 등의 식품재로 오염되기 쉽다(특히 병조림, 통조림식품, 소시지 등은 내부가 혐기성이므로 균이 쉽게 발아 증식).
원인식품	햄, 소시지, 통조림, 생선훈제품, 유제품 등
잠복기	12~36시간 짧으면 2~4시간 늦으면 2~3일(증상이 빨리 나타날수록 중증)
증상	균이 분비하는 신경독소(Neurotoxin)에 의해 복시, 시야 흐림, 시력저하, 타액분비 저하, 안검하수, 발음장애, 연하 곤란(삼킴장애) 등이 나타난다. 뇌신경 마비로 시작되는 대칭적이며 신체의 하부로 진행하는 이완성 신경마비가 특징적이며 호흡근의 마비로 호흡부전이 증상으로 나타난다.
예방관리	조기 치료하지 않으면 치명률 50% 정도로 높지만 항혈청과 호흡 보조 기구의 발달로 약 10%로 감소하고 있다.

12 **다음 중 독소형 식중독에 해당하는 것은?** 19 경남

ㄱ. 보툴리누스 식중독	ㄴ. 포도상구균 식중독
ㄷ. 살모넬라 식중독	ㄹ. 캠필로박터 식중독

① ㄱ, ㄴ
② ㄱ, ㄴ, ㄹ
③ ㄴ, ㄷ
④ ㄴ, ㄷ, ㄹ

해설

09
포도상구균 식중독의 원인 독소는 장독소(enterotoxin)이다.

10
① 장염비브리오 식중독: 8~24시간, 평균 12시간
② 살모넬라 식중독: 12~48시간 (예방의학: 12~72시간)
③ 황색포도상구균 식중독: 1~6시간, 평균 3시간
④ 노로바이러스 식중독: 24~48시간

11
보툴리누스 식중독의 원인균인 보툴리누스균은 편성 혐기성 균으로 주요 원인식품이 햄, 소시지, 통조림 등이다.
① 예방을 위해 화농성 질환자의 조리를 금지한다. – 포도상 구균 식중독의 예방법
③ 신경독소는 열에 약하여 80℃에서 30분 가열하면 사멸된다.
④ 신경계 증상을 일으키며 조기 치료하지 않으면 치명률이 50%로 높다.

12
포도상구균식 식중독은 황색포도상구균(staphylococcus aureus)의 외독소인 장독소(Enterotoxin)가 원인이고 보툴리누스 식중독은 보툴리누스균(clostridium botulinus)의 신경독소(neurotoxin)이 원인이다.

정답 09 ③ 10 ① 11 ② 12 ①

PART 06

13 **식중독에 대한 설명으로 옳지 않은 것은?** 19 호남권

① 조개의 독은 삭시톡신(Saxitoxin)은 100도에서 30분간 가열 시 파괴된다.
② 식중독을 유발하는 바이러스로는 노로바이러스, A형간염 바이러스, 로타 바이러스가 있다.
③ 프로테우스 모르가니(Proteus morganii)균은 히스타민을 생성하여 알레르기성 식중독을 일으킨다.
④ 독소형 식중독을 일으키는 균으로는 포도상구균, 보툴리누스균, 웰치균이 있다.

PLUS

조개중독

원인독소	• 삭시톡신(Saxitoxin) 마비를 일으키는 독으로 열에 안정적이어서 조리 시에도 분해가 되지 않는다. 4시간 이상 끓이면 독성이 약화되긴 하나 보통 조개를 4시간이나 조리를 하는 경우는 없으므로 예방책은 의심될 경우 먹지 않는 것이 가장 좋다.
중독경로	대합, 검은조개
증상	혀와 입, 안면마비, 팔다리 신경-근 마비(입술, 혀 안면 → 사지), 언어장애, 두통, 어지러움, 목이 저리고 호흡마비

알레르기(Allergy) 식중독

원인세균의 특징	프로테우스 모르가니(Proteus morganii) 균이 부패 세균을 작용한다. 아미노산인 히스티딘(histidine)이 부패 세균에 의해 탈탄산되어 독성 물질인 히스타민(histamine)으로 전환된다.
중독증상	히스타민 성분이 과민 반응을 일으켜 알레르기 증상을 유발한다. 몸에 발진, 구토, 설사 등이 유발된다.
원인식품	신선도가 떨어진 붉은살 어류인 고등어, 꽁치, 정어리, 가다랑어, 전갱이 및 그 가공품

14 **다음 중 독소형 식중독으로만 묶인 것은?** 19 부산

ㄱ. 보툴리누스　ㄴ. 포도상구균　ㄷ. 캄필로박터
ㄹ. 장염비브리오　ㅁ. 살모넬라

① ㄱ, ㄴ　② ㄱ, ㄴ, ㄷ
③ ㄴ, ㄷ, ㄹ　④ ㄴ, ㄷ, ㄹ, ㅁ

15 **바다나 갯벌에서 수온이 26℃인 시기에 활발하게 증식하는 식중독균으로 열에 약하고 3~5% 식염농도에서 잘 발육하지만 10% 이상의 식염농도에서는 성장이 정지되는 균에 의한 식중독은 무엇인가?** 19 인천

① 살모넬라 식중독　② 장염비브리오 식중독
③ 포도상구균 식중독　④ 병원성 대장균 식중독

해설

14
• 감염형 식중독 원인균: 살모넬라, 장염비브리오, 콜레라, 비브리오 불니피쿠스, 리스테리아 모노사이토제네스, 병원성 대장균(EPEC, EHEC, EIEC, ETEC, EAEC), 쉬겔라, 여시니아 엔테로콜리티카, 캠필로박터 제주니, 캠필로박터 콜리
• 독소형 식중독 원인균: 황색포도상구균, 클로스트리디움 퍼프린젠스, 클로스트리디움 보툴리눔

15
장염비브리오 식중독의 원인균인 장염비브리오균(vibrio Parahemolyticus)은 해수세균의 일종으로 3~5%의 식염농도에서 잘 발육하고 10% 이상의 식염농도에서는 성장이 정지되는 세균으로 그람 음성의 통성 혐기성 간균이다. 이 균은 열에 약하므로 여름철 해산 어패류는 열처리 후에 섭취하여야 한다.

정답 13 ① 14 ① 15 ②

16 다음 중 자연독 식중독 음식과 독성물질 연결이 옳은 것은? 19 인천

① 오두 – 아코니틴(aconitine)
② 고사리 – 고시폴(gossypol)
③ 목화씨 – 시큐톡신(cicutoxin)
④ 독미나리 – 프타퀼로시드(ptaquiloside)

17 다음의 (가)와 (나)에 해당하는 질환은? 19 서울시7급

> (가) 발생률이 높은 독소형 식중독으로 독소는 100℃에서 30분간 끓여도 파괴되지 않는다. 잠복기는 1~5시간으로 짧으며 열은 거의 없고 심한 설사와 구토, 복통을 일으키며 대부분 24~48시간 이내에 회복된다.
> (나) 감염형 식중독으로 6~9월에 많이 발생하고 잠복기는 12~48시간이며 38~40℃의 고열이 나타난다. 원인식품으로는 육류, 계란, 유제품, 두부 등이 있으며 복통, 설사 등의 주요 증세는 2~5일이면 사라진다.

	(가)	(나)
①	병원성 대장균 식중독	웰치균 식중독
②	병원성 대장균 식중독	포도상구균 식중독
③	포도상구균 식중독	노로바이러스 감염증
④	포도상구균 식중독	살모넬라 식중독

18 다음 중 식중독의 분류로 옳은 것은? 19 강원의료기술

① 감염형식중독 – 살모넬라 식중독, 0-157
② 독소형식중독 – 장염비브리오 식중독, 웰치균 식중독
③ 곰팡이형 식중독 – 아플라톡신, 테트로도톡신
④ 바이러스형 식중독 – 노로바이러스, 에볼라바이러스

19 다음 식중독 중에서 치사율이 가장 높은 것은? 19 경기의료기술

① 보툴리눔 식중독
② 포도상구균 식중독
③ 장염비브리오 식중독
④ 살모넬라 식중독

해설

16
② 고사리 – 프타퀼로시드(ptaquiloside)
③ 목화씨 – 고시폴(gossypol)
④ 독미나리 – 시큐톡신(cicutoxin)

17
(가) 포도상구균 식중독은 포도상구균이 식품 중에 증식하여 그 대사산물로 생산하는 독소에 의한 식중독으로 포도상구균의 외독소인 장독소는 내열성으로 100℃에서 30분 가열로 무독화되지 않으며 완전히 파괴하는 데 210℃ 이상에서 30분 가열이 필요하다. 평균잠복기가 3시간으로 짧으며 발열은 20~30%의 환자에서만 나타나고 급성 위장염증상을 일으킨다.
(나) 살모넬라식 중독은 닭, 돼지, 소 등의 식중독 균을 보유하고 있어서 이것이 식육, 계란, 우유동으로 옮겨 식중독을 일으킨다. 고열을 동반한 급성 위장염이 특징이다.

18
② 독소형식중독: 웰치균 식중독
감염형 식중독: 장염 비브리오식중독
③ 곰팡이형 식중독: 아플라톡신
자연독 식중독(복어): 테트로도톡신
④ 바이러스형 식중독: 노로바이러스
에볼라바이러스: 인수공통감염병으로 식중독에 해당하지 않는다.

19
보툴리눔 식중독은 보툴리누스균의 독소인 신경독소(neurotoxin)에 의한 것으로 햄, 소시지, 통조림, 생산제품 유제품 등이 주요 원인식품이며 뇌신경 마비로 시작되는 대칭적이며 신체의 하부로 진행하는 이완성 신경마비가 특징적인 임상증상이다. 조기 치료하지 않으면 치명률 50% 항혈청과 호흡보조 기구의 발달로 약 10%로 감소한다.

정답 16 ① 17 ④ 18 ① 19 ①

PART 06

20 **대장균감염증은 균주가 생성하는 독소의 유형에 따라 질병의 양상에 차이가 있다. 병원성 대장균 중에서 0-157 균주가 생성하는 독성물질은 무엇인가?** 19 경북보건연구사

① Enterotoxin ② Verotoxin
③ Neurotoxin ④ Saxitoxin

21 **다음의 설명에 해당하는 식중독은?** 19 충남보건연구사

- 감염형 식중독이다.
- 굴과 같은 조개류를 날것으로 또는 잘 요리하지 않고 섭취할 때 감염된다.
- 잠복기는 12시간 정도이다.

① 살모넬라 ② 포도상구균
③ 장염비브리오 ④ 병원성 대장균

22 **토양세균의 일종으로 자연계에 중요한 부패원인균으로 널리 분포되어 있으며 설사형 증상과 구토형 증상으로 구분되는 증상을 보이고 숙주가 약한 상태에서는 패혈증, 폐렴, 심내막염 등의 중증 기회감염을 일으킬 수 있는 균은?** 19 대전보건연구사

① 레지오넬라균 ② 바실러스 세레우스
③ 장구균 ④ 클로스트리디움 퍼프린젠스

PLUS

세레우스 식중독(중간형)

바실러스 세레우스(Bacillus cereus)	
원인균	• 세레우스균(Bacillus cereus) • 토양 등 자연계에 중요한 부패 원인균으로 널리 분포 • 이 균의 포자는 내열성이 있어 135℃에서 4시간 가열해도 견딤
감염경로	• 토양, 오수, 식물 등 자연계에 널리 분포 • 식품에 오염되기 쉽고 조리과정에서 식품의 실온방지, 조리 환경이나 조리기구를 통해 2차 오염 등에 의해 일어남
증상	• 설사형: (음식섭취 6~16시간) 강한 복통과 수인성 설사, 어지러움 등 • 구토형: (1~5시간의 잠복기) 오심, 구토를 일으키지만, 가끔 심한 복통 및 설사, 증상은 24시간 내에 가라앉는다.
치료	다른 세균성 식중독의 경우와 같이 일반적인 조치가 행해지고 있다. 환자의 경우 증상이 경미하며 1일 이내에 회복되기 때문에 치료에 대하여는 그다지 중요시되고 있지 않다.
예방관리	B. cereus는 방어기구가 약해진 숙주에 패혈증, 폐렴, 심내막염, 수막염 등의 중증 기회주의적 감염을 일으키기도 하기 때문에 식중독 환자의 치료보다도 B. cereus 감염증의 치료 폭이 더 중요시되고 있다.

해설

20
병원성 대장균 0-157: 장관출혈성대장균군(EHEC)의 대표적 균종이다. 이질균이 생산하는 쉬가독소(Shiga-like Toxin, Vero Toxin)를 생산하여 식중독을 일으킨다.

대합조개
삭시톡신(Saxitoxin)

21
장염비브리오 식중독은 해수균의 일종인 장염비브리오균(Vibrio Parahemolyticus)에 의한 감염형 식중독으로 주요 원인식품은 굴, 새우, 조개, 오징어, 낙지, 생선 등과 같은 해산 어패류 및 가공품, 생선회나 초밥 등이 주된 원인 식품, 소금에 절인 음식이다. 잠복기는 평균 12시간 정도이며 섭취 후 24시간 이내에 발병한다.

정답 20 ② 21 ③ 22 ②

23 다음의 예시문에 해당하는 원인으로 맞는 것은? 19 인천보건연구사

> 영국의 타조 농장에서 타조들이 사료를 먹고 간장에 독성을 보였고, 집단 폐사하였다.

① 아플라톡신 ② 아마니타톡신
③ 에르고톡신 ④ 이슬란디톡신

PLUS

아플라톡신(Aflatoxin)은 아스퍼질러스플라브스(Aspergillus Flavus)의 독성 대사산물로 땅콩, 쌀, 밀, 옥수수, 된장, 간장 고추장 등에 존재한다. 장기간 섭취 시 간암을 유발한다.

곰팡이	맥각류(보리, 밀)	에르고톡신(Ergotoxin)
	황변미독(쌀)	시트라닌, 이슬란디톡스
	아스퍼질러스 플라브스(땅콩, 된장)	아플라톡신

24 복통과 설사의 증상을 주로 나타내며 해수가 원인이 되는 식중독은? 19 충북보건연구사

① 여시니아 ② 장염 비브리오
③ 비브리오 패혈증 ④ 조개중독

25 세균성 식중독 중 독소형 식중독의 원인균에 해당하는 것은? 20 경기

① 포도상구균 ② 살모넬라
③ 장염비브리오 ④ 병원성 대장균

26 100℃에 30분간 가열해도 사라지지 않는 장독소를 생산해내는 식중독 원인균은 무엇인가? 20 광주·전남·전북

① 살모넬라균 ② 장염비브리오균
③ 황색포도상구균 ④ 여시니아균

PLUS

황색포도상구균(Staphylococcus Aureus)의 독소 : 장독소(Enterotoxin, 내열성 외독소인 장관독소)
- 포도상구균이 식품 중에 증식하여 그 대사산물로 생산하는 독소
- 내열성을 가지고 있어서 100℃에서 30분 가열로 무독화 되지 않음
- 완전히 파괴하는 데 210℃ 이상에서 30분 가열 필요

해설

23
② 아마니타톡신 – 독버섯
③ 에르고톡신 – 맥각균 곰팡이독
④ 이슬란디톡신 – 황변미 독성분, 이슬란디톡신도 간장독성이 있으나 이 독소는 쌀이 황색으로 변한 황변미의 독성분이고, 타조 사료에 혼합되는 것은 주로 옥수수, 밀 등이다.

24
장염비브리오 식중독은 감염형 식중독이며 잠복기는 8~24시간이다. 장염비브리오 식중독의 원인균인 장염비브리오균은 호염균으로 0.5~10%, 특히 3~5%의 식염수에서 발육이 잘되며, 온대지방의 연안 해수에 존재하기 때문에 주요 원인 식품은 굴, 새우, 조개, 오징어, 낙지, 생선 등과 같은 해산어패류와 가공품, 생선회나 초밥 등이다. 예방을 위해서는 해산물을 60℃에서 15분 이상 가열한 후 섭취한다.

25
① 포도상구균 – 독소형 식중독
② 살모넬라 – 감염형 식중독
③ 장염비브리오 – 감염형 식중독
④ 병원성대장균 – 감염형 식중독

정답 23 ① 24 ② 25 ① 26 ③

27 다음 설명에 해당하는 균으로 옳은 것은? 20 대구

> • 토양을 통하여 달걀이나 새싹 같은 식품에 오염된다.
> • 사람이나 동물에 전파되는 인수공통질환의 일종이다.
> • 장내세균이며 그람음성간균이다.

① 황색포도상구균 ② 장염비브리오균
③ 살모넬라균 ④ 캠필로박터균

28 자연독에 의한 식중독의 원인이 되는 독성분이 아닌 것은? 20 서울

① 테트로도톡신(tetrodotoxin) ② 엔테로톡신(enterotoxin)
③ 베네루핀(venerupin) ④ 무스카린(muscarine)

29 자연독 중 모시조개의 독으로 옳은 것은? 20 충남

① venerupin ② tetrodotoxin
③ muscarin ④ saxitoxin

PLUS

동물성	복어	테트로도톡신(Tetrodotoxin)
	섭조개, 대합조개, 검은조개	삭시톡신(Saxitoxin)
	굴, 바지락, 모시조개	베네루핀(Venerupin)
	홍합	마이틸로톡신(Mytilotoxin),

30 다음 중 감염형 식중독에 해당하지 않는 것은? 20 충북

① 살모넬라 식중독 ② 리스테리아 식중독
③ 보툴리누스 식중독 ④ 장염비브리오 식중독

31 겨울철에 발생하는 대표적인 식중독으로 오염된 어패류의 생식을 통하여 주로 감염되며 2차 감염도 가능한 것은? 20 울산

① 장염비브리오 식중독 ② 대장균감염증
③ 리스테리아식중독 ④ 노로바이러스감염증

해설

27
살모넬라는 장내세균총으로 그람음성간균이다. 사람이나 짐승에게 공통적으로 감염되는 인수공통감염병이다.
닭, 돼지, 소 등이 식중독균을 보유하고 있어 이것이 식육, 계란, 우유 등으로 옮겨 식중독을 일으킨다.
• 캠필로박터는 사람과 동물에게 모두 질병을 일으킬 수 있는 나선형의 세균이다.

28
엔테로톡신(enterotoxin)은 포도상구균의 독소이다.
① 테트로도톡신(tetrodotoxin) – 복어
③ 베네루핀(venerupin) – 조개
④ 무스카린(muscarine) – 버섯

29
① venerupin – 모시조개, 바지락, 굴, 고둥 등
② tetrodotoxin – 복어 독
③ muscarin – 독버섯
④ saxitoxin – 섭조개, 대합조개, 검은조개 등

30
① 살모넬라 식중독 – 감염형 식중독
② 리스테리아 식중독 – 감염형 식중독
③ 보툴리누스 식중독 – 독소형 식중독
④ 장염비브리오 식중독 – 감염형 식중독

31
노로바이러스는 저온에 강하기 때문에 겨울철에도 발생하는 대표적인 식중독 원인 바이러스로 알려졌다. 주요 원인식품은 생이나 가열이 불충분한 굴 등의 어패류 및 이들을 사용한 식품이며 사람과 사람 사이에 전파도 가능하다.

정답 27 ③ 28 ② 29 ① 30 ③ 31 ④

32 **어패류 또는 조리기구 등을 통해 감염되는 식중독은?** 20 인천

① 장염비브리오 식중독　② 살모넬라 식중독
③ 보툴리누스 식중독　④ 황색포도상구균 식중독

PLUS

① 장염비브리오: 굴, 새우, 조개, 오징어, 낙지, 생선 등과 같은 해산 어패류 및 가공품, 생선회나 초밥 등이 주된 원인 식품. 소금에 절인 음식 오염된 어패류에 의해 조리대, 도마, 행주, 식칼 등을 거쳐서 간접적으로 다른 식품이 2차 오염됨
② 살모넬라: 식육제품, 유제품, 달걀 등과 가공품, 어패류와 가공품, 도시락, 튀김 등
③ 보툴리누스: 햄, 소시지, 통조림, 생선훈제품, 유제품 등
④ 황색포도상구균: 김밥, 떡, 도시락, 빵, 우유, 버터, 치즈 크림 등의 유제품, 어패류와 가공품, 두부 등, 화농성 염증에 의한 식품오염

33 **세균성 식중독 중 독소형 식중독에 대한 설명으로 가장 옳은 것은?** 20 서울

① 잠복기가 길다.
② 가열에 의해 예방이 가능하다.
③ 균이 사멸하면 식중독이 발생하지 않는다.
④ 세균이 증가할 때 발생하는 체외 독소가 소화계에 작용하여 일어난다.

34 **토양, 바다, 하천, 연못의 바닥 등에 널리 분포하는 균에 의한 식중독으로 이 균의 신경독소가 원인이며 중독 시 복시, 시야흐림, 연하곤란 등의 증상을 일으키는 균은?** 20 경기의료기술

① 포도상구균　② 보툴리누스균
③ 살모넬라균　④ 대장균

PLUS

보툴리누스(Botulinus) 식중독

원인균	• 혐기성간균인 보툴리누스균(Clostridium Botulinus) • 신경독소(Neurotoxin): 열에 약하여 80℃에서 30분 가열하면 사멸 • 이 균은 토양, 바다, 하천, 연못의 바닥 등에 널리 분포하여 농작물, 어패류, 육류 등의 식품재로 오염되기 쉽다(특히 병조림, 통조림식품, 소시지 등은 내부가 혐기성이므로 균이 쉽게 발아 증식).
원인식품	햄, 소시지, 통조림, 생선훈제품, 유제품 등
잠복기	12~36시간 짧으면 2~4시간 늦으면 2~3일(증상이 빨리 나타날수록 중증)
증상	균이 분비하는 신경독소(Neurotoxin)에 의해 복시, 시야 흐림, 시력저하, 타액분비저하, 안검하수, 발음장애, 연하 곤란(삼킴장애)등이 나타난다. 뇌신경 마비로 시작되는 대칭적이며 신체의 하부로 진행하는 이완성 신경마비가 특징적이며 호흡근의 마비로 호흡부전이 증상으로 나타난다.
예방관리	조기 치료하지 않으면 치명률 50% 정도로 높지만 항혈청과 호흡 보조 기구의 발달로 약 10%로 감소하고 있다.

해설

33
독소형 식중독은 세균이 먼저 음식물 중에서 증식하여 그 결과 세균으로부터 산출된 독소물질과 함께 섭취되어 발병한다.

정답 32 ① 33 ④ 34 ②

PART 06

35 **다음 중 (ㄱ), (ㄴ) 설명에 해당하는 식중독균이 알맞게 짝지어진 것을 고르시오.** 20 충북보건연구사

> (ㄱ) 원인균과 포자가 토양·오수·식물 등 자연계에 널리 분포하므로 식품에 오염될 기회가 많다. 감염원 원료의 불완전처리, 밀봉상태 가공식품의 불완전취급에 의해 이루어지며, 병조림, 통조림 소시지 내부가 혐기성 상태인 환경에서 잘 서식한다.
> (ㄴ) 사람과 동물에 모두 질병을 일으킬 수 있는 인수공통의 나선형 세균으로, 미호기성 상태에서 증식 가능하다. 닭·소·개·돼지·고양이 등에 널리 분포하며 미국의 날 닭고기의 절반 이상이 이 세균을 갖고 있으며 가장 흔한 세균성 설사질환이다.

	(ㄱ)	(ㄴ)
①	장염비브리오	살모넬라
②	클로스트리디움	캠필로박터
③	장염비브리오	캠필로박터
④	클로스트리디움	살모넬라

PLUS

클로스트리디움 보툴리누스 (Clostridium Botulinus)	편성혐기성 간균이며 내열성인 포자를 형성한다(100℃에서 6시간, 120℃에서 4분 이상 가열 필요). 생성되는 독소는 신경독소(Neurotoxin)로 열에 약하여 80℃에서 30분 가열하면 사멸된다. 토양, 바다, 하천 연못의 바닥 등에 널리 분포하여 농작물, 어패류, 육류 등의 식품재로 오염되기 쉬우며 특히, 병조림, 통조림식품, 소시지 등은 내부가 혐기성이므로 균이 쉽게 발아 증식한다.
클로스트리디움 퍼프리젠스 (Clostridium Perfringens) 웰치균	토양, 하천과 하수 등 자연계와 사람을 비롯하여 동물(주로 포유동물)의 장관, 분변 및 식품 등에 널리 분포되어 있다. 편성혐기성간균이며 아포를 형성하여 아포의 발아 시 독소를 생성한다. 주요 원인식품으로는 돼지고기, 닭고기, 칠면조고기 등으로 조리한 식품 및 그 가공품인 동물성단백질식품이며 미리 가열 조리된 후 실온에서 5시간 이상 방치된 식품에서 많이 발생한다. 오염된 식품 섭취 후 8~12시간이 되면 설사, 복통 등 통상적으로 가벼운 증상 후 회복된다. 혐기성균이므로 식품을 대량으로 큰 용기에 보관하면 혐기조건이 될 수 있으므로 소량씩 용기에 넣어 보관한다.
캠필로박터 (Campylobacer) 식중독	사람과 동물에게 모두 질병을 일으킬 수 있는 나선형의 세균으로 건조한 곳에서는 생존하기 어렵고 산소 분압이 낮고 이산화탄소 분압이 3~5%인 환경에 증식할 수 있다. 사람은 주로 감염된 닭을 잡을 때 장의 캠필로박터가 고기에 오염되고 이것을 잘 익혀먹지 않거나 소독되지 않은 우유를 먹을 경우 감염된다. 미국의 날 닭고기의 절반 이상이 이 세균을 갖고 있으며 가장 흔한 세균성 설사질환이다.

해설

35
미호기성균: 유리 산소의 농도가 너무 많으면 독소로 작용하여 증식하지 않고, 아주 적은 양의 산소 농도에서 최대 증식하는 세균

정답 35 ②

36 **다음 설명에 해당하는 미생물은 무엇인가?** 20 경기보건연구사

- 독소형 식중독을 유발한다.
- 원인식품은 빵류, 우유, 버터, 치즈 등의 유제품이다.
- 잠복기는 1~6시간이다.

① 포도상구균 ② 살모넬라균
③ 장염비브리오균 ④ 대장균 O-157

37 **여름철 어패류 등의 해산물을 먹고 걸릴 수 있는 식중독은?** 20 경북보건연구사

① 살모넬라균 ② 비브리오균
③ 보툴리누스균 ④ 포도상구균

38 **다음 중 간암을 유발할 수 있는 위험인자는?** 20 경북보건연구사

① A형간염 바이러스 ② 아플라톡신
③ 테트로도톡신 ④ 아마니타톡신

PLUS

① A형간염 바이러스 : 피로, 발열, 황달, 간종대 등 간염증상을 일으키며 만성으로 거의 이행되지 않는다.
② 아플라톡신(Aflatoxin) : 아스퍼질러스플라브스(Aspergillus Flavus)의 독성 대사산물로 땅콩, 쌀, 밀, 옥수수, 된장, 간장, 고추장 등에 존재하며 장기간 섭취 시 간암 발생의 위험이 있다.
③ 테트로도톡신(Tetrodotoxin) : 복어의 독소로 신경독으로 작용하여 지각이상, 위장장애, 호흡장애, 운동장애, 혈액 장애 등을 일으키며 사망에 이를 수 있다.
④ 아마니타톡신(Amanitatoxin) : 버섯류에 함유된 유독성분 중 가장 맹독성으로 간장이나 신장조직을 파괴하며 콜레라 복통, 강직, 콜레라 같은 증상이 나타난다.

39 **다음 중 세균성 식중독균에 해당하지 않는 것은?** 20 광주보건연구사

① campylobacter jejuni ② staphylococcus aureus
③ clostridium welchii ④ salmonella typhi

PLUS

살모넬라식중독
Salmonella Enteritidis(살모넬라장염균), S. Typhimurium(쥐티푸스균), S. Choleraesus (살모넬라 콜레라수이스균) 등이 대표적

해설

36
포도상구균 식중독은 황색포도상구균(Staphylococcus Aureus)의 내열성 외독소인 장독소(Enterotoxin)가 원인이며 잠복기는 평균 3시간으로 짧은 것이 특징이다. 김밥, 떡, 도시락, 빵, 우유, 버터, 치즈 크림 등의 유제품, 어패류와 가공품, 두부 등이 원인식품이며 구토, 복통, 설사 등의 급성위장염증상이 있고, 발열(38℃ 정도)은 20~30% 환자에게 나타난다.

37
장염비브리오(Vibrio)식중독은 바닷물의 온도가 19℃ 이상 되는 시기의 바닷물 중에서 활발하게 증식하여 5~11월에 발생(기온이 30℃ 넘는 7~9월에 집중적으로 발생)한다. 장염 비브리오(Vibrio)로 오염된 해수가 감염원이 되어 어패류가 오염되고, 오염된 어패류에 의해 감염된다.

39
① campylobacter jejuni – 캄필로박터 식중독 : 세균성 식중독 중 감염형 식중독
② staphylococcus aureus – 황색포도상구균 식중독 : 세균성 식중독 중 독소형 식중독
③ clostridium welchii – 웰치균 식중독 : 세균성 식중독 중 독소형 식중독
④ salmonella typhi – 장티푸스 : 소화기계감염병으로 제2급 감염병에 해당한다.

정답 36 ① 37 ② 38 ② 39 ④

PART 06

40 **소화기계 감염병과 세균성 식중독에 대한 설명으로 옳지 않은 것은?**

20 울산보건연구사

① 소화기계 감염병은 2차감염이 있고, 세균성 식중독은 2차감염이 없다.
② 소화기계 감염병은 면역이 형성되지 않고, 세균성 식중독은 면역이 형성된다.
③ 소화기계 감염병은 잠복기가 길고, 세균성 식중독은 잠복기가 짧다.
④ 소화기계 감염병은 미량의 균으로도 발병되고, 세균성 식중독은 다량의 균이나 독소량이 많을 때 발병한다.

PLUS

구분	세균성 식중독	소화기계 감염병(수인성 감염병)
관리법규	식품위생법	감염병의 예방 및 관리에 관한 법률
발병력	• 발병력이 약함 • 다량의 균의 수나 독소량이 많을 때 발병(대부분 음식 중에서 증식)	• 발병력이 강함 • 극히 미량의 병원체도 생체 내에 침입하면 급격히 증식
잠복기	짧다(약 12~24시간).	일반적으로 길다(2~7일).
경과	대체로 짧다.	대체로 길다.
2차 감염	없다(오염식품 섭취로 감염).	있다.
면역 형성	없다.	어느 정도 면역이 형성된다.
격리	없다.	있다.

41 **다음 식중독 중 특성이 다른 것은?** 20 전북보건연구사

① 웰치균
② 살모넬라
③ 포도상구균
④ 보툴리누스

42 **다음 중 세균성식중독과 수인성감염병의 특징으로 옳지 않은 것은?**

20 대전보건연구사

	세균성 식중독	수인성감염병
①	다량의 균으로 발병한다.	소량의 균으로 발병한다.
②	이환기간이 비교적 길다.	이환기간이 비교적 짧다.
③	잠복기가 짧다.	잠복기가 길다.
④	2차감염이 없다.	2차감염이 있다.

해설

40
소화기계 감염병은 일부 면역이 형성되고 세균은 면역이 형성되지 않는다.

41
웰치균, 포도상구균, 보툴리누스는 독소형식중독에 해당하고 살모넬라는 감염형식중독에 해당한다.

42
세균성식중독은 소화기계감염병에 비해서 상대적으로 질병의 이환기간이 짧다.

정답 40 ② 41 ② 42 ②

PLUS

구분	세균성 식중독	소화기계 감염병(수인성 감염병)
관리법규	식품위생법	감염병의 예방 및 관리에 관한 법률
발병력	• 발병력이 약함 • 다량의 균의 수나 독소량이 많을 때 발병(대부분 음식 중에서 증식)	• 발병력이 강함 • 극히 미량의 병원체도 생체 내에 침입하면 급격히 증식
잠복기	짧다(약 12~24시간).	일반적으로 길다(2~7일).
경과	대체로 짧다.	대체로 길다.
2차 감염	없다(오염식품 섭취로 감염).	있다.
면역 형성	없다.	어느 정도 면역이 형성된다.
격리	없다.	있다.

43 **식중독 원인물질에 대한 내용으로 옳지 않은 것은?** 20 대전보건연구사

① 보툴리누스균은 내열성 포자를 형성할 수 있다.
② 리스테리아 모노사이토제네스(Listeria Monocytogenes)는 냉장환경에서 사멸하므로, 냉장보관하면 식중독을 예방할 수 있다.
③ 아스퍼질러스플라브스(Aspergillus Flavus)의 독성 대사산물인 아플라톡신은 발암성이 있다.
④ 모시조개의 독인 베네루핀(Venerupin)은 내열성이다.

PLUS

① 보툴리누스균(Clostridium Botulinus)은 편성 혐기성 간균으로 내열성인 포자를 형성한다(100℃에서 6시간 120℃에서 4분 이상 가열 필요) 식중독의 원인 독소는 신경독소(Neurotoxin)로 열에 약하여 80℃에서 30분 가열하면 사멸된다.
② 리스테리아균(Listeria Monocytogenes)은 0~45℃의 넓은 범위에서 발육가능하기 때문에 냉장 상태로 식품을 보존하더라도 균의 발육 증식이 가능하다. 치즈 아이스크림 등 원인식품, 수직감염가능
③ 아스퍼질러스플라브스(Aspergillus Flavus)의 독성 대사산물인 아플라톡신은 발암성이 있어 장기간 섭취 시 간암의 원인이 된다.
④ 모시조개, 바지락, 굴, 고동 등의 독성분인 베네루핀(Venerupin)은 열에 강하여 100℃에서 1시간 가열에도 파괴되지 않는다.

44 **다음 설명에 해당하는 식중독은 무엇인가?** 20 부산보건연구사

- 12~72시간 이내에 발병한다.
- 설사, 발열, 복통이 생긴다.
- 파충류 접촉을 통해 감염될 수 있다

① 살모넬라 ② 황색포도상구균
③ 장염비브리오 ④ 캠필로박터

해설

44
살모넬라는 감염된 사람 또는 동물의 분변이 식품, 물 또는 직접 접촉을 통해 다른 사람이나 동물에게 전파되는 인수공통질환의 일종이다. 동물에는 새, 파충류를 포함한 애완동물이 포함되는데 이들 동물의 오염된 대변과 접촉한 손을 닦지 않으면 감염될 수 있다. 주된 오염 식품은 소고기, 돼지고기, 닭고기 등의 가금류, 우유와 달걀의 동물성 식품이다. 감염된 대부분의 사람들에게 감염된 후 12~72시간에 설사, 발열과 복통이 생긴다.

정답 43 ② 44 ①

45 다음 설명에 공통적으로 해당하는 식중독은? 20 서울보건연구사

- 원인균으로는 장염균, 쥐티푸스균 등이 있다.
- 잠복기는 일반적으로 12~48시간이다.
- 감염증상은 복통, 설사, 구토 등의 위장염, 발열 등이 있다.
- 원인식품으로는 어류와 그 가공식품, 우유 및 유제품, 샐러드 등이 있으며 일반적으로 동물성 식품이다.

① 살모넬라 식중독 ② 장구균 식중독
③ 포도상구균 식중독 ④ 웰치균 식중독

PLUS

살모넬라 식중독	Salmonella Enteritidis(살모넬라 장염균), S. Typhimurium(쥐티푸스균), S. Chloraesuis(살모넬라 콜레라이스균) 등이 대표적인 원인균이며 닭, 돼지, 소 등이 식중독균을 보유하고 있어, 이것이 식육, 계란, 우유 등으로 옮겨 식중독을 일으킨다. 잠복기는 12~48시간 정도이며 원인식품은 식육제품, 유제품, 달걀 등과 가공품, 어패류와 가공품, 도시락, 튀김 등이다. 주요 증상은 고열을 동반한 급성위장염 증상으로 일반적으로 전신 권태, 두통, 식욕감소, 구역질, 구토, 복통, 설사 등이 있다.
장구균 식중독	장내구균(Endterococcus)인 연쇄상구균 페칼리스(Streptococcus Fecalis)가 원인균이며, 약 4~5 시간의 잠복기를 거친 후 위장 증상을 나타내지만 극히 가벼우며 2~3일 내에 회복되므로 보건상 큰 문제가 되지 않는 것으로 알려져 있다.
포도상구균 식중독	황색포도상구균의 내열성 외독소인 장독소(Enterotoxin)가 원인이며 잠복기는 평균 3시간으로 짧은 것이 특징이다. 김밥, 떡, 도시락, 빵, 우유, 버터, 치즈, 크림 등의 유제품, 어패류와 가공품, 두부 등이 원인 식품이며 구토, 복통, 설사 등의 급성위장염 증상이 있고 발열(38℃ 정도)은 20~30% 환자에게 나타난다.
웰치균 식중독	원인균인 클로스트리듐페르프린젠스(Clostridium Welchii, Clostridium Perfringens)는 흙, 하수, 물, 사람이나 동물의 장관에 존재하며 대량의 식품을 조리하여 저장하는 집단급식에서 잘 발생(다른 식중독에 비해 집단 발생을 특징으로 함)한다. 잠복기는 8~22시간 정도이며 설사와 복통, 일반적으로 가벼운 증상을 보이며 6~24시간이 지나면 회복된다.

46 다음 설명에 해당하는 식중독의 종류로 옳은 것은? 22 세종보건연구사

- 원인균은 편성 혐기성 간균으로 내열성인 포자를 형성한다.
- 주요 감염원은 병조림, 통조림식품, 소시지 등이다.

① 살모넬라 식중독 ② 포도상구균 식중독
③ 보툴리누스 식중독 ④ 웰치균 식중독

해설

46
보툴리누스식중독의 원인균인 보툴리누스균(Clostridium Botulinus)은 편성 혐기성 간균으로 내열성인 포자를 형성한다(100℃에서 6시간, 120℃에서 4분 이상 가열 필요). 식중독의 원인이 되는 것은 이균의 독소인 신경독소(Neurotoxin) 이며 독소는 열에 약하여 80℃에서 30분 가열하면 사멸된다. 보툴리누스균은 토양, 바다, 하천, 연못의 바닥 등에 널리 분포하여 농작물, 어패류, 육류 등의 식품재료로 오염되기 쉽다. 특히 병조림, 통조림 식품, 소시지 등은 내부가 혐기성이므로 균이 쉽게 발아 증식하기 쉬워 주요 감염원이 된다.

정답 45 ① 46 ③

47 **다음 중 독소형 식중독의 원인이며 내열성인 병원체는?** 21 대구의료기술

① Staphylococcus aureus Enterotoxin
② Staphylococcus aureus
③ Clostridium botulinum
④ Clostridium botulinum neurotoxin

48 **다음 중 곰팡이독소에 대한 설명으로 옳지 않은 것은?** 21 대구

① 곰팡이가 생성하는 2차 대사산물은 사람과 가축에게 중독증상을 일으킨다.
② 섭취를 통한 감염뿐만 아니라 피부접촉에 의한 감염도 이루어진다.
③ 아플라톡신, 시트리닌, 파튤린은 모두 모두 1급 발암물질에 해당한다.
④ 옥수수와 곡류 등에 번식하기 쉽다.

PLUS

곰팡이독소(Mycotoxin)

특징	① 곰팡이가 생산하는 2차 대사산물로서 사람과 가축에 질병이나 이상 생리작용을 유발하는 물질이다. ② 옥수수와 곡류 등 곰팡이가 번식하기 쉬운 식품에서 주로 발생하며 현재 약 400여종이 알려져 있다. ③ 대부분의 곰팡이독소는 주로 아스페르길루스(Aspergillus)속, 푸사리움(Fusarium)속 및 페니실리엄(Penicillium)속 곰팡이에 의해 만들어진다. ④ 곰팡이에 오염된 식품을 가열·조리 시 곰팡이는 없앨 수 있지만, 곰팡이독소는 제거되지 않는다.
곰팡이독소 노출경로	곰팡이독소는 주로 식품을 섭취하면서 소화기로 노출되며, 곰팡이로 오염된 환경에서는 숨을 쉬면서 호흡기로 노출되거나 피부가 곰팡이 독소와 접촉하여 피해를 입을 수도 있다.
건강에 미치는 영향	① 곰팡이독소를 식품으로 섭취하면 곰팡이독소 중독에 걸릴 수 있으며 간장, 신장·신경계 등이 피해를 입을 수 있다. ② 아플라톡신(B1)은 사람에게 간암을 일으키는 강력한 발암물질이며, 고농도의 데옥시니발레놀에 노출되면 메스꺼움·구토·복통·설사·현기증·두통 등의 급성 증상이 나타날 수 있다.

곰팡이	맥각류(보리, 밀)	에르고톡신(Ergotoxin)
	황변미독(쌀)	시트라닌, 이슬란디톡스
	아스퍼질러스 플라브스(땅콩, 된장)	아플라톡신

등급	분류기준	곰팡이독소
group 1	인체발암확인물질	아플라톡신B1
group 2A	인체발암확인물질	
group 2B	인체발암확인물질	• 아플라톡신M1 • 오크라톡신 • A푸모니신
group 3	인체발암확인물질로 분류할 수 없는 물질	• 파튤린 • 데옥시니발레놀 • 제랄레논

해설

47
포도상구균 식중독의 원인은 황색포도상구균(Staphylococcus Aureus)의 독소인 장독소(Enterotoxin, 내열성 외독소인 장관독소)이다. 포도상구균의 장독소는 포도상구균이 식품 중에 증식하여 그 대사산물로 생산하는 독소로서 내열성을 가지고 있어서 100℃에서 30분 가열로 무독화 되지 않고 완전히 파괴하는 데 210℃ 이상에서 30분 가열이 필요하다.
② Staphylococcus aureus : 황색포도상구균은 원인균이며 열에 약하다.
③ Clostridium botulinum : 독소형식중독인 보툴리누스 식중독의 원인균이다.
④ Clostridium botulinum neurotoxin : 보툴리누스균의 독소인 신경독소로 열에 약하다.

정답 47 ① 48 ③

PART 06

49 **햄, 소시지, 통조림 등의 식품을 섭취한 뒤 24시간 후에 복시, 시야흐림 연하곤란 등의 증상이 발생하였다. 이에 대한 설명으로 옳은 것은?**

21 경북의료기술(4월)

① 치명률은 5% 정도이다.
② 감염형 식중독이다.
③ 가열하여도 예방할 수 없다.
④ 원인은 보툴리누스균의 신경독소이다.

PLUS

보툴리누스(Botulinus) 식중독

원인균	• 혐기성간균인 보툴리누스균(Clostridium Botulinus) • 신경독소(Neurotoxin) : 열에 약하여 80℃에서 30분 가열하면 사멸 • 이 균은 토양, 바다, 하천, 연못의 바닥 등에 널리 분포하여 농작물, 어패류, 육류 등의 식품재로 오염되기 쉽다(특히 병조림, 통조림식품, 소시지 등은 내부가 혐기성이므로 균이 쉽게 발아 증식).
원인식품	햄, 소시지, 통조림, 생선훈제품, 유제품 등
잠복기	12~36시간 짧으면 2~4시간 늦으면 2~3일(증상이 빨리 나타날수록 중증)
증상	균이 분비하는 신경독소(Neurotoxin)에 의해 복시, 시야 흐림, 시력저하, 타액분비저하, 안검하수, 발음장애, 연하 곤란(삼킴장애)등이 나타난다. 뇌신경 마비로 시작되는 대칭적이며 신체의 하부로 진행하는 이완성 신경마비가 특징적이며 호흡근의 마비로 호흡부전이 증상으로 나타난다.
예방관리	조기 치료하지 않으면 치명률 50% 정도로 높지만 항혈청과 호흡 보조 기구의 발달로 약 10%로 감소하고 있다.

50 **다음에 해당하는 질병은 무엇인가?** 21 전북의료기술

> 감염자의 대변 또는 구토물에 오염된 물이나 음식물을 통해 감염될 수 있고, 어패류 등의 생식을 통해서도 감염되며, 감염 시 오심, 구토, 설사등을 일으켜 "겨울철 구토병"이라고도 불린다.

① 노로바이러스　　② 비브리오증
③ 콜레라　　④ 살모넬라

51 **다음 중 세균성 식중독의 특징으로 옳지 않은 것은?** 21 강원

① 다량의 균이나 독소를 섭취해야 발병한다.
② 면역이 형성되며 2차 감염이 많다.
③ 음식물 중에서 세균이 증식한 뒤 섭취하여 발병한다.
④ 소화기계 감염병에 비해 잠복기가 짧은 편이다.

해설

50
노로바이러스는 매년 겨울철에 산발적 혹은 집단적인 유행을 일으킨다. 오염된 식수 및 어패류 등의 생식을 통하여 주로 감염되며 사람과 사람 사이에 전파도 가능하다. 주요 증상은 오심 구토, 설사, 복통 등이다.

51
소화기계 감염병은 일부 면역이 형성되고 세균성 식중독은 면역이 형성되지 않는다.

정답 49 ④ 50 ① 51 ②

PLUS

구분	세균성 식중독	소화기계 감염병(수인성 감염병)
관리법규	식품위생법	감염병의 예방 및 관리에 관한 법률
발병력	• 발병력이 약함 • 다량의 균의 수나 독소량이 많을 때 발병(대부분 음식 중에서 증식)	• 발병력이 강함 • 극히 미량의 병원체도 생체 내에 침입하면 급격히 증식
잠복기	짧다(약 12~24시간).	일반적으로 길다(2~7일).
경과	대체로 짧다.	대체로 길다.
2차 감염	없다(오염식품 섭취로 감염).	있다.
면역 형성	없다.	어느 정도 면역이 형성된다.
격리	없다.	있다.

52 **우리나라에서 겨울철에 유행하는 대표적인 식중독은 무엇인가?** 21 경기

① 장염비브리오 ② 살모넬라
③ 콜레라 ④ 노로바이러스

53 **김○○ 씨는 야외에서 오후 1시경 도시락을 먹고 난 후 오후 3시부터 복통을 호소하기 시작했다. 의심되는 식중독의 원인균은 무엇인가?** 21 경북

① 황색포도상구균 ② 보톨리누스균
③ 장염비브리오균 ④ 살모넬라균

54 **식품의 불량첨가물 중 유해 인공감미료에 해당하지 않는 것은?** 21 경북

① 파라니트로아날린(p-nitroaniline)
② 파라-니트로-오르토-톨루딘(p-Nitro-o-Toluidine)
③ 사이클라메이트(Cyclamate)
④ 에틸렌글리콜(ethylene glycol)

PLUS

식품의 불량첨가물

(1) 유해감미료 : 둘신(Dulcin), 파라 니트로 오르토 톨루딘(p-Nitro-o-Toluidine), 사이클라메이트(Cyclamate), 에틸렌글리콜(ethylene glycol)
(2) 유해착색제 : 아우라민(Auramine), 로다민 B(Rhodamine B), 실크 스카렛(Silk Scarlet), 말라카이트 그린(malachite green)
(3) 유해보존료 : 붕산(H_3BO_3), 포름알데히드(Formaldehyde), 승홍(HgCl), 살리실산(salicylic acid)
(4) 유해표백제 : 롱가리트(Rongalite), 삼염화질소(NCl_3)

해설

52
노로바이러스는 매년 겨울철에 산발적 혹은 집단적인 유행을 일으킨다. 오염된 식수 및 어패류 등의 생식을 통하여 주로 감염되며 사람과 사람 사이에 전파도 가능하다. 주요 증상은 오심 구토, 설사, 복통 등이다. 생이나 가열이 불충분한 굴 등의 어패류 및 이들을 사용한 식품이 주요 원인식품이다.

53
포도상구균식중독은 황색포도상구균이 식품 중에 증식하여 그 대사산물로 생산하는 독소에 의한 것으로 김밥, 떡, 도시락, 빵, 우유, 버터, 치즈, 크림 등의 유제품이 주요 원인식품이다. 잠복기가 1~6시간(평균 3시간)으로 매우 짧으며 구토, 복통, 설사 등의 급성위장염 증상이 나타난다.

54
파라니트로아날린(p-nitroaniline) - 유해착색료

정답 52 ④ 53 ① 54 ①

55 다음 중 복어중독의 원인독에 해당하는 것은? 21 대구

① 에르고톡신 ② 삭시톡신
③ 베네루핀 ④ 테트로도톡신

PLUS

동물성	복어	테트로도톡신(Tetrodotoxin)
	섭조개, 대합조개, 검은조개	삭시톡신(Saxitoxin)
	굴, 바지락, 모시조개	베네루핀(Venerupin)
	홍합	마이틸로톡신(Mytilotoxin),
곰팡이	맥각류(보리, 밀)	에르고톡신(Ergotoxin)
	황변미독(쌀)	시트라닌, 이슬란디톡스
	아스퍼질러스 플라브스(땅콩, 된장)	아플라톡신

56 식중독의 원인이 되는 자연독 연결로 옳지 않은 것은? 21 대전

① 청매 – 아미그달린 ② 독버섯 – 무스카린
③ 황변미 – 테뮬린 ④ 조개 – 삭시톡신

57 다음 중 식중독에 대한 설명으로 옳지 않은 것은? 21 부산

① 살모넬라 식중독은 고열이 특징적인 증상이다.
② 포도상구균 식중독은 식품을 100℃에서 30분 이상 가열하여 섭취하면 예방할 수 있다.
③ 보툴리누스 식중독은 이완성 신경마비를 일으킨다.
④ 장염비브리오 식중독은 여름철 해산물이 주요 원인이 된다.

58 식중독에 대한 설명으로 가장 옳지 않은 것은? 21 서울

① 세균성 식중독은 크게 감염형과 독소형으로 분류된다.
② 대부분의 세균성 식중독은 2차 감염이 거의 없다.
③ 노로바이러스는 온도, 습도, 영양성분 등이 적정하면 음식물에서 자체 증식이 가능하다.
④ 살모넬라, 장염비브리오는 감염형 식중독 원인균에 해당한다.

59 소화기계 감염병과 비교했을 때 세균성 식중독의 특징으로 옳은 것은? 21 충남

① 잠복기가 짧다. ② 면역이 형성된다.
③ 2차 감염이 많다. ④ 격리가 필요하다.

해설

55
① 에르고톡신 – 맥각균 곰팡이 독소
② 삭시톡신 – 섭조개, 대합조개, 검은조개 등의 독성분
③ 베네루핀 – 모시조개, 바지락, 굴 등의 독성분
④ 테트로도톡신 – 복어의 독성분

56
- 황변미 – 시닌, 아슬란디톡신, 시트레트리오비리딘
- 독보리 – 테뮬린

57
포도상구균 식중독의 원인독소인 Enterocotoxin은 내열성을 가지고 있어서 100℃에서 30분 가열로 무독화되지 않으며 완전히 파괴하는 데 210℃ 이상에서 30분 가열이 필요하다.

58
노로바이러스의 원인균인 바이러스는 살아 있는 조직세포 내에서만 증식한다.

정답 55 ④ 56 ③ 57 ② 58 ③ 59 ①

PLUS

구분	세균성 식중독	소화기계 감염병(수인성 감염병)
관리법규	식품위생법	감염병의 예방 및 관리에 관한 법률
발병력	• 발병력이 약함 • 다량의 균의 수나 독소량이 많을 때 발병(대부분 음식 중에서 증식)	• 발병력이 강함 • 극히 미량의 병원체도 생체 내에 침입하면 급격히 증식
잠복기	짧다(약 12~24시간).	일반적으로 길다(2~7일).
경과	대체로 짧다.	대체로 길다.
2차 감염	없다(오염식품 섭취로 감염).	있다.
면역 형성	없다.	어느 정도 면역이 형성된다.
격리	없다.	있다.

60 **다음 중 세균성식중독에 대한 설명으로 옳은 것은?** 21 충북

① 소화기계감염병보다 잠복기가 길다.
② 감염 후 면역이 획득된다.
③ 2차감염이 발생한다.
④ 다량의 세균이나 독성이 있어야 발생한다.

61 **다음 중 세균성 식중독에 대한 설명으로 옳지 않은 것은?** 21 전남

① 바이러스와 기생충에 의한 식중독으로 분류된다.
② 황색포도상구균 식중독, 살모넬라 식중독, 장염비브리오 식중독 등이 있다.
③ 2차 감염이 거의 없다.
④ 면역이 형성되지 않는다.

62 **적조 시 잡히는 섭조개, 대합조개 등의 독성분으로 열에 안정적이며 마비 증상을 나타내는 독소는 무엇인가?** 21 경기7급

① Saxitoxin ② Venerupin
③ Ergotoxin ④ Tetrodotoxin

63 **아플라톡신(Aflatoxin) 식중독에 대한 설명으로 가장 옳은 것은?**

21 서울보건연구사

① 땅콩, 옥수수 등과 같은 곡류가 오염되어 발생한다.
② 감자의 발아 부위나 녹색으로 변색된 부분을 섭취하여 발생한다.
③ 식중독 중에 발생률이 가장 높다.
④ 오염된 햄, 통조림, 소시지 등에 의한 신경친화적 식중독이다.

해설

61
세균성 식중독에는 감염형과 독소형이 있다. 바이러스와 기생충은 세균과 구분되는 병원체이다.

62
① Saxitoxin: 섭조개, 대합조개, 검은조개 등의 독성분으로 5~9월 특히 한여름에 독성이 강하며 열에 안정적이다. 섭취 후 30분~3시간 후 입술, 혀 등 마비를 일으키고 사지마비와 기립보행 불능 언어장애, 두통, 갈증, 구토(마비 증상을 나타내는 것이 특징)를 유발하며 중증인 경우 호흡마비로 사망한다.
② Venerupin: 모시조개, 바지락, 굴, 고둥 등의 독성분으로 3~4월에 많이 발생한다. 열에 강하여 100℃에서 1시간 가열에도 파괴되지 않는다. 중독 증상은 불쾌감, 전신 권태, 구토 등 배·목·다리에 적색 또는 암적색의 피하출혈반점, 황달 현상 등이다.
③ Ergotoxin: 보리, 밀, 호밀에 잘 번식하는 맥각균 곰팡이의 독성물질로 소화기계 장애, 교감신경 마비, 사자근육 수축 등을 일으킨다.
④ Tetrodotoxin: 복어의 알, 난소, 고환, 간장, 내장 등에 많이 함유된 독으로 몸에 독력이 강해지기 시작하여 5~6월(산란기)에 독성이 가장 높다. 무색, 무미, 미취, 약염기성 물질로 내열성이며 자외선이나 햇빛에도 강하다. 식후 30분~5시간 내에 나타나며 심한 경우 발증 후 10분 내 사망할 수 있으며 신경독으로 지각이상, 위장장애, 호흡장애, 운동장애, 혈액장애 등을 일으킨다.

63
② 감자의 발아 부위나 녹색으로 변색된 부분을 섭취하여 발생한다. – 솔라닌(Solanine)
④ 오염된 햄, 통조림, 소시지 등에 의한 신경친화적 식중독이다. – 보툴리누스 식중독

정답 60 ④ 61 ① 62 ① 63 ①

PART 06

PLUS

아플라톡신(Aflatoxin)

아스퍼질러스플라브스(Aspergillus Flavus)의 독성 대사산물로 땅콩, 쌀, 밀, 옥수수, 된장, 간장, 고추장 등에 존재하며 장기간 섭취 시 간암 발생위험이 있다.

64 다음 중 세균에 의한 감염형 식중독에 해당하는 것은? 21 복지부

① 황색포도상구균
② 보톨리누스균
③ 웰치균
④ 장염비브리오
⑤ 노로바이러스

65 다음 중 섭조개, 대합, 검은조개에 들어있는 독성분은? 21 복지부

① 베네루핀(Venerupin)
② 삭시톡신(Saxitoxin)
③ 테트로도톡신(Tetrodotoxin)
④ 시큐톡신(Cicutoxin)
⑤ 아미그달린(Amigdalin)

66 다음 중 버섯과 고사리의 자연독 성분으로 옳은 것은? 21 울산의료기술

① 무스카린(Muscarine), 솔라닌(Solanine)
② 아마니타톡신(Amaitatoxin), 프타퀼로시드(ptaquiloside)
③ 고시폴(Gossypol), 시쿠톡신(Cicutoxin)
④ 아미그달린(Amigdalin), 사포닌(Saponin)

PLUS

식물성 자연독

식물성	독버섯	무스카린(Mascarine), 아마니타톡신(Amaitatoxin) 등
	감자	솔라닌(Solanine)
	청매(미숙한 매실)	아미그달린(Amigdalin)
	독미나리	시쿠톡신(Cicutoxin)
	목화씨	고시폴(Gossypol)
	피마자씨	리신(Ricin), 리시닌(Ricinine)
	독보리	테물린(Temuline)
	오두(바꽃)	아코니틴(Aconitine)
	대두	사포닌(Saponin)
	고사리	생고사리 새순에 프타퀼로시드(ptaquiloside)
	붓순나무	아니사틴(anisatin)

해설

64
① 황색포도상구균 – 세균성 식중독 중 독소형 식중독
② 보툴리누스균 – 세균성 식중독 중 독소형 식중독
③ 웰치균 – 세균성 식중독 중 독소형 식중독
④ 장염비브리오 – 세균성 식중독 중 감염형 식중독
⑤ 노로바이러스 – 바이러스 식중독

65
① 베네루핀(Venerupin) : 모시조개, 바지락, 굴, 고둥 등의 독성분
② 삭시톡신(Saxitoxin) : 섭조개, 대합조개, 검은조개 등의 독성분
③ 테트로도톡신(Tetrodotoxin) : 복어의 알, 난소, 고환, 간장, 내장 등에 많이 함유된 독성분
④ 시큐톡신(Cicutoxin) : 독미나리의 독성분
⑤ 아미그달린(Amigdalin) : 청매의 독성분

정답 64 ④ 65 ② 66 ②

67 **음식을 가열해도 독소가 파괴되지 않아 건강문제를 일으키는 식중독은?** 21 인천

① 포도상구균 식중독 ② 살모넬라 식중독
③ 장염비브리오 식중독 ④ 보툴리누스 식중독

68 **소화기계감염과 세균성식중독을 비교하였을 때 소화기계감염병의 특징으로 옳지 않은 것은?** 21 경기경력경쟁

① 소화기계감염병은 잠복기가 짧다.
② 소화기계감염병은 2차감염이 많다.
③ 소화기계감염병은 면역이 형성되는 경우가 많다.
④ 소화기계감염병은 소량의 균으로 감염이 이루어진다.

69 **식중독균에 대한 설명 중 옳은 것은?** 21 경기보건연구사

① Vibrio parahaemolyticus는 아포를 형성하여 자연계에 널리 존재한다.
② E. coli O157 : H7은 장독소형대장균(Enterotoxigenic E. coli)이다.
③ Staphylococcus aureus는 잠복기가 2~8일로 비교적 긴 편이다.
④ Listeria는 저온에서 증식이 가능하다.

PLUS

① 장염비브리오균(Vibrio parahaemolyticus)은 하수세균의 일종으로 3~5%의 식염농도에서 잘 발육하고 10% 이상의 식염농도에서는 성장이 정지되는 세균으로 그람 음성 통성혐기성 간균이다.
② E. coli O157 : H7은 장관출혈성대장균(EHEC : Enterohemorrhagic E. Coli)으로 수양성 및 혈액성 설사를 주 증상으로 하는 출혈성대장염을 일으키는 대장균이다.
③ 황색포도상구균(Staphylococcus aureus)은 잠복기가 1~6시간(평균3시간)으로 매우 짧은 편이다.
④ 리스테리아균(Listeria Monocytogenes)은 0~45℃의 넓은 범위에서 발육가능하여 냉장 상태로 식품을 보존하더라도 균의 발육 증식이 가능하므로 관리 주의가 필요하다.

70 **세균에 의한 식중독 중 독소형식중독의 원인균에 해당하지 않는 것은?** 21 세종보건연구사

① 병원성 대장균 ② 황색포도상구균
③ 클로스트리디움 보툴리눔 ④ 클로스트리디움 퍼프리젠스

해설

67
포도상구균(Staphylococcus) 식중독 : 황색포도상구균의 독소인 장독소(Enterotoxin, 내열성 외독소인 장관독소)에 의해 발병하는 독소형 식중독이다. 김밥, 떡, 도시락, 빵을 비롯해 우유, 버터, 치즈, 크림 등의 유제품, 어패류와 가공품, 두부 등이 주요원인식품이며 잠복기가 평균 3시간으로 짧다. 구토, 복통, 설사 등의 급성 위장염이 주요 증상이며 포도상구균의 독소가 내열성을 가지고 있어서 100℃에서 30분 가열로 무독화되지 않는다. 예방을 위해서는 화농성 질환자 조리금지, 조리된 식품 즉시처리 혹은 저온보존 등이 필요하다.

68
소화기계감염병은 세균성식중독에 비해 잠복기가 길다.

70
- 감염형 식중독 원인균 : 살모넬라, 장염비브리오, 콜레라, 비브리오 불니피쿠스, 리스테리아 모노사이토제네스, 병원성 대장균(EPEC, EHEC, EIEC, ETEC, EAEC), 쉬겔라, 여시니아 엔테로콜리티카, 캠필로박터 제주니, 캠필로박터 콜리
- 독소형 식중독 원인균 : 황색포도상구균, 클로스트리디움 퍼프린젠스, 클로스트리디움 보툴리눔

정답 67 ① 68 ① 69 ④ 70 ①

PART 06

71 다음 중 식중독에 대한 설명으로 옳지 않은 것은? 21 대구보건연구사

① 살모넬라 식중독은 고열이 특징이다.
② 포도상구균 식중독은 1~6시간 내에 발생한다.
③ 장염비브리오 식중독은 해산물이 주요 원인식품이다.
④ 웰치균 식중독의 원인독소는 신경독소이다.

72 다음 내용 중 복어 중독으로 인한 증상으로 옳은 것은? 21 충북보건연구사

㉠ 지각이상과 혈압강하	㉡ 전신마비
㉢ 용혈성요독증후군	㉣ 언어장애

① ㉠, ㉡, ㉢
② ㉡, ㉢, ㉣
③ ㉠, ㉡, ㉣
④ ㉠, ㉢, ㉣

PLUS

복어중독

(1) 원인독소 : 테트로도톡신(Tetrodotoxin)
(2) 특성
① 복어의 알, 난소, 고환, 간장, 내장 등에 많이 함유되어 있으며 봄에 독력이 강해지기 시작하여 5~6월에 최고(산란기)
② 무색, 무미, 미취, 약 염기성 물질
③ 내열성이며 자외선이나 햇빛에도 안정됨
(3) 중독 증상
① 식후 30분~5시간 내에 나타나며 심한 경우 발증 후 10분 내 사망
② 신경독으로 지각이상, 혈압강하, 위장장애, 언어장애, 호흡장애, 운동장애, 뇌장애, 전신마비 등을 일으킴

73 다음 중 곰팡이 독소에 해당하는 것은? 21 전북보건연구사

① 베로톡신
② 아플라톡신
③ 삭시톡신
④ 무스카린

PLUS

동물성	복어	테트로도톡신(Tetrodotoxin)
	섭조개, 대합조개, 검은조개	삭시톡신(Saxitoxin)
	굴, 바지락, 모시조개	베네루핀(Venerupin)
	홍합	마이틸로톡신(Mytilotoxin),
식물성	독버섯	무스카린(Mascarine)
곰팡이	맥각류(보리, 밀)	에르고톡신(Ergotoxin)
	황변미독(쌀)	시트라닌, 이슬란디톡스
	아스퍼질러스 플라브스(땅콩, 된장)	아플라톡신

해설

71
웰치균(Welchii) 식중독
• 원인균 : 클로스트리듐페르프린젠스(Clostridium, Welchil Clostridium Perfringens), 가스괴저균, 편성혐기성균
• 독소 : α독소, β독소, γ독소 등 약 12종의 독소와 효소 생산(장독소)
• 증상 : 설사와 복통, 일반적으로 가벼운 증상을 보이며 6~24시간이 지나면 회복됨

73
① 베로톡신 – 병원성대장균 E-Coli의 독소

정답 71 ④ 72 ③ 73 ②

74 **주로 통조림, 병조림과 같은 식품을 통해 감염되는 식중독으로 신경독소에 의한 질병을 일으키는 식중독균은 무엇인가?** 21 전북보건연구사

① 포도상구균 ② 캠필로박터균
③ 웰치균 ④ 보툴리누스균

PLUS

보툴리누스 식중독의 원인균인 보툴리누스균(Clostridium Botulinus)은 편성 혐기성 간균이며 이 균의 독소인 신경독소(neurotoxin)가 식중독의 원인이다. 편성혐기성균이기 때문에 병조림, 통조림식품, 소시지 등은 내부가 혐기성이므로 균이 쉽게 받아 증식한다. 잠복기는 평균 12~36시간이며 임상증상은 뇌신경 마비로 시작되는 대칭적이며 신체의 하부로 진행하는 이완성 신경마비가 특징적이다.

75 **다음 중 식중독에 대한 설명으로 옳지 않은 것은?** 21 대전

① 포도상구균은 감염형 식중독이다.
② 살모넬라균은 냉동 시에도 생존 가능하다.
③ 노로바이러스는 겨울철에도 증식한다.
④ 비브리오균은 어류와 해산물이 원인식품이다.

76 **다음 중 식중독의 원인물질 연결이 옳지 않은 것은?** 21 충남

① 모시조개 – venerupin ② 독미나리 – cicutoxin
③ 목화씨 – temuline ④ 오두 – aconitine

PLUS

식물성	독버섯	무스카린(Mascarine)
	감자	솔라닌(Solanine)
	청매(미숙한 매실)	아미그달린(Amigdalin)
	독미나리	시쿠톡신(Cicutoxin)
	목화씨	고시폴(Gossypol)
	피마자씨	리신(Ricin), 리시닌(Ricinine)
	독보리	테물린(Temuline)
	오두(바꽃)	아코니틴(Aconitine)

해설

75
• 포도상구균은 독소형 식중독이다.
• 살모넬라균은 열에 취약하여 저온 살균(62~65℃에서 30분 가열)으로 사멸되기 때문에 달걀을 익히면 감염을 피할 수 있지만 저온, 냉동 및 건조 상태에선 사멸되지 않는다. 살모넬라는 냉동과정에서 사멸될 수 있으나 간혹 생육가능한 상태로 살아남은 것들이 있을 수 있다.

76
• 목화씨의 독소 – gossypol
• 독보리의 독소 – temuline

정답 74 ④ 75 ① 76 ③

PART 06

77 **다음 중 식중독의 원인식품과 독소의 연결이 옳지 않은 것은?** 22 경북

① 감자 – 솔라닌 ② 피마자 – 리신
③ 독버섯 – 시큐톡신 ④ 덜익은 매실 – 아미그달린

PLUS

식물성	독버섯	무스카린(Mascarine), 팔린, 아마니타톡신 등
	감자	솔라닌(Solanine)
	청매(미숙한 매실)	아미그달린(Amigdalin)
	독미나리	시쿠톡신(Cicutoxin)
	목화씨	고시폴(Gossypol)
	피마자씨	리신(Ricin), 리시닌(Ricinine)
	독보리	테물린(Temuline)
	오두(바꽃)	아코니틴(Aconitine)
	대두	사포닌(Saponin)
	고사리	생고사리 새순에 프타퀼로시드(ptaquiloside)
	붓순나무	아니사틴(anisatin)

78 **다음 설명에 해당하는 질병은 무엇인가?** 22 대전

- 소, 닭, 돼지 등 가축이 병원균을 보유하고 있다.
- 오염된 고기, 우유 등을 통해 전파된다.
- 잠복기는 12~48시간이다.

① 장티푸스 ② 파라티푸스
③ 살모넬라 ④ 포도상구균

PLUS

살모넬라(Salmonellosis) 식중독

원인균	Salmonella Enteritidis(살모넬라 장염균), S. Typhimurium(쥐티푸스균), S. Choleraesuis(살모넬라 콜레라이스균)
원인식품	닭, 돼지 소 등이 식중독균을 보유하고 있어, 이것이 식육 계란, 우유 등으로 옮겨 식중독을 일으키며 주요원인식품은 식육제품, 유제품, 달걀 등과 가공품, 어패류와 가공품, 도시락, 튀김 등이다.
잠복기	12~48시간(평균 20시간) 정도(예방의학 : 12~72시간)
증상	고열을 동반한 급성위장염이다. 발병률은 75% 정도로 다른 식중독에 비하여 높지만 치명률은 0.3~1% 정도로 낮다.
예방관리	예방을 위해 식품을 가열조리하는데 60℃에서 20분 가열하면 균이 사멸한다(예방 최소온도 : 75℃).

해설

77
- 독버섯 – 무스카린, 팔린, 아마니타톡신 등
- 독미나리 – 시큐톡신

정답 77 ③ 78 ③

79 약간의 단맛을 내는 유해감미료로 섭취시간이나 신장에 손상을 줄 수 있는 것은? 22 부산

① 파라-니트로-오르토-톨루딘(ρ-Nitro-o-Toluidine)
② 둘신(Dulcin)
③ 시클라메이트(Cyclamate)
④ 에틸렌글리콜(ethylene glycol)

PLUS

유해감미료

(1) 둘신(Dulcin) : 설탕의 250배의 단맛을 내며, 청량음료수, 과자류, 절임류 등에 널리 쓰였으나 독성 때문에 우리나라에서는 1966년 11월부터 사용이 금지되었다. 독성이 강하고 혈액으로 간장장애, 신장장애, 중추신경장애 유발
(2) 파라-니트로-오르토-톨루딘(ρ-Nitro-o-Toluidine) : 설탕의 200배의 단맛을 내며 살인당, 폭발당으로 불린다.
(3) 사이클라메이트(Cyclamate) : 설탕의 40~50배의 단맛을 내며 청량감이 있고, 설탕과 비슷한 감미를 가지므로 한 때 많이 사용되었다. 발암성 때문에 논란이 많아, 우리나라에서는 1970년 4월부터 사용을 금하고 있다.
(4) 에틸렌글리콜(ethylene glycol) : 무색, 무취의 점조성 액체로 글리세린과 비슷한 성질을 가지고 있고 엔진 냉각용 수의 부동액으로 쓰인다. 단맛이 있어서 감주나 팥앙금 등에 불법으로 사용되기도 한다. 에틸렌 글라이콜의 대사 산물인 글라이콜산, 옥살산 등의 유기산이 큰 독성을 가지고 있다. 간이나 신장에 손상을 줄 수 있고, 중추신경계의 손상을 가져올 수도 있다. 심할 경우 혼수상태나 호흡 곤란에 의한 사망을 일으킬 수도 있다.

해설

80 다음 중 독소형 식중독에 해당하는 것은? 22 부산의료기술

① 살모넬라 식중독 ② 장염비브리오 식중독
③ 병원성대장균 식중독 ④ 보툴리누스 식중독

80
- 독소형 식중독 : 포도상구균 식중독, 보툴리누스균 식중독, 웰치균 식중독 등
- 감염형 식중독 : 살모넬라 식중독, 장염비브리오 식중독, 병원성 대장균 식중독, 여시니아 식중독, 캄필로박터 식중독, 리스테리아 식중독, 비브리오 패혈증, 장구균 식중독 등

81 자연에 의한 식중독의 원인식물과 독소의 연결이 옳지 않은 것은? 22 지방직

① 바지락 - venerupin ② 감자 - solanine
③ 홍합 - tetrodotoxin ④ 버섯 - muscarine

PLUS

동물성	복어	테트로도톡신(Tetrodotoxin)
	섭조개, 대합조개, 검은조개	삭시톡신(Saxitoxin)
	굴, 바지락, 모시조개	베네루핀(Venerupin)
	홍합	마이틸로톡신(Mytilotoxin),
식물성	독버섯	무스카린(Mascarine)
	감자	솔라닌(Solanine)

81
- 홍합 - saxitoxin
- 복어 - tetrodotoxin

정답 79 ④ 80 ④ 81 ③

PART 06

82 **캠필로박터 식중독에 대한 설명으로 옳지 않은 것은?** 22 지방직

① 피가 섞인 설사를 할 수 있다.
② 원인균은 호기적 조건에서 잘 증식한다.
③ 닭고기에서 주로 발견된다.
④ Guillain-Barre syndrome을 일으킬 수 있다.

PLUS

원인균	• 캠필로박터증'을 일으키는 세균, '캠필로박터 제주니(Campylobacter jejuni)'종 • 산소가 적은 상태를 좋아하고 건조한 곳에서는 오래 살지 못한다. • 성장 가능 온도는 30~45℃(최적 온도는42~43℃), 25℃ 이하에서는 잘 자라지 못함. • 하지만 냉장 및 냉동 상태에서는 장시간 생존 가능
원인식품	• 닭고기 · 쇠고기 · 돼지고기 등의 날것 혹은 덜 익힌 고기 • 사람은 주로 닭을 잡을 때 장의 캠필로박터가 고기에 오염되고 이것을 잘 익혀 먹지 않을 경우 감염 • 감염된 생닭을 씻은 물 한 방울로도 감염될 수 있을 만큼 아주 적은 양에도 감염될 수 있다. • 오염된 식품 · 손 · 주방기구에 2차로 감염 • 소의 젖이 감염되었거나 우유가 거름으로 오염되었을 경우 소독되지 않은 우유는 캠필로박터에 오염된다.
잠복기	2~5일
증상	① 감염 후 2~5일에 설사, 복통과 발열이 생기며, 일주일 정도 지속한다. 어떤 사람은 증상이 전혀 나타나지 않기도 하고, 피가 섞인 설사를 하거나 오심과 구토를 동반하기도 한다. ② 면역이 저하된 사람은 혈액 내로 감염되기도 하며 심하면 치명적일 수 있다. ③ 이 질환은 Guillain-Barre syndrome을 일으키는 위험요인이 될 수 있다.
특징	건강한 사람은 특별한 치료 없이 1주일 내에 회복
예방관리	① 고기를 충분히 익혀 먹고 소독된 우유를 섭취한다. 캠필로박터는 70℃에서 1분 만에 사멸 닭고기 · 쇠고기 · 돼지고기 등은 중심부 온도를 75℃ 이상으로 가열 후 먹도록 ② 주방에서는 날고기 취급 후에 반드시 비누로 손을 닦고, 날고기와 다른 음식이 섞이지 않도록 보관하고 접촉한 주방기구를 잘 닦고 다로 사용한다.

※ 출처: 대한예방의학회, 예방의학과 공중보건학(제4판), 계축문화사, 2021. p.760.

83 **세균성식중독과 소화기계감염병에 대한 설명으로 옳은 것은?** 22 울산

① 세균성 식중독은 소량의 균으로 발병한다.
② 소화기계감염병은 경과가 대체로 짧다.
⑨ 세균성 식중독은 2차감염이 거의 없다.
④ 소화기계 감염병은 면역이 형성되지 않는다.

해설

82
캠필로박터(Campylobacter) : 사람과 동물에게 모두 질병을 일으키는 나선형의 세균으로 건조한 곳에서 생존하기 어렵고 산소 분압이 낮고 이산화탄소 분압이 3~5%인 환경에서 증식할 수 있다.

정답 82 ② 83 ③

PLUS

구분	세균성 식중독	소화기계 감염병(수인성 감염병)
관리법규	식품위생법	감염병의 예방 및 관리에 관한 법률
발병력	• 발병력이 약함 • 다량의 균의 수나 독소량이 많을 때 발병(대부분 음식 중에서 증식)	• 발병력이 강함 • 극히 미량의 병원체도 생체 내에 침입하면 급격히 증식
잠복기	짧다(약 12~24시간).	일반적으로 길다(2~7일).
경과	대체로 짧다.	대체로 길다.
2차 감염	없다(오염식품 섭취로 감염).	있다.
면역 형성	없다.	어느 정도 면역이 형성된다.
격리	없다.	있다.

84 다음 중 포도상구균 식중독에 대한 설명으로 옳지 않은 것은?

22 인천의료기술(10월)

① 포도상구균의 외독소인 장독소(Eenterotoxin)가 원인이다.
② 김밥, 떡, 도시락, 유제품 등의 식품을 통해 감염된다.
③ 감염형 식중독이다.
④ 원인물질은 내열성으로 가열해도 예방할 수 없다.

PLUS

포도상구균(Staphylococccus) 식중독
황색포도상구균의 독소인 장독소(Enterotoxin, 내열성 외독소인 장관독소)에 의해 발병하는 독소형 식중독이다. 김밥, 떡, 도시락, 빵을 비롯해 우유, 버터, 치즈, 크림 등의 유제품, 어패류와 가공품, 두부 등이 주요원인식품이며 잠복기가 평균 3시간으로 짧다. 구토, 복통, 설사 등의 급성 위장염이 주요 증상이며 포도상구균의 독소가 내열성을 가지고 있어서 100℃에서 30분 가열로 무독화되지 않는다. 예방을 위해서는 화농성 질환자 조리금지, 조리된 식품 즉시처리 혹은 저온보존 등이 필요하다.

85 다음 설명에 해당하는 식중독은 무엇인가? 22 경기의료기술

• 감염형 식중독이다.
• 닭, 돼지, 소 등이 균을 보유하고 있어서 식육, 계란, 우유 등을 통해 중독을 일으킨다.
• 평균 잠복기는 20시간이며 고열을 동반한 위장염 증상을 일으킨다.

① 살모넬라 ② 포도상구균
③ 비브리오 패혈증 ④ 보튤리누스

해설

85
살모넬라(Salmonellosis) 식중독 : 닭, 돼지, 소 등이 식중독균을 보유하고 있어 이것이 식육, 계란, 우유 등으로 옮겨 식중독을 일으키며 주요원인식품은 식육제품, 유제품, 달걀 등과 가공품, 어패류와 가공품, 도시락, 튀김 등이다. 잠복기는 12~48시간 정도 평균 20시간이며 주요증상은 고열을 동반한 급성위장염이다. 발병률은 75% 정도로 다른 식중독에 비하여 높지만 치명률은 0.3~1% 정도로 낮다. 예방을 위해 식품을 가열조리하는데, 60℃에서 20분 가열하면 균이 사멸한다(예방최소온도 : 75℃).

정답 84 ③ 85 ①

86 **다음 중 독버섯의 독소로 식중독의 원인이 되는 것은?** 22 경기의료기술(11월)

① Neurine ② Amigdalin
③ Venerupin ④ Tetrodotoxin

PLUS

버섯독 중독

(1) 독버섯에 의한 식중독은 가을철에 주로 발생하며 우리나라에서 발생하는 식물성 식중독 중 가장 많다.
(2) 독버섯의 종류 : 알광대버섯, 화경버섯, 무당버섯, 외대버섯, 미치광이버섯, 웃음버섯, 땀버섯, 광대버섯 등
(3) 독버섯의 유독 성분 : 무스카린(Muscarine), 무스카라딘(Muscaridine), 아가릭산(Agaricic Acid), 콜린(Choline), 뉴린(Neurine), 팔린(Praline), 아마니타톡신(Amaitatoxin) 등 일반적으로 무스카린에 의한 식중독이 가장 많다.

87 **다음에서 설명하는 식중독의 원인균은?** 24 보건직

- 어패류 섭취에 의해 많이 발생한다.
- 70℃에서 15분간 조리하면 식중독을 예방할 수 있다.

① 클로스트리디움 퍼프린젠스(Clostridium perfringens)
② 캠필로박터(Campylobacter jejuni)
③ 장염비브리오(Vibrio parahaemolyticus)
④ 바실러스 세레우스(Bacillus cereus)

PLUS

장염비브리오(Vibrio) 식중독

원인균	• 장염비브리오균(Vibrio Parahemolyticus) • 호염균으로 0.5~10% 특히 3~5%의 식염수에서 발육이 잘 되며, 온대 지방의 연안 해수에 존재한다. 바닷물의 온도가 19℃ 이상 되는 시기의 바닷물 중에서 활발하게 증식하여 5~11월에 발생(기온이 30℃ 넘는 7~9월에 집중적으로 발생)한다.
원인식품	굴, 새우, 조개, 오징어, 낙지, 생선 등과 같은 해산 어패류 및 가공품, 생선회나 초밥 등이 주된 원인 식품, 소금에 절인 음식
잠복기	8~24시간(평균 12시간), 최대 발병 시점은 15~20시간(예방의학 : 섭취 후 24시간 이내)
증상	복통, 설사, 구토를 주 증상으로 하는 급성위장염 2~3일 내에 회복됨
예방관리	해산물을 60℃에서 15분 이상(80℃에서 7~8분 이상) 가열, 담수에 의해서 사멸하므로 수돗물에 의한 세정이 효과적이다.

해설

86
② 아미그달린(Amigdalin) – 청매
③ 베네루핀(Venerupin) – 모시조개, 바지락, 굴 등
④ 테트로도톡신(Tetrodotoxin) – 복어

정답 86 ① 87 ③

제4절 식품첨가물

01 식품첨가물 종류에 따른 첨가물 연결이 옳지 않은 것은? 18 경기의료기술

① 보존료: 소르빅산, 디하이드로초산
② 감미료: 사카린나트륨, 아스파탐
③ 산화방지제: BHT, 프로피온산나트륨
④ 살균제: 표백분, 차아염소산나트륨

02 식품 첨가물의 종류와 특성을 가장 옳게 짝지은 것은? 19 서울고졸

① 산화방지제 – 공기 중의 산소에 의한 산화 변질을 방지하기 위해 차아염소산나트륨을 사용한다.
② 살균제 – 식품 등에 있는 미생물을 살균할 목적으로 L-아스코르브산(비타민 C)을 사용한다.
③ 조미료 – 당질 이외의 감미를 가진 화학적 합성품을 총칭하는 것으로써 영양가가 높다.
④ 보존료 – 부패세균의 발육을 억제시키는 방부제와 곰팡이의 발육을 억제시키는 방미제가 있다.

03 제조 · 가공 · 조리 또는 보존하는 과정에서 감미(甘味), 착색(着色), 표백(漂白) 또는 산화방지 등을 목적으로 식품에 사용되는 물질인 식품첨가제 중 보존제에 해당하지 않는 것은? 20 대구보건연구사

① 에리소르빈산
② 디히드로초산
③ 소르빅산
④ 파라옥시안식향산에스테르류

PLUS

식품첨가물

보존료	데히드로초산 나트륨, 소르빅산 안식향산, 파라옥시안식향산에스테르류, 프로피온산, 프로피온산나트륨, 프로피온산칼슘
감미료	사카린나트륨, 글리시리친산, 소르비탈, 아스파탐
표백제	메타중아황산칼륨, 메타중아황산나트륨, 무수아황산, 아황산나트륨 산성아황산나트륨, 차아황산나트륨
산화방지제	에리소르빈산, 아스코르빈산, 몰식자산프로필, 부틸히드록시아니졸(BHA), 디부틸히드로퀴논(BHT)
살균제	차아염소산나트륨, 표백분, 이염화이소시아누르산나트륨
발색제	아질산나트륨, 질산나트륨, 질산칼륨, 황산제일철, 소명반

해설

01
식품첨가물

보존료	소르빈산, 소르빈산 나트륨, 데히드로초산 나트륨, 소르빅산 안식향산, 파라옥시안식향산 에스테르류, 프로피온산, 프로피온산나트륨, 프로피온산칼슘
감미료	사카린나트륨, 글리시리친산, 소르비탈, 아스파탐
표백제	메타중아황산칼륨, 메타중아황산나트륨, 무수아황산, 아황산나트륨 산성아황산나트륨, 차아황산나트륨
산화 방지제	에리소르빈산, 아스코르빈산, 몰식자산프로필, 부틸히드록시아니졸(BHA), 디부틸히드로퀴논(BHT)
살균제	차아염소산나트륨, 표백분, 이염화이소시아누르산나트륨
발색제	아질산나트륨, 질산나트륨, 질산칼륨, 황산제일철, 소명반

02
① 산화방지제 – 공기 중의 산소에 의한 산화 변질을 방지하기 위해 사용되는 첨가물로 에리소르빈산, 아스코르빈산(비타민 C), 몰식자산프로필(Propyl Gallate), 부틸히드록시아니졸(BHA), 디부틸히드로퀴논(BHT) 등 있다.
② 살균제 – 식물 등에 있는 미생물을 살균할 목적으로 차아염소산나트륨, 이염화이소시아누르산나트륨을 사용한다.
③ 조미료 – 당질 이외의 감미를 가진 화학적 합성품은 감미료이며 영양가가 거의 없다. 조미료는 음식 맛을 돋우는 데 쓰는 양념의 일종이다.

03
① 산화방지제

정답 01 ③ 02 ④ 03 ①

PART 06

CHAPTER
02 보건영양

제1절 보건영양의 개요

01 영양 문제에 대해서 옳지 않은 것은? 19 부산

① 영양상태는 건강의 중요한 결정요인이다.
② 영양결핍은 다음 생애주기에 영향을 미친다.
③ 영양결핍은 다음 세대까지 전달된다.
④ 영양문제는 군집속성이 없어서 지역사회차원에서 관리하기는 어렵다.

PLUS

영양 또는 식생활은 개인 및 지역사회 건강을 결정하는 주요요인이다. 20세기 중반까지 영양이 건강에 미치는 영향에 대한 연구는 영양결핍성 질병과 성장 및 발육부진이 주를 이루었으나, 오늘날 선진국을 비롯한 여러 국가에서는 식품의 풍부한 공급으로 인한 영양과다와 영양불균형으로 인한 질병이 만연하고 있다. 질병을 예방하고 개인 및 지역사회의 건강을 증진하기 위해 국민의 영양상태와 식생활을 개선하기 위한 노력이 중요해지고 있다. 또한 건강한 영양상태와 식생활은 개인의 전 생애과정 동안 건강 및 다음 세대의 건강상태에 기초가 되기 때문에 영양문제의 개선을 위한 보건영양의 역할이 중요하다.

- 영양문제의 다음 생애주기로의 전달: 태아기의 성장부진이 저체중아로의 출산으로 이어지고, 소아청소년기의 비만은 성인기의 만성질환 발생위험을 높인다.
- 영양문제의 다음 세대로의 전달: 임산부가 과체중인 경우 난임 또는 거대아 출산율을 높이고, 부모의 식습관이 다음 세대에서 후성유전학적 변화를 일으키기도 한다.

제2절 영양과 영양소

01 지용성비타민의 특성에 대한 설명으로 옳은 것은? 18 경기

① 필요 이상 섭취 시 배설된다.
② 결핍 증세가 서서히 나타난다.
③ 소변으로 쉽게 방출된다.
④ 필요량을 매일 공급하여야 한다.

02 영양소 중 조절소의 기능을 하는 것으로 결핍 시 불임이나 유산의 문제가 발생할 수 있는 것은? 18 충남의료기술, 보건진료

① 탄수화물 ② 레티놀
③ 아연 ④ 비타민 E

해설

01
④ 영양문제는 군집속성이 없어서 관리가 어렵다. → 보건영양학은 인구집단을 대상으로 건강증진의 원칙과 전략을 적용하는 학문으로 지역사회의 영양문제의 특성을 연구하고, 역량강화를 통해 해당 영양문제를 해결하기 위한 중재방안을 마련, 수행하는 역할을 가지고 있다.

01
지용성 비타민은 담즙을 통하여 체외로 서서히 방출되나 좀처럼 방출되지 않고 간 또는 지방조직에 저장된다. 수용성 비타민은 매일 필요량을 절대적으로 공급하여야 하지만 지용성 비타민은 필요량을 매일 절대적으로 공급할 필요성은 없다.

02
조절소는 인체 생리기능과 대사를 조절하는 물질로 인체가 항상 정상 상태를 유지하도록 도와주는 작용을 하는 영양소이다. 무기질, 비타민이 조절소에 해당한다.
④ 비타민 E(토코페롤)는 항불임인자로 결핍 시 불임, 빈혈, 신경파괴 등의 증상이 발생할 수 있다.

정답 01 ④ / 01 ② 02 ④

03 **다음 중 5대영양소에 해당하지 않는 것은?** 18 경북

① 단백질 ② 지질
③ 비타민 ④ 식이섬유

PLUS

- 3대 영양소: 단백질, 탄수화물, 지방
- 5대 영양소: 단백질, 탄수화물, 지방, 무기질, 비타민
- 6대 영양소: 단백질, 탄수화물, 지방, 무기질, 비타민, 물

04 **영양소의 3대 작용에 해당하지 않는 것은?** 18 경북의료기술

① 열량공급 ② 면역력
③ 신체조직 구성 ④ 신체기능 조절

05 **다음 중 비타민 결핍증의 연결이 옳지 않은 것은?** 19 경기

① 비타민 A – 야맹증 ② 비타민 D – 구루병
③ 비타민 E – 불임증 ④ 비타민 B_2 – 각기병

06 **영양소의 기능으로 옳은 것은?** 19 호남권

ㄱ. 비타민 A – 눈의 건강, 어두운 곳에서 시력유지 작용
ㄴ. 비타민 D – 혈액응고작용
ㄷ. Fe – 혈색소의 구성성분
ㄹ. Mg – 골격과 치아 형성, 혈액응고 작용
ㅁ. I – 갑상선 호르몬의 구성성분(티록신)

① ㄱ, ㄴ, ㄷ ② ㄱ, ㄷ, ㅁ
③ ㄴ, ㄷ, ㄹ ④ ㄷ, ㄹ, ㅁ

해설

04
영양소의 3대 기능은 열량소, 구성소, 조절소의 기능이다.
- 열량소: 활동에 필요한 에너지를 공급하고 몸을 따뜻하게 유지시킴
- 구성소: 필요한 물질을 재합성하고 조직 등을 구성하며, 소모된 물질을 보충함
- 조절소: 생리 기능과 대사를 조절, 인체가 항상 정상 상태를 유지할 수 있도록 도와주는 작용

05
- 각기병은 비타민 B_1의 결핍증이다.
- 비타민 B_2 결핍증 – 성장저해, 구내염, 구각염, 설염

06
ㄴ. 비타민 D – 뼈의 성장, 칼슘과 인의 흡수 촉진
비타민 K – 혈액응고작용
ㄹ. Mg – 골격과 치아 형성 신경과 근육 흥분 억제
Ca – 골격과 치아 형성, 근육의 수축작용, 혈액응고 작용

정답 03 ④ 04 ② 05 ④ 06 ②

PART 06

07 **영양 물질 중 무기질의 인체내 작용으로 옳은 것은?** 19 대구

① 세포, 효소, 항체 등이 구성성분
② 에너지원으로 작용
③ 체온 유지 및 피부보호
④ 뼈나 치아 등의 경조직 구성

08 **식품의 영양소 중 무기질에 해당하지 않는 것은?** 19 대전

① 염소 ② 아연
③ 질소 ④ 마그네슘

09 **다음 중 열량소와 조절소의 연결이 옳은 것은?** 19 인천

① 열량소 — 단백질, 조절소 — 탄수화물
② 열량소 — 무기질, 조절소 — 비타민
③ 열량소 — 비타민, 조절소 — 지질
④ 열량소 — 지질, 조절소 — 무기질

10 **신체의 생리기능을 조절하는 영양소로 바르게 묶인 것은?** 19 인천의료기술(10월)

① 탄수화물, 단백질 ② 단백질, 지방
③ 탄수화물, 비타민 ④ 비타민, 무기질

11 **단백질의 주요 기능으로 옳은 것은?** 19 충남보건연구사

① 세포, 효소, 항체의 구성성분이다.
② 혈액 내에서 산도를 조절한다.
③ 체내 삼투압을 조절한다.
④ 체내 수분함량을 조절한다.

PLUS

단백질의 역할
(1) 단백질의 구성 요소인 아미노산은 어린이의 성장에 반드시 필요하다.
(2) 세포, 효소, 항체 그리고 많은 종류의 호르몬의 구성 성분이며, 모든 세포의 핵과 원형질의 필수 구성 성분이다.
(3) 피부, 모발, 손·발톱 등을 만든다.
(4) 체내 당질이나 지질의 섭취가 부족할 때에는 단백질은 체단백의 합성보다 우선적으로 에너지원으로 이용된다.

해설

07
무기질의 기능
(1) 뼈나 치아 등의 경조직과 근육이나 신경 등의 연조직 구성
(2) 체내 삼투압 조절
(3) 산-염기의 균형 유지
(4) 체내 수분 함량 조절
(5) 신경전도 작용 및 근육 수축
(6) 혈액응고 작용

08
무기질은 미네랄이라고도 하며, 인체를 구성하고 있는 여러 화학원소들 중에서 물과 유기물을 구성하고 있는 C, H, O, N 등을 제외한 나머지 것이다.
염소(Cl), 아연(Zn), 마그네슘(Mg)은 무기질에 해당한다.

09
• 열량소: 단백질, 탄수화물, 지방(지질)
• 조절소: 비타민, 무기질

10
영양소 중 조절소는 생리 기능과 대사를 조절하는 물질 인체가 항상 정상 상태를 유지할 수 있도록 도와주는 작용을 하는 영양소이다. 조절소로는 무기질, 비타민이 있다.

정답 07 ④ 08 ③ 09 ④ 10 ④ 11 ①

12 비타민과 해당 비타민의 결핍증 연결이 옳지 않은 것은? 19 광주보건연구사

① 비타민 D – 야맹증　② 비타민 B_1 – 각기병
③ 비타민 B_2 – 구내염　④ 비타민 B_6 – 피부염

PLUS

구분	종류	결핍증
지용성 비타민	비타민 A(레티놀)	야맹증, 안구건조증, 피부이상
	비타민 D(칼리페놀)	구루병, 골연화증
	비타민 E(토코페롤)	불임, 근육위축증, 빈혈, 노화
	비타민 K(프로트롬빈)	혈액응고 지연, 출혈
	비타민 F(리놀렌산)	성장정지, 탈모, 피부염
수용성 비타민	비타민 B_1(티아민)	각기병, 신경염
	비타민 B_2(리보플라빈)	구내염, 구각염, 설염
	비타민 B_6(피리독신)	피부염
	비타민 B_{12}(코발라민)	악성빈혈
	비타민 B_3(니아신)	펠라그라병
	비타민 M(엽산)	거대적아구성, 빈혈, 설염, 성장장애
	비타민 C	괴혈병

13 단백질 부족 현상으로 옳지 않은 것은? 19 대구보건연구사

① 부종　② 산혈증
③ 면역결핍　④ 지방간

PLUS

단백질

(1) C, H, N로 구성되며 신체조직의 주요 구성물질로서, 생명체의 구조와 기능을 결정하는 데 필수적이다.
(2) 단백질의 구성 요소인 아미노산은 어린이의 성장에 반드시 필요하다.
(3) 세포, 효소, 항체 그리고 많은 종류의 호르몬의 구성 성분이며, 모든 세포의 핵과 원형질의 필수 구성 성분이다.
(4) 피부, 모발, 손·발톱 등을 만든다.
(5) 체내 당질이나 지질의 섭취가 부족할 때에는 단백질은 체단백의 합성보다 우선적으로 에너지원으로 이용된다.
(6) 단백질 부족
　① 단백질이 부족하면 발육정지, 신체소모증, 부종, 빈혈, 감염병에 대한 저항력 감소 등이 발생될 수 있다.
　② 단백질의 결핍은 성인보다 어린이에게 더 많이 일어나며 이는 어린이가 성장에 필요한 단백질 요구량이 많기 때문이다.
　③ 콰시오커(Kwashiorkor) : 단백질 결핍으로 발육 부진, 빈혈, 지방간 초래 등 주로 아프리카, 라틴아메리카 지역 어린이들에게 나타난다.
　④ 마라스무스(Marasmus) : 에너지와 단백질 모두 결핍되어 저체중, 근육 위축, 신체 소모증 등이 나타난다.

해설

13
산혈증은 탄수화물 부족으로 인하여 발생한다.

정답 12 ① 13 ②

14 **다음 중 열량과 단백질이 모두 결핍되어 발생하는 질병은?** 19 충북보건연구사

① 구루병 ② 콰시오커
③ 마라스무스 ④ 펠라그라

15 **비타민 B_6 결핍 시 발생하는 질병은?** 20 경북의료기술

① 피부염 ② 야맹증
③ 각기병 ④ 펠레그라병

16 **다음에서 설명하는 영양소의 연결로 옳은 것은?** 20 경북

(가) 아미노산을 생성하며 신체 조절기능과 에너지원으로 작용한다.
(나) 뼈의 구성성분이며 뇌신경의 주성분이며 에너지 대사에 관여한다.

	(가)	(나)
①	단백질	인
②	탄수화물	인
③	단백질	물
④	탄수화물	물

17 **다음 영영소 중 결핍 시 불임을 유발하는 것은?** 20 대전

① 비타민 A ② 비타민 E
③ 비타민 F ④ 비타민 K

18 **다음 중 무기질에 대한 설명으로 옳지 않은 것은?** 20 충북

① 구리 – 치아의 구성성분이 된다.
② 철 – 헤모글로빈의 구성분이 된다.
③ 셀레늄 – 항산화효소 구성성분이 된다.
④ 요오드 – 갑상샘 호르몬의 구성성분이 된다.

해설

14
① 구루병: 비타민 D 결핍
② 콰시오커(Kwashiorkor): 단백질 결핍으로 발육 부진, 빈혈, 지방간 초래 등 주로 아프리카, 라틴아메리카 지역 어린이들에게 나타난다.
③ 마라스무스(Marasmus): 에너지와 단백질 모두 결핍되어 저체중, 근육 위축, 신체소모증 등이 나타난다.
④ 펠라그라: 비타민 B_3(니아신) 결핍

15
① 비타민 B_6 – 피부염
② 비타민 A – 야맹증
③ 비타민 B_1 – 각기병
④ 비타민 B_3 – 펠라그라병

16
- 단백질은 신체조직의 주요 구성물질로서, 생명체의 구조와 기능을 결정하는데 필수적이다. 단백질을 구성하고 있는 단위는 아미노산이며, 체내에서 열량소로 이용된다.
- 인은 칼슘과 함께 회의 구성성분이며 골·뇌신경의 주성분이 된다. 에너지 대사에 관여하며 체액의 pH유지에 관여한다.

17
① 비타민 A: 야맹증
② 비타민 E: 불임
③ 비타민 F: 성장정지, 지방대사장애
④ 비타민 K: 출혈

18
구리 – 철의 산화작용에 도움을 준다.

정답 14 ③ 15 ① 16 ① 17 ② 18 ①

19 **비타민 부족에 의한 건강문제의 연결이 옳지 않은 것은?** 20 인천의료기술(10월)

① 비타민 E – 혈액응고 지연 ② 비타민 C – 괴혈병
③ 비타민 F – 피부건조 ④ 비타민 D – 구루병

20 **보건영양에 관한 설명으로 옳지 않은 것은?** 20 전북보건연구사

① 단백질의 구성요소인 아미노산은 성장에 반드시 필요하다.
② 비타민은 질병에 대한 저항성을 형성한다.
③ 탄수화물은 세포, 효소, 호르몬의 구성성분이다.
④ 물은 우리 몸에서 15% 이상 부족하면 사망할 수 있다.

21 **다음 설명에 해당하는 영양소는 무엇인가?** 21 전북의료기술(5월)

> C, H, O로 구성, 95% 이상을 인체의 에너지로 사용하며 과잉 섭취 시 축적되어 비만을 유도한다.

① 단백질 ② 탄수화물
③ 지방 ④ 비타민

PLUS

① 단백질 : C, H, N로 구성되며 신체조직의 주요 구성물질로서, 생명체의 구조와 기능을 결정하는 데 필수적이다.
② 탄수화물 : C, H, O로 구성되며 당질을 함유한 식품을 섭취하면 소화 작용을 통해 포도당으로 분해 흡수된다. 포도당으로 되어 체내에 열량을 공급하고 남은 탄수화물은 글리코겐으로 간과 근육에 저장되고 일부는 지방으로 저장된다. 과잉된 당질은 지방으로 변하여 체내에 저장되므로 과잉 섭취는 비만증의 원인이 될 수 있다.
③ 지방 : C, H, O가 주성분이고 N, P가 들어있기도 하다. 농축된 에너지의 급원으로 1g당 9kcal의 열량을 내므로 당질이나 단백질에 비해 열량을 많이 낸다.
④ 비타민 : 유기화합물로 생체 내에서 적은 양으로도 정상적인 성장과 건강을 유지하게 해주는 필수 성분이다. 일반적으로 생체 내에서 성장촉진 작용, 소화기관의 정상적인 작용, 신경의 안정성 유지, 조효소로서 체내 대사 작용 조절, 전염성 질병에 대한 저항성 등의 기능을 한다.

22 **영양물질 중 무기질에 대한 설명으로 옳은 것은?** 21 충남

① P – 혈액의 구성성분
② Ca – 혈액의 응고작용
③ Fe – 뼈의 구성성분
④ NaCl – 신경전달물질

해설

19
- 비타민 E – 적혈구 용혈, 불임, 근육위축증, 빈혈 등
- 비타민 K – 혈액응고 지연

20
③ 단백질은 세포, 효소, 항체 그리고 많은 종류의 호르몬의 구성 성분이며, 모든 세포의 핵과 원형질의 필수 구성 성분이다. 탄수화물은 성장, 체온 유지 및 활동의 원동력을 위한 에너지원으로서의 역할을 한다.
④ 물 상실 시 인체 증상
- 5% 상실 : 갈증
- 10% 상실 : 신체 이상
- 15% 상실 : 생명 위험

22
① P – 골격 및 치아 형성, pH 균형유지, 에너지 대사에 관여
② Ca – 99%가 골격 및 치아형성, 혈액응고 촉진, 근육의 수축작용, 신경전달
③ Fe – 70%가 혈색소의 구성성분
④ NaCl – 삼투압 유지, pH 조절, 소화에 관여

정답 19 ① 20 ③ 21 ② 22 ②

PART 06

23 **다음 중 무기질의 결핍증 연결이 옳지 않은 것은?** 21 충북

① 구리(Cu) – 빈혈
② 셀레늄(Se) – 심장기능 부전
③ 칼륨(K) – 혈액응고장애
④ 요오드(I) – 갑상선 기능저하

24 **다음에 해당하는 무기질은 무엇인가?** 21 전북보건연구사

- 부족 시 크레틴병, 갑상선비대, 점액수종이 발병한다.
- 갑상샘 호르몬의 구성성분
- 임산부와 수유부에게 공급해야 한다.

① 칼륨 ② 칼슘
③ 요오드 ④ 철

25 **다음 중 비타민에 대한 설명으로 옳지 않은 것은?** 22 부산의료기술

① 비타민 A, D, E, K는 지용성 비타민이다.
② 대부분 인체 내에서 합성하지 못하므로 식품을 통해 섭취해야 한다.
③ 지용성 비타민은 결핍 시 빠르게 증상이 나타난다.
④ 지용성 비타민은 간, 지방 등에 주로 저장된다.

PLUS

비타민

(1) 유기화합물로 생체 내에서 적은 양으로도 정상적인 성장과 건강을 유지하게 해주는 필수 성분으로 대부분 인체 내에서 합성하지 못하므로 식품을 통해 섭취하여야 한다.
(2) 일반적으로 생체 내에서 성장촉진 작용, 소화기관의 정상적인 작용, 신경의 안정성 유지, 조효소로서 체내 대사 작용 조절, 전염성 질병에 대한 저항성 등의 기능을 한다.
(3) 지용성비타민
① 비타민 A, D, E, F, K
② 기름에 용해되며 간 또는 지방조직에 저장된다.
③ 담즙을 통해서 체외로 서서히 방출되나 좀처럼 방출되지 않는다.
④ 필요량을 매일 절대적으로 공급할 필요성은 없으며 결핍 시 증세가 서서히 나타난다.
(4) 수용성비타민
① 비타민 B, C, M(폴릭산, Folic Acid)
② 물에 용해되며 일정한 양을 흡수하면 초과량은 저장하지 않는다.
③ 소변을 통해 빠르게 방출된다.
④ 매일 필요량을 절대적으로 공급해야 하며 공급하지 못하면 결핍 증세가 비교적 빠르게 나타난다.

해설

23
① 구리(Cu) – 저혈색소성 빈혈
② 셀레늄(Se) – 근육 소모, 심근증(심장기능 부전), 임신말기 결핍 시 유산·사산·조산
③ 칼륨(K) – 근육의 이완, 발육부진, 구토, 설사
④ 요오드(I) – 갑상선 기능저하, 비만증

24
요오드는 갑상샘 호르몬의 구성성분인 티록산을 형성하며 결핍 시 갑상선종, 비만증, 점액수종, 크레틴병 등을 유발한다. 임산부와 수유부, 특히 수유부에게 많이 공급해주어야 한다.

정답 23 ③ 24 ③ 25 ③

26 비타민 중 혈액응고에 관여하며 지용성 비타민에 해당하는 것은? 22 충남의료기술

① 비타민 K ② 비타민 A
③ 비타민 C ④ 비타민 D

제3절 에너지대사 및 영양 상태 판정

01 신장 150cm 이상인 사람의 비만을 측정할 때 비만측정을 위한 공식과 비만 기준으로 옳은 것은? 18 울산

① Kaup 지수 $= \frac{\text{체중(kg)}}{[\text{신장(cm)}]^2} \times 10^4$, 15 이상 비만

② Rohrer 지수 $= \frac{\text{체중(kg)}}{[\text{신장(cm)}]^3} \times 10^7$, 160 이상 비만

③ Vervaek 지수 $= \frac{\text{체중(kg)} + \text{흉위(cm)}}{\text{신장(cm)}} \times 10^2$, 82 이상 비만

④ 비만도(%) $= \frac{\text{신체중} - \text{표준체중}}{\text{표준체중}} \times 10^2$, 10% 이상 비만

02 신체계측 판정법 중 영유아 비만 판정에 주로 사용되는 지수는 무엇인가? 18 전남·전북

① Kaup 지수 ② Rohrer 지수
③ Vervaek 지수 ④ BMI

03 학령기 이후의 소아에 대한 영양상태 판정 기준으로 신장이 150cm 이상인 경우 160 이상이면 비만으로 판정하는 지수는? 19 서울

① 로렐지수(Rohrer index)
② 카우프지수(Kaup index)
③ 베르벡지수(Vervaek index)
④ 체질량지수(Body mass index)

해설

26
① 비타민 K: 혈액응고작용, 결핍 시 출혈
② 비타민 A: 시력유지, 신경계 및 생식계 가능, 결핍 시 야맹증, 안구건조증
③ 비타민 C: 항산화제, 면역기능 향상, 결핍 시 괴혈병
④ 비타민 D: 뼈의 성장과 석회화 촉진, 결핍 시 구루병, 골연화증

01
① Kaup 지수의 비만 기준은 20 이상이다.
③ 베르벡지수(Vervaek index)의 비만기준은 92 이상이다.
④ 비만도(%)는 20% 이상일 때 비만이다.

02
Kaup 지수는 영유아(5세 미만의 어린이 중 특히 2세 미만)의 비만을 판정하는 데 많이 쓰이는 지수이다.
Kaup 지수
$= \frac{\text{체중(kg)}}{[\text{신장(cm)}]^2} \times 10^4$
판정기준은 다음과 같다.
- 15 미만: 영양불량
- 15~18 미만: 정상
- 18~20 미만: 경도의 비만
- 20 이상: 비만

03
로렐지수(Rohrer index)
(1) 학령기 어린이를 대상으로 많이 이용하는 비만 판정 지수이다.
(2) Rohrer 지수
$= \frac{\text{체중(kg)}}{\text{신장(cm)}^3} \times 10^7$
(3) 판정기준: 다음과 같을 때 비만으로 판정한다.
- 신장 110~129cm: 180 이상
- 신장 130~149cm: 170 이상
- 신장 150cm 이상: 160 이상

정답 26 ① / 01 ② 02 ① 03 ①

PART 06

04 **다음 중 기초대사량에 대한 설명으로 옳지 않은 것은?** 19 경기

① 아침 일찍 공복일 때 안정된 상태로 조용히 누워있을 때 측정한다.
② 실내온도 20℃에서 최저치이다.
③ 음식물의 소화흡수 대사 과정에서 소비되는 에너지이다.
④ 생명 유지를 위한 에너지이다.

PLUS

기초대사량(BMR : Basal Metabolic Rate)

(1) 생명 유지를 위한 에너지(호흡, 대사, 체온 유지)로 개인마다 다른데, 일반적으로 체중 1kg당 한 시간에 1kcal 소요하며 나이, 임신, 영양 상태, 성별, 내분비, 체온, 기후 등의 요인에 영향을 받는다.
(2) 일반적으로 성인여자 1,200~1,400kcal, 성인남자 1,400~1,800kcal이다.
(3) 측정 : 아침 일찍 공복일 때(식후 12~18시간 지난 아침), 20℃ 실내에서 안정된 상태로 조용히 누워있을 때 측정한다.
(4) 특성
① 체표 면적이 클수록 열량이 큼(남자 > 여자)
② 발열이 있는 사람의 소요량이 큼(영아 > 성인)
③ 기온이 낮으면 소요열량이 커짐(겨울 > 여름)
④ 체온이 1℃ 상승할 때마다 기초대사량은 13% 증가
⑤ 수면 시 약 10% 감소
⑥ 항상성 유지됨
⑦ 연령이 높아질수록 BMR은 감소

05 **건강한 사람들의 1일 필요량의 중앙값으로부터 산출한 수치이며 인체필요량에 대한 과학적 근거가 충분한 경우 제정하는 한국인의 영양섭취 기준은?** 19 서울7급

① 권장섭취량 ② 평균필요량
③ 충분섭취량 ④ 상한섭취량

PLUS

영양 섭취 기준의 종류

(1) 평균 필요량(Estimated Average Requirement, EAR) : 대상 집단을 구성하는 건강한 사람들의 절반에 해당하는 사람들의 일일 필요량을 충족시키는 값으로 대상 집단의 필요량 분포치 중앙값으로부터 산출한 수치이다.
(2) 권장 섭취량(Recommended Nutrient Intake, RNI) : 성별, 연령별로 거의 모든(97~98%) 건강한 인구 집단의 영양소 필요량을 충족시키는 섭취량 추정치로서 평균 필요량에 표준편차의 2배를 더하여 정한다. 권장 섭취량 = 평균 필요량+표준편차 2배
(3) 충분 섭취량(Adequate Intake, AI)
① 평균 필요량과 권장 섭취량을 구할 수 없을 때 설정, 즉 영양소 필요량에 대한 정확한 자료가 부족하거나 필요량의 중앙값과 표준편차를 구하기 어려운 경우 설정하게 된다. 주로 역학 조사에서 관찰된 건강한 사람들의 영양소 섭취량의 중앙값을 기준으로 정한다.
② 한국인 영양 섭취 기준에서 성인을 기준으로 충분 섭취량이 설정된 영양소 : 식이섬유, 수분, 비타민 E, 비타민 K, 판토텐산, 나트륨, 염소, 칼륨, 불소 망간 등 10가지
(4) 상한 섭취량(Tolerable Upper Intake Level, UL) : 인체 건강에 유해 영향이 나타나지 않는 최대 영양소 섭취 수준이다. 과량 섭취 시 건강에 악영향의 위험이 있다는 자료가 있는 경우에 설정이 가능하다.

해설

04
③ 음식물의 소화흡수 대사 과정에서 소비되는 에너지는 특이동적대사이다.

정답 04 ③ 05 ②

06 **영유아기부터 학령기 전반까지 사용되는 비만 판정지수로서 20 이상인 경우 소아비만으로 판단하는 신체계측 지수는?** 19 경기의료기술(11월)

① 카우프지수 ② 뢰러지수
③ 비만도지수 ④ 체질량지수

07 **영양섭취기준에 대한 설명으로 옳지 않은 것은?** 19 경북보건연구사

① 평균필요량은 건강한 사람들의 절반에 해당하는 사람들의 일일필요량을 충족시키는 값으로 대상 집단의 필요량 분포치 중앙값으로부터 산출한 수치이다.
② 권장섭취량은 평균필요량에 표준편차의 2배를 더한 값이다.
③ 충분섭취량은 평균필요량과 권장섭취량을 구할 수 없을 때 설정한다.
④ 상한섭취량은 인체 건강에 유해 영향이 나타나지 않는 최소 영양소 섭취 기준이다.

08 **한국인의 4대 영양섭취 기준에 해당하지 않는 것은?** 19 충남보건연구사

① 하한섭취량 ② 필요섭취량
③ 충분섭취량 ④ 권장섭취량

PLUS

영양 섭취 기준의 종류

(1) 평균 필요량(Estimated Average Requirement, EAR): 대상 집단을 구성하는 건강한 사람들의 절반에 해당하는 사람들의 일일 필요량을 충족시키는 값으로 대상 집단의 필요량 분포치 중앙값으로부터 산출한 수치이다.
(2) 권장 섭취량(Recommended Nutrient Intake, RNI): 성별, 연령별로 거의 모든(97~98%) 건강한 인구 집단의 영양소 필요량을 충족시키는 섭취량 추정치로서 평균 필요량에 표준편차의 2배를 더하여 정한다. 권장 섭취량 = 평균 필요량+표준편차 2배
(3) 충분 섭취량(Adequate Intake, AI)
① 평균 필요량과 권장 섭취량을 구할 수 없을 때 설정, 즉 영양소 필요량에 대한 정확한 자료가 부족하거나 필요량의 중앙값과 표준편차를 구하기 어려운 경우 설정하게 된다. 주로 역학 조사에서 관찰된 건강한 사람들의 영양소 섭취량의 중앙값을 기준으로 정한다.
② 한국인 영양 섭취 기준에서 성인을 기준으로 충분 섭취량이 설정된 영양소: 식이섬유, 수분, 비타민 E, 비타민 K, 판토텐산, 나트륨, 염소, 칼륨, 불소 망간 등 10가지
(4) 상한 섭취량(Tolerable Upper Intake Level, UL): 인체 건강에 유해 영향이 나타나지 않는 최대 영양소 섭취 수준이다. 과량 섭취 시 건강에 악영향의 위험이 있다는 자료가 있는 경우에 설정이 가능하다.

해설

06
① 카우프(Kaup)지수: 영유아(5세 미만의 어린이 중 특히 2세 미만)의 비만을 정하는 데 많이 쓰이는 지수
Kaup 지수
$= \frac{\text{체중(kg)}}{[\text{신장(cm)}]^2} \times 10^4$
② 뢰러(Rohrer)지수: 학령기 어린이를 대상으로 많이 이용
Rohrer 지수
$= \frac{\text{체중(kg)}}{[\text{신장(cm)}]^3} \times 10^7$
③ 비만도지수는 표준체중 대비 비만도를 계산하는 방법이다.
비만도(%)
$= \frac{\text{실체중} - \text{표준체중}}{\text{표준체중}} \times 10^2$
④ 체질량지수는 신장과 체중을 이용하여 산출한 지수이다.
체질량지수
$= \frac{\text{체중(kg)}}{\text{신장(cm)}^2}$

07
상한섭취량은 인체 건강에 유해 영향이 나타나지 않는 최대 영양소 섭취 기준이다.

정답 06 ① 07 ④ 08 ①

PART 06

09 **비만을 측정하는 신체계측방법에 대한 설명으로 옳은 것은?** 20 경북

① Kaup 지수 $= \frac{체중(kg)}{[신장(cm)]^2} \times 10^4$

② Kaup 지수는 학령기 이후의 비만을 판정하는 데 많이 쓰인다.

③ Rohrer 지수는 영유아의 비만을 판정하는 데 많이 쓰인다.

④ Rohrer 지수 $= \frac{체중(kg)+흉위(cm)}{신장(cm)} \times 10^2$

10 **체중과 흉위를 이용하여 비만도를 측정하며 92 이상 비만으로 판정하는 지수는 무엇인가?** 20 광주 · 전남 · 전북

① 카우프(Kaup) 지수　② 로렐(Rohrer) 지수

③ 베르벡(Vervaek) 지수　④ 브로카(Broca's) 지수

11 **다음 중 기초대사율(BMR)에 대한 설명으로 옳지 않은 것은?** 20 대구

① 생명을 유지하는 데 필요한 최소한의 에너지량이다.

② 나이 성별 영양상태에 따라 달라질 수 있다.

③ 아침식사 후 30분 뒤 측정한다.

④ 호흡 및 혈액순환 체온유지를 위해 필요한 에너지량이다.

PLUS

기초대사량(BMR; Basal Metabolic Rate)

(1) 생명 유지를 위한 에너지(호흡, 대사, 체온 유지)로 개인마다 다른데, 일반적으로 체중 1kg당 한 시간에 1kcal 소요하며 나이, 임신 영양 상태, 성별, 내분비, 체온, 기후 등의 요인에 영향을 받는다.

(2) 일반적으로 성인여자 1,200~1,400kcal, 성인남자 1,400~1,800kcal이다.

(3) 측정: 아침 일찍 공복일 때(식후 12~18시간 지난 아침), 20℃ 실내에서 안정된 상태로 조용히 누워 있을 때 측정한다.

(4) 특성

① 체표 면적이 클수록 열량이 큼(남자 > 여자)

② 발열이 있는 사람의 소요량이 큼(영아 > 성인)

③ 기온이 낮으면 소요열량이 커짐(겨울 > 여름)

④ 체온이 1℃ 상승할 때마다 기초대사량은 13% 증가

⑤ 수면 시 약 10% 감소

⑥ 항상성 유지됨

⑦ 연령이 높아질수록 BMR은 감소

해설

09

② Kaup 지수는 영유아의 비만을 판정하는 데 많이 쓰인다.

③ Rohrer 지수는 학령기 아동의 비만을 판정하는 데 많이 쓰인다.

④ Rohrer 지수 $= \frac{체중(kg)}{[신장(cm)]^3} \times 10^7$

10

① Kaup 지수 $= \frac{체중(kg)}{[신장(cm)]^2} \times 10^4$

② Rohrer 지수 $= \frac{체중(kg)}{[신장(cm)]^3} \times 10^7$

③ 베르벡(Vervaek) 지수 $= \frac{체중(kg)+흉위(cm)}{신장(cm)} \times 10^2$

82 이하 마른 상태, 92 이상 비만

④ Broca's Index 표준체중: 동일연령, 동일한 성에 있어서 사망률이 가장 낮은 체중을 의미

- 신장 160cm 이상인 경우: [신장(cm)−100]×0.9
- 신장 150.1~159.9cm인 경우: [(신장(cm)−150)/2]+50
- 신장 150cm 이하인 경우: 신장(cm)−100

정답 09 ① 10 ③ 11 ③

12 **학령기 어린이의 영양상태를 판정할 때 유용한 판정법은?** 20 부산

① Kaup 지수 ② Rohrer 지수
③ BMI 지수 ④ Broca's 지수

13 **키 170cm에 78kg인 사람의 BMI는? (소숫점은 반올림하시오.)** 20 인천

① 27 ② 24
③ 26 ④ 29

14 **신체계측지수 중 2세 미만 영유아를 측정하는 데 가장 적합한 방법은 무엇인가?** 20 대전보건연구사

① 카우프 지수 ② 뢰러 지수
③ 베르벡 지수 ④ BMI

15 **영양섭취 기준에 대한 설명으로 옳지 않은 것은?** 20 대전보건연구사

① 평균필요량은 건강한 사람들의 절반에 해당하는 사람들의 일일 필요량을 충족시키는 값으로 대상 집단의 필요량 분포치 중앙값으로부터 산출한 수치이다.
② 권장섭취량은 거의 모든(97~98%) 건강한 인구 집단의 영양소 필요량을 충족시키는 섭취량 추정치이다.
③ 충분섭취량은 영양소 필요량에 대한 자료가 정확할 때 필요량의 중앙값과 표준편차를 통해 산출한다.
④ 상한섭취량은 인체 건강에 유해 영향이 나타나지 않는 최대 영양소 섭취 수준이다.

해설

12
Rohrer 지수
(1) 학령기 어린이를 대상으로 많이 이용
(2) Rohrer 지수

$$= \frac{\text{체중(kg)}}{[\text{신장(cm)}]^3} \times 10^7$$

(3) 판정기준: 다음과 같을 때 비만으로 판정한다.
- 신장 110~129cm: 180 이상
- 신장 130~149cm: 170 이상
- 신장 150cm 이상: 160 이상

13

$$\text{BMI} = \frac{\text{체중(kg)}}{\text{신장(cm)}^2} = \frac{78}{1.72} = 26.989$$

14
Kaup 지수
(1) 영유아(5세 미만의 어린이 중 특히 2세 미만)의 비만을 판정하는 데 많이 쓰이는 지수
(2) Kaup 지수

$$= \frac{\text{체중(kg)}}{[\text{신장(cm)}]^2} \times 10^4$$

(3) 판정기준
① 15 미만: 영양불량
② 15~18 미만: 정상
③ 18~20 미만: 경도의 비만
④ 20 이상: 비만

정답 12 ② 13 ① 14 ① 15 ③

PART 06

PLUS

영양섭취기준

(1) 평균 필요량(Estimated Average Requirement, EAR) : 대상 집단을 구성하는 건강한 사람들의 절반에 해당하는 사람들의 일일 필요량을 충족시키는 값으로 대상 집단의 필요량 분포치 중앙값으로부터 산출한 수치이다.

(2) 권장 섭취량(Recommended Nutrient Intake, RNI) : 성별, 연령별로 거의 모든(97~98%) 건강한 인구 집단의 영양소 필요량을 충족시키는 섭취량 추정치로서 평균 필요량에 표준편차의 2배를 더하여 정한다. 권장 섭취량 = 평균 필요량+표준편차 2배

(3) 충분 섭취량(Adequate Intake, AI)
   ① 평균 필요량과 권장 섭취량을 구할 수 없을 때 설정, 즉 영양소 필요량에 대한 정확한 자료가 부족하거나 필요량의 중앙값과 표준편차를 구하기 어려운 경우 설정하게 된다. 주로 역학 조사에서 관찰된 건강한 사람들의 영양소 섭취량의 중앙값을 기준으로 정한다.
   ② 한국인 영양 섭취 기준에서 성인을 기준으로 충분 섭취량이 설정된 영양소 : 식이섬유, 수분, 비타민 E, 비타민 K, 판토텐산, 나트륨, 염소, 칼륨, 불소 망간 등 10가지

(4) 상한 섭취량(Tolerable Upper Intake Level, UL) : 인체 건강에 유해 영향이 나타나지 않는 최대 영양소 섭취 수준이다. 과량 섭취 시 건강에 악영향의 위험이 있다는 자료가 있는 경우에 설정이 가능하다.

16 **다음은 60세 여성의 신체 계측 결과이다. 옳지 않은 것은?** 20 인천

신장 160cm, 체중 80kg, 허리둘레 90cm, 엉덩이둘레 80cm

① 이 여성의 체질량지수는 31.3이다.
② 이 여성은 2단계 복부비만이다.
③ 이 여성의 비만도는 48.1%이다.
④ 이 여성의 WHR은 1.13이다.

PLUS

① 체질량지수 = kg/m^2 = 80/2.56 = 31.3
② 이 여성은 복부비만이 아닌 BMI에 따른 2단계 비만에 해당한다.
비만단계(대한비만학회)

BMI	판정
18.5 미만	저체중
18.5~22.9	정상
23~24.9	비만 전단계
25~29.9	1단계 비만
30~34.9	2단계 비만
35 이상	3단계 비만

③ 비만도 : 표준체중(신장 160cm 이상인 경우) = [신장(cm)−100]×0.9 = 54kg
비만도 = (실체중−표준체중)/표준체중×100 = (80−54)/54×100 = 48.1%
④ 복부비만 측정(WHR) = 허리둘레/엉덩이둘레 = 1.13
- 남자는 0.91 이상일 때, 여자는 0.83 이상일 때 비만
- 국민고혈압사업단 제시 기준 : 남자 1 이상일 때, 여자 0.85 이상일 때 복부비만
- WHO 기준 : 남자 0.91 이상일 때, 여자 0.86 이상일 때 복부비만

해설

정답 16 ②

17 **영양섭취 기준 중 일일 평균필요량에 표준편차를 2배 더하여 구하는 것은?** 21 경기의료기술(2월)

① 충분섭취량 ② 상한섭취량
③ 권장섭취량 ④ 평균섭취량

PLUS

영양섭취기준

(1) 평균 필요량(Estimated Average Requirement, EAR) : 대상 집단을 구성하는 건강한 사람들의 절반에 해당하는 사람들의 일일 필요량을 충족시키는 값으로 대상 집단의 필요량 분포치 중앙값으로부터 산출한 수치이다.
(2) 권장 섭취량(Recommended Nutrient Intake, RNI) : 성별, 연령별로 거의 모든(97~98%) 건강한 인구 집단의 영양소 필요량을 충족시키는 섭취량 추정치로서 평균 필요량에 표준편차의 2배를 더하여 정한다. 권장 섭취량 = 평균 필요량+표준편차 2배
(3) 충분 섭취량(Adequate Intake, AI)
① 평균 필요량과 권장 섭취량을 구할 수 없을 때 설정, 즉 영양소 필요량에 대한 정확한 자료가 부족하거나 필요량의 중앙값과 표준편차를 구하기 어려운 경우 설정하게 된다. 주로 역학 조사에서 관찰된 건강한 사람들의 영양소 섭취량의 중앙값을 기준으로 정한다.
② 한국인 영양 섭취 기준에서 성인을 기준으로 충분 섭취량이 설정된 영양소 : 식이섬유, 수분, 비타민 E, 비타민 K, 판토텐산, 나트륨, 염소, 칼륨, 불소 망간 등 10가지
(4) 상한 섭취량(Tolerable Upper Intake Level, UL) : 인체 건강에 유해 영향이 나타나지 않는 최대 영양소 섭취 수준이다. 과량 섭취 시 건강에 악영향의 위험이 있다는 자료가 있는 경우에 설정이 가능하다.

18 **음식물을 섭취한 후 소화흡수 대사 과정에서 에너지가 소비되는 현상을 의미하는 것은?** 21 제주의료기술(5월)

① 특이동적대사 작용 ② 기초대사 작용
③ 근로대사 작용 ④ 노동대사 작용

19 **다음 중 비만 지표로 사용하지 않는 것은?** 21 강원

① 카우프 지수 ② BMI
③ 베르벡 지수 ④ 기초대사량

20 **순수한 단백질 200g, 지방 40g, 탄수화물 50g을 섭취하였을 때 총 kcal는 얼마인가?** 21 경기

① 1,360kcal ② 1,410kcal
③ 1,610kcal ④ 2,160kcal

해설

18
특이동적 대사(SDA : Specific Dynamic Action)는 음식물의 소화흡수 대사 과정에서 에너지가 소비되는 현상으로 음식을 섭취한 후 2~3시간에 최고치에 도달(열생산량)하며 점차 감소하면서 12~18시간 지속된다.

19
기초대사량이란 생명유지(호흡, 대사, 체온유지 등)를 위해 사용되는 에너지를 의미한다.

20
영양소의 기능 중 열량소는 활동에 필요한 에너지를 공급하고 몸을 따뜻하게 유지시키는 영양소로 탄수화물(1g당 4kcal), 단백질(1g당 4kcal), 지방(1g당 9kcal)이 해당된다.
- 단백질 200g×4kcal = 800kcal
- 지방 40g×9kcal = 360kcal
- 탄수화물 50g×4kcal = 200kcal
- 총 kcal×800+360+200 = 1,360kcal

정답 17 ③ 18 ① 19 ④ 20 ①

PART 06

21 **영양섭취 기준에 대한 설명으로 옳지 않은 것은?** 21 부산

① 평균필요량은 건강한 사람들의 섭취량의 최빈값을 통해 구한다.
② 충분섭취량은 건강한 사람들의 섭취량을 통해 구한다.
③ 상한섭취량은 최대 무해 용량이다.
④ 권장섭취량은 평균 필요량에 표준편차의 2배를 더한 값이다.

22 **영양소 필요량을 추정하기 위한 과학적인 근거가 부족할 경우, 인구집단의 건강 유지를 위해 정하는 기준은 무엇인가?** 21 복지부

① 권장섭취량
② 평균필요량
③ 충분섭취량
④ 상한섭취량
⑤ 에너지적정비율

PLUS

영양 섭취 기준의 종류

(1) 평균 필요량(Estimated Average Requirement, EAR) : 대상 집단을 구성하는 건강한 사람들의 절반에 해당하는 사람들의 일일 필요량을 충족시키는 값으로 대상 집단의 필요량 분포치 중앙값으로부터 산출한 수치이다.
(2) 권장 섭취량(Recommended Nutrient Intake, RNI) : 성별, 연령별로 거의 모든(97~98%) 건강한 인구 집단의 영양소 필요량을 충족시키는 섭취량 추정치로써 평균 필요량에 표준편차의 2배를 더하여 정한다. 권장 섭취량 = 평균 필요량+표준편차 2배
(3) 충분 섭취량(Adequate Intake, AI)
  ① 평균 필요량과 권장 섭취량을 구할 수 없을 때 설정, 즉 영양소 필요량에 대한 정확한 자료가 부족하거나 필요량의 중앙값과 표준편차를 구하기 어려운 경우 설정하게 된다. 주로 역학 조사에서 관찰된 건강한 사람들의 영양소 섭취량의 중앙값을 기준으로 정한다.
  ② 한국인 영양 섭취 기준에서 성인을 기준으로 충분 섭취량이 설정된 영양소 : 식이섬유, 수분, 비타민 E, 비타민 K, 판토텐산, 나트륨, 염소, 칼륨, 불소 망간 등 10가지
(4) 상한 섭취량(Tolerable Upper Intake Level, UL) : 인체 건강에 유해 영향이 나타나지 않는 최대 영양소 섭취 수준이다. 과량 섭취 시 건강에 악영향의 위험이 있다는 자료가 있는 경우에 설정이 가능하다.

23 **한국인의 영양소 섭취기준에 대한 설명 중 옳은 것은?** 21 경기보건연구사

① 권장섭취량은 영양소 필요량에 대한 정확한 자료가 부족할 때 설정한다.
② 평균필요량은 인구집단의 약 97~98%에 해당하는 사람들의 영양소 필요량을 충족시키는 섭취수준이다.
③ 탄수화물은 에너지원으로 사용된다.
④ 상한섭취량은 모든 영양소에 대해 설정한다.

해설

23
① 충분섭취량은 영양소 필요량에 대한 정확한 자료가 부족할 때 설정한다.
② 권장섭취량은 인구집단의 약 97~98%에 해당하는 사람들의 영양소 필요량을 충족시키는 섭취수준이다.
③ 탄수화물은 C, H, O로 구성되며 당질을 함유한 식품을 섭취하면 소화 작용을 통해 포도당으로 분해·흡수된다. 포도당으로 되어 체내에 열량을 공급하고 남은 탄수화물은 글리코겐으로 간과 근육에 저장되고 일부는 지방으로 저장된다.
④ 상한섭취량은 인체 건강에 유해 영향이 나타나지 않는 최대 영양소 섭취 수준이다. 과량 섭취 시 건강에 악영향의 위험이 있다는 자료가 있는 경우에 설정이 가능하다.

정답 21 ① 22 ③ 23 ③

24 **다음 중 영양상태 판정 지표에 대한 내용으로 옳지 않은 것은?**

21 세종보건연구사

① Kaup 지수는 영유아의 비만을 판정하는 데 많이 쓰이며 20 이상이면 비만, 15 미만이면 영양불량 상태이다.

② Broca's index 표준체중은 신장이 150km 이상 160cm 미만인 경우 [(신장(cm)−150)/2]+40으로 계산한다.

③ Kaup 지수는 $\frac{\text{체중(kg)}}{[\text{신장(cm)}]^2} \times 10^4$으로 계산한다.

④ Rohrer 지수는 $\frac{\text{체중(kg)}}{[\text{신장(cm)}]^3} \times 10^7$으로 계산한다.

25 **다음 중 영양섭취 기준에 대한 설명으로 옳지 않은 것은?** 21 광주

① 평균필요량은 대상 집단의 필요량 분포치 중앙값으로부터 산출한 수치이다.

② 권장섭취량은 평균 필요량에 표준편차의 2배를 더하여 정한다.

③ 상한 섭취량은 유해영향이 나타나지 않는 최대 영양소 섭취수준이다.

④ 충분 섭취량은 평균필요량에 권장섭취량을 더하여 구한 값이다.

PLUS

영양 섭취 기준의 종류

(1) 평균 필요량(Estimated Average Requirement, EAR) : 대상 집단을 구성하는 건강한 사람들의 절반에 해당하는 사람들의 일일 필요량을 충족시키는 값으로 대상 집단의 필요량 분포치 중앙값으로부터 산출한 수치이다.

(2) 권장 섭취량(Recommended Nutrient Intake, RNI) : 성별, 연령별로 거의 모든(97~98%) 건강한 인구 집단의 영양소 필요량을 충족시키는 섭취량 추정치로써 평균 필요량에 표준편차의 2배를 더하여 정한다. 권장 섭취량 = 평균 필요량+표준편차 2배

(3) 충분 섭취량(Adequate Intake, AI)

① 평균 필요량과 권장 섭취량을 구할 수 없을 때 설정, 즉 영양소 필요량에 대한 정확한 자료가 부족하거나 필요량의 중앙값과 표준편차를 구하기 어려운 경우 설정하게 된다. 주로 역학 조사에서 관찰된 건강한 사람들의 영양소 섭취량의 중앙값을 기준으로 정한다.

② 한국인 영양 섭취 기준에서 성인을 기준으로 충분 섭취량이 설정된 영양소 : 식이섬유, 수분, 비타민 E, 비타민 K, 판토텐산, 나트륨, 염소, 칼륨, 불소 망간 등 10가지

(4) 상한 섭취량(Tolerable Upper Intake Level, UL) : 인체 건강에 유해 영향이 나타나지 않는 최대 영양소 섭취 수준이다. 과량 섭취 시 건강에 악영향의 위험이 있다는 자료가 있는 경우에 설정이 가능하다.

해설

24

Broca's Index 표준체중 : 동일연령, 동일한 성에 있어서 사망률이 가장 낮은 체중을 의미하는데, 표준체중의 산출은 신장에 따라 달리 계산하는 변형된 Broca법이 자주 이용된다.

- 신장 160cm 이상인 경우 : [신장(cm)−100]×0.9
- 신장 150.1~159.9cm인 경우 : [(신장(cm)−150)/2]+50
- 신장 150cm 이하인 경우 : 신장(cm)−100

정답 24 ② 25 ④

PART 06

26 다음 중 특이동적대사에 대한 설명으로 옳지 않은 것은? 22 전북의료기술

① 안정적 상태에서 소비되는 에너지인 기초대사량의 1.1~1.2배 정도이다.
② 특이동적대사에서 지방은 3~4%를 차지한다.
③ 단백질은 에너지원으로 효율이 낮다.
④ 식품섭취에 따른 대사항진을 의미한다.

PLUS

특이동적 대사(SDA; Specific Dynamic Action)
(1) 음식물의 소화흡수 대사 과정에서 에너지가 소비되는 현상(대사항진)이다.
(2) 음식을 섭취한 후 2~3시간에 최고치에 도달(열 생산량)하며 점차 감소하면서 12~18시간 지속된다.
(3) 특이동적 작용은 식품의 종류에 따라 다른데 혼합식의 경우 10% 전후의 대사항진이 있다.
(4) 단백질은 20~30%, 탄수화물은 4~9%, 지방은 4% 전후의 대사항진이 있다.
(5) 단백질 식품 25g을 섭취했을 때 100kcal가 생산되지만 30%는 소화흡수 등에 이용되기 때문에 30kcal(30%)가 기초대사량의 항진에 사용된다.

27 신체계측법 중 (A)는 영유아 비판 판정에 사용되고, (B)는 성인의 비만 판정에 사용된다. 다음 중 옳은 것은? 21 광주보건연구사

	(A)	(B)
①	Rohrer 지수	Kaup 지수
②	Kaup 지수	Broca 지수
③	Kaup 지수	Rohrer 지수
④	Broca 지수	Rohrer 지수

28 다음에서 설명하는 성인 남녀의 비만 측정을 위한 지수는 무엇인가? 22 전북의료기술

- 남자: (신장cm－100)×0.9
- 여자: (신장cm－100)×0.85

① 카우프 지수　② 로렐 지수
③ 브로카 지수　④ 베르벡 지수

해설

27
(1) Kaup 지수: 영유아(5세 미만의 어린이 중 특히 2세 미만)의 비만을 판정하는 데 많이 쓰이는 지수이다.
(2) Broca's 지수: Broca's 표준체중 대비 비만도지수는 성인의 비만판정에 주로 사용된다. 표준체중은 동일연령, 동일한 성에 있어서 사망률이 가장 낮은 체중을 의미하는데, 표준체중의 산출은 신장에 따라 달리 계산하는 변형된 Broca법이 자주 이용된다.
(3) Rohrer 지수: 학령기 어린이를 대상으로 많이 이용한다.

28
① Kaup 지수
$$= \frac{\text{체중(kg)}}{[\text{신장(cm)}]^2} \times 10^4$$
② Rohrer 지수
$$= \frac{\text{체중(kg)}}{[\text{신장(cm)}]^3} \times 10^7$$
④ Vervaek 지수
$$= \frac{\text{체중(kg)} + \text{흉위(cm)}}{\text{신장(cm)}} \times 10^2$$

정답 26 ③ 27 ② 28 ③

PLUS

Broca's Index 표준체중

(1) 동일연령, 동일한 성에 있어서 사망률이 가장 낮은 체중을 의미하는데 표준체중의 산출은 신장에 따라 달리 계산하는 변형된 Broca법이 자주 이용된다.
① 신장 160cm 이상인 경우: [신장(cm)−100]×0.9
② 신장 150.1~159.9cm인 경우: [신장(cm)−150)/2]+50
③ 신장 150cm 이하인 경우: 신장(cm)−100

(2) 브로카지수는 서양인을 대상으로 개발한 것이기 때문에 동양인에게 적용시 Katsura가 수정한 지수를 사용할 수 있다.
① 남자: (신장cm−100)×0.9
② 여자: (신장cm−100)×0.85

29 **에너지대사에 대한 설명으로 옳지 않은 것은?** 22 강원의료기술(10월)

① 기초대사량은 호흡, 대사, 체온유지 등 생명 유지를 위해 사용되는 에너지의 양이다.
② 기초대사량은 나이, 영양상태, 성별, 체온, 기후 등의 영향을 받지 않는다.
③ 특이동적대사는 음식물을 소화흡수하는 과정에서 항진되는 대사량이다.
④ 단백질은 20~30%의 대사항진이 있다.

PLUS

특이동적 대사(SDA; Specific Dynamic Action)

(1) 음식물의 소화흡수 대사 과정에서 에너지가 소비되는 현상(대사항진)이다.
(2) 음식을 섭취한 후 2~3시간에 최고치에 도달(열 생산량)하며 점차 감소하면서 12~18시간 지속된다.
(3) 특이동적 작용은 식품의 종류에 따라 다른데 혼합식의 경우 10% 전후의 대사항진이 있다.
(4) 단백질은 20~30%, 탄수화물은 4~9%, 지방은 49% 전후의 대사항진이 있다.

30 **신체계측방법 중 영유아의 비만을 판정하는 데 주로 사용되는 것은?** 22 강원의료기술(10월)

① Kaup 지수 ② Rohrer 지수
③ Vervaek 지수 ④ BMI 지수

해설

29
기초대사량
(BMR: Basal Metabolic Rate)
(1) 생명 유지를 위한 에너지(호흡, 대사, 체온 유지)로 개인마다 다른데, 일반적으로 체중 1kg 당 한 시간에 1kcal 소요하며 나이, 임신, 영양 상태, 성별, 내분비, 체온, 기후 등의 요인에 영향을 받는다.
(2) 일반적으로 성인여자 1200~1,400kcal, 성인남자 1,400~1,800kcal이다.
(3) 측정: 아침 일찍 공복일 때(식후 12~18시간 지난 아침), 20℃ 실내에서 안정된 상태로 조용히 누워 있을 때 측정한다.

30
Kaup 지수
(1) 영유아(5세 미만의 어린이 중 특히 2세 미만)의 비만을 판정하는 데 많이 쓰이는 지수
(2) Kaup 지수
$$=\frac{\text{체중(kg)}}{[\text{신장(cm)}]^2}\times 10^4$$
(3) 판정기준
① 15 미만: 영양불량
② 15~18 미만: 정상
③ 18~20 미만: 경도의 비만
④ 20 이상: 비만

정답 29 ② 30 ①

PART 06

신희원 공중보건

단원별 기출문제집

Part

07

인구보건과 모자보건

인구보건

제1절 인구의 이해

01 이론적 인구분류의 유형에 대한 설명이 옳지 않은 것은?

① 봉쇄인구(Closed Population) – 인구이동이 전혀 일어나지 않는 인구로 자연증가요인인 출생과 사망에 의해서만 변동하는 인구이다.
② 안정인구(Stable Population) – 봉쇄인구에 있어서 인구의 사회증가율이 일정한 특수한 경우이다.
③ 준안정인구(Quasi-stable Population) – 인구이동이 일어나지 않는 인구에서 연령별 출생인구만 일정한 경우이다.
④ 정지인구(Stationary Population) – 안정인구에 있어서 출생과 사망이 동일하여 인구의 자연증가가 전혀 일어나지 않는 인구이다.

02 인구성장단계에서 출생률이 사망률보다 작은 경우에 해당하는 인구증가 유형은? 18 경북

① 인구성장 감소형
② 인구성장 둔화형
③ 인구정지형
④ 인구감소형

03 인구피라미드에서 15세 미만 인구가 65세 이상 인구의 2배 이하가 되는 인구유형은 무엇인가? 18 강원

① 피라미드형
② 종형
③ 항아리형
④ 기타형

PLUS

피라미드형	0~14세 > 65세 이상×2
벨형(종형)	0~14세 = 65세 이상×2
항아리형	0~14세 < 65세 이상×2
별형	15~64세 생산층 인구 > 50%
기타형 (호로형, 표주박형)	15~64세 생산층 인구 < 50%

해설

01

인구증가

- 인구증가 = 자연증가(출생−사망) +사회증가(전입−전출)
- 인구증가율 = $\frac{\text{자연증가+사회증가}}{\text{인구}}$ ×1,000

정답 01 ② 02 ④ 03 ③

04 주어진 여건 속에서 최대의 생산성을 유지하며, 최고의 생활 수준이 주어질 때 실질소득을 최대로 할 수 있다는 인구론을 주장한 학자는 누구인가? 18 전남 · 전북

① Malthus ② E. Cannan
③ Francis Place ④ Alfred J. Lotka

05 다음 중 인구와 자원과의 관련성에 근거한 이론으로 그 나라의 사회, 경제적인 여건하에 국민 개개인이 최대의 생산성을 유지하여 최고의 삶의 질을 유지할 수 있는 인구를 뜻하는 인구이론은? 19 경기의료기술

① 안정인구론 ② 적정인구론
③ 정지인구론 ④ 멜서스 주의

06 인구구조를 나타내는 인구피라미드에서 출생률보다 사망률이 높아 14세 이하 인구가 65세 이상 인구의 2배 이하인 유형은? 19 경기

① 항아리 ② 종형
③ 피라미드형 ④ 기타형

PLUS

인구구조의 유형(인구피라미드)

피라미드형	0~14세 > 65세 이상×2
벨형(종형)	0~14세 = 65세 이상×2
항아리형	0~14세 < 65세 이상×2

07 인구피라미드 모형 중 15세 미만 인구가 65세 이상 인구의 2배정도인 경우는? 19 경남

① 항아리형 ② 종형
③ 별형 ④ 피라미드형

PLUS

피라미드형	0~14세 > 65세 이상×2
벨형(종형)	0~14세 = 65세 이상×2
항아리형	0~14세 < 65세 이상×2

해설

04
적정인구론
(Optimum Population Theory)

적정인구론 캐넌(E. Cannan)
• 인구와 자원과의 관련성에 근거하여 인구과잉을 식량에만 국한할 것이 아니라고 함 • 그 나라의 사회 · 경제적인 여건에 근거하여 국민 개개인이 최대의 생산성을 유지하여 최고의 삶의 질을 유지할 수 있는 인구 • 나라의 1인당 소득이나 생산성이 최대가 될 수 있는 인구규모

05

적정 인구론	국민 개개인이 최대의 생산성을 유지하여 최고의 삶의 질을 유지할 수 있는 인구 나라의 1인당 소득이나 생산성이 최대가 될 수 있는 인구규모
안정 인구론	인구이동이 없는 폐쇄인구에서 어느 지역 인구의 성별, 각 연령별 사망률과 가임여성의 연령별 출생률이 변하지 않고 오랫동안 지속되면, 인구규모는 변하지만 인구구조는 변하지 않고 일정한 인구를 유지한다는 것
정지 인구론	출생률과 사망률이 동일하여 인구증가율이 '0'인 상태

정답 04 ② 05 ② 06 ① 07 ②

08 **C. P. Blacker의 인구성장 이론에 따른 단계로 옳은 것은?** 19 경남

① 저위정지기 – 초기확장기 – 후기확장기 – 고위정지기 – 감소기
② 고위정지기 – 초기확장기 – 후기확장기 – 저위정지기 – 감소기
③ 초기확장기 – 저위정지기 – 후기확장기 – 고위정지기 – 감소기
④ 저위정지기 – 고위정지기 – 초기확장기 – 후기확장기 – 감소기

PLUS

인구성장 5단계(블래커 C. P. Blacker의 분류)

고위정지기	고출생률과 고사망률, 인구정지형, 인구증가 잠재력을 가짐. 후진국형 인구형태
초기확장기	고출생률과 저사망률, 인구증가형, 경제개발 초기국가들의 인구형태
후기확장기	저출생률과 저사망률, 인구성장 둔화형, 산업사회와 핵가족
저위정지기	출생률과 사망률이 최저, 인구성장 정지형
감퇴기	출생률이 사망률보다 낮은 인구감소형

09 **인구구조의 형태를 나타내는 인구피라미드에 대한 설명으로 옳은 것은?** 19 인천

① 피라미드형 출산율이 높고 사망률이 낮은 유형으로 0세에서 14세 이하 인구가 65세 이상 인구보다 2배 이상 많다.
② 종형은 출산율과 사망률이 모두 낮은 유형으로 6세에서 14세 이하 인구와 65세 이상 인구가 거의 같다.
③ 항아리형 출산율이 사망률보다 높은 유형으로 0세에서 14세 이하 인구가 65세 이상 인구의 2배 이하이다.
④ 별형 생산층 인구가 전체 인구의 50% 이하이다.

PLUS

피라미드형	0~14세 > 65세 이상×2
벨형(종형)	0~14세 = 65세 이상×2
항아리형	0~14세 < 65세 이상×2
별형	15~64세 생산층 인구 > 50%
기타형 (호로형, 표주박형)	15~64세 생산층 인구 < 50%

10 **성별 · 연령별 인구구성의 모양을 그래프로 나타낸 것을 인구 피라미드라고 부른다. 출생률과 사망률이 모두 낮아 정체 인구가 되는 단계로 0~14세 인구가 65세 이상 인구의 2배가 되는 인구 피라미드 모형은?** 19 서울

① 종형 ② 항아리형
③ 피라미드형 ④ 표주박형

해설

정답 08 ② 09 ① 10 ①

PLUS

피라미드형	0~14세 > 65세 이상×2
벨형(종형)	0~14세 = 65세 이상×2
항아리형	0~14세 < 65세 이상×2
별형	15~64세 생산층 인구 > 50%
기타형 (호로형, 표주박형)	15~64세 생산층 인구 < 50%

11 **C. P. Blacker의 인구변천 5단계 중 저출생률에 저사망률의 경향을 나타내는 단계로, 산업의 발달과 핵가족화 경향이 있는 국가들의 인구형태는?** 19 강원

① 고위정지기 ② 저위정지기
③ 초기확장기 ④ 후기확장기

PLUS

인구성장 5단계(블래커 C. P. Blacker의 분류)

고위정지기	고출생률과 고사망률, 인구정지형, 인구증가 잠재력을 가짐. 후진국형 인구형태
초기확장기	고출생률과 저사망률, 인구증가형, 경제개발 초기국가들의 인구형태
후기확장기	저출생률과 저사망률, 인구성장 둔화형, 산업사회와 핵가족
저위정지기	출생률과 사망률이 최저, 인구성장 정지형
감퇴기	출생률이 사망률보다 낮은 인구감소형

12 **다음 중 인구모형에 대한 설명으로 옳은 것은?** 19 충남

① 피라미드 모형은 출생률과 사망률이 낮고 14세 이하 인구가 65세 이상 인구의 50% 이상이다.
② 별 모형은 인구 유입형으로 생산층 인구가 전체 인구의 50% 이상이다.
③ 종 모형은 인구감소형으로 14세 이하 인구가 65세 이상 인구의 50% 이하이다.
④ 항아리 모형은 선진국형으로 평균 수명이 높고 14세 이하 인구가 65세 이상 인구의 50% 이하이다.

PLUS

피라미드형	0~14세 > 65세 이상×2
벨형(종형)	0~14세 = 65세 이상×2
항아리형	0~14세 < 65세 이상×2
별형	15~64세 생산층 인구 > 50%
기타형 (호로형, 표주박형)	15~64세 생산층 인구 < 50%

해설

정답 11 ④ 12 ②

PART 07

13 C. P. Blacker의 인구성장단계에서 저출생률과 저사망률을 보이는 인구 성장둔화형을 나타내는 단계는? 19 울산

① 2단계 ② 3단계
③ 4단계 ④ 5단계

PLUS

인구성장 5단계(블래커 C. P. Blacker의 분류)

고위정지기	고출생률과 고사망률, 인구정지형, 인구증가 잠재력을 가짐. 후진국형 인구형태
초기확장기	고출생률과 저사망률, 인구증가형, 경제개발 초기국가들의 인구형태
후기확장기	저출생률과 저사망률, 인구성장 둔화형, 산업사회와 핵가족
저위정지기	출생률과 사망률이 최저, 인구성장 정지형
감퇴기	출생률이 사망률보다 낮은 인구감소형

14 블래커(C. P. Blacker)의 인구성장 5단계에 대한 내용으로 옳은 것은? 19 대전

① 1단계: 고출생률, 고사망률, 인구증가 정지형
② 2단계: 저사망률, 고출생률, 인구증가형
③ 3단계: 저사망률, 저출생률, 인구정지형
④ 4단계: 출생률이 사망률보다 낮음, 인구감소형

PLUS

인구성장 5단계(블래커 C. P. Blacker의 분류)

고위정지기	고출생률과 고사망률, 인구정지형, 인구증가 잠재력을 가짐. 후진국형 인구형태
초기확장기	고출생률과 저사망률, 인구증가형, 경제개발 초기국가들의 인구형태
후기확장기	저출생률과 저사망률, 인구성장 둔화형, 산업사회와 핵가족
저위정지기	출생률과 사망률이 최저, 인구성장 정지형
감퇴기	출생률이 사망률보다 낮은 인구감소형

15 인구학에 근거한 인구변수에 해당하지 않는 것은 무엇인가? 19 인천보건연구사

① 이동 ② 출생
③ 사망 ④ 이혼

PLUS

인구통계	인구통계 단위는 출생, 사망, 이동(유입, 유출)의 4개 요인 중 한 요인에 의해 인구변동
인구동태	출생, 사망, 사산, 혼인, 이혼, 입양, 이동 등의 인구 변동
인구정태	• 어떤 특정한 상태의 크기, 구성 및 성격을 나타내는 통계 • 연령별, 성별, 인구밀도, 산업별, 직업별, 직종별, 농촌 및 도시별, 결혼 상태별, 인종별 통계 • 국세조사를 통해 파악할 수 있다.

해설

15
인구변수: 인구는 출생, 사망, 이동에 의하여 변하며, 이들 3요소를 인구 변수라고 한다.

정답 13 ② 14 ② 15 ④

16 **생산층인구가 유년인구와 노년인구를 포함한 전체인구의 1/2 이상이 되는 인구유형은 무엇인가?** 20 경북

① 종형 ② 항아리형
③ 별형 ④ 기타형

PLUS

인구구조의 유형(인구피라미드)

피라미드형	0~14세 > 65세 이상×2
벨형(종형)	0~14세 = 65세 이상×2
항아리형	0~14세 < 65세 이상×2
별형	15~64세 생산층 인구 > 50%
기타형 (호로형, 표주박형)	15~64세 생산층 인구 < 50%

17 **다음 중 인구모형에 대한 설명으로 옳은 것은?** 20 충북

① 별형- 생산연령 인구가 유출되어 15~64세 인구가 전체 인구의 50% 미만이다.
② 항아리형 – 14세 이하 인구가 65세 이상 인구의 2배 이하가 되는 인구형이다.
③ 종형 – 생산연령 인구가 유입되어 15~64세 인구가 전체 인구의 50%를 넘는 경우이다.
④ 피라미드형 – 출생률이 사망보다 낮아 인구 감소가 예견되는 나라이다.

PLUS

피라미드형	• 0~14세 > 65세 이상×2 • 높은 출산력과 사망력
벨형(종형)	• 0~14세 = 65세 이상×2 • 저출생률과 저사망률
항아리형	• 0~14세 < 65세 이상×2 • 출생률 < 사망률
별형	15~64세 생산층 인구 > 50%
기타형 (호로형, 표주박형)	15~64세 생산층 인구 < 50%

18 **블래커(C. P. Blacker)가 분류한 인구성장 단계 중 고출생률과 고사망률인 국가가 해당하는 단계는?** 20 울산의료기술(10월)

① 초기확장기 ② 고위정지기
③ 후기확장기 ④ 저위정지기

해설

정답 16 ③ 17 ② 18 ②

PART 07

PLUS

고위정지기	고출생률과 고사망률, 인구정지형, 인구증가 잠재력을 가짐. 후진국형 인구형태
초기확장기	고출생률과 저사망률, 인구증가형, 경제개발 초기국가들의 인구형태
후기확장기	저출생률과 저사망률, 인구성장 둔화형, 산업사회와 핵가족
저위정지기	출생률과 사망률이 최저, 인구성장 정지형
감퇴기	출생률이 사망률보다 낮은 인구감소형

19 **영국의 통계학자로 런던 사망표를 연구하여 "사망표에 관한 자연적 내지 정치적 제관찰"을 저술한 학자로 인구학의 시조로 불리는 사람은 누구인가?** 20 울산보건연구사

① 맬서스(Tomas Rovert Malthus)
② 프란시스 플레이스(Francis Place)
③ 존 그란트(J. Graunt)
④ 캐넌(E. Cannan)

20 **인구피라미드의 유형 중 종형에 대한 설명으로 옳은 것은?** 20 전북보건연구사

① 출생률과 사망률이 낮다.
② 출생률이 사망률보다 낮다.
③ 사망률이 출생률보다 낮다.
④ 출생률과 사망률이 높다.

PLUS

종형은 저출생률과 사망률로 인구증가가 정지되는 인구정지형이다.

피라미드형	• 0~14세 > 65세 이상×2 • 고출산과 고사망(인구증가, 발전형)
벨형(종형)	• 0~14세 = 65세 이상×2 • 저출생과 저사망(인구정지)
항아리형	• 0~14세 < 65세 이상×2 • 출생률 < 사망률(인구감소)
별형	• 15~64세 생산층 인구 > 50% • 생산층 인구유입(도시형)
기타형 (호로형, 표주박형)	• 15~64세 생산층 인구 < 50% • 생산층 인구 유출(농촌형)

해설

19
① 맬서스(Tomas Rovert Malthus): 1798년 「인구론」을 발표하여 인간의 생존에는 식량이 필수 조건이며, 남녀 간의 성의 욕정은 인간의 본능으로서 계속해서 지속될 것이라고 전제하였다.
② 프란시스 플레이스(Francis Place): 맬서스의 인구론을 지지하면서 인구 억제책으로 피임 방법을 중시하고 적극 권장하는 것으로 신맬서스주의를 내세웠다.
③ 존 그란트(J. Graunt): 인구학의 시조로 1662년에 「Made upon the Bills of Mortality」라는 인구학과 보건통계학 최초의 논문을 발표하였다. 런던 시민의 사망표와 교회 세례 기록을 관찰하여 출생과 사망에 대한 인구통계학적인 수량적 분석을 실시함과 동시에 인구 성장 및 인구 변화와 관련된 인구 현상을 실증적 자료를 이용하여 분석하였다.
④ 캐넌(E. Cannan): 인구와 자원과의 관련성에 근거한 이론으로 그 나라의 사회, 경제적인 여건하에 국민 개개인이 최대의 생산성을 유지하여 최고의 삶의 질을 유지할 수 있는 인구를 뜻하는 적정인구론을 이론화하였다.

정답 19 ③ 20 ①

21 **다음에서 설명하는 인구의 변천 단계는?** 20 서울보건연구사

- 블랙커(Blacker)가 제시한 인구의 변천단계 분류에 해당한다.
- 저사망률 · 저출생률의 경향을 나타낸다.
- 인구성장 둔화형이다.
- 산업의 발달과 가족화 경향이 있는 국가들의 인구형태이다.

① 고위 정지기 ② 후기 확장기
③ 인구 감소단계 ④ 과도기적 성장단계

PLUS

블래커(C. P. Blacker)의 분류(인구 성장 5단계)

고위정지기	고출생률과 고사망률, 인구정지형, 인구증가 잠재력을 가짐. 후진국형 인구형태
초기확장기	고출생률과 저사망률, 인구증가형, 경제개발 초기국가들의 인구형태
후기확장기	저출생률과 저사망률, 인구성장 둔화형, 산업사회와 핵가족
저위정지기	출생률과 사망률이 최저, 인구성장 정지형
감퇴기	출생률이 사망률보다 낮은 인구감소형

22 **다음에 해당하는 인구유형은 무엇인가?** 21 전북

- 주로 선진국에 해당한다.
- 14세 이하 인구가 65세 이상 인구의 2배 이하이다.

① 피라미드형 ② 종형
③ 항아리형 ④ 표주박형

PLUS

인구구조의 유형(인구피라미드)

피라미드형	• 0~14세 > 65세 이상×2 • 고출산과 고사망(인구증가, 발전형)
벨형(종형)	• 0~14세 = 65세 이상×2 • 저출생과 저사망(인구정지)
항아리형	• 0~14세 < 65세 이상×2 • 출생률 < 사망률(인구감소)
별형	• 15~64세 생산층 인구 > 50% • 생산층 인구유입(도시형)
기타형 (호로형, 표주박형)	• 15~64세 생산층 인구 < 50% • 생산층 인구 유출(농촌형)

해설

정답 21 ② 22 ③

PART 07

23 **인구 이동이 없는 폐쇄 인구에서 어느 지역의 인구의 성별 · 연령별 사망률, 출생률이 변하지 않고 오랫동안 지속되면 인구 구조는 변하지 않고 일정한 인구를 유지하는 인구를 설명한 이론은 무엇인가?** 21 제주의료기술

① 적정인구론 ② 안정인구론
③ 맬서스주의 ④ 신맬서스주의

24 **인구의 구성을 표시하는 인구피라미드 중 저출생 저사망인 국가에서 인구 증가가 정지한 형으로 가장 이상적인 인구유형은?** 21 경기

① 피라미드형(pyramid form) ② 별형(star form)
③ 표주박형(gourd form) ④ 종형(bell form)

PLUS

인구구조의 유형(인구피라미드)

피라미드형	• 0~14세 > 65세 이상×2 • 고출산과 고사망(인구증가, 발전형)
벨형(종형)	• 0~14세 = 65세 이상×2 • 저출생과 저사망(인구정지)
항아리형	• 0~14세 < 65세 이상×2 • 출생률 < 사망률(인구감소)
별형	• 15~64세 생산층 인구 > 50% • 생산층 인구유입(도시형)
기타형 (호로형, 표주박형)	• 15~64세 생산층 인구 < 50% • 생산층 인구 유출(농촌형)

25 **인구구조에 대한 설명으로 옳지 않은 것은?** 21 경남

① 피라미드형은 인구가 증가하는 형으로 주로 후진국에서 나타난다.
② 종형은 인구가 감소하는 형으로 주로 선진국에서 나타난다.
③ 성형은 주로 도시지역에서 나타난다.
④ 기타형은 생산층 인구가 전체인구의 50% 미만인 유형이다.

PLUS

피라미드형	• 0~14세 > 65세 이상×2 • 고출산과 고사망(인구증가, 발전형)
벨형(종형)	• 0~14세 = 65세 이상×2 • 저출생과 저사망(인구정지)
항아리형	• 0~14세 < 65세 이상×2 • 출생률 < 사망률(인구감소)
별형	• 15~64세 생산층 인구 > 50% • 생산층 인구유입(도시형)
기타형 (호로형, 표주박형)	• 15~64세 생산층 인구 < 50% • 생산층 인구 유출(농촌형)

해설

23
① 적정인구론(Optimum Population Theory): 캐넌(E. Carnan, 1861~1935)에 의해 이론화되었다. 인구와 자원과의 관련성에 근거한 이론으로 그 나라의 사회, 경제적인 여건하에 국민 개개인이 최대의 생산성을 유지하여 최고의 삶의 질을 유지할 수 있는 인구를 뜻한다. 나라의 1인당 소득이나 생산성이 최대가 될 수 있는 인구 규모를 적정인구라 한다.
② 안정인구론(Stable Population Theory): 1925년 미국의 롯(Alfred J. Lotka)가 발표한 이론이다. 인구 이동이 없는 폐쇄 인구에서 어느 지역의 인구의 성별 · 연령별 사망률, 출생률이 변하지 않고 오랫동안 지속되면 인구 구조는 변하지 않고 일정한 인구를 유지하는 안정인구가 된다는 이론이다.
③ 맬서스주의(Malthusism): 맬서스(Tomas Robert Malthus, 1766~1834)의 이론으로 인간의 생식력과 토지의 생산력을 비교할 때, 인구는 기하급수적으로 늘고 식량은 산술급수적으로 증가하여 인구 압력이 크게 작용할 것이며, 결국 식량 부족이나 기근, 질병 및 전쟁 등 인구 문제가 발생될 것이기 때문에 인구 억제가 필요하다는 이론이다.
④ 신맬서스주의(Neo-Malthusism): 프랜시스 플레이스(Francis Place, 1771~1854)는 맬서스의 인구론을 지지하면서 인구 억제책으로 피임 방법을 중시하고 적극 권장하는 것으로 신맬서스주의를 내세웠다.

정답 23 ② 24 ④ 25 ②

26 **봉쇄인구인 상태에서 남녀의 연령별 출생인구만 일정한 경우에 해당하는 인구유형은 무엇인가?** 21 경북

① 폐쇄인구 ② 안정인구
③ 준안정인구 ④ 정지인구

PLUS

이론적 인구

봉쇄인구(폐쇄인구)	인구 이동이 전혀 일어나지 않는 인구로서 다만 자연증가 요인인 출생과 사망에 의해서만 변동하는 인구
안정인구	봉쇄인구에 있어서 남녀의 연령별 사망률과 출생률이 일정하다고 가정하면, 인구의 조출생률과 조사망률이 정해지므로 인구의 자연증가율이 일정하다.
준안정인구	남녀의 연령별 출생률과 사망률이 일정한 봉쇄인구를 안정인구라고 하는데 연령별 출생인구만 일정한 경우를 준안정인구
정지인구	안정인구에 있어서 출생과 사망이 동일하며, 따라서 자연증가가 전혀 일어나지 않는다고 가정한 이념인구

27 **어느 지역에서 인구가 급격하게 증가했을 때 가장 큰 원인이 되는 인구변수는 무엇인가?** 21 광주 · 전남 · 전북

① 출생 ② 혼인
③ 사망 ④ 이동

28 **다음에서 설명하는 인구구조로 가장 옳은 것은?** 21 경기

- 감소형 인구구조로서 출생률이 사망률보다 낮은 인구구조를 말한다.
- 주로 평균수명이 높은 선진국에 나타나는 모형이다.

① 종형(bell form) ② 항아리형(pot form)
③ 피라미드형(pyramid form) ④ 별형(star form)

PLUS

인구구조의 유형(인구피라미드)

피라미드형	• 0~14세 > 65세 이상×2 • 고출산과 고사망(인구증가, 발전형)
벨형(종형)	• 0~14세 = 65세 이상×2 • 저출생과 저사망(인구정지)
항아리형	• 0~14세 < 65세 이상×2 • 출생률 < 사망률(인구감소)
별형	• 15~64세 생산층 인구 > 50% • 생산층 인구유입(도시형)
기타형(호로형, 표주박형)	• 15~64세 생산층 인구 < 50% • 생산층 인구 유출(농촌형)

해설

27

인구변수의 3요소
• 출생, 사망, 이동(유입, 유출) • 인구의 급격한 증가의 가장 큰 원인이 되는 변수는 출생 • 사망은 인구 감소의 주요 원인

정답 26 ③ 27 ① 28 ②

PART 07

29 **인구감소형으로 출생률이 사망률보다 낮으며 평균수명이 높은 선진국에서 볼 수 있는 인구유형은?** 21 복지부

① 별형 ② 피라미드형
③ 종형 ④ 호로형
⑤ 항아리형

PLUS

피라미드형	• 0~14세 > 65세 이상×2 • 고출산과 고사망(인구증가, 발전형)
벨형(종형)	• 0~14세 = 65세 이상×2 • 저출생과 저사망(인구정지)
항아리형	• 0~14세 < 65세 이상×2 • 출생률 < 사망률(인구감소)
별형	• 15~64세 생산층 인구 > 50% • 생산층 인구유입(도시형)
기타형 (호로형, 표주박형)	• 15~64세 생산층 인구 < 50% • 생산층 인구 유출(농촌형)

30 **맬서스주의에 대한 설명으로 옳지 않은 것은?** 21 경기보건연구사

① 인구는 기하급수적으로 증가하고 식량은 산술급수적으로 증가하므로 인류는 식량부족을 피할 수 없다.
② 피임을 통한 산아제한을 주장하였다
③ 금욕을 통해 출산을 억제해야 한다고 주장하였다.
④ 규제의 원리, 증식의 원리, 인구파동의 원리가 있다.

31 **블래커의 인구성장 중 후기확장기에 대한 설명으로 옳은 것은?** 21 충북보건연구사

① 출생들이 사망보다 낮아져 인구가 감소하는 경향이 있다.
② 고출생과 고사망으로 인구증가 잠재력을 가지고 있다.
③ 저출생과 저사망으로 인구핵가족화 경향이 있다.
④ 출생률과 사망률이 최저에 달하는 인구증가정지형이다.

PLUS

블래커(C. P. Blacker)의 분류(인구 성장 5단계)

고위정지기	고출생과 고사망, 인구정지형, 인구증가 잠재력을 가짐. 후진국형 인구형태
초기확장기	고출생과 저사망, 인구증가형, 경제개발 초기국가들의 인구형태
후기확장기	저출생과 저사망, 인구성장 둔화형, 산업사회와 핵가족
저위정지기	출생률과 사망률이 최저, 인구성장 정지형
감퇴기	출생률이 사망률보다 낮은 인구감소형

해설

30
맬서스는 인구억제의 방법으로 도덕적 절제, 금욕, 만혼 등을 제시하였으며 종교적인 이유로 피임은 반대하였다.

정답 29 ⑤ 30 ② 31 ③

32 **인구구조 중 종형에 대한 설명으로 옳은 것은?** 21 경남보건연구사

① 인구정지형으로 14세 이하의 인구가 65세 이상 인구의 2배 정도이다.
② 14세 이하의 인구가 65세 이상 인구의 2배 이하이며 평균수명이 높은 선진국에서 보이는 유형이다.
③ 인구감소형이다.
④ 14세 이하 인구가 65 이상 인구보다 2배 이상 많은 인구증가형이다.

PLUS

인구구조의 유형(인구피라미드)

피라미드형	• 0~14세 > 65세 이상×2 • 고출산과 고사망(인구증가, 발전형)
벨형(종형)	• 0~14세 = 65세 이상×2 • 저출생과 저사망(인구정지)
항아리형	• 0~14세 < 65세 이상×2 • 출생률 < 사망률(인구감소)
별형	• 15~64세 생산층 인구 > 50% • 생산층 인구유입(도시형)
기타형 (호로형, 표주박형)	• 15~64세 생산층 인구 < 50% • 생산층 인구 유출(농촌형)

33 **인구피라미드 중 종형(bell form)에 대한 설명으로 옳은 것은?**

21 부산보건연구사

① 15세 미만의 인구가 65세 이상의 인구의 2배 이상이다.
② 인구정지형으로 15세 미만의 인구가 65세 이상의 인구의 2배 정도이다.
③ 선진국의 형태로 인구가 감소한다.
④ 후진국의 형태로 인구가 급속히 증가한다.

PLUS

피라미드형	• 0~14세 > 65세 이상×2 • 고출산과 고사망(인구증가, 발전형)
벨형(종형)	• 0~14세 = 65세 이상×2 • 저출생과 저사망(인구정지)
항아리형	• 0~14세 < 65세 이상×2 • 출생률 < 사망률(인구감소)
별형	• 15~64세 생산층 인구 > 50% • 생산층 인구유입(도시형)
기타형 (호로형, 표주박형)	• 15~64세 생산층 인구 < 50% • 생산층 인구 유출(농촌형)

해설

정답 32 ① 33 ②

34 인구구조 유형 중 종형에 해당하는 것은? 22 경북의료기술

① 출생과 사망률 모두 낮아서 정체되는 인구정지형이다.
② 출생률이 사망률보다 낮아서 인구가 감소하는 선진국형이다.
③ 생산연령인구가 높은 유형이다.
④ 출생률과 사망률이 높은 후진국형이다.

PLUS

피라미드형	• 0~14세 > 65세 이상×2 • 고출산과 고사망(인구증가, 발전형)
벨형(종형)	• 0~14세 = 65세 이상×2 • 저출생과 저사망(인구정지)
항아리형	• 0~14세 < 65세 이상×2 • 출생률 < 사망률(인구감소)
별형	• 15~64세 생산층 인구 > 50% • 생산층 인구유입(도시형)
기타형 (호로형, 표주박형)	• 15~64세 생산층 인구 < 50% • 생산층 인구 유출(농촌형)

35 블래커의 인구성장 이론에 대한 설명으로 옳지 않은 것은? 22 전북

① 고위정지기 – 고출생률 고사망률로 인한 인구정지형
② 초기확장기 – 저사망률, 고출생률로 인한 인구증가형
③ 저위정지기 – 사망률과 출생률 최저로 인한 인구증가정지형
④ 감퇴기 – 사망률이 출생률보다 낮아짐으로 인한 인구 감소형

PLUS

블래커(C. P. Blacker)의 분류(인구 성장 5단계)

고위정지기	고출생과 고사망, 인구정지형, 인구증가 잠재력을 가짐. 후진국형 인구형태
초기확장기	고출생과 저사망, 인구증가형, 경제개발 초기국가들의 인구형태
후기확장기	저출생과 저사망, 인구성장 둔화형, 산업사회와 핵가족
저위정지기	출생률과 사망률이 최저, 인구성장 정지형
감퇴기	출생률이 사망률보다 낮은 인구감소형

36 노테쉬타인과 톰슨의 인구성장이론에 대한 설명으로 옳지 않은 것은? 22 광주

① 잠재적 성장단계는 고출생, 고사망으로 인구가 증가하지 않는 상태이다.
② 과도기적 성장단계는 고출생, 저사망으로 인구가 급속하게 증가하는 상태이다.
③ 저위정지기는 저출생, 저사망으로 인구성장둔화형이다.
④ 인구감소단계는 저출생, 저사망으로 인구가 감소하는 상태이다.

해설

정답 34 ① 35 ④ 36 ③

PLUS

노테쉬타인과 톰슨(Notestein & Thompson)의 분류
인구의 성장을 공업화의 정도에 따라 분류한 것이다.

1기 고잠재적 성장단계 (고출생, 고사망)	• 산업혁명 이전의 시기로 공업화되지 못한 국가 • 다산다사형으로 향후 인구증가가 예견되는 나라
2기 과도기적 성장단계 (고출생, 저사망)	• 경제발전과 생활수준의 향상 → 사망률↓ 출생률은 지속 → 인구가 급속 증가 • 다산소사형이며 과도기적으로 인구가 증가하지만 향후인구의 안정이 예견되는 나라
3기 인구감소 시작단계 (저출생, 저사망)	• 선진공업국가로 인구감소기의 나라에서 나타나는 인구 성장형태 • 소산소사형이며 인구의 급속한 성장을 거친 후 감소기의 상태로 접어든 나라

해설

37 **C. P. Blacker가 제시한 인구성장단계 중 인구증가형에 해당하는 것은?** 22 대전

① 고위정지기 ② 초기확장기
③ 후기확장기 ④ 저위정지기

PLUS

블래커(C. P. Blacker)의 분류(인구 성장 5단계)

고위정지기	고출생과 고사망, 인구정지형, 인구증가 잠재력을 가짐. 후진국형 인구형태
초기확장기	고출생과 저사망, 인구증가형, 경제개발 초기국가들의 인구형태
후기확장기	저출생과 저사망, 인구성장 둔화형, 산업사회와 핵가족
저위정지기	출생률과 사망률이 최저, 인구성장 정지형
감퇴기	출생률이 사망률보다 낮은 인구감소형

38 **일정한 지역 내 인구의 연령과 성별 구성을 나타내는 인구피라미드에 대한 설명으로 옳지 않은 것은?** 22 지방직

① 남자의 인구수는 왼쪽에, 여자의 인구수는 오른쪽에 표시한다.
② 종형은 출생률과 사망률이 모두 낮은 인구정지형이다.
③ 항아리형은 19세 이하 인구가 65세 이상 인구의 2배 이하인 인구구조이다.
④ 호로형은 생산연령 인구가 많이 유출되는 농촌형이다.

정답 37 ② 38 ③

PART 07

PLUS

인구구조의 유형(인구피라미드)

피라미드형	• 0~14세 > 65세 이상×2 • 고출산과 고사망(인구증가, 발전형)
벨형(종형)	• 0~14세 = 65세 이상×2 • 저출생과 저사망(인구정지)
항아리형	• 0~14세 < 65세 이상×2 • 출생률 < 사망률(인구감소)
별형	• 15~64세 생산층 인구 > 50% • 생산층 인구유입(도시형)
기타형 (호로형, 표주박형)	• 15~64세 생산층 인구 < 50% • 생산층 인구 유출(농촌형)

제2절 인구의 구성 및 통계

01 우리나라의 인구지표 중 지속적으로 증가하고 있는 것은? 18 경기

가. 기대수명　　나. 성비
다. 고령화인구수　　라. 합계출산율

① 가, 나, 다　　② 가, 다
③ 나, 라　　④ 가, 나, 다, 라

PLUS

통계지표

가.

기대수명	1990년	2010년	2016년
남자	67.2	77.2	79.3
여자	75.5	84	85.4

나.

성비	1990년	2010년	2017년
출생성비	116.5	106.9	106.2

다.

노인인구	1990년	2000년	2017년
노인인구비율	5.1%	7.2%	13.8%

라.

합계출산율	2010년	2013년	2017년
합계출산율	1.23	1.19	1.05

해설

정답 01 ②

02 **인구통계지표에 대한 내용으로 옳지 않은 것은?** 18 경북

① 인구증가율은 자연증가와 사회증가를 포함한다.
② 인구동태지수는 출생 사망수로 나눈 값이다.
③ 노령화지수는 유년인구 100에 대한 노년인구의 수이다.
④ 부양비의 분자는 65세 이상 인구이다.

03 **어느 지역의 15세~64세 인구가 5,000명, 15세 미만 인구가 1,000명, 65세~74세 인구가 1,500명, 75세 인구가 500명일 경우 노년부양비는 얼마인가?** 18 울산

① 20 ② 30
③ 40 ④ 60

04 **어느 지역의 인구 1,000명 중 전입인구가 5명이었으며 전출인구는 없었다. 출생인구 10명, 사망인구 5명일 때 이 지역의 인구증가율은 얼마인가?** 18 전남 · 전북

① 0.01 ② 0.1
③ 0.015 ④ 0.15

05 **인구구성 지표에 대한 설명으로 가장 옳지 않은 것은?** 18 서울(10월)

① 생산인구는 15세~64세까지의 인구를 말한다.
② 65세 이상 노인인구의 수는 유소년(아동)부양비 산출 시 영향을 미치지 못한다.
③ 노령화지수는 65세 이상의 인구를 생산인구로 나눈 비율이다.
④ 부양비는 유소년(아동)부양비와 노년부양비의 합이다.

06 **부양비에 대한 설명으로 옳지 않은 것은?** 18 인천

① 노인인구의 증가는 부양비를 증가시킨다.
② 부양비는 생산층 인구 100당 비생산층인구의 수이다.
③ 우리나라 부양비는 농촌지역이 도시지역보다 낮다.
④ 선진국은 노년부양비가 높다.

해설

02
부양비의 분자는 15세 미만 인구와 65세 이상 인구이다.

03
노년부양비

$$= \frac{\text{65세 이상 인구}}{\text{15~64세 인구}} \times 100$$

= 2,000/5,000×100 = 40

04
인구증가율

$$= \frac{\text{자연증가(출생}-\text{사망)} + \text{사회증가(전입}-\text{전출)}}{\text{인구}} \times 1{,}000$$

= (5+5)/1,000 = 0.01

05
노령화지수는 65세 이상의 인구를 15세 미만인 유년인구로 나눈 비이다.

06
농촌지역은 도시지역에 비해 노인인구가 많고 생산인구와 유년인구 수가 적기 때문에 도시지역보다 부양비가 높다.

정답 02 ④ 03 ③ 04 ① 05 ③ 06 ③

PART 07

07 **어느 지역의 성별 인구가 다음과 같을 때, 2차 성비는?** 18 경남

> • 태아: 여자 50, 남자 55
> • 출생 인구: 여자 50, 남자 53
> • 현재 인구: 여자 100, 남자 100

① 100 ② 106
③ 110 ④ 120

08 **어느 지역의 인구구조가 다음과 같을 때 설명으로 옳지 않은 것은?** 19 호남권

> • 15세 미만 인구: 1,250
> • 15~64세 인구: 7,300
> • 65세 이상 인구: 1,450명

① 피라미드 유형이다.
② 부양비는 37%이다.
③ 고령사회이다.
④ 노령화 지수는 116이다.

09 **인구통계 인구증가율을 산출하기 위한 공식으로 옳은 것은?** 19 세종

① [(연간 출생－연간 사망)/인구)×1,000
② 출생수/사망수
③ (사회증가＋자연증가)/인구수×1,000
④ [(연말 인구－연초 인구)/연초 인구]×100

10 **인구집단에서 부양비를 산출하기 위한 공식으로 옳은 것은?** 19 세종

① 비생산인구수/생산인구수×100
② 유년인구수/생산인구수×100
③ 노년인구수/생산인구수×100
④ 노년인구수/유년인구수×100

해설

07
2차 성비 = 53/50×100 = 106

성비	여자 100명에 대한 남자의 비(남자 수/여자 수×100)
종류	• 1차 성비: 태아의 성비(110) • 2차 성비: 출생 시의 성비(105~120) • 3차 성비: 현재 인구의 성비(100정도)

08
전체 인구가 10,000명이고 생산층 인구가 7,300명으로 전체 인구 중 생산층이 50% 이상을 차지하므로 별형(도시형) 인구 구조이다.
② 부양비
= 2,700/7,300×100 = 36.9%
③ 전체인구 10,000명이고 노인인구가 1,450명으로 전체인구 중 노인인구가 14.5%이므로 고령사회에 해당한다.
④ 노령화지수
= 1,450/1,250×100 = 116

09
① [(연간 출생－연간 사망)/인구]×1,000 = 자연증가율
② 출생수/사망수
= 인구증가지수
= 인구동태지수
③ (사회증가＋자연증가)/인구수×1000 = 인구증가율
④ [(연말 인구－연초 인구)/연초 인구]×100 = 연간인구 증가율

10
① 비생산인구수/생산인구수×100
= 부양비
② 유년인구수/생산인구수×100
= 유년부양비
③ 노년인구수/생산인구수×100
= 노년부양비
④ 노년인구수/유년인구수×100
= 노령화지수

정답 07 ② 08 ① 09 ③ 10 ①

11 **인구의 자연증가율에 대한 설명으로 옳은 것은?** 19 제주

① 전입과 전출이 없는 가정하에 조출생률과 조사망율의 차이
② 전입과 전출을 고려한 조출생률과 조사망률의 차이
③ 전입과 전출이 없는 가정하에 연초인구와 연말인구의 차이
④ 전입과 전출을 고려한 연초인구와 연말인구의 차이

12 **다음 중 노령화지수를 구하기 위한 공식으로 옳은 것은?** 19 대구

① 65세 이상 인구/14세 이하 인구×100
② 65세 이상 인구/15세 이하 인구×100
③ 14세 이하 인구/65세 이상 인구×100
④ 15세 이하 인구/65세 이상 인구×100

13 **노령화 지수를 구하기 위하여 필요한 것은?** 19 서울시7급

① 0~14세 인구, 65세 이상 인구
② 15~64세 인구, 65세 이상 인구
③ 0~14세 인구, 15~64세 인구
④ 0~14세 인구, 15~64세 인구, 65세 이상 인구

14 **UN이 정한 기준에 따르면 65세 인구가 전체인구의 몇 %일 때 고령사회로 정의할 수 있는가?** 19 강원의료기술(10월)

① 7% 이상 14% 미만
② 7% 이상 20% 미만
③ 14% 이상 20% 미만
④ 14% 이상 22% 미만

15 **다음 중 부양비 지표에 대한 설명으로 옳은 것은?** 19 경기의료기술

① 유년부양비의 분모는 18세 이상 65세 미만이다.
② 총부양비의 분자는 18세 미만 65세 이상의 합이다.
③ 노년부양비는 총부양비에서 유년부양비를 뺀 것이다.
④ 유년부양비의 분자는 18세 미만 인구이다.

해설

11
인구의 자연증가율은 출생과 사망의 차이(조출생률−조사망률)이다. 전입과 전출에 의한 차이는 인구의 사회증가율이다. 연초인구와 연말인구의 차이는 연간인구증가율이다.

12
노령화지수는 유년인구(14세 이하 인구) 100명에 대한 노년 인구(65세 이상 인구)의 수이다.

14
인구고령화
(1) 고령화 사회: 전체 인구 중 65세 이상 인구 비율이 7% 이상
(2) 고령사회: 전체 인구 중 65세 이상 인구 비율이 14% 이상 (2017년 고령사회로 진입 2018년 14.3%)
(3) 초고령 사회: 전체 인구 중 65세 이상 인구 비율이 20% 이상(2026년 추계)

15
① 유년부양비의 분모는 15세 이상 65세 미만이다.
② 총부양비의 분자는 15세 미만과 65세 이상의 합이다.
④ 유년부양비의 분자는 15세 미만 인구이다.

정답 11 ① 12 ① 13 ① 14 ③ 15 ③

PART 07

16 **부양비에 대한 설명으로 옳지 않은 것은?** 19 경북보건연구사

① 우리나라는 노년부양비가 증가하지만 총부양비는 지속적으로 감소할 전망이다.
② 장래생산인구가 될 인구가 줄어 노령화지수가 증가하고 있다.
③ 총 부양비는 생산인구에 대한 유년인구와 노년인구의 비이다.
④ 선진국일수록 노년부양비가 유년부양비에 비해 높다

17 **어느 지역의 인구가 다음과 같을 때 이 지역의 노령화지수는 얼마인가?** 19 충북보건연구사

• 0세 인구 : 1,000명	• 1세~14세 인구 : 5,000명
• 15세~50세 인구 : 10,000명	• 51세~64세 인구 : 2,000명
• 65세~70세 인구 : 2,000명	• 71세~인구 : 3,000명

① 50　② 60
③ 83.3　④ 100

18 **인구동태통계에 대한 설명으로 옳은 것은?** 19 충남보건연구사

① 보건학의 생정통계에 이용하는 통계지표이다.
② 일정기간의 인구상태를 나타내는 것이다.
③ 5년마다 조사하는 인구주택총조사는 대표적인 동태통계이다.
④ 성비, 연령별 인구, 안구피라미드 등은 동태통계 지표이다.

PLUS

• 생정통계 : 출산, 사망, 결혼, 질병 등 인구동태를 중심으로 하는 통계
• 인구동태통계 : 어느 기간에 인구의 변동요인, 즉 출생, 사망, 전입, 전출 등으로 보건학적으로 중요한 의미를 갖고 있다.

인구정태	• 일정 시점에 일정 지역 인구의 크기 • 자연적 구조(성별, 연령별), 사회적 구조(국적별, 가족관계별), 경제적 구조(직업별, 산업별)에 관한 조사 • 성비 = (남자수/여자수)×100 • 연령별 인구 : 생산연령인구, 비생산연령인구, 노년인구 • 인구피라미드 : 피라미드형, 종형, 항아리형, 별형, 농촌형 • 부양비 = (비경제연령인구/경제연령인구)×100
인구동태	• 일정 기간에 있어서 인구가 변동 • 출생, 사망, 전입(입양, 혼인), 전출(이혼, 이동 등)을 의미

해설

16
우리나라는 노인인구 증가로 인한 노년부양비의 증가가 두드러지며 장기적으로 생산층인구가 감소되고 있어서 총부양비도 지속적으로 증가할 전망이다.

17
노령화지수

$$= \frac{65\text{세 이상 인구}}{14\text{세 이하 인구}} \times 100$$

= 5,000/6,000×100 = 83.3

18
② 일정기간의 인구상태를 나타내는 것이다. − 인구정태통계
③ 5년마다 조사하는 인구주택총조사 − 인구정태통계
④ 성비, 연령별 인구, 인구피라미드 − 인구정태통계

정답 16 ① 17 ③ 18 ①

19 어느 기간의 인구변동을 조사하기 위한 인구동태 자료로 사용되는 것은? 19 강원보건연구사

① 이혼 ② 연령
③ 인구구조 ④ 성별

PLUS

인구동태(Movement of Population)
(1) 어느 기간에 인구의 변동요인, 즉 출생, 사망, 전입, 전출 등으로 보건학적으로 중요한 의미를 갖고 있다.
(2) 법에 의해 의무적으로 행정기관에 신고하는 호적신고, 주민등록신고에 의하여 간접적으로 조사할 수 있다.
(3) 인구 동태의 2대 요인은 출생률과 사망률이다.
(4) 주요 통계치 : 출생률, 사망률, 사산율, 이혼율 등

20 다음 인구정태에 관한 내용으로 옳지 않은 것은? 19 광주

① 출생율, 사망률은 인구정태의 주요 지표이다.
② 인구정태는 일정시점의 인구의 분포를 나타내낸다.
③ 인구주택총조사와 주민등록부, 호적부 등을 통해 얻을 수 있다.
④ 성비는 여자 100명당 남자 수로 인구정태지표에 해당한다.

PLUS

인구 정태(State of Population)
(1) 직접 조사를 통하여 얻을 수 있는 인구주택총조사(국세조사)와 주민등록부, 호적부 등
(2) 인구 정태 지표

인구정태	• 일정 시점에 일정 지역 인구의 크기 • 자연적 구조(성별, 연령별), 사회적 구조(국적별, 가족관계별), 경제적 구조(직업별, 산업별)에 관한 조사 • 성비 = (남자수/여자수)×100 • 연령별 인구 : 생산연령인구, 비생산연령인구, 노년인구 • 인구피라미드 : 피라미드형, 종형, 항아리형, 별형, 농촌형 • 부양비 = (비경제연령인구/경제연령인구)×100
인구동태	• 일정 기간에 있어서 인구가 변동 • 출생, 사망, 전입(입양, 혼인), 전출(이혼, 이동 등)을 의미

21 우리나라 인구주택총조사의 주기로 옳은 것은? 19 충북

① 5년마다 ② 3년마다
③ 2년마다 ④ 매년

해설

20
① 출생율, 사망률은 인구동태 지표에 해당한다.

21
우리나라의 인구주택총조사는 1925년에 처음 실시되었으며 현재 5년 주기로 시행하고 있다.

정답 19 ① 20 ① 21 ①

PART 07

22 **다음은 A지역과 B지역의 인구를 나타낸 표이다. 부양비에 대한 설명으로 옳은 것은?** 19 충북보건연구사

	0~14세	15~49세	50~64세	65세 이상
A지역	200	300	100	200
B지역	200	200	300	400

① 유년부양비는 A지역보다 B지역이 높다.
② 노년부양비는 A지역보다 B지역이 낮다.
③ 노령화지수는 A지역과 B지역이 같다.
④ B지역은 지역에 비해 저출산-고령화 현상이 나타나고 있다.

23 **A지역의 총 출생수는 4,000명이다. 그중에 남아 출생 수는 2,100명, 여아 출생 수는 1,900일 때 2차 성비는 얼마인가?** 19 충북

① 95 ② 100
③ 105 ④ 110

24 **3차 성비가 110인 경우 의미하는 바로 옳은 것은?** 20 경기

① 출생 시 여자 100명당 남자가 110명이다.
② 출생 시 남자 100명당 여자가 110명이다.
③ 현재 여자 100명당 남자가 110명이다.
④ 현재 남자 100명당 여자가 110명이다.

25 **다음과 같은 인구구조를 가진 지역사회의 노년부양비는?** 20 서울

연령(세)	인구(명)
0~14	200
15~44	600
45~64	400
65~79	110
80 이상	40

① 11.1% ② 13.3%
③ 15% ④ 25%

해설

22
A지역
• 유년부양비
= 200/400×100 = 50
• 노년부양비
= 200/400×100 = 50
• 노령화지수
= 200/200×100 = 100
B지역
• 유년부양비
= 200/500×100 = 40
• 노년부양비
= 400/500×100 = 80
• 노령화지수
= 400/200×100 = 200

23
2차 성비는 출생 시 여아 100명당 남아의 수이다.
2차 성비 = 2,100/1,900×100
= 110.5

24
성비는 여자 100명당 남자의 숫자이다.
• 1차 성비: 태내 성비
• 2차 성비: 출생 시 성비
• 3차 성비: 현재 성비

25
노년부양비
$= \frac{65세\ 이상\ 인구}{15\sim64세\ 인구} \times 100$
= 150/1,000×100 = 15%

정답 22 ④ 23 ④ 24 ③ 25 ③

26 **인구의 구성에 대한 설명으로 옳은 것은?** 20 충북

① 생산인구란 18세~65세 이하 인구를 말한다.
② 노령화지수란 15세 이하 인구에 대한 65세 이상 인구의 비이다.
③ 성비는 여자인구에 대한 남자인구의 비이다.
④ 총부양비란 65세 이상 인구에 대한 생산인구의 비이다.

27 **고령사회 기준으로 알맞은 것은?** 20 전남

① 전체 인구 중 65세 이상 인구의 비율이 14%이다.
② 전체 인구 중 65세 이상 인구의 비율이 20%이다.
③ 전체 인구 중 70세 이상 인구의 비율이 14%이다.
④ 전체 인구 중 70세 이상 인구의 비율이 20%이다.

28 **다음에서 설명하는 보건지표는?** 20 서울

- 분모는 0~14세의 유년인구이다.
- 분자는 65세 이상의 노년연구이다.
- 저출산 및 고령화를 가장 잘 알 수 있는 자료이다.

① 총부양비 ② 유년부양비
③ 노년부양비 ④ 노령화지수

29 **다음의 내용을 참고하여 각각 지표를 구하시오.** 20 경기보건연구사

- 0~14세 인구수: 400명
- 15~64세 인구수: 1,000명
- 65세 이상 인구수: 200명

	부양비	노령화지수
①	60	60
②	60	50
③	50	60
④	50	50

해설

26
① 생산인구란 15세 이상 64세 이하 인구를 말한다.
② 노령화지수란 15세 미만 인구에 대한 65세 이상 인구의 비이다.
④ 총부양비란 생산인구에 대한 15세 미만 유년인구와 65세 이상 노년인구의 비이다.

27
(1) 고령화 사회: 전체 인구 중 65세 이상 인구 비율이 7% 이상
(2) 고령사회: 전체 인구 중 65세 이상 인구 비율이 14% 이상
(3) 초고령 사회: 전체 인구 중 65세 이상 인구 비율이 20% 이상

28
노령화지수는 유년인구에 대한 노년인구의 비로 저출산 고령화를 알 수 있는 지표이다.

$$\text{노령화지수} = \frac{\text{유년인구}}{\text{노년인구}} \times 100$$

29
- 부양비

$$= \frac{(\text{유년인구}+\text{노년인구})}{\text{생산층 인구}} \times 100$$

$= (400+200)/1{,}000 \times 100$
$= 60$

- 노령화지수

$$= \frac{\text{노년인구}}{\text{유년인구}} \times 100$$

$= 200/400 \times 100 = 50$

정답 26 ③ 27 ① 28 ④ 29 ②

PART 07

30 **다음 중 인구정태지표에 해당하지 않는 것은?** 20 경기보건연구사

① 출생률 ② 인구밀도
③ 인구구성 ④ 부양비

31 **어느 지역의 인구수가 다음과 같을 때 총부양비는 얼마인가?** 20 경북보건연구사

- 0~14세: 150
- 15~64세: 900
- 65~80세: 210
- 81~90세: 90

① 30 ② 40
③ 50 ④ 60

32 **어느 지역의 인구구조가 다음과 같다. 부양비는 얼마인가?** 20 광주보건연구사

- 0~14세: 500명
- 15~49세: 3,000명
- 50~64세: 7,000명
- 65~79세: 600명
- 80세 이상: 400명

① 10 ② 13
③ 15 ④ 20

33 **생정통계에 대한 설명으로 옳지 않은 것은?** 20 울산보건연구사

① 생정통계는 출생, 사망, 태아사망, 결혼, 이혼의 누적된 자료이다.
② 인구동태통계는 호적신고, 주민등록신고에 의하여 간접적으로 조사할 수 있다.
③ 생명함수는 생존수, 사망수, 생존율, 사망률, 사력, 평균여명이다.
④ 인구주택총조사는 1925년에 처음 시작되었으며 현재 5년마다 7월 1일 시점을 기준으로 조사가 이루어진다.

PLUS

생정통계(vital statistics)는 출생, 사망, 태아사망, 결혼, 이혼의 누적된 자료다. 생정통계를 취득하는 가장 흔한 방법은 등기다. 즉 출생신고, 사망신고, 혼인신고, 이혼신고가 모두 생정통계로 누적되는 것이다. 그래서 생정통계의 정확도는 해당 국가 또는 지역의 주민등기체계의 발달 정도와 밀접한 관계가 있다.

해설

30
출생률은 인구동태지표의 주요 요소이다.
인구정태는 일정 시점에 일정 지역 인구의 크기, 자연적 구조(성별, 연령별), 사회적 구조(국적별, 가족관계별), 경제적 구조(직업별, 산업별)에 관한 조사이다. 성비, 연령별 인구, 인구 피라미드, 부양비 등이 대표적인 정태지표에 해당한다.

31
총부양비

$$=\frac{(\text{유년인구}+\text{노년인구})}{\text{생산층인구}}\times 100$$

$=(150+210+90)/900\times 100$
$=50$

32
부양비

$$=\frac{(\text{15세 미만 인구}+\text{65세 이상 인구})}{\text{15~64세 인구}}\times 100$$

$$=\frac{(500+600+400)}{(3{,}000+7{,}000)}\times 100$$

$=1{,}500/10{,}000\times 100=15$

33
④ 인구주택총조사는 1925년에 처음 시작되었으며 현재 5년마다 11월 1일 시점을 기준으로 조사가 이루어진다.

정답 30 ① 31 ③ 32 ③ 33 ④

34 **다음에 제시된 인구구조에서 노년부양비와 노령화지수를 더한 값은 얼마인가?** 21 경북

- 15세 미만: 25명
- 15~64세: 100명
- 65세 이상: 50명

① 100 ② 150
③ 200 ④ 250

35 **인구구조 지표에 대한 설명으로 가장 옳은 것은?** 21 서울

① 부양비는 경제활동연령 인구에 대한 비경제활동연령 인구의 비율로 표시된다.
② 노년부양비는 0~14세 인구에 대한 65세 이상 인구의 비율로 표시된다.
③ 노령화지수는 15~64세 인구에 대한 65세 이상 인구의 비율로 표시된다.
④ 1차 성비는 출생 시 여자 100명에 대한 남자 수로 표시된다.

36 **인구의 연령별 구성 중 노령인구가 전체인구의 몇 % 이상일 때 고령사회에 해당하는가?** 21 충남

① 7% ② 14%
③ 20% ④ 25%

PLUS

인구노령화
(1) 고령화 사회: 전체 인구 중 65세 이상 인구 비율이 7% 이상
(2) 고령사회: 전체 인구 중 65세 이상 인구 비율이 14% 이상(2017년 고령사회로 진입 2018년 14.3%)
(3) 초고령 사회: 전체 인구 중 65세 이상 인구 비율이 20% 이상(2026년 추계)

37 **다음 중 인구통계에 대한 설명으로 옳지 않은 것은?** 21 충북

① 우리나라는 부양비가 증가하고 있다.
② 우리나라 노년부양비는 증가할 것으로 보인다.
③ 우리나라의 유년부양비는 감소할 것으로 보인다.
④ 노령화지수를 알기 위해서는 경제활동인구가 필요하다.

해설

34
- 노년부양비
 = 50/100×100 = 50
- 노령화지수
 = 50/25×100 = 200
- 노년부양비+노령화지수
 = 50+200 = 250

35
② 노년부양비는 15~64세 인구에 대한 65세 이상 인구의 비율로 표시된다.
② 노령화지수는 0~14세 인구에 대한 65세 이상 인구의 비율로 표시된다.
④ 1차 성비는 태아의 여자 100명에 대한 남자 수로 표시된다.

37
④ 노령화지수는 유년인구 100명 당 노년인구의 수로 경제활동인구는 필요하지 않다.

정답 34 ④ 35 ① 36 ② 37 ④

PART 07

38 **다음 중 부양비에 대한 설명으로 옳지 않은 것은?** 21 전남경력경쟁(7월)

① 노년부양비는 18~64세 인구에 대한 65세 이상 인구의 비율이다.
② 노령화 지수는 0~14세 인구에 대한 65세 이상 인구의 비율이다.
③ 유년부양비는 15~64세 인구에 대한 15세 미만 인구의 비율이다.
④ 총부양비는 생산층 인구에 대한 유년인구와 노년인구의 비율이다.

39 **부양비에 대한 내용으로 옳은 것을 다음에서 모두 고른 것은?** 21 서울

㉠ 총부양비는 경제활동인구에 대한 비경제활동인구의 비이다. ㉡ 총부양비는 유년부양비와 노년부양비의 합이다. ㉢ 부양비가 높아질수록 국가 경제에 긍정적으로 작용한다. ㉣ 노년부양비의 분모는 15세 미만 인구수이다.

① ㉠, ㉡　　② ㉠, ㉢
③ ㉠, ㉡, ㉢　　④ ㉡, ㉢, ㉣

40 **어느 지역의 인구수가 다음과 같을 때 이 지역의 노령화지수로 옳은 것은?** 21 인천의료기술

• 15세 미만 인구 600명 • 15세~64세 인구 1,000명 • 65세 이상 인구 750명

① 125　　② 135
③ 60　　④ 75

41 **다음 중 노령화 지수에 대한 설명으로 옳지 않은 것은?** 21 울산

① 유년인구에 대한 노년인구의 비이다.
② 저출생 고령화사회는 노령화지수가 높다.
③ 노령인구가 많다는 것은 생산층인구가 부양해야 할 노인인구가 많다는 뜻이다.
④ 생산연령인구에 대한 비생산연령인구의 비이다.

해설

38

(1) 총 부양비

$$= \frac{(15\text{세 미만 인구} + 65\text{세 이상 인구})}{15\sim64\text{세 인구}} \times 100$$

(2) 유년부양비

$$= \frac{15\text{세 미만 인구}}{15\sim64\text{세 인구}} \times 100$$

(3) 노년부양비

$$= \frac{65\text{세 이상 인구}}{15\sim64\text{세 인구}} \times 100$$

(4) 노년화지수

$$= \frac{65\text{세 이상 인구 (노년인구)}}{14\text{세 이하 인구 (유년인구)}} \times 100$$

39

총부양비는 경제활동 연령에 대한 비경제활동 연령 인구의 비로서, 해당 인구 집단의 연령 구조의 경제적인 영향을 평가하기 위한 지수로 사용될 수 있다. 비경제활동 연령(비생산연령층)은 15세 미만의 소년(유년)인구와 65세 이상의 노년인구를 말한다.

㉢ 부양비가 높아지면 경제적 부담으로 작용할 수 있다.
㉣ 노년부양비의 분모는 생산층 인구인 15세~64세 인구이다.

40

노령화지수는 유년인구에 대한 노년인구의 비이다.

노령화지수

$$= \frac{65\text{세 이상 인구}}{15\text{세 미만 인구}} \times 100$$

= 750/600×100 = 125

41

노령화지수

$$= \frac{65\text{세 이상 인구 (노년인구)}}{14\text{세 이하 인구 (유년인구)}} \times 100$$

정답 38 ① 39 ① 40 ① 41 ④

42 인구통계지표에 대한 설명으로 옳은 것은? 21 전북

① 인구정태 지표로는 성비, 출생률, 사망률이 있다.
② 연령별 인구는 인구동태지표에 해당한다.
③ 인구증가는 자연증가와 사회증가를 합한 것이다.
④ 인구동태지수는 사망수를 출생수로 나눈 값이다.

PLUS

인구통계

인구 정태	• 일정 시점에 일정 지역 인구의 크기, 자연적 구조(성별, 연령별), 사회적 구조(국적별, 가족관계별), 경제적 구조(직업별, 산업별)에 관한 조사 • 인구 정태 지표: 성비, 연령별 인구, 인구피라미드, 부양비 등
인구 동태	• 어느 기간에 인구의 변동요인, 즉 출생, 사망, 전입, 전출 등 • 인구 동태의 2대 요인은 출생률과 사망률이다.
인구 동태 지수	• 조출생률 = (연 출생수/인구)×1,000 • 조사망률 = (연 사망수/인구)×1,000 • 인구 자연 증가율 = 조출생률−조사망률 • 인구 증가 = 자연 증가+사회 증가 • 인구 증가율 = [(자연 증가+사회 증가)/인구]×1,000 • 인구동태지수 = (출생수/사망수)×100

43 다음 중 노년부양비의 설명으로 옳은 것은? 21 인천보건연구사

① 15세 미만 인구에 대한 65세 이상 인구의 비율
② 생산연령인구에 대한 65세 이상 인구의 비율
③ 생산연령인구에 대한 15세 미만 인구와 65세 이상 인구의 비율
④ 65세 이상 연구에 대한 생산연령인구의 비율

44 다음 중 인구지표에 대한 계산식으로 옳은 것은? 21 부산보건연구사

① 노인부양비 = 65세 이상 인구/연앙인구
② 인구증가율 = (자연증가+사회증가)/연앙인구
③ 연간인구증가율 = (연말인구−연초인구)/연앙인구
④ 총부양비 = 65세 이상 인구/15세 미만 인구

해설

43

부양비는 경제활동 연령에 대한 비경제활동 연령 인구의 비로서, 해당 인구 집단의 연령 구조의 경제적인 영향을 평가하기 위한 지수로 사용될 수 있다. 비경제활동 연령(비생산연령층)은 15세 미만의 소년(유년)인구와 65세 이상의 노인인구를 말한다.

(1) 총 부양비

$$=\frac{(15세\ 미만\ 인구+65세\ 이상\ 인구)}{15\sim64세\ 인구}\times100$$

(2) 유년부양비

$$=\frac{15세\ 미만\ 인구}{15\sim64세\ 인구}\times100$$

(3) 노년부양비

$$=\frac{65세\ 이상\ 인구}{15\sim64세\ 인구}\times100$$

44

① 노인부양비

$$=\frac{65세\ 이상\ 인구}{15세\ 미만\ 인구}$$

③ 연간인구증가율

$$=\frac{(연말인구-연초인구)}{연초인구}$$

④ 총부양비

$$=\frac{65세\ 이상\ 인구}{생산층(15\sim64세)\ 인구}$$

정답 42 ③ 43 ② 44 ②

PART 07

45 **다음 중 인구 부양지표에 대한 설명으로 옳지 않은 것은?** 22 대전

① 노령화지수의 분자는 65세 이상 인구다.
② 총부양비의 분자는 65세 이상 인구다.
③ 노인부양비의 분모는 15세 이상 65세 미만 인구다.
④ 유년부양비의 분모는 15세 이상 65세 미만 연구다.

46 **다음의 자료에서 확인할 수 있는 노년부양비는 얼마인가?** 22 전남경력경쟁

- 14세 이하 인구: 3,000명
- 65세 이상 인구: 4,000명
- 생산층 인구: 10,000명

① 30 ② 40
③ 70 ④ 90

제3절 인구문제 및 인구정책

01 **인구변동에 따른 인구정책 중 식량, 주택, 교육 및 경제 등 다양한 분야의 파급효과에 대처하기 위한 정책은?** 18 서울(10월)

① 인구조정정책 ② 인구대응정책
③ 인구자질향상정책 ④ 인구증가억제정책

02 **다음 중 인구증가에 따른 3M complex에 해당하지 않는 것은?** 19 제주

① Malnurtition ② Movement
③ Morbidity ④ Motality

PLUS

인구증가에 따른 문제

인류생존에 위협요소	3P	population(인구), poverty(빈곤), pollution(공해)
	3M	malnutrition(기아), morbidity(이환율), mortality(사망률)

03 **인구증가에 따른 문제로 3P는 환경, 빈곤, 인구이다. 다음 중 3M에 해당하는 것은?** 19 대전

① 출산, 인구, 사망 ② 인구, 출산, 영양부족
③ 영양부족, 사망, 질병이환 ④ 출산, 영양부족, 사망

해설

45

(1) 총 부양비

$$= \frac{\text{(15세 미만 인구 +65세 이상 인구)}}{\text{15~64세 인구}} \times 100$$

(2) 유년부양비

$$= \frac{\text{15세 미만 인구}}{\text{15~64세 인구}} \times 100$$

(3) 노년부양비

$$= \frac{\text{65세 이상 인구}}{\text{15~64세 인구}} \times 100$$

(4) 노년화지수

$$= \frac{\text{65세 이상 인구 (노년인구)}}{\text{14세 이하 인구 (유년인구)}} \times 100$$

46

노년부양비

$$= \frac{\text{65세 이상 인구}}{\text{생산층(15~64세) 인구}} \times 100$$

= 4,000/10,000×100 = 40

01

- 인구조정정책은 인구 수를 조정하고자 하는 정책으로 개발도상국에서는 조정정책이 인구 정책의 대부분을 차지하며, 인구조정정책에는 질적조정정책과 양적조정정책이 있다.
- 인구대응정책은 인구변동의 결과로 야기되는 식량, 주택, 고용, 교육, 도시문제 등 제반문제를 해결하기 위한 정책이다.

정답 45 ② 46 ② / 01 ② 02 ② 03 ③

04 인구정책에 대한 설명으로 가장 옳은 것은? 19 서울고졸

① 양적 조정정책은 인구의 성별, 연령별 불균형을 조정하려는 우생학적 정책과 결부되어 있다.
② 질적 조정정책은 출생률을 조정하여 가족계획 사업을 달성하는 방법이다.
③ 우리나라는 인구 감소의 형태에 따라 질적 조정정책에서 양적 조정 정책으로 전환되고 있다.
④ UNDP는 7월 11일을 세계 인구의 날(World Population Day)로 지정하였다.

PLUS

세계 인구의 날(World Population Day)은 UN 산하의 국제 연합 개발 계획(UNDP)이 지정한 국제 기념일이다. 날짜는 7월 11일로 1987년 7월 11일 세계 인구가 50억 명을 돌파한 것에서 유래한다. 인구문제에 대해 많은 사람들의 관심을 촉진시키기 위해 지정된 기념일이다.

05 인구문제에 따른 3P는 환경문제(Pollution), 빈곤(Poverty), 인구(Population)이다. 그렇다면 3M에 해당하는 것은 무엇인가? 21 세종보건연구사

① 질병, 이환, 사망
② 영양결핍, 질병이환, 사망
③ 질병, 출생, 사망
④ 영양과다, 질병이환, 사망

PLUS

인구 증가에 따른 문제

인류생존에 위협요소	3P	population(인구), poverty(빈곤), pollution(공해)
	3M	malnutrition(기아), morbidity(이환율), mortality(사망률)

06 인구문제 3p에 해당하지 않는 것은? 21 경남보건연구사

① 인구
② 환경오염
③ 빈곤
④ 정책

PLUS

인구증가에 따른 문제

인류생존에 위협요소	3P	population(인구), poverty(빈곤), pollution(공해)
	3M	malnutrition(기아), morbidity(이환율), mortality(사망률)

해설

04
① 질적 조정정책은 인구의 성별, 연령별 불균형을 조정하려는 우생학적 정책과 결부되어 있다.
② 양적 조정정책은 출생률을 조정하여 가족계획 사업을 달성하는 방법이다.
③ 인구의 양적 조정정책은 사망률과 출생률의 저하에 관심을 두는데 인구의 양적 조정문제에 관련되는 직접적인 조정대상은 출생률로서 가족계획사업을 통하여 달성하는 방법을 채택하고 있다. 이는 주로 개발도상국에서 실시되는 정책이다. 우리나라는 인구조정정책과 함께 인구대응 정책을 주로 수립하고 있다.

정답 04 ④ 05 ② 06 ④

제4절 보건지표

01 보건지표로서 지역 간 비교 시 보통사망률(조사망률)보다 영아사망률을 중요하게 보는 이유로 옳은 것은? 18 경기

① 통계처리가 용이하다.
② 통계가 정확하다.
③ 통계적 유의성이 낮다.
④ 보건수준을 더 잘 나타낸다.

02 분모가 분자를 포함하는 값이 아닌 것은? 18 경북

① 조사망률 ② 누적발생률
③ 치명률 ④ 성비

03 사망관련 지표에 대한 설명으로 옳지 않은 것은? 18 경북

① 비례사망자수가 클수록 장수인구가 많다
② 주산기사망률이 높으면 모성보건 사업이 필요하다.
③ 영아사망률은 지역 간 보건수준을 비교하는 주요 지표이다.
④ 알파인덱스가 1보다 클수록 신생아 보건을 위한 사업이 필요하다.

PLUS

알파인덱스 (α-index)	'신생아 사망에 대한 영아 사망의 비' • 영아기 사망의 대부분이 피할 수 없는 원인에 의한 신생아 사망이라면 그 지역사회의 건강 수준은 높다. • 분모인 신생아는 분자인 영아에 포함되므로 분자의 값이 분모의 값보다 항상 크기 때문에 그 값이 1보다 작을 수 없으며 α-index가 1에 가까워질수록 보건 수준이 높다는 의미 • 알파인덱스의 값이 커질수록 영아 보건을 위한 사업이 필요하다.

04 생후 28일까지의 영아 사망률을 나타낸 지표는? 18 충북

① 영아사망률 ② 유아사망률
③ 후기신생아사망률 ④ 신생아사망률

05 다음 중 분모가 출생아수가 아닌 지표는? 18 경기

① 보통사망률 ② 영아사망률
③ 신생아사망률 ④ 모성사망률

해설

01
영아사망률이 보통사망률에 비해 국가 보건 수준을 나타내는 지표로서 더 큰 의미를 지니는 이유는 다음과 같다.
• 연령 구성비의 영향을 받지 않아 통계적 유의성이 큼
• 영아는 환경, 영양, 건강에 대한 위해요소 등 외인성 요소에 매우 민감하게 반응함

02
분자가 분모에 포함되지 않는 것은 ratio에 해당된다. 성비는 ratio에 해당되며 여자 100명당 남자의 수로 분모는 여자, 분자는 남자의 수를 나타낸다.

04
영아는 출생 후 1년 미만의 아이를 의미하고 신생아는 영아 중에서 생후 28일까지를 의미한다.

05
보통사망률의 분모는 연평균 인구 혹은 연중앙인구이다.

정답 01 ④ 02 ④ 03 ④ 04 ④ 05 ①

06 다음 중 생명함수로 옳은 것은? 18 강원

① 출생수, 사망수, 출생률, 사망률, 사력, 평균여명
② 생존수, 사망수, 출생률, 사망률, 사력, 평균여명
③ 출생수, 사망수, 생존율, 사망률, 사력 평균여명
④ 생존수, 사망수, 생존율, 사망률, 사력, 평균여명

07 WHO에서 제시한 국가의 건강수준을 나타내는 지표에 해당하지 않는 것은? 18 강원

① 평균수명
② 조사망률
③ 비례사망지수
④ 비례사망률

08 어느 지역의 신생아사망률이 2이고 후기신생아사망률이 1일 때 알파인덱스는 얼마인가? 18 부산

① 0.5
② 1
③ 1.5
④ 2

PLUS

후기신생아 사망률	• 생후 28일 이후~1년 이내의 영아 • (신생아사망률이 2)+(후기신생아사망률이 1) = 영아사망자 3명
알파인덱스	영아사망자 수/신생아사망자 수 = 3/2 = 1.5

09 보건통계지표에 대한 설명으로 옳은 것은? 18 부산

① 건강수명과 기대수명이 차이가 크면 좋다.
② 비례사망지수가 작을수록 건강수준이 높다.
③ 조사망률은 지역의 인구구조가 다르면 비교하기 힘들다.
④ 영아사망률은 통계적 유의성이 낮다.

PLUS

건강수명	• 평균수명에서 질병이나 부상으로 활동하지 못한 기간을 뺀 기간 • '얼마나 건강하게 오래 사는가' (기대수명)−(일찍 죽거나 건강하지 않아 줄어든 햇수)
기대수명	0세의 출생아가 앞으로 생존할 것으로 기대되는 평균생존연수
비례사망지수	1년 동안 총 사망자 수 중에서 50세 이상의 사망자 수
영아사망률	생후 1년간의 출생아 수 1,000명에 대한 1년 미만 영아의 사망 수

해설

06

생명함수 6종
사망수, 생존수, 사망률, 생존율, 평균여명, 사력

07

WHO에서 제시한 국가의 건강수준을 나타내는 3대 보건(건강) 지표
평균수명, 비례사망자수(PMI), 조사망률(보통사망률)

09
① 건강수명과 기대수명이 차이가 적을수록 좋다.
② 비례사망지수가 클수록 건강수준이 높다.
④ 영아사망률은 통계적 유의성이 높다.

정답 06 ④ 07 ④ 08 ③ 09 ③

PART 07

10 **비례사망자수(Proportional mortality indicator, PMI)에 대한 설명으로 가장 옳지 않은 것은?** 18 서울

① 주어진 기간의 평균 인구에서 50세 이상의 사망자수가 차지하는 분들이다.
② 비례사망지수 값이 클수록 건강수준이 높다.
③ 연령별 사망자 수가 파악이 되면 산출이 가능하다.
④ 국가 간 건강수준을 비교할 때 흔히 사용하는 대표적인 지표이다.

PLUS

비례사망지수 (PMI)	• 전체 사망자 수 중 50세 이상의 사망이 차지하는 분율 • 비례사망자수 = 그 연도의 50세 이상 사망자 수/어떤 연도의 사망자 수×100
PMI가 높은 경우	50세 이상의 인구사망 수가 많다는 의미로 건강수준이 높고 장수인구가 많다.
PMI가 낮은 경우	어린 연령층의 사망이 많다.
역학적 의의	사망자 중에서 특정 연령군의 분율을 보는 지표이기 때문에 인구이동, 출생 등의 영향을 받지 않고 인구 집단에서의 사망률 산출이 정확하지 않더라도 확인된 사망자의 연령만 알고 있으면 산출이 가능하다.

11 **빈칸에 들어갈 알맞은 말은?** 18 복지부

• 영유아 사망의 감소는 (　　)을/를 증가시키는 데 기여하였다.
• (　　)은/는 인구의 연령구성에 대한 영향을 받지 않는 사망수준을 나타내는 좋은 지표이다.

① 평균수명　② 영아사망률
③ 주산기사망률　④ 보통사망률
⑤ 비례사망지수

12 **보건통계 중 국가 간의 보건수준을 비교하는 데 가장 적절한 지표는?** 19 경북의료기술

① 영아사망률　② 주산기사망률
③ 모성사망률　④ 신생아사망률

PLUS

영아사망률	• 연령구성비의 영향을 받지 않아 통계적 유의성이 크다. • 영아는 환경, 영양, 건강에 대한 위해요소 등 외인성 요소에 매우 민감하게 반응하기 때문에 지역의 보건수준을 나타내는 지표로서 의미가 크다.

해설

11
평균수명은 사망률 특히 영유아사망률이 저하됨으로써 연장된다. 인류가 사망률을 저하시킬 수 있게 된 것은 근대에 와서 과학이 발달한 결과이다. 인류의 과학적 진보가 사망률의 저하로서 나타난 것은 서구에서도 18세기부터 19세기에 걸쳐서이다. 역사적으로 평균수명이 낮았던 시대에서 평균수명이 매우 짧았던 것은 높은 영아사망률이 주요한 원인이었다. 평균수명은 인구의 연령구성에 대한 영향을 받지 않는 사망 수준을 나타내는 좋은 지표로서 같은 해에 출생한 동년배 집단이 일반적으로 측정된 연령별 특수사망률에 의하여 사망위험이 노출된다는 가정 하에 앞으로 얼마나 생존할 수 있을 것인가를 추정하는 생명표에 의해 도출되는 것으로 0세의 기대여명을 일반적으로 평균수명이라 한다.
※ 황병덕 외, 새로 쓴 공중보건학(제4판) 수문사, 2017, p.178.

정답 10 ① 11 ① 12 ①

13 **다음 중 인구의 증감을 확인할 수 있는 지표는?** 19 경기

① 일반출산률 ② 합계출산률
③ 총출산률 ④ 순재생산률

PLUS

순재생산율 (NRR)	• Net Reproduction Rate • 일생 동안 낳은 여아의 수 가운데 출산가능 연령에 도달한 생존 여자의 수
NRR = 1	인구증감이 없다.
NRR < 1	1.0 이하이면 인구의 감소
NRR > 1	1.0 이상이면 인구의 증가

14 **신생아사망에 대한 영아사망의 비의 값이 1에 가까운 경우 의미하는 바로 옳지 않은 것은?** 19 경남

① 1에 가까울수록 보건수준이 높다
② 선진국일 가능성이 높다.
③ 장수인구가 많다.
④ 거의 모든 영아사망이 신생아기 사망에 해당한다.

15 **다음 중 보건지표에 대한 설명으로 옳지 않은 것은?** 19 인천

① 조사망률은 인구 1,000명당 사망자수 이다.
② 모성사망비는 출생아 100,000명당 모성사망자 수이다.
③ PMI는 사망자 중 50세 이상이 차지하는 비율이다.
④ 알파인덱스는 신생아 사망수를 영아사망수로 나눈 것이다.

16 **다음의 내용에 모두 해당하는 보건통계지표는?** 19 서울

- 건강수준이 높을수록 이 지표는 높아진다.
- 인구의 이동이나 출생의 영향을 적게 받는다.
- 정확한 사망률 산출이 어려운 지역에서도 이용이 가능하다.

① 비례사망지수(PMI) ② 비례사망률(PMR)
③ 영아사망률(IMR) ④ 표준화사망비(SMR)

해설

14
③ 장수인구가 많다 → 비례사망지수(PM)가 높은 경우

알파인덱스(α-index)
• 신생아 사망에 대한 영아사망의 비 • 영아사망자 수/신생아사망자 수 = 1, 즉 영아사망의 대부분이 신생아기에 사망 한 것 • 4주 이후 1년 이내 사망자수가 적은 것이며 이는 보건수준이 높은 선진국에서 볼 수 있는 값이다.

15

알파인덱스 α-index
신생아 사망에 대한 영아사망의 비(영아사망자 수/신생아사망자 수)

정답 13 ④ 14 ③ 15 ④ 16 ①

PART 07

PLUS

비례사망지수 (PMI)	• 전체 사망자 수 중 50세 이상의 사망이 차지하는 분율 • 비례사망자수 = 그 연도의 50세 이상 사망자 수/어떤 연도의 사망자 수×100
PMI가 높은 경우	50세 이상의 인구사망 수가 많다는 의미로 건강수준이 높고 장수인구가 많다.
PMI가 낮은 경우	어린 연령층의 사망이 많다.
역학적 의의	사망자 중에서 특정 연령군의 분율을 보는 지표이기 때문에 인구이동, 출생 등의 영향을 받지 않고 인구 집단에서의 사망률 산출이 정확하지 않더라도 확인된 사망자의 연령만 알고 있으면 산출이 가능하다.

17 **다음에서 생명함수로 옳은 것은?** 19 대구보건연구사

ㄱ. 출생수	ㄴ. 사망수
ㄷ. 출생률	ㄹ. 사망률
ㅁ. 생존률	ㅂ. 평균여명
ㅅ. 평균수명	

① ㄱ, ㄴ, ㄷ, ㄹ　② ㄴ, ㄹ, ㅁ, ㅅ
③ ㄴ, ㄹ, ㅁ, ㅂ　④ ㄹ, ㅁ, ㅂ, ㅅ

18 **지역 간 비교를 위한 3대 보건지표는?** 19 충남보건연구사

① 영아사망률, 비례사망지수, 평균수명
② 영아사망률, 비례사망지수, 발병률
③ 조사망률, 영아사망률 평균수명
④ 조사망률, 영아사망률, 발병률

19 **다음의 지표 중 옳지 않은 것은?** 19 울산보건연구사

① 영아사망률 = 출생 후 1년 미만의 사망/연간 출생아수×1,000
② 병상회전률 = 총 퇴원자수/가동병상수
③ 치명률 = 그 질병에 의한 사망자 수/그 질병의 이환자수×100
④ 주산기사망률 = (임신 28주 이후의 사산아+출생후 4주 이내 사망아수)/총출산아수(태아 사망포함)×1,000

해설

17
생명표(Lite Table)는 인구집단에 있어서 출생과 사망에 의한 생명현상을 나타내는 방법으로 생존과 사망자의 비율과 생존할 수 있는 수명이 어떻게 되는가를 표시하는 것이다.
생명표는 사망표(motality table)라고도 하며, 보통 0세에서 특정인구가 생존해 있다고 가정하고 그 사람들이 해마다 어떻게 감소해 나가는지를 보여줌
- 생명함수 6종: 사망 수, 생존 수, 사망률, 생존율, 평균여명, 사력
- 평균여명: 어떤 연령에서 그 연령의 향후 생존할 수 있는 기간의 평균

(30세 남자의 평균여명은 44.2년: 30세 남자의 경우 앞으로 생존할 수 있는 기간이 평균 44.2년이라는 의미)

18
지역 간 혹은 국가 간 보건수준 비교를 위한 대표는 영아 사망률 비례사망자수, 평균수명이다.

19
④ 주산기 사망률

$$= \frac{\text{(임신 28주 이후의 사산아+출생후 1주 이내 사망아 수)}}{\text{총 출산수 (태아 사망포함)}} \times 1{,}000$$

정답 17 ③ 18 ① 19 ④

20 **강원도의 어느 지역 연간 인구통계가 다음과 같을 때 산출된 보건지표 결과값으로 옳지 않은 것은?** 19 강원

구분(연간 통계)	인원(명)
총인구(연앙인구)	200,000
총출생아수	1,100
총사망자수	1,500
영아사망자수	40
신생아사망자수	30
50세 이상 사망자수	1,155

① 영아사망률 : 약 36.4
② 알파인덱스 : 약 1.3
③ 비례사망자수 : 75
④ 조출생률(1,000명당) : 5.5

21 **보건지표로서 사망통계지표에 대한 설명으로 옳지 않은 것은?** 19 인천의료기술

① 보통사망률은 어떤 해의 연 중앙인구 1,000명당 같은 기간 성인 사망자 수이다.
② 비례사망자수는 어떤 해의 총 사망자 중 50세 이상의 사망자수의 분율이다.
③ 모성사망률은 어떤 해의 총 출생아 100,000명에 대한 같은 기간 임신, 분만, 산욕으로 인한 모성사망자수를 말한다.
④ 주산기사망률은 어떤 해의 총 출산아 1,000명에 대한 연간 임신 28주 이후 사산부터 출생 후 1주 이내 사망자수를 말한다.

22 **국가의 보건수준을 나타내는 지표로서 WHO가 제시한 3대 건강지표에 해당하지 않는 것은?** 20 경북

① 비례사망지수 ② 평균수명
③ 의료인력과 시설 ④ 조사망률

23 **다음 중 생명표의 주요 함수에 해당하지 않는 것은?** 20 울산

① 사망수 ② 생존수
③ 사망률 ④ 출생아수

해설

20
① 영아사망률
$= \frac{\text{영아사망자 수}}{\text{총 출생아수}} \times 1,000$
$= 36.36$
② 알파인덱스
$= \frac{\text{영아사망자 수}}{\text{신생아사망자 수}}$
$= 40/30 = 1.33$
③ 비례사망자수
$= \frac{\text{50세 이상 사망자 수}}{\text{총 사망자 수}} \times 100$
$= 1,155/1,500 \times 100 = 77\%$
④ 조사망률
$= \frac{\text{총출생아 수}}{\text{총인구}} \times 1,000$
$= 1,100/200,000 \times 1,000$
$= 5.5$

21
보통사망률은 어떤 해의 연 중앙인구 1,000명당 같은 기간 전체 사망자 수이다.

22
WHO 3대 보건지표 : 조사망률, 평균수명, 비례사망자수

23
생명함수 : 생존수, 사망수, 생존율, 사망률, 평균여명, 사력

정답 20 ③ 21 ① 22 ③ 23 ④

PART 07

24 **발생률과 유병률에 대한 설명으로 옳지 않은 것은?** 20 인천의료기술

① P ≒ 1×D이다
② 발생물의 분자는 새롭게 질병에 걸린 사람이다.
③ 유병률의 분모는 질병에 걸리지 않은 인구집단이다.
④ 이환기간이 짧아지면 발생률과 유병률이 같아진다.

25 **다음의 보건지표 각각에 대한 설명으로 가장 옳은 것은?** 20 서울

(가) 평균수명	(나) 조사망률(보통사망률)
(다) 비례사망지수	(라) 영아사망률

① (가)는 한 인구집단의 사망수준을 나타내는 가장 기본적인 지표이다.
② (나)는 국가 간 또는 지역사회 간 보건수준을 비교하는 대표적인 지표이다.
③ (다)가 크다는 것은 건강수준이 높고 장수인구가 많다는 것을 의미한다.
③ (라)는 인구집단 연령구성비의 영향을 받기 때문에 통계적 유의성이 낮다.

26 **어느 지역에서 총 인구는 100,000명, 출생아수는 700명, 총 사망수는 32명, 1년 이내 영아 사망수는 2명이다. 이때 구할 수 있는 지표는?** 20 경기보건연구

① 영아사망률 ② 비례사망자수
③ 기대여명 ④ 주산기사망률

27 **다음 중 보건지표에 대한 설명으로 옳지 않은 것은?** 20 대구

① 비례사망률은 전체 사망자 중 특정 원인에 의해 사망한 사람들의 분율이다.
② 폐쇄인구는 출생과 사망만으로 인구가 변동되는 인구를 말한다.
③ 3차성비는 현재인구 성비이다.
④ 총재생산율이란 여성이 일생동안 출생한 자녀의 수를 말한다.

해설

24
유병률의 분모는 질병유무와 상관없이 전체 인구집단이 포함된다.

25
① 한 인구집단의 사망수준을 나타내는 가장 기본적인 지표는 조사망률이다.
② 국가 간 또는 지역사회 간 보건수준을 비교하는 대표적인 지표는 영아사망률이다.
④ 영아사망률은 인구집단 연령구성비의 영향을 받지 않기 때문에 통계적 유의성이 크다.

26
① 영아사망률은 총 출생아수 1,000명당 1년 이내 사망자수로 제시된 자료에서 산출이 가능하다.
영아사망률 = 2/700×1,000 = 2,86
② 비례사망지수
$$= \frac{\text{50세 이상 사망자수}}{\text{총사망자 수}} \times 100$$
③ 기대여명 = 연령 χ세의 사람이 앞으로 생존할 것으로 기대되는 평균 생존연수
④ 주산기사망률
$$= \frac{\text{(임신 28주 이후 사산자 수+생후 1주 이내 사망아 수)}}{\text{총출산아수 (태아사망포함)}} \times 1{,}000$$

27
총재생산율이란 한 여성이 일생동안 몇 명의 여아를 낳는가를 나타낸다.

정답 24 ③ 25 ③ 26 ① 27 ④

28 빈칸에 들어갈 말로 적절한 것은? 20 대전

> 현성 감염자 중에서 사망할 확률은 (A)이며, 한 여자가 일생동안 평생 낳을 수 있는 자녀 수 (B)이다.

	(A)	(B)
①	병원력	합계출산율
②	치명률	합계출산율
③	병원력	총재생산율
④	치명률	총재생산율

29 다음 중 알파인덱스에 대한 설명으로 옳은 것은? 20 대전

① 분자가 영아사망자 수이다.

② 영아후기사망률이 높을수록 보건 수준이 높다

③ 알파인덱스가 2에 가까울수록 보건 수준이 높다.

④ 값이 클수록 보건수준이 높다.

PLUS

알파인덱스(α-index)

(1) '신생아 사망에 대한 영아 사망의 비'이다.

(2) 영아기 사망의 대부분이 피할 수 없는 원인에 의한 신생아 사망이라면 그 지역사회의 건강 수준은 높다고 할 수 있음

(3) 분모인 신생아는 분자인 영아에 포함되므로 분자의 값이 분모의 값보다 항상 크기 때문에 그 값이 1보다 작을 수 없으며 α-index가 1에 가까워질수록 보건 수준이 높다는 의미

α-index = 영아 사망자 수/신생아 사망자 수

30 WHO가 제시한 3대 보건지표는? 20 부산

① 조사망률, 비례사망지수, 평균여명

② 조사망률, 비례사망지수, 평균수명

③ 영아사망률 비례사망률, 평균수명

④ 영아사망률, 비례사망률, 평균여명

31 인구집단에서 기대수명을 산출하기 위해 작성하는 생명표의 주요 변수에 해당하지 않는 것은? 20 광주·전남·전북

① 사망수 ② 사망률

③ 생존수 ④ 출생률

해설

28
치명률은 어떤 질병에 이환된 환자 수 중에서 그 질병으로 인한 사망자 수로 질병의 심각한 정도를 나타낸다. 합계출산율은 한 여자가 일생 동안 평균 몇 명의 자녀를 낳는가를 나타내며 국가별 출산력을 비교하는 지표이다.

30
WHO 3대 보건지표
(1) 평균수명: 0세의 평균 여명
(2) 비례사망지수(PMI)

$$= \frac{\text{50세 이상 사망자 수}}{\text{총 사망자 수}} \times 100$$

(3) 조사망률(보통사망률)

$$= \frac{\text{연간 사망자 수}}{\text{중앙 인구}} \times 1{,}000$$

31
생명표의 주요 함수: 생존수, 사망수, 생존률, 사망률, 사력, 평균여명

정답 28 ② 29 ① 30 ② 31 ④

PART 07

32 **기대수명 산출을 위한 생명표 작성에서 다루는 변수로 옳지 않은 것은?** 20 경기

① 출생아수 ② 사망자수
③ 생존자수 ④ 평균여명

33 **영아사망률 중 신생아사망률이 차지하는 비중을 나타내는 지표는 무엇인가?** 20 경기

① 알파인덱스 ② 신생아사망률
③ 후기신생아사망률 ④ 주산기사망률

PLUS

알파인덱스(α-index)

(1) '신생아 사망에 대한 영아 사망의 비'이다.
(2) 영아기 사망의 대부분이 피할 수 없는 원인에 의한 신생아 사망이라면, 그 지역사회의 건강 수준은 높다고 할 수 있다.
(3) 분모인 신생아는 분자인 영아에 포함되므로 분자의 값이 분모의 값보다 항상 크기 때문에 그 값이 1보다 작을 수 없으며 α-index가 1에 가까워질수록 보건 수준이 높다는 의미이다.
(4) 알파인덱스의 값이 커질수록 영아 보건을 위한 사업이 필요하다.

34 **다음 중 보건지표의 내용으로 옳지 않은 것은?** 20 경북

① 태아사망률은 출산아 1,000명당 임신 8주 이상의 사산과 생후 1주 미만의 신생아 사망아 수이다.
② 비례사망지수는 어떤 연도의 사망자 수 중 50세 이상의 사망자 수의 구성 비율
③ 알파인덱스는 1보다 작을 수 없다.
④ 영아사망률 $= \dfrac{\text{일정 기간 중 1세 미만의 사망아 수}}{\text{일정 기간의 출생아 수}} \times 1{,}000$

35 **다음 중 사망지표의 내용으로 옳지 않은 것은?** 21 대구

① 영아사망률 = 1년 이내 사망자 수/연간 출생아 수×1,000
② 신생아사망률 = 28일 이내 사망자수/연간 출생아 수×1,000
③ 알파인덱스 = 영아사망자수/신생아사망자 수
④ 주산기사망률 = 임신 28주 이상 태아사망과 출생 후 4주 이내 사망아 수/연간 출생아 수×1,000

해설

32
생명표의 생명함수: 생존수, 사망수, 생존율, 사망률, 평균여명, 사력

33
알파인덱스는 신생아사망에 대한 영아사망의 비로 영아사망 중 신생아가 차지하는 비중을 보기 위한 지표이다.

34
- 출산아 1,000명당 임신 28주 이상의 사산과 생후 1주 미만의 신생아 사망아 수는 주산기사망률이다.
- 태아사망률은 살아서 출생한 아기 1000명당 임신 20주 이상에서 자궁 내 태아의 사망건수이다.

35
주산기사망률
$= \dfrac{\text{(임신 28주 이상의 사상자 수+출생 후 1주 이내 사망자 수)}}{\text{연간 출산아수 (태아사망 포함)}} \times 1{,}000$

정답 32 ① 33 ① 34 ① 35 ④

36 **보건지표에 대한 설명으로 옳지 않은 것은?** 21 경북

① 0세의 기대여명을 '평균수명'이라 한다.
② 비례사망률은 총 사망자에 대한 특정 원인 사망의 비율이다.
③ 영아사망률은 국가 간 보건수준 비교에 적절하다.
④ 알파인덱스 값이 1보다 클수록 신생아 보건사업에 더 신경써야 한다.

37 **국가 간의 보건수준을 비교하는 데 쓰이는 가장 대표적인 지표는 무엇인가?** 21 전북의료기술

① 비례사망률　② 영아사망률
③ 주산기사망률　④ 조사망률

38 **영유아 보건지표 중 지역사회 건강수준을 가장 잘 나타내는 대표적인 지표는 무엇인가?** 21 경기

① 신생아사망률　② 영아사망률
③ 저체중출생아 발생　④ 주산기사망률

39 **다음 중 국가 간 보건수준을 비교하기 위한 3대 지표에 해당하지 않는 것은?** 21 강원

① 조출생률　② 비례사망지수
③ 평균수명　④ 영아사망률

40 **지역의 보건수준을 나타내는 대표적인 지표로서 영아사망률과 신생아사망률을 비교하는 지표는 무엇인가?** 21 경북

① 영아사망률　② 신생아사망률
③ 알파인덱스(α-index)　④ 주산기사망률

41 **어느 지역의 사망지표가 다음과 같다. 2013년과 2019년의 영아사망률 차이는 얼마인가?** 21 부산

	2013년	2018년
신생아 사망률	1.3	1.4
후기신생아사망률	1.7	1.8

① 0.1　② 0.2
③ 0.3　④ 0.4

해설

36
알파인덱스 값이 큰 경우는 영아 사망자 중 신생아사망이 차지하는 비중이 적고 영아기의 사망자 수가 많은 것으로 이 경우 신생아보다 영아의 보건사업에 더 신경써야 한다.

37
영아사망률은 연령구성비의 영향을 받지 않아 통계적 유의성이 크며 분모인 영아는 환경, 영양, 건강에 대한 위해요소 등 외인성 요소에 매우 민감하게 반응하기 때문에 국가(지역)의 보건수준을 나타내는 가장 대표적인 지표이다.

38
제시된 보건지표 중 지역의 건강수준을 가장 잘 나타내는 지표는 영아사망률이다.

39
국가 간 비교를 위한 3대 보건지표: 영아사망률, 비례사망지수, 평균수명

40
알파인덱스는 '신생아 사망에 대한 영아 사망의 비'이다. 영아기 사망의 대부분이 피할 수 없는 원인에 의한 신생아 사망이라면 그 지역사회의 건강 수준은 높다고 할 수 있다. 분모인 신생아는 분자인 영아에 포함되므로 분자의 값이 분모의 값보다 항상 크기 때문에 그 값이 1보다 작을 수 없으며 α-index가 1에 가까워질수록 보건수준이 높다는 의미한다.

41
- 2013년 영아사망률 = 1.3 + 1.7 = 3
- 2018년 영아사망률 = 1.4 + 1.8 = 3.2

정답 36 ④　37 ②　38 ②　39 ①　40 ③　41 ②

PART 07

42 지역 간 비교를 위한 3대 보건지표에 해당하는 것은? 21 충남

ㄱ. 영아사망률	ㄴ. 평균수명
ㄷ. 비례사망지수	ㄹ. 조사망률

① ㄱ, ㄴ, ㄷ ② ㄴ, ㄷ, ㄹ
③ ㄱ, ㄷ, ㄹ ④ ㄱ, ㄴ, ㄹ

43 비례사망지수(PMI)에 대한 설명으로 옳지 않은 것은? 21 충북

① 국가 간 또는 지역사회 간 보건수준 비교 시 보건지표로 사용된다.
② 선진국에서는 비례사망지수가 높게 나타난다.
③ 평균수명이 높은 지역에는 비례사망지수가 높게 나타난다.
④ 연간 총사망자 수에 대한 50세 미만의 사망자수를 백분율로 나타낸 값을 의미한다.

44 WHO 3대 보건지표로 옳은 것은? 21 전남경력경쟁

① 평균여명, 비례사망률, 조사망률
② 평균수명, 비례사망률, 영아사망률
③ 평균수명, 비례사망지수, 조사망률
④ 평균여명, 비례사망지수, 영아사망률

45 다음 중 인구통계에 대한 설명으로 옳은 것은? 21 경기

① 조출생률은 가임기 여성 1,000명당 출생아 수이다.
② 발생률이 높고 이환기간이 긴 질병은 유병률이 높다.
③ 비례사망지수가 높은 지역은 평균수명이 낮다.
④ α-index가 높으면 신생아사망률이 높다고 판단할 수 있다.

46 다음에서 세계보건기구의 3대 보건지표에 해당하는 것을 모두 고른 것은?

21 서울보건연구사

㉠ 해당년도 출생아 천명 가운데 1년 이내에 사망한 영아의 수
㉡ 신생아 사망에 대한 영아 사망의 비
㉢ 연간 총사망자 수에 대한 50세 이상인 사망자 수의 백분율
㉣ 출생시의 평균여명

① ㉠, ㉡ ② ㉠, ㉣
③ ㉡, ㉢ ④ ㉢, ㉣

해설

42
- 지역 간 비교를 위한 3대 보건지표: 영아사망률, 평균수명, 비례사망지수
- WHO 3대 보건지표: 조사망률, 평균수명, 비례사망자수

43
비례사망지수(PMI: Proportional Mortality Indicator)

$$= \frac{\text{그 연도의 50세 이상 사망자 수}}{\text{어떤 연도의 사망자 수}} \times 100$$

(1) 국가 간 건강 수준을 비교할 때 사용하는 대표적인 보건지표이다.
(2) PMI가 높은 경우 50세 이상의 인구사망 수가 많다는 의미로 건강 수준이 높고 장수인구가 많다고 볼 수 있고 PMI가 낮은 경우 어린 연령층의 사망이 많다는 의미이다.

44
- WHO 3대 보건지표: 평균수명, 비례사망지수, 조사망률
- 지역 간 비교를 위한 3대 지표: 평균수명, 비례사망지수, 영아사망률

45
① 조출생률은 인구 1,000명당 출생아 수이다.
② 발생률이 높고 이환기간이 긴 질병은 유병률이 높다.
③ 비례사망지수가 높은 지역은 평균수명이 높다.
④ α-index가 높으면 영아기의 사망률이 높다고 판단할 수 있다.

46
WHO 3대 보건지표는 조사망률, 비례사망자수, 평균수명이다.
㉠ 해당년도 출생아 천명 가운데 1년 이내에 사망한 영아의 수 = 영아사망률
㉡ 신생아 사망에 대한 영아 사망의 비 = 알파인덱스
㉢ 연간 총사망자 수에 대한 50세 이상인 사망자 수의 백분율 = 비례사망지수
㉣ 출생시의 평균여명 = 평균수명

정답 42 ① 43 ④ 44 ③ 45 ② 46 ④

47 A 지역에서 2020년도 총 출생아 수가 20,000명이고, 영아사망률이 2라고 한다면 A 지역에서 2020년도에 사망한 영아는 총 몇 명인가? 21 서울

① 20명 ② 30명
③ 40명 ④ 50명

48 다음 중 보건의료제도 및 환경수준이 낮은 국가의 특징으로 옳은 것은? 21 인천

① 0세의 기대수명이 높다.
② 비례사망비가 높다.
③ 알파인덱스가 1에 가깝다.
④ 영아사망 중 선천적 원인으로 인한 사망이 낮다.

49 보건지표인 알파인덱스에 대한 설명으로 옳지 않은 것은? 21 울산

① 알파인덱스가 1에 가까울수록 보건수준이 높다
② 알파인덱스가 1보다 작으면 보건수준이 낮다.
③ 신생아사망에 대한 영아사망의 바이다.
④ 분모가 분자에 포함된다.

PLUS

알파인덱스 (α-index)	(1) '신생아 사망에 대한 영아 사망의 비'이다. (2) 영아기 사망의 대부분이 피할 수 없는 원인에 의한 신생아 사망이라면, 그 지역사회의 건강 수준은 높다고 할 수 있다. (3) 분모인 신생아는 분자인 영아에 포함되므로 분자의 값이 분모의 값보다 항상 크기 때문에 그 값이 1보다 작을 수 없으며 α-index가 1에 가까워질수록 보건 수준이 높다는 의미이다(선진국일수록 1에 가깝다).

50 다음 중 그 값이 높을수록 보건수준 및 건강수준이 좋다고 판단할 수 있는 보건지표는? 21 인천

① 비례사망률 ② 비례사망지수
③ 알파인덱스 ④ 영아사망률

PLUS

비례사망지수 (Proportional Mortality indicator, PMI)	(1) 어떤 연도의 사망자 수 중 50세 이상의 사망자 수의 구성 비율로 국가 간 건강 수준을 비교할 때 사용하는 대표적인 보건지표이다. 비례사망지수 = 그 연도의 50세 이상 사망자 수/어떤 연도의 사망자 수×100 (2) PMI가 높은 경우 50세 이상의 안구사망 수가 많다는 의미로 건강 수준이 높고 장수인구가 많다고 볼 수 있고 PMI가 낮은 경우 어린 연령층의 사망이 많다는 의미이다.

해설

47
영아사망률은 출생아 1,000명당 영아사망자 수이다. 영아사망률이 2라면 출생아 1,000명당 2명의 영아가 사망한 것이고, 전체 출생아가 20,000명이었으므로 실제 영아 사망자수는 40명이다.
영아사망자 수 = 2/1,000×20,000 = 40

48
보건 및 환경수준이 좋은 국가는 0세의 기대수명이 길고, 비례사망비가 높으며 알파인덱스는 1에 가깝다. 영아사망 중 선천적 원인으로 인한 사망은 주로 신생아기의 사망원인이다.
그러므로 선천적 원인에 의한 사망률이 높으면 영아사망 중 대부분이 신생아기에 해당하며 이런 경우 알파인덱스가 1에 가까워진다. 영아사망 중 선천적 원인으로 인한 사망이 낮은 경우는 영아사망의 대부분이 영아기에 발생한 것이고 이는 주로 환경 및 보건수준의 영향으로 볼 수 있다.

50
① 비례사망률은 전체 사망자 중 특정 원인에 의해 사망한 사람들의 분율로 총 사망 중 특정 원인이 차지하는 비중을 나타낸다. 높으면 사망자 중 해당 원인에 의한 사망자가 많다는 의미이다.
③ 알파인덱스는 신생아사망에 대한 영아사망의 비로 값이 1에 가까울수록 보건수준이 높고 값이 클수록 후진국이다.
④ 영아사망률은 출생아 1,000명당 영아사망자 수로 값이 클수록 보건수준, 환경위생 등이 열악한 것이다.

정답 47 ③ 48 ④ 49 ② 50 ②

PART 07

51 **보건지표에 대한 설명 중 옳은 것은?** 21 부산

ㄱ. 평균수명과 건강수명의 격차가 좁을수록 좋다.
ㄴ. 조사망률, 건강수명, 비례사망지수가 3대 보건지표이다.
ㄷ. 알파인덱스는 신생아 사망에 대한 영아 사망이다.
ㄹ. 영아사망률은 출생아 1,000명당 1세의 사망이다.

① ㄱ, ㄴ
② ㄱ, ㄷ
③ ㄴ, ㄷ
④ ㄴ, ㄹ

52 **다음 중 비례사망지수의 분자로 옳은 것은?** 충남보건연구사

① 50세 이상 사망자 수
② 55세 이상 사망자 수
③ 60세 이상 사망자 수
④ 65세 이상 사망자 수

53 **보건통계에 대한 다음의 내용 중 옳은 것으로 바르게 연결된 것은?** 22 전남

ㄱ. WHO 3대 보건지표는 건강수명, 조사망률, 비례사망지수다.
ㄴ. 영아사망률은 지역 간 보건수준을 비교하기에 적절한 지표다.
ㄷ. 연 중앙인구는 매년 7월 1일 시점의 인구로 한다.
ㄹ. 비례사망지수는 높을수록 좋다.

① ㄱ, ㄴ
② ㄱ, ㄴ, ㄷ
③ ㄴ, ㄷ, ㄹ
④ ㄱ, ㄷ, ㄹ

54 **다음 중 비례사망지수에 대한 설명으로 옳은 것은?** 22 강원

① 분모는 전체 인구집단이다.
② 분자는 65세 이상 사망이다.
③ 값이 클수록 건강수준이 좋은 국가이다.
④ 값이 작을수록 건강수준이 좋은 국가이다.

PLUS

비례사망지수(Proportional Mortality indicator, PMI)

(1) 어떤 연도의 사망자 수 중 50세 이상의 사망자 수의 구성 비율로 국가 간 건강 수준을 비교할 때 사용하는 대표적인 보건지표이다.
비례사망지수 = 그 연도의 50세 이상 사망자 수/어떤 연도의 사망자 수×100
(2) PMI가 높은 경우 50세 이상의 안구사망 수가 많다는 의미로 건강 수준이 높고 장수인구가 많다고 볼 수 있고 PMI가 낮은 경우 어린 연령층의 사망이 많다는 의미이다.

해설

51
ㄱ. 평균수명과 건강수명의 격차가 좁을수록 평균수명 중 건강하게 산 날이 많다는 의미이므로 격차가 좁을수록 좋다.
ㄴ. 조사망률, 평균수명, 비례사망지수가 3대 보건지표이다.
ㄷ. 알파인덱스는 신생아 사망수에 대한 영아 사망수이다.
ㄹ. 영아사망률은 출생아 1,000명당 0세의 사망수이다.

52
- 비례사망지수: 어떤 연도의 사망자 수 중 50세 이상의 사망자수의 구성 비율
- 비례사망지수 = 그 연도의 50세 이상 사망자 수/어떤 연도의 사망자 수×100

53
WHO 3대 보건지표는 평균수명, 조사망률, 비례사망지수다.

정답 51 ② 52 ① 53 ③ 54 ③

55 공중보건의 핵심 지표인 영아사망률에 대한 설명으로 가장 옳은 것은? 22 서울

① 영아사망률이 높을수록 보건 수준이 높은 나라이고 영아사망률이 낮을수록 보건 수준이 낮은 나라이다.
② 영아사망률은 인구 집단의 연령 구성비에 크게 영향을 받는 지표이다.
③ 당해 출생 수 대비 당해 2세 이하의 영아를 대상으로 조사한다.
④ 영아는 성인과 비교하여 환경 위생, 질병 등에 민감하기 때문에 보건 상태를 평가하는 지표로서 중요시된다.

PLUS

영아사망률(Infant Mortality Rate)
(1) 주어진 기간 동안에 출생한 출생아 수 1,000명에 대하여 동일 기간에 발생한 1세 미만의 사망자 수, 기간은 주로 1년을 단위로 한다.
영아사망률 = 일정 기간 중 1세 미만의 사망아 수/일정 기간의 출생아 수×1,000
(2) 보통사망률에 비해 국가 보건 수준을 나타내는 지표로서 더 큰 의미를 지닌다.
① 연령 구성비의 영향을 받지 않아 통계적 유의성이 크다.
② 영아는 환경, 영양, 건강에 대한 위해요소 등 외인성 요소에 매우 민감하게 반응한다.
(3) 후진국의 경우 출생 신고 및 사망 신고 누락이 있는 경우가 많아 통계적 정확성은 낮을 수 있다.

56 보건지표와 그 산출에 필요한 정보가 옳게 짝지어지지 않은 것은? 24 보건직

① 조출생률 – 당해 연도 출생아 수, 당해 연도 15~49세까지의 여자 수
② 영아사망률 – 당해 연도 1세 미만 사망아 수, 당해 연도 출생아 수
③ 비례사망지수 – 당해 연도 50세 이상 사망자 수, 당해 연도 사망자 수
④ α-index – 당해 연도 영아 사망자 수, 당해 연도 신생아 사망자 수

해설

56
조출생률

$$= \frac{\text{같은 해의 총출생 수}}{\text{특정 연도의 중앙인구 (그해 7월 1일 현재 총인구수)}} \times 1{,}000$$

정답 55 ④ 56 ①

PART 07

CHAPTER 02 모자보건과 가족계획

제1절 모자보건의 개념

01 모자보건사업의 중요성에 대한 설명으로 옳지 않은 것은? 18 대전

① 대상 인구가 광범위하다.
② 다른 연령층에 비하여 건강상 취약계층이다.
③ 다음 세대의 인구 자질에 영향을 준다.
④ 대상자가 한곳에 모여 있어서 모자보건사업의 진행이 수월하다.

PLUS

모자보건의 중요성
(1) 모자보건의 대상 인구가 전체 인구의 약 60% 정도로 광범위하다.
(2) 모자보건사업은 여성의 건강보호 증진뿐만 아니라 건강한 자녀의 출산과 양육을 위하여 중요하다.
(3) 모성과 어린이의 건강은 주거 환경, 경제 사정, 가족 관계, 생활 양식 등과 밀접한 관계가 있으므로 모자보건은 국가 전체의 보건 수준을 대변한다(영아사망률, 모성사망률, 주산기 사망률 등 지표).
(4) 예방사업으로 얻는 효과가 크다.
(5) 모성과 아동의 건강은 다음 세대의 인구 자질에 영향을 준다.

02 모자보건의 주요 용어에 대한 정의로 옳은 것은? 19 세종

① 모성이란 임신하지 않은 15세에서 49세의 여성을 말한다.
② 유아란 출생 후 6년 미만의 사람을 말한다.
③ 신생아란 출생 후 1년 이내의 영유아를 말한다.
④ 임산부란 임신 중이거나 분만 후 6개월 미만의 여성을 말한다.

03 주산기의 기준으로 옳은 것은? 18 전남 · 전북

① 임신 28주 – 생후 28일
② 임신 37주 – 생후 28일
③ 임신 28주 – 생후 7일
④ 임신 37주 – 생후 7일

해설

02
① 모성이란 임산부와 가임기 여성을 말한다.
② 유아란 출생 후 1년 이상 6년 미만의 사람을 말한다.
③ 신생아란 출생 후 28일 이내의 영아를 말한다.

03
주산기는 임신 28주 이후~생후 1주까지의 기간이다.

정답 01 ④ 02 ④ 03 ③

04 **모자보건의 용어에 대한 정의로 옳은 것은?** 19 대구

① 신생아는 생후 28주 이내의 영유아를 말한다.
② 임산부 임신 중이거나 3개월 미만인 여성을 말한다.
③ 영유아란 출생 후 6년 미만을 사람을 말한다.
④ 모성이란 임신하지 않은 가임기 여성을 말한다.

05 **「모자보건법」상 대상자의 정의로 가장 옳은 것은?** 19 서울고졸

① 신생아란 출생 후 30일 이내의 영유아를 말한다.
② 영유아란 출생 후 6년 이하인 사람을 말한다.
③ 모성이란 임산부와 산욕기 여성을 말한다.
④ 임산부란 임신 중이거나 분만 후 6개월 미만인 여성을 말한다.

06 **다음 중 모자보건의 중요성을 강조하는 이유가 아닌 것은?** 19 경북보건연구사

① 아동의 건강은 다음 세대의 인구 자질에 영향을 준다.
② 대상인구가 광범위하다.
③ 모자보건은 국가 전체의 보건수준을 대변한다.
④ 모자보건사업에서 예방접종의 효과는 미미하기 때문에 집중적인 관리가 필요하다.

PLUS

모자보건의 중요성	(1) 모자보건의 대상이 되는 인구가 전 인구의 60~70%가 된다. (2) 어린이는 국가나 지역사회에 있어서 고귀한 인적자원이다. (3) 예방사업으로 얻는 효과가 크다. 적은 비용으로 건강증진에 기여한다. (4) 임산부와 어린이의 질병을 방치하면 사망률도 높고 치유된 이후에도 기형 및 불구의 후유증이 평생 지속될 가능성이 높다(다음 세대의 인구 자질에 영향). (5) 임산부와 영유아는 건강 취약대상이며, 포괄적인 모자보건사업이 잘 받아들여진다. (6) 모자보건사업은 여성의 건강보호 증진뿐만 아니라 건강한 자녀의 출산과 양육을 위하여 중요하다. (7) 모성과 어린이의 건강은 주거 환경, 경제 사정, 가족 관계, 생활 양식 등과 밀접한 관계가 있으므로, 모자보건은 국가 전체의 보건 수준을 대변한다(영아사망률, 모성사망률, 주산기, 사망률 등 지표). (8) 예방사업으로 얻는 효과가 크다. 적은 비용으로 건강증진에 기여한다.

해설

04
① 신생아는 생후 28일 이내의 영유아를 말한다.
② 임산부 임신 중이거나 6개월 미만인 여성을 말한다.
③ 영유아란 출생 후 6년 미만을 사람을 말한다.
④ 모성이란 임신 중이거나 가임기 여성을 말한다.

05
① 신생아란 출생 후 28일 이내의 영유아를 말한다.
② 영유아란 출생 후 6년 미만인 사람을 말한다.
③ 모성이란 임산부와 가임기 여성을 말한다.

정답 04 ③ 05 ④ 06 ④

PART 07

07 **다음 중 「모자보건법」 주요 용어에 대한 설명으로 옳은 것은?** 20 광주 · 전남 · 전북

① 신생아란 출생 후 7일 이내의 영유아를 말한다.
② 임산부, 임신 중이거나 분만 후 3개월 미만의 이상을 말한다.
③ 모성이란 임산부와 산욕기 여성을 말한다.
④ 영유아 출생 후 6년 미만인 사람을 말한다.

08 **「모자보건법」에 따른 모자보건 대상에 대한 정의로 가장 옳지 않은 것은?** 20 서울

① "영유아"란 출생 후 6년 미만인 사람을 말한다.
② "모성"이란 임산부와 가임기(可姙期) 여성을 말한다.
③ "임산부"란 임신 중이거나 분만 후 8개월 미만인 여성을 말한다.
④ "신생아"란 출생 후 28일 이내의 영유아를 말한다.

09 **다음 중 「모자보건법」에 정의된 용어로 옳은 것은?** 20 울산의료기술

① 모성이란 임산부와 산욕기 여성을 말한다.
② 영유아란 8년 미만인 사람을 말한다.
③ 미숙아란 신체의 발육이 미숙한 채로 출생한 영유아로서 보건복지부령으로 정하는 기준에 해당하는 영유아를 말한다.
④ 선천성이상아란 선천성 기형 또는 변형이 있거나 염색체에 이상이 있는 영유아로서 대통령령으로 정하는 기준에 해당하는 영유아를 말한다.

10 **「모자보건법」에 따른 용어설명 중 옳지 않은 것은?** 20 충북

① 임신중이거나 분만 후 6개월 미만인 여성을 말한다.
② 영유아란 출생 후 6년 미만인 사람을 말한다.
③ 신생아란 출생 후 1년 미만의 영유아를 말한다.
④ 미숙아란 신체의 발육이 미숙한 채로 출생한 영유아로서 대통령령으로 정하는 기준에 해당하는 영유아를 말한다.

11 **다음 중 모자보건이 중요한 이유에 대한 설명으로 옳지 않은 것은?** 20 경북

① 대상 집단의 규모가 크다.
② 비용대비 효과가 크다
③ 다른 인구집단에 비해 질병에 이환되기 쉽다.
④ 건강 취약대상이므로 선별적인 모자보건사업의 적용이 용이하다.

해설

07
「모자보건법」상 주요 용어
(1) 임산부: 임신 중이거나 분만 후 6개월 미만인 여성을 말한다.
(2) 모성: 임산부와 가임기 여성을 말한다.
(3) 영유아: 출생 후 6년 미만인 사람을 말한다.
(4) 신생아: 출생 후 28일 이내의 영유아를 말한다.
(5) 미숙아: 신체의 발육이 미숙한 채로 출생한 영유아로서 대통령령으로 정하는 기준에 해당하는 영유아를 말한다.
(6) 선천성이상아(先天性異常兒): 선천성 기형 또는 변형이 있거나 염색체에 이상이 있는 영유아로서 대통령령으로 정하는 기준에 해당하는 영유아를 말한다.

11
모자보건의 대상은 건강 취약집단으로서 포괄적인 모자보건 사업의 적용이 쉽게 이루어진다. 선별적인 사업은 특정 계층만을 선별하여 그들만을 대상으로 하는 보건사업으로 모자보건사업의 대상 안에서 특별히 선별작업을 거치는 사업을 진행하는 것이 용이하다고 볼 수는 없다.

정답 07 ④ 08 ③ 09 ④ 10 ③ 11 ④

PLUS

모자보건의 중요성	(1) 모자보건의 대상이 되는 인구가 전 인구의 60~70%가 된다. (2) 어린이는 국가나 지역사회에 있어서 고귀한 인적자원이다. (3) 예방사업으로 얻는 효과가 크다. 적은 비용으로 건강증진에 기여한다. (4) 임산부와 어린이의 질병을 방치하면 사망률도 높고 치유된 이후에도 기형 및 불구의 후유증이 평생 지속될 가능성이 높다(다음 세대의 인구 자질에 영향). (5) 임산부와 영유아는 건강 취약대상이며, 포괄적인 모자보건사업이 잘 받아들여진다. (6) 모자보건사업은 여성의 건강보호 증진뿐만 아니라 건강한 자녀의 출산과 양육을 위하여 중요하다. (7) 모성과 어린이의 건강은 주거 환경, 경제 사정, 가족 관계, 생활 양식 등과 밀접한 관계가 있으므로, 모자보건은 국가 전체의 보건 수준을 대변한다(영아사망률, 모성사망률, 주산기, 사망률 등 지표). (8) 예방사업으로 얻는 효과가 크다. 적은 비용으로 건강증진에 기여한다.

해설

12 다음 중 「모자보건법」에 따른 임신부 및 영유아 건강검진 주기로 옳은 것은?

20 강원보건연구사

ㄱ. 임신 초기부터 28주까지 – 8주마다 1회
ㄴ. 29주부터 36주까지 – 2주마다 1회
ㄷ. 37주부터 분만 시까지 – 1주마다 1회
ㄹ. 신생아 – 수시
ㅁ. 미숙아 – 퇴원 후 3일 내 1회
ㅂ. 출생 후 1년 이내 – 1개월마다 1회
ㅅ. 출생 후 1년 초과 5년 이내 – 1년마다 1회

① ㄱ, ㄷ, ㄹ, ㅅ　　② ㄴ, ㄷ, ㄹ, ㅂ
③ ㄷ, ㄹ, ㅁ, ㅂ　　④ ㄹ, ㅁ, ㅂ, ㅅ

PLUS

「모자보건법」에 따른 임신부 및 영유아 건강검진 주기

임산부	특별자치시장 · 특별자치도지사 또는 시장 · 군수 · 구청장은 임산부가 「장애인복지법」에 따른 장애인인 경우, 만 35세 이상인 경우, 다태아를 임신한 경우 또는 의사가 고위험 임신으로 판단한 경우에는 건강진단 횟수를 넘어 건강진단을 실시할 수 있다.	
검진주기	7개월(28주)	4주마다 1회
	8개월(29주)~9개월(36주)	2주마다 1회
	9개월(37주)~분만	1주마다 1회
신생아		수시
영유아	출생 후 1년 이내	1개월마다 1회
	1년~5년	6개월마다 1회
미숙아	① 분만의료기관 퇴원 후 7일 이내에 1회 ② 1차 건강진단 시 건강문제가 있는 경우에는 최소 1주에 2회 ③ 발견된 건강문제가 없는 경우에는 영유아 기준에 따라 건강진단을 실시한다.	

정답 12 ②

PART 07

13 모자보건의 용어에 대한 설명으로 옳지 않은 것은? 22 대전의료기술

① 모성은 임산부와 가임기 여성을 말한다.
② 영유아는 출생 후 1년 미만의 사람을 말한다.
③ 신생아는 출생 후 28일 이내의 영유아를 말한다.
④ 임산부는 임신 중이거나 분만 후 6개월 미만인 여성을 말한다.

제2절 모자보건사업

01 산욕기 감염에 의한 발열현상으로 자궁내막의 염증, 산도의 국소적 염증과 전신적인 균의 침입으로 발생하는 산욕열 발열 시 기준온도는 얼마인가? 18 전남 · 전북

① 37도 ② 38도
③ 39도 ④ 40도

02 「모자보건법」에 따른 임산부 · 영유아 및 미숙아 등의 건강진단 실시기준으로 옳은 것은? 19 경기

① 임신 37주 이후의 임산부는 2주마다 1회 실시한다.
② 출생 후 1년 초과 5년 이내의 영유아는 6개월마다 1회 실시한다.
③ 미숙아 1차 건강진단 시 건강문제가 있는 경우 최소 1주마다 1회 실시한다.
④ 미숙아 등이 발견된 건강문제가 없는 경우 최소 4주마다 1회 받는다.

PLUS

임산부 · 영유아 및 미숙아동의 정기 건강진단 실시기준

임산부	특별자치시장 · 특별자치도지사 또는 시장 · 군수 · 구청장은 임산부가 「장애인복지법」에 따른 장애인인 경우, 만 35세 이상인 경우, 다태아를 임신한 경우 또는 의사가 고위험 임신으로 판단한 경우에는 건강진단 횟수를 넘어 건강진단을 실시할 수 있다.	
산전관리	7개월(28주)	4주마다 1회
	8개월(29주)~9개월(36주)	2주마다 1회
	9개월(37주)~분만	1주마다 1회
신생아		수시
영유아	출생 후 1년 이내	1개월마다 1회
	1년~5년	6개월마다 1회
미숙아	① 분만의료기관 퇴원 후 7일 이내에 1회 ② 1차 건강진단 시 건강문제가 있는 경우에는 최소 1주에 2회 ③ 발견된 건강문제가 없는 경우에는 영유아 기준에 따라 건강진단을 실시한다.	

해설

13
「모자보건법」상 주요 용어
(1) 임산부: 임신 중이거나 분만 후 6개월 미만인 여성을 말한다.
(2) 모성: 임산부와 가임기 여성을 말한다.
(3) 영유아: 출생 후 6년 미만인 사람을 말한다.
(4) 신생아: 출생 후 28일 이내의 영유아를 말한다.
(5) 미숙아: 신체의 발육이 미숙한 채로 출생한 영유아로서 대통령령으로 정하는 기준에 해당하는 영유아를 말한다.
(6) 선천성이상아(先天性異常見): 선천성 기형 또는 변형이 있거나 염색체에 이상이 있는 영유아로서 대통령령으로 정하는 기준에 해당하는 영유아를 말한다.

01

산욕열
산욕기(출산 6~8주 사이) 감염에 의한 심한 발열현상을 산욕열이라 하며, 자궁내막의 염증, 산도의 국소적 염증과 전신적인 균의 침입으로 발생하며, 38℃ 이상의 고열과 오한이 생기게 되는데, 근래에 와서는 항생제의 사용 위생적 분만 등으로 산욕열은 상당히 감소되고 있으며 의학적 보호를 받는 선진국이나 도시에서는 그 발생률이 극히 낮다.

정답 13 ② / 01 ② 02 ②

03 모자보건에 대한 내용으로 옳은 것은? 19 호남권

ㄱ. 임산부는 임신 중이거나 분만 후 6개월 미만의 여자를 말한다.
ㄴ. 임신 중에는 수두, MMR 예방접종을 피한다.
ㄷ. 미숙아는 출생 시 체중이 2.5kg 미만인 자이다.
ㄹ. DTaP는 생후 2, 4, 6개월, 15~18개월, 만 4~6세에 접종한다.
ㅁ. 임신중독증의 3대 증상은 부종, 단백뇨, 고혈압이다.
ㅂ. B형간염은 1개월 이내에 접종을 시작한다.

① ㄱ, ㄴ, ㄷ, ㄹ
② ㄱ, ㄷ, ㄹ, ㅁ
③ ㄱ, ㄷ, ㄹ, ㅁ, ㅂ
④ ㄱ, ㄴ, ㄷ, ㄹ, ㅁ, ㅂ

04 임신 6개월인 임산부의 산전관리를 위한 건강진단 실시 횟수는 얼마인가?

19 강원의료기술(10월)

① 4주마다 1회
② 3주마다 1회
③ 2주마다 1회
④ 1주마다 1회

PLUS

산전 관리 횟수(「모자보건법 시행규칙」 제5조 별표1)

산전 관리	7개월(28주)	4주마다 1회
	8개월(29주)~9개월(36주)	2주마다 1회
	9개월(37주)~분만	1주마다 1회

05 임신중독증에 대한 설명으로 옳지 않은 것은? 20 전북보건연구사

① 유산, 사산, 조산, 주산기사망, 임산부 사망의 주요 원인이다.
② 주요 증상은 고혈압, 부종, 단백뇨이다.
③ 예방을 위해 단백질과 비타민의 섭취를 충분히 해야 한다.
④ 임신 초기에 다발한다.

PLUS

임신중독증	임신 20주 이후에 임신과 합병된 고혈압성질환, 임신성고혈압, 자간전증 및 자간증이 있다. 태반으로의 혈류공급에 장애가 생기는 것이 원인이며, 이것이 이차적으로 산모와 태아의 혈관에 손상을 입혀 다양한 증상들이 발생하게 된다. 유산, 사산, 조산, 주산기 사망, 임산부 사망의 주요 원인이 된다.
3대 증상	부종, 단백뇨, 고혈압
예방	정기방문 시 혈압이나 체중을 확인하고 임신 20주 이후부터는 단백뇨를 체크

해설

03
모두 맞는 설명이다.
임신중에는 생백신 접종 금기이다. 수두, MMR의 예방접종 백신은 모두 생백신으로 금기에 해당된다.

정답 03 ④ 04 ① 05 ④

PART 07

06 임산부의 주요 사망원인 중 하나인 임신중독증의 3대 증상에 해당하는 것은? 20 강원보건연구사

① 부종 – 고혈압 – 단백뇨　② 부종 – 저혈압 – 단백뇨
③ 빈혈 – 단백뇨 – 저혈압　④ 빈혈 – 단백뇨 – 고혈압

PLUS

임신중독증	임신 20주 이후에 임신과 합병된 고혈압성질환, 임신성고혈압, 자간전증 및 자간증이 있다. 태반으로의 혈류공급에 장애가 생기는 것이 원인이며, 이것이 이차적으로 산모와 태아의 혈관에 손상을 입혀 다양한 증상들이 발생하게 된다. 유산, 사산, 조산, 주산기 사망, 임산부 사망의 주요 원인이 된다.
3대 증상	부종, 단백뇨, 고혈압
예방	정기방문 시 혈압이나 체중을 확인하고 임신 20주 이후부터는 단백뇨를 체크

07 「모자보건법」에 따른 정기 건강진단 실시기준으로 옳지 않은 것은? 21 강원

① 임신 37주 이후: 1주마다 1회
② 1년 이내 영유아: 1개월마다 1회
③ 1년 이상 5년 이내 영유아: 1년마다 1회
④ 미숙아: 퇴원 후 7일 이내 1회

PLUS

임산부	특별자치시장·특별자치도지사 또는 시장·군수·구청장은 임산부가 「장애인복지법」에 따른 장애인인 경우, 만 35세 이상인 경우, 다태아를 임신한 경우 또는 의사가 고위험 임신으로 판단한 경우에는 건강진단 횟수를 넘어 건강진단을 실시할 수 있다.	
산전관리	7개월(28주)	4주마다 1회
	8개월(29주)~9개월(36주)	2주마다 1회
	9개월(37주)~분만	1주마다 1회
신생아		수시
영유아	출생 후 1년 이내	1개월마다 1회
	1년~5년	6개월마다 1회
미숙아	① 분만의료기관 퇴원 후 7일 이내에 1회 ② 1차 건강진단 시 건강문제가 있는 경우에는 최소 1주에 2회 ③ 발견된 건강문제가 없는 경우에는 영유아 기준에 따라 건강진단을 실시한다.	

08 다음 중 「모자보건법」에 따른 모자의 건강검진 주기로 옳지 않은 것은? 21 세종

① 임신 초기부터 28주까지는 4주마다 1회 실시한다.
② 임신 36주 이후부터는 1주마다 1회 실시한다.
③ 신생아는 수시로 실시한다.
④ 미숙아는 분만의료기관 퇴원 후 7일 이내에 1회 실시한다.

해설

06
임신중독증은 임신 후반기에 주로 발생하는 임산부 주요 사망원인이다. 3대 증상은 부종, 단백뇨, 고혈압이다.

정답 06 ① 07 ③ 08 ②

09 **임산부와 영유아의 건강검진 횟수로 옳은 것은?** 21 부산보건연구사

① 임신 29~36주: 4주마다 1회
② 미숙아: 1차 건강진단 시 건강문제가 있는 경우 최소 1주에 1회
③ 출생 후 1년 이내: 1개월마다 1회
④ 출생 후 1년 초과 5년 이내: 1년마다 1회

PLUS

산전관리	7개월(28주)	4주마다 1회
	8개월(29주)~9개월(36주)	2주마다 1회
	9개월(37주)~분만	1주마다 1회
영유아	출생 후 1년 이내	1개월마다 1회
	1년~5년	6개월마다 1회
미숙아	• 퇴원 후 7일 이내에 1회 • 1차 건강진단 시 건강문제가 있는 경우에는 최소 1주에 2회	

제3절 모자보건지표

01 **한 나라의 출산율을 고려하여 산출할 때 저출산력을 나타내는 지표는 무엇인가?** 18 충북

① 합계출산율 ② 총재생산율
③ 순재생산율 ④ 일반출산율

PLUS

합계 출산율(TFR: Total Fertility Rate)

합계출산율 (TFR: Total Fertility Rate)	• 한 여자(15~49세 여성)가 일생 동안 평균 몇 명의 자녀를 낳는가를 나타내는 지표로 연령별 출산율의 합으로 계산한다. 출산율의 분자는 출생아수이고 분모는 15~49세 여자인구이다. • 합계출산율은 국가별 출산력을 비교하는 지표이다. • 연령별 출산율의 합으로 계산 • 합계출산율 2.1은 대체출산력 수준이며 합계출산율이 2.1을 밑돌면 저출산국에 해당된다. • 합계출산율이 1.3 미만인 국가는 초저출산국가라고 부른다.

02 **합계출산율(Total Fertility Rate, TFR)에 관한 설명으로 옳은 것은?** 18 대구

① 합계출산율의 분자는 총출생아수이다.
② 합계출산율의 분자는 여아출생아수이다.
③ 합계출산율의 분모는 여자 전체인구이다.
④ 합계출산율의 분모는 20~49세 여자인구이다.

해설

02

합계출산율
합계 출산율(TFR: Total Fertility Rate)은 한 여자(15~49세 여성)가 일생 동안 평균 몇 명의 자녀를 낳는가를 나타내는 지표로 연령별 출산율의 합으로 계산한다. 출산율의 분자는 출생아수이고 분모는 15~49세 여자인구이다.

정답 09 ③ / 01 ① 02 ①

PART 07

03 **모자보건의 지표 중 주산기사망률의 분자로 바르게 짝지어진 것은?** 19 대전

① 임신 27주 이상의 사산과 생후 1달 미만의 신생아 사망
② 임신 27주 이상의 사산과 생후 1주 미만의 신생아 사망
③ 임신 28주 이상의 사산과 생후 1달 미만의 신생아 사망
④ 임신 28주 이상의 사산과 생후 1주 미만의 신생아 사망

PLUS

주산기사망률 (Perinatal Mortality Rate)	임신 28주 이상의 사산과 생후 1주 미만의 신생아 사망으로 임신중독, 출생 시 손상, 난산, 조산아, 무산소증 및 저산소증, 조기파수 등이 주요 원인이다. • 주산기사망률 $= \frac{\text{임신 28주 이상의 사산자 수+1주 미만의 신생아 사망자 수}}{\text{주어진 기간의 총 출산아 수(태아사망 포함)}} \times 1,000$

04 **15~49세 가임기 여성이 평생 낳을 것으로 예상되는 평균 자녀의 수는?** 19 강원

① 조출생률 ② 총재생산율
③ 연령별 출산율 ④ 합계출산율

05 **초저출산국가의 기준으로 옳은 것은?** 19 대구보건연구사

① 합계출산율 1.3 미만 ② 합계출산율 1.5 미만
③ 합계출산율 2.1 미만 ④ 합계출산율 2.5 미만

PLUS

합계출산율 (TFR; Total Fertility Rate)	(1) 한 여자(15~49세 여성)가 일생 동안 평균 몇 명의 자녀를 낳는가를 나타내는 지표로 연령별 출산율의 합으로 계산한다. 출산율의 분자는 출생아 수이고 분모는 15~49세 여자인구이다. (2) 합계출산율은 국가별 출산력을 비교하는 지표이다. (3) 합계출산율 2.1은 대체출산력 수준이며 합계출산율이 2.1을 밑돌면 저출산국에 해당된다. (4) 합계출산율이 1.3 미만인 국가는 초저출산국가라고 부른다.

06 **한 국가의 모자보건수준을 파악할 수 있는 지표인 영아사망률과 모성사망률의 분모로 옳은 것은?** 20 경기의료기술

① 출생아 수 ② 가임기 여성 수
③ 사망자 수 ④ 중앙인구 수

해설

04

합계출산율

합계 출산율(TFR: Total Fertility Rate)은 한 여자가 일생 동안 평균 몇 명의 자녀를 낳는가를 나타내는 지표로 국가별 출산력을 비교하는 지표이다.

06

영아사망률과 모성사망률(모성사망비)의 분모는 출생아수이다.

정답 03 ④ 04 ④ 05 ① 06 ①

07 **다음 중 모성사망비는 얼마인가?** 20 광주 · 전남 · 전북

> • 출생아 수: 480,000명
> • 가임기 여성: 1,200,000명
> • 모성사망자 수: 24명

① 2　② 5
③ 10　④ 12

08 **다음 중 재생산지표에 대한 설명으로 옳은 것은?** 20 광주 · 전남 · 전북

① 합계출산율은 한 여자가 일생 동안 몇 명의 여아를 낳는가를 나타낸다.
② 총재생산율은 한 여자가 일생 동안 평균 몇 명의 자녀를 낳는가를 나타낸다.
③ 순재생산율은 여성의 사망율을 고려한 지표이다.
④ 총재생산율은 국가별 출산력을 비교하는 지표이다.

09 **다음 중 알파인덱스의 계산식으로 옳은 것은?** 20 광주 · 전남 · 전북

① 신생아사망자 수/영아사망자 수
② 영아사망자 수/신생아 사망자 수
③ 후기신생아사망자 수/신생아사망자 수
④ 후기 신생아사망자 수/출생아 수

10 **가임기 여성의 출산력 지표는?** 20 인천의료기술(10월)

① 합계출산율　② 조출생률
③ 순재생산율　④ 총재생산율

11 **출생통계에 대한 설명으로 옳지 않은 것은?** 20 울산보건연구사

① 가임가능 여성의 연령범위는 15~49세이다.
② 합계출산율은 한 여자가 가임가능 기간에 낳은 평균자녀의 수이다.
③ 총재생산율은 한 여자가 가임가능 기간에 낳은 자녀 중 남자아이를 제외 하고 보는 지표이다.
④ 순재생산율은 모성의 사망을 고려하지 않는 지표이다.

해설

07
모성사망비
$= \frac{\text{모성사망자 수}}{\text{출생아 수}} \times 100{,}000$
$= 24/480{,}000 \times 100{,}000 = 5$

08
① 합계출산율은 한 여자가 일생 동안 평균 몇 명의 자녀를 낳는가를 나타낸다.
② 총재생산율은 한 여자가 일생 동안 몇 명의 여아를 낳는가를 나타낸다.
③ 순재생산율은 가임여성의 사망률을 고려한 지표이다.
④ 합계출산율은 국가별 출산력을 비교하는 지표이다.

09
알파인덱스(α-index)
• '신생아 사망에 대한 영아사망의 비'이다.
• 분모인 신생아는 분자인 영아에 포함되므로 분자의 값이 분모의 값보다 항상 크기 때문에 그 값이 1보다 작을 수 없으며 α-index가 1에 가까워질수록 보건 수준이 높다는 의미

$\alpha\text{-index} = \frac{\text{영아사망자 수}}{\text{신생아사망자 수}}$

10
국가별 출산력의 지표로 사용되는 것은 합계출산율이다. 합계출산율은 가임기 여성 한명이 출산한 평균 자녀 수이다.

11
④ 순재생산율은 모성의 사망을 고려한 지표이다.

정답 07 ② 08 ③ 09 ② 10 ① 11 ④

PART 07

PLUS

재생산지표

합계출산율	(TFR : Total Fertility Rate) : 한 여자(15~49세)가 일생 동안 평균 몇 명의 자녀를 낳는가를 나타내는 것으로 국가별 출산력을 비교하는 지표이다. 연령별 출산율의 합으로 계산한다.
총재생산율	(GRR : Gross Reproduction Rate) : 합계 출산율에서 여아의 출산율만 구하는 것으로 한 여자가 일생 동안 몇 명의 여아를 낳는가를 의미하며 모성의 사망률을 고려하지 않은 지표이다.
순재생산율	(NRR : Net Reproduction Rate) : 총재생산율은 여성 모두가 재생산에 참여한다는 가정하에 계산된 것에 반하여 순재생산율은 각 연령에서의 사망률을 고려하여 계산된 재생산율로 일생 동안 낳은 여아의 수 가운데 출산가능 연령에 도달한 생존 여자의 수만을 나타낸 지표이다.

12 **어느 지역의 출생 및 사망지표가 다음과 같을 때 출산아 1,000명당 주산기사망률은 얼마인가?** 21 광주 · 전남 · 전북

- 출생아수 : 100,000명
- 출생 후 28일 이후 사망자 수 : 0 명
- 임신 28주 이후 사산아 수 : 400명
- 출산 후 일주일 이내 사망자 수 : 300명

① 2.99 ② 3.98
③ 6.97 ④ 7.96

13 **인구의 재생산지표 중 그 값이 1일 때 인구의 증가나 감소가 없는 상태를 의미하는 지표는?** 21 대전

① 일반출산율 ② 합계출산율
③ 총재생산율 ④ 순재생산율

PLUS

순재생산율 (NRR)	• Net Reproduction Rate • 일생 동안 낳은 여아의 수 가운데 출산가능 연령에 도달한 생존 여자의 수만을 나타낸 지표
NRR = 1.0	대체 출산력 수준으로 인구 증감이 없다. 1세대와 2세대 여자 수가 같다.
NRR < 1	1.0 이하이면 인구의 감소(축소 재생산)
NRR > 1	1.0 이상이면 인구의 증가(확대 재생산)

해설

12
주산기사망률(Perinatal Mortality Rate) : 임신 28주 이상의 사산과 생후 1주 미만의 신생아 사망으로 임신중독, 출생 시 손상, 난산, 조산아, 무산소증 및 자산소증, 조기 파수 등이 주요 원인이다.
• 주산기사망률

$$= \frac{\text{임신 28주 이상의 사산자 수} + \text{1주 미만의 신생아 사망자 수}}{\text{주어진 기간의 총 출산아 수 (태아사망 포함)}} \times 1{,}000$$

= (400+300)/100,400
= 6.97

정답 12 ③ 13 ④

14 다음에서 설명하는 인구변화의 지표는? 21 서울

- 가임기 여성(15~49세)을 기준으로 한 여성이 평생 동안 낳을 수 있는 자녀의 수
- 국가별 출산력 수준을 비교하는 주요 지표로 이용

① 총재생산율 ② 순재생산율
③ 합계출산율 ④ 연령별 출산율

PLUS

합계출산율	(TFR : Total Fertility Rate) : 한 여자(15~49세)가 일생 동안 평균 몇 명의 자녀를 낳는가를 나타내는 것으로 국가별 출산력을 비교하는 지표이다. 연령별 출산율의 합으로 계산한다.
총재생산율	(GRR : Gross Reproduction Rate) : 합계 출산율에서 여아의 출산율만 구하는 것으로 한 여자가 일생 동안 몇 명의 여아를 낳는가를 의미하며 모성의 사망률을 고려하지 않은 지표이다.
순재생산율	(NRR : Net Reproduction Rate) : 총재생산율은 여성 모두가 재생산에 참여한다는 가정하에 계산된 것에 반하여 순재생산율은 각 연령에서의 사망률을 고려하여 계산된 재생산율로 일생 동안 낳은 여아의 수 가운데 출산가능 연령에 도달한 생존 여자의 수만을 나타낸 지표이다.
연령별 출산율	(Age-specific Fertility Rate) : 어떤 연도에서 특정 연령의 여자 인구 1,000명이 출산한 출생아 수

15 한 여자가 일생동안 낳는 여아의 수를 나타내는 것은? 21 복지부

① 합계출산율 ② 순재생산율
③ 총재생산율 ④ 조출생율
⑤ 일반출산율

16 한 국가에서 인구가 감소하지 않고 유지하는 데 필요한 수준의 출산율을 의미하는 지표는 무엇인가? 21 충북보건연구사

① 조출생률 ② 대체출산율
③ 합계출산율 ④ 총재생산율

PLUS

대체출산율(replacement level-fertility)이란 한 국가가 인구가 감소하지 않고 유지하는 데 필요한 수준의 출산율을 말하며, 한국과 같은 국가에서는 대체출산율이 일반적으로 2.1명이며, 아프리카 등과 같이 사망률이 높은 지역의 경우 인구 유지를 위한 대체출산율이 더 높은 편이다. 대체출산율을 장기간 지속적으로 밑돌면 인구감소가 발생한다.
대체출산율은 인구이동이 없는 국가에서 주어진 사망률에 대하여 인구규모가 안정적으로 유지되는 상태의 출산율 수준을 의미한다. 대체출산율은 인구이동이 없는 폐쇄인구에서 사망자 수와 출생자 수가 같고, 순재생산율(net Reproduction rate)이 1인 상황을 의미한다. 따라서 한 국가의 출산율이 대체출산율보다 낮다면 인구성장률은 마이너스가 된다(한국인구학회편, 2006).

해설

15
① 합계출산율 : 임신 가능한 연령(15~49세)의 여자 인구 1,000명당 연간 출생아 수
② 순재생산율 : 일생 동안 낳은 여아의 수 가운데 출산가능 연령에 도달한 생존 여자의 수만을 나타낸 지표
③ 총재생산율 : 합계 출산율에서 여아의 출산율만 구하는 것으로 한 여자가 일생 동안 몇 명의 아이를 낳는가를 의미
④ 조출생률 : 어떤 연도의 한 인구 집단의 연간 출생아 수를 인구 1,000명당으로 표시한 것
⑤ 일반출산율 : 임신 가능한 연령(15~49세)의 여자 인구 1,000명당 연간 출생아 수

정답 14 ③ 15 ③ 16 ②

PART 07

17 합계출산율에 대한 설명으로 옳은 것은? 21 전북

① 가임기 여성이 일생동안 낳을 수 있는 총 아이의 수
② 15~55세 여성의 연령별 출산율의 합으로 계산한다.
③ 한 여자가 일생동안 몇 명의 여아를 낳는지를 나타낸다.
④ 총재생산율보다 값이 작다.

PLUS

합계출산율 (TFR : Total Fertility Rate)	• 한 여자(15~49세 여성)가 일생 동안 평균 몇 명의 자녀를 낳는가를 나타내는 지표로 연령별 출산율의 합으로 계산한다. 출산율의 분자는 출생아 수이고 분모는 15~49세 여자인구이다. • 합계출산율은 국가별 출산력을 비교하는 지표이다. • 연령별 출산율의 합으로 계산 • 합계출산율 2.1은 대체출산력 수준이며 합계출산율이 2.1을 밑돌면 저출산국에 해당된다. • 합계출산율이 1.3 미만인 국가는 초저출산국가라고 부른다.

18 다음 중 합계출산율의 설명으로 옳지 않은 것은? 21 인천

① 한 여자가 일생동안 몇 명의 여아를 낳는가이다.
② 한 여자가 일생동안 평균 몇 명의 자녀를 낳는가이다.
③ 연령별 출산율의 합으로 계산한다.
④ 국가별 출산력을 비교하는 지표이다.

PLUS

재생산지표

합계출산율	(TFR : Total Fertility Rate) : 한 여자(15~49세)가 일생 동안 평균 몇 명의 자녀를 낳는가를 나타내는 것으로 국가별 출산력을 비교하는 지표이다. 연령별 출산율의 합으로 계산한다.
총재생산율	(GRR : Gross Reproduction Rate) : 합계 출산율에서 여아의 출산율만 구하는 것으로 한 여자가 일생 동안 몇 명의 여아를 낳는가를 의미하며 모성의 사망률을 고려하지 않은 지표이다.
순재생산율	(NRR : Net Reproduction Rate) : 총재생산율은 여성 모두가 재생산에 참여한다는 가정하에 계산된 것에 반하여 순재생산율은 각 연령에서의 사망률을 고려하여 계산된 재생산율로 일생 동안 낳은 여아의 수 가운데 출산가능 연령에 도달한 생존 여자의 수만을 나타낸 지표이다.

19 다음 중 합계출산율에 대한 설명 중 옳지 않는 것은? 21 대전보건연구사

① 연령별 여성의 출산율의 합을 구한 것이다.
② 국가별 출산력을 비교하는 지표이다.
③ 가임가능여성 한 명이 평생 몇 명의 아이를 낳는가를 나타낸다.
④ 합계 출산율은 특정 시점의 인구상태를 나타내는 것으로 인구센서스를 통해 산출한다.

해설

17
② 15~49세 여성의 연령별 출산율의 합으로 계산한다.
③ 한 여자가 일생동안 몇 명의 여아를 낳는지를 나타낸다. – 총재생산율
④ 합계출산율 > 총재생산율 > 순재생산율의 순으로 값이 작아진다.

19
④ 합계출산율은 출생과 관련된 지표로 인구동태지표에 해당한다. 특정 시점의 인구상태를 나타내는 것은 인구정태지표이다. 합계출산율은 인구센서스를 통해 산출하는 것이 아니고 연령별 여성의 출산율의 합으로 산출한다.

정답 17 ① 18 ① 19 ④

PLUS

합계출산율 (TFR : Total Fertility Rate)	• 한 여자(15~49세 여성)가 일생 동안 평균 몇 명의 자녀를 낳는가를 나타내는 지표로 연령별 출산율의 합으로 계산한다. 출산율의 분자는 출생아수이고 분모는 15~49세 여자인구이다. • 합계출산율은 국가별 출산력을 비교하는 지표이다. • 연령별 출산율의 합으로 계산 • 합계출산율 2.1은 대체출산력 수준이며 합계출산율이 2.1을 밑돌면 저출산국에 해당된다. • 합계출산율이 1.3 미만인 국가는 초저출산국가라고 부른다.

해설

20 **인구의 이동이 없다는 가정하에 합계출산율이 7, 총재생산율이 3.4, 순재생산율이 3일 때 인구의 변화로 옳은 것은?** 21 충남보건연구사

① 인구가 증가한다.
② 인구가 감소한다.
③ 인구가 증가하다 감소한다.
④ 알 수 없다.

PLUS

재생산지표

<table>
<tr><td>합계출산율</td><td colspan="2">• (TFR : Total Fertility Rate) : 한 여자(15~49세)가 일생 동안 평균 몇 명의 자녀를 낳는가를 나타내는 것으로 국가별 출산력을 비교하는 지표이다. 연령별 출산율의 합으로 계산한다.
• 합계출산율 2.1은 대체출산력 수준이며 합계출산율이 2.1을 밑돌면 저출산국에 해당된다.
• 합계출산율이 1.3 미만인 국가는 초저출산국가라고 부른다.</td></tr>
<tr><td>총재생산율</td><td colspan="2">(GRR : Gross Reproduction Rate) : 합계 출산율에서 여아의 출산율만 구하는 것으로 한 여자가 일생 동안 몇 명의 여아를 낳는가를 의미하며 모성의 사망률을 고려하지 않은 지표이다.</td></tr>
<tr><td rowspan="4">순재생산율</td><td colspan="2">(NRR : Net Reproduction Rate) : 총재생산율은 여성 모두가 재생산에 참여한다는 가정하에 계산된 것에 반하여 순재생산율은 각 연령에서의 사망률을 고려하여 계산된 재생산율로 일생 동안 낳은 여아의 수 가운데 출산가능 연령에 도달한 생존 여자의 수만을 나타낸 지표이다.</td></tr>
<tr><td>NRR = 1.0</td><td>대체 출산력 수준으로 인구 증감이 없다. 1세대와 2세대 여자수가 같다.</td></tr>
<tr><td>NRR < 1</td><td>1.0 이하이면 인구의 감소(축소 재생산)</td></tr>
<tr><td>NRR > 1</td><td>1.0 이상이면 인구의 증가(확대 재생산)</td></tr>
</table>

21 **한 여성이 가임기간 동안 몇 명의 여아를 낳는지를 나타내는 지표로 사망률까지 고려한 출산력 지표는?** 22 서울시(2월)

① 합계출산율
② 총재생산율
③ 순재생산율
④ 일반출생율

정답 20 ① 21 ③

PART 07

PLUS

합계출산율	한 여자(15~49세)가 일생 동안 평균 몇 명의 자녀를 낳는가를 나타내는 것으로 국가별 출산력을 비교하는 지표
총재생산율	합계 출산율에서 여아의 출산율만 구하는 것으로 한 여자가 일생 동안 몇 명의 여아를 낳는가를 의미하며 모성의 사망률을 고려하지 않은 지표
순재생산율	총재생산율은 여성 모두가 재생산에 참여한다는 가정하에 계산된 것에 반하여 순재생산율은 각 연령에서의 사망률을 고려하여 계산된 재생산율로 일생 동안 낳은 여아의 수 가운데 출산가능 연령에 도달한 생존 여자의 수만을 나타낸 지표이다.
일반출생률	임신 가능한 연령(15~49세)의 여자 인구 1,000명당 연간 출생아 수

22 다음 보건지표 중 분모가 출생아 수인 것은? 22 경기의료기술

① 일반출생율　② 모성사망비
③ 주산기 사망률　④ 보통출생률

23 다음 중 순재생산률에 대한 설명으로 옳지 않은 것은? 22 경기

① 1.0이면 인구증감이 없다.
② 1.0 이하면 인구가 감소한다.
③ 여성의 연령별사망률을 고려한 지표이다.
④ 한 여자가 일생 동안 낳는 아이의 총 수이다.

PLUS

순재생산율	(NRR : Net Reproduction Rate) : 총재생산율은 여성 모두가 재생산에 참여한다는 가정하에 계산된 것에 반하여 순재생산율은 각 연령에서의 사망률을 고려하여 계산된 재생산율로 일생 동안 낳은 여아의 수 가운데 출산가능 연령에 도달한 생존 여자의 수만을 나타낸 지표이다.	
	NRR = 1.0	대체 출산력 수준으로 인구 증감이 없다. 1세대와 2세대 여자 수가 같다.
	NRR < 1	1.0 이하이면 인구의 감소(축소 재생산)
	NRR > 1	1.0 이상이면 인구의 증가(확대 재생산)

24 다음 중 합계출산율의 정의로 옳은 것은? 22 경북의료기술

① 15세~49세 가임기 여성이 일생 동안 낳는 출생아수
② 15세~49세 가임기 여성이 낳은 여아 수
③ 가임기 여성 1,000명당 출생아 수
③ 인구 1,000명당 출생아 수

해설

22
① 일반출생률
$= \frac{\text{연간 출생아 수}}{\text{가입가능(15~49세)의 여자 인구 수}}$
② 모성사망비
$= \frac{\text{모성사망자 수}}{\text{연간 출생아 수}}$
③ 주산기 사망률
$= \frac{\text{임신 28주~생후 1주 이내 사망자 수}}{\text{연간 출산아 수(태아사망+출생아)}}$
④ 보통출생률
$= \frac{\text{연간 출생아 수}}{\text{연중앙인구}}$

정답 22 ② 23 ④ 24 ①

PLUS

재생산지표

합계출산율	한 여자(15~49세)가 일생 동안 평균 몇 명의 자녀를 낳는가를 나타내는 것으로 국가별 출산력을 비교하는 지표 / 연령별 출산율의 합
총재생산율	합계 출산율에서 여아의 출산율만 구하는 것으로 한 여자가 일생 동안 몇 명의 여아를 낳는가를 의미하며 모성의 사망률을 고려하지 않은 지표
순재생산율	총재생산율은 여성 모두가 재생산에 참여한다는 가정하에 계산된 것에 반하여 순재생산율은 각 연령에서의 사망률을 고려하여 계산된 재생산율로 일생 동안 낳은 여아의 수 가운데 출산가능 연령에 도달한 생존 여자의 수만을 나타낸 지표

25 다음 중 재생산지표의 내용으로 옳지 않은 것은? 22 광주

① 순재생산율은 여성의 사망률을 고려한 지표이다.
② 총재생산율은 한 여자가 일생 동안 평균 몇 명의 자녀를 낳았는지를 나타내는 지표이다.
③ 일반출산율은 가임 가능한 여자 1,000명당 출생아수이다.
④ 합계출산율은 국가별 출산력의 지표이다.

PLUS

합계출산율	한 여자(15~49세)가 일생 동안 평균 몇 명의 자녀를 낳는가를 나타내는 것으로 국가별 출산력을 비교하는 지표 / 연령별 출산율의 합
총재생산율	합계 출산율에서 여아의 출산율만 구하는 것으로 한 여자가 일생 동안 몇 명의 여아를 낳는가를 의미하며 모성의 사망률을 고려하지 않은 지표
순재생산율	총재생산율은 여성 모두가 재생산에 참여한다는 가정하에 계산된 것에 반하여 순재생산율은 각 연령에서의 사망률을 고려하여 계산된 재생산율로 일생 동안 낳은 여아의 수 가운데 출산가능 연령에 도달한 생존 여자의 수만을 나타낸 지표
일반출생률	임신 가능한 연령(15~49세)의 여자 인구 1,000명당 연간 출생아 수

26 다음 중 순재생산율에 대한 설명으로 옳지 않은 것은? 22 대전

① 여성의 사망률을 고려한 지표이다.
② 값이 1이면 인구의 증감이 없다.
③ 여성이 낳은 모든 자녀의 수를 고려한 지표이다.
④ 값이 1보다 작으면 인구가 감소한다.

해설

정답 25 ② 26 ③

PART 07

27 다음 중 합계출산율에 대한 설명으로 옳지 않은 것은? 22 강원의료기술(10월)

① 한 여자가 일생 동안 낳은 평균 자녀의 수이다.
② 국가별 출산력을 비교하는 지표이다.
③ 연령별 출산율의 합으로 계산한다.
④ 합계출산율이 1.0이면 대체출산력 수준이다.

PLUS

합계 출산율(TFR; Total Fertility Rate)

합계출산율 (TFR : Total Fertility Rate)	• 한 여자(15~49세 여성)가 일생 동안 평균 몇 명의 자녀를 낳는가를 나타내는 지표로 연령별 출산율의 합으로 계산한다. 출산율의 분자는 출생아 수이고 분모는 15~49세 여자인구이다. • 합계출산율은 국가별 출산력을 비교하는 지표이다. • 연령별 출산율의 합으로 계산 • 합계출산율 2.1은 대체출산력 수준이며 합계출산율이 2.1을 밑돌면 저출산국에 해당된다. • 합계출산율이 1.3 미만인 국가는 초저출산국가라고 부른다.

28 가임 가능한 여성 한 명이 일생 동안 낳은 여아의 수를 의미하는 지표는 무엇인가? 22 인천의료기술

① 일반출산율 ② 순재생산율
③ 합계출산율 ④ 총재생산율

PLUS

재생산지표

합계출산율	• 한 여자(15~49세)가 일생 동안 평균 몇 명의 자녀를 낳는가를 나타내는 것으로 국가별 출산력을 비교하는 지표 • 연령별 출산율의 합
총재생산율	합계 출산율에서 여아의 출산율만 구하는 것으로 한 여자가 일생 동안 몇 명의 여아를 낳는가를 의미하며 모성의 사망률을 고려하지 않은 지표
순재생산율	총재생산율은 여성 모두가 재생산에 참여한다는 가정하에 계산된 것에 반하여 순재생산율은 각 연령에서의 사망률을 고려하여 계산된 재생산율로 일생 동안 낳은 여아의 수 가운데 출산가능 연령에 도달한 생존 여자의 수만을 나타낸 지표
일반출생률	임신 가능한 연령(15~49세)의 여자 인구 1,000명당 연간 출생아 수

해설

정답 27 ④ 28 ④

제4절 가족계획

01 다음에서 설명하는 피임 방법은? 20 서울

- 수정란의 착상을 방해하는 효과가 있다.
- 아기를 원할 경우 임신능력의 전환이 빠르다.
- 월경량 증가, 하복통, 요통, 질출혈 등의 부작용이 있다.

① 먹는 피임약 ② 자궁내 장치(루프)
③ 피임패치 ④ 살정제

해설

01
자궁내 장치(IUD)는 수정란의 자궁 착상을 방지하는 방법으로 플라스틱 기구를 자궁에 장착한다. 임신을 원할 때 언제든 제거할 수 있다.

정답 01 ②

신희원 공중보건

단원별 기출문제집

Part

08

학교보건과 보건교육

CHAPTER 01 학교보건

제1절 학교보건의 이해

01 초중학교의 장은 학생이 새로 입학한 날로부터 며칠 이내로 예방접종완료 여부를 확인하고 이를 교육정보시스템에 기록해야 하는가? 18전남 · 전북

① 10일 ② 30일
③ 60일 ④ 90일

02 WHO에서 정의하는 학교건강증진의 지표가 아닌 것은? 18 부산

① 학교안전강화 ② 지역사회와의 연계
③ 학교보건서비스 ④ 학교의 물리적 환경

PLUS

WHO의 학교건강증진사업 내용 (WHO 학교건강증진지표)	(1) 학교보건정책 (2) 학교의 물리적 환경 (3) 학교의 사회적 환경 (4) 지역사회연계(지역사회 유대관계) (5) 건강한 생활을 위한 활동능력(개인, 건강, 기술) (6) 학교건강증진 및 보건서비스

03 학교보건법에 따른 보건교사의 직무에 해당하지 않는 것은? 19 대전

① 보호구역 내 금지행위의 방지 등을 위한 계도
② 건강관찰, 건강상담, 건강평가 등의 실시에 관한 협조
③ 보건지도를 위한 학생가정 방문
④ 학생건강기록부 관리

04 학교보건의 목적으로 가장 옳지 않은 것은? 19 서울

① 보건교육을 통한 건강생활 실천력 향상
② 난치병 학생의 질병 치료
③ 학습 능률의 향상
④ 건강한 환경 조성을 통한 심신의 안전 확보

해설

01

예방접종 완료여부의 검사 (「학교보건법」 제10조)
초등학교와 중학교의 장은 학생이 새로 입학한 날부터 90일 이내에 시장·군수 또는 구청장(자치구의 구청장을 말한다)에게 「감염병의 예방 및 관리에 관한 법률」 제27조에 따른 예방접종증명서를 발급받아 같은 법 제24조 및 제25조에 따른 예방접종을 모두 받았는지를 검사한 후 이를 교육정보시스템에 기록하여야 한다.

03
학교의 보호구역 내 교육환경에 대한 현황 조사 및 보호구역 내 금지행위의 방지 등을 위한 계도는 학교장의 의무이다.

04
학교보건의 궁극적 목적은 학교 구성원 모두의 건강관리 목적과 교육 효율을 높이고자 하는 교육적 목적이 있다.

정답 01 ④ 02 ① 03 ① 04 ②

05 **초등학교와 중학교의 장은 학생이 새로 입학한 날로부터 며칠 이내에 예방접종증명서를 발급받아 예방접종을 모두 받았는지 검사하고 교육시스템에 기록하여야 하는가?** 19 경기보건연구사

① 7일 이내　② 30일 이내
③ 60일 이내　④ 90일 이내

PLUS

예방접종 완료여부의 검사 (「학교보건법」 제10조)	초등학교와 중학교의 장은 학생이 새로 입학한 날부터 90일 이내에 시장·군수 또는 구청장(자치구의 구청장을 말한다)에게 「감염병의 예방 및 관리에 관한 법률」 제27조에 따른 예방접종증명서를 발급받아 같은 법 제24조 및 제25조에 따른 예방접종을 모두 받았는지를 검사한 후 이를 교육정보시스템에 기록하여야 한다.

06 **Allensworth & Kolbe이 제시한 학교보건사업의 구성요소로 옳은 것은?** 19 경남보건연구사

ㄱ. 학교급식　ㄴ. 건강한 학교환경
ㄷ. 교직원의 건강증진　ㄹ. 학생건강증진 계획

① ㄱ, ㄴ, ㄷ　② ㄴ, ㄷ, ㄹ
③ ㄱ, ㄷ, ㄹ　④ ㄱ,ㄴ, ㄷ, ㄹ

07 **다음에서 설명하는 사람으로 옳은 것은?** 19 대구보건연구사

- 학생 및 교직원의 건강검진을 실시하여야 한다.
- 학생의 신체발달 및 체력증진, 질병의 치료와 예방, 음주·흡연과 약물 오용·남용의 예방, 성교육, 정신건강증진 등을 위하여 보건교육을 실시하고 필요한 조치를 취한다.

① 보건교사　② 학교장
③ 시·도지사　④ 교육감

PLUS

건강검사 등 (「학교보건법」 제7조)	학교의 장은 학생과 교직원에 대하여 건강검사를 하여야 한다. 다만, 교직원에 대한 건강검사는 「국민건강보험법」 제52조에 따른 건강검진으로 갈음할 수 있다.
학생의 보건관리 (「학교보건법」 제9조)	학교의 장은 학생의 신체발달 및 체력증진, 질병의 치료와 예방, 음주·흡연과 마약류를 포함한 약물 오용·남용의 예방, 성교육, 이동통신단말장치 등 전자기기의 과의존 예방, 도박 중독의 예방 및 정신건강 증진 등을 위하여 보건교육을 실시하고 필요한 조치를 하여야 한다.

해설

06
학교보건사업 모형(Allensworth & Kolbe)의 8가지 구성 요소
(1) 학교보건 정책 및 건강한 학교환경(물리적·정신적·사회적 환경)
(2) 학교보건교육
(3) 학교보건서비스
(4) 가족-지역사회와의 연계
(5) 학교 체육교육
(6) 학교급식
(7) 건강상담
(8) 교직원의 건강증진

정답 05 ④　06 ①　07 ②

PART 08

08 **다음 학교보건의 내용을 담당하는 인력은 누구인가?** 20 경기

> • 학생과 교직원에 대하여 건강검사를 하여야 한다.
> • 학생의 신체발달 및 체력 증진, 질병의 치료와 예방, 음주·흡연과 약물 오용·남용의 예방, 성교육, 이동통신단말장치 등 전자기기의 과의존 예방, 도박 중독의 예방 및 정신건강 증진 등을 위하여 보건교육을 실시하고 필요한 조치를 하여야 한다.

① 교육감 ② 학교장
③ 담임교사관리 ④ 보건교사

09 **다음은 누구의 의무인가?** 20 광주·전남·전북

> • 학생과 교직원에 대하여 건강검사를 하여야 한다.
> • 학생의 신체발달 및 체력 증진, 질병의 치료와 예방, 음주·흡연과 약물 오용·남용의 예방, 성교육, 이동통신단말장치 등 전자기기의 과의존 예방, 도박 중독의 예방 및 정신건강 증진 등을 위하여 보건교육을 실시하고 필요한 조치를 하여야 한다.

① 학교의 장 ② 교육감
③ 보건교사 ④ 시도지사

10 **학생의 신체발달 및 체력증진, 질병의 치료와 예방, 음주·흡연과 약물 오용·남용의 예방, 성교육, 이동통신단말장치 등 전자기기의 과의존 예방, 도박중독의 예방 및 정신건강 증진 등을 위하여 보건교육을 실시하여야 하는 자는?** 20 울산의료기술(10월)

① 학교의 장 ② 교육감
③ 보건교사 ④ 담임교사

11 **학교 보건의 중요성에 대한 설명으로 가장 옳지 않은 것은?** 20 서울

① 학교는 건강 사업을 제공하기가 매우 용이하다.
② 학교보건 대상인구는 전체 인구의 25% 정도로, 모자보건 대상인구보다 많다.
③ 지역사회 및 가족에게 간접적 보건교육을 실현해 나갈 수 있다.
④ 지역사회에서 학교 교직원은 지도적 입장에 있고 지역주민과 접촉 기회가 많으므로 교직원을 통한 보건지식의 파급효과가 크다.

해설

10

학생의 보건관리 (「학교보건법」 제9조)
학교의 장은 학생의 신체발달 및 체력증진, 질병의 치료와 예방, 음주·흡연과 마약류를 포함한 약물 오용·남용의 예방, 성교육, 이동통신단말장치 등 전자기기의 과의존 예방, 도박 중독의 예방 및 정신건강 증진 등을 위하여 보건교육을 실시하고 필요한 조치를 하여야 한다.

11

② 학교보건 대상인구는 전체 인구의 25% 정도이고 모자보건의 대상인구는 전체 인구의 60% 정도로 모자보건 대상 인구가 더 많다.

정답 08 ② 09 ① 10 ① 11 ②

PLUS

학교보건의 중요성

(1) 학생인구는 전체 인구의 약 1/40이나 되는 큰 집단이다.
(2) 학교는 지역사회의 중심이며, 학생을 통한 지역사회에 대한 간접적 보건교육이 가능하다.
(3) 학령기는 영아기 다음으로 빠른 성장 속도를 보이며, 정서적으로도 사춘기를 겪기 때문에 적절한 건강관리가 중요하다.
(4) 학생의 건강은 학령기뿐만 아니라 성인기의 건강을 위해서도 중요하다.
(5) 집단생활을 하기 때문에 감염병의 발생이 쉽다.

12 **다음 학교보건에 관한 설명으로 옳지 않은 것은?** 20 충북보건연구사

① 학교의 설립자・경영자는 대통령령으로 정하는 바에 따라 보건실을 설치하고 학교보건에 필요한 시설과 기구 및 용품을 갖추어야 한다.
② 학교의 장은 교사 안에서의 공기 질 관리를 위하여 교육부령으로 정하는 바에 따라 각 교실에 공기를 정화하는 설비 및 미세먼지를 측정하는 기기를 설치하여야 한다.
③ 학교의 장은 공기 질의 위생 점검을 1년에 1회 실시하여야 한다.
④ 학교의 장은 학생과 교직원에 대하여 건강검사를 실시하여야 한다.

PLUS

「학교보건법」 제3조 (보건시설 등)	학교의 설립자・경영자는 대통령령으로 정하는 바에 따라 보건실을 설치하고 학교보건에 필요한 시설과 기구 및 용품을 갖추어야 한다.
「학교보건법」 제4조의3 (공기정화설비 등 설치)	학교(「고등교육법」 제2조에 따른 학교는 제외한다)의 장은 교사 안에서의 공기 질 관리를 위하여 교육부령으로 정하는 바에 따라 각 교실에 공기를 정화하는 설비 및 미세먼지를 측정하는 기기를 설치하여야 한다.
「학교보건법」 제4조의2 (공기 질의 유지・관리 특례)	① 학교의 장은 제4조 제2항에 따른 공기 질의 위생점검을 상・하반기에 각각 1회 이상 실시하여야 한다. ② 학교의 장은 제4조 제2항 및 제3항에 따라 교사 안에 서의 공기 질을 측정하는 장비에 대하여 교육부령으로 정하는 바에 따라 매년 1회 이상 정기적으로 점검을 실시하여야 한다.
「학교보건법」 제7조 (건강검사 등)	① 학교의 장은 학생과 교직원에 대하여 건강검사를 하여야 한다. 다만, 교직원에 대한 건강검사는 「국민건강 보험법」 제52조에 따른 건강검진으로 갈음할 수 있다. ② 건강검사의 시기, 방법, 검사항목 및 절차 등에 관하여 필요한 사항은 교육부령으로 정한다.

13 **학교의사의 직무로 틀린 것은?** 21 대구

① 학교보건계획의 수립에 관한 자문
② 학생과 교직원의 건강진단과 건강평가
③ 학교에서 사용하는 의약품 및 독극물의 관리에 관한 자문
④ 각종 질병의 예방처치 및 보건지도

해설

정답 12 ③ 13 ③

PART 08

PLUS

학교보건법 시행령 제23조 제3항	1. 학교의사의 직무 가. 학교보건계획의 수립에 관한 자문 나. 학교 환경위생의 유지·관리 및 개선에 관한 자문 다. 학생과 교직원의 건강진단과 건강평가 라. 각종 질병의 예방처치 및 보건지도 마. 학생과 교직원의 건강상담 바. 그 밖에 학교보건관리에 관한 지도	2. 학교약사의 직무 가. 학교보건계획의 수립에 관한 자문 나. 학교환경위생의 유지관리 및 개선에 관한 자문 다. 학교에서 사용하는 의약품과 독극물의 관리에 관한 자문 라. 학교에서 사용하는 의약품 및 독극물의 실험·검사 마. 그 밖에 학교보건관리에 관한 지도

14 **다음 중 학교에서 등교를 중지할 수 있는 사람은?** 21 강원

① 보건교사　② 학교의사
③ 학교장　④ 학교약사

15 **학교의 학생 또는 교직원에게 감염병의 필수 또는 임시예방접종을 시행하는 자는 누구인가?** 21 광주·전남·전북

① 학교의 장　② 교육감
③ 시장·군수·구청장　④ 교육부장관

16 **「검역법」에 따른 검역관리지역에 체류하거나 경유한 사람으로서 검역감염병의 감염이 우려되는 학생 또는 교직원에 대하여 등교를 중지시킬 것을 학교의 장에게 명할 수 있는 사람은 누구인가?** 21 대구

① 보건소장　② 질병관리청장
③ 보건복지부장관　④ 교육부장관

해설

14

등교 중지 (학교보건법 제8조)
학교의 장은 제7조에 따른 건강검사의 결과나 의사의 진단 결과 감염병에 감염되었거나 감염된 것으로 의심되거나 감염될 우려가 있는 학생 또는 교직원에 대하여 대통령령으로 정하는 바에 따라 등교를 중지시킬 수 있다.

15

감염병 예방접종의 시행 (학교보건법 제14조의2)
시장·군수 또는 구청장이 「감염병의 예방 및 관리에 관한 법률」 제24조 및 제25조에 따라 학교의 학생 또는 교직원에게 감염병의 필수 또는 임시 예방접종을 할 때에는 그 학교의 학교의사 또는 보건교사(간호사 면허를 가진 보건교사로 한정한다. 이하 이 조에서 같다)를 접종요원으로 위촉하여 그들로 하여금 접종하게 할 수 있다. 이 경우 보건교사에 대하여는 「의료법」 제27조 제1항을 적용하지 아니한다.

정답 14 ③ 15 ③ 16 ④

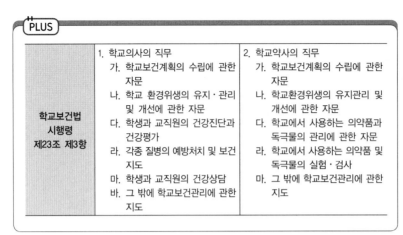

PLUS

등교 중지(학교보건법 제8조)

① 학교의 장은 제7조에 따른 건강검사의 결과나 의사의 진단결과 감염병에 감염되었거나 감염된 것으로 의심되거나 감염될 우려가 있는 학생 또는 교직원에 대하여 대통령령으로 정하는 바에 따라 등교를 중지시킬 수 있다.

② 교육부장관은 감염병으로 인하여 「재난 및 안전관리 기본법」 제38조 제2항에 따른 주의 이상의 위기경보가 발령되는 경우 다음 각 호의 어느 하나에 해당하는 학생 또는 교직원에 대하여 질병관리청장과 협의하여 등교를 중지시킬 것을 학교의 장에게 명할 수 있다. 이 경우 해당 학교의 관할청을 경유하여야 한다.

1. 「검역법」 제2조 제7호에 따른 검역관리지역 또는 같은 조 제8호에 따른 중점검역관리지역에 체류하거나 그 지역을 경유한 사람으로서 같은 조 제1호에 따른 검역감염병의 감염이 우려되는 사람
2. 감염병 발생지역에 거주하는 사람 또는 그 지역에 출입하는 사람으로서 감염병에 감염되었을 것으로 의심되는 사람
3. 「감염병의 예방 및 관리에 관한 법률」 제2조 제2항 제1호에 따라 자가 또는 시설에 격리된 사람의 가족 또는 그 동거인
4. 그 밖에 학교 내 감염병의 차단과 확산 방지 등을 위하여 등교 중지가 필요하다고 인정되는 사람

③ 제2항에 따른 명을 받은 학교의 장은 해당 학생 또는 교직원에 대하여 지체 없이 등교를 중지시켜야 한다.

17 다음 중 WHO에서 제시한 학교건강증진지표에 해당하지 않는 것은?

21 세종보건연구사

① 학교의 사회적 환경 ② 학교건강증진
③ 개인의 학습능력 향상 ④ 학교보건정책

18 다음 중 학교보건의 중요성에 대한 설명으로 옳지 않은 것은?

21 울산보건연구사

① 집단생활을 하기 때문에 감염병 발생 근원이 되기 쉽다.
② 학교라는 특정 장소에 교육을 목적으로 모여 있어 집단교육 실시가 용이하다.
③ 학생을 통한 지역사회 전문적인 보건교육이 가능하다.
④ 지역사회 전체 보건에 미치는 영향이 크다.

PLUS

다수	학생인구는 전체 인구의 약 1/4이나 되는 큰 집단이다.
효율성(대상)	• 학령기는 영아기 다음으로 빠른 성장 속도를 보이며, 정서적으로도 사춘기를 겪기 때문에 적절한 건강관리가 중요하다. • 학생의 건강은 학령기뿐만 아니라 성인기의 건강을 위해서도 중요하다.
효율성(집단)	집단화되어 있어 감염병 발생 가능성이 높고 감염병 관리 측면에서도 효율적이다.
파급효과	학교는 지역사회의 중심이며, 학생을 통한 지역사회에 대한 간접적 보건교육이 가능하다.
지역모범(지도자)	교직원은 그 지역사회에서 지도적 입장에 있고 지역사회의 시범이 될 수 있다.

해설

17
WHO 학교건강증진지표
(1) 학교보건정책
(2) 학교의 물리적 환경
(3) 학교의 사회적 환경
(4) 지역사회 연계
(5) 건강한 생활을 위한 활동능력 (개인의 건강기술 및 행동역량)
(6) 학교건강증진 및 보건서비스

18
학생을 통한 지역사회의 간접적인 보건교육 효과가 있다.

정답 17 ③ 18 ③

PART 08

19 **「학교보건법 시행령」상 간호사 면허를 가진 보건교사가 할 수 있는 의료행위에 해당하지 않는 것은?** 22 서울시고졸보건직(10월)

① 응급을 요하는 환자에 대한 진단
② 외상 등 흔히 볼 수 있는 환자의 치료
③ 부상과 질병의 악화를 방지하기 위한 처치
④ 건강진단결과 발견된 질병자의 요양지도 및 관리

PLUS

보건교사의 직무	• 학교보건계획의 수립 • 학교환경위생의 유지·관리 및 개선에 관한 사항 • 학생과 교직원에 대한 건강진단의 준비와 실시에 관한 협조 • 각종 질병의 예방처치 및 보건지도 • 학생과 교직원의 건강관찰과 학교의사의 건강상담, 건강평가 등의 실시에 관한 협조 • 신체가 허약한 학생에 대한 보건지도 • 보건지도를 위한 학생가정방문 • 교사의 보건교육협조와 필요시의 보건교육 • 보건실의 시설·설비 및 약품 등의 관리 • 보건교육 자료의 수집·관리 • 학생건강기록부의 관리 • 다음의 의료행위(간호사 면허를 가진 사람만 해당) – 외상 등 흔히 볼 수 있는 환자의 치료 – 응급을 요하는 자에 대한 응급처치 – 부상과 질병의 악화를 방지하기 위한 처치 – 건강진단 결과 발견된 질병자의 요양지도 및 관리 – 위의 의료행위에 따르는 의약품 투여 • 그 밖에 학교의 보건 관리

20 **「학교보건법 시행령」상 보건교사의 직무가 아닌 것은?** 23 보건직

① 학교보건계획의 수립
② 보건교육자료의 수집·관리
③ 각종 질병의 예방처치 및 보건지도
④ 학생 및 교직원의 건강진단과 건강평가

해설

20
④ 학생 및 교직원의 건강진단과 건강평가등의 실시에 관한 협조

정답 19 ① 20 ④

제2절 학교보건사업

01 학교의 환경위생을 위한 환기, 채광, 온도 등에 대한 기준으로 옳지 않은 것은? 18 경기

① 1인당 환기량이 시간당 21.6m³ 이상이 되도록 하여야 한다.
② 조도는 책상면을 기준으로 200Lux 이상이 되도록 하여야 한다.
③ 실내온도는 18℃ 이상 28℃ 이하가 되도록 하여야 한다.
④ 채광의 최대 조도와 최소 조도의 비율이 10 : 1이 넘지 아니하도록 하여야 한다.

PLUS

교사 내 환경	실내온도	• 실내온도 : 18~28℃ • 난방온도 : 18~20℃ • 냉방온도 : 26~28℃
	습도	비교습도 30~80%
	환기량	1인당 환기량이 시간당 21.6m³ 이상 되도록 할 것
	채광(자연조명)	최대조도 최소조도의 비율이 10 : 1이 넘지 아니하도록 할 것
	조도(인공조명)	• 책상면을 기준으로 300Lux 이상 되도록 할 것 • 최대조도와 최소조도의 비율은 3 : 1이 넘지 아니하도록 할 것
소음	소음	교사 내 소음은 55dB(A) 이하로 할 것

02 다음 중 학교보건에서 시행되는 건강검사의 내용으로 옳지 않은 것은? 19 세종

① 신체의 발달상황 및 능력을 조사한다.
② 정신건강 상태를 조사한다.
③ 생활습관에 대하여 조사한다.
④ 질병의 유무를 검사하고 치료한다.

03 학교의 교육환경보호구역에 대한 설명으로 옳은 것은? 19 경기의료기술

① 학교의 교육환경보호구역은 학교장이 설정 · 고시한다.
② 절대보호구역은 학교 경계선으로부터 100m 이내인 지역이다.
③ 상대보호구역은 학교 경계로부터 300m 지역이다.
④ 상대보호구역은 학교 경계로부터 절대보호구역을 제외한 200m 지역이다.

해설

02
「학교보건법」 제2조 정의 : "건강검사"란 신체의 발달상황 및 능력, 정신건강 상태, 생활습관 질병의 유무 등에 대하여 조사하거나 검사하는 것을 말한다.

정답 01 ② 02 ④ 03 ④

PART 08

PLUS

교육환경보호구역의 설정 (교육환경보호법 제8조)	교육감은 학교경계 또는 학교설립예정지 경계(이하 "학교경계등"이라 한다)로부터 직선거리 200미터의 범위 안의 지역을 다음 각 호의 구분에 따라 교육환경보호구역으로 설정 · 고시하여야 한다.
절대보호구역	학교출입문으로부터 직선거리로 50미터까지인 지역(학교설립예정지의 경우 학교경계로부터 직선거리 50미터까지인 지역)
상대보호구역	학교경계등으로부터 직선거리로 200미터까지인 지역 중 절대보호구역을 제외한 지역

해설

04 (ㄱ) 절대보호구역과 (ㄴ) 상대보호구역에 대한 기준으로 옳은 것은?

19 인천

	(ㄱ)	(ㄴ)
①	학교출입문으로부터 직선거리로 30m	학교출입문으로부터 직선거리로 100m
②	학교출입문으로부터 직선거리로 50m	학교경계선으로부터 직선거리로 100m
③	학교출입문으로부터 직선거리로 50m	학교경계선으로부터 직선거리로 200m
④	학교출입문으로부터 직선거리로 80m	학교출입문으로부터 직선거리로 300m

PLUS

절대보호구역	학교출입문으로부터 직선거리로 50미터까지인 지역
상대보호구역	학교경계등으로부터 직선거리로 200미터까지인 지역 중 절대보호구역을 제외한 지역

05 응급환자의 심폐소생술의 순서로 옳은 것은? 19 강원의료기술

① 반응확인 – 119 신고 – 호흡확인 – 심폐소생술
② 호흡확인 – 119 신고 – 반응확인 – 심폐소생술
③ 119 신고 – 반응확인 – 심폐소생술 – 호흡확인
④ 119 신고 – 호흡확인 – 반응확인 – 심폐소생술

정답 04 ③ 05 ①

PLUS

심폐소생술순서 가슴압박 - 기도유지 - 인공호흡 (C-A-B)	1) 반응의 확인(무반응 무호흡 혹은 심정지호흡 확인) 2) 119에 신고 3) 호흡확인(무호흡 혹은 심정지 호흡) 4) 가슴압박(30회 시행) 5) 기도유지(머리 젖히고-턱 들기(head tilt-chin lift)) 6) 가슴압박(30회)과 인공호흡(2회)의 반복	
가슴압박	가슴압박위치	흉골 아래쪽 절반부위(환자의 유두연결선이 흉골과 만나는 지점)
	가슴압박 속도	최저 분당 100회 이상(최고 120회 미만)
	가슴압박 깊이	최소 5cm(최대 6cm)
	가슴이완	가슴압박 사이에는 완전한 가슴 이완
	압박 비율	30 : 2

06 학교의 환경위생 기준에 대한 내용으로 옳은 것은? 19 강원보건연구사

① 환기용 창 등을 수시로 개방하거나 기계식 환기설비를 수시로 가동하여 1인당 교사 내 환기량은 시간당 21.6m³ 이상 되도록 해야 하는데, 환기 설비를 사용할 경우에는 환기설비의 구조 및 설치기준이 있다.

② 교사 내 실내온도는 18~24℃이며, 난방온도는 18~20℃, 냉방온도 20~24℃로 한다.

③ 교실의 조명도는 책상면을 기준으로 100Lux 이상이 되도록 해야 하고, 최대조도와 최소조도의 비율이 10 : 1이 넘지 않도록 해야 한다.

④ 교사 내의 소음은 60dB(A) 이하로 한다.

PLUS

교사 내 환경	실내온도	• 실내온도 : 18~28℃ • 난방온도 : 18~20℃ • 냉방온도 : 26~28℃
	습도	비교습도 30~80%
	환기량	1인당 환기량이 시간당 21.6m³ 이상 되도록 할 것
	채광(자연조명)	최대조도 최소조도의 비율이 10 : 1이 넘지 아니하도록 할 것
	조도(인공조명)	• 책상면을 기준으로 300Lux 이상 되도록 할 것 • 최대조도와 최소조도의 비율은 3 : 1이 넘지 아니하도록 할 것
소음	소음	교사 내 소음은 55dB(A) 이하로 할 것

07 교사 내 환경위생 기준으로 옳지 않은 것은? 19 대전보건연구사

① 실내온도 – 18~28℃　　② 일산화탄소 – 0.001%

③ 비교습도 – 30~80%　　④ 조도 – 교실 내 200Lux

해설

정답 06 ① 07 ④

PART 08

08 「교육환경 보호에 관한 법률」상 교육환경보호구역 중 절대보호구역의 기준으로 가장 옳은 것은? 20 서울

① 학교 출입문으로부터 직선거리로 50미터까지인 지역
② 학교 출입문으로부터 직선거리로 100미터까지인 지역
③ 학교 출입문으로부터 직선거리로 150미터까지인 지역
④ 학교 출입문으로부터 직선거리로 200미터까지인 지역

09 학교의 환경위생기준에 대한 설명으로 옳은 것은? 20 충북

① 습도는 30~80%로 유지하여야 한다.
② 1인당 환기량은 $16m^3$ 이상 되어야 한다.
③ 실내온도는 19~30℃가 되어야 한다.
④ 조도는 책상면을 기준으로 200Lux 이상이 되어야 한다.

10 「학교보건법」에서 절대보호구역과 상대보호구역으로 옳은 것은?

20 전남의료기술(7월)

① 절대보호구역은 학교 출입문에서 50m까지인 지역이고, 상대보호구역은 학교경계등으로부터 200m까지인 지역이다.
② 절대보호구역은 학교 출입문에서 20m까지인 지역이고, 상대보호구역은 학교경계등으로부터 100m까지인 지역이다.
③ 절대보호구역은 학교경계등에서 50m까지인 지역이고, 상대보호구역은 학교출입문으로부터 200m까지인 지역이다.
④ 절대보호구역은 학교경계등에서 20m까지인 지역이고, 상대보호구역은 학교출입문으로부터 100m까지인 지역이다.

11 교육환경보호구역 중 상대보호구역의 기준으로 옳은 것은? 20 울산

① 학교경계로부터 300m까지의 지역으로 절대보호구역을 포함한 지역이다.
② 학교경계로부터 300m까지의 지역 중 절대보호구역을 제외한 지역이다.
③ 학교경계로부터 200m까지의 지역으로 절대보호구역을 포함한 지역이다
④ 학교경계로부터 200m까지의 지역 중 절대보호구역을 제외한 지역이다.

해설

08

절대보호구역	학교출입문으로부터 직선거리로 50미터까지인 지역
상대보호구역	학교경계등으로부터 직선거리로 200미터까지인 지역 중 절대보호구역을 제외한 지역

09

② 1인당 환기량은 $21.6m^3$ 이상 되어야 한다.
③ 실내온도는 18~28℃가 되어야 한다.
④ 조도는 책상면을 기준으로 300uuuk 이상이 되어야 한다.

10

절대보호구역	학교출입문으로부터 직선거리로 50미터까지인 지역
상대보호구역	학교경계등으로부터 직선거리로 200미터까지인 지역 중 절대보호구역을 제외한 지역

11

절대보호구역	학교출입문으로부터 직선거리로 50미터까지인 지역
상대보호구역	학교경계등으로부터 직선거리로 200미터까지인 지역 중 절대보호구역을 제외한 지역

정답 08 ① 09 ① 10 ① 11 ④

12 **다음 중 심폐소생술에 대한 내용으로 옳은 것은?** 21 충남보건연구사

① 가슴압박은 가슴 아래쪽 중앙부위를 7cm 깊이로 누른다.
② 가슴압박은 1분에 100회 속도로 실시한다.
③ 인공호흡 10회와 가슴압박 20회를 반복한다.
④ 사망을 막기 위한 골든타임은 7분이다.

PLUS

심폐소생술순서 가슴압박 - 기도유지 - 인공호흡 (C-A-B)	1) 반응의 확인(무반응 무호흡 혹은 심정지호흡 확인) 2) 119에 신고 3) 호흡확인(무호흡 혹은 심정지 호흡) 4) 가슴압박(30회 시행) 5) 기도유지(머리 젖히고 – 턱 들기(head tilt-chin lift)) 6) 가슴압박(30회)과 인공호흡(2회)의 반복

가슴압박		
	가슴압박위치	흉골 아래쪽 절반부위(환자의 유두연결선이 흉골과 만나는 지점)
	가슴압박 속도	최저 분당 100회 이상(최고 120회 미만)
	가슴압박 깊이	최소 5cm(최대 6cm)
	가슴이완	가슴압박 사이에는 완전한 가슴 이완
	압박 비율	30 : 2

13 **유치원, 초등학교, 중학교 등에서 심폐소생술등 응급처치에 관한 교육을 실시하는 데 필요한 사항을 정하는 자는 누구인가?** 22 부산의료기술

① 학교의 장
② 보건복지부장관
③ 교육감
④ 교육부장관

PLUS

학교의 보건교육

보건교육 등 (학교보건법 제9조의2)	① 교육부장관은 유치원 및 초·중등학교에서 모든 학생들을 대상으로 심폐소생술 등 응급처치에 관한 교육을 포함한 보건교육을 체계적으로 실시하여야 한다. 이 경우 보건교육의 실시 시간, 도서 등 그 운영에 필요한 사항은 교육부장관이 정한다. ② 유치원의 장 및 초·중등학교의 장은 교육부령으로 정하는 바에 따라 매년 교직원을 대상으로 심폐 소생술 등 응급처치에 관한 교육을 실시하여야 한다. ③ 유치원의 장 및 초·중등학교의 장은 제2항에 따른 응급처치에 관한 교육과 연관된 프로그램의 운영 등을 관련 전문기관·단체 또는 전문가에게 위탁할 수 있다.
응급처치교육 (학교보건법 시행규칙」 제10조)	① 학교의 장이 법 제9조의2 제2항에 따라 교직원을 대상으로 심폐소생술 등 응급처치에 관한 교육을 실시하는 경우 응급처치교육의 계획·내용 및 시간 등은 별표9와 같다. ② 학교의 장은 응급처치교육을 실시한 후 해당 학년도의 교육 결과를 다음 학년도가 시작되기 30일 전까지 교육감에게 제출하여야 한다.

해설

정답 12 ② 13 ④

PART 08

14 **심폐소생술을 시행할 때 가장 먼저 해야 하는 것은?** 22 충북의료기술

① 호흡확인 ② 반응확인
③ 가슴압박 ④ 인공호흡

PLUS

심폐소생술순서 가슴압박 - 기도유지 - 인공호흡 (C-A-B)	1) 반응의 확인(무반응 무호흡 혹은 심정지호흡 확인) 2) 119에 신고 3) 호흡확인(무호흡 혹은 심정지 호흡) 4) 가슴압박(30회 시행) 5) 기도유지(머리 젖히고 – 턱 들기(head tilt-chin lift)) 6) 가슴압박(30회)과 인공호흡(2회)의 반복

15 **학교의 교육환경보호구역 중 절대보호구역에 대한 설명으로 옳은 것은?** 22 전남경력경쟁

① 학교 출입문으로부터 직선거리 50미터까지인 지역
② 학교 출입문으로부터 직선거리 100미터까지인 지역
③ 학교 경계선으로부터 직선거리 200미터까지인 지역
④ 학교 경계선으로부터 직선거리 300미터까지인 지역

16 **응급환자 발생 시 심폐소생술에서 가장 먼저 해야 할 것은?** 22 울산의료기술

① 호흡확인 ② 반응확인
③ 119 신고 ④ 인공호흡

PLUS

<table>
<tr><td>심폐소생술순서
가슴압박 - 기도유지 - 인공호흡
(C-A-B)</td><td colspan="2">1) 반응의 확인(무반응 무호흡 혹은 심정지호흡 확인)
2) 119에 신고
3) 호흡확인(무호흡 혹은 심정지 호흡)
4) 가슴압박(30회 시행)
5) 기도유지(머리 젖히고 – 턱 들기(head tilt-chin lift))
6) 가슴압박(30회)과 인공호흡(2회)의 반복</td></tr>
<tr><td rowspan="5">가슴압박</td><td>가슴압박위치</td><td>흉골 아래쪽 절반부위(환자의 유두연결선이 흉골과 만나는 지점)</td></tr>
<tr><td>가슴압박 속도</td><td>최저 분당 100회 이상(최고 120회 미만)</td></tr>
<tr><td>가슴압박 깊이</td><td>최소 5cm(최대 6cm)</td></tr>
<tr><td>가슴이완</td><td>가슴압박 사이에는 완전한 가슴 이완</td></tr>
<tr><td>압박 비율</td><td>30 : 2</td></tr>
</table>

해설

15

절대보호구역	학교출입문으로부터 직선거리로 50미터까지인 지역
상대보호구역	학교경계등으로부터 직선거리로 200미터까지인 지역 중 절대보호구역을 제외한 지역

정답 14 ② 15 ① 16 ②

CHAPTER

02 보건교육

제1절 보건교육의 개념

01 지역사회보건교육을 계획할 때 고려해야 할 사항에 해당하지 않는 것은?

① 보건교육의 평가척도를 마련하고 실시한다.
② 보건사업의 일환으로 계획되어야 한다.
③ 지역주민이 참여하여 계획되어야 한다.
④ 보건교육자의 수준에서 이루어져야 한다.

PLUS

보건교육 계획 과정에서 고려할 사항
(1) 보건교육의 목적을 구체적으로 설정해서 계획하여야 한다.
(2) 대상자의 입장에서 계획하여야 한다.
(3) 지역사회의 일반 공중보건 사업계획과 병행해서 계획하여야 한다.
(4) 보건교육에 참여할 수 있는 모든 보건요원들의 팀워크가 잘 이루어지도록 계획하여야 한다.
(5) 보건교육의 전달매체를 잘 활용할 수 있도록 계획하여야 한다.
(6) 실제적이고 구체적인 계획을 세워야 한다. 누가, 언제, 어디서, 어떻게, 어떤 방법으로 누구를 대상으로 교육할 것인가 등 구체적으로 계획하여야 한다.
(7) 일방적인 교육이 아니고 토론, 상의, 협력 등의 방법을 잘 활용하고 대상에 따라서 교육방법이나 교육내용이 적절하도록 계획하여야 한다.
(8) 보건교육에 참여하는 인원과 예산을 정확하게 파악하고 계획하여야 한다.
(9) 보건교육의 성패 판정의 평가 방법이나 사업의 진도를 측정할 수 있는 척도를 마련하여 계획하여야 한다.

02 보건교육 계획안 작성 내용 중 학습목표를 기술할 때 유의해야 할 사항에 대한 설명으로 가장 옳지 않은 것은? 18 서울(10월)

① 행동용어(행위동사)로 기술한다.
② 최종행동(도착점행동)을 기술한다.
③ 교수자가 교육하고자 하는 것 중심으로 기술한다.
④ 성취 가능한 목표를 기술한다.

해설

01
④ 보건교육대상자의 수준에서 이루어져야 한다.

02
학습목표 작성 요령
(1) 행동용어로 기술한다.
(2) 학습 후의 결과로 최종행위를 기술한다.
(3) 학습자 위주로 작성한다.
(4) 한 문장에는 단일성과만 기술한다.
(5) 구체적 학습목표는 일반적 학습목표 범위 내에서 일관성 있게 기술한다.
(6) 암시적 용어 사용을 피한다.

정답 01 ④ 02 ③

PART 08

03 **WHO에서 정의한 보건 교육의 목적으로 옳은 것은?** 19 충남

> ㄱ. 지역사회 구성원의 건강은 지역사회의 발전에 중요한 재산임을 인식시킨다.
> ㄴ. WHO 헌장에 규정된 건강을 완전히 구현하기 위하여 스스로 해야 할 일을 수행할 수 있는 능력을 갖도록 돕는다.
> ㄷ. 보건관리에 필요한 사항을 규정하여 학생의 건강을 보호·증진시킨다.
> ㄹ. 건강검진을 시행하여 질병이 있거나 질병에 걸릴 우려가 있는 학생에 대하여 치료 및 예방에 필요한 조치를 한다.

① ㄱ, ㄴ ② ㄱ, ㄴ, ㄷ
③ ㄱ, ㄴ, ㄹ ④ ㄱ, ㄷ, ㄹ

04 **지역사회 주민들을 대상으로 시행하는 보건교육을 계획할 때 가장 첫 번째 단계에 해야 할 것은?** 21 경북

① 목표설정 ② 교육 요구 사정
③ 교육계획 ④ 교육내용 선정

05 **보건교육을 계획하는 과정에서 고려해야 할 사항으로 옳지 않은 것은?** 22 경북

① 보건교육의 목적을 구체적으로 설정해야 한다.
② 대상자 입장에서 계획하여야 한다.
③ 보건교육의 평가방법이나 측정기준에 대한 내용은 넣지 않아도 된다.
④ 보건교육에 참여하는 인원과 예산을 정확하게 파악하고 계획하여야 한다.

PLUS

보건교육 계획 과정에서 고려할 사항
(1) 보건교육의 목적을 구체적으로 설정해서 계획하여야 한다.
(2) 대상자의 입장에서 계획하여야 한다.
(3) 지역사회의 일반 공중보건 사업계획과 병행해서 계획하여야 한다.
(4) 보건교육에 참여할 수 있는 모든 보건요원들의 팀워크가 잘 이루어지도록 계획하여야 한다.
(5) 보건교육의 전달매체를 잘 활용할 수 있도록 계획하여야 한다.
(6) 실제적이고 구체적인 계획을 세워야 한다. 누가, 언제, 어디서, 어떻게, 어떤 방법으로 누구를 대상으로 교육할 것인가 등 구체적으로 계획하여야 한다.
(7) 일방적인 교육이 아니고 토론, 상의, 협력 등의 방법을 잘 활용하고 대상에 따라서 교육방법이나 교육내용이 적절하도록 계획하여야 한다.
(8) 보건교육에 참여하는 인원과 예산을 정확하게 파악하고 계획하여야 한다.
(9) 보건교육의 성패 판정의 평가 방법이나 사업의 진도를 측정할 수 있는 척도를 마련하여 계획하여야 한다.

해설

03

보건교육의 목적(WHO)
(1) 지역사회 구성원의 건강은 지역사회의 발전에 중요한 재산임을 인식시킨다.
(2) 세계보건기구 헌장에 규정된 건강을 완전히 구현하기 위하여 개인이나 혹은 집단의 구성원으로서 자기 스스로 해야 할 일을 수행할 수 있는 능력(Self-Health Care Ability)을 갖도록 돕는다.
(3) 개인이나 집단 또는 지역사회가 자신의 보건 문제를 인식하고 스스로 행동하여 이것을 해결함으로써 자신의 건강을 증진시킬 수 있도록 하는 데 있는 것으로 보건에 대한 자주적인 정신을 배양해 주고 자주적인 태도를 갖게 하는 것이다.

04
② 요구사정 → 목표설정 → 계획(내용 방법 선정 → 평가)

보건교육프로그램의 계획의 과정
(1) 대상자 선택 및 특성 파악
(2) 대상자의 욕구 및 우선순위 파악
(3) 보건교육의 목적 결정
(4) 세부 목표 설정
(5) 이용 가능한 자원 파악
(6) 내용 및 방법에 대한 계획
(7) 평가방법의 계획

정답 03 ① 04 ② 05 ③

06 **다음에 해당하는 보건교육 평가 유형으로 가장 옳은 것은?** 22 서울

> • 교육 활동 단계에 따른 유형에 속한다.
> • 보다 광범위하고 근원적인 수업 외적 학습 결함의 문제를 밝혀낼 수 있다.
> • 교육 활동 시작 전 학습자의 학습 장애 요인, 지식정도, 학습 동기 등을 알아보기 위해 실시하는 것이다.

① 진단평가 ② 형성평가
③ 총괄평가 ④ 절대평가

PLUS

보건교육 평가 유형: 평가 시기에 따라

진단평가	사전평가라고도 불리며 보건교육이 수행되기 전에 현재 학습자들의 지식, 태도, 기술의 수준이 어떤지를 확인하여 어떤 내용과 수준으로 보건교육을 수행할지를 판단하고자 평가
형성평가	보건교육이 시작되어 종료되기 전까지 진행과정 중재의 수정·보완을 목적으로 한다. 교육이 진행되고 있는 중간중간 학습자들의 변화를 파악하여 현재 진행 중인 보건교육의 수준과 방법, 매체의 활용에 변화를 주는 것이 좋을지 아닐지를 결정
총괄평가	보건교육이 완전히 마무리된 후 학습자의 학습목표 도달 정도를 확인하는 것이다. 평가 결과를 통해 수행된 보건교육의 장·단점 문제점을 찾아내게 되며 더 좋은 보건교육을 위한 방안을 고려하게 된다.

07 **보건교육의 평가 내용 연결로 옳은 것은?** 22 경기의료기술(11월)

① 계획평가 – 교육의 성과를 확인한다.
② 과정평가 – 교육장비, 시설, 자료를 평가한다.
③ 진단평가 – 대상자의 지식, 태도 등의 수준을 확인한다.
④ 결과평가 – 교육에 투입되는 예산을 확인한다.

PLUS

① 계획평가: 보건교육 내용 설정의 적합성, 보건교육 대상 설정의 적절성, 보건교육에 참여하는 인력이나 보건교육에 활용되는 자재의 질 및 예산의 설정 등이 적정한지 보건교육 계획 자체에 대한 사전 평가이다.
② 과정평가: '프로그램이 얼마나 잘 시행 되었는가'에 대한 응답을 얻기 위해 수행, 사업 진행 중, 정확하게 시간 계획대로, 예산 범위 내에서 실행되고 있는지에 대한 평가이다.
③ 진단평가: 사전 평가라고도 불리며 일종의 요구 사정이라 할 수 있다. 진단 평가를 하는 목적은 대상자들의 교육에 대한 이해 정도를 파악하고, 교육 계획을 수립할 때 무엇을 교육할 것인가를 알아보기 위해 실시한다.
④ 결과평가: 보건교육이 마무리된 후 변화를 평가하는 것으로 총합평가, 영향평가, 성과평가 등이 있다.

해설

PART 08

정답 06 ① 07 ③

제2절 보건교육 기법

01 전문가 2~3명이 주제에 대하여 10~15분간 발표한 뒤 사회자의 진행에 따라 질의응답의 공개토론으로 진행되며 발표자 사회자, 참석자 모두가 전문가로 이루어지는 교육기법은 무엇인가? 18 경기

① 강연회 ② 집단토론
③ 심포지엄 ④ 패널토의

PLUS

심포지엄 (Symposium)	어떤 주제에 대해 대립되거나 다양한 견해를 가진 전문가 4~7명이 사회자의 진행에 따라 토의를 진행하는 방법으로 제한시간 동안 전문가로부터 다각도의 의견을 들은 후 청중과의 질의응답을 통해 청중의 참여를 촉진시킨다.
패널토의 (panel discussion)	어떤 주제에 대해 대립되거나 다양한 견해를 가진 전문가 4~7명이 사회자의 진행에 따라 토의를 진행하는 방법으로 제한시간 동안 전문가로부터 다각도의 의견을 들은 후 청중과의 질의응답을 통해 청중의 참여를 촉진시킨다.

02 배심토의라고도 하며 소수의 전문가가 의견을 발표하는 방식은 무엇인가? 18 충북

① 심포지엄 ② 분임토의
③ 패널토의 ④ 버즈세션

03 보건교육 방법 중, 여러 명의 전문가가 사회자의 안내에 따라 주제에 대한 자신의 의견을 발표하고, 청중은 질문이나 토론의 형식으로 함께 참여할 수 있으며 일반적으로 강연자와 청중이 모두 관련 전문지식을 가지고 있어야 하는 방법은? 18 서울(10월)

① 심포지움 ② 패널토의
③ 분단토의 ④ 문제중심학습

04 다음 중 보건교육에 대한 설명으로 옳지 않은 것은? 19 호남권

① 노인 및 저소득층의 개인 문제는 1 : 1 면담이 좋다.
② 심포지엄은 청중을 토론에 참여시킨다.
③ 세미나는 전체를 몇 개의 소집단으로 나누어 토의 후 다시 전체회의에서 종합하는 방법이다.
④ 패널토의는 4~7명이 대립되거나 다양한 견해를 가진 전문가의 토의로 진행이 된다.

해설

03

심포지엄(Symposium)
어떤 주제에 대해 대립되거나 다양한 견해를 가진 전문가 4~7명이 사회자의 진행에 따라 토의를 진행하는 방법으로 제한시간 동안 전문가로부터 다각도의 의견을 들은 후 청중과의 질의응답을 통해 청중의 참여를 촉진시킨다.

04
전체를 몇 개의 소집단으로 나누어 토의 후 다시 전체회의에서 종합하는 방법은 버즈세션(buzz session)이다.

세미나(Seminar)
참가자들이 주제에 관해 전문적인 지식을 가지고 있고, 세미나를 주도해 갈 주제 발표자의 공식적인 발표에 대해 사전에 준비된 의견을 개진하거나 질의하는 형태로 진행된다. 참가자들은 보고서 형식의 간단한 자료들을 서로 교환할 수 있고, 토의 주제와 관련된 지식이나 정보가 사전에 철저하게 준비되어야 한다.

정답 01 ③ 02 ③ 03 ① 04 ③

05 보건교육 방법 중 저소득층 및 노인층에게 효과적인 방법은? 19 대구

① 개인접촉 ② 집단교육
③ 대중접촉 ④ 일방식접촉

06 참가자가 자주적으로 운영·활동하는 방식의 교육기법으로 '공개교육', '상호교육'을 뜻하는 교육용어로 사용된다. 집단 사고나 집단 작업을 통하여 성장을 꾀하고 문제를 해결하려는 두 가지 목적을 동시에 달성할 수 있는 기법은? 19 인천

① 심포지엄 ② 세미나
③ 브레인스토밍 ④ 워크숍

PLUS

워크숍
본디 '일터'나 '작업장'을 뜻하는 말이었으나 지금은 '협의회'나 '공개교육', '상호교육'을 뜻하는 교육용어로 사용된다. 집단사고나 집단 작업을 통하여 성장을 꾀하고 문제를 해결하려는 두 가지 목적을 동시에 달성할 수 있다.

07 보건교육 방법에 대한 설명으로 가장 옳지 않은 것은? 19 서울

① 패널토의에 참여하는 발표자와 청중 모두가 주제에 대해 전문지식이나 경험을 가진 학자 또는 전문가여야 한다.
② 브레인스토밍이란 아이디어의 자유로운 흐름으로 창의성을 활용할 수 있는 방법이다.
③ 심포지엄의 사회자는 전문가로서 발표자의 내용을 요약 발표할 수 있는 능력을 가진 사람이 선택되어야 한다.
④ 강의는 어떤 내용을 교육자가 교육자에게 직접 가르치며 설명하는 일방식 전달 방법이다.

PLUS

- 패널토의는 어떤 주제에 대해 대립되거나 다양한 견해를 가진 전문가 혹은 입장을 대변할 수 있는 사람들이 사회자의 진행에 따라 토의를 진행하는 방법으로 발표자와 청중이 꼭 전문가 혹은 학자일 필요는 없다.
- 심포지엄은 참여하는 발표자와 청중 모두가 주제에 대해 전문지식이나 경험을 가진 학자 또는 전문가여야 한다.

08 알츠하이머를 앓고 있는 노인에게 보건교육을 하려고 한다. 가장 알맞은 방법은? 19 전북

① 가정방문 ② 역할극
③ 강연 ④ 보건교육을 위한 집회

해설

05
개인 접촉 방법의 교육은 노인층이나 저소득층에 적합한 방법이다. 환자와 의사와의 관계, 예방접종, 위생지도 가정방문, 건강상담, 면접 등의 방법이 있다. 가장 효과적인 방법이지만 많은 시간과 경비가 소요된다는 점에서 비경제적인 방법이기도 하다.

06
① 심포지엄: 동일한 주제에 대한 전문적인 지식을 가진 몇 사람을 초청하여 주제에 대하여 의견을 발표하도록 한 후 발표된 내용을 중심으로 사회자가 마지막 토의시간을 마련하여 문제 해결에 임하는 방법이다.
② 세미나: 참가자들이 주제에 관해 전문적인 지식을 가지고 있고, 세미나를 주도해 갈 주제 발표자의 공식적인 발표에 대해 사전에 준비된 의견을 개진하거나 질의하는 형태로 진행된다.
③ 브레인스토밍: 특별한 문제를 해결하기 위한 단체의 협동적인 토의로 어떤 문제의 여러 면을 검토하거나 창의적인 아이디어를 필요로 할 때 주로 사용하는 방법이다.

08
노인층이나 저소득층에 가장 적합한 교육방법은 개인접촉방법으로 가정방문, 개인면담, 의사-환자 진료 등이 있다.

정답 05 ① 06 ④ 07 ① 08 ①

PART 08

09 **학교에서 토론참석인원이 많을 때 5~6명씩 분단을 나누어서 토론 후 종합하여 발표하였다. 이러한 교육기법은 무엇인가?** 20 경북의료기술

① 버즈세션 ② 심포지엄
③ 패널토의 ④ 사례연구

10 **절충식 교육방법 중 집회 참가자가 많은 경우 전체를 몇개 소집단으로 나누어 토의시키고 다시 전체 회의에서 종합하는 방법은?** 20 대구

① panel discussion ② socio drama
③ buzz session ④ brainstorming

11 **노인이나 저소득층에 가장 적합한 교육방법은 무엇인가?** 20 충남

① 가정방문 ② 토론회
③ 포스터 ④ 강의

12 **다음에 해당하는 보건교육기법은 무엇인가?** 20 대구

- 사회자의 진행에 따라 전문가 몇 명이 주제에 대한 견해를 발표한 뒤 참여자들을 질의 응답 형식으로 참여시킨다.
- 전문가들의 다양한 견해를 들을 수 있다.
- 청중들은 주제에 대해 일반인들에 비해 전문적 지식을 가지고 있는 사람들이다.

① 브레인스토밍 ② 버즈세션
③ 패널토의 ④ 심포지엄

13 **주제에 대한 대립된 의견을 가진 전문가들이 청중 앞에서 토의를 진행하고 이 토론을 통해 학습효과를 유도하는 교육기법은 무엇인가?** 20 대전

① 심포지엄 ② 패널토의
③ 집단토론 ④ 버즈세션

해설

09

버즈세션(Buzz Session)

대상자 전체의 의견을 반영해야 하거나 분위기가 침체되었을 때 실시하는 방법으로 전체를 몇 개의 소집단으로 나누어 토의시키고 다시 전체 회의에서 종합하는 방법이다. 분단은 6~8명이 가장 알맞으며 각 분단에는 사회자와 서기를 두고 회의를 진행시키는 것이 효과적이다.

10

버즈세션(Buzz Session)

대상자 전체의 의견을 반영해야 하거나 분위기가 침체되었을 때 실시하는 방법으로 전체를 몇 개의 소집단으로 나누어 토의시키고 다시 전체 회의에서 종합하는 방법이다. 분단은 6~8명이 가장 알맞으며 각 분단에는 사회자와 서기를 두고 회의를 진행시키는 것이 효과적이다.

11

노인층이나 저소득층에 가장 적합한 교육방법은 개인접촉방법으로 가정방문, 개인면담, 의사-환자 진료 등이 있다.

12

심포지엄(Symposium)

어떤 주제에 대해 대립되거나 다양한 견해를 가진 전문가 4~7명이 사회자의 진행에 따라 토의를 진행하는 방법으로 제한시간 동안 전문가로부터 다각도의 의견을 들은 후 청중과의 질의응답을 통해 청중의 참여를 촉진시킨다.

13

패널토의(panel discussion)

어떤 주제에 대해 대립되거나 다양한 견해를 가진 전문가 4~7명이 사회자의 진행에 따라 토의를 진행하는 방법으로 제한시간 동안 전문가로부터 다각도의 의견을 들은 후 청중과의 질의응답을 통해 청중의 참여를 촉진시킨다.

정답 09 ① 10 ③ 11 ① 12 ④ 13 ②

14 **다음에서 설명하는 교육기법은 무엇인가?** 21 경기의료기술

> • 3~5명의 전문가가 각각 10-15분씩 발표 후 청중과 질의응답을 진행한다.
> • 청중은 어느 정도 관련 지식이 있어야 한다.

① 분단토의　　② 패널토의
③ 심포지엄　　④ 버즈세션

15 **다음 중 보건교육 평가원칙으로 옳지 않은 것은?** 21 전북

① 평가의 결과는 다음 번 계획에 반영되어야 한다.
② 장점과 단점을 지적하여야 한다.
③ 계획에 관련된 사람, 사업에 참여한 사람, 평가에 의하여 영향을 받게 될 사람들은 배제하여야 한다.
④ 계획 평가, 진행 평가, 결과 평가가 수행되어야 한다.

PLUS

보건교육의 평가 원칙
(1) 평가는 계속하여 시행되어야 하며 측정하는 기준이 명시되어야 한다.
(2) 평가는 가능한 객관적이어야 하며 장점과 단점을 지적하여야 한다.
(3) 평가는 계획 평가, 진행 평가, 결과 평가가 수행되어야 한다.
(4) 평가는 습득의 경험 자료로 사용되어야 하고 평가 결과 보고서는 누구든지 알 수 있게 쉽게 사용되도록 마련되어야 한다.
(5) 평가는 명확한 목적하에 시행되어야 한다.
(6) 평가는 기획에 관련된 사람, 사업에 참여한 사람, 평가에 의하여 영향을 받게 될 사람들에 의해 행해져야 한다.
(7) 평가는 그 결과들이 사업의 진보와 성장을 위하여 반영되어야 한다.

16 **많은 수의 참가자가 있는 경우 전체를 몇 개의 소집단으로 나누어 토의하고 다시 전체회의에서 종합하는 방법의 교육기법은 무엇인가?** 21 경기

① 분단토의(buzz session)　　② 심포지엄(symposium)
③ 역할극연기(role playing)　　④ 패널토의(panel discussion)

17 **주기적으로 학습의 진행정도를 파악하여 교육 방법이나 내용을 수정 보완하기 위한 정보를 수집하고 교육의 내용을 향상시키기 위한 평가는 무엇인가?** 21 충남

① 과정평가　　② 형성평가
③ 성과평가　　④ 영향평가

해설

14

심포지엄(Symposium)

어떤 주제에 대해 대립되거나 다양한 견해를 가진 전문가 4~7명이 사회자의 진행에 따라 토의를 진행하는 방법으로 제한시간 동안 전문가로부터 다각도의 의견을 들은 후 청중과의 질의응답을 통해 청중의 참여를 촉진시킨다.

16

분단토의(Buzz Session)

대상자 전체의 의견을 반영해야 하거나 분위기가 침체되었을 때 실시하는 방법으로 전체를 몇 개의 소집단으로 나누어 토의시키고 다시 전체 회의에서 종합하는 방법이다. 분단은 6~8명이 가장 알맞으며 각 분단에는 사회자와 서기를 두고 회의를 진행시키는 것이 효과적이다.

정답 14 ③　15 ③　16 ①　17 ②

PLUS

보건교육 평가 유형

계획평가	보건교육 내용 설정의 적합성, 보건교육 대상 설정의 적절성, 보건교육에 참여하는 인력이나 보건교육에 활용되는 자재의 질 및 예산의 설정 등이 적정한지 보건교육 계획 자체에 대한 사전 평가
진행평가	① 형성평가: 교수-학습 활동이 진행되는 동안 주기적으로 학습의 진행 정도를 파악하여 교육 방법이나 내용을 수정, 보완하는 데 필요한 정보를 수집하여 내용을 향상시키기 위해 실시함 ② 과정평가: '프로그램이 얼마나 잘 시행되었는가'에 대한 응답을 얻기 위해 수행, 사업 진행 중, 정확하게 시간 계획대로, 예산 범위 내에서 실행되고 있는지에 대한 평가
결과평가	① 총합평가: 총괄 평가라고도 하며 일정한 교육이 끝난 후에 목표 도달 여부를 알아보는 것 ② 영향평가: '프로젝트에 의해 어느 정도 변화가 이루어졌는가'에 대한 평가, 영향 평가는 프로그램을 투입한 결과로 대상자의 지식, 태도, 신념, 가치관, 기술, 행동 또는 실천 양상에 일어난 변화를 사정하려는 데 목적이 있음 ③ 성과평가: 프로그램을 시행한 결과로 얻어진 건강 또는 사회적 요인의 개선점 측정, 성과 평가는 평가된 프로그램의 당위성과 필요성을 설명하는 중요한 수단이 됨

18 **보건교육의 평가 중 지식, 태도, 행동의 변화를 평가하는 것은?** 21 충북

① 영향평가 ② 형성평가
③ 진단평가 ④ 과정평가

19 **보건 교육 시 학습자들의 이해 정도와 참여 정도 파악 및 학습자들의 수업 능력 · 태도 · 학습 방법 등을 확인함으로써 교육자의 학습 지도 방법과 교육 과정을 개선할 수 있는 평가는?** 21 서울

① 진단평가 ② 상대평가
③ 형성평가 ④ 총괄평가

PLUS

진단평가	사전 평가라고도 불리며 일종의 요구 사정이라 할 수 있다. 진단 평가를 하는 목적은 대상자들의 교육에 대한 이해 정도를 파악하고, 교육 계획을 수립할 때 무엇을 교육할 것인가를 알아보기 위해 실시한다.
상대평가	학업 성적을 평가할 때, 절대적인 성취의 정도가 아니라 집단 안에서의 상대적인 성취도로 평가하는 제도
형성평가	교수-학습 활동이 진행되는 동안 주기적으로 학습의 진행 정도를 파악하여 교육 방법이나 내용을 수정, 보완하는 데 필요한 정보를 수집하여 내용을 향상시키기 위해 실시한다.
총괄평가	일정한 교육이 끝난 후에 목표 도달 여부를 알아보는 것으로 전체 과목이나 학습 내용에 대한 교수의 효과가 어느 정도인지를 판단하고 그 결과에 의해 성적을 내고 평정을 주며, 서열을 결정하는 평가이다.

해설

정답 18 ① 19 ③

20 **많은 인원이 모여 코로나-19에 대한 대책회의를 진행하는 과정에서 지역별로 인원을 분반하여 회의를 진행한 뒤 그 내용을 취합하여 다시 전체로 종합하는 방법은 무엇인가?** 21 대구

① 버즈세션 ② 심포지엄
③ 패널토의 ④ 집단토론

21 **다음 중 보건교육에 대한 설명으로 옳지 않은 것은?** 21 충북

① 버즈세션은 전체를 몇 개의 소집단으로 나누어 토의시키고 다시 전체 회의에서 종합하는 방법이다.
② 집단교육은 노인층에 가장 적합한 방법이다.
③ 개인접촉방법은 가장 효과적이지만 비경제적인 방법이다.
④ 심포지엄은 몇 명의 전문가 의견을 발표 후 청중들과의 토론을 유도한다.

22 **신종감염병 유행 시 많은 사람들에게 효과적 홍보를 하여 적극적인 행동의 변화를 유도하기 위한 교육 방법은?** 21 인천

① 우편물 ② 개인상담
③ 집단교육 ④ TV매체

PLUS

교육대상자의 수에 의한 교육 방법

개인 접촉 방법	① 노인층이나 저소득층에 적합한 방법이다. ② 환자와 의사와의 관계, 예방접종, 위생지도, 가정방문, 건강상담, 면접 등의 방법이 있다. ③ 가장 효과적인 방법이지만 많은 시간과 경비가 소요된다는 점에서 비경제적인 방법이기도 하다.
집단 접촉 방법	① 좌담회 형식의 모임 보건교육을 위한 집회, 반상회, 토론회, 강의 등 일정한 인원을 대상으로 하는 교육 방법 ② 비교적 적은 비용으로 실천을 유발하는 데 효과적이고 능률적인 방법
대중 접촉 방법	① 특정 집단이 아닌 무제한의 대중을 위한 교육 방법 ② TV, 신문 인터넷, 전시, 포스터 등 ③ 집단접촉 방법의 보충적 효과로 가치가 크고, 동시에 다수인을 대상으로 실시한다는 점에서 능률적 방법이라 할 수 있다. 그러나 개별접촉 방법이나 집단접촉 방법만큼의 확실한 효과를 기대할 수는 없다.

해설

20

버즈세션(Buzz Session)

대상자 전체의 의견을 반영해야 하거나 분위기가 침체되었을 때 실시하는 방법으로 전체를 몇 개의 소집단으로 나누어 토의시키고 다시 전체 회의에서 종합하는 방법이다. 분단은 6~8명이 가장 알맞으며 각 분단에는 사회자와 서기를 두고 회의를 진행시키는 것이 효과적이다.

21

노인층이나 저소득층에 가장 적합한 방법은 개인접촉방법이다. 환자와 의사와의 관계, 예방접종, 위생지도, 가정방문, 건강상담, 면접 등의 방법이 있다. 가장 효과적인 방법이지만 많은 시간과 경비가 소요된다는 점에서 비경제적인 방법이기도 하다.

정답 20 ① 21 ② 22 ③

PART 08

23 **전체를 소집단으로 나누어 토의한 후 다시 전체 회의에서 종합하는 교육법은 무엇인가?** 21 부산

① 그룹토의 ② 버즈세션
③ 패널토의 ④ 심포지엄

24 **다음에서 설명하는 교육기법은?** 22 서울

> 지역사회 노인들의 치매 예방 및 관리를 위해 건강증진 전문가, 신경과 전문의, 정신과 전문의 등 3명의 전문가가 발표를 한 후, 청중이 공개토론 형식으로 참여하였다.

① 집단토론 ② 심포지엄
③ 버즈세션 ④ 패널토의

25 **어떤 주제에 대해 상반된 견해를 가진 전문가들이 사회자의 진행에 따라 토의를 진행하는 방법으로 발표 후 청중과의 질의 · 응답을 통해 청중의 참여를 촉진시키는 교육기법은 무엇인가?** 22 충북의료기술

① 심포지엄 ② 패널토의
③ 집단토론 ④ 버즈세션

26 **보건교육이 진행되는 과정에서 학습자의 변화를 파악하고 수정 및 보완을 목적으로 하는 평가는 무엇인가?** 22 전남경력경쟁

① 진단평가 ② 형성평가
③ 계획평가 ④ 총괄평가

PLUS

보건교육 평가 유형: 평가 시기에 따라
① 진단평가: 사전 평가라고도 불리며 일종의 요구 사정이라 할 수 있다. 진단 평가를 하는 목적은 대상자들의 교육에 대한 이해 정도를 파악하고, 교육 계획을 수립할 때 무엇을 교육할 것인가를 알아보기 위해 실시한다.
② 상대평가: 학업 성적을 평가할 때, 절대적인 성취의 정도가 아니라 집단 안에서의 상대적인 성취도로 평가하는 제도이다.
③ 형성평가: 교수-학습 활동이 진행되는 동안 주기적으로 학습의 진행 정도를 파악하여 교육방법이나 내용을 수정, 보완하는 데 필요한 정보를 수집하여 내용을 향상시키기 위해 실시한다.
④ 총괄평가: 일정한 교육이 끝난 후에 목표 도달 여부를 알아보는 것으로 전체 과목이나 학습 내용에 대한 교수의 효과가 어느 정도인지를 판단하고 그 결과에 의해 성적을 내고 평정을 주며, 서열을 결정하는 평가이다.

해설

23

버즈세션(Buzz Session)

대상자 전체의 의견을 반영해야 하거나 분위기가 침체되었을 때 실시하는 방법으로 전체를 몇 개의 소집단으로 나누어 토의시키고 다시 전체 회의에서 종합하는 방법이다. 분단은 6~8명이 가장 알맞으며 각 분단에는 사회자와 서기를 두고 회의를 진행시키는 것이 효과적이다.

24

심포지엄(Symposium)

어떤 주제에 대해 대립되거나 다양한 견해를 가진 전문가 4~7명이 사회자의 진행에 따라 토의를 진행하는 방법으로 제한시간 동안 전문가로부터 다각도의 의견을 들은 후 청중과의 질의응답을 통해 청중의 참여를 촉진시킨다.

25

패널토의(panel discussion)

어떤 주제에 대해 대립되거나 다양한 견해를 가진 전문가 4~7명이 사회자의 진행에 따라 토의를 진행하는 방법으로 제한시간 동안 전문가로부터 다각도의 의견을 들은 후 청중과의 질의응답을 통해 청중의 참여를 촉진시킨다.

정답 23 ② 24 ② 25 ② 26 ②

27 **다음의 설명에 해당하는 교육기법은 무엇인가?** 22 전남

> • 대립되거나 다양한 견해를 가진 전문가 4~7명이 사회자의 진행에 따라 토의를 진행한다.
> • 청중은 비교적 높은 수준의 토론을 경험할 수 있다.
> • 청중과 질의·응답을 통해 청중의 참여를 촉진시킨다.

① 심포지엄 ② 집단토론
③ 배심토의 ④ 버즈세션

제3절 건강행동 변화이론

01 **개인적 요인, 환경의 영향, 행동 간의 상호작용의 결과로 건강행위가 결정된다고 설명하는 개인 간 차원의 건강행태 이론은 무엇인가?** 18 경기의료기술

① 건강신념모형 ② 합리적 행위론
③ 사회인지이론 ④ 범이론적 모형

PLUS

사회인지이론(SCT : Social Cognitive Theory)
(1) 반두라(Bandura)에 의해 제시된 이론으로 인간의 사회적 행위를 이해하기 위한 틀을 제안한 이론
(2) 일반적인 학습 모형에서는 사람이 학습한다는 것을 환경의 영향을 수동적으로 받아들이는 것으로 이해함. 이러한 접근은 사람은 주로 다른 사람과 상호작용을 하는 환경 속에서 배우고 행동한다는 사실을 반영하지 못하고 있으며, 사회학습이론은 이러한 일반적 학습모형의 결함을 극복하기 위해 제안되었음
(3) 행동, 개인, 환경은 서로 영향을 주고받으며 상호적으로 결정된다고 설명함

02 **보건교육을 통해 새로운 지식을 습득하면 태도와 행동의 변화를 유도할 수 있다는 가정으로 접근하는 이론은 무엇인가?** 18 강원

① 사회인지이론 ② 합리적 행위론
③ 인지조화론 ④ 계획된 행위론

03 **다음에서 설명하는 보건교육 이론은 무엇인가?** 18 울산

> • 개인의 건강상태를 변화시키는 데 활용하는 이론이다.
> • 행동을 수행하는 데 있어 촉진요인이나 방해요인을 얼마나 인지하고 통제할 수 있는가를 확인할 수 있다.

① 건강신념모형 ② 범이론적 변화요인
③ 계획된 행동이론 ④ 사회인지이론

해설

27

배심토의(panel discussion)

단상토의는 어떤 주제에 대해 대립되거나 다양한 견해를 가진 전문가 4~7명이 사회자의 진행에 따라 토의를 진행하는 방법으로 전문가는 정해진 시간 안에 발표를 한 후 청중과의 질의·응답을 통해 청중의 참여를 촉진시킨다. 장점은 연사나 청중이 서로 친밀히 토의함으로써 문제의 해결을 제시할 수 있으며, 청중은 비교적 높은 수준의 토론을 경험하고 타인의 의견을 듣고 비판하는 능력을 배양할 수 있다. 그리고 어떤 주제에 대해 다각도로 분석하고 미래를 예측할 수 있다.

02
인지조화론은 사람은 자신의 지식, 태도, 행동이 일관된 즉 서로 조화를 이루고 있는 상태를 선호한다고 보며 보건교육을 통해 새로운 지식(Knowledge)을 습득하면 태도(Attitude)와 행동(Practice)의 변화를 유도할 수 있다는 이론이다.

정답 27 ③ / 01 ③ 02 ③ 03 ③

PLUS

계획된 행위론은 합리적 행위론의 연장선상에 있으면서 의지적이지 않은 행동까지도 설명할 수 있는 이론으로 행동 통제를 포함시켜 인간의 다양한 사회적 행동을 설명한다.
인간의 행동은 자신의 의지로 조절되지 못하는 요인에 의해 영향을 받게 되므로 정확한 행위예측을 위해서는 의지뿐 아니라 행동을 통제할 수 있는 능력까지 파악하는 것이 필요한데, 이를 인지된 행동통제라 한다. 즉 인지된 통제는 어떤 행동을 함에 있어서 필요한 자원이나 기회가 있는지 혹은 없는지에 대한 개인의 지각이라고 할 수 있다. 인지된 행동통제는 행동을 수행하는 것이 쉬운지 또는 어려운지에 대한 스스로의 평가와 관련되어 있다.

04 **금연을 위한 방법과 건강믿음모형의 구성요인을 짝지은 것으로 가장 옳은 것은?** 18 서울(6월)

① 딸 아이의 금연 독촉 – 장애요인
② 흡연은 폐암의 원인이라는 점을 강조 – 심각성
③ 흡연자 동료 – 계기
④ 간접흡연도 건강에 해롭다는 점을 강조 – 이익

05 **당뇨병 진단을 받은 남성이 부인이 권하는 식이관리와 의사의 조언을 받아들여 식단조절을 하려고 마음먹었다. 이는 계획된행위론의 어떠한 요소에 해당하는 것은?** 19 경북

① 태도 ② 주관적 규범
③ 인지된 행동통제 ④ 행위 의도

06 **개인 수준의 건강행태 모형에 해당하지 않는 것은?** 19 서울

① 건강믿음모형(Health Belief Model)
② 범이론적 모형(Transtheoretical Model)
③ 계획된 행동이론(Theory of Planned Behavior)
④ 의사소통이론(Communication Theory)

PLUS

개인적, 개인 간, 집단 및 지역사회의 건강행태모형
(1) 개인적 차원의 이론과 모형: 개인의 심리사회적 과정을 이해하고 이에 대한 교육과 행태 개선에 초점을 둔다. [인지조화론, 건강믿음모형(HBM), 합리적 행위론, 계획된 행위론, 범이론적 모형, 귀인이론, 예방채택 과정모형 등]
(2) 개인 간 차원의 이론과 모형: 행태 변화를 개인과 개인을 포함하는 주변 환경, 사회적 인식, 의사–환자 간의 관계 개선으로 이해하고 접근하는 데 초점을 둔다. [사회인지이론, 자기효능이론, 사회적 관계망과 사회적 지지이론, 정보처리와 설득적 커뮤니케이션, 동기화 면담 등]
(3) 집단 및 지역사회 차원의 이론과 모형: 지역사회 확산을 통한 개선에 초점을 둔다. [MATCH, PRECEDE-PROCEED 모형, 의사소통이론, 혁신의 확산 모형, 조직변화 이론, 지역사회 조직화 모형 등]

해설

04
건강믿음모형의 주요 구성요소는 인지된 감수성, 인지된 심각성, 인지된 이익, 인지된 장애요인, 행동의 계기이다.
① 딸 아이의 금연 독촉 – 계기
③ 흡연자 동료 – 장애요인
④ 간접흡연도 건강에 해롭다는 점을 강조 – 감수성

05
계획된 행위론
① 행동에 대한 태도(Attitude toward the Behavior): 행동을 수행하는 데 대해 얼마나 긍정적이거나 부정적인가를 말하며, 신념에 따라 달라진다.
② 주관적 규범(Subjective Norm): 가족, 친구, 동료 등 개인에게 중요한 주변 사람들이 행사하는 사회적 압력, 그 행동을 시행하라는 인지도나 압력, 주관적 규범은 이러한 중요한 주변 사람들이 해당 행동에 대해 기대하는 바에 대한 개인의 판단과 그러한 기대에 부응하려는 동기에 의해 형성된다.
③ 인지된 행동통제(Perceived Behavior Control): 행동을 수행하는 것이 자신의 의지적 통제하에 있을 때 행동의 수행이 쉽거나 어렵다고 스스로가 자각하는 수준이다. 어떻게 하면 행동실천을 용이하게 할 수 있는지에 대해 개인이 인식하는 것을 의미한다.
④ 의도(Intention, 의향): 어떤 사람이 특정 행동을 수행하기에 준비가 되어 있음 또는 동기 부여가 되어 있음을 말한다. 개인의 의도는 그 행동에 대한 태도와 그 행동과 관련된 주관적 규범에 의해 결정된다.

정답 04 ② 05 ② 06 ④

07 **행동, 개인, 환경이 서로 상호적으로 작용하여 행위가 결정되는 것으로 건강 행위를 설명하는 모험은?** 19 대구

① 건강신념모형 ② 행동변화이론
③ 사회인지이론 ④ 합리적 행위론

08 **다음 중 개인적 차원의 건강행태모형이 아닌 것은?** 19 대전

① 건강신념모형 ② 합리적 행위론
③ 범이론적 모형 ④ PRECEDE-PROCEED

PLUS

개인적, 개인 간, 집단 및 지역사회의 건강행태모형

(1) 개인적 차원의 이론과 모형: 개인의 심리사회적 과정을 이해하고 이에 대한 교육과 행태 개선에 초점을 둔다. [인지조화론, 건강믿음모형(HBM), 합리적 행위론, 계획된 행위론, 범이론적 모형, 귀인이론, 예방채택 과정모형 등]
(2) 개인 간 차원의 이론과 모형: 행태 변화를 개인과 개인을 포함하는 주변 환경, 사회적 인식, 의사-환자 간의 관계 개선으로 이해하고 접근하는 데 초점을 둔다. [사회인지이론, 자기효능이론, 사회적 관계망과 사회적 지지이론, 정보처리와 설득적 커뮤니케이션, 동기화 면담 등]
(3) 집단 및 지역사회 차원의 이론과 모형: 지역사회 확산을 통한 개선에 초점을 둔다. [MATCH, PRECEDE-PROCEED 모형, 의사소통이론, 혁신의 확산 모형, 조직변화 이론, 지역사회 조직화 모형 등]

09 **지역사회 건강증진 기획을 위한 PRECEDE-PROCEED 모형에서 강화요인은?** 19 인천

① 보건의료 제공자의 반응이나 사회적 지지
② 보건의료 및 지역사회 자원의 이용 가능성
③ 대상자의 지식, 태도, 신념
④ 개인의 기술

PLUS

행동변화 결정요인

(1) 소인성 요인(Predisposing Factors)은 건강 행태 변화의 동기 형성에 영향을 주는 요인, 개인 수준에서의 건강 행태 결정요인 중 태도, 가치, 지식, 믿음, 의견, 행동의지, 주관적으로 느끼는 요구, 두려움, 주관적으로 판단하는 자신의 기술 습득 정도, 행위 실천 능력에 관한 자아효능감 및 관리 통제 능력에 대한 주관적 믿음 등으로 개인 행동 변화와 가장 관련 있는 요인이다.
(2) 가능요인은 의료보험 혜택이나 지역사회의 지원 접근성등 행태 변화를 실천가능하게 하거나 방해하는 요인이다.
(3) 강화요인은 형태 변화 시도 후 다른 사람들로부터 피드백이나 보상으로 긍정적, 부정적 영향을 주는 요인이다

해설

07
사회인지이론의 전제가 되는 개념은 상호결정론으로 개인, 환경, 행동이 3자 간 서로 끊임없이 상호작용하고 있다는 것이다.

09
② 보건의료 및 지역사회 자원의 이용 가능성 – 가능요인
③ 대상자의 지식, 태도, 신념 – 소인성 요인
④ 개인의 기술 – 가능요인

정답 07 ③ 08 ④ 09 ①

PART 08

10 **다음의 건강증진이론 중 개인 내적 차원에서 건강증진행위를 결정하고 수행하는 기전을 설명하는 데 적절한 모형을 모두 고른 것은?** 19 서울

ㄱ. 건강신념모형	ㄴ. 사회인지이론
ㄷ. 계획된 행동이론	ㄹ. 혁신확산이론
ㅁ. 범이론적 모형	

① ㄱ, ㄴ ② ㄱ, ㄹ
③ ㄱ, ㄷ, ㅁ ④ ㄱ, ㄷ, ㄹ, ㅁ

11 **PRECEDE-PROCEED 모형에서 행위에 영향을 미치는 교육생태학적 요인에 해당하지 않는 것은?** 19 경기의료기술(11월)

① 소인요인 ② 가능요인
③ 강화요인 ④ 매개요인

12 **건강행태모형 중 행동의 변화를 이분법적으로 보지 않고 지속적이며 역동적인 과정으로 설명하는 모형은 무엇인가?** 19 경기보건연구사

① 건강신념모형 ② 합리적 행위론
③ 범이론적 모형 ④ 계획된 행위론

13 **건강신념모형(HBM)의 주요 구성요소에 대한 내용으로 옳은 것은?** 19 충북

① 개인적 인식 - 장애요인 ② 개인적 인식 - 이익
③ 수정 변수 - 계기 ④ 행동의 가능성- 지각된 감수성

14 **보건교육 및 건강증진 연구와 수행에서 활발하게 적용되고 있는 범이론적 모형은 행동변화 자체의 특성에 중점을 둔 이론으로 시간적 흐름에 따른 변화의 단계를 설명하고 있다. 변화단계를 바르게 나열한 것은?** 19 충남보건연구사

① 계획 전 단계 - 준비 단계 - 계획 단계 - 행동 단계 - 유지 단계
② 준비 단계 - 계획 전 단계 - 계획 단계 - 행동 단계 - 유지 단계
③ 계획 전 단계 - 계획 단계 - 준비 단계 - 행동 단계 - 유지 단계
④ 계획 단계 - 준비 단계 - 행동 단계 - 유지 단계 - 계획 전 단계

해설

11
PRECEDE-PROCEED 모형에서 3단계인 교육생태학적 요인을 사정하는 단계에서는 건강 행동에 영향을 줄 수 있는 요인 중 변화시킬 수 있는 요인들을 파악하고 분류한다. 앞 단계에서 건강과 삶의 질에 영향을 미치는 것으로 파악된 요인들을 변화시킬 수 있는 교육적 방법 개발하기 위한 단계로 건강행태 및 환경변화의 결정요인 범루조 소인성요인, 가능요인, 강화요인을 파악한다.

12
범이론적 모형: 특정 건강 행위는 다양한 변화 단계와 변화 과정을 통한 역동적 과정을 거치면서 그 행위로 인한 효과와 손실을 통한 의사결정 균형과 어떤 특정 행동을 지속할 수 있다는 자신감인 자기효능을 통하여 형성, 유지 지속된다고 봄

13
건강신념모형의 구성요소
(1) 개인적 인지: 질병에 대한 인지된 가능성(감수성), 심각성
(2) 수정변수: 인구사회학적 특성(성, 연령, 인종, 성격, 사회 경제적 수준, 지식 등), 행동의 계기
(3) 실천가능성: 인지된 이익, 장애요인

정답 10 ③ 11 ④ 12 ③ 13 ③ 14 ③

PLUS

범이론적 모형의 변화 단계

건강 행동은 단기간 내에 일어나기 어렵고 갑자기 행동으로 나타날 것으로 예상하기 어려우며, 장기간에 걸쳐 중간 단계를 하나씩 거쳐 나타난다.

(1) 계획 전 단계(Precontemplation Stage, 무관심 단계) : 6개월 이내에 행동 변화의 의지가 없으면서 자신의 문제를 인지하지 못한다.
(2) 계획 단계(Contemplation Stage, 심사숙고 단계) : 6개월 이내에 특정 건강 행동을 할 것을 고려하는 단계로 문제의 장단점과 해결책의 장단점을 고려한다.
(3) 준비 단계(Preparation Stage) : 1개월 이내에 건강행동을 하려고 고려하는 단계이다.
(4) 행동 단계(Action Stage) : 행동 시작 기간이 6개월 이내인 단계이며 행동 변화가 실행되는 단계이다.
(5) 유지 단계(Maintenance Stage) : 행동 변화 후 6개월 이상 지속되는 단계이며 이전 단계로 돌아갈 수도 있다.

15 코틀러와 잘트먼(Kotler & Zaltman)에 의해 제시된 개념으로서 사회문제나 건강문제에 마케팅의 개념을 적용한 것으로 개인뿐만 아니라 정책 입안자 또는 이익단체 관련 집단에게도 영향을 줄 수 있어야 하는 이론의 중요 과정으로 옳은 것은? 19 광주보건연구사

① Product, Progression, Price, Person
② Promotion, Price, Place, Product
③ Price, Product, Project, Person
④ Place, Progression, Project, Promotio

16 건강 행동 변화 이론 중 다음 <보기>에 설명한 내용으로 옳은 것은? 19 대구보건연구사

보기

- 개인, 환경, 행동은 서로 끊임없이 상호작용을 함
- 행동역량(Behavioral Capability)이란 행동을 수행할 수 있는 지식과 기술을 의미함
- 주어진 일을 수행할 수 있다는 확신감이 높으면 보다 더 건강 행동을 잘 실천하고 유지할 수 있음

① 동기화면담 ② 범이론적 모형
③ 계획된 행동이론 ④ 사회인지이론

17 PRECEDE-PROCEED 모델에서 유병률, 사망률, 건강문제 등을 규명하는 단계로 가장 옳은 것은? 20 서울

① 사회적 진단 ② 역학적 진단
③ 교육생태학적 진단 ④ 행정 및 정책 진단

해설

15
사회적 마케팅 이론
(Social Marketing Theory)
(1) 코틀러와 잘트먼(Kotler & Zaltman, 1971)이 처음으로 사회 문제나 건강 문제에 마케팅의 개념을 적용한 것이다
(2) 사회적 마케팅은 개인은 물론 정책 입안자 또는 이익단체 관련 집단에게도 영향을 줄 수 있어야 하며, 사회적 마케터들은 대중매체 조직 정책 및 규정 입안자 등을 대상으로 활동할 수 있어야 한다.
(3) 사회적 마케팅 과정(4P)
① 적절한 물품(Product)
② 적절한 판촉(Promotion)
③ 적절한 가격(Price)
④ 장소(Place)

16
사회인지이론은 개인의 특성 행동, 행동이 일어나는 환경 간의 지속적이고 역동적인 상호작용을 설명한다. 행동을 개인의 결과로 보거나 환경을 행동들의 결과로만 보기보다는 세 가지 구성 요소들이 끊임없이 서로 상호작용하며 영향을 주는 역동적 관계를 강조한다.

정답 15 ② 16 ④ 17 ②

PLUS

PRECEDE 사정단계

(1) 사회적 진단: 인구 집단을 대상으로 상황 분석, 삶의 질정의, 우선순위 설정·시행
(2) 역학적 진단: 1단계에서 선정된 문제를 해결하기 위한 목적 설정을 위해 건강 문제나 건강 지표 자료를 분석한다. 사회적 진단에서 밝혀진 문제점과 관련된 건강 문제를 알아내야 한다. 유전, 행동, 환경요인을 포함하며, 전통적인 보건지표인 사망, 이환, 장애, 질환 발생, 유병, 기능적 수준 등 활용한다.
(3) 교육생태학적 진단: 건강 행동에 영향을 줄 수 있는 요인 중 변화시킬 수 있는 요인들을 파악하고 분류하고 앞 단계에서 건강과 삶의 질에 영향을 미치는 것으로 파악된 요인들을 변화시킬 수 있는 교육적 방법 개발한다.
(4) 행정 및 정책 진단: 프로그램 실행 전 행정적 정책적 요인을 파악한다. 자원 활용 가능성, 예산 확보와 배분 조직상 장애요인 파악, 다른 부서 조직, 지역사회의 조정 시행한다.

18 다음 보건교육이론 건강행동 모형 중 개인수준 행동이론으로 옳은 것을 모두 고른 것은? 20 충북

㉠ 사회인지이론	㉡ 건강신념모형
㉢ 범이론적 모형	㉣ 혁신전파이론
㉤ 계획된 행동이론	㉥ 동기화면담이론

① ㉠, ㉡, ㉣, ㉥　② ㉡, ㉢, ㉤
③ ㉠, ㉤, ㉥　④ ㉡, ㉢, ㉥

19 건강행동 변화이론 중 범이론적 모형에서 1개월 이내 금연행위를 할 의도가 있는 단계는? 20 경북

① 계획전단계　② 계획단계
③ 준비단계　④ 행동단계

PLUS

변화단계	정의	개입방법 및 내용
고려 전 단계	• 흡연의 문제에 대한 인식이 없거나 변화에 대한 생각이 없는 단계 • 향후 6개월 이내 시도할 의도가 없음	• 금연의 필요성에 대한 인식 높이기 • 흡연의 위험과 이득에 대한 정보 개인화하기
고려 단계	• 가까운 미래에 금연에 대해 생각 • 향후 6개월 이내 시도할 의도가 있음	금연에 대한 구체적인 계획을 세우도록 격려하기
준비 단계	• 금연을 위한 계획을 세우는 단계 • 향후 1개월 이내 금연을 시도할 의도가 있음	• 금연을 위한 구체적인 계획을 세우도록 돕기 • 단계별 목적 설정 돕기
행동 단계	금연을 시도하여 실천 지속 기간이 6개월 미만인 경우	• 금단증상의 문제해결 돕기 • 사회적지지 및 강화제공
유지 단계	금연이 6개월 이상 실천이 지속되는 경우	• 대처방안 돕기 • 추후관리(reminder)

해설

18
(1) 개인적 차원의 이론과 모형: 개인의 심리사회적 과정을 이해하고 이에 대한 교육과 행태 개선에 초점을 둔다. [인지조화론, 건강믿음모형(HBM), 합리적 행위론, 계획된 행위론, 범이론적 모형, 귀인이론, 예방채택 과정모형 등]
(2) 개인 간 차원의 이론과 모형: 행태 변화를 개인과 개인을 포함하는 주변 환경, 사회적 인식, 의사-환자 간의 관계 개선으로 이해하고 접근하는 데 초점을 둔다. [사회인지이론, 자기효능이론, 사회적 관계망과 사회적 지지이론, 정보처리와 설득적 커뮤니케이션, 동기화 면담 등]
(3) 집단 및 지역사회 차원의 이론과 모형: 지역사회 확산을 통한 개선에 초점을 둔다. [MATCH, PRECEDE-PROCEED 모형, 의사소통이론, 혁신의 확산 모형, 조직변화 이론, 지역사회 조직화 모형 등]

19
범이론적 모형의 변화 단계: 건강행동은 단기간 내에 일어나기 어렵고 갑자기 행동으로 나타날 것으로 예상하기 어려우며, 장기간에 걸쳐 중간 단계를 하나씩 거쳐 나타난다.

정답 18 ② 19 ③

20 **태도, 주관적 규범, 인지된 행동 통제를 통해 건강행위를 설명하는 모형은 무엇인가?** 20 전북

① 예방채택 모형
② 변화단계 모형
③ 귀인이론
④ 계획된 행위론

21 **당뇨 환자들의 혈당 조절 노력을 개선하기 위해 A 보건소에서 당뇨병의 합병증에 관한 새로운 교육 프로그램을 개발하였다. 당뇨 환자들이 동영상 교육자료 시청을 통하여 질병에 걸릴 가능성과 심각성을 인지하고 이를 통하여 건강행동을 실천하도록 유도하는 건강관련 행태 모형은?** 20 서울

① 지식, 태도, 실천모형(Knowledge, Attitude and Practice, KAP)
② 계획된 행동이론(Theory of Planned Behavior, TPB)
③ 건강믿음모형(Health Belief Model, HBM)
④ 범이론적 모형(Transtheoretical Model, TTM)

22 **건강행위 모형 중 개인의 심리사회적 과정을 이해하고 이에 대한 교육과 형태개선에 초점을 두는 개인적 차원의 이론에 해당하는 것은?** 21 경기의료기술(2월)

① 계획된 행동이론
② 사회인지이론
③ 혁신의 확산모형
④ 커뮤니케이션

PLUS

개인적, 개인 간, 집단 및 지역사회의 건강행태모형

(1) 개인적 차원의 이론과 모형: 개인의 심리사회적 과정을 이해하고 이에 대한 교육과 행태개선에 초점을 둔다. [인지조화론, 건강믿음모형(HBM), 합리적 행위론, 계획된 행위론, 범이론적 모형, 귀인이론, 예방채택 과정모형 등]
(2) 개인 간 차원의 이론과 모형: 행태 변화를 개인과 개인을 포함하는 주변 환경, 사회적 인식, 의사-환자 간의 관계 개선으로 이해하고 접근하는 데 초점을 둔다. [사회인지이론, 자기효능이론, 사회적 관계망과 사회적 지지이론, 정보처리와 설득적 커뮤니케이션, 동기화 면담 등]
(3) 집단 및 지역사회 차원의 이론과 모형: 지역사회 확산을 통한 개선에 초점을 둔다. [MATCH, PRECEDE-PROCEED 모형, 의사소통이론, 혁신의 확산 모형, 조직변화 이론, 지역사회 조직화 모형 등]

23 **다음 중 행태 변화를 개인과 개인을 포함하는 주변 환경, 사회적 인식, 의사-환자 간의 관계 개선으로 이해하고 접근하는 데 초점을 둔 개인 간 차원 건강행태 모형에 해당하는 것은?** 21 제주

① 의사소통론
② 범이론적 모형
③ 건강신념모형
④ 사회인지이론

해설

20
계획된 행위론은 합리적 행위론의 연장선상에 있으면서 의지적이지 않은 행동까지도 설명할 수 있는 이론이다. 합리적 행위론과 마찬가지로 행위에 대한 태도, 주관적 규범을 통해 의도를 설명하며 의지적이지 않은 행동에 대한 설명으로 인지된 행동통제로 설명하였다.

21
질병에 걸릴 가능성과 심각성을 인지하여 건강행동을 실천하도록 유도하는 모형은 건강신념모형이다. 건강신념모형의 주요 구성요소는 지각된 가능성(민감성), 지각된 심각성, 지각된 유익성, 지각된 장애요인, 행동의 계기이다.

정답 20 ① 21 ③ 22 ① 23 ④

24 **건강행위를 고려하는 단계에서 의식을 고양하고 주변 환경을 평가하며 행동을 하고 유지하는 단계에서 적극적으로 행동을 강화하고 방해요인을 통제할 수 있도록 도와주는 보건교육모형은 무엇인가?** 21 대구

① 합리적행위론형 ② 범이론적모형
③ 건강신념모형 ④ 사회인지이론

PLUS

범이론적모형

(1) 행동변화를 고려 전-고려-준비-실천-유지단계로 구분하여 변화를 위해서는 각 단계를 밟는다고 설명한 모형이다.
(2) 변화단계 중 계획이나 계획단계와 같이 행동에 대한 의도가 미흡한 단계에서는 의식을 고양하고 자신과 자신을 둘러싼 주변 환경을 다시 평가해 보는 의식의 전환에 변화의 노력을 기울인다.
(3) 준비단계와 행동 및 유지단계에서는 더 적극적인 행동을 강화하고 방해요인을 통제할 수 있도록 도와주는 것이 적절하다.

25 **사람들이 자신 어떤 질병에 걸릴 가능성과 그 질병의 심각성을 인지하고 건강행동이 자신에게 이익이 된다고 판단할 때 행위를 한다는 것으로 건강행동을 설명하는 보건교육의 모형은 무엇인가?** 21 대전

① 건강신념모형 ② 합리적 행위이론
③ 범이론적 모형 ④ 인지조화론

26 **다음 설명에 해당하는 건강행동모형은 무엇인가?** 21 경기

- 행태변화를 개인과 개인을 포함한 주변환경 등의 관계로 이해하는 개인 간 차원의 이론이다.
- 개인의 특성, 행동, 행동이 일어나는 환경 간의 지속적이고 역동적인 상호 작용을 설명한다.

① 사회인지이론 ② 건강신념모형
③ 범이론적모형 ④ 계획된행위론

PLUS

사회인지이론은 반두라(Bandura)에 의해 제시된 이론으로 개인의 특성, 행동, 행동이 일어나는 환경 간의 지속적이고 역동적인 상호작용을 설명하는 개인 간 차원의 이론이다. 행동을 개인의 결과로 보거나 환경을 행동들의 결과로만 보기보다는 세 가지 구성 요소들이 끊임없이 서로 상호작용하며 영향을 주는 역동적 관계를 강조한다.

해설

25
건강신념모형은 질병을 예방하고 건강을 얻고자 하는 행위에 대하여 얼마만큼의 가치(value)를 두느냐 하는 것과, 실천하고자 하는 특정 건강행동의 결과를 기대하는(expectancy) 수준에 따라 실천 유무를 예측할 수 있다는 개념이다. 주요개념은 인지된 감수성, 인지된 심각성, 인지된 이익, 인지된 장애 요인이다. 특정 건강행동이 자신에게 이익이 된다고 판단되면 그 행위를 한다. 이러한 특성으로 보아 건강믿음모형은 일종의 심리적인 비용-편익 비교 모형이라 할 수 있다.

정답 24 ② 25 ① 26 ①

27 **범이론적 행위변화 단계 이론을 적용하여 금연상담을 실시하고자 할 때 가장 옳지 않은 것은?** 21 서울

① 금연에 대한 고려가 없을 때는 금연을 위한 구체적인 계획을 세우도록 돕는다.
② 향후 1개월 내 금연을 시도할 의도가 있는 경우 단계별 목적 설정을 돕는다.
③ 금연을 시도하여 실천 지속 기간이 6개월 미만인 경우 사회적 지지 및 강화를 제공한다.
④ 금연이 6개월 이상 실천이 지속되는 경우는 추후관리를 실시한다.

PLUS

범이론적 모형을 적용한 단계별 금연상담의 예

변화단계	정의	개입방법 및 내용
고려 전 단계	• 흡연의 문제에 대한 인식이 없거나 변화에 대한 생각이 없는 단계 • 향후 6개월 이내 시도할 의도가 없음	• 금연의 필요성에 대한 인식 높이기 • 흡연의 위험과 이득에 대한 정보 개인화하기
고려 단계	• 가까운 미래에 금연에 대해 생각 • 향후 6개월 이내 시도할 의도가 있음	금연에 대한 구체적인 계획을 세우도록 격려하기
준비 단계	• 금연을 위한 계획을 세우는 단계 • 향후 1개월 이내 금연을 시도할 의도가 있음	• 금연을 위한 구체적인 계획을 세우도록 돕기 • 단계별 목적 설정 돕기
행동 단계	금연을 시도하여 실천 지속 기간이 6개월 미만인 경우	• 금단증상의 문제해결 돕기 • 사회적지지 및 강화제공
유지 단계	금연이 6개월 이상 실천이 지속되는 경우	• 대처방안 돕기 • 추후관리(reminder)

28 **다음에서 집단 및 지역사회 수준의 건강행태 모형을 모두 고른 것은?** 21 서울

㉠ 지식, 태도 및 실천모형(Knowledge, Attitude and Practice, KAP)
㉡ 의사소통이론(Communication Theory)
㉢ 건강믿음모형(Health Belief Model, HBM)
㉣ 혁신의 확산(Diffusion of Innovation)

① ㉠, ㉡ ② ㉠, ㉢
③ ㉡, ㉢ ④ ㉡, ㉣

해설

27
① 가까운 미래에 금연에 대한 생각이 있을 때 금연을 위한 구체적인 계획을 세우도록 돕는다. – 계획단계
② 향후 1개월 내 금연을 시도할 의도가 있는 경우 단계별 목적 설정을 돕는다. – 준비단계
③ 금연을 시도하여 실천 지속 기간이 6개월 미만인 경우 사회적 지지 및 강화를 제공한다. – 행동단계
④ 금연이 6개월 이상 실천이 지속되는 경우는 추후관리를 실시한다. – 유지단계

정답 27 ① 28 ④

PART 08

PLUS

개인적, 개인 간 집단 및 지역사회의 건강행태 모형

(1) 개인적 차원의 이론과 모형

① 개인의 심리사회적 과정을 이해하고 이에 대한 교육과 형태 개선에 초점을 둔다.

② 인지조화론, 건강믿음모형(HBM), 합리적 행위론, 계획된 행위론, 범이론적 모형, 귀인이론, 예방채택 과정모형 등

(2) 개인 간 차원의 이론과 모형

① 형태 변화를 개인과 개인을 포함하는 주변 환경, 사회적 인식, 의사-환자 간의 관계 개선으로 이해하고 접근하는 데 초점을 둔다.

② 사회인지이론, 자기효능이론, 사회적 관계망과 사회적 지지이론, 정보처리와 설득적 커뮤니케이션, 동기화 면담

(3) 집단 및 지역사회 차원의 이론과 모형

① 지역사회 확산을 통한 개선에 초점을 둔다.

② MATCH, PRECEDE-PROCEED 모형, 의사소통이론, 혁신의 확산 모형, 조직변화 이론, 지역사회조직화 등

29 **범이론적 모형에서 계획전단계에 있는 사람에게 비만관리를 위한 가장 효과적인 중재방법은 무엇인가?** 21 경기보건연구사

① 비만관리 계획을 세우도록 격려한다.

② 비만의 위험성을 인식시킨다.

③ 구체적인 비만관리 계획을 세우도록 도와준다.

④ 긍정적인 비만관리 행위를 강화시킨다.

PLUS

범이론적 모형 단계별 개입방법

범이론적 모형을 적용한 단계별 금연상담의 예

변화단계	정의	개입방법 및 내용
고려 전 단계	• 흡연의 문제에 대한 인식이 없거나 변화에 대한 생각이 없는 단계 • 향후 6개월 이내 시도할 의도가 없음	• 금연의 필요성에 대한 인식 높이기 • 흡연의 위험과 이득에 대한 정보 개인화하기
고려 단계	• 가까운 미래에 금연에 대해 생각 • 향후 6개월 이내 시도할 의도가 있음	금연에 대한 구체적인 계획을 세우도록 격려하기
준비 단계	• 금연을 위한 계획을 세우는 단계 • 향후 1개월 이내 금연을 시도할 의도가 있음	• 금연을 위한 구체적인 계획을 세우도록 돕기 • 단계별 목적 설정 돕기
행동 단계	금연을 시도하여 실천 지속 기간이 6개월 미만인 경우	• 금단증상의 문제해결 돕기 • 사회적지지 및 강화제공
유지 단계	금연이 6개월 이상 실천이 지속되는 경우	• 대처방안 돕기 • 추후관리(reminder)

해설

정답 29 ②

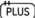

30 **지역사회 진단과 관련된 설명 중 옳은 것은?** 21 경기보전연구사

① 지역사회 진단 시 지역사회의 경험적 자원은 제외한다.
② PATCH는 지역사회 프로필 지침을 제시한다.
③ MAPP 모형은 4가지 진단영역을 일정한 순서로 진행한다.
④ PRECEDE-PROCEED 모형에서 삶의 질을 진단하는 것은 역학적 사정이다.

PLUS

지역사회 프로필
건강과 건강의 인구 통계학적 양적 지표를 정치·사회·문화적 질적 정보와 결합시킨 것으로 지역사회의 자아상, 목적, 역사와 최근 변화, 건강증진 활동의 자원, 준비, 능력 포함한다. PATCH는 지역사회의 건강문제를 진단하고 우선순위를 선정하는 과정이 진행되며 이 과정에서 얻어진 자료는 지역사회의 프로필을 제시할 수 있다.

31 **PRECEDE-PROCEED 모형에서 보건의료 자원 이용 가능성과 접근성 등 건강에 영향을 미치는 요인들을 분석하는 단계는?** 21 세종보건연구사

① 사회적 진단 단계 ② 역학적 진단 단계
③ 교육적, 생태학적 진단 ④ 행정적, 정책적 진단

PLUS

PRECEDE-PROCEED 모형
(1) 1단계 – 사회적 사정: 인구 집단을 대상으로 상황 분석, 삶의 질, 정의 우선순위 설정·시행
(2) 2단계 – 역학적 사정
① 2단계에서는 사회적 진단에서 밝혀진 문제점과 관련된 건강 문제를 알아내야 함
② 유전 행동, 환경요인을 포함하며, 전통적인 보건지표인 사망, 이환, 장애, 질환 발생 유병, 기능적 수준 등 활용
③ 행동요인 진단은 사회적, 역학적 진단에서 밝혀진 문제와 관련된 건강 행동에 대한 진단
④ 환경요인 진단에서는 개인의 행동 변화로는 바꿀 수 없는 환경적 요인을 파악함
(3) 3단계 – 교육·생태학적 사정
① 건강 행동에 영향을 줄 수 있는 요인 중 변화시킬 수 있는 요인들을 파악하고 분류하고 앞 단계에서 건강과 삶의 질에 영향을 미치는 것으로 파악된 요인들을 변화시킬 수 있는 교육적 방법 개발
② 건강 행태 및 환경 변화의 결정요인 범주: 소인성 요인, 가능성 요인, 강화요인
※ 보건의료자원 이용 가능성, 접근성 등은 가능성 요인에 해당한다.
(4) 4단계 – 행정적·정책적 사정 및 개입 조정
① 프로그램 실행 전 행정적 정책적 요인 파악
② 자원 활용 가능성, 예산 확보와 배분 조직상 장애요인 파악, 다른 부서, 조직, 지역사회의 조정 시행
③ 행정적 진단: 정책, 자원, 환경, 조직 상황 판단
④ 정책적 진단: 프로그램의 목적과 목표가 조직의 목적, 목표와 일치하는지 확인
⑤ 개입: 목적 달성을 위해 적절한 개입과 전략 배치
(5) 5단계 – 실행
(6) 6단계 – 과정 평가: 프로그램을 실행하는 과정에서 평가함으로써 문제를 발견하여 수정할 수 있음
(7) 7단계 – 영향 평가: 프로그램 실행의 즉각적, 단기적 효과를 평가한다.
(8) 8단계 – 결과 평가: 프로그램 실행의 궁극적, 장기적인 결과인 건강지표와 삶의 질을 평가한다.

해설

30
① 지역사회 진단 시 지역사회의 경험적 자원을 포함하여야 한다.
③ MAPP 모형은 4가지 진단영역은
• 지역의 건강 수준 평가
• 지역보건체계 평가
• 지역사회 관심과 장점
• 건강 문제와 해결 능력에 영향을 미치는 환경의 변화 평가로 구성되며 특정 순서를 갖지는 않는다.
④ PRECEDE-PROCEED모형에서 삶의 질을 진단하는 것은 사회적 사정이다.

정답 30 ② 31 ③

PART 08

32 다음의 설명은 건강신념모형 중 어떠한 구성요소에 대한 고려인가?

21 대구보건연구사

> 코로나19 백신 접종 후 부작용은 매우 경미하며 다른 백신에 비해 발생비율이 적다.

① 인지된 감수성 ② 인지된 심각성
③ 인지된 이익 ④ 인지된 장애요인

PLUS

건강신념모형(HBM)의 주요 개념

(1) 인지된 감수성(perceived susceptibility, 지각된 민감성): 사람들은 자신이 어떤 질병에 걸릴 가능성(suscepteibility)이 어느 정도 있느냐를 인지한다.
(2) 인지된 심각성(perceived severity, 지각된 심각성): 건강을 위한 행위를 하지 않았을 때 나타날 수 있는 질병의 심각성이 어느 정도인가를 주관적으로 판단한다. 가능성과 심각성을 고려하여 질병의 위협을 인지한다.
(3) 인지된 이익(perceivde benegits, 지각된 유익성): 개인은 특정 건강행동을 통하여 얻을 수 있는 가능한 효과들 즉 이익을 인지한다.
(4) 인지된 장애요인(barriers, 재정적 및 기타 비용): 개인은 특정 건강행동을 하기 위하여 필요한 물리적, 재정적 및 기타비용(장애요인)을 비교한다.
(5) 행동의 계기(cues to action): 자신의 인식 속에 적절한 신념을 불러일으킴으로써 건강행위에 관한 의사결정 시 도움을 준다. 행동할 준비가 되어있는데도 불구하고 다른 구체적이고 환경적인 사건 같은 계기가 있어야 행동이 가능해진다는 것이다.

33 건강신념모형의 구성요소와 그 내용이 알맞게 짝지어진 것은?

21 충북보건연구사

① 지각된 감수성 – 질병에 걸릴 위험이 있음을 인지하는 것
② 지각된 심각성 – 행위가 가능하게 하는 구체적이고 환경적인 사건
③ 지각된 유익성 – 질병이 자신에게 심각한 결과를 유발할 수 있음을 인지하는 것
④ 지각된 장애성 – 질병의 위협을 감소시킬 수 있음을 인지하는 것

PLUS

건강신념모형의 구성요소

(1) 인지된 감수성(perceived susceptibility, 지각된 민감성): 사람들은 자신이 어떤 질병에 걸릴 가능성(suscepteibility)이 어느 정도 있느냐를 인지한다.
(2) 인지된 심각성(perceived severity, 지각된 심각성): 건강을 위한 행위를 하지 않았을 때 나타날 수 있는 질병의 심각성이 어느 정도인가를 주관적으로 판단한다. 가능성과 심각성을 고려하여 질병의 위협을 인지한다.
(3) 인지된 이익(perceivde benegits, 지각된 유익성): 개인은 특정 건강행동을 통하여 얻을 수 있는 가능한 효과들 즉 이익을 인지한다.
(4) 인지된 장애요인(barriers, 재정적 및 기타 비용): 개인은 특정 건강행동을 하기 위하여 필요한 물리적, 재정적 및 기타비용(장애요인)을 비교한다.
(5) 행동의 계기(cues to action): 자신의 인식 속에 적절한 신념을 불러일으킴으로써 건강행위에 관한 의사결정 시 도움을 준다. 행동할 준비가 되어있는데도 불구하고 다른 구체적이고 환경적인 사건 같은 계기가 있어야 행동이 가능해진다는 것이다.

해설

32
백신의 부작용은 예방접종 행위를 결정함에 있어서 장애요인으로 볼 수 있다. 교육을 통해 장애요인에 대한 잘못된 정보를 교정해 주어 행위를 하기 어렵다고 느끼는 부분을 도와주는 것이다.

정답 32 ④ 33 ①

34 **행동의 변화 과정으로 행동 변화를 설명하는 개념으로 고려전단계, 고려단계, 준비단계, 행동단계, 유지단계로 행동 변화 단계를 설명하는 모형은 무엇인가?** 21 부산

① 범이론적 모형 ② 합리적 행위이론
③ 계획된 행위이론 ④ 인지조화론

PLUS

범이론적 모형(Trans-theoretical Model, 통합이론, 행동변화단계이론)
행동변화과정과 행동변화단계를 핵심으로 행동변화를 설명하는 개념이다. 건강행동은 단기간 내에 일어나기 어렵고 갑자기 행동으로 나타날 것으로 예상하기 어려우며, 장기간에 걸쳐 중간단계를 하나씩 거쳐 나타난다는 것이다.
(1) 계획 전 단계(Precontemplation Stage, 무관심 단계) : 6개월 이내에 행동 변화의 의지가 없으면서 자신의 문제를 인지하지 못한다.
(2) 계획 단계(Contemplation Stage, 심사숙고 단계) : 6개월 이내에 특정 건강 행동을 할 것을 고려하는 단계로 문제의 장단점과 해결책의 장단점을 고려한다.
(3) 준비 단계(Preparation Stage) : 1개월 이내에 건강행동을 하려고 고려하는 단계이다.
(4) 행동 단계(Action Stage) : 행동 시작 기간이 6개월 이내인 단계이며 행동 변화가 실행되는 단계이다.
(5) 유지 단계(Maintenance Stage) : 행동 변화 후 6개월 이상 지속되는 단계이며 이전 단계로 돌아갈 수도 있다.

35 **교육대상자를 금연계획이 없는 흡연자, 금연계획이 있는 흡연자, 금연을 준비 중인 사람, 금연을 시작 후 6개월 이내의 사람, 금연을 시작 후 6개월이 지난 사람으로 단계를 확인하고 각 단계에 필요한 교육을 적용하는 건강 행위이론은 무엇인가?** 21 충남보건연구사

① 범이론적 모형 ② 건강믿음모형
③ 사회인지론 ④ 인지조화론

36 **특정 건강행동이 자신에게 이익이 된다고 판단되면 행위를 한다고 설명하여 심리적인 비용-편익모형이라고 할 수 있는 건강모형은 무엇인가?** 21 전남

① 합리적 행위론
② 건강신념모형
③ PRECEDE-PROCEED 모형
④ 범이론적 모형

해설

36
건강신념모형은 질병을 예방하고 건강을 얻고자 하는 행위에 대하여 얼마만큼의 가치(value)를 두느냐 하는 것과 실천하고자 하는 특정 건강행동의 결과를 기대하는(expectancy) 수준에 따라 실천 유무를 예측할 수 있다는 개념이다. 주요개념은 인지된 감수성, 인지된 심각성, 인지된 이익, 인지된 장애요인이다. 특정 건강행동이 자신에게 이익이 된다고 판단되면 그 행위를 한다. 이러한 특성으로 보아 건강믿음모형은 일종의 심리적인 비용-편익 비교 모형이라 할 수 있다.

정답 34 ① 35 ① 36 ②

37 **비만인 아이가 비만이 아니었던 아이에 비해 성인이 되었을 때 당뇨병에 걸릴 위험이 크다는 교육은 건강신념모형의 어떤 요소에 해당하는가?** 22 광주의료기술

① 인지된 장애요인 ② 인지된 감수성
③ 인지된 심각성 ④ 인지된 이익

PLUS

건강신념모형의 주요개념

(1) 지각된 민감성(감수성): 자신이 어떤 질병에 걸릴 위험이 있다고 지각하는 것을 의미
(2) 지각된 심각성: 질병에 걸릴 것을 심각하게 느끼거나 질병으로 인해 문제가 생길 것이라고 심각하게 생각하는 것을 뜻함
(3) 지각된 유익성: 건강행동이 질병에 위협을 감소시키는데 유용하다고 믿을 때 행동을 하게 됨
(4) 지각된 장애요인: 어떤 건강행위를 하려고 할 때 그 건강행위의 잠재적인 부정적 측면이 건강행동을 방해함
(5) 행동의 계기: 교육대상자들의 인식 속에 적절한 신념을 불러일으킴으로써 건강에 대한 의사결정 시 도움을 줌(우연, 교육, 권고, 캠페인 등)

38 **건강행동을 예측하기 위한 건강신념모형(Health Belief Model)에 대한 내용으로 옳지 않은 것은?** 22 지방직

① 조정요인에는 연령, 성별, 성격, 지식과 같은 집단 또는 개인의 특성이 해당된다.
② 인지된 장애(perceived barriers)란 특정 질병에 걸릴 위험이 있다고 지각하는 것이다.
③ 인지된 민감성(perceived susceptibility)은 개인의 경험에 영향을 받을 수 있다.
④ 인지된 이익(perceived benefit)이란 금연할 경우 가족이 좋아하는 모습을 떠올리는 것이다.

해설

37
질병에 걸릴 가능성과 심각성을 인지하여 건강행동을 실천하도록 유도하는 모형은 건강신념모형이다. 소아비만인 아이가 이후 당뇨병 위험이 높다는 것을 교육하는 것은 당뇨병에 걸릴 수 있다는 가능성을 인지시키는 것이므로 지각된 민감성(인지된 감수성)에 해당한다.

38
건강신념모형
(1) 건강신념모형의 주요개념
① 지각된 민감성: 자신이 어떤 질병에 걸릴 위험이 있다고 지각하는 것을 의미
② 지각된 심각성: 질병에 걸릴 것을 심각하게 느끼거나 질병으로 인해 문제가 생길 것이라고 심각하게 생각하는 것을 뜻함
③ 지각된 유익성: 건강행동이 질병에 위협을 감소시키는 데 유용하다고 믿을 때 행동을 하게 됨
④ 지각된 장애요인: 어떤 건강행위를 하려고 할 때 그 건강행위의 잠재적인 부정적 측면이 건강행동을 방해함
⑤ 행동의 계기: 교육대상자들의 인식 속에 적절한 신념을 불러일으킴으로써 건강에 대한 의사결정 시 도움을 줌(우연, 교육, 권고 캠페인 등)
(2) 이 모형에서는 위의 과정에 작용하는 수정변수(modifying factor, 조절요인)를 제시하고 있는데 이는 의사결정 과정에 일정한 영향을 주어 행동 변화를 줄 수 있는 요인들이다.
① 인구학적 변수, 사회심리학적 변수, 사회경제학적 변수 및 지식수준 등
② 행동의 계기

정답 37 ② 38 ②

39 **인간의 행동은 합리적인 이유에 근거하게 결정된다는 이론으로 행동이 논리적인 사고에 의해 결정되며 행동은 의지로 조절할 수 있다고 설명하는 건강행동모형은 무엇인가?** 22 울산

① 합리적 행위이론 ② 인지조화론
③ 건강믿음모형 ④ 사회인지이론

PLUS

합리적 행위론

(1) 합리적 행위론 및 계획된 행위론은 인간의 행동은 의지로 조절할 수 있으며, 합리적인 이유에 근거하여 결정된다는 것을 기본개념으로 하고 있다. 인구집단이라는 표현과 무관하게 인간의 행동이 객관적이고 논리적인 사고에 의해 결정된다는 내용은 행동이 의지로 조절될 수 있다는 설명으로 보아야 한다.
(2) 인간의 행위는 그 행위를 수행하고자 하는 의도에 의해 결정되고, 의도는 그 행위에 대해 개인이 가지는 태도와 주관적 규범에 의해 결정되므로 의도한 행위 수행에 장애가 없다고 가정할 때 사회적 행위나 건강 관련 행위를 예측할 수 있으며, 행위를 예측하기 위해서는 의도를 파악해야 한다.

40 **다음의 설명에 해당하는 IT 기반 교육기법은 무엇인가?** 22 경기

교수가 준비한 온라인 영상과 자료를 학생들이 사전에 미리 보고 학습하고 그 후 강의실에서 학생들과 토론 및 과제풀이를 진행한다.

① 플립러닝(Flipped learning) ② E-러닝(E-learning)
③ U-러닝(U-leaning) ④ 블랜디드 러닝(Blended Learning)

PLUS

① 플립러닝(Flipped learning, 역진행 수업): 혼합형 학습(Blended Learning)의 한 형태로 정보기술을 활용하여 수업에서 학습을 극대화할 수 있도록 강의보다는 학생과의 상호작용에 수업시간을 더 할애할 수 있는 교수학습 방식을 말한다. 흔히 적용되는 방식으로는 교사가 준비한 수업 영상과 자료를 학생이 수업시간 전에 미리 보고 학습하는 형태가 있다. 그 후 교실 수업시간에 교사는 교과내용을 중심으로 가르치기보다 학생들과 상호작용하거나 심화된 학습활동을 하는 데 더 많은 시간을 할애할 수 있다.
② E-러닝(E-learning, 전자학습): 정보통신기술을 활용하여 언제(anytime), 어디서나(anywhere), 누구나(anyone) 원하는 수준별 맞춤형 학습을 할 수 있는 체제이다.
③ U-러닝(U-learning): 유비쿼터스 환경을 기반으로 학생들이 시간, 장소, 환경 등에 구애받지 않고 일상생활 속에서 언제, 어디서나 원하는 학습을 할 수 있는 교육형태이다. 학습의 누적 평가 결과에 따라 개인별 수준과 분량, 콘텐츠 형태가 조정된 맞춤형 과제가 즉시 개인 디바이스로 전송(Push), 다운로드된다. 야외체험학습에서 자유롭게 이동하면서 사물에 관한 멀티미디어 학습정보가 실시간으로 제공되며, 메모 정보를 교환하거나 협동학습이 전개된다. 실시간으로 3D를 이용한 입체감 있는 정보를 양방향으로 교환함으로써 창의적인 공동 연구를 진행할 수 있다.
④ 블랜디드 러닝(Blended Learning, 혼합형 학습): 두 가지 이상의 학습방법이 지니는 장점을 결합하여 적절히 활용함으로써 학습효과를 극대화하기 위한 학습형태이다. 면대면 교실수업과 온라인(사이버)학습 등 오프라인과 온라인 활동을 결합한 학습이 가장 대표적이다.

해설

정답 39 ① 40 ①

PART 08

신희원 공중보건

단원별 기출문제집

Part

09

노인 정신보건

CHAPTER

01 노인보건

파트9 노인 정신보건

제1절 노인보건의 이해

01 노인보건의료의 특성으로 옳은 것은?

① 노인을 포함하여 가족에게는 임종을 대비한 관리가 필요하다.
② 노인환자는 젊은 연령층과 비슷한 수준의 수발을 필요로 한다.
③ 노인의 질병이나 장애는 주로 급성적으로 긴급하고 폭발적인 수요를 보인다.
④ 노인의 의료비에 대한 가중의 부담은 낮은 편이다.

PLUS

노인의 질환 특징	(1) 병인과 발병 시기가 불분명할 때가 많다. (2) 서서히 가벼운 병상으로부터 만성으로 진행되며, 점차 중병의 기능장애로 발전된다. (3) 동시에 여러 질병을 갖고 있다. (4) 증상이 없거나 비전형적이다. (5) 개인차가 크다. (6) 노화 현상인지 질병인지 모호하다. (7) 약물에 대한 부작용이 크다. (8) 의사의 지식과 경험만으로 치료가 어렵고, 물리치료사, 재활의학 전문가 등의 팀워크 치료가 필요하다. (9) 일반 인구보다 만성질환 유병률이 높고 급성 질환 발생률도 높다. (10) 의료 이용에 대한 욕구가 높고 만족도는 낮다. (11) 근골격계 질환이 가장 많고 다음으로 순환기계 질환의 발생이 높다. (12) 의식과 정신 장애가 많다.

02 노화로 인한 신체변화의 특성으로 옳지 않은 것은? 18 경북의료기술

① 수분함량은 감소된다.
② 척추가 후굴되고 추간판이 두꺼워진다.
③ 혈관의 탄력성은 저하된다.
④ 지방조직의 비율이 증가한다.

PLUS

'추간판'은 척추뼈와 뼈 사이에서 쿠션역할을 해주는 말랑말랑한 젤리 같은 물질로 노화가 진행되면 추간판은 좁아진다.

해설

01
② 노인환자는 젊은 연령층보다 높은 수준의 수발을 필요로 한다.
③ 노인의 질병이나 장애는 주로 만성적이다.
④ 노인의 의료비에 대한 가중의 부담은 높은 편이다.

정답 01 ① 02 ②

03 장기요양보험 등급판정을 위한 평가방법 중 일상생활수행능력(ADL)에 해당하지 않는 것은? 19 경남

① 거동하기　　② 목욕
③ 식사하기　　④ 물건사기

PLUS

일상생활 능력 조사도구

일상생활 수행능력 (ADL)	• 노인의 건강을 기능수준에 기초하여 건강상태를 평가하는 데 적합하다. • 3점 척도(1: 완전자립, 2: 부분의존, 3: 완전의존) → 점수가 높을수록 의존성이 높음 ① 목욕 ② 옷 입기 ③ 화장실 사용 ④ 이동 ⑤ 대소변 조절 ⑥ 식사 ⑦ 세수
수단적 일상생활 수행능력 (IADL)	• 지역사회 환경에서 독립적인 생활을 하는 데 필요한 ADL보다 높은 차원의 기능상태 평가 • 또한, 입원 후 퇴원하려는 환자의 사회 복귀 가능성을 확인하는 데에도 사용된다. ①의 7항목은 3점 척도(1: 완전 자립, 2: 부분 의존, 3: 완전 의존) ②의 3문항은 4점 척도(1: 완전 자립. 2, 3: 부분 의존, 4: 완전 의존)로 구성 → 점수가 높을수록 의존성이 높음 ① 몸단장, 집안일, 식사준비, 빨래하기, 근거리 외출, 금전관리, 약 챙겨먹기 ② 교통수단 이용, 물건사기, 전화사용

04 노인의 건강에 대한 설명으로 옳은 것은? 20 전북보건연구사

① 노인의 건강검진은 2차 예방이다.
② 혈관벽이 비후되고 탄력성이 커진다.
③ 알츠하이머병은 내분비계질환이다.
④ 출혈성 뇌병변이 허혈성 뇌병변보다 많다.

05 노인의 활동상태 평가를 위한 수단적 일상생활동작(IADL)에 포함 되지 않는 것은? 21 부산

① 전화하기　　② 옷 입기
③ 가벼운 집안일하기　　④ 물건사기

PLUS

일상생활 수행능력 (ADL)	• 노인의 건강을 기능수준에 기초하여 건강상태를 평가하는 데 적합하다. • 3점 척도(1: 완전자립, 2: 부분의존, 3: 완전의존) → 점수가 높을수록 의존성이 높음 ① 목욕 ② 옷 입기 ③ 화장실 사용 ④ 이동 ⑤ 대소변 조절 ⑥ 식사 ⑦ 세수
수단적 일상생활 수행능력 (IADL)	• 지역사회 환경에서 독립적인 생활을 하는 데 필요한 ADL보다 높은 차원의 기능상태 평가 • 또한, 입원 후 퇴원하려는 환자의 사회 복귀 가능성을 확인하는 데에도 사용된다. ①의 7항목은 3점 척도(1: 완전 자립, 2: 부분 의존, 3: 완전 의존) ②의 3문항은 4점 척도(1: 완전 자립. 2, 3: 부분 의존, 4: 완전 의존)로 구성 → 점수가 높을수록 의존성이 높음 ① 몸단장, 집안일, 식사준비, 빨래하기, 근거리 외출, 금전관리, 약 챙겨먹기 ② 교통수단 이용, 물건사기, 전화사용

해설

04
② 혈관벽이 비후되고 탄력성이 저하된다.
③ 알츠하이머병은 신경계질환이다.
④ 통계상 뇌졸중 중에서 뇌경색(허혈성 뇌졸중)의 발생률이 뇌출혈(출혈성 뇌졸중)보다 높다.

정답 03 ④　04 ①　05 ④

PART 09

06 **인구구조, 가족구조, 사회제도, 취업구조, 사회-문화 등의 변화에 따라 보건 영역에서 노인보건의료는 매우 중요하게 되었다. 일반적인 노인의 어려움에 대한 대처방안으로 적절한 것은?** 21 전남보건연구사

ㄱ. 친구 사귀기	ㄴ. 체력쇠퇴에 대한 적응
ㄷ. 수입 감소에 대비	ㄹ. 암치료

① ㄱ, ㄴ, ㄷ ② ㄱ, ㄷ, ㄹ
③ ㄴ, ㄷ, ㄹ ④ ㄱ, ㄴ, ㄹ

제2절 노인보건사업

01 **다음에서 설명하는 노인장기요양보험의 급여는?** 18 경기의료기술

> 수급자를 하루 중 일정한 시간 동안 장기요양기관에 보호하며 신체활동 지원 및 심신기능의 유지, 향상을 위한 교육, 훈련을 제공한다.

① 시설보호 ② 단기보호
③ 주야간보호 ④ 방문요양

02 **노인장기요양보험의 급여 중 특별현금급여에 해당하지 않는 것은?** 18 강원

① 가족요양비 ② 특례요양비
③ 방문요양비 ④ 요양병원간병비

03 **「노인장기요양보험법」에 따른 장기요양급여 대상자의 정의로 옳은 것은?** 18 군무원

① 60세 이상이면서 노인성 질환을 가진 자
② 65세 이상이면서 노인성 질환을 가진 자
③ 60세 이상의 노인 또는 60세 미만 노인성 질환을 가진 자
④ 65세 이상의 노인 또는 65세 미만 노인성 질환을 가진 자

해설

06
일반적인 노인문제 노인 문제 4고(苦) - 빈곤, 질병(건강), 무위, 고독
(1) 고독에 대한 대처 - 친구사귀기
(2) 건강에 대한 대처 - 노화로 인한 활동저하에 대한 대처와 노인성질병에 대한 대응 필요. 일반적으로 암은 노인성질환으로 분류하지 않는다. 암은 40대 이후부터 발생률이 증가하며 조기에 발견하고 치료하는 것이 중요하다.
(3) 빈곤 - 수입감소에 대한 대비 필요
(4) 무위 - 역할상실에 대한 대비 필요

01
재가급여 중 주야간보호는 수급자를 하루 중 일정한 시간 동안 장기요양기관에 보호하여 신체활동 지원 및 심신기능의 유지·향상을 위한 교육·훈련 등을 제공하는 장기요양급여이다.

02
노인장기요양보험의 급여로는 재가급여, 시설급여, 특별현금급여가 있다.
특별현금급여는 가족요양비, 특례요양비, 요양병원간병비가 해당된다.

03
노인장기요양보험의 대상은 65세 이상의 노인 또는 65세 미만의 자로서 치매, 뇌혈관성 질환 등 대통령령으로 정하는 노인성 질병을 가진 자이다.

정답 06 ① / 01 ③ 02 ③ 03 ④

04 **노인장기요양보험에 대해 옳은 것은?** 19 경북의료기술

① 현물급여와 시설급여를 우선적으로 제공한다.
② 건강보험과 회계를 통합하여 운영한다.
③ 장기요양등급은 1~3등급으로 구분한다.
④ 노인장기요양보험에 가입한 45세 치매환자는 요양급여의 혜택을 받을 수 있다.

05 **다음 중 우리나라의 노인장기요양보험제도에 대한 설명으로 옳지 않은 것은?** 19 호남권

① 주요 재원은 가입자가 납부하는 보험료이다.
② 대상자는 65세 이상의 노인 또는 65세 미만 중 노인성 질병을 가진 자이다.
③ 재가급여의 본인부담률은 20%이다.
④ 국민건강보험공단이 관리운영기관이다.

06 **어느 노인의 심신 기능상태를 평가한 결과 일상생활수행능력(ADL)은 있으나 수단적 일상생활 수행능력(IADL)이 부족한 상태일 때 제공받을 수 있는 서비스는 무엇인가?** 19 대구

① 단기가사지원서비스 ② 장기요양보험서비스
③ 사회복지서비스 ④ 간병서비스

PLUS

노인돌봄종합서비스

서비스 대상	① 만 65세 이상의 노인(독거노인), 노인장기요양등급 외 A, B 판정자로서 가구소득이 기준 중위소득 160% 이하 ② 시·군·구청장이 인정하는 장애 1~3등급 및 중증 질환자 중 차상위계층 이하 자
서비스 내용	① 방문서비스: 식사도움, 세면도움, 옷 갈아입히기, 구강관리, 신체기능의 유지, 화장실 이용 도움, 외출동행, 목욕보조 등 ② 주간보호서비스: 심신기능회복서비스, 급식 및 목욕서비스, 송영서비스 등 ③ 단기가사지원서비스: 취사, 생활필수품 구매 청소, 세탁, 식사도움, 옷 갈아입기, 외출동행 등

07 **노인장기요양보험제도에서 재가급여에 해당하지 않는 것은?** 19 부산

① 방문진료 ② 방문요양
③ 방문간호 ④ 필요한 용구 제공

해설

04
① 재가급여를 우선적으로 제공한다.
② 건강보험과 회계를 분리하여 운영한다.
③ 장기요양등급은 1~5등급과 인지지원등급이 있다.

05
노인장기요양보험에서 재가급여 본인부담률은 15%, 시설 급여의 본인부담률은 20%이다.

06
장기요양서비스는 일상생활수행능력(ADL)을 기본으로 평가하여 등급을 판정한다. ADL이 가능하여 일상생활은 가능하나 IADL이 불가능한 노인의 경우 등급 외 A, B 판정자로 구분할 수 있다. 이 경우 노인을 대상으로 하는 사회서비스제도인 노인돌봄종합서비스의 대상이 될 수 있으며 이 서비스에서는 단기가사지원서비스를 제공한다.

정답 04 ④ 05 ③ 06 ① 07 ①

PLUS

재가급여

(1) 방문요양 : 장기요양요원이 수급자의 가정 등을 방문하여 신체활동 및 가사활동 등을 지원하는 장기요양급여
(2) 방문목욕 : 장기요양요원이 목욕설비를 갖춘 장비를 이용하여 수급자의 가정 등을 방문하여 목욕을 제공하는 장기요양급여
(3) 방문간호 : 장기요양요원인 간호사 등이 의사, 한의사 또는 치과의사의 지시서(이하 "방문간호지시서"라 한다)에 따라 수급자의 가정 등을 방문하여 간호, 진료의 보조, 요양에 관한 상담 또는 구강위생 등을 제공하는 장기요양급여
(4) 주·야간보호 : 수급자를 하루 중 일정한 시간 동안 장기 요양기관에 보호하여 신체활동 지원 및 심신기능의 유지·향상을 위한 교육·훈련 등을 제공하는 장기요양급여
(5) 단기보호 : 수급자를 보건복지부령으로 정하는 범위 안에서 일정 기간 동안 장기요양기관에 보호하여 신체활동 지원 및 심신기능의 유지 향상을 위한 교육 훈련 등을 제공하는 장기요양급여
(6) 기타재가급여 : 수급자의 일상생활·신체활동 지원 및 인지기능의 유지·향상에 필요한 용구를 제공하거나 가정을 방문하여 재활에 관한 지원 등을 제공하는 장기요양급여로서 대통령령으로 정하는 것

08 **우리나라 노인장기요양보험에서 제공하고 있는 장기요양급여가 아닌 것은?** 19 서울시7급

① 요양급여 ② 재가급여
③ 시설급여 ④ 특별현금급여

09 **노인장기요양보험에 관한 설명으로 옳은 것은?** 19 부산보건연구사

① 재징은 가입자가 온진히 부담해야 한다.
② 지역사회보다 시설에서 관리하는 것을 우선으로 한다.
③ 등급판정기준은 총 4등급으로 분류된다.
④ 사회보험의 성격을 띠고 있다.

10 **노인장기요양보호에 관한 설명으로 옳지 않은 것은?** 19 충북보건연구사

① 재가급여와 시설급여의 본인부담금은 20%이다.
② 특별현금급여에는 가족요양비, 특례요양비, 요양병원간병비가 있다.
③ 주야간보호는 하루 중 일정한 시간 동안 신체 활동 지원을 제공하는 것이다.
④ 재가급여에는 방문목욕, 방문요양, 단기보호가 있다.

11 **다음 중 노인복지법에 따른 노인주거복지시설에 해당하는 것은?** 20 경북의료기술

① 양로시설 ② 단기보호시설
③ 요양병원 ④ 노인요양시설

해설

08
노인장기요양보험의 급여로는 재가급여, 시설급여, 특별현금급여가 있다.

09
① 가입자가 온전히 부담해야 한다. → 재정은 가입자가 납부하는 보험료와 일부 국고보조금이 사용된다.
② 지역사회보다 사설에서 관리하는 것을 우선으로 한다. → 집에서 서비스를 제공받는 재가급여를 기본으로 하고 있다
③ 등급판정기준은 총 4등급으로 분류된다. → 등급판정기준은 1등급~5등급과 인지지원등급으로 분류된다.

10
재가급여 본인부담금은 15%, 시설급여의 본인부담금은 20%이다.

정답 08 ① 09 ④ 10 ① 11 ①

PLUS

「노인복지법」에 따른 노인복지시설의 종류

(1) 노인주거복지시설(법 34조)
① 양로시설: 노인을 입소시켜 급식과 그 밖에 일상생활에 필요한 편의를 제공함을 목적으로 하는 시설
② 노인공동생활가정: 노인들에게 가정과 같은 주거여건과 급식, 그 밖에 일상생활에 필요한 편의를 제공함을 목적으로 하는 시설
③ 노인복지주택: 노인에게 주거시설을 임대하여 주거의 편의·생활지도·상담 및 안전관리 등 일상생활에 필요한 편의를 제공함을 목적으로 하는 시설
(2) 노인의료복지시설(법 34조)
① 노인요양시설: 치매·중풍 등 노인성질환 등으로 심신에 상당한 장애가 발생하여 도움을 필요로 하는 노인을 입소시켜 급식·요양과 그 밖에 일상생활에 필요한 편의를 제공함을 목적으로 하는 시설
② 노인요양공동생활가정: 치매·중풍 등 노인성질환 등으로 심신에 상당한 장애가 발생하여 도움을 필요로 하는 노인에게 가정과 같은 주거여건과 급식·요양, 그 밖에 일상생활에 필요한 편의를 제공함을 목적으로 하는 시설
(3) 노인여가복지시설(법 36조)
① 노인복지관: 노인의 교양·취미생활 및 사회참여활동 등에 대한 각종 정보와 서비스를 제공하고, 건강증진 및 질병예방과 소득보장·재가복지, 그 밖에 노인의 복지증진에 필요한 서비스를 제공함을 목적으로 하는 시설
② 경로당: 지역노인들이 자율적으로 친목도모 취미활동·공동작업장 운영 및 각종 정보교환과 기타 여가 활동을 할 수 있도록 하는 장소를 제공함을 목적으로 하는 시설
③ 노인교실: 노인들에 대하여 사회활동 참여욕구를 충족시키기 위하여 건전한 취미생활·노인건강유지·소득보장 기타 일상생활과 관련한 학습프로그램을 제공함을 목적으로 하는 시설

12 **다음 중 「노인장기요양법」에 대한 설명으로 옳지 않은 것은?** 20 경북의료기술

① 2008년 7월에 시행되었다.
② 재가급여에는 단기보호가 있다.
③ 건강보험제도와 통합하여 운영한다.
④ 장기요양이 필요한 65세 이상의 노인과 65세 미만의 치매, 뇌혈관질환 등을 가진 자를 대상으로 한다.

13 **다음 중 노인장기요양보험에 대한 내용으로 옳지 않은 것은?** 20 경기

ㄱ. 6개월 이상 일상생활을 혼자서 수행하기 어려운 노인들이 대상이다
ㄴ. 재가급여, 시설급여, 특별현금급여가 있다.
ㄷ. 건강보험심사평가원에서 대상을 결정한다.
ㄹ. 건강보험과 통합회계로 운영된다.

① ㄱ, ㄴ　② ㄴ, ㄷ
③ ㄷ, ㄹ　④ ㄱ, ㄹ

해설

12
노인장기요양보험제도는 건강보험제도와 별도로 운영된다.

13
ㄷ. 노인장기요양보험의 급여대상 선정을 위한 등급판정은 건강보험공단의 등급판정위원회에서 결정한다.
ㄹ. 노인장기요양보험은 건강보험과 독립회계로 운영된다.

정답 12 ③　13 ③

PART 09

14 **노인의 질환을 사전예방 또는 조기발견하고 질환상태에 따른 적절한 치료 · 요양으로 심신의 건강을 유지하고, 노후의 생활안정을 위하여 필요한 조치를 강구함으로써 노인의 보건복지증진에 기여함을 목적으로 하는 법은 무엇인가?** 20 충북

① 지역보건법 ② 노인복지법
③ 의료급여법 ④ 의료법

PLUS

노인장기요양보험법
제1조(목적) 이 법은 고령이나 노인성 질병 등의 사유로 일상생활을 혼자서 수행하기 어려운 노인에게 제공하는 신체활동 또는 가사활동 지원 등의 장기요양급여에 관한 사항을 규정하여 노후의 건강증진 및 생활안정을 도모하고 그 가족의 부담을 덜어줌으로써 국민의 삶의 질을 향상하도록 함을 목적으로 한다.

15 **노인장기요양보험에 대한 설명으로 옳지 않은 것은?** 20 경북보건연구사

① 장기요양급여는 6개월 이상 혼자서 일상생활을 수행하기 어렵다고 인정되는 자에게 제공한다.
② 장기요양급여의 종류로는 재가급여, 시설급여, 특별현금급여가 있다.
③ 장기요양인정 유효기간은 1년으로 한다.
④ 장기요양보험의 보험자는 국민건강보험공단이다.

PLUS

장기요양인정 유효기간(법 제19조, 법 시행령 제8조)
① 제15조에 따른 장기요양인정의 유효기간은 최소 1년 이상으로서 대통령령으로 정한다.
② ①에 따른 장기요양인정 유효기간은 2년으로 한다. 다만 장기 요양인정의 갱신 결과 직전 등급과 같은 등급으로 판정된 경우에는 그 갱신된 장기요양인정의 유효기간은 다음 각 호의 구분에 따른다.
　㉠ 장기요양 1등급의 경우: 4년
　㉡ 장기요양 2등급부터 4등급까지의 경우: 3년
　㉢ 장기요양 5등급 및 인지지원등급의 경우: 2년
③ 등급판정위원회는 ①에도 불구하고 장기요양 신청인의 심신상태 등을 고려하여 장기요양인정 유효기간을 6개월의 범위에서 늘리거나 줄일 수 있다.

16 **다음 중 노인장기요양보험의 급여를 받을 수 있는 사람에 해당하지 않는 것은?** 20 강원

① 65세 이상의 노인
② 치매가 있는 50세 노인
③ 치매가 있는 65세 이상의 노인
④ 뇌졸중이 있는 65세 이상의 노인

해설

14
① 지역보건법: 제1조(목적). 이 법은 보건소 등 지역보건의료기관의 설치 · 운영에 관한 사항과 보건의료 관련기관 · 단체와의 연계협력을 통하여 지역보건의료기관의 기능을 효과적으로 수행하는 데 필요한 사항을 규정함으로써 지역보건의료정책을 효율적으로 추진하여 지역주민의 건강 증진에 이바지함을 목적으로 한다.
② 노인복지법: 제1조(목적). 이 법은 노인의 질환을 사전예방 또는 조기발견하고 질환상태에 따른 적절한 치료 · 요양으로 심신의 건강을 유지하고, 노후의 생활안정을 위하여 필요한 조치를 강구함으로써 노인의 보건복지증진에 기여함을 목적으로 한다.
③ 의료급여법: 제1조(목적). 이 법은 생활이 어려운 사람에게 의료급여를 함으로써 국민보건의 향상과 사회복지의 증진에 이바지함을 목적으로 한다.
④ 의료법: 제1조(목적). 이 법은 모든 국민이 수준 높은 의료 혜택을 받을 수 있도록 국민의료에 필요한 사항을 규정함으로써 국민의 건강을 보호하고 증진하는 데에 목적이 있다.

16
노인장기요양보험은 65세 이상의 노인 또는 65세 미만의 자로서 치매 · 뇌혈관성 질환 등 노인성 질병을 가진 자 중 6개월 이상 동안 혼자서 일상생활을 수행하기 어렵다고 인정되는 자를 그 수급대상자로 하고 있다. 65세 이상 노인이어도 일상생활에 지장이 없다면 급여를 받을 수 없다.

정답 14 ② 15 ③ 16 ①

17 **다음 중 우리나라 노인장기요양보험에 대한 설명으로 옳지 않은 것은?** 21 대구

① 모든 국민을 대상으로 하는 우리나라의 5대 사회보험에 해당한다.
② 건강보험제도와 별개로 도입 운영되고 있다.
③ 건강보험제도와 보험자 및 관리운영기관이 동일하다.
④ 시설급여는 병의원과 같은 보건의료시설 이용에 적용된다.

18 **50세 여성이 파킨슨병 진단을 받고 집에서 생활하며 받을 수 있는 보장은 무엇인가?** 21 경북의료기술

① 국민건강보험법 – 방문간호
② 국민건강보험법 – 간병비
③ 노인장기요양보험법 – 시설급여
④ 노인장기요양보험법 – 방문요양

PLUS

노인장기요양보험법 시행령 [별표1]
노인성 질병의 종류(제2조 관련)

구분	질병명
한국 표준 질병·사인 분류	가. 알츠하이머병에서의 치매
	나. 혈관성 치매
	다. 달리 분류된 기타 질환에서의 치매
	라. 상세불명의 치매
	마. 알츠하이머병
	바. 지주막하출혈
	사. 뇌내출혈
	아. 기타 비외상성 두개내출혈
	자. 뇌경색증
	차. 출혈 또는 경색증으로 명시되지 않은 뇌졸중
	카. 뇌경색증을 유발하지 않은 뇌전동맥의 폐쇄 및 협착
	타. 뇌경색증을 유발하지 않은 대뇌동맥의 폐쇄 및 협착
	파. 기타 뇌혈관질환
	하. 달리 분류된 질환에서의 뇌혈관장애
	거. 뇌혈관질환의 후유증
	너. 파킨슨병
	더. 이차성 파킨슨증
	러. 달리 분류된 질환에서의 파킨슨증
	머. 기저핵의 기타 퇴행성 질환
	버. 중풍후유증
	서. 진전(震顫)

해설

17
우리나라 노인장기요양보험제도는 건강보험제도와는 별개의 제도로 도입·운영되고 있는 한편으로 제도운영의 효율성을 도모하기 위하여 보험자 및 관리운영기관을 국민건강보험공단으로 일원화하고 있다. 또한 국고지원이 가미된 사회보험 방식을 채택하고 있어 건강보험가입자는 노인장기요양보험의 가입자가 되며, 수급대상자는 65세 이상 노인이나 65세 미만 노인성질환을 가진 자이다. 노인장기요양급여의 종류는 재가방문요양, 방문목욕, 방문간호, 주야간보호, 단기보호, 기타재가급여), 시설급여 특별 현금급여(가족요양비, 특례요양비, 요양병원간병비)가 있다.

18
파킨슨병은 노인성질환에 포함되는 질병이다. 노인장기요양보험의 대상이며 집에서 생활하며 받을 수 있는 급여는 재가급여이다. 방문요양은 재가급여에 해당한다. 노인장기요양법에 따른 "노인등"이란 65세 이상의 노인 또는 65세 미만의 자로서 치매·뇌혈관성질환 등 대통령령으로 정하는 노인성 질병을 가진 자를 말한다.

정답 17 ④ 18 ④

PART 09

19 **「노인장기요양보험법」에 따른 급여의 내용에 해당하지 않는 것은?** 21 경기

① 야간보호 ② 단기보호
③ 노인성 질환 치료비 ④ 요양병원 간병비

PLUS

노인장기요양보험법에 따른 장기요양급여의 종류(법 제23조)
(1) 재가급여: 방문요양, 방문목욕, 방문간호, 주·야간보호, 단기보호, 기타재가급여
(2) 시설급여: 장기요양기관에 장기간 입소하여 신체활동 지원 및 심신기능 유지·향상을 위한 교육·훈련 등을 제공하는 장기요양급여
(3) 특별현금급여: 가족요양비, 특례요양비, 요양병원간병비

20 **노인장기요양보험제도에서 제공하는 특별현금급여에 해당하지 않는 것은?** 21 광주·전남·전북

① 임신출산진료비 ② 가족요양비
③ 요양병원간병비 ④ 특례요양비

21 **우리나라의 사회보장제도 중 고령이나 노인성 질병 등의 사유로 일상생활을 혼자서 수행하기 어려운 노인들을 대상으로 하여 급여를 제공함으로서 노후의 건강증진 및 생활안정을 도모하고 가족의 부담을 덜어줌으로써 국민의 삶의 질을 향상하도록 함을 목적으로 하는 제도는 무엇인가?** 21 복지부

① 국민연금제도 ② 국민건강보험제도
③ 노인장기요양보험제도 ④ 고용보험제도

22 **노인장기요양보험에 대한 설명으로 옳은 것은?** 21 경기보건연구사

① 2008년에 시작되었다.
② 65세 이상인 자만 수급자가 될 수 있다.
③ 재원은 장기요양보험료와 본인부담금만으로 이루어진다.
④ 장기요양 2등급은 일상생활에서 부분적으로 다른 사람의 도움이 필요한 자로 인정점수가 60점 이상 75점 미만인 자를 말한다.

해설

20
① 특별 현금급여(가족요양비, 특례요양비, 요양병원간병비)

21
「노인장기요양보험법」 제1조(목적): 이 법은 고령이나 노인성 질병 등의 사유로 일상생활을 혼자서 수행하기 어려운 노인들에게 제공하는 신체 활동 또는 가사 활동 지원 등의 장기요양급여에 관한 사항을 규정하여 노후의 건강증진 및 생활안정을 도모하고 그 가족의 부담을 덜어줌으로써 국민의 삶의 질을 향상하도록 함을 목적으로 한다.

정답 19 ③ 20 ① 21 ③ 22 ①

① 2007년 「노인장기요양보험법」이 제정된 뒤 2008년 7월에 시행되었다

② 65세 이상 노인 또는 65세 미만의 자로서 치매·뇌혈관성 질환 등 노인성 질병을 가진 자 중 6개월 이상 동안 혼자서 일상생활을 수행하기 어렵다고 인정되는 자를 그 수급 대상자로 하고 있다.

③ 재원은 장기요양보험료와 본인부담금, 국고지원으로 이루어진다.

④ 장기요양 2등급은 심신의 기능상태 장애로 일상생활에서 상당 부분 다른 사람의 도움이 필요한 자로서 장기요양인정 점수가 75점 이상 95점 미만인 자이다. 일상생활에서 부분적으로 다른 사람의 도움이 필요한 자로 인정점수가 60점 이상 75점 미만인 자는 장기요양등급에 해당한다.

23 노인장기요양보험법에 따른 장기요양인정 절차로 옳은 것은?

21 울산보건연구사

① 장기요양인정 신청 → 표준장기요양이용계획서 송부 → 방문조사 → 장기요양등급판정 → 장기요양급여 제공

② 장기요양인정 신청 → 방문조사 → 장기요양등급판정 → 표준장기요양이용계획서 송부 → 장기요양급여 제공

③ 장기요양인정 신청 → 장기요양등급판정 → 표준장기요양이용계획서 송부 → 방문조사 → 장기요양급여 제공

④ 장기요양인정 신청 → 방문조사 → 표준장기요양이용계획서 송부 → 장기요양등급판정 → 장기요양급여 제공

23

장기요양인정

• 일정한 절차에 따라 장기요양 급여를 받을 수 있는 권리(수급권)가 부여된다.

• 장기요양인정 신청자격 : 장기요양보험 가입자 및 그 피부양자 또는 의료급여 수급권자 중 65세 이상의 노인 또는 65세 미만자로서 치매, 뇌혈관성 질환 등 노인성 질병을 가진 자

장기요양인정 및 이용절차

01 장기요양인정신청 및 방문조사	02 장기요양인정 및 장기요양등급판정	03 장기요양인정서 개인별장기요양 이용계획서 송부	04 장기요양급여이용계약 및 장기요양 급여제공
국민건강보험공단	등급판정위원회	국민건강보험공단	장기요양기관

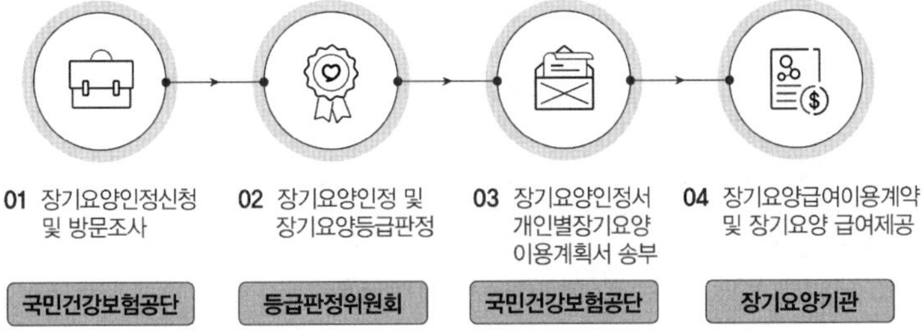

24 노인장기요양보험의의 급여내용 중 재가급여에 포함되지 않는 것은?

22 전북의료기술

① 방문목욕

② 단기보호

③ 주야간보호

④ 노인요양공동생활가정

정답 23 ② 24 ④

PLUS

노인장기요양보험 급여의 종류

(1) 재가급여
① 방문요양: 장기요양요원이 수급자의 가정 등을 방문하여 신체활동 및 가사활동 등을 지원하는 장기요양급여
② 방문목욕: 장기요양요원이 목욕설비를 갖춘 장비를 이용하여 수급자의 가정 등을 방문하여 목욕을 제공하는 장기요양급여
③ 방문간호: 장기요양요원인 간호사 등이 의사, 한의사 또는 치과의사의 지시서(이하 "방문간호지시서"라 한다)에 따라 수급자의 가정 등을 방문하여 간호, 진료의 보조, 요양에 관한 상담 또는 구강위생 등을 제공하는 장기요양급여
④ 주·야간보호: 수급자를 하루 중 일정한 시간 동안 장기 요양기관에 보호하여 신체활동 지원 및 심신기능의 유지·향상을 위한 교육·훈련 등을 제공하는 장기요양급여
⑤ 단기보호: 수급자를 보건복지부령으로 정하는 범위 안에서 일정 기간 동안 장기요양기관에 보호하여 신체활동 지원 및 심신기능의 유지 향상을 위한 교육 훈련 등을 제공하는 장기요양급여
⑥ 기타재가급여: 수급자의 일상생활·신체활동 지원 및 인지기능의 유지·향상에 필요한 용구를 제공하거나 가정을 방문하여 재활에 관한 지원 등을 제공하는 장기요양급여로서 대통령령으로 정하는 것

(2) 시설급여: 장기요양기관에 장기간 입소한 수급자에게 신체활동 지원 및 심신기능의 유지·향상을 위한 교육·훈련 등을 제공하는 장기요양급(노인요양시설, 노인요양공동생활가정)

(3) 특별현금급여: 가족요양비, 특례요양비, 요양병원간병비

해설

25 「치매관리법」에 따른 치매검진사업의 검진주기는 몇 년인가? 22 부산의료기술

① 1년 이내　　② 2년 이내
③ 3년 이내　　④ 4년 이내

PLUS

치매검진사업

(1) 치매검진사업(치매관리법 제11조)
① 보건복지부장관은 종합계획에 따라 치매를 조기에 발견하는 검진사업(이하 "치매검진사업"이라 한다)을 시행하여야 한다.
② 치매검진사업의 범위, 대상자, 검진주기 등에 필요한 사항은 대통령령으로 정한다.
③ 치매의 검진 방법 및 절차 등에 필요한 사항은 보건복지부령으로 정한다.
④ 국가는 치매검진을 받는 사람 중 「의료급여법」에 따른 의료급여수급자 및 대통령령으로 정하는 건강보험가입자에 대하여 그 비용의 전부 또는 일부를 지원할 수 있다.

(2) 치매검진사업의 범위 등(법 시행령 제8조)
① 법 제11조 제1항에 따른 치매검진사업(이하 "치매검진 사업"이라 한다)에는 다음 각 호의 사업이 포함되어야 한다.
1. 치매검진사업 대상자의 선정 및 통보
2. 치매검진사업 대상자에 대한 검사 및 진단
3. 치매검진사업 대상자에 대한 검진비 지급
4. 치매검진에 대한 홍보
5. 치매검진 프로그램의 개발 및 관리
6. 치매검진의 질 관리
② 치매검진사업의 대상자는 다음 각 호의 사람으로 한다.
1. 「국민건강보험법」 제5조에 따른 건강보험가입자 및 피부양자
2. 「의료급여법」 제3조에 따른 의료급여수급권자
③ 치매검진사업의 검진주기는 2년 이내로 한다.

정답 25 ②

26 다음 중 노인보건에 대한 설명으로 옳지 않은 것은? 22 충남의료기술

① 노인보건이란 노인들이 지역사회에서 독립적으로 생활할 수 있는 건강 수준을 유지하도록 하는 것이다.
② 장기요양보험의 시설급여는 노인요양시설, 노인요양공동생활가정에 입소해서 받는 급여이다.
③ 주야간보호와 단기보호는 재가급여에 해당한다.
④ 방문요양, 방문간호 등은 시설급여에 해당한다.

PLUS

장기요양급여의 종류(노인장기요양보험법 제23조)

(1) 재가급여
① 방문요양: 장기요양요원이 수급자의 가정 등을 방문하여 신체활동 및 가사활동 등을 지원하는 장기요양급여
② 방문목욕: 장기요양요원이 목욕설비를 갖춘 장비를 이용하여 수급자의 가정 등을 방문하여 목욕을 제공하는 장기요양급여
③ 방문간호: 장기요양요원인 간호사 등이 의사, 한의사 또는 치과의사의 지시서(이하 "방문간호지시서"라 한다)에 따라 수급자의 가정 등을 방문하여 간호, 진료의 보조, 요양에 관한 상담 또는 구강위생 등을 제공하는 장기요양급여
④ 주·야간보호: 수급자를 하루 중 일정한 시간 동안 장기 요양기관에 보호하여 신체활동 지원 및 심신기능의 유지·향상을 위한 교육·훈련 등을 제공하는 장기요양급여
⑤ 단기보호: 수급자를 보건복지부령으로 정하는 범위 안에서 일정 기간 동안 장기요양기관에 보호하여 신체활동 지원 및 심신기능의 유지 향상을 위한 교육 훈련 등을 제공하는 장기요양급여
⑥ 기타재가급여: 수급자의 일상생활·신체활동 지원 및 인지기능의 유지·향상에 필요한 용구를 제공하거나 가정을 방문하여 재활에 관한 지원 등을 제공하는 장기요양급여로서 대통령령으로 정하는 것

(2) 시설급여: 장기요양기관에 장기간 입소한 수급자에게 신체활동 지원 및 심신기능의 유지·향상을 위한 교육·훈련 등을 제공하는 장기요양급(노인요양시설, 노인요양공동생활가정)

(3) 특별현금급여: 가족요양비, 특례요양비, 요양병원간병비

27 노인장기요양보험의 급여 중 재가급여에 해당하지 않는 것은?

22 울산의료기술(10월)

① 방문간호　② 가족요양비
③ 기타재가급여　④ 단기보호

해설

정답 26 ④ 27 ②

PART 09

CHAPTER
02 정신보건

제1절 정신보건의 이해

해설

01 **「정신건강증진 및 정신질환자 복지서비스 지원에 관한 법률」상 정신건강증진의 기본이념으로 가장 옳지 않은 것은?** 19 서울

① 모든 정신질환자는 인간으로서의 존엄과 가치를 보장받고, 최적의 치료를 받을 권리를 가진다.

② 정신질환자의 입원 또는 입소가 최소화되도록 지역사회 중심의 치료가 우선적으로 고려되어야 한다.

③ 정신질환자는 원칙적으로 자신의 신체와 재산에 관한 사항에 대하여 보호자의 동의가 필요하다.

④ 정신질환자는 자신과 관련된 정책의 결정과정에 참여할 권리를 가진다.

PLUS

「정신건강증진 및 정신질환자 복지서비스 지원에 관한 법률상 정신건강증진의 기본이념

(1) 모든 국민은 정신질환으로부터 보호받을 권리를 가진다.
(2) 모든 정신질환자는 인간으로서의 존엄과 가치를 보장받고, 최적의 치료를 받을 권리를 가진다.
(3) 모든 정신질환자는 정신질환이 있다는 이유로 부당한 차별대우를 받지 아니한다.
(4) 미성년자인 정신질환자는 특별히 치료, 보호 및 교육을 받을 권리를 가진다.
(5) 정신질환자에 대해서는 입원 또는 입소(이하 "입원등"이라 한다)가 최소화되도록 지역사회 중심의 치료가 우선적으로 고려되어야 하며, 정신건강증진시설에 자신의 의지에 따른 입원 또는 입소(이하 "자의입원등"이라 한다)가 권장되어야 한다.
(6) 정신건강증진시설에 입원등을 하고 있는 모든 사람은 가능한 한 자유로운 환경을 누릴 권리와 다른 사람들과 자유로이 의견 교환을 할 수 있는 권리를 가진다.
(7) 정신질환자는 원칙적으로 자신의 신체와 재산에 관한 사항에 대하여 스스로 판단하고 결정할 권리를 가진다. 특히 주거지, 의료행위에 대한 동의나 거부, 타인과의 교류, 복지서비스의 이용 여부와 복지서비스 종류의 선택 등을 스스로 결정할 수 있도록 자기결정권을 존중받는다.
(8) 정신질환자는 자신에게 법률적·사실적 영향을 미치는 사안에 대하여 스스로 이해하여 자신의 자유로운 의사를 표현할 수 있도록 필요한 도움을 받을 권리를 가진다.
(9) 정신질환자는 자신과 관련된 정책의 결정과정에 참여할 권리를 가진다.

정답 01 ③

02 **지역사회에서 정신건강증진을 위한 사업의 접근방법으로 적절하지 않은 것은?** 19 호남권

① 정신질환자의 격리
② 지역사회 내 민관 협력
③ 환자의 가정과 가까운 곳에 치료
④ 포괄적 서비스 제공

PLUS

지역사회 정신보건사업의 원칙(G. Caplan, 1967)

(1) 지역 주민에 대한 책임 : 지역정신보건센터가 진료권 내에 있는 전체 인구를 책임진다.
(2) 환자의 가정과 가까운 곳에서 치료
(3) 포괄적인 서비스 : 지역정신보건센터는 입원, 응급, 부분 입원, 외래, 자문 및 교육 등 포괄적인 서비스를 제공하여야 한다.
(4) 여러 전문인력 간의 팀적 접근 : 정신 질환을 치료하는 데는 정신건강의학과 의사, 간호사 이외에 사회사업가, 임상심리사, 작업요법사 등의 다양한 정신보건인력이 참여하여야 하며, 이들 정신보건인력들 간의 팀 접근이 요구된다.
(5) 진료의 지속성 : 조현병 등 대부분의 중증 정신질환은 만성화 과정을 겪게 되는데, 긴 치료 과정에서 치료자가 바뀌지 않는 것이 중요하다.
(6) 지역 주민의 참여
(7) 정신보건사업의 평가와 연구
(8) 예방
(9) 정신보건자문
(10) 보건의료서비스와 사회복지서비스와의 연계

03 **다음의 내용에 해당하는 인물은?**

> 그는 가정이나 감옥에서 쇠사슬에 수족이 묶이어 비인도적 대우를 받은 정신병원 수용환자를 해방시켰고, 정신의료에 있어 환자의 관찰기록을 처음으로 도입하였다. 그러한 치료의 결과를 토대로 「정신병의 의학 및 철학적 고찰」이라는 논문을 발표하였다.

① 채드윅(Chadwick)　② 라마찌니(Ramazzini)
③ 프랭크(Frank)　④ 피넬(Pinel)

04 **정신보건의 역사상 정신질환자들을 쇠사슬로부터 해방시켜 정신보건의 1차 혁명을 이끈 사람은?** 20 울산

① 듀크　② 톨로즈
③ 히포크라테스　④ 필립 피넬

PLUS

필립 피넬(Philippe Pinel, 1745~1826)은 프랑스 정신병원의 의사로서 실증적 의학관과 그리스도교적 박애관에 입각하여 그때까지 죄수처럼 다루었던 정신 질환자들을 쇠사슬로부터 해방시키고 의학적 치료에 따르는 길을 열어 놓아 정신보건의 1차 혁명을 이끌었다.

해설

03
필립 피넬(Philippe Pinel, 프랑스, 1745~1826) : 1789년 정신병원에 수용된 53명의 정신병 환자를 해방시키고 정신병 환자의 처우 개선에 힘쓴 의사로서 정신의학 창시자이다. 피넬은 정신의료에서 환자에 대한 면밀한 관찰과 환자의 말을 증례기록에 처음으로 도입하였다. '정신병의 의학 및 철학적 고찰'을 발표하였다.

04
① 듀크 : 기독교 정신과 합리적인 원칙에 입각해서 새로운 환경의 정신병원 요양소와 정신병 치료법을 도입하였다.
② 톨로즈 : 프랑스에서 정신보건 연맹을 조직하여 정신보건의 선구자로 공헌하였다.
③ 히포크라테스 : 기질은 체액에 따라 다르다고 하면서 최초로 정신 질환을 분류하려고 노력하였으며 처음으로 신신체(Psychosomatic)라는 용어를 사용하였다.

정답 02 ① 03 ④ 04 ④

PART 09

05 **다음 중 정신보건의 목적으로 옳지 않은 것은?** 20 경북보건연구사

① 정신건강증진 ② 정신질환예방
③ 유전병 조기발견 ④ 치료와 재활

06 **「정신건강증진 및 정신질환자 복지서비스 지원에 관한 법률」에 따른 정신건강증진시설에 해당하지 않은 것은?** 20 대구보건연구사

① 정신상담시설 ② 정신의료기관
③ 정신요양시설 ④ 정신재활시설

07 **정신건강과 관련된 내용에 대한 설명으로 가장 옳지 않은 것은?** 21 서울

① 세계보건기구는 정신건강증진을 긍정적 정서를 함양하고 질병을 예방하며 역경을 이겨내는 회복력(resilience)을 향상시키는 것이라고 정의하였다.
② 「정신건강증진 및 정신질환자 복지서비스 지원에 관한 법률」에서 정신건강증진사업을 규정하고 있다.
③ 정부는 정신건강을 위한 다양한 정책, 제도, 법률서비스 개발을 강화하고 실행하여야 한다.
④ 지역사회 기반의 정신건강 서비스는 입원을 강화하도록 하고, 병원이 중심이 되어야 한다.

08 **정신보건의 역사적 사건으로 옳지 않은 것은?** 21 충남

① 프로이트는 향정신성 약물 개발하여 입원기간을 단축시켰다.
② 우리나라 정신보건법은 1995년에 제정되었다.
③ 중세기에는 정실질환은 신의 저주나 악령에 의한 것으로 인식하였다.
④ 18세기에 필립 피넬은 정신병환자를 쇠사슬로부터 해방시켰다.

09 **정신보건의 역사상 1차 혁명에 해당하는 것은?** 21 충북

① 정신병원에서 환자들을 쇠사슬로부터 해방시켰다.
② 정신병원에서 약물치료가 시작되었다.
③ 지역사회 정신보건이 발달하였다.
④ 정신분석학이 발달하였다.

해설

05
「정신건강증진 및 정신질환자 복지서비스 지원에 관한 법률」 제1조(목적) : 이 법은 정신질환의 예방 · 치료 정신질환자의 재활복지 권리보장과 정신건강 친화적인 환경 조성에 필요한 사항을 규정함으로써 국민의 정신건강증진 및 정신질환자의 인간다운 삶을 영위하는 데 이바지함을 목적으로 한다.

06
「정신건강증진 및 정신질환자 복지서비스 지원에 관한 법률」 제3조에 따른 정신건강증진시설이란 정신의료기관 정신요양시설 및 정신재활시설을 말한다.

07
세계보건기구는 '정신건강 증진'에 대해서 질병의 관리를 훨씬 넘어서며 적극적인 관점에서 행복을 포함한 긍정적 정서 상태를 함양하고 질병을 예방하며 회복력을 증진하는 것으로 정의하였다.
지역사회 정신보건사업의 원칙으로 환자의 가정과 가까운 곳에서 치료할 것을 제시하고 있다. 환자 및 그 가족의 정신보건서비스 이용을 촉진하기 위하여 정신보건서비스가 환자의 가정과 가까운 곳에 있어야 한다.

08
- 프로이트 정신분석기법을 개발하였다.
- 앙리 라보리(Henri Labriot) : 1952년 향정신성약물을 개발하여 치료방법을 혁명적으로 개선하였다.

09
정신보건의 혁명
(1) 1차 혁명 : 필립 피넬-정신질환자를 쇄사슬로부터 해방
(2) 2차 혁명 : 지그문트 프로이트(Sigmund Freud)의 정신분석학
(3) 3차 혁명 : 향정신성 약물 개발로 치료방법을 혁명적으로 개선(Henri Labriot, 1952)
(4) 4차 혁명 : 지역사회 정신보건사업

정답 05 ③ 06 ① 07 ④ 08 ① 09 ①

10 「정신건강증진 및 정신질환자 복지서비스 지원에 관한 법률」상 정신건강증진시설로 가장 옳지 않은 것은? 21 서울고졸

① 정신의료기관 ② 정신요양시설
③ 정신재활시설 ④ 정신건강복지센터

11 우리나라 정신건강증진사업의 전략으로 옳지 않은 것은? 21 충남보건연구사

① 대상자별 예방 접근성 제고
② 지역사회 내 자립 지원
③ 중증정신질환 중심 관리
④ 마약 등 약물중독 관리체계 구축

PLUS

국가정신건강증진사업의 방향성
(1) 비전: 마음이 건강한 사회, 함께 사는 나라
(2) 정책목표
① 코로나19 심리방역을 통한 대국민 회복탄력성 증진
② 전 국민이 언제든 필요한 정신건강서비스를 이용할 수 있는 환경조성
③ 정신질환자의 중증도와 경과에 따른 맞춤형 치료환경제공
④ 정신질환자가 차별 경험 없이 지역사회 내 자립할 수 있도록 지원
⑤ 약물중독, 이용장애 등에 대한 선제적 관리체계 마련
⑥ 자살 충동, 자살 수단, 재시도 등 자살로부터 안전한 사회 구현
(3) 정책목표와 전략

정책목표	전략
전 국민 정신건강증진	• 적극적 정신건강증진 분위기 조성 • 대상자별 예방 접근성 제고 • 트라우마 극복을 위한 대응역량 강화
정신의료 서비스 / 인프라 선진화	• 정신질환 조기인지 및 개입 강화 • 지역 기반 정신 응급 대응체계 구축 • 치료 친화적 환경 조성 • 집중 치료 및 지속 지원 등 치료 효과성 제고
지역사회 기반 정신질환자의 사회통합	• 지역사회 기반 재활 프로그램 및 인프라 개선 • 지역사회 내 자립 지원 • 정신질환자 권익 신장 및 인권 강화
중독 및 디지털기기 이용장애 대응 강화	• 알코올 중독자 치료 및 재활서비스 강화 • 마약 등 약물중독 관리체계 구축 • 디지털기기 등 이용장애 대응 강화
자살로부터 안전한 사회구현	• 자살 고위험군 발굴과 위험요인 관리 • 고위험군 지원 및 사후관리 • 서비스 지원체계 개선
정신건강정책 발전을 위한 기반 구축	• 정책 추진 거버넌스 강화 • 정신건강관리 전문인력 양성 • 공공지원 역량 강화 • 통계 생산체계 정비 및 고도화 • 정신건강분야 전략적 R&D 투자 강화

해설

10
「정신건강증진 및 정신질환자 복지서비스 지원에 관한 법률」 제2조 정의: "정신건강증진시설"이란 정신의료기관, 정신요양시설 및 정신재활시설을 말한다.

정답 10 ④ 11 ③

PART 09

12 **지역사회주민을 대상으로 한 정신보건 예방관리사업에서 3차예방 수준의 사업 내용은?** 22 서울

① 우울증 예방에 대한 홍보 책자 배포
② 우울증 위험군을 대상으로 정기적 선별검사 시행
③ 지역 내 사업장의 직무 스트레스 관리 프로그램 운영·지원
④ 정신병원 퇴원 예정자를 대상으로 사회생활 적응 프로그램 운영

13 **「정신건강증진 및 정신질환자 복지서비스 지원에 관한 법률」에 따른 기본 이념에 대한 내용으로 옳지 않은 것은?** 22 전북의료기술

① 모든 국민은 정신질환으로부터 보호와 적절한 치료를 받을 권리가 있다.
② 모든 정신질환자는 질병으로 인한 부당한 차별대우를 받지 아니한다.
③ 모든 정신질환자는 스스로 자유를 가지며 직접 선택할 권리를 가진다.
④ 정신질환자는 지역사회를 중심으로 통원 치료보다는 입원과 정신병동 입소를 최대화하는 것을 원칙으로 한다.

PLUS

정신보건의 이념(정신건강복지법 제2조)
(1) 모든 국민은 정신질환으로부터 보호받을 권리를 가진다.
(2) 모든 정신질환자는 인간으로서의 존엄과 가치를 보장받고, 최적의 치료를 받을 권리를 가진다.
(3) 모든 정신질환자는 정신질환이 있다는 이유로 부당한 차별대우를 받지 아니한다.
(4) 미성년자인 정신질환자는 특별히 치료, 보호 및 교육을 받을 권리를 가진다.
(5) 정신질환자에 대해서는 입원 또는 입소(이하 "입원등"이라 한다)가 최소화되도록 지역사회 중심의 치료가 우선적으로 고려되어야 하며, 정신건강증진시설에 자신의 의지에 따른 입원 또는 입소(이하 "자의입원등"이라 한다)가 권장되어야 한다.
(6) 정신건강증진시설에 입원등을 하고 있는 모든 사람은 가능한 한 자유로운 환경을 누릴 권리와 다른 사람들과 자유로이 의견 교환을 할 수 있는 권리를 가진다.
(7) 정신질환자는 원칙적으로 자신의 신체재산에 관한 사항에 대하여 스스로 판단하고 결정할 권리를 가진다. 특히 주거지, 의료행위에 대한 동의나 거부, 타인과의 교류, 복지서비스의 이용 여부와 복지서비스 종류의 선택 등을 스스로 결정할 수 있도록 자기결정권을 존중받는다.
(8) 정신질환자는 자신에게 법률적·사실적 영향을 미치는 사안에 대하여 스스로 이해하여 자신의 자유로운 의사를 표현할 수 있도록 필요한 도움을 받을 권리를 가진다.
(9) 정신질환자는 자신과 관련된 정책의 결정과정에 참여할 권리를 가진다.

14 **정신보건사업의 목적으로 옳지 않은 것은?** 22 지방직

① 정신질환자의 격리
② 건전한 정신기능의 유지증진
③ 정신장애의 예방
④ 치료자의 사회복귀

해설

12
① 우울증 예방에 대한 홍보 책자 배포 – 1차 예방
② 우울증 위험군을 대상으로 정기 선별검사 시행 – 2차 예방
③ 지역 내 사업장의 직무 스트레스 관리 프로그램 운영 지원 – 1차 예방
④ 정신병원 퇴원 예정자를 대상으로 사회생활 적응 프로그램 운영 – 3차 예방

14
정신보건의 목적
(1) 「정신건강증진 및 정신질환자 복지서비스 지원에 관한 법률」 제1조(목적): 이 법은 정신질환의 예방 치료 정신 질환자의 재활·복지·권리보장과 정신건강 친화적인 환경 조성에 필요한 사항을 규정함으로써 국민의 정신건강 증진 및 정신질환자의 인간다운 삶을 영위하는 데 이바지함을 목적으로 한다.
(2) 지역사회 전체 주민의 정신건강 유지, 증진, 회복, 예방을 위하여 필요한 지식과 기술을 탐구하고 국민의 정신적 효율을 증진시켜 건강한 사회를 이룩하는 데 목표를 둔다.

정답 12 ④ 13 ④ 14 ①

15 서양의 정신보건 발달과정에서 계몽주의와 휴머니즘의 영향으로 과학적 연구가 시작되고 프랑스의 피넬(Pinel)이 활약했던 시기는?

22 서울시고졸보건직(10월)

① 고대 시대 ② 그리스·로마 시대
③ 15세기 ④ 18세기 후반

16 「정신건강증진 및 정신질환자 복지서비스 지원에 관한 법률」상 '정신건강증진시설'에 해당하는 것만을 모두 고르면? 23 보건직

ㄱ. 정신건강복지센터	ㄴ. 정신요양시설
ㄷ. 정신재활시설	ㄹ. 정신의료기관

① ㄱ, ㄴ ② ㄱ, ㄷ, ㄹ
③ ㄴ, ㄷ, ㄹ ④ ㄱ, ㄴ, ㄷ, ㄹ

17 「정신건강증진 및 정신질환자 복지서비스 지원에 관한 법률」상 정신건강전문요원에 해당하지 않는 것은? 24 보건직

① 정신건강임상심리사 ② 정신건강사회복지사
③ 정신건강작업치료사 ④ 정신건강보건교육사

제2절 정신건강 및 질환

01 다음에서 설명하는 정신질환은 무엇인가?

- 정신병 환자 중에서 가장 많으며, 대개는 청년기에 발병해서 만성적으로 진행되는데, 20~40세 인구에서 다발한다.
- 무반응, 함구, 환각 등의 증세와 과대망상이나 피해망상, 비합리적 언행 등의 증상이 나타난다.

① 조울병 ② 간질
③ 정신분열증 ④ 우울증

해설

15
필립 피넬(Philippe Pinel, 프랑스 1745~1826) : 1789년 정신병원에 수용된 53명의 정신병 환자를 해방시키고 정신병 환자의 처우 개선에 힘쓴 의사로서 정신의학 창시자이다. 피넬은 정신의료에서 환자에 대한 면밀한 관찰과 환자의 말을 증례기록에 처음으로 도입하였다. '정신병의 의학 및 철학적 고찰'을 발표하였다.
활동시기는 1700년대 후반이므로 18세기 후반에 해당한다.

16
「정신건강증진 및 정신질환자 복지서비스 지원에 관한 법률」

정의(제3조)
4. "정신건강증진시설"이란 정신의료기관, 정신요양시설 및 정신재활시설을 말한다.

17

정신건강전문요원 (정신건강법 제17조)
• 정신건강 분야에 관한 전문지식과 기술을 갖추고 보건복지부령으로 정하는 수련기관에서 수련을 받은 사람 • 보건복지부장관에게 정신건강전문요원의 자격을 인정받은 사람 • 정신건강임상심리사, 정신건강간호사 및 정신건강사회복지사 및 정신건강작업치료사로 구분

정답 15 ④ 16 ③ 17 ④ / 01 ③

PART 09

02 **매슬로우(Maslow)의 욕구단계 중 3단계 사회적 욕구에 해당할 수 있는 욕구는?** 19 세종

① 안전의 욕구 ② 애정의 욕구
③ 존경의 욕구 ④ 자아실현의 욕구

PLUS

Meslow는 인간은 욕구의 순서에 따라 그 욕구를 충족시키려고 행동하게 되어 인간생존의 기본 욕구가 충족되어야 상위 계층의 욕구가 생기고 또 그것이 행동을 일으키는 원동력이 된다고 설명하며 욕구를 다섯 단계로 제시하였다.
- 욕구단계 : 생리적 욕구 – 안전의 욕구 – 소속감과 사랑의 욕구 – 자존감의 욕구 – 자아실현의 욕구

03 **감정, 사고, 행동 등에 장애가 있고 감정과 사고를 조절하지 못하는 정신질환은 무엇인가?** 19 인천

① 조현병 ② 조울증
③ 신경증 ④ 인격장애

04 **금지된 충동을 억제하기 위해서 그 반대의 경향을 강조해 스스로 수용하기 어려운 충동을 제어하려는 방어기제는?** 19 서울고졸

① 부정 ② 억제
③ 반동형성 ④ 억압

PLUS

① 부정 : 가장 원시적인 방어 기제로서 아동과 심한 정서장애인들이 주로 사용한다. 위협적인 현실에 눈을 감아 버림으로써 불안을 방어해 보려는 수단이다. 사람들은 불안을 일으키는 현실을 실제로 받아들이기를 거부한다. 예를 들면, 사랑하는 사람이 죽었을 때 그 죽음 자체를 부인한다든지, 전쟁의 공포를 없애기 위해 전쟁의 비참함에 눈을 감아 버리는 것 등이다.
② 억제(suppression) : 억압과 달리 당사자 스스로 행위를 안 하겠다고 결심해서 목적달성을 참는 것이다. 하지만, 본인의 욕구나 소망이 공감을 얻지 못한 채, 억제되면 억제될수록 사람이 폭주하게 된다는 것이 그 견해로서 있다.
③ 반동형성(reation formation) : 반동형성은 받아들일 수 없는 욕구 혹은 감정과 상반된 행동을 하는 것을 말한다. 예컨대, 적대적인 사람이 극히 친절하고 동정적인 것처럼 행동할 수 있다.
④ 억압(repression) : 자아가 의식하지 못하는 사이에 고통스럽고 위협을 주며, 괴로운 사고, 감정, 욕망 등을 무의식계로 밀어내는 기제이다.

해설

02
정신분열증(조현병) : 감정, 사고, 행동 등에 장애가 있는 정신질환으로서 특히 감정과 사고를 조절하고 통합하는 뇌기능장애가 심한 질병이다. 무반응, 함구, 환각 등의 증세와 과대망상이나 피해망상, 비합리적인 언행 등의 증상이 있다. 생활과정에서 직면하는 어려움을 적용하지 못하고 비현실적 망상 속에서 자신의 소망을 실현하려 하거나 자신이 실패를 남이 탓으로 전가하려 하고 다른 사람들과 어울리는 것을 기피하려고 한다.

정답 02 ② 03 ① 04 ③

05 **퀴블러-로스(Kubler-Ross)의 죽음을 수용하는 단계 중 다음의 (가)와 (나)에 해당하는 순서를 옳게 짝지은 것은?** 21 서울

> (가) 환자가 소중히 생각하는 사람과 함께 있도록 해주며 자신이 가치 있는 존재임을 알도록 해주어야 하는 단계이다.
> (나) 자신의 죽음을 미루고 싶어하는 심리상태로 선한 행동을 하거나 때로는 비합리적이고 미성숙한 환상에 빠지는 경우도 있다.

	(가)	(나)
①	협상	수용
②	수용	협상
③	분노	협상
④	수용	우울

PLUS

(1) 부정(Denial): 한 사람이 큰 병에 걸렸다는 소식을 듣는 등 큰 충격을 받았을 경우, 제일 먼저 자신의 상황을 부정한다. 검사가 잘못된 것 아닌가 하는 의심으로 수많은 병원을 돌아다니고 다른 사람이 자신에 대해 물어보면 별일 아니라는 식으로 얘기한다. 상태가 심해지면 다른 환자와 결과가 바뀐 것 아닌가 의심하며, 자신은 나을 수 있다며 치료를 거부하기도 한다.

(2) 분노(Anger): 분노의 단계에서는 자신 주변의 모든 것이 분노의 대상이 된다. 가족, 친구, 의사나 간호사 혹은 신에게까지 분노를 표출한다. 이 시기 환자는 감정 기복이 심하고 무슨 행동을 해 주는 그게 분노로 연결되어 굉장히 다루기 어렵다.

(3) 협상(Barganining): 상황도 받아들였고 분노도 충분히 표출했으면 더 이상 상황이 나아지지 않을 것이라는 걸 깨닫고 상황을 미루려 한다. 이것이 협상이라는 형태로 나타난다. 가장 익숙한 예로는 '이번 한 번만 살려주시면 앞으로 정말 착하게 살게요!' 같은 것이다. 죽음을 앞둔 사람의 경우 생명의 연장이라는 목적을 이루기 위해 신에게 맹세하는 경우가 많다. 나아가 무신론자가 종교에 귀의하는 경우도 있다.

(4) 우울(Depression): 결국 협상도 되지 않는다는 것을 깨달으면 극심한 우울증 증세가 나타난다. 모든 일에 초연해지고 웃음을 잃고 하루 종일 멍한 표정으로 있거나 아예 울어버리기도 한다. 이 단계의 우울함은 크게 두 종류로 나뉘는데, 자기가 죽으면 남겨질 사람들에 대한 걱정으로 발생하는 반작용적인 우울증과 친구, 가족, 애인이나 소중한 물건들을 잃는다는 생각에 발생하는 예비적 우울증으로 나뉜다.

(5) 수용(Acceptance): 모든 감정이 지나가면 이젠 피할 수 없는 것이라며 받아들이게 된다. 이 단계에선 우울하지도 않고 활기차지도 않으며, 차분하게 자신의 감정을 정리하는 시간이다. 그렇다고 좋은 기분인 것은 아니고 이때까지 겪었던 모든 감정들 때문에 지친 것이다. 환자는 눈에 띄게 약해지고, 뭔가 의미있는 일을 하려 한다. 사람을 만나는 것을 그렇게 반가워하지 않고 말수가 줄어들며, 침묵이 소통을 대신하게 된다.

06 **기질성 정신질환으로서 뇌 조직의 손상에 의한 정신질환에 해당하지 않는 것은?** 21 울산보건연구사

① 인격장애 ② 알코올중독
③ 노인성치매 ④ 뇌매독

해설

05
미국의 심리학자 엘리자베스 퀴블러-로스(Elisabeth Kübler-Ross 1926~2004)가 1969년에 쓴 「죽음과 죽어감(On Death and Dying)」에서 선보인 모델로서, 사람이 죽음을 선고받고 이를 인지하기까지의 과정을 5단계로 구분지어 놓은 것이다. 영어로는 각 단계들을 줄여서 DABDA라고도 한다.

06
- 기질적 정신질환이란 뇌손상 또는 뇌질환으로 인하여 뇌의 기능에 장애가 생겨 지남력·기억력·계산력·지식학습력·판단력이 없어 억누를 수 없는 따위의 뇌증상이 함께 나타나는 정신질환을 말한다. 노인성 치매, 뇌매독, 만성 알코올 중독 등이 있다.
- 인격장애(Personality Disorder)는 사회적으로 문제되는 정도는 아니지만 타인에 대해 불신과 의심이 강하고 책임전가를 잘하지만 양심의 가책을 느끼지 못하며 지나친 우월감이나 이기심이 강하지만 자신의 의무나 책임은 충실하지 못하는 경우이다.

정답 05 ② 06 ①

07 다음 중 정신질환에 대한 설명으로 옳지 않은 것은? 22 부산의료기술

① 정신분열증이란 감정, 사고, 행동 등에 장애가 있는 정신질환이다.
② 인격장애는 사회적으로 문제되는 정도는 아니지만 타인에 대한 불신과 의심이 강하고 자신의 의무나 책임은 충실하지 못하는 경우이다.
③ 신경증은 무반응, 함구, 환각 등의 증세가 특징적이다.
④ 범불안장애란 일상생활 속에서 여러 가지 사건이나 활동에 대한 지나친 불안과 걱정을 만성적이고 지속적으로 보이는 장애이다.

08 스트레스 이론에서 다음의 (가)와 (나) 단계를 옳게 짝지은 것은?

22 서울시고졸보건직(10월)

(가) 스트레스에 대한 저항이 가장 강하지만 다른 종류의 스트레스에 대해서는 저항력이 약화된다. 스트레스에 익숙해지면 신체 반응은 낮은 수준에서 안정된다.
(나) 스트레스가 오래 지속되면 저항력이 떨어져 생체에 여러 증상이 나타나며 결국 질병을 유발하기도 한다.

	(가)	(나)
①	경고반응 단계	저항 단계
②	경고반응 단계	소진 단계
③	저항 단계	소진 단계
④	저항 단계	납득 단계

PLUS

스트레스

(1) 일상생활 속에서 변화, 상실, 기대 미충족 등을 내포하는 생활사건이나 만성적 긴장과 짜증거리 등의 자극으로 인해 발생하는 비특이적 반응의 총체로서 한 개인의 심리적 신체적 균형과 안정을 깨트리는 건강위험요인이다.
(2) 셀리(Selye HHB, 1907~1982)는 스트레스를 외부자극으로부터 생명을 보호하기 위한 비특이적 반응으로 설명하면서 '일반적응증후군(general adaption syndrome)'이라는 용어로 스트레스를 정의하였고 스트레스의 단계를 경고(alarm)단계, 저항(resistance)단계, 탈진(exhaustion)로 나누어 설명하였다.

셀리의 스트레스이론(일반적응증후군)

(1) 경고반응단계
① 스트레스를 받음으로 대항 혹은 회피반응이 시작된다. 신체 내에서는 교감신경계가 활성화되어 스트레스에 반응한다.
② 이때 몸은 일시적으로 두통증상이 나타나며 피곤해지고 식욕이 떨어지며, 위통 등이 발생할 수 있지만, 그래도 신체 내에서 회복능력을 지니고 있는 상태이다.
(2) 저항단계
① 스트레스에 대해 저항을 하고 원상태(균형)로 돌리려고 한다. 스트레스에 저항을 하다가도 강한 압박감이 지속되면 저항력이 감소되기도 하지만, 압박감이 진정되면 다음 단계인 소모기로 넘어간다.

해설

07
신경증은 노이로제증, 불안신경증, 우울신경증이라고도 하는데 히스테리, 강박신경증, 신경쇠약증 등을 총칭하는 증후군으로, 최근에는 불안장애 증후군으로 분류하기도 한다. 현실 판단이나 행동이 사회적으로 이해되는 범위이지만, 공포증, 강박증, 건강염려증 등이 심한 증후군이다.

정답 07 ③ 08 ③

해설

② 이때 체내에서는 호르몬의 분비가 왕성해지고, 신체적으로는 소진될 가능성이 있으며, 겉으로는 정상이지만 생리적으로 불균형을 이루어가려고 진행을 하고 있는 상태이다. 심리적 생리적으로 저항이 이루어지지 않으면 불안을 유발시킬 수 있다.

(3) 탈진단계(소진단계)

① 신체적 · 심리적으로 저항이 악화되어 심신의 균형을 잃게 되는 상태이다. 신체적으로 활동이 둔화되어 질병으로도 확산가능성이 있다.

② 신체의 면역체계가 약해지고 감기, 위통, 알레르기, 인후염, 근육통과 같은 심리신체 증상이 나타난다. 때로는 심근경색 등 급작스러운 죽음에 이를 정도의 질병을 초래하기도 한다.

스트레스에 대한 반응단계 : 일반적응증후군(general adaptation syndrome; GAS)

단계	정의 및 병리과정	반응	
제1단계 경고기 (Alarm stage)	• 스트레스에 대한 초기 적응반응 → 생리적 각성상태 → 투쟁 도피반응 • 부신 및 흉선 비대, 호르몬분비 증가 → 카테콜라민(수질) norepineprine, epineprine ↑ → 코티졸(피질) ↑	간	근육작용에 대비하여 간에 저장된 포도당을 방출 → 에너지의 빠른 공급을 위해 간에서 당이 분비
		근육	근긴장도 상승
		심혈관계	심박수가 증가, 혈압이 상승
		혈액	• 혈액의 점도를 증가 • 소화기관과 피부로 가는 혈액을 뇌와 근육으로 가도록
		소화	소화기관운동감소
		호흡	세포의 산소 공급을 위해 호흡의 빈도와 깊이를 증가
		동공	확대
		청각	예민
제2단계 저항기 (Resistance stage)	스트레스지속상태 → 과잉 코티솔분비 → 스트레스에 대한 적응 반응이 최고점 유지	① 신체의 모든 자원들을 총동원(체온, 혈압, 호흡 높은 상태로 유지)해 사용 • 대사효율 감소 • 고혈압, 당뇨병위험도 증가 • 근육약화 • 면역력약화 ② 경계 단계에서 불필요한 몸의 변화를 정상으로 되돌린다. • 아드레날린 분비가 중단된다. • 심장 박동수, 혈압이 정상이 된다. • 동공크기가 정상이 된다. • 근육의 긴장이 풀어진다. • 당분이 다시 간에 저장된다.	
제3단계 탈진기 고갈기 (Exhaust stage)	지속적인 코티솔분비로 부신기능저하 → 자율신경계이상 → 스트레스에 대한 적응 반응이 약해짐 (만성피로, 부신피로)	신체의 자원 고갈, 질병에 취약, 극단적인 경우 사망에 이르게 됨 • 오랜 스트레스에 힘이 고갈 • 몸의 여러 체계에 영향을 준다. • 면역체계가 무리하게 사용되어 악화됨으로써 병에 감염되기 쉽다. • 순환 체계가 무리하게 사용되어 악화된다. • 심장 박동수, 혈압이 다소 높아지기 쉽다. • 근육 체계와 신경 체계가 피곤해 진다. • 똑바로 생각하기 어렵다. • 사고가 발생하기 쉽다.	

PART 09

신희원 공중보건

단원별 기출문제집

Part

10

보건의료 사회보장

제1절 보건의료서비스

01 보건의료서비스의 사회경제적 특성 중 외부효과에 관련된 설명으로 옳은 것은? 18 충북

① 공급자의 도덕적 해이로 인해 유인수요가 발생한다.
② 보건의료서비스의 특성에 집단적으로 대응하기 위한 경제적 수단으로 의료보험을 도입한다.
③ 보건의료서비스의 소비를 통해 국민 개인뿐만 아니라 국가 전체에도 장기적 편익을 가져다 준다.
④ 예방접종은 감염병 감염경로를 차단하므로 예방접종을 받지 않은 다른 사람들에게도 영향을 미친다.

02 공급자에 의해 유인수요가 증가하는 현상과 관련 있는 보건의료서비스의 특성은 무엇인가? 18 울산

① 외부효과 ② 소비자의 무지
③ 수요의 예측불가능성 ④ 우량재

03 보건의료서비스의 특성 중 다음에 해당하는 것은? 18 서울

> 올해 전원 독감예방접종을 맞은 우리 반은 작년에 비해 독감에 걸린 학생이 현저히 줄었다.

① 치료의 불확실성 ② 외부효과성
③ 수요의 불확실성 ④ 정보와 지식의 비대칭성

04 의료의 질 평가에서 구조평가에 해당 사항을 모두 고른 것은? 19 경기

> ㉠ 의료기관 신임제도 ㉡ 면허제도
> ㉢ 자격증 제도 ㉣ 임상진료 지침여부

① ㉠, ㉡ ② ㉡, ㉢, ㉣
③ ㉠, ㉡, ㉢ ④ ㉠, ㉡, ㉢, ㉣

해설

01
① 공급자의 도덕적 해이로 인해 유인수요가 발생한다. – 정보의 비대칭
② 보건의료서비스의 특성에 집단적으로 대응하기 위한 경제적 수단으로 의료보험을 도입한다. – 수요의 예측불가능성
③ 보건의료서비스의 소비를 통해 국민 개인뿐만 아니라 국가 전체에도 장기적 편익을 가져다 준다. – 우량재

02
정보의 비대칭성(소비자의 무지)은 의료서비스에 대한 지식이 의사에게 집중되어 소비자들은 이것에 대한 정보를 알 수가 없음으로 인해 발생하는 특성으로 그로 인해 공급자에 의한 유인수요가 발생하게 된다. 그래서 국가의 개입이 필요하다.

03
외부효과(전염병 예방)는 한 개인의 행동이 제3자에게 미치는 영향(감염병 예방법, 격리 등)을 말한다. 예방접종을 통한 전염병 예방은 대표적인 외부효과의 특성에 대한 설명이다.

04
- 구조측면: 의료기관신임제도(병원표준화 심사), 면허와 자격인증제도 등
- 과정측면: 의료이용도 조사, 의료감사, 임상진료지침, 동료평가 등
- 결과측면: 병원사망률, 이환율, 재발률, 회복률, 합병증발생률, 환자만족도 등

정답 01 ④ 02 ② 03 ② 04 ③

05 **버스정류장을 금연구역으로 지정하는 것과 관련된 보건의료의 사회경제학적 특성은?** 19 서울

① 불확실성 ② 외부효과
③ 공급의 독점성 ④ 정보의 비대칭성

06 **Donabedian의 의료의 질 관리를 위한 과정에 따른 제도로 옳은 것은?** 19 충북

① 구조평가 – 면허제도
② 과정평가 – 환자 만족도 평가
③ 결과평가 – 의료이용도 조사
④ 과정평가 – 회복률

07 **의료기관인증제도에 관한 설명으로 옳지 않은 것은?** 19 부산보건연구사

① 요양병원은 의무적으로 인증신청을 해야 한다.
② 인증에 환자의 권리와 안전에 관한 사항을 포함하여야 한다.
③ 인증의 유효기간은 4년이다.
④ 조건부인증의 갱신기간은 2년이다.

PLUS

「의료법」에 따라 인증에 포함되어야 할 사항
(1) 환자의 권리와 안전
(2) 의료기관의 의료서비스 질 향상 활동
(3) 의료서비스의 제공과정 및 성과
(4) 의료기관의 조직인력의 관리 및 운영
(5) 환자의 만족도

08 **보건의료서비스의 공급에는 질 관리가 필요하다. 도나베디안(donabedian)은 구조, 과정, 결과의 세 가지 측면에서 접근할 것을 제안하였는데 각 측면의 활동이 옳은 것으로 짝지어진 것은?** 20 충북보건연구사

① 구조평가 – 면허제도, 의료감사
② 구조평가 – 의료기관 신임제도, 진료결과 평가
③ 과정평가 – 의료이용도 조사, 의료감사
④ 결과평가 – 사망률 지표산출, 임상진료지침

해설

05
외부 효과는 한 개인의 행동이 제3자에게 미치는 영향(감염병 예방법, 격리 등)을 말한다. 질병에 노출될 경우 다른 사람에게 피해를 주는 역외부 효과도 존재하며(공해, 전염병, 간접흡연), 집단면역 등을 통해 사전에 위험집단을 통제함으로써 질병을 예방할 수 있는 순외부 효과도 있다.

06
- 구조측면: 의료기관신임제도(병원표준화 심사), 면허와 자격인증제도 등
- 과정측면: 의료이용도 조사, 의료감사, 임상진료지침, 동료평가 등
- 결과측면: 병원사망률, 이환율, 재발률, 회복률, 합병증발생률, 환자만족도 등

07
의료기관인증제도의 인증대상은 병원급 이상 의료기관이며 의료기관의 자율신청에 의해 이루어진다. 다만, 요양병원은 의무 인증대상이며 상급종합병원, 전문병원 등으로 지정을 받고자 하는 의료기관은 인증을 받아야 한다. 인증등급 인증(유효기간 4년), 조건부인증(유효기간 1년), 불인증으로 분류된다.

08
Donabedian의 의료의 질 평가
- 구조측면: 의료기관신임제도(병원표준화 심사), 면허와 자격인증제도 등
- 과정측면: 의료이용도 조사, 의료감사, 임상진료지침, 동료평가 등
- 결과측면: 병원사망률, 이환율, 재발률, 회복률, 합병증발생률, 환자만족도 등

정답 05 ② 06 ① 07 ④ 08 ③

PART 10

09 보건의료서비스의 특징 중 건강보험제도의 도입과 관련 있는 것은?

20 광주보건연구사

① 외부효과 ② 수요의 불확실성
③ 정보의 비대칭성 ④ 수요와 공급의 일치

10 다음 중 보건의료서비스의 사회경제적 특징으로 옳은 것은? 20 전북

① 정보의 대칭성 ② 내부효과성
③ 수요의 확실성 ④ 소비재와 투자재의 혼재

PLUS

보건의료서비스의 사회경제적 특징
(1) 정보의 비대칭성(소비자의 지식 부족) → 공급이 수요 창출(Say's Law)
(2) 외부 효과(전염병 예방)
(3) 수요의 예측 불가능성 → 의료보험의 근거
(4) 치료의 불확실성
(5) 공급 및 수요의 비탄력성
(6) 독점성
(7) 공급과 수요의 일치(저장 불가능성)
(8) 공급과 수요의 시간적 불일치
(9) 공공재적 성격: 모든 소비자에게 골고루 편익이 돌아가야 하는 재화 및 서비스의 성격을 가지고 있다(비배제성, 비경합성, 무임승차문제).
(10) 우량재(가치재)적 성격
(11) 소비재 요소와 투자재 요소의 혼재

11 다음 중 보건의료의 질 관리를 위한 인증제도에 대한 설명으로 옳지 않은 것은? 20 대구보건연구사

① 전문병원으로 지정받고자 하는 병원은 인증을 받아야 한다.
② 인증의 유효기간은 4년이다.
③ 인증기준에 환자의 권리와 안전에 관한 사항을 포함하여야 한다.
④ 인증대상은 종합병원급 이상의 의료기관이다.

PLUS

「의료법」에 따라 인증에 포함되어야 할 사항
(1) 환자의 권리와 안전
(2) 의료기관의 의료서비스 질 향상 활동
(3) 의료서비스의 제공과정 및 성과
(4) 의료기관의 조직인력의 관리 및 운영
(5) 환자의 만족도

해설

09
수요의 불확실성
(1) 개인적인 수준에서 질병의 발생 여부 및 시점, 그로 인한 진료의 결과 및 진료비의 발생 규모 등은 대부분 예측이 불가능하다.
(2) 질병이 발생하더라도 개인 또는 가계경제에 막대한 영향을 미칠 비용도 미리 예측할 수 없다.
(3) 이러한 수요의 불확실성과 불규칙성에 집단적으로 대응하기 위한 경제적 수단으로 의료보험을 갖게 되며 보험을 통하여 미래의 불확실한 큰 소실을 현재의 확실한 적은 손실로 대체한다.
(4) 의료보험의 최우선의 목적은 예기치 못한 재산상의 손실로부터 보험가입자를 보호하는 것이다.

11
의료기관인증제도의 인증대상은 병원급 이상 의료기관이며 의료기관의 자율신청에 의해 이루어진다. 다만, 요양병원은 의무 인증대상이며 상급종합병원, 전문병원 등으로 지정을 받고자 하는 의료기관은 인증을 받아야 한다. 인증등급은 인증(유효기간 4년), 조건부인증(유효기간 1년), 불인증으로 분류된다.

정답 09 ② 10 ④ 11 ④

12 다음 중 보건의료서비스의 특징으로 옳지 않은 것은? 20 세종보건연구사

① 공급의 독점성 ② 정보의 대칭성
③ 치료의 불확실성 ④ 외부효과 영향

13 메르스 환자의 확산을 막기 위해 격리병실을 운영하는 데 있어서 공공병원의 역할이 매우 컸다. 이와 관계가 깊은 보건의료서비스의 특징은 무엇인가? 21 경기

① 가치재 ② 공급의 독점성
③ 불확실성 ④ 외부효과

PLUS

우량재(Merit Goods, 가치재)

(1) 우량재는 인간의 생존에 필수적이며, 인간이 인간다운 생활을 하기 위해 반드시 향유해야 하는 재화를 의미하는데, 의식주와 기초교육이 대표적이다.
(2) 보건의료서비스 역시 인간의 필수적인 재화이며, 이 때문에 헌법에서도 건강권을 기본으로 규정하고 있으며, 우량재는 소득수준, 사회적 지위, 지역, 사회계층을 막론하고 모든 국민에게 기본적으로 제공되어야 하는 재화이기 때문에 국가가 담당하지 않으면 안 된다.
(3) 우량재의 공급을 시장에 맡겨두면 구매능력이 없는 계층은 소외되어 인간다운 생활이 불가능하기 때문에 사회정의와 형평성의 실현을 위해 정부가 적극적으로 개입해야 한다.
(4) 보건의료서비스의 소비를 통해 국민 개인뿐만 아니라 국가 전체에도 장기적 편익을 가져다 준다.
(5) 적절한 보건의료서비스를 통하여 건강을 보호한다는 것은 질병의 파급효과를 줄이게 되며 그 혜택은 당사자뿐만 아니라 그 가족 혹은 사회전체에 돌아가기 때문에 우량재적 성격을 지닌다.

14 전국적으로 유행하고 있는 코로나19에 대해 예방접종을 시행하여 집단면역을 달성함으로써 얻을 수 있는 효과와 관련 있는 보건의료서비스의 특징은 무엇인가?

① 외부경제효과 ② 로머의 법칙
③ 수요의 불확실성 ④ 수요자의 도덕적 해이

해설

12
보건의료서비스의 사회경제적 특징
(1) 정보의 비대칭성(소비자의 지식 부족) → 공급이 수요 창출(Say's Law)
(2) 외부 효과(전염병 예방)
(3) 수요의 예측 불가능성 → 의료보험의 근거
(4) 치료의 불확실성
(5) 공급 및 수요의 비탄력성
(6) 독점성
(7) 공급과 수요의 일치(저장 불가능성)
(8) 공급과 수요의 시간적 불일치
(9) 공공재적 성격: 모든 소비자에게 골고루 편익이 돌아가야 하는 재화 및 서비스의 성격을 가지고 있다(비배제성, 비경합성, 무임승차문제).
(10) 우량재(가치재)적 성격
(11) 소비재 요소와 투자재 요소의 혼재

13
감염병 전파, 예방접종의 의한 전파 차단은 외부효과의 특성이기도 하지만 이 문제에서는 격리병실 운영에 있어서 공공 병원의 역할을 강조하고 있다. 이는 국가가 직접 서비스를 제공하여 사회구성원 전체의 이익을 추구한 특성으로 우량재(가치재)로서의 보건의료서비스 특성에 대한 설명에 해당한다.

14
외부효과는 공급자의 이익이나 손해와는 관계없이 타인(소비자나 여타 사회구성원)에게 이익을 주거나 손해를 주는 것을 말한다. 감염성 질환에 대한 예방 및 치료는 감염병 감염경로를 차단하므로 예방접종을 받지 않은 다른 사람들에게도 큰 영향을 미친다. 총인구 중 상당 비율의 사람들이 특정질환에 대한 면역력을 가지면 다른 사람들도 감염될 위험이 적기 때문이다.
코로나19 유행은 질병에 걸린 당사자의 건강문제뿐만 아니라 사회경제적으로 미치는 영향이 매우 크다. 국가적으로 예방접종을 시행하여 집단면역을 형성하게 되면 질병의 유행을 막을 수 있고 이는 모든 국민의 삶에 영향을 미치게 되는 외부효과를 일으킨다.

정답 12 ② 13 ① 14 ①

15 **보건의료서비스의 질을 개선시키기 위한 구조, 과정, 결과평가 중 구조평가에 해당하는 것은?** 21 경기

① 의사면허 발급 실태조사　② 의료이용도 조사
③ 임상진료지침　④ 환자만족도 조사

16 **도나베디언의 의료의 질 관리 접근전략 중 과정평가에 해당하는 제도는?** 21 세종

① 의료기관의 신임제도　② 동료심사
③ 환자만족도　④ 면허제도

17 **다음 중 도나베디언의 의료의 질 평가 연결이 옳지 않은 것은?** 21 대구보건연구사

① 의료이용도 – 결과평가　② 의료감사 – 과정평가
③ 면허제도 – 구조평가　④ 임상진료지침 – 과정평가

18 **다음 중 보건의료서비스의 사회경제적 특징으로 옳지 않은 것은?** 21 충북보건연구사

① 소비자의 무지　② 외부효과
③ 치료의 불확실성　④ 공급의 불확실성

19 **보건의료서비스의 사회경제적 특징 중 개인의 행동이 제3자에게 미치는 영향으로 사회에 이익이 되거나 피해를 주는 현상을 의미하는 것은?** 21 광주보건연구사

① 외부효과　② 정보의 비대칭성
③ 독점성　④ 예측불가능성

PLUS

외부효과는 한 개인의 행동이 제3자에게 미치는 영향(감염병 예방법, 격리 등)을 말한다. 질병에 노출될 경우 다른 사람에게 피해를 주는 역외부 효과도 존재하며(공해, 전염병, 간접 흡연), 집단면역 등을 통해 사전에 위험집단을 통제함으로써 질병을 예방할 수 있는 순외부 효과도 있다.

해설

15
Donabedian의 의료의 질 평가
(1) 구조평가: 의료기관 신임제도, 면허와 자격인증제도
(2) 과정평가: 의료이용도 조사(UR), 의료감사, 임상진료지침 여부, 동료심사(PRO), 보수교육, 전문가표준검토기구(PSRO)
(3) 결과평가: 병원사망률, 이환율, 재발률, 기능회복률, 환자 만족도

16
도나베디안의 의료의 질 평가
(1) 구조평가: 의료기관 신임제도, 면허와 자격인증제도
(2) 과정평가: 의료이용도 조사(UR), 의료감사, 임상진료지침 여부, 동료심사(PRO), 보수교육, 전문가표준검토기구(PSRO)
(3) 결과평가: 병원사망률, 이환율, 재발률, 기능회복률, 환자 만족도

17
도나베디안의 의료의 질 평가
(1) 구조평가: 의료기관 신임제도, 면허와 자격인증제도
(2) 과정평가: 의료이용도 조사(UR), 의료감사, 임상진료지침 여부, 동료심사(PRO), 보수교육, 전문가표준검토기구(PSRO)
(3) 결과평가: 병원사망률, 이환율, 재발률, 기능회복률, 환자 만족도

18
보건의료서비스의 사회경제적 특징
(1) 정보의 비대칭성(소비자의 지식 부족) → 공급이 수요 창출(Say's Law)
(2) 외부 효과(전염병 예방)
(3) 수요의 예측 불가능성 → 의료보험의 근거
(4) 치료의 불확실성
(5) 공급 및 수요의 비탄력성
(6) 독점성
(7) 공급과 수요의 일치(저장 불가능성)
(8) 공급과 수요의 시간적 불일치
(9) 공공재적 성격: 모든 소비자에게 골고루 편익이 돌아가야 하는 재화 및 서비스의 성격을 가지고 있다(비배제성, 비경합성, 무임승차문제).
(10) 우량재(가치재)적 성격
(11) 소비재 요소와 투자재 요소의 혼재

정답 15 ①　16 ②　17 ①　18 ④　19 ①

20 **보건의료서비스의 특징 중 정보의 비대칭성에 대한 설명으로 옳지 않은 것은?** 21 부산보건연구사

① 의사의 유인수요가 발생할 수 있다.
② 최근 정보의 비대칭성이 심화되고 있다.
③ 소비자의 무지가 존재한다.
④ 정부의 개입이 필요하다.

PLUS

소비자의 무지(정보의 비대칭)

(1) 의료시장은 소비자와 공급자 간의 정보가 불균등하게 분포되어 있어 소비자의 무지가 존재한다. 건강상태에 대한 무지, 제공되는 보건의료서비스의 내용에 대한 무지, 가격정보에 대한 무지, 치료결과에 대한 무지가 있다.
(2) 제공되는 서비스의 종류나 범위의 선택에서 소비자는 공급자인 의료인에게 의존할 수밖에 없다.
(3) 공급자의 도덕적 해이로 인해 유인수요(의사유인수요: Physician-induced Demand)가 발생한다.
(4) 관련 법칙: 세이의 법칙 – 공급이 수요를 창출한다. 로머의 법칙 – 공급된 병상은 채워지기 마련이다.
(5) 이러한 이유로 의료제공자에게 충분한 설명에 근거한 동의를 법적으로 의무화하거나, 제3자가 의료공급자에 대한 가격 및 품질에 관한 정보를 소비자에게 제공해야 한다.

21 **도나베디안이 제안한 보건의료서비스의 질 평가 중 과정적 접근으로 옳은 것은?** 21 제주보건연구사

① 신임제도　　② 면허제도
③ 진료결과 평가　　④ 의료이용도 조사

22 **다음 중 보건의료서비스의 사회경제특성으로 옳은 것은?** 22 경기

① 개인의 행동이 사회에 미치는 외부효과가 크다
② 수요가 불확실해서 국가적 차원에서 관리할 수 없다.
③ 정부가 개입하면 반드시 시장실패가 있다.
④ 의료수요는 비탄력적이라 수요가 일정하다.

23 **Donabedian이 제시한 의료의 질 평가 접근방법에 해당하지 않는 것은?** 22 광주의료기술

① 구조평가(structure)　　② 과정평가(Process)
③ 결과평가(Outcome)　　④ 성과평가(performance)

해설

20
② 최근에는 인터넷을 통해 소비자들이 다양한 정보를 확인 할 수 있기 때문에 심화되고 있다고 볼 수 없다.

21
도나베디안의 의료의 질 평가
(1) 구조평가: 의료기관 신임제도, 면허와 자격인증제도
(2) 과정평가: 의료이용도 조사(UR), 의료감사, 임상진료지침 여부, 동료심사(PRO), 보수교육, 전문가표준검토기구(PSRO)
(3) 결과평가: 병원사망률, 이환율, 재발률, 기능회복률, 환자 만족도

23
Donabedian의 의료의 질 평가
(1) 구조평가: 의료서비스가 제공되는 시설이나 시술 여건, 환경, 소요되는 자원을 의미하며 인적·물리적·재정적 자원에 대한 평가, 의료기관 신임제도, 면허와 자격인증 제도
(2) 과정평가: 의료제공자가 실제로 환자를 진료하는 과정과 행위의 적절성을 평가, 의료이용도 조사(UR), 의료감사, 임상진료지침 여부, 동료심사(PRO), 보수교육, 전문가표준검토기구(PSRO)
(3) 결과평가: 환자에게 실제 제공된 의료서비스로 인해 현재 또는 미래의 건강상태가 어떻게 변화되었는지에 초점을 두는 접근방법, 병원사망률, 이환율, 재발률, 기능회복률, 환자만족도

정답 20 ② 21 ④ 22 ① 23 ④

24 **국민의 70%가 코로나19 예방접종으로 집단면역이 형성된다면 나머지 30%는 접종하지 않아도 코로나19 감염으로부터 안전할 수 있다는 보건의료 서비스의 특성으로 옳은 것은?** 22 지방직

① 정보의 비대칭성　② 수요의 불확실성
③ 치료의 불확실성　④ 외부효과성

PLUS

외부 효과는 한 개인의 행동이 제3자에게 미치는 영향(감염병 예방법, 격리 등)을 말한다. 감염성 질환에 대한 예방 및 치료는 감염병 감염경로를 차단하므로 예방접종을 받지 않은 다른 사람들에게도 큰 영향을 미친다. 총인구 중 상당비율의 사람들이 특정질환에 대한 면역력을 가지면(집단면역) 다른 사람들도 감염될 위험이 적기 때문이다.

25 **보건의료서비스는 면허를 가진 자만이 공급이 가능하기 때문에 발생하는 특성은 무엇인가?** 22 울산의료기술(10월)

① 정보의 비대칭성　② 외부효과
③ 공급과 수요의 일치　④ 독점성

26 **다음에서 설명하는 보건의료서비스의 사회경제적 특성은?** 23보건직

- 일반인들은 의료전문가에 비해 보건의료에 대한 전문지식이 적다.
- 공급자에 의해 수요가 창출된다.

① 가치재　② 정보의 비대칭성
③ 노동집약적　④ 소비재인 동시에 투자재

PLUS

인간이 인간다운 생활을 하기 위해 반드시 향유해야 하는 재화를 의미하는데, 의식주와 기초교육이 대표적이다.
보건의료서비스 역시 인간의 필수적인 재화이며, 소득수준, 사회적 지위, 지역, 사회계층을 막론하고 모든 국민에게 기본적으로 제공되어야 하는 재화이기 때문에 국가가 담당하지 않으면 안 된다.
적절한 보건의료서비스를 통하여 건강을 보호한다는 것은 질병의 파급효과를 줄이게 되며 그 혜택은 당사자뿐만 아니라 그 가족 혹은 사회전체에 돌아가기 때문에 우량재적 성격을 지닌다.

해설

24
① 정보의 비대칭성: 의료서비스에 대한 지식이 의사에게 집중되어 소비자들은 이것에 대한 정보를 알 수가 없다. 공급자에 의한 유인수요가 발생하기 때문에 3자 개입이 필요하다.
② 수요의 불확실성: 질병이 언제 어디서 발생할지 예측할 수 없다. 그리고 일단 수요가 생기면 필수적이고 분할이 불가능하다. 의료보험 성립 배경(개인은 예측 불가능하나 다수이면 예측 가능)이 된다.
③ 치료의 불확실성: 질병발생 이후 치료절차와 결과의 예측이 명확하지 않다. 치료결과의 불확실성으로 인해 환자들에게는 의료서비스의 질적·양적 향상에 대한 욕구가 존재한다.

25
① 정보의 비대칭성: 의료서비스에 대한 지식이 의사에게 집중되어 소비자들은 이것에 대한 정보를 알 수가 없다. 공급자에 의한 유인수요가 발생하기 때문에 3자 개입이 필요하다.
② 외부효과: 한 개인의 행동이 제3자에게 미치는 영향(감염병 예방법, 격리 등)을 말한다.
③ 공급과 수요의 일치: 수요가 필요할 때 즉시 공급이 이루어져야 한다.
④ 독점성: 면허자만 공급이 가능함으로 인해 공급의 독점성이 발생하기 때문에 국가의 개입이 필요하다.

26
① 우량재(Merit Goods, 가치재)

정답 24 ④ 25 ④ 26 ②

제2절 보건행정

01 **보건기획의 순서로 옳은 것은?** 18 충남

① 목표설정 – 상황분석 – 대안작성 – 집행 – 평가
② 상황분석 – 목표설정 – 대안작성 – 집행 – 평가
③ 목표설정 – 대안작성 – 상황분석 – 집행 – 평가
④ 상황분석 – 대안작성 – 목표설정 – 집행 – 평가

02 **보건기획기법 중 예산과 계획의 기능을 결합하여 자원 배분에 대한 의사결정의 합리화를 추구하는 기법은?** 18 경북

① PPBS ② OR
③ SA ④ CBA

03 **조직의 원리를 설명한 것으로 옳은 것은?**

① 계층의 원리는 권한과 책임의 정도에 따라 직무를 등급화함으로써 상하조직단위 사이에 직무상 지휘·감독관계에 서게 하는 것을 의미한다.
② 전문화의 원리는 한 사람의 상관이 몇 사람의 부하를 적절하게 직접 감독할 수 있는가를 의미하는 것이다.
③ 통솔범위의 원리는 조직의 전체 기능을 성질별로 나누어 가급적 한 사람에게 동일한 업무를 분담시키는 원리를 의미한다.
④ 계층제의 원리는 누구나 한 사람의 직속상관에게만 보고하며, 또 명령을 받아야 한다는 것을 말하는 원리이다.

PLUS

조직의 원리
(1) 계층제의 원리: 권한과 책임의 정도에 따라 직무를 등급화함으로써 상하 계층 간의 직무상의 지휘, 복종관계가 이루어지도록 하는 것으로 역할의 수직적 분담 체계이다.
(2) 통솔 범위의 원리: 한 사람의 관리자가 효과적으로 직접 감독·관리할 수 있는 하급자의 수를 적절하게 정하는 원리이다.
(3) 명령 통일의 원리: 한 사람의 하위자는 오직 한 사람의 상관에 의해서만 지시나 명령을 받아야 한다는 원칙으로 명령일원화의 원칙이라 한다.
(4) 분업의 원리(전문화의 원리): 특정인이 담당하는 업무를 전문화하여 분업화시킴으로써 업무의 전문성과 정확·신속성을 기할 수 있다는 원칙이다.
(5) 조정의 원리(통합의 원리): 업무 수행에서의 중복성과 낭비를 배제하고 혼선을 방지하여 공동목표를 달성할 수 있도록 특정인에게 업무를 조정하는 역할을 부여하여야 한다는 원칙이다. 효과적인 조정을 하기 위해서는 의사소통이 촉진되어야 한다.

해설

01
보건기획순서
① 기획팀조직
② 지역현황분석 및 우선순위설정
③ 목표설정
④ 대안작성
⑤ 집행
⑥ 평가

02
계획예산제도(PPBS: Planning Programming Budgeting System)는 미국 국방성에서 처음 개발하여 시행한 방법으로 장기적인 계획 수립과 단기적인 예산 편성을 연관시킴으로써 자원 배분에 대한 의사결정을 합리적으로 일관성 있게 하려는 제도이다.

정답 01 ② 02 ① 03 ①

PART 10

04 **보건행정의 특징으로 옳은 것은?** 18 경기의료기술

① 한정된 자원을 활용하여 최대의 효과를 낸다.
② 자유민주주의 원칙에 따른 소극적 규제행정을 한다.
③ 이윤중심의 모형에 따른다.
④ 주민의 참여보다는 정부주도로 획일적으로 집행해야 한다.

05 **보건사업을 계획하고 자원 배분에 대한 합리적 의사결정을 위한 행정기법은?** 18 경북

① OR ② PPBS
③ SA ④ PERT

PLUS

(1) 운영연구(OR : Operation Research)
① 제2차 세계 대전 당시 군사 작전상의 문제에 대해 계량적 기법을 이용하여 최적의 해답을 얻기 위해 고안된 계획 방법
② 전후 기업에서 각종 의사결정 계획이나 정책 개발을 위한 방법으로 발전
③ 해당 환경하에서 살아 있는 생물체와 같이 체계, 사업, 봉사, 집행, 운영 등의 전부 또는 일부를 조사 연구하는 것
(2) 계획예산제도(PPBS : Planning Programming Budgeting System)
① 미국 국방성에서 처음 개발하여 시행한 방법
② 장기적인 계획 수립과 단기적인 예산 편성을 연관시킴으로써 자원 배분에 대한 의사결정을 합리적으로 일관성 있게 하려는 제도
(3) 체계 분석(SA; System Analysis)
① 정책결정권자에게 사업의 경비와 그 가치에 대한 정확한 정보를 제공하는 것
② 정책결정의 수립 과정을 향상시키는 데 목적이 있음
(4) 사업 평가 및 검열 기술(PERT : Performance Evaluation Review Technique)
① 불확실한 상태에서 기획과 통제를 하는 데 사용되는 작업망 체계 모형
② 프로젝트의 주요 활동을 확인하고 그 활동들을 진행도표로 순서대로 나열하고 각 활동의 소요 시간을 정함
③ 대규모의 복잡한 일과성 프로젝트에 사용

06 **지역사회 주민들의 자발적 참여와 관련 있는 보건행정의 특성은?** 19 경기

① 공공성 사회성 ② 봉사
③ 조장성 및 교육성 ④ 과학성 기술성

해설

04
① 한정된 자원을 활용하여 최대의 효과를 낸다. – 효율성에 대한 설명으로 보건행정의 이념 중 하나에 해당한다.
② 자유민주주의 원칙에 따른 소극적 규제행정을 한다. – 소극적 규제행정이란 소극적인 질서행정의 개념으로 보건 행정은 이를 벗어나 사회정의에 입각한 봉사행정의 성격을 가지고 있다. 봉사행정은 공공행정으로서 국민의 복지와 행복을 위한 봉사행정의 속성을 지니고 있다. 보건의료서비스에 대해 국가는 규제자 역할을 하며 이는 의료문제 전반에 대하여 보다 적극적으로 개입하는 경우이다.
③ 이윤중심의 모형에 따른다. – 보건행정은 공공성 및 사회성의 특성이 있으며 이윤을 추구하는 모형은 아니다.
④ 주민의 참여보다는 정부주도로 획일적으로 집행해야 한다. – 보건행정에서 주민참여는 중요한 요소이다.

06
① 공공성 및 사회성: 보건의료서비스는 사회·경제적 특성상 공공재적 성격의 서비스이다. 따라서 정부는 사회구성원인 국민의 건강 향상을 위하여 노력하게 된다.
② 봉사성: 현대 행정은 국민의 행복과 복지를 위해 직접 개입하여 서비스를 제공하게 된다. 보건행정도 국민의 건강 향상을 위하여 적극적으로 서비스를 제공하는 봉사성을 지닌다.
③ 조장성 및 교육성: 국민의 건강을 향상시키기 위해 무엇보다도 중요한 것은 건강한 환경 조성 및 건강 행위를 실천하도록 하는 것이다. 이를 위하여 부단히 교육하고, 자발적인 참여를 하도록 분위기를 조장해야 한다. 또한 보건의료요원들에 대한 교육 역시 중요하다.
④ 과학성 및 기술성: 보건의료서비스의 제공은 보건의료에 대한 지식과 기술을 갖춘 사람이 하게 된다. 따라서 과학적이고 기술행정적인 성격을 지닌다.

정답 04 ① 05 ② 06 ③

07 경기도에서 기존의 보건사업의 다각화를 위해 새로운 집단을 대상으로 새로운 사업을 기획하고자 할 때 적절한 분석은? 19 경기

① ST분석 ② SO분석
③ WT분석 ④ WO분석

08 다음 중 보건행정의 특징으로 옳지 않은 것은? 19 충남보건연구사

① 공공성 및 사회성 ② 조장성 및 교육성
③ 평등성 및 참여성 ④ 과학성 및 기술성

09 조직구성원의 동기부여 이론인 Herzberg의 요인 이론에서 동기 - 위생요인의 연결이 옳지 않은 것은? 19 울산

① 위생요인 – 성취감 ② 위생요인 – 작업조건
③ 동기요인 – 인정 ④ 동기요인 – 성장가능성

PLUS

허츠버그(Herzberg)의 욕구충족이론

(1) 조직 구성원에게 불만을 주는 요인(위생요인)과 만족을 주는 요인(동기요인)은 상호독립되어 있음을 제시(동기 – 위생이론)
(2) 만족의 반대는 불만족이 아닌 만족이 없는 상태이며, 불만족의 반대는 만족이 아닌 불만족이 없는 상태
(3) 동기요인과 위생요인의 구별

구분	위생요인(불만요인)	동기요인(만족요인)
성격	직무 외적 또는 근무환경적 요인	직무자체와 관련되어 있고 개인에게 성취감을 줄 수 있는 요인
예시	• 조직의 정책과 관리 (방침과 관행) • 감독 • 보수 • 대인관계 • 작업조건	• 직무상의 성취(승진 등) • 직무에 대한 타인으로부터의 인정 • 보람 있는 직무 • 직무상의 책임 • 성장 및 발전(자아계발)
매슬로 욕구계층	생리적 욕구, 안전의 욕구, 사회적 욕구	존중의 욕구, 자아실현의 욕구

(4) 위생요인의 충족(또는 불만요인의 제거)은 불만을 줄여주는 소극적 효과이며 직무행태에는 단기적 영향
(5) 동기요인(만족요인)의 증대는 인간의 자기실현 욕구에 자극을 주고 직무수행의 동기를 유발한다.

해설

07
① ST전략: 확인된 위협을 최소화하기 위해 조직의 강점을 어떻게 사용할 것인가?
다각화 전략: 새로운 사업 진출, 새로운 시장, 새로운 기술, 새로운 고객
② SO전략: 조직의 어떤 강점이 기회를 극대화하기 위해 사용될 수 있는가?
공격적 전략: 사업구조, 영역, 시장의 확대
③ WT전략: 위협을 회피하기 위해 조직의 약점을 어떻게 최소화할 것인가?
방어적 전략: 사업의 축소나 폐지
④ WO전략: 조직의 약점을 최소화하기 위해 확인된 기회를 활용하여 어떤 행동을 취할 수 있는가?
국면전환 전략: 강점 보완, 구조조정 혁신 운동

08
보건행정의 특징: 공공성 및 사회성, 봉사성, 조장성 및 교육성, 과학성 및 기술성

정답 07 ① 08 ③ 09 ①

10 **보건행정의 특성으로 옳은 것을 모두 고르시오.** 19 울산

㉠ 공공성	㉡ 사회성
㉢ 봉사성	㉣ 조장성
㉤ 교육성	㉥ 과학성
㉦ 기술성	㉧ 규제성

① ㉠, ㉡, ㉢, ㉣, ㉤
② ㉠, ㉡, ㉢, ㉣, ㉤, ㉥
③ ㉠, ㉡, ㉢, ㉣, ㉤, ㉥, ㉦
② ㉠, ㉡, ㉢, ㉣, ㉤, ㉥, ㉦, ㉧

11 **다음 설명에 해당하는 조직유형은?** 19 울산보건연구사

- 1960년대 초 미국의 항공기제조회사인 보잉항공사에서 처음 시작했다.
- 수직적 조직과 수평적 조직을 결합한 모형이다.
- 의사결정이 복잡해지고 거대해지며 이 결과 기능부서와 프로젝트 관리자들 간에 권력투쟁이 발생할 가능성도 있다.

① 라인 조직
② 라인스텝 조직
③ 프로젝트 조직
④ 매트릭스 조직

PLUS

복합구조[매트릭스(Matrix) 조직, 행렬 조직]
(1) 전통적인 조직기능(수직)과 프로젝트 조직수명을 합한 것
(2) 조직의 기능에 따라 수직선으로 편성된 기능조직에 수평적·측면적인 프로젝트 조직의 모형을 부가시켜 조직의 효율성과 유연성을 동시에 높이고자 운영하는 조직모형
(3) 계층적인 명령계통에서 이루어지는 수직적 통합과 프로젝트팀의 구성원 사이의 상호작용으로 이루어지는 수평적인 통합이 서로 보완되어 있다.
(4) 1960년대 초 미국의 항공기제조회사인 보잉항공사에서 처음 시작했다.
(5) 명령통일 일원화의 원칙에 위배 : 한 사람의 부하가 두 명의 상위자로부터 명령을 수령한다.
(6) 계선조직보다 계층 수가 적고 의사결정이 분권화되어 공식적 절차와 규칙에 얽매이지 않는다.
(7) 대규모 병원조직의 유형이다.

12 **어느 지역에서 영아 사망률이 높아 영유아 의료사업을 진행하려고 한다. 여러 가지 보건사업이 제시되었고, 이 중 하나를 채택하여 진행하려고 한다. 이때 질 보정수명을 이용하여 보건사업을 비교한다면 어떠한 경제학적 접근 방법인가?** 19 강원보건연구사

① 비용 - 효과분석
② 비용 - 편익분석
③ 비용 - 효용분석
④ 투입 - 산출분석

해설

10
보건행정의 특징 : 공공성 및 사회성, 봉사성, 조장성 및 교육성, 과학성 및 기술성

12
보건사업의 경제학적 평가기법
(1) 비용-편익 분석(Cost-Benefit Analysis, CBA) : 서로 대안이 될 수 있는 여러 계획 중에서 가장 타당성이 있는 방법을 판단하는 데 이용하는 방법으로 기대이익을 화폐액으로 표시한다.
(2) 비용-효과 분석(Cost-Effect Analysis, CEA) : 주어진 목적 달성을 위한 여러 가지 서로 다른 방법을 비교하여 그중 효과가 가장 큰 방법을 찾아낸다. 기대이익이 화폐로 표시되지 않는다.
(3) 비용-효용 분석(Cost-Utility Analysis, CUA) : 보건의료프로그램의 비용과 효용을 비교하는 분석방법으로 효용은 건강일수 혹은 질보정수명(QALY)으로 측정한다. 종류 및 양이 사업대안 간에 동일할 필요가 없다.

정답 10 ③ 11 ④ 12 ③

13 **조직을 권한과 책임의 정도에 따라 직무를 등급화시켜 상하 계층 간의 직무상 지휘 및 복종관계가 이루어지도록 하는 조직의 원리는 무엇인가?** 19 강원

① 통솔범위의 원리 ② 계층화의 원리
③ 명령통일의 원리 ④ 조정의 원리

PLUS

조직의 원리

(1) 계층제의 원리 : 권한과 책임의 정도에 따라 직무를 등급화함으로써 상하 계층 간의 직무상의 지휘, 복종관계가 이루어지도록 하는 것으로 역할의 수직적 분담 체계이다.
(2) 통솔 범위의 원리 : 한 사람의 관리자가 효과적으로 직접 감독·관리할 수 있는 하급자의 수를 적절하게 정하는 원리이다.
(3) 명령 통일의 원리 : 한 사람의 하위자는 오직 한 사람의 상관에 의해서만 지시나 명령을 받아야 한다는 원칙으로 명령일원화의 원칙이라 한다.
(4) 분업의 원리(전문화의 원리) : 특정인이 담당하는 업무를 전문화하여 분업화시킴으로써 업무의 전문성과 정확·신속성을 기할 수 있다는 원칙이다.
(5) 조정의 원리(통합의 원리) : 업무 수행에서의 중복성과 낭비를 배제하고 혼선을 방지하여 공동목표를 달성할 수 있도록 특정인에게 업무를 조정하는 역할을 부여하여야 한다는 원칙이다. 효과적인 조정을 하기 위해서는 의사소통이 촉진되어야 한다.

14 **보건정책을 기획하는 과정에서 다음 중 가장 먼저 진행되어야 하는 것은 무엇인가?** 19 강원

① 목표 설정 ② 대안결정
③ 미래지향적인 대안 시행 ④ 예산편성

15 **다음 중 정책수립 과정으로 옳은 것은?** 19 대구

① 정책의제결정 – 정책결정 – 정책집행 – 정책평가
② 정책의제결정 – 정책결정 – 정책평가 – 정책집행
③ 정책결정 – 정책의제결정 – 정책집행 – 정책평가
④ 정책평가 – 정책의제결정 – 정책집행 – 정책결정

해설

14
기획의 과정 : 문제 인지 → 목표 설정 → 상황 분석 → 대안 작성 및 선택 → 수행 → 평가

15
정책과정
(1) 정책의제설정 : 사회문제 → 사회적 이슈 → 공중의제 → 공식의제
(2) 정책결정 : 공적 문제해결을 위해 미래의 합리적 정책대안을 탐색하고 평가·선택하는 일련의 동태적·역동적 과정이다(정책문제의 인지 → 목표의 설정 → 정보의 수집 및 분석 → 대안의 작성 및 평가 → 대안의 선택).
(3) 정책집행 : 정책집행자나 정책대상자의 순응 혹은 불응 발생
(4) 정책평가의 기준 : 효과성, 능률성, 대응성, 형평성, 적합성, 국민의 만족도

정답 13 ② 14 ① 15 ①

16 **비용편익 분석에 대한 설명으로 옳은 것은?** 19 대전

① 주어진 목적달성을 위한 여러 가지 서로 다른 방법을 비교하여 그중 가장 효과 큰 방법을 찾아내는 분석
② 기대이익을 화폐로 표시한다.
③ 질보정수명을 이용한 분석이다.
④ 비용 단위당 최대의 효용을 갖는 분석이다.

17 **Gulick의 POSDCoRB으로 옳지 않은 것은?** 20 경기

① 인사(staffing) ② 기획(planning)
③ 지휘(directing) ④ 협력(cooperation)

18 **보건정책대안의 경제성을 평가하기 위한 방법 중 기대이익을 화폐액으로 표시 가능한 방법은?** 20 경기의료기술

① 비용 – 편익분석 ② 비용 – 효과분석
③ 비용 – 효용분석 ④ 비용 – 비효과분석

19 **A지역은 노인인구가 많으나 보건의료시설과의 거리가 멀다. 이 지역에 능력 있고 열정적인 보건소장이 새로 취임하였다면 SWOT분석 중 적용가능한 기법은?** 20 경북의료기술

① WO ② ST
③ WT ④ SO

해설

16
(1) 비용–편익 분석(Cost-Benefit Analysis, CBA): 서로 대안이 될 수 있는 여러 계획 중에서 가장 타당성이 있는 방법을 판단하는 데 이용하는 방법으로 기대이익을 화폐액으로 표시한다.
(2) 비용–효과 분석(Cost-Effect Analysis, CEA): 주어진 목적달성을 위한 여러 가지 서로 다른 방법을 비교하여 그중 효과가 가장 큰 방법을 찾아낸다. 기대이익이 화폐로 표시되지 않는다.
(3) 비용–효용 분석(Cost-Utility Analysis, CUA): 보건의료프로그램의 비용과 효용을 비교하는 분석방법으로 효용은 건강일수 혹은 질보정수명(QALY)으로 측정한다. 종류 및 양이 사업대안 간에 동일할 필요가 없다.

17
귤릭(GÜlick)의 7가지 관리 기능(POSDCoRB): 기획(Planning), 조직(Organizing), 인사(Staffing), 지휘(Directing), 조정(Coordination), 보고(Reporting), 예산(Budgeting)

18
비용–편익 분석(Cost-Benefit Analysis, CBA): 서로 대안이 될 수 있는 여러 계획 중에서 가장 타당성이 있는 방법을 판단하는 데 이용하는 방법으로 기대이익을 화폐액으로 표시한다.

19
SWOT분석: SWOT분석은 어떤 조직의 내부환경을 분석하여 강점과 약점을 발견하고, 외부환경을 분석하여 기회와 위협을 찾아내어 이를 토대로 강점은 살리고 약점은 죽이고, 기회는 활용하고 위협은 억제하는 마케팅을 수립하는 전략이다.
A지역을 중심으로 분석한 내용으로 이 지역에 노인인구가 많으나 보건의료시설과 거리가 먼 것은 약점(W)으로 볼 수 있고, 열정적인 보건소장이 새로 취임한 것은 기회(O)로 판단 할 수 있다.

정답 16 ② 17 ④ 18 ① 19 ①

20 **노인보건사업과 영유아보건사업을 비교했을 때 노인보건사업이 질을 보정한 수명 연장 측면에서 더 삶의 질 측면에서 더 유리하다고 판단할 수 있는 의사결정기법은 무엇인가?** 20 경북

① 비용 – 효과 분석　② 비용 – 편익 분석
③ 비용 – 효용 분석　④ 비용 – 효율 분석

PLUS

비용-효용 분석(Cost-Utility Analysis, CUA)
보건의료프로그램의 비용과 효용을 비교하는 분석방법으로 효용은 건강일수 혹은 질보정수명(QALY)으로 측정한다. 종류 및 양이 사업대안 간에 동일할 필요가 없다.

21 **SWOT 전략 중 외부의 위험을 피하기 위해 사업을 축소 및 폐기하는 방어적 전략은?** 20 서울

① SO 전략　② WO 전략
③ ST 전략　④ WT 전략

22 **다음 설명에 해당하는 조직의 원리는?** 20 경기의료기술(11월)

> 공동의 목표를 달성하기 위하여 하위체계 간의 노력의 통일을 기하기 위한 과정이다.

① 계층제의 원리　② 통솔범위의 원리
③ 명령통일의 원리　④ 조정의 원리

PLUS

조직의 원리
(1) 계층제의 원리 : 권한과 책임의 정도에 따라 직무를 등급화함으로써 상하 계층 간의 직무상의 지휘, 복종관계가 이루어지도록 하는 것으로 역할의 수직적 분담 체계이다.
(2) 통솔 범위의 원리 : 한 사람의 관리자가 효과적으로 직접 감독·관리할 수 있는 하급자의 수를 적절하게 정하는 원리이다.
(3) 명령 통일의 원리 : 한 사람의 하위자는 오직 한 사람의 상관에 의해서만 지시나 명령을 받아야 한다는 원칙으로 명령일원화의 원칙이라 한다.
(4) 분업의 원리(전문화의 원리) : 특정인이 담당하는 업무를 전문화하여 분업화시킴으로써 업무의 전문성과 정확·신속성을 기할 수 있다는 원칙이다.
(5) 조정의 원리(통합의 원리) : 업무 수행에서의 중복성과 낭비를 배제하고 혼선을 방지하여 공동목표를 달성할 수 있도록 특정인에게 업무를 조정하는 역할을 부여하여야 한다는 원칙이다. 효과적인 조정을 하기 위해서는 의사소통이 촉진되어야 한다.

해설

20
① 비용-효과 분석 : 주어진 목적 달성을 위한 여러 가지 서로 다른 방법을 비교하여 그중 효과가 가장 큰 방법을 찾아냄
② 비용-편익 분석 : 서로 대안이 될 수 있는 여러 계획 중에서 가장 타당성이 있는 방법을 판단하는 데 이용하는 방법

21
① 강점-위협 전략(ST) : 확인된 위협을 최소화하기 위해 조직의 강점을 어떻게 사용할 것인가?
다각화 전략 : 새로운 사업 진출, 새로운 시장, 새로운 기술, 새로운 고객
② 강점-기회 전략(SO) : 조직의 어떤 강점이 기회를 극대화하기 위해 사용 될 수 있는가?
공격적 전략 : 사업구조, 영역, 시장의 확대
③ 약점-위협 전략(WT) : 위협을 회피하기 위해 조직의 약점을 어떻게 최소화할 것인가?
방어적 전략 : 사업의 축소나 폐지
④ 약점-기회 전략(WO) : 조직의 약점을 최소화하기 위해 확인된 기회를 활용하여 어떤 행동을 취할 수 있는가?
국면전환 전략 : 강점 보완, 구조조정 혁신 운동

정답 20 ③　21 ④　22 ④

23 **영유아보건사업을 통해 신생아 사망을 가장 최소화할 수 있는 사업방법을 선택하기 위해 적용할 때 적절한 분석기법은 무엇인가?** 20 경기보건연구사

① 비용 – 최소화분석　② 비용 – 편익분석
③ 비용 – 효과분석　④ 비용 – 효용분석

PLUS

경제성 평가 기법
(1) 비용–편익 분석(CBA : Cost–Benefit Analysis)
　① 서로 대안이 될 수 있는 여러 계획 중에서 가장 타당성이 있는 방법을 판단하는 데 이용하는 방법
　② 기대이익을 화폐액으로 표시
(2) 비용–효과 분석(CEA : Cost–Effect Analysis)
　① 주어진 목적 달성을 위한 여러 가지 서로 다른 방법을 비교하여 그중 효과가 가장 큰 방법을 찾아냄
　② 기대이익이 화폐로 표시되지 않음
(3) 비용–효용 분석(CUA : Cost–Utility Analysis)
　① 보건의료프로그램의 비용과 효용을 비교하는 분석방법으로 효용은 건강일수 혹은 질보정수명(QALY)으로 측정한다.
　② 종류 및 양이 사업대안 간에 동일할 필요가 없다.

24 **의사결정기법 중 하나인 델파이기법에 대한 설명으로 옳은 것은?** 20 광주보건연구사

가. 전문가의 직관에 의존하는 주관적이고 질적인 미래예측기법이다.
나. 최종의사결정이 이루어질 때까지 많은 시간이 소비되기 때문에 빠른 의사결정에는 적용의 한계가 있다.
다. 익명성을 보장하여 외부적인 영향력으로 결론이 왜곡되는 것을 방지한다.
라. 창의적 의견이나 독창적인 사람들의 기발한 아이디어를 직접적인 대면 접촉토의를 통하여 창안하는 주관적 · 질적 분석기법이다.

① 가, 나, 다　② 가, 다
③ 나, 라　④ 가, 나, 다, 라

PLUS

델파이기법(Delphi Technique)
(1) 1948년 미국의 RAND 연구소에서 개발하였다.
(2) 관련분야의 전문지식을 가진 전문가들에게 토론 없이 서면으로, 완전한 익명으로 자문을 의뢰하고, 이를 반복 · 종합하여 예측결과를 도출하는 기법이다. 전문가의 직관에 의존하는 주관적 · 질적 미래예측기법으로 볼 수 있다.
(3) 델파이기법은 전문가그룹의 활용에서 단점을 극복하고 장점을 취하는 방법으로, 이 경우에 설문지 응답은 몇몇 권위자의 영향력을 배제하거나, 다수의견에 따르는 것을 피하기 위해 비공개로 이루어진다.
(4) 최종의사결정이 이루어질 때까지 많은 시간이 소비되기 때문에 빠른 의사결정에는 적용의 한계가 있다.
(5) 일상적이고 단순한 의사결정문제보다는 기술혁신의 예측 의료시장개방과 잠재시장 예측 연구개발 경향, 미래의 보건의료시장 등 범위가 넓거나 장기적인 문제를 해결하는 데 유용하다.

해설

23
비용–효과분석은 효과의 화폐가치 계산이 힘들거나, 비용과 효과의 측정단위가 달라 화폐라는 동일한 기준으로 비교하기 힘들 때 이용되는 분석기법이다. 신생아사망률이라는 목표는 화폐가치가 아닌 산출물을 비교하는 경우로 비용효과분석이 적절하다.

24
라. 창의적 의견이나 독창적인 사람들의 기발한 아이디어를 직접적인 대면접촉토의를 통하여 창안하는 주관적 · 질적 분석기법은 브레인스토밍이다.

정답 23 ③　24 ①

25 **조직의 상급자와 하위관리자가 함께 목표를 설정하고 업무수행 결과를 평가·환류시켜 조직의 효율성을 제고하려는 관리기법은?** 20 울산

① PERT ② PPBS
③ TQM ④ MBO

PLUS

(1) PERT(Program Evaluation and Review Technique, 과업평가검사기법)
① 불확실한 상태에서 기획과 통제를 하는 데 사용되는 모형으로, 집행계획을 일목요연하게 이행시키기 위한 계획방법이다.
② 먼저 프로젝트의 주요 활동을 확인하고 그 활동을 진행도표로서 순서대로 번호를 붙여 나열하고 각 활동의 소요시간을 정한다.
③ 집행기간이 불확실한 상황에 대하여 확률적인 접근을 통하여 평가하며, 비정형적인 의사결정방법에 효과적이고 유용한 방법이다.
(2) PPBS(Planning Programming Budgeting System, 계획 예산기법)
① 장기적인 계획과 단기적인 예산편성을 프로그램을 통해 유기적으로 연결시킴으로써 합리적인 자원배분을 이룩하려는 제도이다.
② 목표를 분명히 정의하고, 이를 달성할 사업계획, 각종 대안을 체계적으로 검토해 수립하여, 다년간에 걸친 사업재정계획을 수립하는 장기적 시계를 갖고 있다.
(3) TQM(Total Quality Management, 총체적 품질관리) : 고객에 대한 서비스 품질향상을 목표로 조직 내 모든 사람이 참여하여 지속적으로 업무수행방식을 개선하고자 하는 관리방식으로 산출물과 서비스의 질을 개선하기 위한 포괄적인 고객중심 관리 기법이다.
(4) MBO(Management By Objective, 목표관리) : 참여과정을 통해 조직단위와 구성원들이 실천해야 할 생산활동의 단기적 목표를 설정하고 그에 따라 생산활동을 수행하고 그 결과를 평가·환류하는 관리체제이다.

26 **다음에 해당하는 조직유형은 무엇인가?** 20 울산보건연구사

- 다양한 전문성을 가진 구성원을 팀으로 조직하여 특정 사안이 해결될 때까지 운영한다.
- 조직구성원은 수평적인 관계로 운영된다.
- 특정목표의 달성이나 임무를 수행하기 위하여 수직적 명령계통, 기능적 분화, 통솔범위에 일반적으로 구애받지 않아 상당한 유연성을 가진다.

① 매트릭스 조직 ② 참모 조직
③ 프로젝트 조직 ④ 계선 조직

해설

26
① 매트릭스조직(행렬조직, Matrix Organization) : 조직의 기능에 따라 수직선으로 편성된 기능조직(전통적인 조직)에 수평적·측면적인 프로젝트 조직의 모형을 부가시켜 조직의 효율성과 유연성을 동시에 높이고자 운영하는 조직모형이다. 명령통일 일원화의 원칙에 위배되는 조직이다. 계층 수가 적고 의사결정이 분권화되어, 공식적 절차와 규칙에 얽매이지 않는다.
② 참모조직(막료조직, Staff Organization) : 계선 조직이 목표 달성을 원활하게 할 수 있도록 지원하는 조직으로 부차적·측면적 조직으로 자문·권고·협의 조정, 정보의 수집·분석, 기획·통제, 연구 등의 기능을 수행하며 직접적인 명령·집행·결정권을 가지고 있지 않다.
③ 프로젝트조직(Project Team) : 목적달성을 위해 관련부서의 직원들이 파견되어 구성되는 임시조직으로 프로젝트팀(Project Team), 태스크포스(TF : Task Force)로 불린다. 프로젝트 조직은 해산을 전제로 하여 임시로 편성된 일시적 조직이며, 신규·혁신적·비일상적인 과제의 해결을 위하여 형성되는 동태적 조직이다.
④ 계선조직(Line Organization) : 목표 달성에 직접 기여하기 위하여 상하 명령 복종의 수직적인 계층 구조를 가진 조직으로 권한과 책임을 등급화시킨 피라미드 형태를 띤다.

정답 25 ④ 26 ③

PART 10

27 **다음 설명에 해당하는 보건행정의 특성은 무엇인가?** 20 대구

> • 코로나19 유행의 차단을 위해 정부에서 시민들을 대상으로 마스크 착용, 생활 속 거리두기 등의 행동지침을 발표하고 시민들의 자발적 참여 필요성을 강조하였다.
> • 정부의 각 부처나 지자체에도 지침을 준수할 것을 당부하였다.

① 과학성 ② 기술성
③ 공공성 및 사회성 ④ 조장성 및 교육성

28 **보건소 보건사업 마케팅 전략을 수립하기 위하여 SWOT분석을 실시한 결과가 다음과 같을 때 적용 가능한 전략은 무엇인가?** 20 대구보건연구사

> • 코로나19 유행으로 인하여 시민들이 보건소를 방문하기 어렵다.
> • 보건소 직원들의 역량을 발휘하여 대면으로 진행되던 교육을 온라인 강의를 통해 비대면교육으로 전환하고 있다.

① SO ② ST
③ WO ④ WT

29 **기존의 정책이나 결정을 일단 긍정적으로 검토하고, 그것보다 약간 향상된 대안에 대해서만 부분적 · 순차적으로 탐색하여 의사결정하는 모형은 무엇인가?** 20 대전

① 합리모형 ② 만족모형
③ 점증모형 ④ 혼합모형

PLUS

정책결정모형
(1) 합리모형: 의사결정자의 완전한 합리성을 가정하고 목표나 가치가 명확하게 고정되어 있다는 가정하에 목표달성의 극대화를 위해 최선의 대안 선택을 추구하는 결정모형
(2) 만족모형: 인간이 완전한 합리성이 아닌 제한된 합리성을 가진 존재라는 것에 기초하여 현실적으로 만족할 만한 수준에서 결정된다는 이론
(3) 점증모형: 기존의 정책이나 결정을 일단 긍정적으로 검토하고 그것보다 약간 향상된 대안(현존정책)에 대해서만 부분적 · 순차적으로 탐색하여 의사결정하는 모형
(4) 혼합모형: 근본적인 결정과 세부적인 결정으로 나누어 '근본적 결정(숲을 보는 결정)'의 경우 합리모형을 '세부 결정(나무를 보는 결정)'의 경우 점증모형을 선별적으로 적용하는 모형
(5) 최적모형: 경제적 합리성과 직관력 · 판단력 · 창의력과 같은 요인을 중심으로 한 초합리성을 고려한 규범적 정책결정모형으로 기존의 합리모형이 계량적 요인만을 대상으로 하여 질적 측면을 간과하고 있음을 비판하고, 점증모형의 타성적 · 선례답습적 행태를 비판하면서, 의사결정의 '최적화'를 실현하기 위한 규범적 모형을 제시한 모형

해설

27
정부가 지침을 마련한 뒤 시민들과 각 부처 지자체에서 자발적으로 참여하여 지침을 준수할 것을 강조한 것은 국민들이 건강을 위한 행위를 하도록 조장하는 것으로 교육성 및 조장성에 해당한다.

보건행정의 특성
(1) 공공성 및 사회성: 보건의료 서비스는 사회 · 경제적 특성상 공공재적 성격의 서비스이다. 따라서 정부는 사회구성원인 국민의 건강 향상을 위하여 노력하게 된다.
(2) 봉사성: 현대 행정은 국민의 행복과 복지를 위해 직접 개입하여 서비스를 제공하게 된다. 보건행정도 국민의 건강 향상을 위하여 적극적으로 서비스를 제공하는 봉사성을 지닌다.
(3) 조장성 및 교육성: 국민의 건강을 향상시키기 위해 무엇보다도 중요한 것은 건강한 환경 조성 및 건강 행위를 실천하도록 하는 것이다. 이를 위하여 부단히 교육하고, 자발적인 참여를 하도록 분위기를 조장해야 한다. 또한 보건의료요원들에 대한 교육 역시 중요하다.
(4) 과학성 및 기술성: 보건의료 서비스의 제공은 보건의료에 대한 지식과 기술을 갖춘 사람이 하게 된다. 따라서 과학적이고 기술행정적인 성격을 지닌다.

28
SWOT 분석은 어떤 조직의 내부환경을 분석하여 강점(S)과 약점(W)을 발견하고, 외부환경을 분석하여 기회(O)와 위협(T)을 찾아내어 이를 토대로 강점은 살리고 약점은 죽이고, 기회는 활용하고 위협은 억제하는 마케팅을 수립하는 전략이다.
• 코로나19 유행으로 인하여 시민들이 보건소를 방문하기 어렵다. – 외부환경의 위협(T)
• 보건소 직원들의 역량을 발휘하여 대면으로 진행되던 교육을 온라인 강의를 통해 비대면교육으로 전환하고 있다. – 조직내부의 강점(S)

정답 27 ④ 28 ② 29 ③

30 **행정의 과정 중 정해진 목표나 정책의 합리적 운용을 위한 사전준비활동과 집행전략을 수립하는 것으로 PPBS를 적용하는 단계에 해당되는 것은?** 20 부산보건연구사

① 조직 ② 기획
③ 조정 ④ 인사

PLUS

귤릭(Luther Gülick)의 POSDCoRB
(1) 기획(Planning): 정해진 목표나 정책의 합리적 운용을 위한 사전준비활동과 집행전략
(2) 조직(Organizing): 인적·물적 자원 및 구조를 편제하는 과정
(3) 인사(Staffing): 조직 내 인력을 임용·배치·관리하는 활동
(4) 지휘(Directing): 목표달성을 위한 지침을 내리는 과정
(5) 조정(Coordinating): 행동통일을 이룩하도록 집단적 활력을 결집시키는 활동
(6) 보고(Reporting): 보고하고 보고받는 과정
(7) 예산(Budgeting): 예산을 편성·관리·통제하는 제반활동

31 **전문가들이 집단토의를 하는 경우 발생하는 단점을 극복하기 위해서 개발된 기법으로 익명성을 보장하여 여러 전문가들의 의견을 종합하고 통계처리하는 과정을 반복하여 의사결정하는 기법은 무엇인가?** 20 세종

① 델파이 기법 ② 데이터마이닝 기법
③ 브레인스토밍 기법 ④ 프로그램평가검토 기법

PLUS

① 델파이 기법: 관련분야의 전문지식을 가진 전문가들에게 토론 없이 서면으로 완전한 익명으로 자문을 의뢰하고 이를 반복·종합하여 예측결과를 도출하는 기법이다. 전문가의 직관에 의존하는 주관적·질적 미래예측기법으로 볼 수 있다. 델파이 기법은 전문가그룹의 활용에서 단점을 극복하고 장점을 취하는 방법으로, 이 경우에 설문지 응답은 몇몇 권위자의 영향력을 배제하거나 다수의견에 따르는 것을 피하기 위해 비공개로 이루어진다.
③ 데이터마이닝 기법: 대규모로 저장된 데이터 안에서 체계적이고 자동적으로 통계적 규칙이나 패턴을 분석하여 가치 있는 정보를 추출하는 과정이다. 데이터 마이닝은 통계학에서 패턴 인식에 이르는 다양한 계량 기법을 사용한다.
③ 브레인스토밍 기법: 집단토의기법으로서 직접적 대면적 접촉을 유지하되, 즉흥적이고 자유스러운 분위기에서 조직구성원 및 전문가의 창의적 의견이나 독창적인 사람들의 기발한 아이디어를 직접적인 대면접촉토의를 통하여 창안하는 주관적·질적 분석기법이다. 비판금지, 자유분방한 아이디어, 질보다 양, 대면적 토론을 통해 아이디어를 제시한다. 결합개선을 허용하여 다른 사람의 아이디어를 결합·수정, 모방해서 새로운 아이디어를 산출하는 방법도 사용 가능하다.
④ 프로그램평가검토 기법: PERT(사업평가검토 기법)는 불확실한 프로젝트의 일정, 비용 등을 합리적으로 계획하고 관리하는 기법으로 방대한 보건사업의 효율적 시간관리를 위해 이용되는 계량적인 방법이다. 사업을 여러 세부 작업으로 구분한 후에 각 작업의 소요시간을 결정하고 세부작업 상호 간의 작업순서를 정하여 도표로 작성한다.

해설

30
PPBS는 계획예산기법으로 장기적인 계획을 수립하고 프로그램을 작성한 뒤 단기적인 예산을 수립하는 기획기법에 해당한다.

정답 30 ② 31 ①

PART 10

32 **어떤 분야의 전문가들에게 토론 없이 익명으로 자문을 의뢰하고 이를 반복·종합하여 결과를 예측하는 의사결정기법은 무엇인가?** 21 경남

① 브레인스토밍(Brainstorming)
② 시계열분석(Time Series Analysis)
③ 델파이기법(Delphi Technique)
④ 프로그램평가검토기법(PERT)

33 **다음의 설명에 해당하는 조직으로 옳은 것은?** 21 복지부

- 조직의 목표달성을 원활하게 할 수 있도록 지원하는 조직이다.
- 명령, 집행, 결정에 대한 독자적 권한이 없다.

① 계선 조직 ② 참모 조직
③ 계선참모 조직 ④ 매트릭스 조직
⑤ 애드호크라시

PLUS

① 계선조직(Line Organization): 목표 달성에 직접 기여하기 위하여 상하 명령 복종의 수직적인 계층 구조를 가진 조직으로 권한과 책임을 등급화시킨 피라미드 형태를 띤다.
② 참모조직(막료조직, Staff Organization): 계선 조직이 목표 달성을 원활하게 할 수 있도록 지원하는 조직으로 부차적·측면적 조직으로 자문·권고·협의 조정, 정보의 수집·분석, 기획·통제, 연구 등의 기능을 수행하며 직접적인 명령·집행·결정권을 가지고 있지 않다.
③ 계선참모조직(Line-Staff Organization): 계선조직과 참모조직이 결합된 조직유형으로 라인(Line)은 수직조직을, 스태프(staff, 막료 참모)는 수평조직을 의미한다. 조직의 규모가 커질수록 기존의 라인기능만으로는 모든 업무수행이 불가능하므로 라인업무를 지원할 수 있도록 스태프 기능이 분화되어 발달한다.
④ 매트릭스조직(행렬조직, Matrix Organization): 조직의 기능에 따라 수직선으로 편성된 기능조직(전통적인 조직)에 수평적·측면적인 프로젝트 조직의 모형을 부가시켜 조직의 효율성과 유연성을 동시에 높이고자 운영하는 조직모형이다. 명령통일 일원화의 원칙에 위배되는 조직이다. 계층 수가 적고 의사결정이 분권화되어, 공식적 절차와 규칙에 얽매이지 않는다.
⑤ 애드호크라시(Adhocracy): 관료제와 대조를 이루는 개념으로 임무가 완수되면 해산되었다가 새로운 임무가 주어지면 재구성되는 속성을 지니는 것을 애드호크라시라고 한다. 불확실한 상황 속에서 특정한 목표를 달성하기 위해 신축적으로 적용하려는 전문가로 구성된 임성을 지닌 기동성 있는 조직형태이다.

34 **보건사업의 대안을 선택하기 위한 방법으로 비용 및 결과를 화폐액으로 표시하여 검토하는 분석기법은?** 21 울산

① 비용 – 편익 분석 ② 비용 – 효과 분석
③ 비용 – 효용 분석 ④ 비용 – 효율 분석

해설

32
① 브레인스토밍(Brainstorming): 집단토의기법으로서 직접적·대면적 접촉을 유지하되 즉흥적이고 자유스러운 분위기에서 조직구성원 및 전문가의 창의적 의견이나 독창적인 사람들의 기발한 아이디어를 직접적인 대면접촉토의를 통하여 창안하는 주관적·질적 분석기법이다.
② 시계열분석(Time Series Analysis): 시계열이란 연속적으로 이어진 단위 시점마다 취한 어떤 계량변수의 정돈된 관찰치의 집합을 의미한다. 보통 분기별, 월별, 주별 데이터를 이용한다.
③ 델파이기법(Delphi Technique): 관련분야의 전문지식을 가진 전문가들에게 토론 없이 서면으로, 완전한 익명으로 자문을 의뢰하고 이를 반복·종합하여 예측결과를 도출하는 기법이다. 전문가의 직관에 의존하는 주관적·질적 미래예측기법으로 볼 수 있다.
④ 프로그램평가검토기법(PERT): 불확실한 프로젝트의 일정, 비용 등을 합리적으로 계획하고 관리하는 기법으로 방대한 보건사업의 효율적 시간관리를 위해 이용되는 계량적인 방법이다. 사업을 여러 세부작업으로 구분한 후에 각 작업의 소요시간을 결정한 뒤 세부작업 상호 간의 작업순서를 정하여 도표로 작성한다.

정답 32 ③ 33 ② 34 ①

PLUS

경제성 평가기법

(1) 비용-효과 분석(CEA : Cost-Effect Analysis) : 주어진 목적 달성을 위한 여러 가지 서로 다른 방법을 비교하여 그중 효과가 가장 큰 방법을 찾아내는 방법으로 기대이익이 화폐로 표시되지 않는다. 단위 효과당 최소비용이 드는 사업이나 단위비용당 최대 효과를 내는 사업을 채택한다.

(2) 비용편익 분석(CBA : Cost-Benefit Analysis) : 서로 대안이 될 수 있는 여러 계획 중에서 가장 타당성이 있는 방법을 판단하는 데 이용하는 방법으로 기대이익을 화폐액으로 표시한다.

(3) 비용-효용 분석(CUA : Cost-Utility Analysis) : 보건의료 프로그램의 비용과 효용을 비교하는 분석방법으로 효용은 건강일수 혹은 질보정수명(QALY)으로 측정한다. 종류 및 양이 사업대안 간에 동일할 필요가 없다.

35 **비용-효과분석에 대한 설명으로 옳은 것은?** 21 경기보건연구사

① 질보정생존연수(QALY)로 효과를 측정한다.

② 동일한 효과에 대해 최소의 비용이 드는 사업이나, 동일한 비용으로 최대의 효과를 내는 사업을 채택한다.

③ 결과물이 화폐가치일 때 비용-편익분석보다 더 유용하게 쓸 수 있다.

④ 산출물이 동일하지 않더라도 경제성평가가 가능하다.

36 **국가적인 보건사업을 시행할 때 건강행위를 실천하도록 하기 위해 주민들을 교육하고 자발적으로 참여를 하도록 하는 것과 관련 있는 보건행정의 특성은 무엇인가?** 21 전북보건연구사

① 공공성 및 사회성 ② 조장성 및 교육성

③ 기술성 ④ 봉사성

PLUS

보건행정의 특성

(1) 공공성 및 사회성 : 보건의료서비스는 사회・경제적 특성상 공공재적 성격의 서비스이다. 따라서 정부는 사회구성원인 국민의 건강 향상을 위하여 노력하게 된다.

(2) 봉사성 : 현대 행정은 국민의 행복과 복지를 위해 직접 개입하여 서비스를 제공하게 된다. 보건행정도 국민의 건강 향상을 위하여 적극적으로 서비스를 제공하는 봉사성을 지닌다.

(3) 조장성 및 교육성 : 국민의 건강을 향상시키기 위해 무엇보다도 중요한 것은 건강한 환경 조성 및 건강 행위를 실천하도록 하는 것이다. 이를 위하여 부단히 교육하고, 자발적인 참여를 하도록 분위기를 조장해야 한다. 또한 보건의료요원들에 대한 교육 역시 중요하다.

(4) 과학성 및 기술성 : 보건의료서비스의 제공은 보건의료에 대한 지식과 기술을 갖춘 사람이 하게 된다. 따라서 과학적이고 기술행정적인 성격을 지닌다.

해설

35

경제성 평가기법

(1) 비용-효과 분석(CEA : Cost-Effect Analysis) : 주어진 목적 달성을 위한 여러 가지 서로 다른 방법을 비교하여 그중 효과가 가장 큰 방법을 찾아내는 방법으로 기대이익이 화폐로 표시되지 않는다. 단위 효과당 최소비용이 드는 사업이나 단위 비용당 최대 효과를 내는 사업을 채택한다.

(2) 비용편익 분석(CBA : Cost-Benefit Analysis) : 서로 대안이 될 수 있는 여러 계획 중에서 가장 타당성이 있는 방법을 판단하는데 이용하는 방법으로 기대이익을 화폐액으로 표시한다.

(3) 비용-효용 분석(CUA : Cost-Utility Analysis) : 보건의료 프로그램의 비용과 효용을 비교하는 분석방법으로 효용은 건강일수 혹은 질보정수명(QALY)으로 측정한다. 종류 및 양이 사업대안 간에 동일할 필요가 없다.

정답 35 ② 36 ②

PART 10

37 다음 내용에 해당하는 조직유형은 무엇인가? 21 전북보건연구사

- 특정목표의 달성이나 임무를 수행하기 위하여 유연성을 가진 조직
- Task Force로도 불리며, 해산을 전제로 하여 임시로 편성된 조직
- 수평적인 관계에서 운영

① 라인 조직　② 매트릭스 조직
③ 프로젝트 조직　④ 라인스탭 조직

PLUS

조직유형

(1) 계선 조직(Line Organization) : 목표 달성에 직접 기여하기 위하여 상하 명령 복종의 수직적인 계층 구조를 가진 조직으로 권한과 책임을 등급화 시킨 피라미드 형태를 띤다.
(2) 막료 조직(참모조직, Staff Organization) : 계선 조직이 목표 달성을 원활하게 할 수 있도록 지원하는 조직으로 부차적 · 측면적 조직으로 자문 · 권고 · 협의 조정, 정보의 수집 · 분석, 기획 · 통제, 연구 등의 기능을 수행하며 직접적인 명령 · 집행 · 결정권을 가지고 있지 않는다.
※ 라인스탭 조직은 계선 조직(라인 조직)과 막료 조직(스탭 조직)이 결합된 유형이다.
(3) 복합구조[매트릭스(Matrix) 조직, 행렬 조직]
① 조직의 기능에 따라 수직선으로 편성된 기능조직(전통적인 조직)에 수평적 · 측면적인 프로젝트 조직의 모형을 부가시켜 조직의 효율성과 유연성을 동시에 높이고자 운영하는 조직모형
② 명령통일 일원화의 원칙에 위배 : 한 사람의 부하가 두 명의 상위자로부터 명령을 수령함 → 구성원들의 역할과 관련된 갈등 발생
③ 계선 조직보다 계층 수가 적고 의사결정이 분권화되어, 공식적 절차와 규칙에 얽매이지 않음
(4) 프로젝트 조직(project organization)
① 관련부서 직원들이 어떤 목적달성을 위해 파견되어 구성되는 임시조직으로 프로젝트 팀(project team), 태스크포스(TF : task force)로 불린다.
② 프로젝트 조직은 해산을 전제로 하여 임시로 편성된 일시적 조직이며, 신규 · 혁신적 · 비일상적인 과제의 해결을 위하여 형성되는 동태적 조직이다.
③ 당초 계획한 사업목적이 이루어지면 그 구성원들이 다시 본래 소속되어 있던 부서로 돌아가게 된다.

38 지역사회 보건사업을 기획할 때 지켜야 할 원칙으로 옳지 않은 것은? 21 대전보건연구사

① 명확하고 구체적인 목적이 제시되어야 한다.
② 유동적인 행정상황에 신속히 대응할 수 있어야 한다.
③ 불필요한 수정을 하지 않도록 포괄적인 목적을 세운다.
④ 간결해야 하므로 난해하거나 전문적인 용어는 피해야 한다.

해설

38

기획수립의 원칙
(1) 목적성의 원칙 : 비능률과 낭비를 피하고 그 효과성을 높이기 위하여 명확하고 구체적인 목적이 제시되어야 한다.
(2) 단순성의 원칙 : 기획은 간결해야 하므로 난해하거나 전문적인 용어는 피해야 한다.
(3) 표준화의 원칙 : 기획의 대상이 되는 예산, 서비스, 사업방법 등의 표준화를 통하여 용이하게 기획을 수립해야 한다.
(4) 신축성의 원칙 : 유동적인 행정상황에 신속히 대응할 수 있어야 한다.
(5) 안정성의 원칙 : 불필요한 수정 · 변경을 피하고 일관성과 안정감이 있어야 한다.
(6) 경제성의 원칙 : 물적 · 인적 자원과 시간을 절약해야 한다.
(7) 장래예측성의 원칙 : 미래를 가능한 한 정확히 예측할 수 있어야 한다.
(8) 계속성의 원칙(계층성의 원칙) : 조직의 계층에 따라 연결되고 계속되어야 함. 즉 상위 · 중위 · 하위기획은 연결되어야 한다.

정답 37 ③ 38 ③

39 **노인요양사업과 영유아 예방접종 사업을 비교하여 투입되는 자원 대비 질보정수명(QALY)이 높은 사업을 선정하였다. 이러한 판단에 사용되는 경제성 평가 기법은 무엇인가?** 21 대전

① 비용-효용 분석　② 비용-효과 분석
③ 비용-편익 분석　④ 비용-효율 분석

40 **다음의 내용 중 보건기획의 목적으로 옳은 것은?** 22 경기

ㄱ. 합리적인 의사결정
ㄴ. 이해대립의 조정
ㄷ. 새로운 지식과 기술개발
ㄹ. 희소자원의 효과적인 배분

① ㄱ, ㄴ, ㄷ　② ㄱ, ㄷ
③ ㄴ, ㄹ　④ ㄱ, ㄴ, ㄷ, ㄹ

41 **보건사업의 기획에 사용되는 기법으로 조직의 내부환경과 외부환경을 분석하여 이를 토대로 하는 마케팅전략은 무엇인가?** 22 전북

① POSDCoRB　② SWOT
③ CEA　④ CBA

PLUS

SWOT 분석
조직의 내부환경을 분석하여 강점과 약점을 발견하고, 외부 환경을 분석하여 기회와 위협을 찾아내어 이를 토대로 강점은 살리고 약점은 죽이고, 기회는 활용하고 위협은 억제하는 마케팅을 수립하는 전략이다.

해설

39
경제성 평가 기법
(1) 비용-효과 분석: 주어진 목적 달성을 위한 여러 가지 서로 다른 방법을 비교하여 그중 효과가 가장 큰 방법을 찾아냄
(2) 비용-편익 분석: 서로 대안이 될 수 있는 여러 계획 중에서 가장 타당성이 있는 방법을 판단하는 데 이용하는 방법
(3) 비용-효용 분석(CUA: Cos-Utility Analysis): 보건의료 프로그램의 비용과 효용을 비교하는 분석방법으로 효용은 건강일수 혹은 질보정수명(QALY)으로 측정한다.

40
기획의 필요성
(1) 각종 요구와 희소자원의 효과적인 배분
(2) 이해대립의 조정 및 결정
(3) 새로운 지식과 기술개발
(4) 합리적 의사결정

41
① POSDCoRB: 귤릭이 제시한 관리과정(기획, 조직, 인사, 지휘, 조정, 보고, 예산)
③ CEA: 비용효과분석, 주어진 목적달성을 위한 여러 가지 서로 다른 방법을 비교하여 그중 사업성과가 가장 큰 방법을 찾아내는 분석방법이다. 비용편익과 기본논리는 동일하지만 '비용'은 금전적 가치로, '효과'는 측정가능한 '산출물 단위'로 산정하여 분석한(투입은 화폐, 산출은 질로 표현). 비용단위당 최대의 효과를 갖거나 단위효과당 최소의 비용이 드는 대안을 선택한다.
④ CBA: 비용편익분석, 하나 또는 둘 이상의 사업대안에 대해 가장 타당성이 있는 방법을 판단하는 데 이용하는 방법이다. 계획에 대한 비용과 편익을 각각 측정하여 사회적·경제적 관점에서 가장 많은 순편익이 되는 방안을 찾아낸다. 경제적 타당성 검토기준으로 결과가 화폐가치로 표시된다.

정답 39 ① 40 ④ 41 ②

PART 10

42 **SWOT분석 결과에 따라 위협을 최소화하고 조직의 강점을 사용하기 위한 다각화 전략이 적용될 수 있는 유형은?** 22 광주

① SO ② ST
③ WO ④ WT

PLUS

SWOT 분석을 통한 전략의 도출

	강점(내부, 긍정적)	약점(내부, 부정적)
기회 (외부, 긍정적)	강점-기회전략(SO) Maxi-Maxi • 조직의 어떤 강점이 기회를 극대화하기 위해 사용될 수 있는가? • 공격적 전략: 사업구조, 영역 시장의 확대	약점-기회 전략(WO) Mini-Maxi • 조직의 약점을 최소화하기 위해 확인된 기회를 활용하여 어떤 행동을 취할 수 있는가? • 국면전환 전략: 구조조정, 혁신운동
위협 (외부, 부정적)	강점-위협 전략(ST) Maxi-Mini • 확인된 위협을 최소화하기 위해 조직의 강점을 어떻게 사용할 것인가? • 다각화 전략: 새로운 사업 진출, 새로운 시장, 새로운 기술, 새로운 고객	약점-위협 전략(WT) Mini-Mini • 위협을 회피하기 위해 조직의 약점을 어떻게 최소화할 것인가? • 방어적 전략: 사업의 축소나 폐기

43 **귤릭의 행정과정인 POSDCoRB 중 행동통일을 이룩하도록 집단적 활력을 결집시키는 활동에 해당하는 것은?** 22 대전의료기술

① 조정(Coordinating) ② 조직(Organizing)
③ 지휘(Directing) ④ 인사(Staffing)

PLUS

귤릭(Gülick)의 7가지 관리 기능(POSDCoRB)
(1) 기획(Planning): 정해진 목표나 정책의 합리적 운용을 위한 사전준비활동과 집행전략
(2) 조직(Organizing): 인적·물적 자원 및 구조를 편제하는 과정
(3) 인사(Staffing): 조직 내 인력을 임용·배치·관리하는 활동
(4) 지휘(Directing): 목표달성을 위한 지침을 내리는 과정
(5) 조정(Coordinating): 행동통일을 이룩하도록 집단적 활력을 결집시키는 활동
(6) 보고(Reporting): 보고하고 보고받는 과정
(7) 예산(Budgeting): 예산을 편성·관리·통제하는 제반활동

44 **다음 중 보건행정의 특성이 아닌 것은?** 22 경기

① 공공성 및 사회성 ② 봉사성
③ 과학성 및 기술성 ④ 전문성

해설

44
보건행정의 주요 특성: 공공성 및 사회성 봉사성 교육성 및 조장성, 과학성 및 기술성

정답 42 ② 43 ① 44 ④

45 **다음에서 설명하는 조직의 원리는?** 23 보건직

> 조직의 공동목적을 달성하기 위하여 행동통일 및 업무수행을 조화롭게 배열하는 집단적 노력

① 조정의 원리 ② 계층제의 원리
③ 명령통일의 원리 ④ 통솔범위의 원리

제3절 보건행정조직

01 **다음 중 병원관리의 특징으로 옳지 않은 것은?** 18 경기

① 병원경영은 표준화하기 어렵다.
② 재정적 안정보다 환자의 생명과 안전을 더 중요시한다.
③ 노동집약적이며 자본집약적인 조직이다.
④ 조직의 권한과 통제구조가 간단하다.

PLUS

병원조직의 특성
(1) 높은 전문인력의 비중
(2) 복잡한 조직체계
(3) 이원화된 권위체계
(4) 24시간 운영체계
(5) 의료전문가와 관리자의 이중 역할
(6) 자본집약적이며 노동집약적 성격
(7) 공익성과 수익성에 대한 목표의 상충성
(8) 복잡한 전환과정을 거쳐 서비스를 생산하는 조직체
(9) 생산된 서비스의 품질관리나 업적평가가 극히 곤란한 조직체
(10) 업무의 연속성과 응급성
(11) 투자자본의 높은 회전율과 낮은 회수율

02 **우리나라 공공보건행정조직에 대한 설명으로 가장 옳은 것은?** 18 서울

① 보건진료소에는 보건의료서비스 접근성을 높이기 위하여 의사가 배치되어 있다.
② 지역 내 관할 의료인과 의료기관에 관한 지도업무는 보건소의 소관업무가 아니다.
③ 보건의료원은 보건복지부와 보건소를 연결하는 중간조직이다.
④ 중앙보건 행정조직은 보건소 업무에 직접적인 행정적 연계가 없다.

해설

45
조직의 원리
(1) 계층제의 원리: 권한과 책임의 정도에 따라 직무를 등급화함으로써 상하 계층 간의 직무상의 지휘, 복종관계가 이루어지도록 하는 것으로 역할의 수직적 분담 체계이다.
(2) 통솔 범위의 원리: 한 사람의 관리자가 효과적으로 직접 감독·관리할 수 있는 하급자의 수를 적절하게 정하는 원리이다.
(3) 명령 통일의 원리: 한 사람의 하위자는 오직 한 사람의 상관에 의해서만 지시나 명령을 받아야 한다는 원칙으로 명령일원화의 원칙이라 한다.
(4) 분업의 원리(전문화의 원리): 특정인이 담당하는 업무를 전문화하여 분업화시킴으로써 업무의 전문성과 정확·신속성을 기할 수 있다는 원칙이다.
(5) 조정의 원리(통합의 원리): 업무 수행에서의 중복성과 낭비를 배제하고 혼선을 방지하여 공동목표를 달성할 수 있도록 특정인에게 업무를 조정하는 역할을 부여하여야 한다는 원칙이다. 효과적인 조정을 하기 위해서는 의사소통이 촉진되어야 한다.

01
병원조직은 복잡한 조직체계와 이원화된 권위체계가 특징이기 때문에 조직의 권한과 통제구조가 복잡하다.

02
중앙보건 행정조직인 보건복지부는 보건소 업무에 직접적인 행정적 연계가 없으며 기술지원 및 사업감독의 역할만 수행한다.
① 보건진료소에는 의사가 배치되어있지 않다.
② 지역 내 관할 의료인과 의료기관에 관한 지도업무는 보건소의 소관업무에 해당한다.
③ 보건의료원은 병원의 기능을 하는 보건소이다.

정답 45 ① / 01 ④ 02 ④

PART 10

03 **「지역보건법」상 보건소의 기능에 해당하지 않는 것은?** 19 서울

① 건강 친화적인 지역사회 여건의 조성
② 지역보건의료정책의 기획, 조사 · 연구 및 평가
③ 보건의료기관의 평가인증
④ 지역주민의 건강증진 및 질병예방 · 관리를 위한 각종 지역보건의료서비스의 제공

PLUS

「지역보건법」 제11조(보건소의 기능 및 업무)
보건소는 해당 지방자치단체의 관할 구역에서 다음의 기능 및 업무를 수행한다.
① 건강 친화적인 지역사회 여건의 조성
② 지역보건의료정책의 기획, 조사 · 연구 및 평가
㉠ 지역보건의료계획 등 보건의료 및 건강증진에 관한 중장기 계획 및 실행계획의 수립 · 시행 및 평가에 관한 사항
㉡ 지역사회 건강실태조사 등 보건의료 및 건강증진에 관한 조사 · 연구에 관한 사항
㉢ 보건에 관한 실험 또는 검사에 관한 사항
③ 보건의료인 및 「보건의료기본법」 제3조 제4호에 따른 보건의료기관 등에 대한 지도 · 관리 · 육성과 국민보건 향상을 위한 지도 · 관리
㉠ 의료인 및 의료기관에 대한 지도 등에 관한 사항
㉡ 의료기사 · 보건의료정보관리사 및 안경사에 대한 지도 등에 관한 사항
㉢ 응급의료에 관한 사항
㉣ 「농어촌 등 보건의료를 위한 특별조치법」에 따른 공중보건의사, 보건진료 전담공무원 및 보건진료소에 대한 지도 등에 관한 사항
㉤ 약사에 관한 사항과 마약 · 향정신성의약품의 관리 사항에 관한 사항
㉥ 공중위생 및 식품위생에 관한 사항
④ 보건의료 관련기관 · 단체, 학교, 직장 등과의 협력체계 구축
⑤ 지역주민의 건강증진 및 질병예방 · 관리를 위한 지역보건의료서비스의 제공
㉠ 국민건강증진 구강건강 영양관리사업 및 보건교육
㉡ 감염병의 예방 및 관리
㉢ 모성과 영유아의 건강유지, 증진
㉣ 여성 · 노인 · 장애인 등 보건의료 취약계층의 건강유지 · 증진
㉤ 정신건강증진 및 생명존중에 관한 사항
㉥ 지역주민에 대한 진료, 건강검진 및 만성질환 등의 질병관리에 관한 사항
㉦ 가정 및 사회복지시설 등을 방문하여 행하는 보건의료사업 및 건강관리사업
㉧ 난임의 예방 및 관리

04 **다음 중 시 · 군 · 구의 지역보건의료계획에 포함되어야 할 사항으로 옳지 않은 것은?** 19 경기

① 보건소의 기능 및 업무 추진계획
② 지역보건의료기관 인력 시설 등 자원 확충 및 정비 계획
③ 정신질환 등의 치료를 위한 전문치료시설
④ 취약계층의 건강관리 및 지역주민의 건강 상태 격차 해소를 위한 추진계획

해설

04
(1) 시 · 군 · 구의 지역보건의료계획에 포함되어야 할 사항
① 지역보건의료계획의 달성 목표
② 지역현황과 전망
③ 지역보건의료기관과 보건의료 관련기관 · 단체 간의 기능 분담 및 발전 방향
④ 보건소의 기능 및 업무의 추진계획과 추진현황
⑤ 지역보건의료기관의 인력 · 시설 등 자원 확충 및 정비 계획
⑥ 취약계층의 건강관리 및 지역주민의 건강 상태 격차 해소를 위한 추진계획
⑦ 지역보건의료와 사회복지사업 사이의 연계성 확보 계획
(2) 시 · 도의 지역보건의료계획에 포함되어야 할 사항
①~⑦ 시 · 군 · 구의 지역보건의료계획
⑧ 의료기관의 병상의 수요 · 공급
⑨ 정신질환 등의 치료를 위한 전문치료시설의 수요 · 공급
⑩ 특별자치시 · 특별자치도 · 시 · 군 · 구(구는 자치구를 말하며, 이하 "시 · 군 · 구"라 한다) 지역보건의료기관의 설치 · 운영 지원
⑪ 시 · 군 · 구 지역보건의료기관 인력의 교육훈련
⑫ 지역보건의료기관과 보건의료 관련기관 · 단체 간의 협력 · 연계

정답 03 ③ 04 ③

05 다음 중 보건복지부의 소속기관에 해당하지 않는 것은? 19 경남

① 근로복지공단
② 국립장기조직혈액관리원
③ 국립재활병원
④ 국립나주병원

06 「지역보건법」에서 보건소의 기능으로 맞는 것은? 19 경남

ㄱ. 보건의료기관에 대한 지도 · 관리 · 육성
ㄴ. 국민건강증진 · 구강건강 · 영양관리 사업 및 보건교육
ㄷ. 지역보건의료정책의 기획, 조사 · 연구, 평가
ㄹ. 정신건강증진 및 생명존중에 관한 사항
ㅁ. 의료인에 대한 지도
ㅂ. 가정이나 사회복지시설 등을 방문하여 행하는 보건의료 및 건강관리 사업

① ㄱ, ㄴ, ㄷ, ㅂ
② ㄴ, ㄷ, ㄹ, ㅁ
③ ㄴ, ㄷ, ㄹ, ㅁ, ㅂ
④ ㄱ, ㄴ, ㄷ, ㄹ, ㅁ, ㅂ

PLUS

「지역보건법」 제11조(보건소의 기능 및 업무)
보건소는 해당 지방자치단체의 관할 구역에서 다음의 기능 및 업무를 수행한다.
① 건강 친화적인 지역사회 여건의 조성
② 지역보건의료정책의 기획, 조사 · 연구 및 평가
㉠ 지역보건의료계획 등 보건의료 및 건강증진에 관한 중장기 계획 및 실행계획의 수립 · 시행 및 평가에 관한 사항
㉡ 지역사회 건강실태조사 등 보건의료 및 건강증진에 관한 조사 · 연구에 관한 사항
㉢ 보건에 관한 실험 또는 검사에 관한 사항
③ 보건의료인 및 「보건의료기본법」 제3조 제4호에 따른 보건의료기관 등에 대한 지도 · 관리 · 육성과 국민보건 향상을 위한 지도 · 관리
㉠ 의료인 및 의료기관에 대한 지도 등에 관한 사항
㉡ 의료기사 · 보건의료정보관리사 및 안경사에 대한 지도 등에 관한 사항
㉢ 응급의료에 관한 사항
㉣ 「농어촌 등 보건의료를 위한 특별조치법」에 따른 공중보건의사, 보건진료 전담공무원 및 보건진료소에 대한 지도 등에 관한 사항
㉤ 약사에 관한 사항과 마약 · 향정신성의약품의 관리 사항에 관한 사항
㉥ 공중위생 및 식품위생에 관한 사항
④ 보건의료 관련기관 · 단체, 학교, 직장 등과의 협력체계 구축
⑤ 지역주민의 건강증진 및 질병예방 · 관리를 위한 지역보건의료서비스의 제공
㉠ 국민건강증진 구강건강 영양관리사업 및 보건교육
㉡ 감염병의 예방 및 관리
㉢ 모성과 영유아의 건강유지, 증진
㉣ 여성 · 노인 · 장애인 등 보건의료 취약계층의 건강유지 · 증진
㉤ 정신건강증진 및 생명존중에 관한 사항
㉥ 지역주민에 대한 진료, 건강검진 및 만성질환 등의 질병관리에 관한 사항
㉦ 가정 및 사회복지시설 등을 방문하여 행하는 보건의료사업 및 건강관리사업
㉧ 난임의 예방 및 관리

해설

05
보건복지부 소속기관
- 국립정신건강센터, 국립나주병원, 국립부곡병원, 국립춘천병원, 국립공주병원, 국립소록도병원, 국립재활원
- 국립장기조직혈액관리원, 오송생명과학단지지원센터, 국립망향의동산관리원, 건강보험분쟁조정위원회사무국, 첨단재생의료 및 첨단바이오의약품심의위원회

정답 05 ① 06 ④

PART 10

07 **「지역보건법」에 따라 실시하는 지역사회 건강실태조사에 대한 설명으로 옳은 것은?** 19 광주보건연구사

① 「국민건강증진법」에 의거하여 지역주민의 건강증진에 이바지함을 목적으로 한다.
② 국가와 지방자치단체는 지역주민의 건강상태를 파악하기 위하여 3년마다 조사를 실시하여야 한다.
③ 조사내용에는 활동의 제한 및 삶의 질에 관한 사항이 포함되어 있다.
④ 지역사회 건강실태조사는 전수조사를 원칙으로 한다.

PLUS

지역사회 건강실태조사

(1) 지역사회 건강실태조사(지역보건법 제4조)
① 국가와 지방자치단체는 지역주민의 건강 상태 및 건강 문제의 원인 등을 파악하기 위하여 매년 지역사회 건강실태 조사를 실시하여야 한다.
② 제1항에 따른 지역사회 건강실태조사의 방법, 내용 등에 필요한 사항은 대통령령으로 정한다.

(2) 지역사회 건강실태조사의 방법 및 내용(법 시행령 제2조)
① 질병관리청장은 보건복지부장관과 협의하여 「지역보건법」(이하 "법"이라 한다) 제4조 제1항에 따른 지역사회 건강실태조사(이하 "지역사회 건강실태조사"라 한다)를 매년 지방자치단체의 장에게 협조를 요청하여 실시한다.
② 제1항에 따라 협조 요청을 받은 지방자치단체의 장은 매년 보건소(보건의료원을 포함한다. 이하 같다)를 통하여 지역 주민을 대상으로 지역사회 건강실태조사를 실시하여야 한다. 이 경우 지방자치단체의 장은 지역사회 건강실태조사의 결과를 질병관리청장에게 통보하여야 한다.
③ 지역사회 건강실태조사는 표본조사를 원칙으로 하되 필요한 경우에는 전수조사를 할 수 있다.
④ 지역사회 건강실태조사의 내용에는 다음 각 호의 사항이 포함되어야 한다.
1. 흡연, 음주 등 건강 관련 생활습관에 관한 사항
2. 건강검진 및 예방접종 등 질병 예방에 관한 사항
3. 질병 및 보건의료서비스 이용 실태에 관한 사항
4. 사고 및 중독에 관한 사항
5. 활동의 제한 및 삶의 질에 관한 사항
6. 그 밖에 지역사회 건강실태조사에 포함되어야 한다고 질병관리청장이 정하는 사항

해설

07
① 「지역보건법」에 의하여 지역주민의 건강 상태 및 건강문제의 원인 등을 파악하기 위하여 실시한다.
② 국가와 지방자치단체는 지역주민의 건강상태를 파악하기 위하여 매년 조사를 실시하여야 한다.
④ 지역사회 건강실태조사는 표본조사를 원칙으로 하되 필요하면 전수조사를 할 수 있다.

정답 07 ③

08 **다음 중 지역보건의료계획에 관한 설명으로 옳은 것은?** 19 부산

ㄱ. 계획은 시·도지사와 시장·군수·구청장이 수립한다. ㄴ. 5년마다 수립한다. ㄷ. 필요한 경우 보건복지부장관은 시·도지사에게 계획에 대한 조정을 권고할 수 있다. ㄹ. 계획에는 보건의료자원의 조달 및 관리에 대한 내용이 포함된다. ㅁ. 시·도지사는 시·군·구의 지역보건의료계획의 시행 결과를 평가할 수 있다.

① ㄱ, ㄴ　　② ㄱ, ㄷ, ㄹ
③ ㄱ, ㄷ, ㄹ, ㅁ　　④ ㄱ, ㄴ, ㄷ, ㄹ, ㅁ

PLUS

지역보건의료계획

「지역보건법」 제7조 지역보건의료계획의 수립에 따라 시·도지사 또는 시장·군수·구청장은 지역보건의료계획을 4년마다 수립하여야 한다.

(1) 지역보건의료계획에 포함되어야 할 사항
- 보건의료수요의 측정
- 지역보건의료서비스에 관한 장단기 공급대책
- 인력·조직·재정 등 보건의료자원의 조달 및 관리
- 지역보건의료서비스의 제공을 위한 전달체계 구성방안
- 지역보건의료에 관련된 통계 수집 및 정리

(2) 지역보건의료계획 수립 및 시행결과평가(「지역보건법」)
- 시·도지사 또는 시장·군수·구청장은 지역보건의료계획을 4년마다 수립하여야 한다.
- 시·도지사 또는 시장·군수·구청장은 매년 지역보건의료계획에 따라 연차별 시행계획을 수립하여야 한다.
  - 시장·군수·구청장은 시·군·구의 지역보건의료계획 수립 후 시·도지사에게 제출
  - 시·도지사는 시·도의 지역보건의료계획 수립 후 보건복지부장관에게 제출
- 조정권고
  - 보건복지부장관은 특별자치시장·특별자치도지사 또는 시·도지사에게 조정을 권고할 수 있다.
  - 시·도지사는 시장·군수·구청장에게 조정을 권고할 수 있다.
- 평가
  - 보건복지부장관은 특별자치시·특별자치도 또는 시·도의 지역보건의료계획의 시행결과를 평가할 수 있다.
  - 시·도지사는 시·군·구의 지역보건의료계획의 시행 결과를 평가할 수 있다.

09 **「지역보건법」에 따라 4년마다 수립되는 지역보건의료계획에 포함되어야 할 사항이 아닌 것은?** 20 경기의료기술

① 보건의료 공급의 측정
② 지역보건의료서비스에 관한 장기·단기 공급대책
③ 지역보건의료서비스의 제공을 위한 전달체계 구성 방안
④ 지역보건의료에 관련된 통계의 수집 및 정리

해설

09
지역보건의료계획의 수립: 「지역보건법」 제7조 지역보건의료계획의 수립에 따라 시·도지사 또는 시장·군수·구청장은 지역보건의료계획을 4년마다 수립하여야 한다.
(1) 지역보건의료계획에 포함되어야 할 사항
- 보건의료수요의 측정
- 지역보건의료서비스에 관한 장단기 공급대책
- 인력·조직·재정 등 보건의료자원의 조달 및 관리
- 지역보건의료서비스의 제공을 위한 전달체계 구성방안
- 지역보건의료에 관련된 통계 수집 및 정리

정답 08 ③　09 ①

PART 10

10 **다음 중 보건소의 기능에 해당하지 않는 것은?** 20 경북의료기술

① 건강친화적인 지역사회 여건조성
② 의료인 및 의료기관에 대한 지도 등에 관한 사항
③ 보건의료 관련기관 및 단체, 학교, 직장등과 협력체계 구축
④ 지역보건의료서비스 제공을 위한 전달체계 구성

PLUS

「지역보건법」 제11조(보건소의 기능 및 업무)
보건소는 해당 지방자치단체의 관할 구역에서 다음의 기능 및 업무를 수행한다.
① 건강 친화적인 지역사회 여건의 조성
② 지역보건의료정책의 기획, 조사·연구 및 평가
㉠ 지역보건의료계획 등 보건의료 및 건강증진에 관한 중장기 계획 및 실행계획의 수립·시행 및 평가에 관한 사항
㉡ 지역사회 건강실태조사 등 보건의료 및 건강증진에 관한 조사·연구에 관한 사항
㉢ 보건에 관한 실험 또는 검사에 관한 사항
③ 보건의료인 및 「보건의료기본법」 제3조 제4호에 따른 보건의료기관 등에 대한 지도·관리·육성과 국민보건 향상을 위한 지도·관리
㉠ 의료인 및 의료기관에 대한 지도 등에 관한 사항
㉡ 의료기사·보건의료정보관리사 및 안경사에 대한 지도 등에 관한 사항
㉢ 응급의료에 관한 사항
㉣ 「농어촌 등 보건의료를 위한 특별조치법」에 따른 공중보건의사, 보건진료 전담공무원 및 보건진료소에 대한 지도 등에 관한 사항
㉤ 약사에 관한 사항과 마약·향정신성의약품의 관리 사항에 관한 사항
㉥ 공중위생 및 식품위생에 관한 사항
④ 보건의료 관련기관·단체, 학교, 직장 등과의 협력체계 구축
⑤ 지역주민의 건강증진 및 질병예방·관리를 위한 지역보건의료서비스의 제공
㉠ 국민건강증진 구강건강 영양관리사업 및 보건교육
㉡ 감염병의 예방 및 관리
㉢ 모성과 영유아의 건강유지, 증진
㉣ 여성·노인·장애인 등 보건의료 취약계층의 건강유지·증진
㉤ 정신건강증진 및 생명존중에 관한 사항
㉥ 지역주민에 대한 진료, 건강검진 및 만성질환 등의 질병관리에 관한 사항
㉦ 가정 및 사회복지시설 등을 방문하여 행하는 보건의료사업 및 건강관리사업
㉧ 난임의 예방 및 관리

11 **「지역보건법」에 따른 보건소의 기능에 해당하지 않는 것은?** 20 경기

① 산업보건 위생관리
② 난임의 예방 및 관리
③ 감염병의 예방 및 관리
④ 국민건강증진·구강건강·영양관리사업 및 보건교육

12 **「지역보건법」에 다른 보건소의 기능에 해당하지 않는 것은?** 20 경북

① 보건교육 ② 영양관리사업
③ 학교보건 ④ 구강건강

해설

정답 10 ④ 11 ① 12 ③

13 **우리나라의 보건소 역사에 대한 설명으로 옳지 않은 것은?** 20 경북

① 1945년 미군정청이 우리나라 최초의 근대식 보건행정기관인 위생국을 설치하였다.
② 최초로 보건소법이 제정된 것은 1956년이다.
③ 1962년 실질적의미의 보건소가 설치되었다.
④ 1995년에 「지역보건법」으로 전면 개정되었다.

PLUS

우리나라 보건소 역사
(1) 최초의 보건소 조직은 1946년 10월에 서울 및 각 도의 대도시에 모범보건소가 설립된 것이다.
(2) 1956년 12월 13일 처음으로 「보건소법」이 제정되어 도지사 또는 서울시장이 보건소를 설치할 수 있도록 하였으나 명실상부한 보건소 조직이 이루어지지 못하고 폐지되었다.
(3) 실질적인 의미의 보건소 설치는 1962년 9월 24일에 구 「보건소법」을 전면 개정하여 현재에 볼 수 있는 시·군에 보건소를 두도록 하였다.
(4) 1995년 12월 29일 「지역보건법」으로 전면 개정되었다.

14 **「지역보건법」에 따라 설립된 지역보건의료기관에 해당하지 않는 것은?** 20 대전보건연구사

① 보건지소 ② 보건진료소
③ 보건의료원 ④ 건강생활지원센터

15 **보건복지부 소관의 법정 기금으로 운용되는 보건재정이 아닌 것은?** 20 서울

① 국민건강증진기금 ② 국민연금기금
③ 응급의료기금 ④ 공공아동기금

16 **「지역보건법」에 대한 설명으로 가장 옳지 않은 것은?** 20 서울

① 보건소는 시·군·구별로 1개씩 설치하는 것이 원칙이다.
② 보건소가 설치되지 않은 읍·면의 경우 보건지소를 설치할 수 있다.
③ 보건소의 설치는 대통령령에 따라 당해 지방자치단체의 조례로 정한다.
④ 해당 보건소에서 보건소장으로 임용되기 이전 최근 3년간 보건 등과 관련된 근무 경험이 있는 보건 등 직렬의 공무원을 보건소장으로 임용할 수 있다.

해설

13
① 우리나라 최초의 근대식 보건행정기관인 위생국은 1894년(고종 31년)에 설치되었다.

14
보건진료소는 「농어촌 등 보건의료를 위한 특별조치법」에 따라 설립된 지역보건의료기관이다.

15
보건복지부의 소관 기금: 국민연금기금, 국민건강증진기금, 응급의료기금 등

16
보건소에 보건소장(보건의료원의 경우에는 원장을 말한다. 이하 같다) 1명을 두되, 의사 면허가 있는 사람 중에서 보건소장을 임용한다. 다만, 의사 면허가 있는 사람 중에서 임용하기 어려운 경우에는 보건·식품위생·의료기술·의무·약무·간호·보건진료 직렬의 공무원을 보건소장으로 임용할 수 있다. 보건 등 직렬의 공무원을 보건소장으로 임용하려는 경우에 해당 보건소에서 실제로 보건등과 관련된 업무를 하는 보건 등 직렬의 공무원으로서 보건소장으로 임용되기 이전 최근 5년 이상 보건 등의 업무와 관련하여 근무한 경험이 있는 사람 중에서 임용하여야 한다.

정답 13 ① 14 ② 15 ④ 16 ④

PART 10

17 **보건진료소란 의사가 배치되어 있지 아니하고 계속하여 의사를 배치하기 어려울 것으로 예상되는 의료취약지역에서 보건진료전담공무원으로 하여금 의료하게 하는 것이다. 보건진료소를 설치 운영하는 자는 누구인가?** 20 인천보건연구사

① 시장 · 군수 · 구청장　② 보건소장
③ 보건복지부장관　④ 보건진료소장

18 **보건소의 기능 및 업무 중 기획 조사 연구 및 평가 항목의 세부사항으로 옳은 것은?** 21 경북

① 의료인 및 의료기관에 대한 지도 등에 관한 사항
② 응급의료에 관한 사항
③ 의료기사 보건의료정보관리사 및 안경사에 대한 지도 등에 관한 사항
④ 보건에 관한 실험 또는 검사에 관한 사항

19 **다음 중 보건지소를 설치해야 하는 지역으로 옳은 것은?** 21 강원

① 시 · 군 · 구　② 군 · 읍
③ 읍 · 면　④ 군 · 읍 · 리

20 **다음 중 「지역보건법」에 따른 보건소의 기능으로 옳지 않은 것은?** 21 부산

① 난임의 예방과 관리
② 감염병 치료 및 관리
③ 지역주민에 대한 진료, 건강검진
④ 보건의료기관 등의 지도, 관리, 육성

21 **우리나라 보건행정조직에 대한 설명으로 가장 옳지 않은 것은?** 21 서울

① 「지역보건법」에 기반하여 보건소와 보건지소가 설치되어 있다.
② 「보건소법」은 1995년 「지역보건법」으로 개정되었다.
③ 보건진료소는 보건의료 취약지역에 설치되며, 보건진료소장은 보건진료 전담공무원이 맡는다.
④ 건강생활지원센터는 시군구 단위로 설치되고 감염병관리 및 치료 기능을 담당하고 있다.

해설

17
보건진료소의 설치 · 운영(「농어촌 등 보건의료를 위한 특별 조치법」 제15조) : 시장(도농복합형태의 시의 시장을 말하며, 읍 · 면 지역에서 보건진료소를 설치 · 운영하는 경우만 해당한다) 또는 군수는 보건의료 취약지역의 주민에게 보건의료를 제공하기 위하여 보건진료소를 설치 · 운영한다. 다만, 시 · 구의 관할구역의 도서지역에는 해당 시장 · 구청장이 보건진료소를 설치 · 운영할 수 있으며, 군 지역에 있는 보건진료소의 행정구역이 행정구역의 변경 등으로 시 또는 구 지역으로 편입된 경우에는 보건복지부장관이 정하는 바에 따라 해당 시장 또는 구청장이 보건진료소를 계속 운영할 수 있다.

19
보건소는 시 · 군 · 구별로 1개씩 설치하고 보건지소는 읍 · 면마다 1개씩 설치할 수 있다.

21
건강생활지원센터의 설치 (「지역보건법」 제14조, 법시행령 제11조)
(1) 보건소의 업무 중에서 특별히 지역주민의 만성질환 예방 및 건강한 생활습관 형성을 지원하는 건강생활지원센터를 대통령령으로 정하는 기준에 따라 해당 지방자치단체의 조례로 설치할 수 있다.
(2) 건강생활지원센터는 읍 · 면 · 동(보건소가 설치된 읍 · 면 · 동은 제외한다)마다 1개씩 설치할 수 있다.

정답 17 ① 18 ④ 19 ③ 20 ② 21 ④

22 「지역보건법」에 근거하여 설립되는 보건의료기관에 해당하지 않는 것은? 21 인천의료기술

① 보건지소 ② 보건진료소
③ 보건의료원 ④ 건강생활지원센터

23 다음 중 「지역보건법」에 따른 보건소에 대한 설명으로 옳지 않은 것은? 21 경기

① 지역주민의 건강증진 및 질병예방 · 관리를 위한 지역보건의료서비스를 제공한다.
② 보건소는 시 · 군 · 구에 법률이 정하는 바에 따라 행정안전부장관이 설치한다.
③ 보건의료원은 병원의 요건을 갖춘 보건소이다.
④ 보건소의 업무 중에서 지역주민의 만성질환 예방 및 건강한 생활습관 형성을 지원하는 건강생활지원센터를 설치할 수 있다.

24 보건관련 조직에 대한 설명으로 옳은 것은? 21 경기

① 식품의약품안전처는 보건복지부의 외청으로 식품 · 건강기능식품 · 의약품 · 마약류 · 화장품 · 의약외품 · 의료기기 등의 안전에 관한 사무를 관장한다.
② 보건복지부는 보건위생 · 방역 · 의정 · 약정 · 생활보호 · 자활지원 · 사회보장 · 아동 · 노인 및 장애인에 관한 사무를 관장하며 1장관 · 1차관체제이다.
③ 보건소는 지역보건법에 따라 질병을 예방하고 건강을 증진시키기 위해 시 · 군 · 구에 설치한다.
④ 국립환경과학원은 환경보전과 환경오염방지에 대한 조사 · 연구에 관한 사무를 관장하는 보건복지부의 소속기관이다.

해설

22
보건진료소는 「농어촌 등 보건의료를 위한 특별조치법」에 근거하여 설립되는 보건의료기관이다.

23
보건소의 설치(「지역보건법」 제10조, 법 시행령 제8조)
(1) 지역주민의 건강을 증진하고 질병을 예방 · 관리하기 위하여 시 · 군 · 구에 대통령령으로 정하는 기준에 따라 해당 지방자치단체의 조례로 보건소(보건의료원을 포함한다. 이하 같다)를 설치한다.
(2) 동일한 시 · 군 · 구에 2개 이상의 보건소가 설치되어 있는 경우 해당 지방자치단체의 조례로 정하는 바에 따라 업무를 총괄하는 보건소를 지정하여 운영할 수 있다.
(3) 보건소는 시 · 군 · 구별로 1개씩 설치한다. 다만, 지역주민의 보건의료를 위하여 특별히 필요하다고 인정되는 경우에는 필요한 지역에 보건소를 추가로 설치 · 운영할 수 있다.
(4) 제1항 단서에 따라 보건소를 추가로 설치하는 경우에는 「지방자치법 시행령」 제73조에 따른다. 이 경우 행정 안전부장관은 보건복지부장관과 미리 협의하여야 한다.

24
① 식품의약품안전처는 대한민국 중앙행정기관으로 총리소속이다. 식품 · 건강기능식품 · 의약품 · 마약류 · 화장품 · 의약외품 · 의료기기 등의 안전에 관한 사무를 관장한다.
② 보건복지부는 보건위생 · 방역 · 의정 · 약정 · 생활보호 · 자활지원 · 사회보장 · 아동 · 노인 및 장애인에 관한 사무를 관장하여 1장관 · 2차관체제이다.
③ 보건소는 「지역보건법」에 따라 질병을 예방하고 건강을 증진시키기 위해 시 · 군 · 구에 설치한다.
④ 국립환경과학원은 환경보전과 환경오염방지에 대한 조사 · 연구에 관한 사무를 관장하는 환경부의 소속기관이다.

정답 22 ② 23 ② 24 ③

PART 10

25 **다음 중 보건소의 하부조직으로 읍 · 면에 설치되는 지역보건의료기관은?** 21 대전보건연구사

① 보건의료원 ② 보건진료소
③ 건강생활지원센터 ④ 보건지소

PLUS

보건지소의 설치(「지역보건법」 제13조, 법시행령 제10조)

(1) 지방자치단체는 보건소의 업무수행을 위하여 필요하다고 인정하는 경우에는 대통령령으로 정하는 기준에 따라 해당 지방자치단체의 조례로 보건소의 지소를 설치할 수 있다.
(2) 보건지소는 읍 · 면(보건소가 설치된 읍 · 면은 제외한다)마다 1개씩 설치할 수 있다. 다만, 지역주민의 보건의료를 위하여 특별히 필요하다고 인정되는 경우에는 필요한 지역에 보건지소를 설치 · 운영하거나 여러 개의 보건지소를 통합하여 설치 · 운영할 수 있다.

26 **보건소가 지역주민 건강증진 및 질병예방을 위해 제공하는 지역보건의료 서비스의 내용으로 옳은 것은?** 22 경북

㉠ 감염병의 예방 및 관리 ㉡ 모성과 영유아의 건강 유지 ㉢ 정신건강증진 및 생명존중에 관한 사항 ㉣ 난임의 예방 및 관리

① ㄱ, ㄴ ② ㄱ, ㄴ, ㄷ
③ ㄱ, ㄷ ④ ㄱ, ㄴ, ㄷ, ㄹ

27 **보건소의 기능 및 업무 중 지역주민의 건강증진 및 질병예방 · 관리를 위해 제공되는 지역보건의료 서비스에 포함되지 않는 것은?** 22 전북의료기술

① 감염병 예방에 관한 사항
② 모성과 난임에 관한 사항
③ 정신건강증진에 관한 사항
④ 근로자의 건강검진과 건강증진에 관한 사항

해설

26
「지역보건법」상 보건소의 기능 및 업무 중 지역주민의 건강 증진 및 질병예방 · 관리를 위한 지역보건의료서비스의 제공에 해당하는 업무는 다음과 같다.
㉠ 국민건강증진 구강건강 영양관리사업 및 보건교육
㉡ 감염병의 예방 및 관리
㉢ 모성과 영유아의 건강유지, 증진
㉣ 여성 · 노인 · 장애인 등 보건의료 취약계층의 건강유지 · 증진
㉤ 정신건강증진 및 생명존중에 관한 사항
㉥ 지역주민에 대한 진료, 건강검진 및 만성질환 등의 질병관리에 관한 사항
㉦ 가정 및 사회복지시설 등을 방문하여 행하는 보건의료사업 및 건강관리사업
㉧ 난임의 예방 및 관리

27
「지역보건법」상 보건소의 기능 및 업무 중 지역주민의 건강 증진 및 질병예방 · 관리를 위한 지역보건의료서비스의 제공에 해당하는 업무는 다음과 같다.
㉠ 국민건강증진 구강건강 영양관리사업 및 보건교육
㉡ 감염병의 예방 및 관리
㉢ 모성과 영유아의 건강유지, 증진
㉣ 여성 · 노인 · 장애인 등 보건의료 취약계층의 건강유지 · 증진
㉤ 정신건강증진 및 생명존중에 관한 사항
㉥ 지역주민에 대한 진료, 건강검진 및 만성질환 등의 질병관리에 관한 사항
㉦ 가정 및 사회복지시설 등을 방문하여 행하는 보건의료사업 및 건강관리사업
㉧ 난임의 예방 및 관리

정답 25 ④ 26 ④ 27 ④

28 **다음 중 의료취약지역의 보건소의 업무로 옳은 것은?** 22 광주의료기술

① 난임시술 주사제 투약 ② 분만
③ 중증환자 치료 ④ 응급수술

PLUS

(1) 「지역보건법」 제11조(보건소의 기능 및 업무)
- 보건소는 해당 지방자치단체의 관할 구역에서 다음의 기능 및 업무를 수행한다.
  ① 건강 친화적인 지역사회 여건의 조성
  ② 지역보건의료정책의 기획, 조사·연구 및 평가
    ㉠ 지역보건의료계획 등 보건의료 및 건강증진에 관한 중장기 계획 및 실행계획의 수립·시행 및 평가에 관한 사항
    ㉡ 지역사회 건강실태조사 등 보건의료 및 건강증진에 관한 조사·연구에 관한 사항
    ㉢ 보건에 관한 실험 또는 검사에 관한 사항
  ③ 보건의료인 및 「보건의료기본법」 제3조 제4호에 따른 보건의료기관 등에 대한 지도·관리·육성과 국민보건 향상을 위한 지도·관리
    ㉠ 의료인 및 의료기관에 대한 지도 등에 관한 사항
    ㉡ 의료기사·보건의료정보관리사 및 안경사에 대한 지도 등에 관한 사항
    ㉢ 응급의료에 관한 사항
    ㉣ 「농어촌 등 보건의료를 위한 특별조치법」에 따른 공중보건의사, 보건진료 전담공무원 및 보건진료소에 대한 지도 등에 관한 사항
    ㉤ 약사에 관한 사항과 마약·향정신성의약품의 관리 사항에 관한
    ㉥ 공중위생 및 식품위생에 관한 사항
  ④ 보건의료 관련기관·단체, 학교, 직장 등과의 협력체계 구축
  ⑤ 지역주민의 건강증진 및 질병예방·관리를 위한 지역보건의료서비스의 제공
    ㉠ 국민건강증진 구강건강 영양관리사업 및 보건교육
    ㉡ 감염병의 예방 및 관리
    ㉢ 모성과 영유아의 건강유지, 증진
    ㉣ 여성·노인·장애인 등 보건의료 취약계층의 건강유지·증진
    ㉤ 정신건강증진 및 생명존중에 관한 사항
    ㉥ 지역주민에 대한 진료, 건강검진 및 만성질환 등의 질병관리에 관한 사항
    ㉦ 가정 및 사회복지시설 등을 방문하여 행하는 보건의료사업 및 건강관리사업
    ㉧ 난임의 예방 및 관리
- 보건복지부장관이 지정하여 고시하는 의료취약지의 보건소는 제1항 제5호 아목 중 대통령령으로 정하는 업무를 수행할 수 있다.
- 제1항 및 제2항에 따른 보건소 기능 및 업무 등에 관하여 필요한 세부 사항은 대통령령으로 정한다.

(2) 보건소의 기능 및 업무의 세부 사항(지역보건법 시행령 제9조)
  ① 법 제11조 제1항 제2호에 따른 지역보건의료정책의 기획, 조사·연구 및 평가의 세부 사항은 다음 각 호와 같다.
    1. 지역보건의료계획 등 보건의료 및 건강증진에 관한 중장기 계획 및 실행계획의 수립·시행 및 평가에 관한 사항
    2. 지역사회 건강실태조사 등 보건의료 및 건강증진에 관한 조사·연구에 관한 사항
    3. 보건에 관한 실험 또는 검사에 관한 사항
  ② 법 제11조 제1항 제3호에 따른 보건의료인 및 「보건의료기본법」 제3조 제4호에 따른 보건의료기관 등에 대한 지도·관리·육성과 국민보건 향상을 위한 지도·관리의 세부 사항은 다음 각 호와 같다.
    1. 의료인 및 의료기관에 대한 지도 등에 관한 사항
    2. 의료기사·보건의료정보관리사 및 안경사에 대한 지도 등에 관한 사항
    3. 응급의료에 관한 사항
    4. 「농어촌 등 보건의료를 위한 특별조치법」에 따른 공중보건의사, 보건진료 전담공무원 및 보건진료소에 대한 지도 등에 관한 사항
    5. 약사에 관한 사항과 마약·향정신성의약품의 관리에 관한 사항
    6. 공중위생 및 식품위생에 관한 사항
  ③ 법 제11조 제2항에서 "대통령령으로 정하는 업무"란 난임시술 주사제 투약에 관한 지원 및 정보 제공을 말한다.

해설

정답 28 ①

PART 10

29 **다음 중 「지역보건법」에 따른 보건소 기능 및 업무에 해당하지 않는 것은?**

22 전남

① 환경위생 교육 및 홍보
② 국민건강증진, 구강건강, 영양관리사업 및 보건교육
③ 정신건강증진 및 생명존중에 관한 사항
④ 여성·노인·장애인 등 보건의료 취약계층의 건강유지·증진

30 **다음 중 보건복지부 산하 공공기관에 해당하지 않는 것은?**

22 울산의료기술(10월)

① 보건사회연구원 ② 국립중앙의료원
③ 국민건강보험공단 ④ 한국의료분쟁조정중재원

PLUS

보건복지부 산하 공공기관
국민건강보험공단, 국민연금공단, 건강보험심사평가원, 한국보건산업진흥원, 한국노인인력개발원, 한국사회보장정보원, 한국보건복지인재원, 국립암센터, 대한적십자사, 한국보건의료인국가시험원, 한국장애인개발원, 한국국제보건의료재단, 한국사회복지협의회, 국립중앙의료원, 한국보육진흥원, 한국건강증진개발원, 한국의료분쟁조정중재원, 한국보건의료연구원, 오송첨단의료산업진흥재단, 대구경북첨단의료산업진흥재단, 한국장기조직기증원, 한국한의약진흥원, 의료기관평가인증원, 국가생명윤리정책원, 한국공공조직은행, 아동권리보장원, 한국자활복지개발원, (재)한국보건의료정보원

31 **「의료법」상 정신건강의학과와 치과를 포함한 9개 이상 진료과목을 갖추어야 하는 종합병원의 병상 규모는?** 22 서울시고졸보건직

① 30병상을 초과하는 경우
② 50병상을 초과하는 경우
③ 100병상을 초과하는 경우
④ 300병상을 초과하는 경우

32 **다음 중 「지역보건법」에 따른 보건소의 기능 및 업무에 해당하지 않는 것은?**

22 경기의료기술(11월)

① 난임의 예방 및 관리
② 가정 및 사회복지 시설 등을 방문하여 행하는 보건의료 및 건강관리 사업
③ 정신건강 증진 및 생명존중에 관한 사항
④ 고위험 병원체 관리

해설

30
한국보건사회연구원은 국무총리 산하 경제인문사회연구회의 기타 공공기관이다.

31
종합병원(의료법 제3조의 3): 종합병원은 다음 (1), (2), (3)의 요건을 갖추어야 한다.
(1) 100개 이상의 병상을 갖출 것
(2) 100병상 이상 300병상 이하인 경우에는 내과·외과·소아청소년과·산부인과 중 3개 진료과목, 영상의학과, 마취통증의학과와 진단검사의학과 또는 병리과를 포함한 7개 이상의 진료과목을 갖추고 각 진료과목마다 전속하는 전문의를 둘 것
(3) 300병상을 초과하는 경우에는 내과, 외과, 소아청소년과, 산부인과, 영상의학과, 마취통증의학과, 진단검사의학과 또는 병리과, 정신건강의학과 및 치과를 포함한 9개 이상의 진료과목을 갖추고 각 진료과목마다 전속하는 전문의를 둘 것
(4) 종합병원은 (2), (3)에 따른 진료과목(이하 이 항에서 '필수진료과목'이라 한다) 외에 필요하면 추가로 진료과목을 설치·운영할 수 있다. 이 경우 필수진료과목 외의 진료 과목에 대하여는 해당 의료기관에 전속하지 아니한 전문의를 둘 수 있다.

정답 29 ① 30 ① 31 ④ 32 ④

PLUS

「지역보건법」 제11조(보건소의 기능 및 업무)

보건소는 해당 지방자치단체의 관할 구역에서 다음의 기능 및 업무를 수행한다.
① 건강 친화적인 지역사회 여건의 조성
② 지역보건의료정책의 기획, 조사·연구 및 평가
　㉠ 지역보건의료계획 등 보건의료 및 건강증진에 관한 중장기 계획 및 실행계획의 수립·시행 및 평가에 관한 사항
　㉡ 지역사회 건강실태조사 등 보건의료 및 건강증진에 관한 조사·연구에 관한 사항
　㉢ 보건에 관한 실험 또는 검사에 관한 사항
③ 보건의료인 및 「보건의료기본법」 제3조 제4호에 따른 보건의료기관 등에 대한 지도·관리·육성과 국민보건 향상을 위한 지도·관리
　㉠ 의료인 및 의료기관에 대한 지도 등에 관한 사항
　㉡ 의료기사·보건의료정보관리사 및 안경사에 대한 지도 등에 관한 사항
　㉢ 응급의료에 관한 사항
　㉣ 「농어촌 등 보건의료를 위한 특별조치법」에 따른 공중보건의사, 보건진료 전담공무원 및 보건진료소에 대한 지도 등에 관한 사항
　㉤ 약사에 관한 사항과 마약·향정신성의약품의 관리 사항에 관한 사항
　㉥ 공중위생 및 식품위생에 관한 사항
④ 보건의료 관련기관·단체, 학교, 직장 등과의 협력체계 구축
⑤ 지역주민의 건강증진 및 질병예방·관리를 위한 지역보건의료서비스의 제공
　㉠ 국민건강증진 구강건강 영양관리사업 및 보건교육
　㉡ 감염병의 예방 및 관리
　㉢ 모성과 영유아의 건강유지, 증진
　㉣ 여성·노인·장애인 등 보건의료 취약계층의 건강유지·증진
　㉤ 정신건강증진 및 생명존중에 관한 사항
　㉥ 지역주민에 대한 진료, 건강검진 및 만성질환 등의 질병관리에 관한 사항
　㉦ 가정 및 사회복지시설 등을 방문하여 행하는 보건의료사업 및 건강관리사업
　㉧ 난임의 예방 및 관리

해설

33 보건 관련 지방행정조직에 대한 설명으로 옳지 않은 것은? 23 보건직

① 보건진료소의 설치 근거 법령은 「농어촌 등 보건의료를 위한 특별조치법」이다.
② 보건소 중 「의료법」상 병원의 요건을 갖춘 보건소는 보건의료원이라는 명칭을 사용할 수 있다.
③ 보건지소에 보건지소장 1명을 두되, 지방의무직공무원 또는 임기제공무원을 보건지소장으로 임용한다.
④ 시·도지사 또는 시장·군수·구청장은 지역보건의료시행계획을 4년마다 수립하여야 한다.

정답 33 ④

PART 10

PLUS

수립 시기 (동법 제7조)	• 시·도지사 또는 시장·군수·구청장은 지역보건의료계획을 4년마다 수립 • 연차별 시행 계획은 매년 수립	
보건지소장	임용	• 보건지소에 1명의 보건지소장을 둔다. • 보건지소장은 지방 의무직 또는 임기제 공무원으로 임명한다.
	지휘·감독	• 보건소장의 지휘·감독을 받는다. • 보건지소의 업무를 관장한다. • 소속 직원을 지휘·감독한다. • 보건진료소의 직원 및 업무에 대하여 지도·감독한다.
보건소장 (지역보건법 13조)	보건소에 보건소장(보건의료원의 경우에는 원장을 말한다) 1명을 두되, 의사 면허가 있는 사람 중에서 보건소장을 임용한다. 다만, 의사 면허가 있는 사람 중에서 임용하기 어려운 경우에는 「의료법」 제2조 제2항에 따른 치과의사·한의사·간호사·조산사, 「약사법」 제2조 제2호에 따른 약사 또는 보건소에서 실제로 보건 등과 관련된 업무를 하는 공무원으로서 대통령령으로 정하는 자격을 갖춘 사람을 보건소장으로 임용할 수 있다. <신설 2024. 1. 2.> • 보건소장은 시장·군수·구청장의 지휘·감독을 받아 보건소의 업무를 관장하고 소속 공무원을 지휘·감독하며, 관할 보건지소, 건강생활지원센터 및 보건진료소의 직원 및 업무에 대하여 지도·감독한다.	

34 **「의료법 시행규칙」상 '진료기록부 등'을 보존기간이 긴 것부터 순서대로 바르게 나열한 것은?** 24 보건직

① 수술기록, 처방전, 환자 명부
② 환자 명부, 처방전, 검사내용 및 검사소견기록
③ 진료기록부, 조산기록부, 처방전
④ 처방전, 진료기록부, 환자 명부

PLUS

진료기록부 등의 보존(시행규칙 제15조)
의료인이나 의료기관 개설자는 진료기록부 등을 다음 각 호에 정하는 기간 동안 보존하여야 한다. 다만, 계속적인 진료를 위하여 필요한 경우에는 1회에 한정하여 다음 각 호에 정하는 기간의 범위에서 그 기간을 연장하여 보존할 수 있다.

기간	① 환자 명부: 5년 ② 진료 기록부: 10년 ③ 처방전: 2년 ④ 수술 기록: 10년 ⑤ 검사 내용 및 검사소견 기록: 5년 ⑥ 방사선 사진(영상물을 포함한다) 및 그 소견서: 5년 ⑦ 간호기록부: 5년 ⑧ 조산기록부: 5년 ⑨ 진단서 등의 부본(진단서·사망진단서 및 시체검안서 등을 따로 구분하여 보존할 것): 3년

해설

정답 34 ③

CHAPTER

02 사회보장

제1절 사회보장의 이해

01 질병에 걸릴 위험이 높은 사람이 그 사실을 숨기고 질병보험에 가입할 경우, 질병에 걸리지 않는 사람들 중 질병보험에 가입한 사람들에게 피해를 줄 수 있는 현상을 의미하는 것은? 19 광주

① 도덕적 해이
② 정보의 비대칭
③ 외부효과
④ 역선택

02 다음의 내용이 의미하는 것은? 21 강원보건연구사

출산, 양육, 실업, 노령, 장애, 질병, 빈곤 및 사망 등의 사회적 위험으로부터 모든 국민을 보호하고 국민 삶의 질을 향상시키는데 필요한 소득, 서비스를 제공한다.

① 사회보장
② 공공부조
③ 사회서비스
④ 사회보험

PLUS

우리나라의 사회보장(「사회보장기본법」 제3조)

(1) "사회보장"이란 출산, 양육, 실업, 노령, 장애, 질병, 빈곤 및 사망 등의 사회적 위험으로부터 모든 국민을 보호하고 국민 삶의 질을 향상시키는 데 필요한 소득·서비스를 보장하는 사회보험 공공부조, 사회서비스를 말한다.
(2) "사회보험"이란 국민에게 발생하는 사회적 위험을 보험의 방식으로 대처함으로써 국민의 건강과 소득을 보장하는 제도를 말한다.
(3) "공공부조"(公共扶助)란 국가와 지방자치단체의 책임하에 생활 유지 능력이 없거나 생활이 어려운 국민의 최저생활을 보장하고 자립을 지원하는 제도를 말한다.
(4) "사회서비스"란 국가·지방자치단체 및 민간 부문의 도움이 필요한 모든 국민에게 복지, 보건의료, 교육, 고용, 주거, 문화, 환경 등의 분야에서 인간다운 생활을 보장하고 상담, 재활, 돌봄, 정보의 제공, 관련 시설의 이용, 역량 개발, 사회참여 지원 등을 통하여 국민의 삶의 질이 향상 되도록 지원하는 제도를 말한다.

해설

01
역선택은 정보의 비대칭성 혹은 불완전성으로 인하여 보험시장에 바람직하지 못한 결과가 초래되는 현상을 의미한다. 거래당사자 중에서 일방이 상대방의 특성에 대하여 잘 모르고 있는 상황에서 거래당사자들 사이에 정보수준의 차이가 있는 경우 발생한다. 질병에 걸릴 위험이 높은 사람이 그 정보를 모르는 보험자를 숨기고 보험에 가입하는 경우는 이에 해당한다.

정답 01 ④ 02 ①

PART 10

제2절 사회보장의 종류

01 우리나라의 사회보장제도에서 공공부조에 해당하는 것은 무엇인가? 18 충남

① 산재보험 ② 고용보험
③ 국민연금 ④ 의료급여

02 다음 중 사회보험과 민간보험의 비교 설명으로 옳지 않은 것은? 19 대전

① 사회보험 – 강제가입, 민간보험 – 임의가입
② 사회보험 – 정액제, 민간보험 – 정률제
③ 사회보험 – 균등급여, 민간보험 – 차등급여
④ 사회보험 – 능력비례부담, 민간보험 – 능력무관

03 우리나라 사회보험 중 소득보장과 의료보장이 모두 되는 것으로 가장 옳은 것은? 19 경기

① 고용보험 ② 국민연금보험
③ 국민건강보험 ④ 산업재해보상보험

04 다음 중 기여금을 납부하지 않고 보장을 받는 사회보장제도는 무엇인가? 19 경기

① 국민건강보험 ② 국민연금
③ 국민연금 ④ 의료급여

05 우리나라에서 시행하고 있는 사회보험제도 중 의료를 보장하는 제도에 해당하는 것은? 19 인천

가. 고용보험	나. 건강보험
다. 산재보험	라. 의료급여
마. 국민연금	

① 가, 나 ② 나, 다
③ 다, 라 ④ 라, 마

해설

01
산재보험, 고용보험, 국민연금은 사회보험제도에 해당한다.

02
사회보험은 정률제, 민간보험은 정액제에 해당한다.

03
① 고용보험 – 소득보장
② 국민연금보험 – 소득보장
③ 국민건강보험 – 의료보장
④ 산업재해보상보험 – 소득보장, 의료보장

04
기여금을 납부하지 않고 보장을 받는다는 것은 별도의 보험료와 같은 것을 납부하지 않고 보장받는 것으로 세금을 재원으로 저소득층을 보장해주는 공공부조를 의미한다.

05
가. 고용보험: 사회보험, 소득보장
나. 건강보험: 사회보험, 의료보장
다. 산재보험: 사회보험, 의료보장, 소득보장
라. 의료급여: 공공부조, 의료보장
마. 국민연금: 사회보험, 소득보장

정답 01 ④ 02 ② 03 ④ 04 ④ 05 ②

06 공공부조에 대한 설명으로 알맞은 것은? 19 강원보건연구사

① 노동력이 있는 사람에게 지급한다.
② 부양자가 사망하거나 실업상태일 때 지급한다.
③ 조세를 중심으로 국가재정자금을 재원으로 한다.
④ 보험료 부담액은 소득별로 다르다.

PLUS

공공부조

(1) 공공부조는 자력으로 생계를 영위할 수 없는 사람들의 생활을 그들이 자력으로 생활할 수 있을 때까지 국가가 재정자금으로 보호하여 주는 일종의 구빈제도로 공적부조, 사회부조, 국가부조 등으로 불린다.
(2) 공공부조의 특징
① 국가의 공적인 최저생활보장의 경제부조이다.
② 선별적 프로그램: 엄격한 자산 조사와 상황 조사를 거쳐 선별하는 선별적 프로그램이다.
③ 보충적 제도: 사회보험은 제1차적 사회안전망 역할을 하며, 공적부조는 제2차적 사회안전망 역할을 한다.
④ 최저생활을 유지할 수 있도록 보호해 주는 제도이다.
⑤ 재원은 일반 조세수입이다.
⑥ 구분 처우: 근로능력이 있는 자와 없는 자를 구분해서 각기 다른 혜택을 준다.
⑦ 사회불안의 통제 역할: 사회적 불안기에 수혜 대상자를 증가시켜 불만 계층의 욕구를 해소시켜 주어 사회적 불안을 통제한다.
⑧ 빈곤의 함정: 대상자에서 제외될 때 수입이 증가되지 않는다. 즉, 낭떠러지 효과(소득 증가로 급여가 감소되는 현상)가 나타난다.

07 사회보장제도 중 하나인 사회보험에 대한 설명으로 옳지 않은 것은? 20 경기의료기술

① 주로 자동차등의 물질을 대상으로 하는 대물보험이다.
② 사회보험의 시행은 법적으로 규정되어 있다.
③ 사회보험은 법에 의하여 강제 가입된다.
④ 능력에 따른 차등부과를 한다.

08 다음 중 사회보험과 민간보험에 대한 설명으로 옳은 것은? 20 경북

	사회보험	민간보험
①	임의가입	강제가입
②	정률제	정액제
③	차등급여	균등급여
④	대물보험	대인보험

해설

07
사회보험은 사람을 대상으로 하는 대인보험이다.

08
① 사회보험 – 강제가입, 민간보험 – 임의가입
③ 사회보험 – 균등급여, 민간보험 – 계약에 따른 차등급여
④ 사회보험 – 대인보험, 민간보험 – 대물보험

정답 06 ③ 07 ① 08 ②

PART 10

09 **사회보장에 대한 설명으로 옳은 것은?** 20 경북

① 건강보험, 국민연금, 산재보험, 고용보험은 사회보험이다.
② 사회보험제도는 저소득층을 대상으로 한다.
③ 공공부조의 재원은 대상자가 납부하는 보험료이다.
④ 사회보험의 재원은 세금이다.

10 **사회보험(social insurance)에 대한 설명으로 가장 옳은 것은?** 20 서울

① 보험료는 지불능력에 따라 부과한다.
② 주로 저소득층을 대상으로 한다.
③ 가입은 개인이 선택하는 임의가입 방식이다.
④ 급여는 보험료 부담수준에 따라 차등적으로 제공한다.

11 **사회보험과 민간보험은 위험분산을 통한 보험의 기능을 수행하는 제도이다. 다음 중 사회보험의 특징으로 옳은 것은?** 21 복지부

① 개별보험 ② 균등부담
③ 균등급여 ④ 대물보험
⑤ 정액부담

12 **사회보장제도 중 공공부조에 해당하는 것은?** 21 인천

① 의료급여 ② 건강보험
③ 산재보험 ④ 국민연금

13 **사회보장제도 중 사회보험제도의 특징으로 옳은 것은?** 21 세종보건연구사

① 법적수급관계, 강제성, 공동부담
② 계약관계, 임의가입, 개별부담
③ 위험분산기능, 자산조사 필요, 부양성
④ 균등부과, 차등급여, 집단보험

해설

09
② 사회보험제도는 모든 국민을 대상으로 한다.
③ 공공부조의 재원은 세금이다.
④ 사회보험의 재원은 대상자가 납부하는 보험료이다.

10
② 사회보험은 모든 국민을 대상으로 한다.
③ 가입은 법률로 규정한 강제가입 방식이다.
④ 급여는 보험료 부담수준과 무관하게 균등적으로 제공한다.

11
① 사회보험은 집단보험, 민간보험은 개별보험이다.
② 사회보험의 보험료는 차등부과(능력 비례 부담)하고 민간 보험은 능력과 무관하게 계약에 의해 정해진 금액을 부담한다.
③ 사회보험은 균등급여, 민간보험은 차등급여(기여비례 보상)이다.
④ 사회보험은 주로 대인보험이고 민간보험은 주로 대물보험이다.
⑤ 사회보험의 보험료는 주로 정률제에 의한 부담방식이고 민간보험은 주로 정액제로 부담한다.

12
- 공공부조제도: 국민기초생활보장제도, 의료급여
- 사회보험제도: 산업재해보상보험, 국민건강보험, 국민연금, 고용보험, 노인장기요양보험

정답 09 ① 10 ① 11 ③ 12 ① 13 ①

PLUS

구분	사회보험	민간보험(사보험)
제도의 목적	최저생계보장 또는 기본적 의료보장	개인적 필요에 따른 보장
보험가입	강제가입	임의가입
부양성	국가 또는 사회부양성	없음
보험보호 대상	질병, 분만, 산재, 노령, 실업, 폐질에 국한	발생 위험률을 알 수 있는 모든 위험
수급권	법적 수급권	계약적 수급권
독점/경쟁	정부 및 공공기관 독점	자유경쟁
공동부담 여부	공동 부담의 원칙	본인 부담 위주
재원 부담	능력비례 부담(차등부과)	능력 무관
보험료 부담 방식	주로 정률제	주로 정액제
보험료 수준	위험률 상당 이하 요율	위험률 비례요율(경험률)
보험자의 위험 선택	할 수 없음	할 수 있음
급여 수준	균등 급여	차등 급여(기여비례 보상)
인플레이션 대책	가능	취약함
보험사고 대상	주로 대인보험	주로 대물보험
성격	집단보험	개별보험

14 **다음 설명에 해당하는 사회보장제도는 무엇인가?** 21 인천

- 자산조사가 필요하다.
- 재정예측이 곤란하다.
- 재원은 조세수입이다.

① 의료보험 ② 공공부조
③ 건강보험 ④ 국민연금

제3절 의료보장

01 **다음 설명에 해당하는 본인일부부담제도는 무엇인가?** 18 경기

- 의료비에서 일정 수준까지는 피보험자가 지불하고 그 이상의 비용은 보험급여로 인정한다.
- 도덕적 해이를 방지하여 의료수요를 억제하는 기능을 가진다.

① 급여상한제 ② 정액수혜제
③ 포괄수가제 ④ 일정금액공제제

해설

14
공공부조
(1) 공공부조는 자력으로 생계를 영위할 수 없는 사람들의 생활을 그들이 자력으로 생활할 수 있을 때까지 국가가 재정자금으로 보호하여 주는 일종의 구빈제도로 공적부조, 사회부조, 국가부조 등으로 불린다.
(2) 공공부조의 특징
① 국가의 공적인 최저생활보장의 경제부조이다.
② 선별적 프로그램: 엄격한 자산 조사와 상황 조사를 거쳐 선별하는 선별적 프로그램이다.
③ 보충적 제도: 사회보험은 제1차적 사회안전망 역할을 하며, 공적부조는 제2차적 사회안전망 역할을 한다.
④ 최저생활을 유지할 수 있도록 보호해 주는 제도이다.
⑤ 재원은 일반 조세수입이다.
⑥ 구분 처우: 근로능력이 있는 자와 없는 자를 구분해서 각기 다른 혜택을 준다.
⑦ 사회불안의 통제 역할: 사회적 불안기에 수혜 대상자를 증가시켜 불만 계층의 욕구를 해소시켜 주어 사회적 불안을 통제한다.
⑧ 빈곤의 함정: 대상자에서 제외될 때 수입이 증가되지 않는다. 즉, 낭떠러지 효과(소득 증가로 급여가 감소되는 현상)가 나타난다.

01
일정금액공제제: 의료비가 일정 수준에 이르기까지는 전혀 보험급여를 해 주지 않아 일정액까지는 피보험자가 그 비용을 지불하고 그 이상의 비용만 보험급여로 인정하는 것이다.

정답 14 ② / 01 ④

PART 10

02 진료비 지불제도에 대한 설명으로 가장 옳은 것은? 18 서울

① 행위별 수가제는 행정적 비용이 상대적으로 적게 든다.
② 총액예산제는 사후보상제도의 대표적인 예이다.
③ 진료단위가 포괄화될수록 보험자의 재정적 위험이 줄어드는 경향이 있다.
④ 인두제에서는 위험환자를 회피하려는 유인이 적다.

03 미국의 의료보장제도에 대한 설명으로 옳은 것은? 18 울산

① 국민의 의료문제는 국가가 책임져야 한다는 관점의 제도이다.
② 의료공급체계는 국가의 책임하에 조직화되어 있다.
③ 의료비에 대한 국민의 자기 책임의식을 견지하되 이를 사회화하여 보험료로 의료를 보장하는 방식이다.
④ 공적의료보장의 대상이 특정인에 한정되어 있어 대부분의 의료보장을 민간의료보험에 의존하고 있다.

PLUS

미국의 공적인 의료보장제도
(1) Medicare : 65세 이상의 노인과 신체장애자, 특수질환의 중증질환자 등을 대상으로 하는 의료보험 연방정부 시행
(2) Medicaid : 저소득층을 대상으로 하는 의료부조제도로 빈곤층 일부의 의료비를 일반 조세수입으로 정부가 부담하는 제도 주정부 시행

04 의사의 재량권이 크고, 의료비 상승의 소지가 있으며 행정적으로 복잡하여 관리운영비가 많이 들어가는 진료보수방식은? 19 강원의료기술(10월)

① 인두제 ② 행위별 수가제
③ 총액계약제 ④ 포괄수가제

05 다음 중 의료서비스의 수가에 상관없이 의사 1명당 맡고 있는 환자 수에 따라 진료비를 지급하는 제도는? 19 대전

① 총액계약제 ② 인두제
③ 봉급제 ④ 행위별 수가제

해설

02
진료단위를 포괄화하는 것은 총액계약제, 인두제처럼 개인개인의 진료비로 책정하지 않고 인구집단의 진료비 전체로 책정하는 방식을 의미한다. 이러한 방식은 의료공급자 측면에서 의료비 억제 효과가 나타나며 보험자 측면에서는 재정적 위험이 적어진다.
① 행위별 수가제는 행정적 비용이 상대적으로 많이 든다.
② 총액예산제는 사전보상제도의 대표적인 예이다.
④ 인두제에서는 위험환자를 회피하려는 유인이 많다.

03
①, ② 국가보건서비스방식 ③ 사회보험방식
미국은 전국민을 포괄하는 공적인 의료보장제도는 없고 특정인을 대상으로 medicare와 medicaid를 운영하고 있으며 대부분의 국민은 민간의료보험에 가입하고 있다.

04
행위별 수가제(FFS : Fee For Service)
(1) 제공된 의료서비스의 단위당 가격에 서비스의 양을 곱한 만큼 보상하는 방식
(2) 장점 : 의료서비스의 양과 질이 확대, 의료인의 재량권 확대, 첨단 의·과학기술의 발달 유도
(3) 단점 : 과잉 진료, 의료 남용의 우려, 행정적으로 복잡, 의료비 상승 유도 요인이 됨

05
인두제는 의료관(의료인)에 등록된 환자 또는 주민 수에 따라 일정액을 보상받는 방식이다.

정답 02 ③ 03 ④ 04 ② 05 ②

06 다음이 설명하는 진료보수 지불제도는 무엇인가? 19 충남

ㄱ. 진료에 소요된 약제 또는 재료비를 별도로 산정한다.
ㄴ. 의료인이 제공한 시술내용에 따라 값을 정한다.
ㄷ. 첨단 의과학 기술의 발달을 유도한다.
ㄹ. 국민의료비 상승의 소지가 크다.
ㅁ. 예방사업에 소홀해진다.

① 행위별 수가제 ② 포괄수가제
③ 인두제 ④ 총액계약제

07 국가보건서비스(NHS)의 특징으로 옳은 것은? 19 울산

① 공적보험의 보완장치이다.
② 조세로 재원을 조달하기 때문에 소득재분배효과가 크다.
③ 의료비 통제효과가 작다.
④ 상대적으로 양질의 의료를 제공한다.

08 도덕적 해이를 막기 위해서 본인일부부담제가 시행되고 있다. 의료이용의 내용에 관계없이 의료서비스 건당 일정액만 의료서비스 이용자가 부담하고 나머지는 보험자가 부담하는 방식은 무엇인가? 19 강원보건연구사

① 정률부담제 ② 급여상한제
③ 정액부담제 ④ 정액수혜제

PLUS

본인일부부담제도
(1) 정률부담제 : 보험자가 의료비의 일정 비율만을 지불하고 본인이 나머지 부분을 부담
(2) 일정금액 공제제 : 일정액까지는 본인이 지불하고 그 이상의 비용만 보험적용
(3) 급여상한제 : 보험급여의 최고액 이하의 의료비 보험적용 하고 초과하는 의료비는 본인이 부담
(4) 정액부담제 : 의료서비스 건당 일정액만 의료서비스 본인 부담하고 나머지는 보험적용
(5) 정액수혜제 : 의료서비스 건당 일정액만 보험자가 부담하고 나머지는 본인 부담

해설

06
행위별 수가제(FFS : Fee For Service)
(1) 제공된 의료서비스의 단위당 가격에 서비스의 양을 곱한 만큼 보상하는 방식
(2) 장점 : 의료서비스의 양과 질이 확대 의료인의 재량권 확대, 첨단 의·과학기술의 발달 유도
(3) 단점 : 과잉 진료, 의료 남용의 우려, 행정적으로 복잡, 의료비 상승 유도 요인이 됨

07
① 공적보험의 보완장치이다. → NHS는 전국민에게 무상으로 의료를 제공하는 공적의료보장제도이다.
③ 의료비 통제효과가 작다. → NHS는 의료공급 체계도 국가의 책임하에 조직화되어 있기 때문에 의료비 통제효과가 강하다.
④ 상대적으로 양질의 의료를 제공한다. → NHS는 의료의 질 저하를 초래할 수 있다.

정답 06 ① 07 ② 08 ③

PART 10

09 다음에서 설명하는 내용으로 옳은 것은? 19 대구

- DRG 분류체계를 이용하여 입원환자의 진료비를 보상하는 제도
- 환자의 종류당 총보수단가를 설정해서 보상하는 방식으로 행정적으로 간편하고 경제적인 진료가능

① 총액수가제　② 포괄수가제
③ 후불상환제　④ 행위별 수가제

10 NHS 국가의 특징으로 옳지 않은 것은? 19 대전

① NHI보다 국민의료비와 관리비가 모두 증가한다.
② 소득 재분배 효과가 강하다.
③ 영국, 스웨덴, 뉴질랜드, 이탈리아에서 시행한다.
④ 베버리지형으로 조세를 기반으로 한다.

PLUS

구분	사회보험 방식(NHI)	국가보건서비스 방식(NHS)
기본 이념	의료에 대한 국민의 1차적 자기 책임 의식 견지(국민의 정부의존 최소화)	국민의료비에 대한 국가책임 견지
적용대상 관리	국민을 임금소득자, 공무원, 자영자 등으로 구분 관리(극빈자는 별도 구분) 보험료 납부자만 적용 대상	전 국민을 일괄 적용(집단 구분 없음)
재원 조달	보험료, 일부 국고	정부 일반 조세
진료보수 산정방법	행위별 수가제 또는 총액 계약제 등	• 일반 개원의는 인두제 • 병원급은 의사 봉급제
관리기구	보험자	정부기관(사회보장청 등)
채택국가	독일, 프랑스, 네덜란드, 일본, 대만, 한국 등	영국, 스웨덴, 이탈리아, 호주, 뉴질랜드 등
국민 의료비	의료비 억제 기능 취약	의료비 통제 효과가 강함
보험료 형평성	• 보험자 내 보험료 부과의 구체적 형평성 확보 가능 • 보험자가 다수일 경우 보험자 간 재정불균형 발생 우려	조세에 의한 재원 조달로 소득재분배 효과 강함
의료 서비스	• 상대적으로 양질의 의료 제공 • 첨단의료기술 발전에 긍정적 영향	• 의료의 질 저하 초래 • 입원대기환자 증가(개원 의의 입원의뢰 남발)
연대의식	가입자 간 연대의식 강함	가입자 간 연대의식 희박
관리운영	• 보험자 중심 자율 운영(대표기구를 통한 가입자의 조합운영 참여 보장) • 직접 관리운영비 소요(보험료 징수 등)	• 정부기관 직접 관리 • 직접 관리운영비 부분적 축소

해설

09
포괄수가제(Case Payment)
(1) 입원환자의 진단명에 대한 총 보수단가를 설정하여 보상하는 방식
(2) 장점: 경제적인 진료 수행, 의료기관의 생산성 증대, 행정적으로 간편
(3) 단점: 의료서비스의 규격화·최소화, 행정직의 진료진에 대한 간섭 증대, 합병증 발생 시 적용 곤란

10
① NHI는 의료비 통제효과도 크고 관리운영비도 적게 든다.

정답 09 ② 10 ①

11 **다음 중 진료비자불제도에 대한 설명으로 옳지 않은 것은?** 20 광주

① 포괄수가제는 진료비 산정의 간소화로 행정비용이 절감된다.
② 행위별 수가제는 국민의료비 증가를 억제하는데 효과적이다.
③ 인두제는 과소진료의 우려가 있다.
④ 총액계약제는 신의료기술 도입에 어려움이 있다.

12 **건강보험방식의 의료보장제도를 채택하는 경우 피보험자의 도덕적 해이로 인하여 의료남용 및 의료비 증가 문제가 발생하게 된다. 이러한 문제에 대처하기 위한 제도 중 일정금액까지는 보험자가 부담하고 그 금액을 초과하는 경우 수요자가 부담하는 방식은?** 20 전북보건연구사

① 일정금액공제제 ② 급여상한제
③ 정액부담제 ④ 정액수혜제

13 **국민의 의료문제는 국가가 책임져야 한다는 관점에서 정부가 일반조세로 재원을 마련하여 국민에게 무상으로 의료를 제공하는 제도는?** 20 경북

① 국가보건서비스 ② 사회보험
③ 공공부조 ④ 건강보험제도

14 **다음 중 건강보험제도의 특징으로 옳지 않은 것은?** 20 경기

① 보험료 납부의 강제성
② 강제가입
③ 경제적 능력에 비례한 보험료 부과
④ 보험료 부과수준과 계약기간의 내용에 따른 차등 급여

해설

11
행위별수가제는 국민의료비 증가의 원인이 된다.

12
① 일정금액공제제: 의료비가 일정 수준에 이르기까지는 전혀 보험급여를 해주지 않아 일정액까지는 피보험자가 그 비용을 지불하고, 그 이상의 비용만 보험급여로 인정하는 것이다.
② 급여상한제: 보험급여의 최고액을 정하여 그 이하의 의료비에 대해서는 보험급여를 적용해 주고 초과하는 의료비에 대해서는 의료서비스 이용자가 부담하는 방식이다
③ 정액부담제: 의료이용의 내용과 관계없이 이용하는 의료 서비스 건당 일정액만 의료서비스 이용자가 부담하고 나머지는 보험자가 부담하는 방식이다.
④ 정액수혜제: 의료서비스 건당 일정액만 보험자가 부담하고 나머지는 환자가 지불하는 방식이다.

13
국가보건서비스 방식(NHS : National Health Services)은 '국민의 의료문제는 국가가 책임져야 한다'는 관점에서 정부가 일반 조세로 재원을 마련하여 모든 국민에게 무상으로 의료를 제공하는 방식이다. 재원의 대부분이 국세 및 지방세로 조달되고 의료공급 체계도 국가의 책임하에 조직화되어 있다.

14
건강보험제도는 보험료 부과수준과 무관하게 균등급여로 제공된다.

정답 11 ② 12 ② 13 ① 14 ④

PART 10

15 **의료보장제도 중 사회보험방식과 국가보건서비스방식의 특징으로 옳지 않은 것은?** 26 충남

① 사회보험방식의 재원은 보험료이다.
② 국가보건서비스방식의 재원은 일반조세이다.
③ 사회보험방식은 국민의 1차적 부담 의무가 전시된 비용의식적 제도이며 국민의 정부에 대한 의존심을 최소화할 수 있다.
④ 국가보건서비스방식은 정부기관이 아닌 보험자가 보험료로 재원을 마련하여 의료를 보장하는 방식이다.

PLUS

구분	사회보험 방식(NHI)	국가보건서비스 방식(NHS)
기본 이념	의료에 대한 국민의 1차적 자기 책임 의식 견지(국민의 정부의존 최소화)	국민의료비에 대한 국가책임 견지
적용대상 관리	국민을 임금소득자, 공무원, 자영자 등으로 구분 관리(극빈자는 별도 구분) 보험료 납부자만 적용 대상	전 국민을 일괄 적용(집단 구분 없음)
재원 조달	보험료, 일부 국고	정부 일반 조세
진료보수 산정방법	행위별 수가제 또는 총액 계약제 등	• 일반 개원의는 인두제 • 병원급은 의사 봉급제
관리기구	보험자	정부기관(사회보장청 등)
채택국가	독일, 프랑스, 네덜란드, 일본, 대만, 한국 등	영국, 스웨덴, 이탈리아, 호주, 뉴질랜드 등
국민 의료비	의료비 억제 기능 취약	의료비 통제 효과가 강함
보험료 형평성	• 보험자 내 보험료 부과의 구체적 형평성 확보 가능 • 보험자가 다수일 경우 보험자 간 재정불균형 발생 우려	조세에 의한 재원 조달로 소득재분배 효과 강함
의료 서비스	• 상대적으로 양질의 의료 제공 • 첨단의료기술 발전에 긍정적 영향	• 의료의 질 저하 초래 • 입원대기환자 증가(개원 의의 입원 의뢰 남발)
연대의식	가입자 간 연대의식 강함	가입자 간 연대의식 희박
관리운영	• 보험자 중심 자율 운영(대표기구를 통한 가입자의 조합운영 참여 보장) • 직접 관리운영비 소요(보험료 징수 등)	• 정부기관 직접 관리 • 직접 관리운영비 부분적 축소

16 **진료보수총액의 계약을 사전에 체결하여 의료비 절감에 기여하는 보수지불수가제도는?** 20 인천

① 포괄수가제 ② 행위별 수가제
③ 인두제 ④ 총괄계약제

해설

15
의료비에 대한 국민의 자기 책임 의식을 견지하되 이를 사회화하여 정부기관이 아닌 보험자가 보험료로 재원을 마련하여 의료를 보장하는 방식은 사회보험방식이다. 국가보건서비스방식은 재원의 대부분이 국세 및 지방세로 조달되고 의료공급 체계도 국가의 책임하에 조직화되어 있다.

16
① 포괄수가제: 환자의 종류당 총 보수단가를 설정하여 보상하는 방식
② 행위별 수가제: 제공된 의료서비스의 단위당 가격에 서비스의 양을 곱한 만큼 보상하는 방식
③ 인두제: 등록된 환자 또는 주민 수에 따라 일정액을 보상받는 방식
④ 총괄계약제: 지불자 측과 진료자 측이 진료보수 총액의 계약을 사전에 체결하는 방식

정답 15 ④ 16 ④

17 **국민건강보험(National Health Insurance) 장점은?** 20 인천

① 양질의 의료　② 균등의료
③ 소득재분배　④ 의료비용 절감

18 **다음 설명에 해당하는 보수지불제도는?** 20 경기보건연구사

- 의료의 질을 향상시킬 수 있다.
- 의료인의 행위가 비교적 자율적이므로 의료공급자가 가장 선호하는 제도이다.

① 인두제　② 포괄수가제
③ 봉급제　④ 행위별 수가제

19 **다음 설명에 해당하는 보수지불제도는 무엇인가?** 20 울산보건연구사

- 환자와 의사 간 신뢰가 높고 지속적인 관리가 가능하다.
- 예방의료서비스가 주로 이루어진다.
- 일차의료에 적합하다.
- 서비스의 최소화경향이 있다.

① 인두제　② 행위별수가제
③ 포괄수가제　④ 총액계약제

20 **건강보험제도하에서 피보험자의 도덕적 해이를 방지하기 위한 방법으로 의료서비스 이용 건당 일정금액은 보험자가 지불하고 나머지는 환자가 지불하는 방식의 부담제도는 무엇인가?** 20 대전보건연구사

① 정률부담제　② 정액부담제
③ 정액수혜제　④ 일정금액공제제

PLUS

본인일부부담제도
(1) 정률부담제: 보험자가 의료비의 일정 비율만을 지불하고 본인이 나머지 부분을 부담
(2) 일정금액 공제제: 일정액까지는 본인이 지불하고 그 이상의 비용만 보험적용
(3) 급여상한제: 보험급여의 최고액 이하의 의료비 보험적용 하고 초과하는 의료비는 본인이 부담
(4) 정액부담제: 의료서비스 건당 일정액만 의료서비스 본인 부담하고 나머지는 보험적용
(5) 정액수혜제: 의료서비스 건당 일정액만 보험자가 부담하고 나머지는 본인 부담

해설

17
이 문제는 우리나라의 건강보험제도의 장점이 아닌 NHI의 장점을 묻는 문제로 판단하여야 한다. 그렇다면 NHS와 비교했을 때 NHI의 장점을 선택하는 것이 적절하다. NHI는 NHS에 비해 의료의 질이 좋은 장점이 있다.

18
행위별 수가제(FFS: Fee For Service)
(1) 제공된 의료서비스의 단위당 가격에 서비스의 양을 곱한 만큼 보상하는 방식
(2) 장점: 의료서비스의 양과 질이 확대, 의료인의 재량권 확대, 첨단 의·과학기술의 발달 유도
(3) 단점: 과잉 진료, 의료 남용의 우려, 행정적으로 복잡, 의료비 상승 유도 요인이 됨

19
인두제(Capitation)
(1) 의료인이 맡고 있는 일정 지역의 주민 수에 일정금액을 곱하여 이에 상응하는 보수를 의료인측에 지급한다.
(2) 기본적으로 단순한 일차보건의료에 적용하기 때문에 1·2·3차로 분류되는 의료전달체계의 확립이 선행되어야 함
(3) 장점: 환자와 의사 간 지속적 관계 유지(진료의 계속성), 행정비용의 감소(행정업무 간편화), 예방의료에 대한 관심 증대, 비용의 상대적 저렴성
(4) 단점: 과소진료 우려, 서비스 양의 최소화 경향, 후송의뢰 환자의 증가, 전문의료에 부적합, 의사의 자율성 저하, 환자의 선택권 제한

정답 17 ① 18 ④ 19 ① 20 ③

PART 10

21 **다음에서 설명하는 진료비 지불방식은 무엇인가?** 20 세종

> 서비스별로 가격을 책정하지 않고 환자에게 제공되는 의료 서비스의 종류나 양에 관계없이 어떤 질병의 진료를 위해 입원했었는가에 따라 미리 책정된 일정액의 진료비를 의료기관에 지급하는 제도이다.

① 행위별 수가제 ② 인두제
③ 총액계약제 ④ 포괄수가제

22 **다음 중 국민보건서비스제도(NHS)에 대한 설명으로 옳지 않은 것은?** 21 대구

① 국가의 조세수입을 재원으로 사용한다.
② 국민의료비를 국가가 책임진다.
③ 집단구분 없이 전국민에게 일괄적용한다.
④ 의료비에 대한 효과가 크고 의료의 질 저하가 나타나지 않는다.

23 **보수지불제도 중 포괄수가제에서 나타날 수 있는 문제점으로 옳지 않은 것은?** 21 충남

① 과잉진료
② 서비스의 규격화
③ 행정직의 진료진에 대한 간섭 증대
④ 합병증 발생 시 적용 곤란

24 **다음 빈칸에 들어갈 말을 옳게 짝지은 것은?** 21 서울보건연구사

> •(가)는 의료이용 시 이용자에게 일정액을 분담시키는 방법이다.
> •(나)는 일정금액 이하에서는 이용자가 전액을 부담하는 방법이다.
> •(다)는 진료비의 일정률(%)을 이용자에게 분담시키는 방법이다.

	(가)	(나)	(다)
①	정률부담제	일정액 공제제	정액부담제
②	정액부담제	일정액 공제제	정률부담제
③	정률부담제	정액부담제	일정액 공제제
④	정액부담제	정률부담제	일정액 공제제

해설

21
① 행위별 수가제: 제공된 의료서비스의 단위당 가격에 서비스의 양을 곱한 만큼 보상하는 방식
② 인두제: 등록된 환자 또는 주민 수에 따라 일정액을 보상받는 방식
③ 총괄계약제: 지불자 측과 진료자 측이 진료보수 총액의 계약을 사전에 체결하는 방식
④ 포괄수가제: 환자의 종류당 총 보수단가를 설정하여 보상하는 방식

22
국민보건서비스(NHS) 유형은 의료비에 대한 통제효과가 크고 의료의 질 저하 가능성이 있다.

23
포괄수가제(Case Payment)
(1) 입원환자의 진단명에 대한 총 보수단가를 설정하여 보상하는 방식
(2) 장점: 경제적인 진료 수행, 의료기관의 생산성 증대, 행정적으로 간편
(3) 단점: 의료서비스의 규격화·최소화, 행정직의 진료진에 대한 간섭 증대, 합병증 발생 시 적용 곤란

24
본인일부부담제도
(1) 정률부담제: 보험자가 의료비의 일정 비율만을 지불하고 본인이 나머지 부분을 부담
(2) 일정금액 공제제: 일정액까지는 본인이 지불하고 그 이상의 비용만 보험적용
(3) 급여상한제: 보험급여의 최고액 이하의 의료비 보험적용 하고 초과하는 의료비는 본인이 부담
(4) 정액부담제: 의료서비스 건당 일정액만 의료서비스 본인 부담하고 나머지는 보험적용
(5) 정액수혜제: 의료서비스 건당 일정액만 보험자가 부담하고 나머지는 본인 부담

정답 21 ④ 22 ④ 23 ① 24 ②

25 **의료보장제도에서 진료보수를 지불하는 방법으로 일정지역의 주민수에 일정금액을 곱하여 상응하는 보수를 의료인에게 지급하는 제도는?** 21 울산

① 총액계약제 ② 인두제
③ 포괄수가제 ④ 행위별수가제

26 **다음 설명에 해당하는 진료보수지불제도는 무엇인가?** 21 경기

- 환자의 진단명에 대한 단가를 설정하여 보상하는 방식이다.
- 의료기관의 생산성이 증대된다.
- 의료서비스의 규격화·최소화 문제가 발생할 수 있다.

① 행위별 수가제 ② 인두제
③ 포괄수가제 ④ 총액계약제

PLUS

진료보수지불제도

(1) 행위별 수가제(FFS : Fee For Service)
① 제공된 의료서비스의 단위당 가격에 서비스의 양을 곱한 만큼 보상하는 방식
② 장점 : 의료서비스의 양과 질이 확대, 의료인의 재량권 확대, 첨단 의·과학기술의 발달 유도
③ 단점 : 과잉 진료, 의료 남용의 우려, 행정적으로 복잡, 의료비 상승 유도 요인이 됨

(2) 포괄수가제(Case Payment)
① 입원환자의 진단명에 대한 총보수단가를 설정하여 보상하는 방식
② 장점 : 경제적인 진료 수행, 의료기관의 생산성 증대, 행정적으로 간편
③ 단점 : 의료서비스의 규격화·최소화, 행정직의 진료진에 대한 간섭 증대

(3) 인두제(Capitation)
① 등록된 환자 또는 주민 수에 따라 일정액을 보상받는 방식
② 장점 : 의료의 계속성 증대, 예방에 많은 관심, 행정적 업무 절차 간편 비용이 상대적으로 저렴함
③ 단점 : 환자의 선택권 제한, 서비스 양이 최소화, 환자 후송 및 의뢰의 증가

(4) 봉급제(Salary)
① 서비스 양이나 제공받는 사람 수에 상관없이 일정 기간에 따라 보상하는 방식
② 장점 : 의사의 수입이 안정, 행정 관리 용이, 동료 협조
③ 단점 : 진료의 형식화·관료화, 낮은 생산성, 의료인의 자율성 저하

(5) 총액계약제(Negotiation System)
① 지불자 측과 진료자 측이 진료보수 총액의 계약을 사전에 체결하는 방식
② 장점 : 포괄적 서비스 제공, 과잉 진료에 대한 자율적 억제 가능
③ 단점 : 매년 교섭의 어려움, 새로운 의료기술 도입의 어려움

해설

25
인두제(Capitation)
(1) 의료인이 맡고 있는 일정 지역의 주민 수에 일정금액을 곱하여 이에 상응하는 보수를 의료인측에 지급한다.
(2) 기본적으로 단순한 일차보건의료에 적용하기 때문에 1·2·3차로 분류되는 의료전달체계의 확립이 선행되어야 함
(3) 장점 : 환자와 의사 간 지속적 관계 유지(진료의 계속성), 행정비용의 감소(행정업무 간편화), 예방의료에 대한 관심 증대, 비용의 상대적 저렴성
(4) 단점 : 과소진료 우려, 서비스 양의 최소화 경향, 후송의뢰 환자의 증가, 전문의료에 부적합, 의사의 자율성 저하, 환자의 선택권 제한

정답 25 ② 26 ③

PART 10

27 **본인일부부담금 제도에 대한 설명 중 옳지 않은 것은?** 21 경기

① 일정액공제제는 가벼운 질환으로 인한 의료이용을 억제한다.
② 정률제는 불필요한 의료이용을 억제한다.
③ 급여상한제는 고액이면서 불필요한 의료서비스 이용을 증가시킨다.
④ 정액부담제는 불필요한 소해의료서비스 이용을 억제한다.

PLUS

본인일부부담제도
건강보험제도에서 수요자(피보험자)의 도덕적 해이로 인한 불필요한 의료이용 증가를 억제하기 위한 제도이다.
(1) 정률부담제: 보험자가 의료비의 일정 비율만을 지불하고 본인이 나머지 부분을 부담
(2) 일정금액 공제제: 일정액까지는 본인이 지불하고 그 이상의 비용만 보험적용
(3) 급여상한제: 보험급여의 최고액 이하의 의료비 보험적용 하고 초과하는 의료비는 본인이 부담
(4) 정액부담제: 의료서비스 건당 일정액만 의료서비스 본인 부담하고 나머지는 보험적용
(5) 정액수혜제: 의료서비스 건당 일정액만 보험자가 부담하고 나머지는 본인 부담

28 **다음 중 행위별 수가제에 대한 설명으로 옳은 것은?** 21 대구

① 질병군 별로 책정된 수가를 지불한다.
② 의사의 자율성이 억제된다.
③ 최신의료기술 발전에 기여한다.
④ 행정적으로 간편하다.

PLUS

행위별 수가제(FFS: Fee For Service)
① 제공된 의료서비스의 단위당 가격에 서비스의 양을 곱한 만큼 보상하는 방식
② 장점: 의료서비스의 양과 질이 확대, 의료인의 재량권 확대, 첨단 의·과학기술의 발달 유도
③ 단점: 과잉 진료, 의료 남용의 우려, 행정적으로 복잡, 의료비 상승 유도 요인이 됨

29 **다음 설명에 해당하는 본인일부부담제도는?** 21 광주보건연구사

이용하는 의료서비스 건당 일정액만 의료서비스 이용자가 부담하고 나머지는 보험자가 부담하는 방식이다.

① 정률부담제 ② 정액수혜제
③ 급여상한제 ④ 정액부담제

해설

27
③ 급여상한제는 보험급여의 최고액을 정하여 그 이하의 의료비에 대해서는 보험급여를 적용해 주고 초과하는 의료비에 대해서는 의료서비스 이용자가 부담하는 방식으로 의료서비스가 고액이면서 치료의 효과가 불분명한 서비스의 경우 수요를 억제시키는 데 효과적이다.

28
① 질병군 별로 책정된 수가를 지불한다. – 포괄수가제
② 의사의 자율성이 억제된다. – 포괄수가제
④ 행징직으로 간편하다. – 포괄수가제, 인두제

29
본인일부부담제도
(1) 정률부담제: 보험자가 의료비의 일정 비율만을 지불하고 본인이 나머지 부분을 부담
(2) 일정금액 공제제: 일정액까지는 본인이 지불하고 그 이상의 비용만 보험적용
(3) 급여상한제: 보험급여의 최고액 이하의 의료비 보험적용 하고 초과하는 의료비는 본인이 부담
(4) 정액부담제: 의료서비스 건당 일정액만 의료서비스 본인 부담하고 나머지는 보험적용
(5) 정액수혜제: 의료서비스 건당 일정액만 보험자가 부담하고 나머지는 본인 부담

정답 27 ③ 28 ③ 29 ④

30 **의료서비스를 제공한 의료인에게 보수를 지불하는 방법인 총액계약제에 대한 설명으로 옳지 않은 것은?** 21 부산보건연구사

① 의료비 지출의 사전예측이 불가능하다.
② 독일에서 채택한 방식으로 보험자와 의사회가 계약을 체결하고 이에 따라 지급한다.
③ 의료공급자의 자율적 규제가 가능하다.
④ 신의료기술의 도입이 어렵다.

31 **공적인 의료보장제도의 유형 중 국가보건서비스(NHS)에 대한 설명으로 옳은 것은?** 21 충남보건연구사

① 정부의 부담이 크다.
② 독일, 네덜란드가 해당된다.
③ 의료의 질이 높다.
④ 국민의료비 통제효과가 약하다.

PLUS

구분	사회보험 방식(NHI)	국가보건서비스 방식(NHS)
기본 이념	의료에 대한 국민의 1차적 자기 책임의식 견지(국민의 정부의존 최소화)	국민의료비에 대한 국가책임 견지
적용대상 관리	국민을 임금소득자, 공무원, 자영자 등으로 구분 관리(극빈자는 별도 구분) 보험료 납부자만 적용 대상	전 국민을 일괄 적용(집단 구분 없음)
재원 조달	보험료, 일부 국고	정부 일반 조세
진료보수 산정방법	행위별 수가제 또는 총액 계약제 등	• 일반 개원의는 인두제 • 병원급은 의사 봉급제
관리기구	보험자	정부기관(사회보장청 등)
채택국가	독일, 프랑스, 네덜란드, 일본, 대만, 한국 등	영국, 스웨덴, 이탈리아, 호주, 뉴질랜드 등
국민 의료비	의료비 억제 기능 취약	의료비 통제 효과가 강함
보험료 형평성	• 보험자 내 보험료 부과의 구체적 형평성 확보 가능 • 보험자가 다수일 경우 보험자 간 재정불균형 발생 우려	조세에 의한 재원 조달로 소득재분배 효과 강함
의료 서비스	• 상대적으로 양질의 의료 제공 • 첨단의료기술 발전에 긍정적 영향	• 의료의 질 저하 초래 • 입원대기환자 증가(개원 의의 입원의뢰 남발)
연대의식	가입자 간 연대의식 강함	가입자 간 연대의식 희박
관리운영	• 보험자 중심 자율 운영(대표기구를 통한 가입자의 조합운영 참여 보장) • 직접 관리운영비 소요(보험료 징수 등)	• 정부기관 직접 관리 • 직접 관리운영비 부분적 축소

해설

30
총괄계약제(Global Budget, 총액계약제): 독일
(1) 의료비 지불자측과 의료공급자측 간에 진료보수총액에 대하여 사전에 계약을 체결하는 방식
(2) 독일의 경우 보험자와 의사회가 계약을 체결하고 계약에 따라 보험자가 의사회에 지불하면 의사회는 각 의사들에게 진료량에 비례하여 이를 배분
(3) 장점: 과잉진료 및 과잉청구시비 감소, 의료비 지출의 사전예측 가능(보험재정의 안정적 운영), 의료공급자의 자율적 규제 가능
(4) 단점: 보험자 및 의사단체 간 계약체결의 어려움 상존, 의료공급자단체의 독점성 보장으로 인한 폐해, 진료비를 배분하기 위한 갈등, 신의료기술 도입과 의료의 질 향상을 위한 동기 저하, 의료의 질관리의 어려움(과소진료)

31
NHS는 정부의 조세수입을 재원으로 모든 국민에게 무상으로 의료를 제공하는 제도로 정부의 부담이 크다.

정답 30 ① 31 ①

PART 10

32 **진료보수지불제도 중 포괄수과제의 장점으로 옳은 것은?** 21 제주

① 첨단 의학기술의 발전 유도
② 진료의 표준화 및 행정비용의 간소화로 의료비 감소
③ 진료의 계속성 증대
④ 예방의료에 대한 관심 증대

33 **인두제에 대한 설명으로 가장 옳은 것은?** 22 서울시(2월)

① 의료진의 과잉진료가 증가한다.
② 진료의 지속성이 증대된다.
③ 신의료기술 및 신약개발 등에 집중한다.
④ 의료진의 재량권이 확대되어 의료의 질적 수준이 높다.

PLUS

인두제(Capitation)
① 등록된 환자 또는 주민 수에 따라 일정액을 보상받는 방식
② 장점: 의료의 계속성 증대 예방에 많은 관심 행정적 업무 절차 간편 비용이 상대적으로 저렴함
③ 단점: 환자의 선택권 제한 서비스 양이 최소화, 환자 후송 및 의뢰의 증가

34 **다음 중 포괄수가제에 대한 설명으로 옳은 것은?** 22 경기

① 의사들의 서비스가 최소화된다.
② 일정기간의 진료비를 정부나 보험조합이 미리 가격을 정하여 실시한다.
③ 의료인이 자율적으로 서비스를 제공한다.
④ 진료의 계속성이 증대된다.

35 **NHI(국민건강보험)와 NHS(국가보건서비스)에 대한 설명으로 옳은 것은?** 22 경북

① 국민건강보험의 재원은 세금이 90% 차지한다.
② 국민건강보험을 행하는 국가로는 영국, 스웨덴, 이탈리아 등이 있다.
③ 국민건강보험제도는 국가보건서비스보다 국민의료비에 대한 통제 효과가 낮다.
④ 국민건강보험제도에서는 의료의 질 저하 문제가 크다.

해설

32
포괄수가제(Case payment System)
(1) 환자가 입원해서 퇴원할 때까지 발생하는 진료에 대하여 질병마다 미리 정해진 금액을 내는 제도로 진단별로 진료비가 결정된다.
(2) 장점
① 진료비 산정의 간소화로 행정비용 절감
② 의료자원의 활용에 의료인의 관심 증대(경제적 진료 유도)
③ 부분적으로도 적용 가능(병용)
④ 진료의 표준화 유도
(3) 단점
① 과소진료 우려, 서비스의 최소화 경향
② 의료행위에 대한 자율성 감소, 행정직의 진료에 대한 간섭요인 증가
③ 합병증 발생 시 적용 곤란
④ 신규 의학기술에 적용 곤란

33
① 의료진의 과잉진료가 증가한다. – 행위별 수가제
③ 신의료기술 및 신약개발 등에 집중한다. – 행위별수가제
④ 의료진의 재량권이 확대되어 의료의 질적 수준이 높다. – 행위별 수가제

34
포괄수가제(Case Payment)
① 입원환자의 진단명에 대한 총보수단가를 설정하여 보상하는 방식
② 장점: 경제적인 진료 수행, 의료기관의 생산성 증대, 행정적으로 간편
③ 단점: 의료서비스의 규격화·최소화, 행정직의 진료진에 대한 간섭 증대

정답 32 ② 33 ② 34 ① 35 ③

PLUS

의료보장제도의 유형

(1) 사회보험방식(NHI; National Health Insurance, 국민건강보험)
① 각 보험집단별로 보험료를 갹출하여 재원을 마련하고 이에 따라 피보험자에게 직접 또는 계약을 체결하는 의료기관을 통해 보험급여를 실시한다.
② 의료비에 대한 국민의 자기 책임의식을 견지하되 이를 사회화하여 정부기관이 아닌 보험자가 보험료로 재원을 마련하여 의료를 보장하는 방식이다.
③ 국민의 1차적 부담 의무가 전제된 비용의식적제도이며 국민의 정부에 대한 의존심을 최소화할 수 있다.
④ 독일, 일본, 프랑스, 한국 등이 대표적 국가이다.
⑤ 양질의 의료를 제공하고 첨단의료기술 발전에 긍정적이지만 국민의료비 억제기능이 취약하다.

(2) 국가보건서비스 방식(NHS; National Health Services)
① '국민의 의료 문제는 국가가 책임져야 한다'는 관점에서 정부가 일반 조세로 재원을 마련하여 모든 국민에게 무상으로 의료를 제공하는 방식이다.
② 재원의 대부분이 국세 및 지방세로 조달되고 의료공급 체계도 국가의 책임하에 조직화되어 있다.
③ 영국, 스웨덴, 이탈리아 등이 대표적인 국가이다.
④ 의료비에 대한 통제효과가 강하다. 의료의 질 저하를 초래할 수 있다.

36 진료보수 지불제도 중 의료비 억제효과가 가장 낮은 것은? 22 경북의료기술

① 행위별 수가제 ② 포괄수가제
③ 인두제 ④ 총액계약제

PLUS

행위별 수가제(FFS : Fee For Service)
① 제공된 의료서비스의 단위당 가격에 서비스의 양을 곱한 만큼 보상하는 방식
② 장점 : 의료서비스의 양과 질이 확대 의료인의 재량권 확대, 첨단 의·과학기술의 발달 유도
③ 단점 : 과잉 진료, 의료 남용의 우려, 행정적으로 복잡, 의료비 상승 유도 요인이 됨

37 의료보장제도에 대한 설명으로 옳지 않은 것은? 22 전북의료기술

① 국가보건서비스방식은 베버리지형이다.
② 사회보험방식은 비스마르크형이다.
③ 국가보건서비스방식과 같은 방식이지만 지방재정을 중심으로 운영하는 제도는 지방보건서비스라 한다.
④ 사회보험방식은 모든 국민이 본인부담 없이 의료를 이용하여 소득재분배 효과가 크다.

해설

36
① 포괄수가제, 인두제, 총액계약제는 사전지불방식으로 모두 의료비 억제효과가 있는 반면 행위별 수가제는 사후지불방식으로 의료비 증가의 원인이 된다.
② 포괄수가제 : 환자의 종류당 총 보수단가를 설정하여 보상하는 방식
③ 인두제 : 등록된 환자 또는 주민 수에 따라 일정액을 보상받는 방식
④ 총액계약제 : 지불자 측과 진료자 측이 진료보수 총액의 계약을 사전에 체결하는 방식

37
의료보장제도 유형
(1) 사회보험형(비스마르크형)
① 사회보장의 일환으로 적용 대상자들에 대하여 강제적용
② 보험료를 낼 수 없는 빈곤층은 국가가 별도 관리
③ 사용자와 근로자의 보험료를 주요 재원으로 하며 보험 낭비를 줄이기 위하여 본인 일부부담금을 부과하는 형식이 일반적임
④ 독일, 프랑스, 일본, 한국 등의 국가에 해당함
(2) 국민보건서비스형(베버리지형)
① 전 국민들에게 거의 무료로 보건의료서비스 제공(소득 재분배 효과가 큼)
② 정부의 조세 수입이 주요 재원(중앙재정과 별도로 구분된 지방재정 중심의 지방 보건서비스(regional health service, RHS)라는 용어를 사용한다.)
③ 보건의료기관은 국가의 소유이거나 국가가 장악함
④ 영국, 뉴질랜드, 이탈리아, 스페인 등의 국가에 해당함

정답 36 ① 37 ④

PART 10

38 **우리나라 국민건강보험제도의 유형으로 옳은 것은?** 22 지방직

① 변이형 ② 현금배상형
③ 관리의료형 ④ 제3자 지불제형

PLUS

의료제공형태

(1) 제3자 지불제도(현물급여형, 직접서비스형)
① 의료보험 적용자는 필요시 의료서비스를 이용하고 의료공급자가 제3자인 보험공단이나 질병금고에 환자를 진료한 진료비를 청구하며, 제3의 지불자인 보험공단이나 질병금고는 청구된 진료비를 심사하여 의료공급자에게 직접 지불함
② 한국, 일본, 독일 등 대부분의 사회보험제도를 채택하는 국가에서 제3자 지불제도 서비스 방법을 택하고 있음

(2) 변이형(직접제공방법)
① NHS 또는 지방보건서비스제도를 시행하고 있는 국가에서 재정으로 국민들에게 의료를 보장하는 형태(뉴질랜드, 영국, 스웨덴, 덴마크 등)
② 사회보험형 국가로 보험공단이 보험료를 징수함과 동시에 직접의료시설을 건립하여 적용자에게 보험공단이 직영하는 병원(국민건강보험공단 일산병원)이나 진료소를 통하여 서비스를 제공하는 형태
③ 사회보장제도에 속하지는 않지만 미국의 건강유지조직(HMO) 가운데 일부가 의료기관을 소유하여 적용자에게 의료서비스를 제공하는 형태

(3) 상환제(현금배상형, 현금급여형)
① 의료보장의 적용자가 의료기관에 가서 진료를 받을 때 진료비 전액을 의료기관에 먼저 지불하고 난 후에 보험공단이나 질병금고에 청구하여 진료비를 환불받는 제도이다.
② 미국의 민영보험회사에서 흔히 사용하는 제도이다.

39 **보험료를 재원으로 하여 보험자가 공급자 단체와 진료보수 총액의 계약을 사전에 체결하는 방식은 어떠한 의료보장제도에 해당하는가?** 22 전남경력경쟁

① NHI ② NHS
③ 포괄수가제 ④ 인두제

40 **다음 설명에 해당하는 진료비 지불제도는 무엇인가?** 22 경기

- 지불자측과 진료자측이 1년간의 진료비 총액의 계약을 체결하고 의사에게 먼저 지급한다.
- 비교적 국가의 개입이 있으며 의료기관에서 자율적으로 과잉진료를 억제하게 된다.
- 의료비 증가를 억제하는 기능이 있다.

① 행위별 수가제 ② 인두제
③ 총액계약제 ④ 포괄수가제

해설

39
보험료를 재원으로 보험자가 의료기관을 통해 의료를 보장하는 제도는 사회보험방식(NHI)에 해당한다. 사회보험 방식을 채택하고 있는 나라는 독일, 프랑스, 한국, 일본, 대만 등이다. 독일은 진료보수지불방식으로 총액계약제를 채택하고 있다. 총액계약제는 지불자 측과 진료자 측이 진료보수 총액의 계약을 사전에 체결하는 방식이다.

40
총액계약제(Negotiation System)
① 지불자 측과 진료자 측이 진료보수 총액의 계약을 사전에 체결하는 방식
② 장점: 포괄적 서비스 제공, 과잉 진료에 대한 자율적 억제 가능
③ 단점: 매년 교섭의 어려움, 새로운 의료기술 도입의 어려움

정답 38 ④ 39 ① 40 ③

제4절 우리나라 의료보장제도

01 상급종합병원에서 1단계 요양급여를 받을 수 있는 경우에 해당하지 않는 것은?

① 치과 진료를 받는 경우
② 분만의 경우
③ 물리치료를 위해 재활의학과 진료를 받는 경우
④ 가정의학과에서 진료를 받는 경우

02 우리나라의 의료제도에 대한 내용으로 옳지 않은 것은? 18 울산

① 우리나라의 공적 의료보장제도는 사회보험에 해당한다.
② 건강보험 가입자는 직장가입자와 지역가입자로 구분한다.
③ 직장가입자 중 사립학교 교원의 보험료는 가입자가 50% 학교가 50% 부담한다.
④ 가입자와 피부양자의 질병, 부상, 출산 등에 대하여 요양급여를 실시한다.

03 우리나라 국민건강보험에 대한 설명으로 가장 옳지 않은 것은? 18 서울

① 건강보장을 보험의 형식으로 운영하는 사회보험이다.
② 급여목록체계와 비급여목록체계 모두를 적용하고 있다.
③ 보험료 운영방식은 적립방식을 적용하고 있다.
④ 「국민건강보험법」상 한국희귀·필수의약품센터는 요양기관이다.

04 우리나라에서 시행 중인 의료보장제도에서 적용되고 있는 진료비지불제도에 해당하지 않는 것은? 19 인천의료기술(10월)

① 포괄수가제 ② 행위별수가제
③ 상대가치수가제 ④ 인두제

해설

02
사립학교 교원의 보험료는 가입자 본인이 50%, 학교가 30%, 국가에서 20% 부담한다.

03
국민건강보험의 보험료는 단기보험으로 1회계연도를 기준으로 보험료 수입, 진료비 지급 등이 이루어진다.

04
우리나라는 행위별수가제를 기본으로 하면서 수가계산에 있어서 상대가치점수를 반영하고 있고 일부 진단명에 대해서는 포괄수가제를 적용하고 있다.

정답 01 ③ 02 ③ 03 ③ 04 ④

PART 10

05 **만성폐쇄성폐질환 환자가 의사의 산소치료 처방전에 따라 의료용 산소발생기로 가정 등에서 산소치료서비스를 제공받는 경우 적용되는 건강보험의 급여는 무엇인가?** 19 경기보건연구사

① 요양급여 ② 요양비
③ 보장구급여비 ④ 부가급여

PLUS

법 시행규칙 제23조(요양비)

① 법 제49조 제1항에서 '보건복지부령으로 정하는 긴급하거나 그 밖의 부득이한 사유'란 다음 각 호의 어느 하나에 해당하는 경우를 말한다.
1. 요양기관을 이용할 수 없거나 요양기관이 없는 경우
2. 만성신부전증 환자가 의사의 처방전에 따라 복막관류액 또는 자동복막투석에 사용되는 소모성 재료를 요양기관 외의 의약품판매업소에서 구입 · 사용한 경우
3. 산소치료를 필요로 하는 환자가 의사의 산소치료 처방전에 따라 보건복지부장관이 정하여 고시하는 방법으로 산소치료를 받는 경우
4. 당뇨병 환자가 의사의 처방전에 따라 혈당검사 또는 인슐린 주사에 사용되는 소모성 재료를 요양기관 외의 의료기기판매업소에서 구입 사용한 경우
5. 신경인성 방광환자가 의사의 처방전에 따라 자가도뇨에 사용되는 소모성 재료를 요양기관 외의 의료기기판매업소에서 구입 · 사용한 경우
6. 보건복지부장관이 정하여 고시하는 질환이 있는 사람으로서 인공호흡기 또는 기침유발기를 필요로 하는 환자가 의사의 처방전에 따라 인공호흡기 또는 기침유발기를 대여받아 사용하는 경우
7. 수면무호흡증 환자가 의사의 처방전에 따라 양압기(수면 중 좁아진 기도에 지속적으로 공기를 불어 넣어 기도를 확보해 주는 기구를 말한다)를 대여 받아 사용하는 경우

06 **다음 중 「국민건강보험법」에 따른 요양급여의 범위에 해당하지 않는 것은?** 19 전북

① 진찰 및 검사 ② 예방 및 재활
③ 보조기기 ④ 간호

07 **우리나라 건강보험제도의 특징 중 옳지 않은 것은?** 19 울산

① 건강보험은 장기보험이다.
② 보험료 납부기준은 이원화되어있다.
③ 피보험자들은 균일한 혜택을 받는다.
④ 보험료는 소득 및 재산에 따라 차등부과된다.

해설

05
요양비(국민건강보험법 제49조): 긴급하거나 그 밖의 부득이한 사유로 요양기관과 비슷한 기능을 하는 기관으로서 보건복지부령으로 정하는 기관에서 질병 · 부상 · 출산 등에 대하여 요양을 받거나 요양기관이 아닌 장소에서 출산한 경우에는 그 요양급여에 상당하는 금액을 보건복지부령으로 정하는 바에 따라 가입자나 피부양자에게 요양비로 지급한다.

06
요양급여(「국민건강보험법」 제41조): 가입자와 피부양자의 질병, 부상, 출산 등에 대하여 다음의 요양급여를 실시한다.
1. 진찰, 검사
2. 약제(藥劑) · 치료재료의 지급
3. 처치 수술 및 그 밖의 치료
4. 예방, 재활
5. 입원
6. 간호
7. 이송

07
① 건강보험의 예산은 1년 단위로 운영되는 단기보험이다.
② 보험료 납부기준은 직장가입자와 지역가입자로 이원화되어 있다.
③ 건강보험은 균등급여로 피보험자들에 균일한 급여를 제공한다.
④ 보험료는 가입자의 소득 및 재산에 따라 차등부과한다.

정답 05 ② 06 ③ 07 ①

08 **상급종합병원에서 1단계 요양급여를 받을 수 있는 경우에 해당하는 것은?**

19 울산보건연구사

① 해당 병원 직원의 배우자가 요양급여를 받는 경우
② 혈우병환자가 요양급여를 받는 경우
③ 직업병 환자가 물리치료를 받는 경우
④ 항암치료 중인 환자가 요양급여를 받는 경우

09 **다음은 건강보험과 장기요양에 대한 내용을 표로 나타낸 것이다. 비교가 옳지 않은 것은?** 19 대전

	국민건강보험	노인장기요양보험
① 대상	모든 참여자	노인 등으로, 요구하는 자격을 갖춘 사람에게 지원한다.
② 지원한도	본인부담금, 요양기간제한 등 지원한도를 두고 있다.	본인부담금이나 지원 한도가 없다.
③ 급여	급여의 형태에 따라 현물급여, 현금급여로 나뉜다.	보통 서비스로 지급하지만 상황에 따라 현금으로 지급한다.
④ 징수	통합 징수하여 각각의 독립회계로 관리한다.	

10 **「국민건강보험법」에서 보험료를 경감받을 수 있는 대상으로 옳은 것은?**

19 대전보건연구사

① 65세 이상과 그가 속한 가정
② 우리나라에 거주신청을 하지 않은 외국인 노동자
③ 휴직자
④ 도시에서 대통령령으로 정하는 지역에 거주하는 사람

해설

08
상급종합병원에서 1단계 요양급여를 받을 수 있는 경우
(1) 응급환자인 경우
(2) 분만의 경우
(3) 혈우병 환자가 요양급여를 받는 경우
(4) 작업치료, 운동치료 등의 재활치료가 필요하다고 인정되는 자가 재활의학과에서 요양급여를 받는 경우
(5) 가정의학과에서 요양급여를 받는 경우
(6) 당해 요양기관에서 근무하는 가입자가 요양급여를 받는 경우
(7) 치과 요양급여를 받는 경우

09
- 국민건강보험: 본인부담금이 있다. 서비스 지원 한도는 의학적으로 질병이나 부상의 치료가 끝날 때까지 이용 가능하다.
- 노인장기요양보험: 본인부담금이 있다. 등급판정에 따른 유효기간과 급여 종류 및 월 한도액 안의 범위에서 서비스를 제공한다.

10
「국민건강보험법」 제75조(보험료 경감)
① 섬·벽지(僻地)·농어촌 등 대통령령으로 정하는 지역에 거주하는 사람
② 65세 이상인 사람
③ 「장애인복지법」에 따라 등록한 장애인
④ 「국가유공자 등 예우 및 지원에 관한 법률」에 따른 국가유공자
⑤ 휴직자
⑥ 그 밖에 생활이 어렵거나 천재지변 등의 사유로 보험료를 경감할 필요가 있다고 보건복지부장관이 정하여 고시하는 사람
⑦ 보험료 납부의무자가 다음 각 호의 어느 하나에 해당하는 경우에는 대통령령으로 정하는 바에 따라 보험료를 감액하는 등 재산상의 이익을 제공할 수 있다.
㉠ 보험료의 납입 고지를 전자문서로 받는 경우
㉡ 보험료를 계좌 또는 신용카드 자동이체의 방법으로 내는 경우

정답 08 ② 09 ② 10 ③

11 **국민건강보험에 관한 설명으로 옳지 않은 것은?** 19 충북보건연구사

① 대상자의 소득수준에 관계없이 수요에 따라 급여가 제공된다.
② 강제가입이며 1년 단위로 운영된다.
③ 지역 가입자와 직장 가입자를 분리해서 재정을 운영한다.
④ 행위별 수가제를 전면적으로 실시하고 있으며 일부 진단명에 대해서는 포괄수가제를 시행하고 있다.

12 **다음 중 국민건강보험에 대한 설명으로 옳지 않은 것은?** 19 인천

① 건강보험의 보편적 보장을 위하여 보험료는 강제부과한다.
② 건강보험은 정부가 법에 의하여 국민복지를 증진시키고자 실시하는 제도이기 때문에 일정한 요건에 해당하는 사람은 누구나 의무적으로 가입하여야 한다.
③ 건강보험급여는 그 대상자의 성, 연령, 직업, 거주지 등 개인적 여건에 따라 구분하여 급여가 제공된다.
④ 보험료 산정은 지불능력을 기초로 하며 의료비 지출 가능성과 관계없이 산정한다.

PLUS

국민건강보험제도의 특징

(1) 강제성: 건강보험은 정부가 법에 의하여 국민복지를 증진시키고자 실시하는 제도이기 때문에 법률이 정하는 일정한 요건에 해당하는 사람은 누구나 의무적으로 가입하여야 한다는 강제성이 있다.
(2) 형평성: 건강보험급여는 그 대상자의 성, 연령, 직업, 거주지 등 개인적 여건에 관계없이 수요에 따라 급여가 제공되는 것을 원칙으로 하고 있다.
(3) 예산의 균형성: 건강보험은 단기보험이기 때문에 회계연도를 기준으로 수입과 지출을 예정하여 보험료를 계산하며 지급 조건과 지급액도 보험료 납입 기간과는 상관이 없고 지급 기간이 단기이다.
(4) 수익자부담 원칙: 건강보험의 경우 그 비용은 수익자가 부담하고 이익도 수익자에게 환원되는 수익자부담 원칙에 입각한다.
(5) 부담의 재산·소득 비례의 원칙: 재원조달은 수익자의 재산, 소득에 따라 정률제를 택하고 있다.
(6) 급여우선의 원칙: 건강보험급여는 인간의 생명과 고통에 직결되므로 그 발생 과정이나 요인이 어떠하든 간에 급여 시행을 우선적으로 하여야 한다. 즉, 중대한 자기귀책사유가 있다 하여도 의료의 필연, 필수성에 따라 적시에 적정 급여를 시행하고 사후에 그 책임을 분명히 하게 된다.
(7) 적정 급여의 원칙: 의료는 인체의 생명과 직결되므로 가장 필요하고 적정한 급여가 제공되어야 한다.
(8) 사후 치료의 원칙: 건강보험은 적극적 의미의 건강 관리, 즉 질병예방이 아닌 사후 치료적 영역에 속한다.
(9) 3자 지불의 원칙: 현행 건강보험제도하에서는 급여시행자, 급여수령자, 비용지급자가 상이한데, 이러한 3자관계의 성립에 따라 급여비용 심사제도가 나타나게 된다.
(10) 발생주의 원칙: 건강보험대상자의 자격 취득과 상실은 현실적으로 사후 확인에 의해 그 권리 행사가 가능하지만 근본적으로 확인 행위 이전에 자격을 취득하였다고 보아야 한다.

해설

11
가입자는 지역가입자와 직장가입자로 구분이 되고 보험료를 산정하는 기준은 다르지만 재정은 통합하여 운영하고 있다.

정답 11 ③ 12 ③

13 **다음 중 국민건강보험공단의 업무로 옳지 않은 것은?** 20 경기

① 가입자와 피부양자의 자격관리
② 요양급여 적정성 평가
③ 의료시설의 운영
④ 보험료 부과 · 징수

PLUS

국민건강보험공단의 업무(법 제14조)
(1) 가입자 및 피부양자의 자격 관리
(2) 보험료와 그 밖에 이 법에 따른 징수금의 부과 · 징수
(3) 보험급여의 관리
(4) 가입자 및 피부양자의 질병의 조기발견 · 예방 및 건강관리를 위하여 요양급여 실시 현황과 건강검진 결과 등을 활용하여 실시하는 예방사업으로서 대통령령으로 정하는 사업
(5) 보험급여 비용의 지급
(6) 자산의 관리 · 운영 및 증식사업
(7) 의료시설의 운영
(8) 건강보험에 관한 교육훈련 및 홍보
(9) 건강보험에 관한 조사연구 및 국제협력
(10) 이 법에서 공단의 업무로 정하고 있는 사항
(11) 「장수위탁근거법」에 따라 위탁받은 업무
(12) 그 밖에 이 법 또는 다른 법령에 따라 위탁받은 업무
(13) 그 밖에 건강보험과 관련하여 보건복지부장관이 필요하다고 인정한 업무

14 **건강보험제도에 대한 설명으로 옳지 않은 것은?** 20 대전

① 단기보험
② 보험료 차등부과
③ 정률제
④ 피보험자 차등급여

15 **다음에 해당하는 수가체계가 적용되는 질병에 해당하지 않는 것은?** 20 전남

- 환자의 종류당 총보수단가를 설정하여 보상하는 방식
- 경제적인 진료 수행 유도
- 의료서비스의 규격화, 최소화 경향

① 수정체수술
② 편도수술 및 아데노이드 수술
③ 자연분만
④ 항문수술

해설

13
요양급여 적정성 평가는 건강보험심사평가원의 업무이다.

14
건강보험제도에서 보험료는 소득, 재산 등에 따라 정률제를 적용하여 보험료를 차등부과하고, 급여의 제공은 필요에 따라 이루어지는 균등급여에 해당한다.

15
포괄수가제에 대한 설명이다.
우리나라는 7개 질병군에 대하여 포괄수가제를 적용하고 있다
- 안과: 백내장수술(수정체 수술)
- 이비인후과: 편도수술 및 아데노이드 수술
- 외과: 항문수술(치질 등), 탈장수술(서혜 및 대퇴부), 맹장수술(충수절제술)
- 산부인과: 제왕절개분만, 자궁 및 자궁부속기(난소, 난관 등) 수술(악성종양 제외)

정답 13 ② 14 ④ 15 ③

PART 10

16 우리나라 건강보험 역사 설명으로 옳지 않은 것은? 20 인천의료기술(10월)

① 재정통합은 2000년에 이루어졌다.
② 1977년 500인 이상 사업장에 적용
③ 1988년 농어촌지역 의료보험 실시
④ 1989년 도시지역까지 의료보험 실시

17 우리나라에서 2012년부터 부분적으로 시행하고 있는 진료보수지불제도는 무엇인가? 20 경기의료기술

① 인두제
② 포괄수가제
③ 행위별수가제
④ 총액계약제

18 다음 중 의료급여 내용 중 옳지 않은 것은? 20 경기의료기술(11월)

① 적용을 받고자 하는 자는 직접 신청해야 한다.
② 자산조사를 통한 선별과정이 필요하다.
③ 대상은 1종과 2종으로 구분된다.
④ 의료급여대상자는 본인부담금이 없다.

PLUS

의료급여제도 본인부담 유형

구분		1차 (의원급)	2차 (병원, 종합병원)	3차 (지정병원)	식대	약국	PET, MRI, CT 등
1종	입원	없음	없음	없음	20%	–	없음
	외래	1,000원	1,500원	2,000원	–	500원	5%
2종	입원	10%	10%	10%	20%	–	10%
	외래	1,000원	15%	15%	–	500원	15%

19 다음 중 요양급여를 받을 수 있는 요양기관이 아닌 것은?

① 「약사법」에 따른 약국
② 「지역보건법」에 따른 보건소
③ 「의료법」에 따른 병원
④ 「학교보건법」에 따른 보건실

해설

16
건강보험은 직장의료보험조합과 국민의료보험조합의 조직 통합이 2000년에 이루어졌고 재정통합은 2003년에 이루어졌다.

17
포괄수가제는 환자가 입원해서 퇴원할 때까지 발생하는 진료에 대하여 질병마다 미리 정해진 금액을 내는 제도이다. 우리나라에서는 2012년 7월부터 전국의 병원 및 의원에 대해 의무적으로 적용하여 운영하고 있고 2013년 7월부터는 종합병원이나 상급종합병원에 대해서도 포괄수가제를 적용하고 있다. 우리나라 포괄수가제는 4개 진료과 7개 질병군(백내장수술, 편도 및 아데노이드수술, 항문수술, 탈장수술, 맹장수술, 제왕절개분만, 자궁수술)을 대상으로 적용하고 있다.

18
의료급여는 공공부조 제도로서 대상자가 보장을 청구하여야 하며 엄격한 자산조사를 거쳐 선별한다. 의료급여의 대상은 1종과 2종으로 구분하며 구분기준은 근로능력유무이다. 의료급여 수급권자에게도 본인부담제도를 적용하고 있다.

19
「국민건강보험법」에 따른 요양급여를 실시하는 요양기관
- 「의료법」에 따라 개설된 의료기관
- 「약사법」에 따라 등록된 약국
- 「약사법」 제91조에 따라 설립된 한국희귀·필수의약품센터
- 「지역보건법」에 따른 보건소·보건의료원 및 보건지소
- 「농어촌 등 보건의료를 위한 특별조치법」에 따라 설치된 보건진료소

정답 16 ① 17 ② 18 ④ 19 ④

20 **우리나라의 건강보험제도에 대한 설명으로 옳은 것은?** 20 광주

① 1977년에 전국민의료보험으로 확대 실시되었다.
② 건강보험심사평가원에서 보험급여 관리의 업무를 담당하고 있다.
③ 보험조직은 통합되었지만 재정은 보험 가입자에 따라 분리하여 운영하고 있다.
④ 피부양자는 직장가입자에게 생계를 의존하는 사람이다.

21 **다음 중 우리나라의 의료보험제도에 대한 설명으로 옳지 않은 것은?** 20 대구

① 입원진료 시 본인 일부부담률은 요양급여비용총액의 20%이다.
② 중증질환자의 본인 일부부담률은 요양급여비용총액의 5%이다.
③ 희귀난치성질환자의 본인 일부부담률은 요양급여비용총액의 10%이다.
④ 자연분만 시 본인 일부부담률은 요양급여비용총액의 5%이다.

PLUS

국민건강보험 진료비 본인일부부담률

구분		본인일부부담률
입원		요양급여비용총액의 20%+식대는 50% • 자연분만 신생아: 면제+식대 50% • 15세 이하(신생아 제외) 아동: 5%+식대 50% • 고위험 임산부: 10%+식대 50% • 제왕절개분만: 5%+식대 50%
외래	상급 종합병원	진찰료 총액+나머지 진료비의 60% (임산부: 요양총액의 40%, 1세 미만 영유아: 요양총액의 20%)
	종합병원	요양급여비용총액의 50%, 읍·면지역 45% (임산부: 30%, 영유아: 15%)
	병원급	요양급여비용총액의 40%, 읍·면지역 35% (임산부: 20%, 영유아: 10%)
	의원급	요양급여비용총액의 30%(임산부: 10%, 영유아: 5%) • 65세 이상 노인 15,000원 이하일 때 1,500원 정액제(방문당)
	보건기관	• 12,000원 초과: 요양급여비용총액의 30% • 12,000원 이하: 정액(진료과, 진료내역, 투약일수기준)
	약국	요양급여비용총액의 30% • 65세 이상 노인 10,000 이하일 때 1,000원
	6세 미만 아동	성인 본인부담비율의 70%(조산아는 본인부담율 10%)
산정특례 대상자		• 중증질환자(암, 뇌혈관, 심장질환, 중증화상, 중증 외상): 요양급여비용총액의 5% • 희귀질환 및 중증난치질환자: 요양급여비용총액의 10% • 가정간호, 말기환자 가정형 호스피스: 요양급여비용총액의 20% • 결핵질환자: 요양급여비용총액의 0%
차상위 본인부담 경감대상자		차상위 희귀질환 및 중증난치질환 또는 중증질환 본인부담 경감 대상자: 본인일부부담액 0원(단, 식대: 기본식대의 20%)

해설

20
① 우리나라의 의료보험은 1977년 500인 이상 사업장 근로자를 대상으로 시작되었고 1989년에 전국민의료보험으로 확대 실시되었다.
② 국민건강보험공단에서 보험급여 관리의 업무를 담당하고 있다.
③ 건강보험조직은 2000년에 통합되었고 재정은 2003년에 통합되었다.
④ 피부양자는 직장가입자에게 주로 생계를 의존하는 사람으로서 보수나 소득이 없는 사람이다.

정답 20 21 ④

PART 10

22 **건강보험제도에 대한 설명으로 옳은 것은?** 20 대전

① 자신이 필요하다고 생각될 때 임의로 가입할 수 있다.
② 단기보험이다.
③ 가입자의 경제적 수준을 고려하지 않고 균등부과한다.
④ 기여한 수준에 따라 급여를 차등지급한다.

PLUS

국민건강보험제도의 특징
(1) 강제성
(2) 능력비례, 차등부과, 균등급여
(3) 보험료 부과방식 이원화(직장가입자, 지역가입자)
(4) 모든 의료기관을 요양기관으로 지정
(5) 행위별 수가제, 제3자지불방식
(6) 단기보험
(7) 치료중심 급여제도
(8) 보건의료제도 특징
- 의료공급방식: 민간주도형
- 관리통제방식: 자유방임형
- 사회보장형태: NHI(사회보험방식)

23 **우리나라의 건강보험 급여 중 부가급여에 해당되는 급여는?** 20 부산

① 요양비　② 선별급여
③ 임신·출산진료비　④ 장애인 보조기기 급여비

24 **우리나라 4대 보험 중 가장 먼저 시행된 사회보험은?** 20 서울

① 산업재해보상보험　② 고용보험
③ 국민건강보험　④ 국민연금

25 **다음 중 우리나라가 채택하고 있는 보수지불제도에 해당하는 것은?** 21 전북

① 행위별수가제, 포괄수가제
② 인두제, 포괄수가제
③ 총액계약제, 행위별 수가제
④ 총액계약제, 인두제

해설

22
① 건강보험제도는 강제가입이다.
③ 가입자의 경제적 수준을 고려하여 차등부과한다.
④ 기여한 수준과 관계없이 급여는 균등하게 지급한다.

23
부가급여(국민건강보험법 제50조): 공단은 이 법에서 정한 요양급여 외에 대통령령으로 정하는 바에 따라 임신·출산진료비, 장제비, 상병수당, 그 밖의 급여를 실시할 수 있다.

24
① 산업재해보상보험 – 1964년 시행
② 고용보험 – 1995년 시행
③ 국민건강보험 – 1977년 의료보험으로 시행
④ 국민연금 – 1988년 시행

25
우리나라는 행위별 수가제를 기본으로 하며 7개 진단명에 대해서는 포괄수가제를 적용하고 있다.

정답 22 ② 23 ③ 24 ① 25 ①

26 **우리나라 건강보험제도에 대한 설명으로 옳지 않은 것은?** 21 경기

① 강제적용 ② 단기보험
③ 균등한 보험급여 ④ 책임주체는 국민

27 **우리나라의 사회보장제도 중 소득보장과 의료보장이 동시에 이루어지는 것은?** 21 대전

① 산업재해보상보험 ② 국민건강보험
③ 국민연금 ④ 고용보험

PLUS

	사회보험	공공부조
소득보장	산재보험 국민연금 고용보험	국민기초생활보장
건강보장	산재보험 국민건강보험 장기요양보험	의료급여

28 **우리나라 국민건강보험의 특성에 해당하지 않는 것은?** 21 서울

① 강제 적용 ② 보험료 차등 부담
③ 차등 보험 급여 ④ 단기 보험

29 **우리나라의 건강보험료 운영방식과 보험료 산정방식으로 옳은 것은?** 21 경기7급

① 적립방식, 집단율 ② 부과방식, 집단율
③ 적립방식, 경험률 ④ 부과방식, 경험률

해설

26
우리나라 건강보험제도는 사회보험제도로서 국가가 주체가 되어 운영한다.

28
건강보험의 급여는 보험료 납부수준과 관계없이 균등급여로 제공된다.

29
- 부과방식: 그해 필요한 지출을 그해 가입자에게 부과하는 재정구조
- 적립방식: 퇴직연금처럼 가입자가 나중에 받을 연금액을 미리 보험료로 적립해두는 재정구조
- 국민건강보험의 보험료는 소득 및 재산에 비례하여 차등부과하고 보험급여 필요시 보장을 받을 수 있다.
- 건강보험료 산정 시 집단율을 적용하고 있다. 이는 인구집단의 질병유병률, 발생률등을 고려하여 보험료를 산정하는 방식이다.
- 경험률은 민간보험의 보험료 산정 시 방식으로 자동차보험처럼 사고를 많이 유발하는 보험가입자가 보험료를 더 내도록 하여 도덕적 해이를 방지하고 보험재정을 안정화시키는 것을 목적으로 한다.

정답 26 ④ 27 ① 28 ③ 29 ②

PART 10

30 **다음 중 보험료 경감대상에 해당하는 자는?** 21 경기7급

① 섬 · 벽지 · 농어촌 등 대통령령으로 정하는 지역에 거주하는 사람
② 순국선열
③ 독립유공자
④ 장기복무 후 제대자

31 **건강보험심사평가원의 업무가 아닌 것은?** 21 경기

① 요양급여비용의 심사 ② 보험급여비용의 지급
③ 심사기준 개발 ④ 환자분류체계의 개발

PLUS

건강보험심사평가원의 업무(법 제63조)
(1) 요양급여비용의 심사
(2) 요양급여의 적정성 평가
(3) 심사기준 및 평가기준의 개발
(4) 제1호부터 제3호까지의 규정에 따른 업무와 관련된 조사 연구 및 국제협력
(5) 다른 법률에 따라 지급되는 급여비용의 심사 또는 의료의 적정성 평가에 관하여 위탁받은 업무
(6) 건강보험과 관련하여 보건복지부장관이 필요하다고 인정한 업무
(7) 그 밖에 보험급여 비용의 심사와 보험급여의 적정성 평가와 관련하여 대통령령으로 정하는 업무
① 요양급여비용의 심사청구와 관련된 소프트웨어의 개발 · 공급 · 검사 등 전산 관리
② 법에 따라 지급되는 요양비 중 보건복지부령으로 정하는 기관에서 받은 요양비에 대한 심사
③ 요양급여의 적정성 평가 결과의 공개
④ 업무를 수행하기 위한 환자 분류체계의 개발 · 관리
⑤ 업무와 관련된 교육 · 홍보

32 **국민건강보험의 가입자나 피부양자가 요양기관과 비슷한 기능을 하는 다른 기관에서 요양을 받을 경우 적용받을 수 있는 보험급여는 무엇인가?** 21 울산

① 요양급여 ② 요양비
③ 본인부담상한액 ④ 본인일부부담금

해설

30
보험료 경감(국민건강보험법 제75조)
① 섬 · 벽지 · 농어촌 등 대통령령으로 정하는 지역에 거주하는 사람
② 65세 이상인 사람
③ 「장애인복지법」에 따라 등록한 장애인
④ 「국가유공자 등 예우 및 지원에 관한 법률」에 따른 국가유공자
⑤ 휴직자
⑥ 그 밖에 생활이 어렵거나 천재지변 등의 사유로 보험료를 경감할 필요가 있다고 보건복지부장관이 정하여 고시하는 사람
⑦ 보험료 납부의무자가 다음 각 호의 어느 하나에 해당하는 경우에는 대통령령으로 정하는 바에 따라 보험료를 감액하는 등 재산상의 이익을 제공할 수 있다.
㉠ 보험료의 납입 고지를 전자문서로 받는 경우
㉡ 보험료를 계좌 또는 신용카드 자동이체의 방법으로 내는 경우

32
요양비(국민건강보험법 제49조) : 공단은 가입자나 피부양자가 보건복지부령으로 정하는 긴급하거나 그 밖의 부득이한 사유로 요양기관과 비슷한 기능을 하는 기관으로서 보건복지부령으로 정하는 기관(제98조 제1항에 따라 업무정지 기간 중인 요양기관을 포함한다. 이하 "준요양기관"이라 한다)에서 질병 · 부상 · 출산 등에 대하여 요양을 받거나 요양기관이 아닌 장소에서 출산한 경우에는 그 요양급여에 상당하는 금액을 보건복지부령으로 정하는 바에 따라 가입자나 피부양자에게 요양비로 지급한다.

정답 30 ① 31 ② 32 ②

33 다음 중 우리나라의 의료급여제도에 대한 설명으로 옳지 않은 것은?

21 울산보건연구사

① 의료급여 수급권자는 1종과 2종으로 구분된다.
② 의료급여 수급권자는 외래진료 시 본인부담금이 발생하지 않는다.
③ 생활유지 능력이 없거나 어려운 저소득 국민의 의료문제를 국가가 책임지고 보장하는 공공부조제도이다.
④ 의료급여 수급권자의 자격관리는 시·군·구에서 담당한다.

PLUS

의료급여제도 본인부담 유형

구분		1차 (의원급)	2차 (병원, 종합병원)	3차 (지정병원)	식대	약국	PET, MRI, CT 등
1종	입원	없음	없음	없음	20%	–	없음
	외래	1,000원	1,500원	2,000원	–	500원	5%
2종	입원	10%	10%	10%	20%	–	10%
	외래	1,000원	15%	15%	–	500원	15%

34 다음 중 우리나라의 국민건강보험제도에 대한 설명으로 옳은 것은?

21 울산보건연구사

① 보험자가 다수이다.
② 보험가입의 자격이 인정되면 가입 및 보험료 납부가 강제적용된다.
③ 국민건강보험공단에서 국민건강보험의 정책을 결정한다.
④ 보험급여는 보험료 납부 수준에 따라 차등지급된다.

PLUS

국민건강보험제도는 강제가입을 원칙으로 하고 있기 때문에 건강보험가입 자격이 인정된 사람은 강제가입되며 보험료 납부 의무가 있다.

35 다음 중 상급종합병원에서 1단계 요양급여를 받을 수 있는 경우에 해당하는 것은? 21 광주

ㄱ. 응급환자	ㄴ. 분만 시
ㄷ. 혈우병	ㄹ. 작업치료목적 재활의학과
ㅁ. 내과	ㅂ. 치과
ㅅ. 그 병원 근로자가 이용 시	ㅇ. 그 병원 근로자의 직계가족이 이용 시

① ㄱ, ㄴ, ㄷ, ㄹ, ㅁ
② ㄱ, ㄴ, ㄷ, ㄹ, ㅁ, ㅂ
③ ㄱ, ㄴ, ㄷ, ㄹ, ㅂ, ㅅ
④ ㄱ, ㄴ, ㄷ, ㄹ, ㅁ, ㅂ, ㅅ, ㅇ

해설

34
① 보험자는 국민건강보험공단으로 단일보험자이다.
③ 보건복지부에서 건강보험 관련 정책을 결정한다.
④ 보험급여는 보험료 납부 수준과 무관하게 균등급여로 적용한다.

35
요양급여의 절차(국민건강보험 요양급여의 기준에 관한 규칙 제2조)
(1) 1단계 요양급여: 2단계 진료인 상급종합병원을 제외한 곳에서 급여를 받는 것(의원, 병원, 종합병원)
(2) 2단계 요양급여: 상급종합병원에서 요양급여를 받는 것
(3) 요양급여 절차 예외: 상급종합병원에서 1단계 요양급여를 받을 수 있는 경우
① 응급환자인 경우
② 분만의 경우
③ 치과 요양급여를 받는 경우
④ 장애인 또는 단순 물리치료가 아닌 작업치료·운동치료 등의 재활치료가 필요하다고 인정되는 자가 재활의학과에서 요양급여를 받는 경우
⑤ 가정의학과에서 요양급여를 받는 경우
⑥ 당해 요양기관에서 근무하는 가입자가 요양급여를 받는 경우
⑦ 혈우병 환자가 요양급여를 받는 경우

정답 33 ② 34 ② 35 ③

PART 10

36 **국민건강보험제도상 3차 의료기관에서 1단계 요양급여를 받을 수 있는 경우에 해당하는 것은?** 21 제주보건연구사

> ㉠ 응급환자인 경우
> ㉡ 분만의 경우
> ㉢ 가정의학과에서 요양급여를 받는 경우
> ㉣ 장애인이 재활의학과에서 요양급여를 받는 경우

① ㉠, ㉡, ㉣ ② ㉠, ㉡, ㉢
③ ㉡, ㉢, ㉣ ④ ㉠, ㉡, ㉢, ㉣

PLUS

요양급여의 절차(국민건강보험 요양급여의 기준에 관한 규칙 제2조)
(1) 1단계 요양급여: 2단계 진료인 상급종합병원을 제외한 곳에서 급여를 받는 것(의원, 병원, 종합병원)
(2) 2단계 요양급여: 상급종합병원에서 요양급여를 받는 것
(3) 요양급여 절차 예외: 상급종합병원에서 1단계 요양급여를 받을 수 있는 경우
① 응급환자인 경우
② 분만의 경우
③ 치과 요양급여를 받는 경우
④ 장애인 또는 단순 물리치료가 아닌 작업치료·운동치료 등의 재활치료가 필요하다고 인정되는 자가 재활의학과에서 요양급여를 받는 경우
⑤ 가정의학과에서 요양급여를 받는 경우
⑥ 당해 요양기관에서 근무하는 가입자가 요양급여를 받는 경우
⑦ 혈우병 환자가 요양급여를 받는 경우

37 **「국민건강보험법」상 요양급여비용의 산정에서 요양급여비용을 계약하는 사람을 옳게 짝지은 것은?** 22 서울시(2월)

① 보건복지부장관과 시·도지사
② 대통령과 의약계를 대표하는 사람들
③ 보건복지부장관과 국민건강보험공단의 이사장
④ 국민건강보험공단의 이사장과 의약계를 대표하는 사람이다.

38 **「국민건강보험법」에 의한 국민건강보험공단의 업무로 옳지 않은 것은?** 22 광주

① 의료시설의 운영 ② 자산의 관리·운영
③ 요양급여 평가 ④ 가입자의 자격관리

해설

37
요양급여비용의 산정에서 요양급여비용을 계약하는 사람
(1) 공단의 이사장과 대통령령이 정하는 의약계를 대표하는 자와의 계약으로 정한다. 요양급여비용의 계약으로 정한다. 계약기간은 1년으로 한다.
(2) 요양급여비용의 계약 당사자인 의약계를 대표하는 자는 ① 대한병원협회장, ② 대한의사협회장, ③ 대한치과의사 협회장, ④ 대한한의사협회장, ⑤ 대한조산협회 또는 대한간호협회의 장 중 1명, ⑥ 대한약사회장, ⑦ 보건소·보건의료원 및 보건지소, 보건진료소 중 보건복지부장관이 지정하는 자 등이다.
(3) 7개 유형별 요양기관과 건강보험공단이 각각 수가계약을 체결하고 있다.
(4) 유형별 계약이 체결되지 않으면 건강보험정책심의위원회의 의결에 의해 보건복지부장관이 결정한다.

38
국민건강보험공단의 업무(법 제14조)
(1) 가입자 및 피부양자의 자격 관리
(2) 보험료와 그 밖에 이 법에 따른 징수금의 부과·징수
(3) 보험급여의 관리
(4) 가입자 및 피부양자의 질병의 조기발견 예방 및 건강관리를 위하여 요양급여 실시 현황과 건강검진 결과 등을 활용하여 실시하는 예방사업으로서 대통령령으로 정하는 사업
(5) 보험급여 비용의 지급
(6) 자산의 관리·운영 및 증식사업
(7) 의료시설의 운영
(8) 건강보험에 관한 교육훈련 및 홍보
(9) 건강보험에 관한 조사연구 및 국제협력
(10) 이 법에서 공단의 업무로 정하고 있는 사항
(11) 「장수위탁근거법」에 따라 위탁받은 업무
(12) 그 밖에 이 법 또는 다른 법령에 따라 위탁받은 업무
(13) 그 밖에 건강보험과 관련하여 보건복지부장관이 필요하다고 인정한 업무

정답 36 ④ 37 ④ 38 ③

39 다음 중 「국민건강보험법」에 따른 국민건강보험공단의 업무에 해당하지 않는 것은? 22 대전

① 의료시설 운영　② 요양급여 적정성 평가
③ 보험급여 지급　④ 보험료 징수

40 북한에서 이탈한 주민이 질병으로 병원에 입원했을 때 받을 수 있는 의료보장으로 옳은 것은? 22 충남

	보장제도	본인부담
①	건강보험	무료
②	건강보험	10%
③	의료급여	무료
④	의료급여	10%

PLUS

의료급여

(1) 「의료급여법」 제3조에 의한 수급권자는 다음과 같다.
1. 「국민기초생활 보장법」에 따른 의료급여 수급자
2. 「재해구호법」에 따른 이재민으로서 보건복지부장관이 의료급여가 필요하다고 인정한 사람
3. 「의사상자 등 예우 및 지원에 관한 법률」에 따라 의료급여를 받는 사람
4. 「입양특례법」에 따라 국내에 입양된 18세 미만의 아동
5. 「독립유공자예우에 관한 법률」, 「국가유공자 등 예우 및 지원에 관한 법률」 및 「보훈보상대상자 지원에 관한 법률」의 적용을 받고 있는 사람과 그 가족으로서 국가보훈처장이 의료급여가 필요하다고 추천한 사람 중에서 보건복지부 장관이 의료급여가 필요하다고 인정한 사람
6. 「무형문화재 보전 및 진흥에 관한 법률」에 따라 지정된 국가무형문화재 보유자(명예보유자를 포함한다)와 그 가족으로서 문화재청장이 의료급여가 필요하다고 추천한 사람 중에서 보건복지부장관이 의료급여가 필요하다고 인정한 사람
7. 「북한이탈주민의 보호 및 정착지원에 관한 법률」의 적용을 받고 있는 사람과 그 가족으로서 보건복지부장관이 의료급여가 필요하다고 인정한 사람
8. 「5.18민주화운동 관련자 보상 등에 관한 법률」 제8조에 따라 보상금등을 받은 사람과 그 가족으로서 보건복지부장관이 의료급여가 필요하다고 인정한 사람
9. 「노숙인 등의 복지 및 자립지원에 관한 법률」에 따른 노숙인 등으로서 보건복지부장관이 의료급여가 필요하다고 인정한 사람

(2) 본인부담제도
1. 1종 수급권자 : 1차 의료기관 방문당 1,000원, 2차 의료기관 방문당 1,500원, 3차 의료기관 방문당 2,000원, 입원 전액지원
2. 2종 수급권자 : 1차 의료기관 방문당 1,000원, 2차·3차 의료기관 15% 본인부담, 입원 10% 본인부담

해설

정답 39 ② 40 ③

PART 10

41 **다음 중 국민건강보험에 대한 설명으로 옳은 것은?** 22 충북의료기술

① 보험료는 차등부과하지만 균등급여로 제공한다.
② 포괄수가제를 전면적으로 시행하고 있다.
③ 주요 재원은 세금이다.
④ 국민의 선택에 따라 가입이 가능하다.

42 **요양기관에서 가입자 및 피부양자에게 의료서비스를 제공한 뒤 진료비를 청구하는 기관은 어디인가?** 22 전남

① 국민건강보험공단 ② 건강보험심사평가원
③ 건강보험정책심의위원회 ④ 질병관리청

PLUS

건강보험심사평가원의 업무(국민건강보험법 제63조)
① 요양급여비용의 심사
② 요양급여의 적정성 평가
③ 심사기준 및 평가기준의 개발
④ 제1호부터 제3호까지의 규정에 따른 업무와 관련된 조사연구 및 국제협력
⑤ 다른 법률에 따라 지급되는 급여비용의 심사 또는 의료의 적정성 평가에 관하여 위탁받은 업무
⑥ 건강보험과 관련하여 보건복지부장관이 필요하다고 인정한 업무
⑦ 그 밖에 보험급여 비용의 심사와 보험급여의 적정성 평가와 관련하여 대통령령으로 정하는 업무
㉠ 요양급여비용의 심사청구와 관련된 소프트웨어의 개발 · 공급 · 검사 등 전산 관리
㉡ 요양비 중 보건복지부령으로 정하는 기관에서 받은 요양비에 대한 심사
㉢ 요양급여의 적정성 평가 결과의 공개
㉣ ①~⑥ 및 ㉠~㉢의 업무를 수행하기 위한 환자분류체계의 개발 · 관리
㉤ ①~⑥ 및 ㉠~㉣의 업무와 관련된 교육 · 홍보

43 **「국민건강보험법」상 국민건강보험공단의 업무 범위에 해당하지 않는 것은?** 23 보건직

① 보험료의 부과 · 징수
② 보험급여 비용의 지급
③ 가입자 및 피부양자의 자격관리
④ 요양급여의 적정성 평가

44 **국민건강보험법령상 요양급여 대상에 해당하는 것은?** 24 보건직

① 안경, 콘텍트렌즈 등을 대체하기 위한 시력교정술
② 멀미 예방, 금연 등을 위한 진료
③ 장애인 진단서 등 각종 증명서 발급을 목적으로 하는 진료
④ 파상풍 혈청주사 등 치료목적으로 사용하는 예방주사

해설

41
① 보험료는 소득 및 재산에 따라 정률방식으로 차등부과하고 급여의 혜택은 보험료 납부수준과 관계없이 균등급여로 제공한다.
② 행위별 수가제를 전면적으로 시행하고 있으면서 일부 진단명에 대해서는 포괄수가제를 적용하고 있다.
③ 주요 가입자가 납부하는 보험료이다.
④ 국민건강보험제도는 강제가입으로 개인의 선택이 불가능하다.

42
건강보험심사평가원은 요양급여비용을 심사하고 요양급여의 적정성을 평가하기 위하여 「국민건강보험법」에 의해 설립되었다.

43
④ 요양급여의 적정성 평가 → 건강보험심사평가원

44

요양급여(법 41조)
• 건강보험을 통해 지급되는 가장 기본적인 급여로 건강보험 가입자 및 피부양자가 요양기관(의료기관으로 의원 · 병원 등)을 이용하면서 받게 되는 건강보험 혜택 • 피보험자 및 피부양자의 질병 · 부상 · 출산 등에 대하여 실시 • 진찰 · 검사, 약제 · 치료재료의 지급, 처치 · 수술 기타의 치료, 예방 · 재활, 입원, 간호, 이송

정답 41 ① 42 ② 43 ④ 44 ④

제5절 보건의료체계

01 원격의료에 대한 설명으로 옳지 않은 것은? 18 경기

① 모든 의료인은 원격의료를 할 수 있다.
② 원격의료를 행하거나 받으려는 자는 보건복지부령으로 정하는 시설과 장비를 갖추어야 한다.
③ 원격의료를 하는 자는 환자를 직접 대면하여 진료하는 경우와 같은 책임을 진다.
④ 원격지의사의 원격의료에 따라 의료행위를 한 의료인이 현지의사인 경우에는 그 의료행위에 대하여 원격지의사의 과실을 인정할 만한 명백한 근거가 없으면 환자에 대한 책임은 현지의사에게 있는 것으로 본다.

02 보건의료서비스에 대한 수요의 가격 탄력성이 가장 낮은 것은? 18 충북

① 건강검진 ② 응급의료
③ 만성질환 ④ 성형수술

03 연평균 1일 외래환자 600명 입원환자 500명인 병원의 의사 정원은 몇 명인가? 18 울산

① 30명 ② 35명
③ 40명 ④ 45명

PLUS

「의료법」에 따른 의료기관에 두는 의료인 정원
(1) 종합병원(병원) 의사: 연평균 1일 입원환자를 20명으로 나눈 수(이 경우 소수점은 올림), 외래환자 3명은 입원환자 1명으로 환산함
(2) 요양병원 의사: 연평균 1일 입원환자 80명까지는 2명으로 하되, 80명을 초과하는 입원환자는 매 40명마다 1명을 기준으로 함(한의사를 포함하여 환산함), 외래환자 3명은 입원환자 1명으로 환산함
(3) 종합병원(병원) 간호사: 연평균 1일 입원환자를 2.5명으로 나눈 수(이 경우 소수점은 올림), 외래환자 12명은 입원환자 1명으로 환산함
(4) 요양병원 간호사: 연평균 1일 입원환자 6명마다 1명을 기준으로 함(다만, 간호조무사는 간호사 정원의 3분의 2 범위 내에서 둘 수 있음), 외래환자 12명은 입원환자 1명으로 환산함

04 한 국가의 보건의료체계를 구성하는 하부 구성요소에 해당하지 않는 것은? 18 부산

① 보건의료생산 ② 경제적 지원
③ 자원의 조직적 배치 ④ 보건의료자원의 개발

해설

01
「의료법」 제34조(원격의료)
① 의료인(의료업에 종사하는 의사·치과의사·한의사만 해당한다)은 제33조 제1항에도 불구하고 컴퓨터·화상통신 등 정보통신기술을 활용하여 먼 곳에 있는 의료인에게 의료지식이나 기술을 지원하는 원격의료(이하 "원격의료"라 한다)를 할 수 있다.
② 원격의료를 행하거나 받으려는 자는 보건복지부령으로 정하는 시설과 장비를 갖추어야 한다.
③ 원격의료를 하는 자(이하 "원격지의사"라 한다)는 환자를 직접 대면하여 진료하는 경우와 같은 책임을 진다.
④ 원격지의사의 원격의료에 따라 의료행위를 한 의료인이 의사·치과의사 또는 한의사(이하 "현지의사"라 한다)인 경우에는 그 의료행위에 대하여 원격지의사의 과실을 인정할 만한 명백한 근거가 없으면 환자에 대한 책임은 제3항에도 불구하고 현지의사에게 있는 것으로 본다.

02
수요의 가격탄력성은 가격의 변동에 따른 수요의 변화를 나타내는 것으로 응급의료의 경우 가격의 변화와 관계없이 건강상 응급상황이 되면 수요가 발생하기 때문에 가격탄력성이 가장 낮다.

04
보건의료체계의 하부 구성요소
(1) 보건의료 지원(자원의 개발)
(2) 보건의료 조직자원의 조직적 배치
(3) 보건의료서비스 제공
(4) 보건의료재정(재정적 지원)
(5) 보건의료관리

정답 01 ① 02 ② 03 ② 04 ①

05 **국민의료비 상승 억제를 위한 수요측 관리방안으로 가장 옳은 것은?** 18 서울

① 고가 의료장비의 과도한 도입을 억제한다.
② 의료보험에서 나타나는 도덕적 해이를 줄인다.
③ 의료서비스 생산비용 증가를 예방할 수 있는 진료비 보상방식을 도입한다.
④ 진료비 보상방식을 사전보상방식으로 개편한다.

PLUS

의료보험에서 나타나는 도덕적 해이는 수요자가 비용부담이 적어짐으로 인해 건강관리를 소홀히 하고 가벼운 건강문제가 있을 때도 쉽게 병원을 이용하는 문제로 나타난다. 이러한 의료이용을 줄이기 위한 방법으로 본인일부부담제도를 시행하여 소비자측면의 의료이용을 억제할 수 있다.

06 **다음 중 미충족 필요의 조건에 해당하는 것은?** 19 경기의료기술

구분	필요 없음	필요 있음
의료이용 함	[A]	[B]
의료이용 안함	[C]	[D]

① [A] ② [B]
③ [C] ④ [D]

07 **보건의료체계의 개념과 구성요소에 대한 설명으로 가장 옳지 않은 것은?** 19 서울

① 보건의료체계는 국민에게 예방, 치료, 재활 서비스 등 의료서비스를 제공하기 위한 종합적인 체계이다.
② 자원을 의료 활동으로 전환시키고 기능화 시키는 자원 조직화는 정부기관이 전담하고 있다.
③ 보건의료체계의 운영에 필요한 경제적 지원은 정부재정, 사회보험, 영리 및 비영리 민간보험, 자선, 외국의 원조 및 개인 부담 등을 통해 조달된다.
④ 의료자원에는 인력, 시설, 장비 및 물자, 의료 지식 등이 있다.

해설

05
① 고가 의료장비의 과도한 도입을 억제한다. – 공급자 측면의 억제방안
③ 의료서비스 생산비용 증가를 예방할 수 있는 진료비 보상 방식을 도입한다. – 공급자 측면의 억제방안
④ 진료비 보상방식을 사전보상 방식으로 개편한다. – 사전보상방식이란 행위별수가제가 아닌 인두제, 포괄 수가제, 총액계약제처럼 의료기관이 받을 수 있는 비용이 사전에 정해져 있는 수가제도로서 공급자측면에서 의료비를 억제할 수 있는 방안에 해당한다.

06
(1) 욕구(Want): 소비자가 신체적 이상을 감지하고 의료서비스에 대해 소비의 필요를 느끼는 상태
(2) 필요(Need): 의료지식에 근거하여 전문의료인이 소비자가 의료서비스를 이용할 필요가 있다고 판단하는 상태
(3) 수요(Demand): 특정 가격에 소비자가 구매의사를 가진 의료서비스의 양
(4) 미충족 필요: 의학적 필요가 있으나 의료이용을 하지 않은 상태

07
보건의료체계의 하부구성요소로는 보건의료 자원, 보건의료조직(자원의 조직화), 보건의료서비스 제공, 보건의료 관리, 보건의료 재정이 있다.
보건의료 자원을 의료활동으로 전환시키고 기능화시키는 것은 자원의 조직화에 대한 설명이다. 자원의 조직화 기능을 하는 보건의료 조직으로는 중앙정부, 의료보험 조직, 기타 정부기관, 자발적 민간단체, 민간부문이 있다.

정답 05 ② 06 ④ 07 ②

08 **보건의료자원과 관련하여 OECD 평균과 비교했을 때 우리나라의 특징으로 옳지 않은 것은?** 19 대구

① 인구당 급성기 병상수가 많다.
② 인구당 간호사수가 적다.
③ 인구당 고가의료장비가 많다.
④ 인구당 의사수가 많다.

PLUS

OECD health data 2020년 요약표(2018년 기준)

보건의료자원	한국	OECD
총 병원병상(인구 1,000명당)	12.4	4.5
급성기의 병원병상(인구 1,000명당)	7.1	3.6
임상의사(인구 1,000명당)	2.4	3.5
임상간호사(인구 1,000명당)	7.2	8.9
CT 스캐너(인구 100만 명당)	38.6	27.4
MRI 장비(인구 100만 명당)	30.1	17

09 **다음 중 국민의료비 상승을 억제하기 위한 방법으로 적절하지 않은 것은?** 19 부산

① 건강보험 수가 통제
② 고가 의료장비 도입 제한
③ 본인일부부담금 강화
④ 모든 의료장비 품질인증제도 실시

10 **「의료법 시행규칙」상 진료기록 중 보존 기간이 가장 긴 것은?** 19 서울

① 수술기록 ② 검사소견기록
③ 처방전 ④ 진단서

11 **보건의료체계의 하부구성요소 중 기획, 실행, 감시 등을 요소로 하는 것은?** 19 강원의료기술(10월)

① 보건의료자원 ② 보건의료제공
③ 보건의료조직 ④ 보건의료관리

해설

09
의료장비의 품질인증제도는 의료의 질을 위한 제도로 볼 수 있다.

10
진료기록부 보존
(1) 환자 명부: 5년
(2) 진료기록부: 10년
(3) 처방전: 2년
(4) 수술기록: 10년
(5) 검사내용 및 검사소견기록: 5년
(6) 방사선 사진(영상물을 포함한다) 및 그 소견서: 5년
(7) 간호기록부: 5년
(8) 조산기록부: 5년
(9) 진단서 등의 부본(진단서 사망진단서 및 시체검안서 등을 따로 구분하여 보존할 것): 3년

11
① 보건의료자원: 보건의료 인력, 시설, 장비 및 물자, 지식 및 기술
② 보건의료제공: 1차, 2차, 3차 의료서비스
③ 보건의료조직: 국가보건의료당국, 건강보험프로그램, 비정부기관(NGO), 독립적 민간부문 등
④ 보건의료관리: 지도 의사결정(기획 실행 및 실천 감시 및 평가 정보 지원), 규제

정답 08 ④ 09 ④ 10 ① 11 ④

PART 10

12 **OECD 국가 중 의료비를 국가재정으로 충당하지 않는 나라는?** 19 전북보건연구사

① 독일　② 이탈리아
③ 스웨덴　④ 영국

13 **우리나라 보건의료자원의 특징으로 옳지 않은 것은?** 19 전북보건연구사

① 임상의사수는 OECD 평균보다 적다.
② 임상간호사수는 OECD 평균보다 적다.
③ 고가의료장비는 OECD 평균보다 보급률이 높다.
④ 경상의료비 중 정부·의무가입보험재원의 비율이 OECD 평균보다 높다.

14 **국가의 보건의료체계를 구성하는 하부 구성요소에 해당하지 않는 것은?** 19 전북

① 보건의료재
② 보건의료자원
③ 보건의료서비스 제공
④ 보건의료서비스의 공공화 가능성

15 **보건의료체계의 구성요소에 해당되지 않는 것은?** 19 대구

① 보건의료체계 재원 조달
② 보건의료체계 자원
③ 보건의료체계 조직
④ 보건의료체계 공공성

해설

12
의료비를 국가재정으로 충당하는 경우는 국민보건서비스(NHS)의 특징이다. 영국, 스웨덴, 이탈리아, 호주, 뉴질랜드 등이 해당된다. 독일, 프랑스, 일본, 대만, 한국 등은 사회보험방식에 해당한다.

13
OECD health Statistics 2019년 요약표(2017년 기준)
① 인구 1,000명당 우리나라 임상의사 수는 2.3명, OECD 평균은 3.4명이다.
② 인구 1,000명당 우리나라 임상간호인력 수는 8.9명, OECD 평균은 9.0명이다.
③ 인구 1,000,000명당 우리나라 컴퓨터단층촬영 스캐너(CT) 보유대수는 38.2, OECD 평균은 27.8이다. 인구 1,000,000명당 우리나라 자기공명영상(MRI) 장비보유 대수는 29.1, OECD 평균은 17.4 이다.
④ 우리나라의 경상의료비 중 정부·의무가입보험 재원 비중은 58.9%이고 OECD 평균은 73.6%이다.

14
보건의료체계의 하부구성요소 : 보건의료자원, 보건의료조직, 보건의료서비스제공, 보건의료재정, 보건의료관리

15
보건의료체계의 하부구성요소 : 보건의료자원 보건의료조직 보건의료서비스제공, 보건의료재원, 보건의료관리

정답 12 ① 13 ④ 14 ④ 15 ④

16 **보건의료체계의 변화 경향으로 옳은 것은?** 19 충북보건연구사

① 보건의료비의 증가
② 만성질환에서 급성질환으로의 변화
③ 본인부담금의 감소
④ 자유로운 진료를 위한 규제와 법률 축소

17 **보건의료체계의 하부구성요소 중 보건의료자원이 초과되었을 때 의사결정을 통한 규제 및 조정을 하는 것은 어떠한 요소에 해당하는가?** 20 경북

① 보건의료관리 ② 경제적 지원
③ 자원의 조직적 배치 ④ 보건의료서비스 제공

18 **보건의료체계의 하부구성요소 중 기부, 자원봉사 활동이 포함되는 것은?** 20 울산

① 정책 및 관리 ② 자원의 조직 및 배치
③ 경제적 재원 ④ 서비스 전달체계

PLUS

보건의료체계 하부구성요소
(1) 보건의료 자원 개발(보건의료자원): 인력, 시설, 장비 및 물자 지식 및 기술
(2) 자원의 조직적 배치(보건의료조직): 국가보건의료당국, 건강보험프로그램, 비정부기관(NGO), 독립적 민간 부문 등
(3) 경제적 재원(보건의료재정)
① 공공재원: 중앙정부, 지방자치단체, 의료보험기구
② 민간기업 기업주의 일부 부담 및 근로자에 대한 서비스 제공
③ 조직화된 민간기관: 자선단체, 민간보험
④ 지역사회에 의한 지원: 기부나 자원봉사 활동
⑤ 외국의 원조: 정부나 자선단체 차원의 원조(종교단체)
⑥ 개인 지출: 의료 이용 시 국민에 의한 직접 부담
⑦ 기타 재원: 복권판매 수익금, 기부금
(4) 관리(보건의료관리): 지도 의사결정(기획, 실행 및 실천 감시 및 평가 정보 지원), 규제
(5) 보건의료서비스 제공: 1차, 2차, 3차 보건의료

해설

16
보건의료체계의 변화 경향: 세계적으로 지난 50여 년 동안 보건의료체계는 뚜렷한 발전을 하여 왔다. 의료자원은 확충되었고 다양한 의료인력이 등장하였다. 의료서비스의 조직화에 정부의 역할은 광범위하게 확대되었고 정부조직뿐만 아니라 민간기구, 비정부조직의 역할도 확대되었다. 보건의료체계 관리 또한 보다 정교해졌는데, 이는 보건행정 교육 확대, 기록체계 수립, 소비자 권익 확대 등과 관련성이 깊다. 의료에서 시장의 부작용을 방지하기 위해 규제와 법률 입안 등이 확대되었다. 한편 보건의료 분야에 대한 재원 투입이 지속해서 증가함에 따라 의료비 억제가 중요한 정책과제로 등장하였다. 본인부담금 증가, 일반의 의뢰를 통한 전문의 진료의 의무화, 의료비 지급 기전의 변화, 자원투입 제한 등이 억제방안에 해당한다.
※ 출처: 대한예방의학회 예방의학과 공중보건학(제4판), 계축문화사, 2021, p.918

17
한 나라의 보건의료체계는 각 국가의 정부형태에 따라 매우 다양한 방식으로 전개되고 국가의 역사 문화 사회체계 등에 의해 영향을 받는다. 보건의료관리는 조직의 궁극적 결과에 맞게 기회를 선택하고 문제를 해결하며 변화를 도모하고 실행을 수립하는 과정이라 할 수 있다. 따라서 보건의료 관리에서 가장 중요한 요인으로 리더십 의사결정 규제의 세 차원으로 설명할 수 있다.

정답 16 ① 17 ① 18 ③

PART 10

19 **다음 설명에 해당하는 로머(Roemer)의 보건의료체계 유형은?**

20 울산보건연구사

- 조세를 재원으로 모든 국민들에게 포괄적인 의료서비스를 제공한다.
- 대부분의 의료시설은 정부의 통제하에 있으며, 의사를 포함한 대부분의 의료 인력은 정부에 고용되어 월급을 받는다.
- 영국, 뉴질랜드 등이 해당한다.

① 자유기업형 ② 복지지향형
③ 포괄적보장형 ④ 사회주의형

20 **다음 설명에 해당하는 보건의료체계 하부구성요소는 무엇인가?**

21 경북의료기술

보건의료체계의 다양한 자원들을 보건의료활동으로 옮겨 그 자원들로 하여금 적절히 기능하기 위해서는 일정형태의 조직이 필요하다. 또한 지역사회 주민들이 보건의료 자원에 대한 접근도를 높이기 위해서는 자원의 조직적인 배치도 필요하다.

① 보건의료서비스 ② 보건의료관리
③ 보건의료자원 ④ 보건의료조직

21 **다음 중 의료의 철의 삼각 구성요소가 아닌 것은?** 21 경북

① 의료비 ② 의료의 질
③ 의료접근성 ④ 의료의 규모

22 **보건의료체계의 하부구성요소 중 법규제정, 정책결정등의 정부 활동이 해당되는 것은?** 21 대전

① 보건의료관리 ② 보건의료자원
③ 보건의료조직 ④ 보건의료서비스

해설

19
로머(Roemer)의 보건의료체계 유형
(1) 자유기업형: 고도로 산업화되어 있는 나라의 유형으로 보건의료비는 개인의 책임이며 정부의 개입은 최소화된다. 민간의료보험에 의존하며 의료시설의 대부분을 민간이 주도한다. 예 미국
(2) 복지지향형: 정부나 제3자 지불자들이 다양한 방법으로 민간보건의료시장에 개입하는 유형이다. 예 독일, 캐나다, 일본, 노르웨이
(3) 포괄적보장형: 복지지향형보다 시장개입의 정도가 심하고 전국민에게 완전한 보건의료서비스를 무상으로 받게 하는 유형이다. 예 영국, 뉴질랜드, 이스라엘 등
(4) 사회주의형: 국가가 전면적으로 개입 및 통제하는 유형. 예 구소련 구동구권 등

20
보건의료체계의 하부구성요소는 보건의료자원, 보건의료조직, 보건의료서비스 제공, 보건의료재정 보건의료관리이다. 제시된 설명은 보건의료조직에 대한 설명이다. 보건의료조직은 개발된 보건의료자원의 조직적 배치와 관계된다. 보건의료조직으로는 중앙정부조직, 의료보험조직, 기타 정부기관, 자발적 민간단체 민간부문이 있다.

21
의료의 철의 삼각: 접근도, 비용절감, 의료의 질

22
법규제정이나 정책결정과정의 의사결정활동등은 보건의료관리의 요소들이다.

정답 19 ③ 20 ④ 21 ④ 22 ①

23 **앤더슨의 의료이용행태 결정 요인으로 옳지 않은 것은?** 21 부산

① 소인성 요인 – 개인의 건강, 믿음
② 소인성 요인 – 성, 연령, 가족구조, 소득, 건강보험 등의 인구사회학적 요인
③ 가능 요인 – 가족의 소득, 지역사회 의료자원
④ 필요 요인 – 의료이용 욕구

PLUS

앤더슨(Anderson)모형
앤더슨모형은 개인의 의료서비스 이용이 소인성 요인, 가능성 요인, 필요 요인에 의해 결정되는 것으로 설명하였다.
(1) 소인성 요인
① 의료서비스 이용에 관련되는 개인적 특성들
② 성, 연령, 결혼상태, 가족구조 등 인구학적인 변수
③ 직업 교육수준, 인종 등 사회구조적 변수
④ 개인의 건강 및 의료에 대한 믿음
(2) 가능성 요인
① 소득, 건강보험 주치의의 유무 등 개인과 가족의 지원
② 의료인력과 시설의 분포, 의료전달체계의 특성, 의료비 등 지역사회의 자원
(3) 필요 요인
① 환자가 느끼는 필요(욕구)
② 전문가가 판단한 의학적 필요
③ 의료 이용을 가장 직접적으로 결정하는 요인

24 **영국에서 1920년 인구 규모와 지리적 특성을 고려하여 지역화와 계층화를 통한 보건의료서비스 제공체계 개념을 제시하여 보건소 설치의 배경이 된 보고서는 무엇인가?** 21 전남경력경쟁(7월)

① 도손보고서 ② 베버리지보고서
③ 블랙보고서 ④ 라론드보고서

25 **다음 중 보건의료체계의 하부 구성요소에 해당하지 않는 것은?** 21 경기

① 보건의료자원의 개발 ② 자원의 민간화
③ 보건의료서비스 제공 ④ 경제적 지원

해설

24
① 도손(Dawson)보고서(1920년): 인구 규모와 지리적 특성을 고려하여 일정한 지리적 범위를 1차 의료, 2차 의료, 3차 의료 수준으로 계층화하여 보건의료서비스제공과 행정관리 단위로 구획을 나누었다. 구획된 1차, 2차, 3차 지역별로 해당 지역사회 필요를 고려하여 이에 적합한 시설과 인력을 배치하여 서비스 공급 구조를 갖추며, 서비스 이용과 환자의 흐름을 1차, 2차, 3차로 단계화했다.
② 베버리지보고서(1942년): 사회보험과 관련 서비스에 대한 보고서로 당시 비합리적인 사회보장제도의 구조나 효율성을 재점검하고 필요한 개선책을 권고하였다. 사회보장의 기본 원칙이 제시되었다.
③ 블랙보고서(1980): 사회계층, 지역 차이에 따라 사망률에 격차가 있음을 밝힌 주요 보고서이다. 아동에게 더 나은 출발선 보장, 장애인에게 누적되는 불건강 및 박탈 완화, 더 나은 건강을 위한 예방 및 교육활동 강화 등을 우선순위로 제안하였다.
④ 라론드보고서(1972): 건강결정 주요요인으로 생활습관, 환경, 유전, 보건의료체계를 제시하였으며, 그중 가장 중요한 요인은 생활습관이라고 하였다.

25
보건의료체계의 하부구성요소
(1) 보건의료자원: 보건의료인력, 시설, 장비 및 물자, 지식
(2) 보건의료조직: 중앙정부, 의료보험조직, 기타 정부기관, 자발적 민간단체, 민간부문
(3) 보건의료서비스 제공: 1차, 2차, 3차 보건의료 / 1차, 2 차, 3차 예방
(4) 보건의료재원: 공공재원, 민간기업, 지역사회에 의한 지원, 외국의 원조, 개인 지출, 기타 재원
(5) 보건의료관리: 지도 의사결정(기획, 실행 및 실천 감사 및 평가 정보 지원), 규제

정답 23 ② 24 ① 25 ②

PART 10

26 **우리나라 보건의료자원의 조직과 관리에 대한 설명으로 가장 옳지 않은 것은?** 21 서울보건연구사

① 의사 1인당 인구수는 지속적으로 감소하고 있다.
② 의사인력이 과다하게 양산될 경우 의사유인수요 현상이 발생할 수 있다.
③ 보건의료정보관리사, 안경사 등은 「의료기사 등에 관한 법률」에 의해 자격으로 관리되고 있다.
④ 우리나라의 현재 입원진료 병원병상수는 OECD 국가의 평균에 비해 훨씬 높다.

27 **다음 내용에 해당하는 앤더슨의 의료이용 요인은 무엇인가?** 21 충북보건연구사

> 보건의료취약지역에 의료기관을 설치하여 지역주민이 적절한 의료이용을 하도록 한다.

① 소인성 요인 ② 가능성 요인
③ 필요 요인 ④ 욕구 요인

28 **국민의료비 증가를 억제하기 위해 우리나라에 도입된 진료보수지불제도에 해당하는 것은?** 21 전북보건연구사

① 행위별수가제 ② 포괄수가제
③ 인두제 ④ 총액계약제

29 **보건의료체계의 구성요소 중 중심요소로 이루어진 것은?** 21 부산

① 보건의료자원의 개발, 재정적 지원, 보건의료관리
② 보건의료자원의 개발, 보건의료관리, 서비스제공
③ 보건의료자원의 개발, 보건의료조직, 재정적 지원
④ 보건의료자원의 개발, 보건의료조직, 서비스제공

해설

26
보건의료정보관리사, 안경사 등은 「의료기사 등에 관한 법률」에 의해 면허를 취득한다.

27
앤더슨(Anderson)모형 : 앤더슨 모형은 개인의 의료서비스 이용이 소인성 요인, 가능성 요인, 필요 요인에 의해 결정되는 것으로 설명하였다.
- 소인성 요인 : 의료서비스 이용에 관련되는 개인적 특성들로 인구학적인 변수(성, 연령, 결혼상태, 가족구조 등), 사회 구조적 변수(직업, 교육수준, 인종 등), 개인의 건강 및 의료에 대한 믿음 등이 해당된다.
- 가능성 요인 : 개인과 가족의 지원으로 소득, 건강보험 주치의 유무 등과 지역사회자원으로 의료인력과 시설의 분포, 의료전달체계의 특성, 의료비 등이 해당된다.
- 필요 요인 : 의료이용을 가장 직접적으로 결정하는 요인으로 환자가 느끼는 필요(욕구)와 전문가가 판단한 의학적 필요이다.

28
우리나라의 진료보수지불제도는 행위별수가제를 전면적으로 채택하고 있다. 행위별 수가제는 사후지불제도로서 의료비증가의 원인이 되기 때문에 이를 보완하고 의료비증가를 억제하기 위해서 일부 진단명에 대해서는 포괄수가제를 도입하여 시행하고 있다. 인두제와 총액계약제 역시 의료비 증가 억제에 유리한 진료비 지불제도이지만 우리나라에서 시행되고 있지는 않다.

29
보건의료체계의 구성요소는 보건의료자원, 보건의료조직, 보건의료서비스의 제공으로 구성되는 3개의 중심 분야와 이 분야를 지원하는 보건의료재정과 보건의료관리의 2개 분야로 구성되어 있다.

정답 26 ③ 27 ② 28 ② 29 ④

30 **Anderson의 의료이용 모형 중 개인의 직업, 교육수준이나 가족구조와 같은 특성은 어떤 요인에 해당하는가?** 21 전남보건연구사

① 소인성 요인 ② 가능성 요인
③ 강화 요인 ④ 필요 요인

31 **로메(Roemer)의 보건의료체계 유형 중 보건의료서비스의 보편적 수혜를 기본요건으로 하며 보건의료서비스는 사회보험이나 조제에 의해 제공되는 유형은 무엇인가?** 22 경기의료기술(11월)

① 자유기업형 ② 복지국가형
③ 사회주의국가형 ④ 포괄적보장형

PLUS

로머(Roemer)의 보건의료체계 유형(1976년)

(1) 자유기업형: 고도로 산업화되어 있는 나라에서 주로 볼 수 있는 유형으로 보건의료비는 개인의 책임 정부의 개입은 최소화된다. 민간의료보험의 역할이 크고 의료시설의 대부분이 민간이 주도한다.
(2) 복지국가형: 보건의료서비스의 보편적 수혜를 기본요건으로 하며 보건의료서비스는 사회보험이나 조세에 의해 제공된다. 많은 부분 민간에 의한 보건의료서비스가 제공되지만 질과 비용의 통제에 관해 정부가 개입하여 보건의료 서비스의 형평적인 배분을 유지하고자 한다.
(3) 저개발국형: 경제적 낙후로 인해 인구의 대부분이 보건 의료비 지출능력이 없는 아시아 및 아프리카 저개발국가의 보건의료체계이다. 국민의 낮은 소득수준으로 전통 의료나 민간의료에 의존하는 경향이 크고 보건의료는 공적부조의 차원에서 다루어진다.
(4) 개발도상국형: 경제개발이 성공적으로 이루어져 국민의 소득증가와 더불어 의료에 대한 관심이 높아지고 있는 국가의 보건의료체계이다. 보건의료에 대한 우선순위는 경제개발논리에 밀려 낮지만 경제개발이 진행되면서 보건 의료자원에 대한 개발이 활발하고 투자도 증가한다.
(5) 사회주의국가형: 보건의료서비스를 국가가 모든 책임을 지고 제공하는 보건의료체계이다. 모든 보건의료인은 국가에 고용되고 보건의료시설은 국유화되어 있다.

로머(Roemer)의 보건의료체계 유형(1991년)

(1) 자유기업형: 고도로 산업화되어 있는 나라의 유형으로 보건의료비는 개인의 책임이며 정부의 개입은 최소화된다. 민간의료보험에 의존하며 의료시설의 대부분을 민간이 주도한다. 예 미국
(2) 복지지향형: 정부나 제3자 지불자들이 다양한 방법으로 민간보건의료시장에 개입하는 유형이다. 예 독일, 캐나다, 일본, 노르웨이
(3) 포괄적보장형: 복지지향형보다 시장개입의 정도가 심하고 전국민에게 완전한 보건의료서비스를 무상으로 받게 하는 유형이다. 예 영국, 뉴질랜드, 이스라엘 등
(4) 사회주의형: 국가가 전면적으로 개입 및 통제하는 유형. 예 구소련 구동구권 등

해설

30
앤더슨(Anderson)모형: 앤더슨 모형은 개인의 의료서비스 이용이 소인성 요인, 가능성 요인, 필요 요인에 의해 결정되는 것으로 설명하였다.
(1) 소인성 요인
① 의료서비스 이용에 관련되는 개인적 특성들
② 성, 연령, 결혼상태, 가족구조 등 인구학적인 변수
③ 직업 교육수준, 인종 등 사회구조적 변수
④ 개인의 건강 및 의료에 대한 믿음
(2) 가능성 요인
① 소득, 건강보험 주치의의 유무 등 개인과 가족의 자원
② 의료인력과 시설의 분포, 의료전달체계의 특성, 의료비 등 지역사회의 자원
(3) 필요 요인
① 환자가 느끼는 필요(욕구)
② 전문가가 판단한 의학적 필요
③ 의료 이용을 가장 직접적으로 결정하는 요인

정답 30 ① 31 ②

PART 10

신희원

주요 약력

전) 서울시 보건교사
희소 대표강사
EBS 보건임용 전임강사
우리고시학원 대표강사
임용단기 대표강사
현) 박문각임용 대표강사
현) 박문각공무원 보건직·간호직 대표강사

주요 저서

신희원 보건행정 길라잡이 기본 이론서
신희원 공중보건 길라잡이 기본 이론서
신희원 지역사회간호 길라잡이 기본 이론서
신희원 간호관리 길라잡이 기본 이론서
신희원 보건행정 단원별 기출문제집
신희원 공중보건 단원별 기출문제집

신희원 공중보건 ✧✦ 단원별 기출문제집

초판 인쇄 | 2025. 1. 2. **초판 발행** | 2025. 1. 6. **편저자** | 신희원
발행인 | 박 용 **발행처** | (주)박문각출판 **등록** | 2015년 4월 29일 제2019-000137호
주소 | 06654 서울시 서초구 효령로 283 서경 B/D 4층 **팩스** | (02)584-2927
전화 | 교재 문의 (02)6466-7202

저자와의 협의하에 인지생략

정가 43,000원
ISBN 979-11-7262-453-8